易混淆
中药品种辨析与临床应用

DIFFERENTIATION AND CLINICAL APPLICATION OF CONFUSABLE TRADITIONAL CHINESE MEDICINAL HERBS' VARIETIES

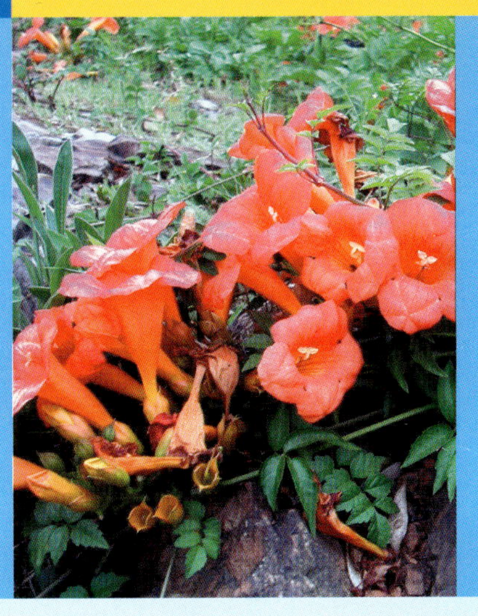
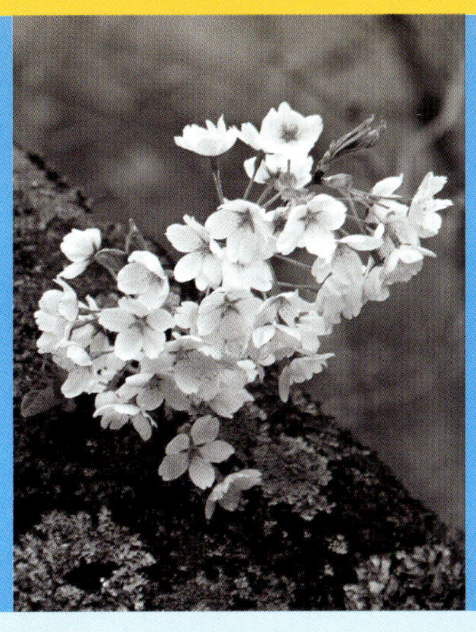
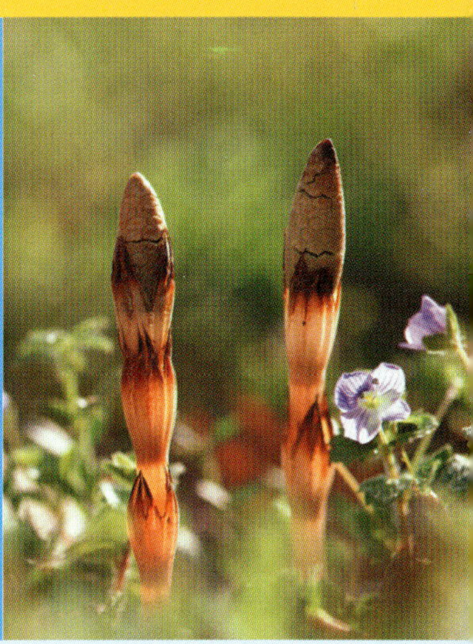

主编　孔增科　傅正良　熊南燕
周海平　韩书明　胡双丰

天津科技翻译出版公司

图书在版编目 (CIP) 数据

易混淆中药品种辨析与临床应用/孔增科等主编. —天津：天津科技翻译出版公司，2007.6

ISBN 978-7-5433-2040-6

Ⅰ.易… Ⅱ.孔… Ⅲ.中药鉴定学 Ⅳ.R28

中国版本图书馆 CIP 数据核字(2006)第 095805 号

出　　版：天津科技翻译出版公司
出 版 人：蔡　颢
地　　址：天津市南开区白堤路 244 号
邮政编码：300192
电　　话：022-87894896
传　　真：022-87895650
网　　址：www.tsttpc.com
印　　刷：山东新华印刷厂临沂厂
发　　行：全国新华书店
版本记录：889×1194　16 开本　26.75 印张　800 千字
2007 年 6 月第 1 版　2007 年 6 月第 1 次印刷
定价：218.00 元

主编简介

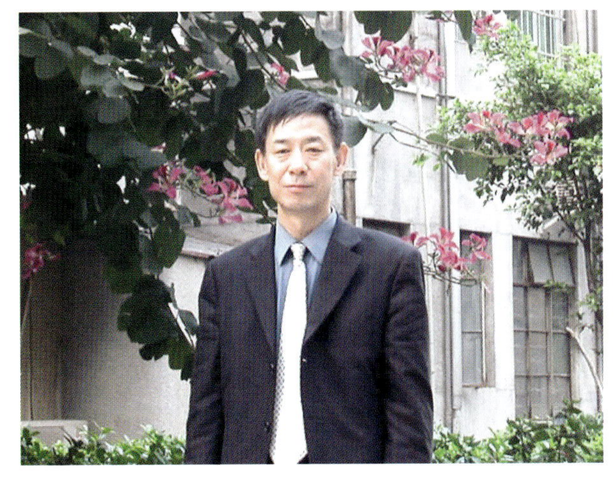

孔增科 男，1950年2月生于河北省武安市。1977年毕业于河北新医大学药学系。现为河北省邯郸市药品检验所主任药师，河北工程大学医学院客座教授，河北省中医药学术带头人，《河北中医》杂志编委；享受国务院政府特殊津贴。从事中药鉴定工作30余年，擅长中药鉴定、制剂与合理用药。主张药要精药、医要通药、医药结合、合理用药的学术指导思想。多年来，完成省、市科研课题16项，获省、市科技进步奖10余项，在国内外专业刊物发表学术论文70余篇，编著有《实用中药手册》、《中药调剂手册》、《中药饮片鉴别》、《实用中药材鉴别手册》、《现代中药材商品通鉴》、《中药材及饮片原色图鉴》、《中药鉴定现代研究》、《常用中药药理与临床应用》等15部著作。

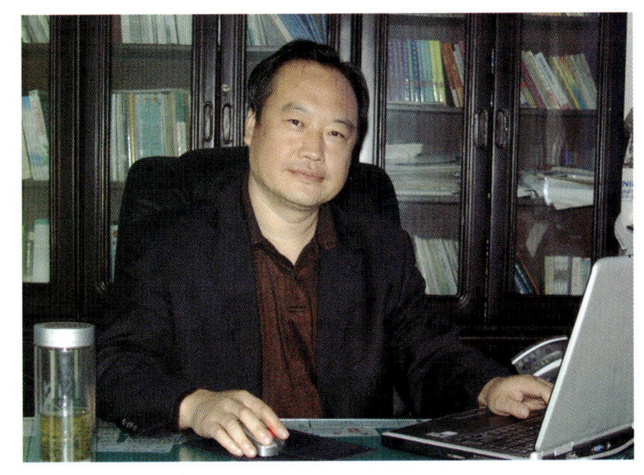

傅正良 男，1962年7月生于河北省涉县。1988年毕业于河北中医学院中医专业。现为涉县中医院主任中医师，河北医科大学兼职教授，中华医学专家协会专家委员，河北省中医药学会内病外治专业委员会副主任委员、中医基础理论分会常务委员。从事中医临床工作20年，主张辨证论治和专病专方相结合、医学与药学相结合，其处方以轻灵简便见长，对内科杂病、妇科病、糖尿病及肿瘤等疑难杂症的治疗和合理用药有丰富的经验，在国家及省级刊物上发表论文40多篇。著有《常用中药药理与临床应用》等专著。

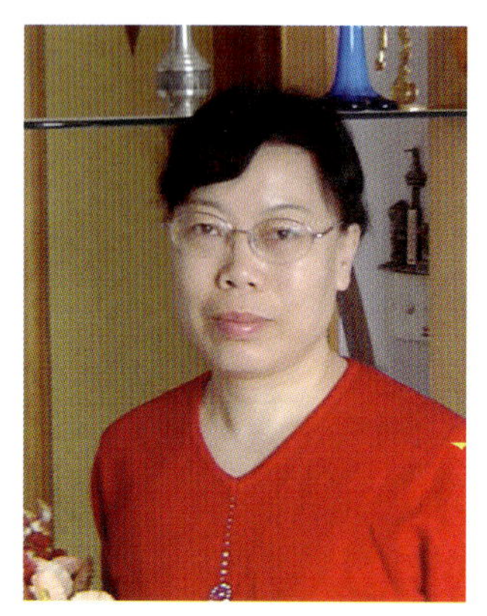

熊南燕 女,1961 年 1 月生于河北省邯郸市。1983 年 7 月河北医学院药学系毕业。曾在邯郸市第一医院从事药剂及临床药学工作,现为河北工程大学医学院药理教研室教授,主任药师,河北省邯郸市药学会常务理事。从事药学工作 20 余年,有着丰富的药剂学、药理学及合理用药的实践经验。在国家及省级刊物上发表论文 30 余篇,参研省市级科研项目 10 余项,获得 5 项市级科研成果一、二等奖。著有《实用中药材鉴别手册》、《中药饮片鉴别》等专著。

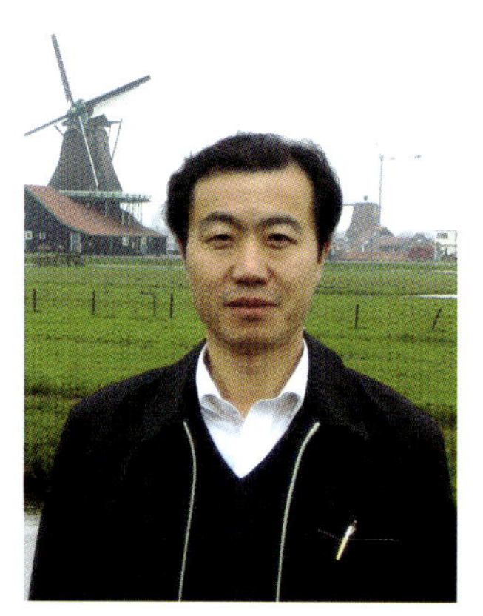

周海平 男,1964 年 9 月生于河北省武安市。1994 年毕业于河北中医学院中医专业;1998 年毕业于南开大学函授经济学专业;2000 年结业于南开大学民商法专业研究生课程班;2001 年结业于河北医科大学医学硕士研究生课程进修班;2004 年结业于北京大学全国医疗卫生在职高层 EMBA 研修班。现为邯郸市卫生局副局长,主任医师,邯郸市政协委员,河北省中医药学会常务理事,《河北中医》杂志常务编委,邯郸市中医药学会会长。编著有《中医中专自考必读》、《中药调剂手册》、《中药散剂》、《新编实习医生手册》、《中医内科疾病论治新法》、《常用中药药理与临床应用》、《常用方剂药理与临床应用》等专著。

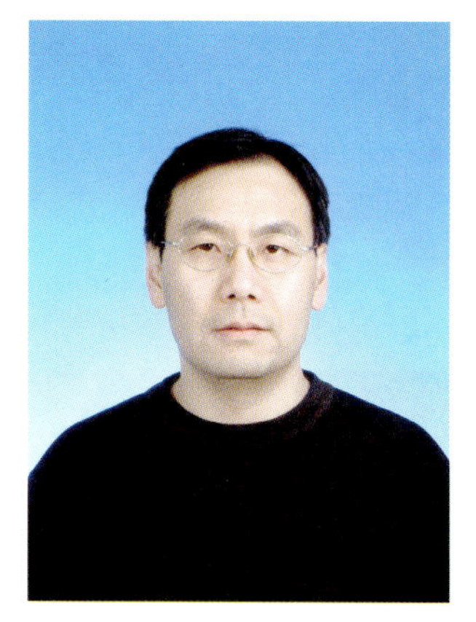

韩书明 男,1967 年 10 月生于河北省邯郸市。现为河北省邯郸市中医院周围血管科主任,副主任中医师,副教授,市重点专科学科带头人,河北省中医药学会脉管病专业委员会常务委员,河北省中西医结合学会周围血管病专业委员会常务委员,河北省邯郸市优秀中医药人才研修项目重点培养人员。在国家级及省级刊物发表学术论文 20 余篇,编写《周围血管病诊疗手册》、《中医外科临床治疗》等 5 部专著,获市级科技进步奖 4 项。在研省科技攻关项目 1 项和省中医药管理局科研项目 2 项。

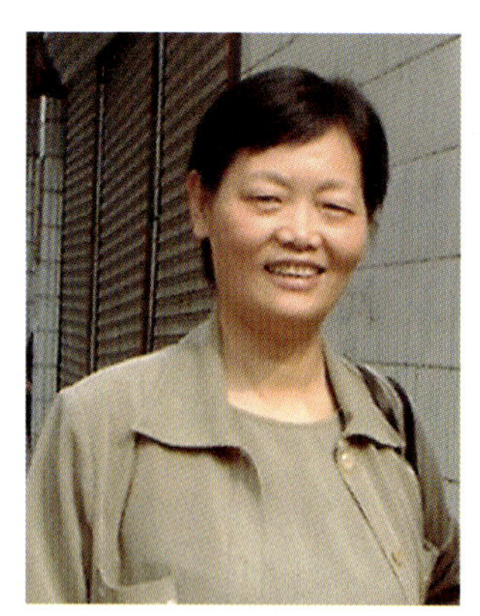

胡双丰 女,1950 年 10 月生于河南省长葛市。1975 年 3 月河南中医学院中药专业毕业。现为宁波市药品检验所主任中药师,浙江省中医药学会中药专业委员会委员,宁波市中医药学会理事,宁波市医学会临床药学分会委员,市药学会中药分会副秘书长,市中医学会中药分会副会长。从事中药专业工作 30 余年,在中医药基础理论、中药真伪鉴别、中药化学、药性与药理、加工炮制、调剂与制剂、中药质量标准及中药储藏保管等方面均有较深造诣或研究。在国家及省级刊物发表论文 50 余篇,著有《实用中药指南》、《常用名贵药材真伪辨》、《参茸类名贵药材真伪辨别》及《中药调剂手册》等专著。

编撰者名单

主　编　孔增科　傅正良　熊南燕　周海平　韩书明　胡双丰

副主编（以姓氏笔画为序）

马金娥　王　昕　王光恩　王丽芳　王建华
王玲玲　王晓丽　牛广斌　冯艳红　李芹格
李利军　李彩霞　沈保安　张　玲　张丽君
张利军　周素娟　郑素霞　赵学红　赵玲玲
郝　睿　姜彩娥　郭红艳　郭丽芳　靳文军
魏勇军

撰著者（以姓氏笔画为序）

马金娥　王　昕　王文兰　王光恩　王丽芳
王建华　王玲玲　王晓丽　牛广斌　孔增科
白正学　冯艳红　刘伯宁　李永平　李芹格
李利军　李彩霞　杨　阳　沈保安　宋俊骊
张　伟　张　玲　张丽君　张利军　陈建钢
周海平　周素娟　郑素霞　赵学红　赵玲玲
郝　睿　胡双丰　姜彩娥　徐晶颖　郭　明
郭红艳　郭丽芳　章新建　韩书明　靳文军
熊南燕　傅正良　傅彩文　潘　嫣　魏勇军

摄　影　熊南燕　孔增科　郭　明

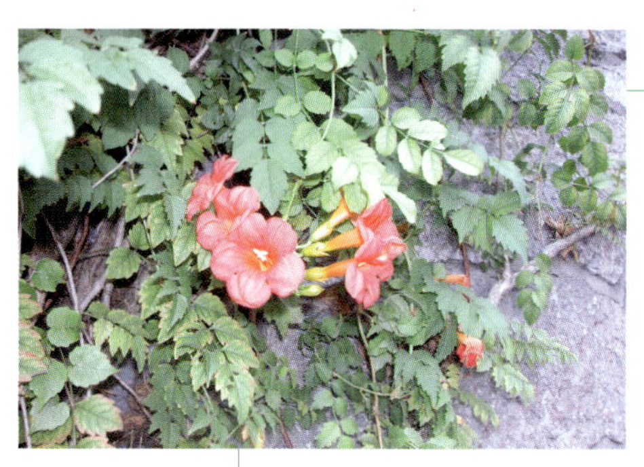

序

中药的品种鉴定是中药质量标准研究的首要任务，尤其是与临床应用相结合，对揭示中药的本质具有重要价值。

孔增科主任药师、傅正良主任医师等将市场流通中的138组、430多个品种的中药商品以正品为纲、混淆品为目，编撰成《易混淆中药品种辨析与临床应用》一书，这是作者几十年来从事中药研究成果之结晶。书中对每种中药的基源、饮片特征、化学成分、药理作用、性味、归经和临床应用等进行了详细的叙述，并在各组药品项下以按语形式阐明该组中药正品与其混淆品的成因、不同品种之异点、区别应用之原理和合理应用的必要性。

该书源于实践，高于实践，医药结合，语言简练，图文并茂，便于饮片正品与其混淆品的对比鉴别，是系统总结易混淆中药品种辨析和临床合理应用的首部学术专著。该书的出版，对于解决长期以来普遍存在的一种中药多个品种混淆使用的现状，达到保证人民用药安全、有效的目的将具有重要意义。故乐以为序。

国家中医药管理局副局长 房书亭

2006年12月18日

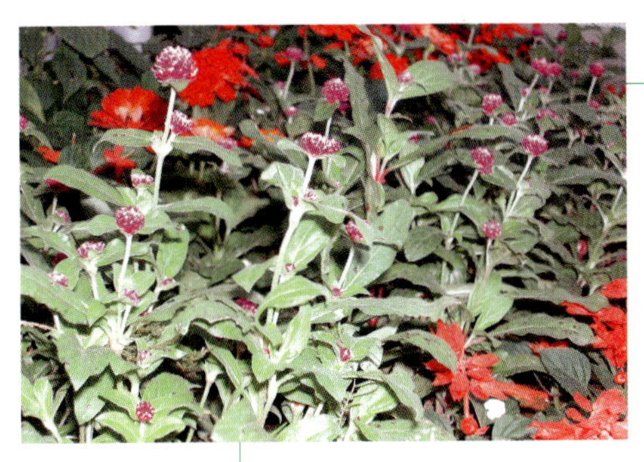

前言

我国疆域辽阔，气候多样，分布着品种众多的药物资源，据《中华本草》记载，目前应用的药物多达12 807种。由于历史上交通不便，不易交流，本草文献记载不一和地方习惯用药不同，以及现代医、药学科分类过细和药品标准不一等原因，中药中存在着药物虽为同名而应用品种不同(同名异物)，或是药物名称不同而所用品种却相同(同物异名)，以及一名数种，混用、代用的复杂情况，致使中药品种混乱，临床疗效不确，严重地影响着祖国医药学的信誉和发展。

为了让广大医药工作者正确认识和应用药物，促进易混淆药物的研究和合理用药，我们组织药学研究和临床医疗的专家，结合实践研究的体会，参考有关文献，对易混淆中药品种的辨别分析和临床合理应用进行了全面、系统的整理，编撰成《易混淆中药品种辨析与临床应用》一书。

全书80万字，分总论和各论两部分。总论分三章。第一章，绪述：简述中药名称、中药商品的现状与品别定义。第二章，中药混淆品的概念、混淆类型及形成原因：详述中药混淆品的定义、6种混淆类型与形成原因。第三章，中药混淆品的研究现状、研究方法及目的意义：分别叙述了中药混淆品的6种混淆类型；研究现状涉及品种分类研究、药品鉴别研究、药理和临床应用研究；研究方法包括引经据典、考证品种，试验研究、证实品种，一药一名、确定品种；阐述了澄清混淆品种，据实合理用药，统一药品名称、保证药品质量，研究发展新药、服务世界人民的目的意义。各论收载常用中药正品及其混淆品138组，430多个品种共560多种饮片，对每一种药物饮片从基源，饮片鉴别，成分，药理，性味、归经与效用和临床应用予以叙述；按语说明各组中药混淆之原因，不同品种之异点，区别应用之原理，饮片性状鉴别要点和澄清混淆之必要，旨在解决目前普遍存在的一名数种中药混淆使用的问题，为保证人民用药的正确、安全和有效服务。附录包括中文名称索引，拉丁药名索引，拉丁学名索引，病(症)名索引和符号、略语对照。

本书是系统总结易混淆中药品种辨别分析和临床合理应用的首部专著，集科学性、先进性、系统性和实用性为一体，医药结合，图文并茂，方便实用，适合中医药、中西医结合工作者和科研、教学、药品监督技术人员及中医药院校学生阅读使用。

编著者

2006年10月

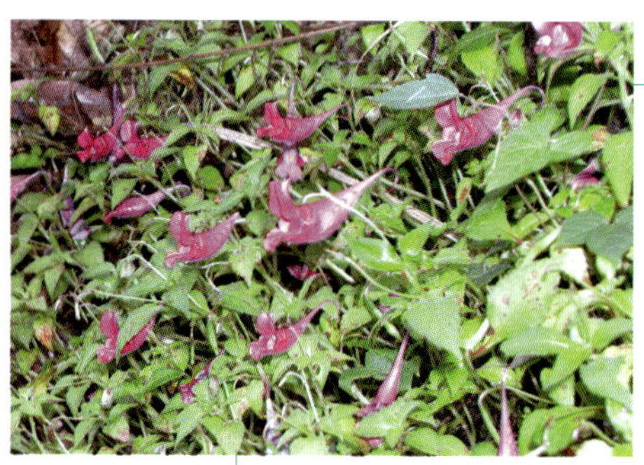

Preface

There spreads enormous varieties of medicinal resources in the expansive land of China with multiform climates, which are up to 12,807 at present time as the records in *Zhonghua Bencao*. And however, the poor traffic and inconvenient communication during historical period, different records in local medicinal herb codex, various custom of local herb usage, excessive classification of subjects in contemporary medicine and pharmacology and non-uniform standards of pharmacy have all resulted into some confusion in Traditional Chinese Medicinal Herbs (TCMH), for example, different usage for same name of herbs or different name for same variety of herbs, disordered administration, application substitute and impropriate effect of TCMH varieties, thus baffle the prestige and development of traditional Chinese medicine and medicinal herbs.

In order to help medical professionals to have a correct knowledge of recognizing and using herbs, improve the research of confusable herbs and realizing a reasonable usage thereof, we have organized pharmacological and clinical experts to compile this book titled "DIFFERENTIATION AND CLINICAL APPLILCATION OF CONFUSABLE TRADITIONAL CHINESE MEDICINAL HERBS' VARIETIES" based on our practical experience and valuable references, with an overall and systematical sorting out of differentiation and analysis of confusable TCMH as well as their rationally clinical application.

Containing 800,000 words, this book is divided into two parts, including General and Specific. There are three chapters in General, i.e. Chapter I, Brief Introduction of TCMH names, the Status Quo of Commodities and Definitions of Varieties of TCMH; Chapter II, The Concepts, Categories and Forming Reasons of TCMH, giving a detailed explanation of definitions of confusable TCMH, six categories and reasons; Chapter III, The Status Quo of Research(classification and differentiation of herbs, pharmacological and clinical application), Methods(quoting from the classics, purpose and significance of TCMH, giving explanation of six categories of confusable TCMH, making textual research of varieties and experiment, and entitling herbs by different names), and Purpose and Significance(clarifying varieties of TCMH, having a reasonable usage of herbs, unifying names of TCMH, guaranteeing quality and development of TCMH, and serving people of the world). Each chapter of this book incorporates 138 groups of common-used TCMH products, over 430 varieties, totalizing more than 560 sorts of decoction pieces, while describing TCMH with respect to sources, differentiation, ingredient, pharmacology, character, nature and flavor, channel entry adscription, function, and clinical application particularly. The comments of each chapter explain the reasons of confusion and differences of all kinds of TCMH in each group, including application theory, identification key of decoction pieces, and essentiality of differentiation, so as to resolve the universal problems that one name for many different TCMH and disordered administration, and to assure people's correct, safe and effective administration. Appendix includes Chinese name index, Latin name index, Latin scientific name index, disease's name index, and explanation of symbols and abbreviations.

It could be said that this book is the first professional works summarizing the differentiation and clinical application of TCMH in general views with combination of scientific, advanced, systematic and practical natures into one. By incorporation of medicine and pharmacology and that of illustration and text, it is in reality applicable to those who are involved to TCM and TCMH, researchers, teachers, medicinal supervisors, as well as students in TCMH academies and colleges.

Editors

2006-10

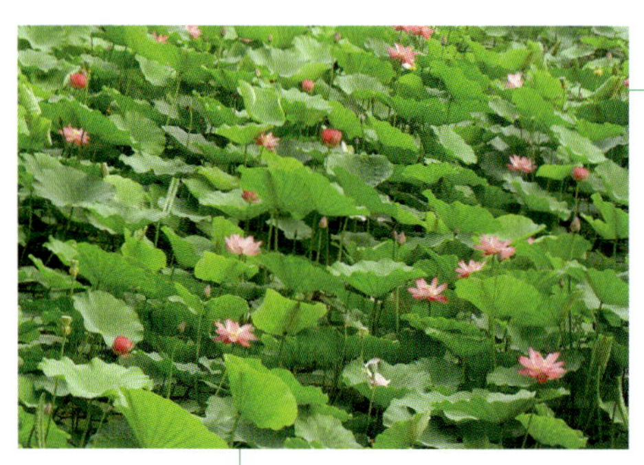

编写说明

1.本书是阐述中药正品与其混淆品品种辨别分析和临床合理应用的学术著作。

2.全书分总论、各论两部分。总论共分三章,各论收载常用中药正品及其混淆品138组、430多个品种,共560多种饮片。按各组正品药名笔画排序。

3.各组药品以正品为首,混淆品为后分述,以名称、【基源】、【饮片鉴别】、【成分】、【药理】、【性味】、【归经与效用】、【临床应用】、【按语】和参考文献等项目编排内容。

名称:包括中文名称、拉丁名称。中文名称均采用药品的通用名称,即药名所依据的药品标准,遵循地方标准服从国家标准、低一级标准服从高一级标准的原则,按国家药品标准(《中华人民共和国药典》、《国家食品药品监督管理局药品标准》、《卫生部药品标准》等)、各省(直辖市、自治区)药品标准、有代表性的工具书或全国大多数地区采用的名称确定。拉丁名称的书写按照《中华人民共和国药典》的格式,将入药部位列为首字,如木通Caulis Akebiae。

【基源】记述各该药品的来源,包括药品所属科名、原植(动、矿)物名、学名与药用部位。原植(动、矿)物的学名采用国际通用的拉丁学名,重要的异名列于其后,以方括号表示,如:滇白珠树 *Gaultheria leucocarpa* Blume var. *crenulata* (Karz)T. Z. Hsu[*G. yunnanensis* (Franch.) Rehd.]。

【饮片鉴别】用性状鉴别方法描述各药饮片及其混淆品形状、大小、颜色、质地、气味等特征。

【成分】简述各药目前已明确的主要化学成分。

【药理】介绍各药现代药理研究结果及将毒性试验列于其后。

【性味、归经与效用】简述中医药的经典药理与功能主治;尚未阐明或文献记述将混淆品与正品混同者,混淆品的该项暂且空缺。

【临床应用】根据文献记载或作者实践列出该药的主治病症与方药。其中用量除特别注明外,均指成人一日常用剂量。

【按语】是对该组药品论述的小结。简述该组药品各药的历史,品种混淆的原因,正品与混淆品鉴别与临床合理应用的要点。

参考文献:均列主要参考文献。通用的工具书如《中华人民共和国药典》、《中药学》等,一般均未在各药项下列出。

4.各组药品的正品及其混淆品(彩色图片所示),均系作者在流通领域收集的商品,多为饮片,个别为药材的于图示中用“(　)”注明;因采收时间、加工方法等原因,个别图片与实物有所差异的以文字描述为准。

5.附录包括中文名称索引等多种索引和符号、略语对照,均以英文字母顺序排列。

6.本书编写过程中得到天津科技翻译出版公司等的支持和张洪善编审的指导,文稿录入和整理得到刘建伟、裴丰、尹智炜、李建峰等同志的帮助,谨此一并致谢。

目 录

上 篇 总 论 1

下 篇 各 论 27

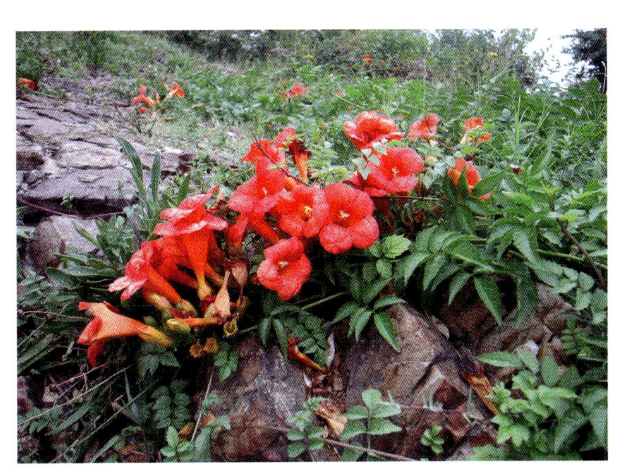

上篇 总论

第一章 绪 述

第一节 中药名称

中药混淆品的产生系多种因素所致。中药名称的混乱和不统一(包括同物异名、异物同名、一药多源和一名多种等)是其主要原因之一,因此澄清中药混淆品种,首先要对每味药品正名,使其基源清楚,名称规范,才能确保药品名实相符,正确应用,不致品种混淆而错用、误用。由此可见,掌握中药中文名称、拉丁名称的分类、命名方法和来源的重要性并不比对中药功效的掌握逊色,同时也是从根本上澄清中药混淆品种,保证用药品种正确、名符其实的基本方法之一。

一、中文名称

即用汉字书写的中药名称。包括正名、别名、商品名、炮制品名、处方用名乃至偏名[1]。

(一)名称分类

包括中药正名、别名、商品名、炮制品名、处方用名和偏名。

1.正名

以国家药品标准(《中华人民共和国药典》、《中华人民共和国卫生部药品标准》、《国家食品药品监督管理局药品标准》、《全国中药炮制规范》)所用名称为正名,这是仲裁中药品种真伪名称正确与否的依据。药品标准未收载的品种,可参照具有代表性的本草著作(《神农本草经》、《名医别录》、《唐本草》、《本草纲目》、《本草纲目拾遗》、《中药志》、《中华本草》)用名,但必须遵循在全国大多数地区普遍应用的通用性原则加以命名。

2.别名

除正名以外的中药名称均为别名,包括土名、俗名和地方用名等。有些中药虽是一种,但在不同的地方叫法不一,常常是一药多名。举例来说,益母草在全国不同省区有15种以上的名称,如东北习称坤草,河北又叫益母菜、四楞草,山东称风轮草,江苏称小胡麻、天芝麻、灯笼棵,浙江叫三角胡麻,广东称益母艾、红花艾,贵州称猪麻,甘肃称全风赶,青海称千层塔,四川称月母草、血母草,云南称益母夏枯,益母草是正名,其他皆是别名。乌头的块根,北方叫川乌、川草乌,南方却叫草乌、乌头、川乌头,川乌是正名,草乌、川草乌、乌头、川乌头即为别名。

3.商品名

即商业经营时所用的中药名称,多是根据中药正名、产地、加工规格和质量而定,概括起来,有以下四种情况。

(1)产地(或生长环境)+正名

如:人参的商品名称,根据人参的生长环境不同分为:山参——山林中野生的人参;园参——田园中种植的人参两大类。

白芷的商品名称按产地不同分为:川白芷——产于四川遂宁、铜梁等地;杭白芷——产于浙江杭州笕桥、临海等地,亦称浙白芷;会白芷——产于河南禹县、宝丰及陕西等地,亦称禹白芷;祁白芷——产于河北安国市;亳白芷——产于安徽亳州市。

(2)炮制方法(或规格)+正名或正名+炮制规格

如:人参按不同的炮制方法分为白参类(生晒参、白干参、掐皮参、白人参、糖参、大力参、参尾和白参须);红参类(红参、红参须);其它类(人参芦、参糖、参晶和参膏)三类。又如陈皮丝、炒麦芽、煅赭石等。

(3)正名+药用部分

如:当归有全当归、当归头、当归身、当归尾之分;瓜蒌有全瓜蒌、瓜蒌皮、瓜蒌仁之分;紫苏有紫苏子、紫苏叶、紫苏梗之分等。

(4)药品性状+正名

如:化橘红有五爪橘红、六爪橘红、七爪橘红之分;青皮有个青皮和四花青皮之分等。

4.炮制品名

是据炮制的方法或炮制规格而定的名称。如:炙黄芪、酒大黄、熟大黄、大黄炭、醋延胡索、炒山楂、茜草炭、陈皮丝、山萸肉、烫玳瑁、羚羊角丝、煅龙骨等。

5.处方用名

是临床医生根据病情需要开具的处方用药名称,多是运用正名或炮制品名。

由于习惯的原因,有时也用商品名或别名乃至偏名。

如当归的处方用名如下:按产地而名,川归、云归、岷归、西归;按药用部分而名,全当归、当归头、当归身、当归炭、当归尾。

6.偏名

根据拆字、谐音、歇后、隐喻和性状、来源等而习用的药材别名之一,多有特定的含义。

如:古月——胡椒的偏名,是“胡”字拆字的谐音。

米壳——罂粟壳的偏名,形容其形如小米的籽粒已脱,只留下外壳。

金钗——石斛的偏名,形容其颜色金黄,状如头钗。

丑宝——牛黄的偏名,意为十二属相中牛丑相配,药效可靠,可谓宝贝。

二花——金银花的偏名,形容其花开放时黄白相间,犹如金银搭配。

八角——八角茴香的偏名,形容其聚合果由八个尖角的蓇葖果组成。

血余——人发的偏名,意为血液之端、人体之余的物质。

(二)名称来源

中药品种众多,产区广泛,故名称来源也较为复杂。中药正名的来源,常见有以下六个方面。

1.源于中药史话与传说

我国民间对中药名称方面有很多传说,显示了人民的理想和智慧,这些传说就构成了中药名称来源的组成部分。它包括人名和传说两部分,如:何首乌、徐长卿、使君子、杜仲源于人名,女贞子、杠板归、罗汉果源于传说。

2.源于中药某一特征

包括以下六个方面。①形象:如白头翁,全株密被毛茸,并有许多白毛状瘦果,犹如白发苍苍的老翁;鸡血藤在采收砍断时,溢出的树脂呈深红色,犹如鸡血一般。②特征:如早春开放的迎春花、仲夏成熟的半夏、质白细柔的白茅根、状如手形的佛手、洁白无瑕的白石英等。③形态:如乌头形似乌鸦之头、人参犹如人身之状、姜黄形似姜而色黄。④颜色:红色的红藤、红花、赤石脂;紫色的紫参、紫草、紫菀;黄色的黄连、黄柏、大黄;白色的白芷、白芍、白扁豆;黑色的玄参、黑丑、黑胡椒等。⑤气味:酸、苦、甘、辛、咸五味具备的五味子;苦味的苦参、龙胆;甜味的甘草、粉葛;辛味的细辛、麻黄;酸味的乌梅、木瓜;咸味的大青盐、浮海石和香气四溢的麝香;凉而辛、苦的冰片等。⑥众多之意:颗粒众多似沙子一样的海金沙。

3.源于中药产地

如:产于四川的川芎、川贝母、川楝子、川牛膝;产于浙江的浙贝母、杭白芍、杭菊花;产于河南怀庆府的怀牛膝、怀地黄、禹白附;产于东北的关黄柏、关木通、关白附、北细辛;产于云南的云木香、云当归、云天麻、云茯苓;产于新疆的新疆贝母、伊犁贝母;产于广东、广西和海南省的广藿香、广陈皮、广金钱草、广枣;产于西藏的藏羚角、藏茴香、藏菖蒲;产于长江以南的南五味子、南柴胡和产于沿海大陆架、海岛、海洋及河湖水网的海螵蛸、海马、海龙、海狗肾等。

4.源于中药的功能效用

如:以明目之效闻名的决明子,治疮疖效佳的千里光,妇科良药益母草,治疗骨折的接骨木,活血通经的活血藤和泻热导滞的番泻叶等。

5.源于药用部位

如:以根入药的葛根、板蓝根、山豆根;以叶入药的枇杷叶、大青叶、紫苏叶;以种子入药的莲子、车前子、马钱子;以根皮或枝皮入药的牡丹皮、地骨皮、桑白皮、紫荆皮;以藤茎入药的夜交藤、鸡血藤、海风藤、络石藤;以果实入药的罗汉果、青果、无花果、薜荔果;以种仁入药的酸枣仁、苦杏仁、胡麻仁、核桃仁;以全草入药的白花蛇舌草、透骨草、伸筋草、车前草;以动物虫体入药的全蝎(全虫)、鼠妇虫、地鳖虫;以动物蜕皮入药的蝉蜕、蛇蜕;以动物胆汁入药的蛇胆、熊胆;以动物病理产物入药的牛黄、猴枣;以矿石入药的赭石、云母石、玄精石、石膏等。

6.源于进口中药的名称

有两种情况:①凡外国引种而来的中药,古时多冠以“胡”字或“番”字,意即胡邦西域引来,如胡黄连、胡椒、胡桃仁、番红花、番泻叶、番木鳖;现代多冠以洲名或产地,如欧当归、三岛柴胡。②以拉丁名称的中文译音取之,如诃黎勒(Chelula)、芒果(Mankay)、荔枝(Litchi)、苏木(Sappan)、没药(Mgrrha)等。

总之,中药名称比较复杂,要想在采收、加工、炮制、制剂、经营、调配、临床应用及科学研究中正确应用中药,有必要从中药的名称来源、分类、正名、拉丁名、别名、商品名、炮制品名、处方用名乃至偏名,做一系统地、认真地学习,掌握其规律性,才能看书知其原意,应用得心应手,做到中药各是其名,各有所属,各行其治,不致名实混淆、张冠李戴,自觉不自觉地使用中药混淆品种,避免治疗效果不理想,科学研究受挫折[2]。

二、拉丁名称

当翻开药典、中药辞典、中药志等规范性书籍时,在中药基源名称后面有一段外文,然后才提到药用部位,这段外文就是中药基源名的学名(拉丁学名)。学名是用拉丁文字或拉丁化了的希腊文字书写,根据国际命名法规定,给每一种原植物、动物所取的国际上公认的名称。因为,世界上的生物种类众多,同一种生物(植物、动物)在不同的国家叫法不同,就是在同一个国家的不同地区,叫法也很不一致;中药有很多同物异名或同名异物的情况,就是由于各地的叫法不同造成的。如白头翁(Radix Pulsatillae)在全国不同地区使用的有五个科十六种不同的植物(同名异物),同是木香(Radix Aucklandiae)有广木香、云木香、南木香等不同的名称(同物异名),诸如此类,在中药中不胜枚举,以致造成中药品种混乱,制剂质量低劣,直接影响临床疗效甚至发生医疗事故。学名就是为了避免上述情况而制定的世界各国通用的动、植物名称。有了这个名称,就避免了各地名称不同、各国文字不一所引起的混乱,就能澄清中药品种混乱的现状,给药品生产、经营企业、医院制剂和临床用药乃至科学研究提供方便和可靠的依据,保证人民用药的正确、安全和有效。现以植物中药为代表,将中药基源学名和中药拉丁名称的组成规则简述于下。

(一)中药基源学名

1.组成规则

(1)通常情况下,植物类中药基源的学名(拉丁学名)由三部分组成。第一是属名,表示是哪个属的;第二是种名,以性质形容词表示,多数表示这种植物的特点, 有时说明最先发现的地点或标本采集人等,以便与同属其它种的植物相区别;第三是定名人,简言之即是:

属名 + 种名 + 定名人

如:白术的植物学名为*Atractylodes mactocephala* Koidz., *Atractylodes*意为苍术属,*macrocephala* 是白术的种名,意为具头状的(指花序),Koidz. 是定名人。

茅术(南苍术)的植物学名为 *Atractylodes lancea* (Thunb.)DC., *Atractylodes*是属名(苍术属),*lancea*是种名,意为披针形的(指叶片形状),(Thunb.)为原定名人,DC.是现定名人。

苍术属植物北苍术的学名为*A. tractylodes chinensis*(DC.) Koidz., *chinensis* 是种名,意为中国产的。

(2)定名人如系二人,在二者之间以"et"相连接。如厚朴的学名为 *Maynolia officinalis* Rehder et Wilson., *Maynolia*意为木兰属;*officinalis*意为药用的;et意为"和";Rehder 和 Wilson是定名人。

(3)当植物为亚种、变种或变型时,则以三名法命名,即:

亚种:学名 + ssp. + 亚种名 + 变种定名人

如:鹿蹄草的学名为*Pyrola rotundifolia* L. ssp. *chinensis* H. Andres,ssp. 意为亚种的,*Pyrola rotundifolia* L. 为圆叶鹿蹄草的学名,*chinensis*是圆叶鹿蹄草的亚种名,连接起来意为鹿蹄草是圆叶鹿蹄草的亚种。

变种:学名 + var. + 变种名 + 变种定名人

如:白丁香的学名为*Syringa oblata Lindley* var. *offinis Lingelshim*,var. 意为变种的,整个名称意为白丁香为紫丁香的变种。

变型:学名 + from. + 变型名 + 变型定名人

如:独活的学名为*Angelica pabescens* Maxim. from. *biserrata* Shan et Yuan., from.意为变型的,*Angelica pabescens* Maxim. 是毛当归的学名,*biserrata*意为重齿的;连接起来就是重齿毛当归(独活)是毛当归的变型。

(4)我国1977年8月以后新发现的生物订(命)名时,凡涉及我国人名、地名时,均采用汉语拼音方案拼写。

2.基本规律

(1)属名和定名人第一个字母必须大写。

(2)重新组合时,应保留原种名及原定名人,原定名人加括号,位于现定名人之前。

(3)定名人可以写全称,也可以缩写,缩写后"点"的缩写符号为"."。

(二)中药拉丁名称

为了避免不同地区叫法不同引起的中药品种混乱,《中华人民共和国药典》在名称项下除列了中文名称、汉语拼音名称以外,还列了中药拉丁名称。常见有以下几种组合形式。

1.药用部位加植物(或动物)的属名组成:

药用部位 + 属名

如:睡莲科植物莲的花、叶、梗和根茎均为中药,不同部位有不同的效用,其拉丁名称分别如下:荷花(Flos Nelumbinis), 荷梗 (Caulis Nelumbinis), 荷叶(Folium Nelumbinis),莲子(Semen Nelumbinis),莲须(Stamen Nelumbinis),莲子心(Plumula Nelumbinis),莲房(Receptaculum Nelumbinis)。

2.药用部位加属名,再加特殊含义的词组成,以进一步说明原貌:

药用部位 + 属名 + 特殊含义

如:藕节是用睡莲科植物莲根茎的节部,其拉丁名称为Nodus Nelumbinis Rhizomatis,Nodus意为"节",

Nelumbinis意为“莲属”,Rhizomatis意为“根茎的”,连接起来意为莲属根茎上的节。

生姜的中药拉丁名称为Rhizoma Zingiberis Reccens,意为姜属植物新鲜的(Reccens)根茎。若不写Reccens(新鲜的),只写Rhizoma Zingiberis就不是生姜,而是干姜了。诸如此类还有:白芍(Radix Paeoniae Alba),丝瓜络(Retinervus Luffae Fructus),五加皮(Cortex Acanthopanacis Radicis),附子(Radix Aconiti Praeparata),猪牙皂(Fructus Gleditsiae Abnormalis)等。

3. 有的中药来源于同科两个属或两个属以上的植物(或动物),拉丁名称的组成形式就是:

药用部位 + 属名 + 连接词 + 属名

如:紫草的拉丁名称是Radix Arnebiae Seu Lithospermi,Radix意为“根”,Arnebiae意为“假紫草属”,Lithospermi意为“紫草属”,Seu是连接词,意为“和、或”,连接起来就是:中药紫草是紫草属或假紫草属植物的根。

4.若该属药用植物较多,又是不同的中药,就采用药用部位加属名,再加种名组成:

药用部位 + 属名 + 种名

如:木兰科植物厚朴、辛夷的拉丁名,厚朴为Cortex Magnoliae Officinalis,辛夷为Flos Magnoliae Biondii或Flos Magnoliae Denudatae。

前者厚朴的拉丁名是指,中药厚朴是用木兰科木兰属(Magnoliae)植物厚朴和凹叶厚朴的干皮、枝皮和根皮而不是同科同属其他种(如:望春花、威氏木兰等)植物的树皮。

后者辛夷的拉丁名是指,中药辛夷是用木兰科木兰属(Magnoliae)植物望春花(Magnoliae Biondii)、玉兰花(M. Denudata)的花蕾(Flos),而不是同科同属其他种植物的花蕾。

又如:土茯苓(Rhizoma Smilacis Glabrae),川芎(Rhizoma Ligusticum Chuanxiong)等。这些中药都是限制到了种,以避免中药品种的混乱。

5.有些源于植物分泌物或加工品及矿物、整体入药的动物和菌藻类中药的拉丁名称,以单数主格名词的方式表示。

如:芦荟(Aloe),海龙(Syngnathus),乳香(Olibamem),紫梢花(Spongilla),冬虫夏草(Cordyceps),云母石(Muscovitum),茯苓(Poria),紫石英(Fluoritum)等。

第二节 中药商品的现状与品别定义

中药是防治疾病的特殊商品,包括中药材、中药饮片和中药制剂三类。本书所述的中药商品仅指中药材和中药饮片两类。

一、中药商品的现状

(一)品种数量

我国现有中药材12 694种[3],但作为药材、饮片商品必须是国家及有关药品标准中收载的品种。据统计《中华人民共和国药典》2005年版一部收载中药材、中药饮片共551种[4],《局颁进口药材标准》2004年收载43种,《中国商品大辞典》收载中药材885种[5],各省、市药品标准(包括中药材标准、中药饮片标准和中药饮片炮制规范)收载中药材4 000余种、中药饮片5 000余种。据此计算,全国流通的商品中药材约为4 000种,中药饮片约为5 000种[6]。

(二)分类

中药材、中药饮片的分类,经营单位一般是按品种属性、药用部位,并参照商业经营习惯分植物药、动物药、矿物药三大类。其中植物药再按药用部位分为:根及根茎类、果实种子类、全草类、花类、叶类、皮类、藤木类、菌藻类、树脂类、加工类等10类。调配中药处方的经营门市和医疗卫生机构是按药物的功能与用法将中药饮片分为:解表药,清热药,化痰、止咳、平喘药,理气药,理血药,补益药,利水渗湿药,祛风湿药,止血药,安神药,温里药,泻下药,消导药,驱虫药,收涩药,抗癌药,平肝息风药,芳香化湿药和外用药等20类[6]。

(三)规格标准

中药材、中药饮片商品均有一定的规格标准。它是在《中华人民共和国药典》的基础上,由国家行业部门或职能部门指定的专业性标准。如前国家医药管理局、卫生部联合发文国药联材字(84)第72号文附件《七十六种药材商品规格》[7]中依据中药材的质量,规定了各种药材的不同等级。并明文规定:等级划分以最佳者为一等,最次者(符合药用的)为末等,一律按一、二、三、四……顺序编列,部分经济价值较低,好次差异不大,不影响生产加工的,不再分等级层次,其加工品称为“统货”。《中华人民共和国药品管理法》第二章第十条规定:“中药饮片必须按照国家药品标准炮制；国家药品标准没有规定的，必须按照省、自治区、直辖市人民政府药品监督管理部门制定的炮制规范炮制[8]。”各省(市、自治区)中药饮片标准、中药饮片炮制规范是对饮片规定的标准，如《北京市中药饮片标准》2000年版规定了每种药物饮片的品种、性状、鉴别、质量规定、性味与归经、功能与主治、用法与用量、注意、贮藏等具体内容[9]；《河北省中药饮片炮制规范》2003年版规定了每种药物饮片的名称、来源、制法、性状、鉴别、含量测定、炮制、性味与归经、功能与主治、用法与用量、注意、贮藏等具体内容[10]。

二、中药商品的品别定义

品别有广义和狭义之分，广义的品别定义是相对于品种而言。商品中药材的品别系指同一种药材，因来源、产地或生产(加工)不同，商品性状、品质规格、销售流向等有所差异，在行业经营中习惯加以区分的药材名称。如依据基源的不同，川贝母分为松贝、青贝、炉贝[11]，砂仁分为阳春砂、绿壳砂、海南沙，鹿茸分为梅花鹿、马鹿茸等；依据药材性状的不同，龙骨分为五花龙骨、土龙骨；依据生长环境的不同，人参分为野山参、园参；依据炮制加工方法的不同，菊花分为亳菊、滁菊、贡菊、药菊等。

商品中药饮片的品别系指同一种中药材加工的饮片，根据临床医疗需要，按照不同的生产(加工)方法生产，饮片性状、质量规定、性味归经、功能主治等有所不同而加以区分的饮片名称。如：大黄饮片的品别为生大黄、酒大黄、熟大黄、大黄炭、清宁片，槟榔饮片的品别为生槟榔、炒槟榔、焦槟榔，炉甘石饮片的品别为生炉甘石、煅炉甘石、制炉甘石等。

狭义的品别定义是相对于正品而言，泛指特定条件下与正品对应的某类药品(中药材与饮片)的通称，包括地方用品、代用品、混淆品与伪品。

正品：国家药品标准收载的品种或“考证有据，名实相符，质量合格”[12]，疗效确实的品种。

地方用品：也称地方习惯用品，是与正品名称相同但品种不同(异物同名)又兼有地方用药习惯的药品，所用品种多收入地方药品标准之中。

代用品：特定条件下当正品无法获得时，经医生许可，另改处方或在方中加注说明更换他种与正品功能相同或非常近似的品种代之，常用的为地方药品标准中收载的品种。

混淆品：因名称相似、功效相近或地方习用等原因，把基源不同、成分不一、功效有别的数种药品称作同一种药品使用的药品。

伪品：以非药品冒充或以他种药品作为此种药品的品种。

(孔增科)

参考文献

[1]孔增科.实用中药手册.天津：天津科学技术出版社，1990.1
[2]孔增科，等.常用中药药理与临床应用.赤峰：内蒙古科学技术出版社，2005.7
[3]谢宗万.汉拉英中药材正名辞典.北京：北京科学技术出版社，2004.前言
[4]国家药典委员会.中华人民共和国药典(2005年版一部).北京：化学工业出版社，2005.前言
[5]《中国商品大辞典》编委会.中国商品大辞典.中药材分册.北京：中国商业出版社，1995.凡例
[6]孔增科，陈静岐.中药调剂手册.天津：天津科学技术出版社，1994.32
[7]国家医药管理局.卫生部制订.七十六种中药材商品规格标准.1984.69
[8]杜茂主.中华人民共和国药品管理法讲话.北京：《法制宣传资料》编辑部，2001，(2)：8
[9]北京市药品监督管理局.北京市中药饮片标准，2000.7
[10]河北省食品药品监督管理局.河北省中药饮片炮制规范(2003年版).北京：学苑出版社，2004.1
[11]肖培根.新编中药志(第一卷).北京：化学工业出版社，2002.111
[12]谢宗万，梁爱华.中药品种新理论研究.北京：人民卫生出版社，1995.86

第二章　中药混淆品的概念、混淆类型及形成原因

第一节　中药混淆品的概念

一、中药混淆品的定义

中药混淆品是指商品中药中同名异物或同物异名等原因导致的药品品种或品别混淆的中药。如有发表透疹、升阳解毒功效的升麻，在全国不同地区有10科5类(升麻、广升麻、红升麻、白升麻、秤杆升麻)60多种植物称作升麻药用[1]；有祛风除湿、活血止痛功效的透骨草，有21科49种植物在全国不同地区称作透骨草药用[2]；有祛风除湿，活血通络功效的海风藤有三类(风藤类、松萝类、异型南五味子类)共9科18种植物在全国不同地区称作海风藤药用[3]等。上述升麻、透骨草、海风藤除正品以外的其他品种皆为其易混淆药品。

二、中药混淆品的混淆类型

中药混淆品情况复杂，类型多样。包括同物异名，名称混淆；异物同名，品种混淆；一药多源，物类混淆；类同种异，功效混淆；生、制不分，品别混淆；鱼目混珠，性状混淆等六种类型。

(一)同物异名，名称混淆

同物异名系指基源相同的药品在不同的地区名称不同，即"药物异地则异名"，作不同的药品使用。如玄参科植物阴行草(*Siphonostegia chinensis* Benth.)的全草，河北和东北作刘寄奴使用[4,5]，上海、湖南、浙江等省、市则作铃茵陈[6,7]；樟科植物肉桂(*Cinnamomium Cassia* Presl)的树皮，在全国作肉桂药用，广东、广西、福建则作桂皮[8]；唇形科植物罗勒(*Ocimum basilicum* L.)的全草，全国大部分省区作罗勒药用，广西则作九层塔药用[9]；菝葜科植物菝葜(*Smilax* china L.)的根茎，《中华人民共和国药典》2005年版以菝葜为名收载，广西则称金刚刺药用[10]；骨碎补在吉林称为申姜[11]；拳参在上海称为草河车[12]等。

(二)异物同名，品种混淆

异物同名系指基源不同的药品叫同一个药名，作同一种药品使用。如苦木科植物臭椿［*Ailanthus altissima* (Mill.)Swingle］的根皮或干皮在辽宁、北京等大部分省区作为椿皮药用，福建、云南、湖北等省则以楝科植物香椿［*Toona sinensis*(A. Juss.)Roem］的树皮或根皮作为椿皮[13,14]；全国大多数省区以葫芦科植物丝瓜［*Luffa cylindrica*(L.)Roem.］干燥成熟的维管束作为丝瓜络药用，广西则以同科植物棱角丝瓜［*Luffa acutangule*(L.)Roxb.］干燥成熟的维管束当作丝瓜络[15]；全国大部分省区药用的大青叶为十字花科植物菘蓝(*Isatis indigotica* Frot.)的干燥叶，福建、广东、湖南、四川等省则以爵床科植物马兰［*Sxrobilanthes cusia* (Ness)O. Kuntce］的叶[16]，江西、甘肃、湖南等省则以马鞭草科植物大青(*Clerodendron Cyrtophyllum* Turcz.)[17]的叶称大青叶药用；合欢花为豆科植物合欢(*Albizia julibrissin* Durazz.)的花，东北、河北等省则把卫矛科植物南蛇藤(*Celastrus orbiculatus* Thunb.)、白杜(*Euonymus bungeamcs* Maxim.)的果实[18]，广东、广西、福建等省则把木兰科植物夜合花 *Magnolia coco* (Lour.) DC.的干燥花朵(广东合欢花)[19]作合欢花用；青木香为马兜铃科植物马兜铃(*Aristolochia debilis* Sieb.er Zucc.)的干燥根，东北、河北则用菊科植物土木香(*Inula helenium* L.)的根及根茎作青木香[20]；络石藤为夹竹桃科植物络石［*Traeheloopermum jasminoides* (Lindl.)Lem.］的干燥带叶藤茎，浙江、江苏、山东等省以桑科植物薜荔(*Ficus plemla* L.)，广东、广西、福建等省以茜草科植物穿根藤(*Psychotna serpens* L.)的带叶藤茎作络石藤药用[21]；海风藤为胡椒科植物风藤［*Piper kadsura*(Chois)Ohui］的藤茎，广东、广西等地以五味子科植物异型南五味子［*Kadsura heteroclita* (Roxb)Craib］的藤茎[22]，四川、云南等省以松萝科植物松萝(*Lusnea lonoissima* Ach.)作海风藤药用[23]；苦丁茶广西药用为冬青科植物枸骨(*Ilex kudingcha* C. J. Tseng)的干燥叶[24]，四川则以木樨科植物变紫女贞(*Ligustrum plcrpurascens* Yang)或兴山蜡树(*L. benryi* Hemsl.)的干燥叶[25]作苦丁茶药用；《中华人民共和国药典》将桑寄生、槲寄生分别收载，而在四川、新疆等省区则将其和扁枝槲寄生(*Viscum articulatum* Burm. f.)、灰毛寄生［*Taxillus sutchuenensis* (Lecomte) Danser var. *duclouxii*(Lecomte)H. S. Kiu.］、毛叶寄生［*Taxillus nigrans*(Hance)Danser.］、四川寄生［*Taxillus surehuenesis*

(Lecomte)Danser]的干燥带叶茎枝统称“寄生”药用[26,27]。

（三）一药多源，物类混淆

一药多源系指一种药物有多种动、植物来源，作同一种药物使用的情况。如云母石为矿物白云母Muscovitum的矿石，在北京、内蒙古、江苏等省区药用，广东曾以蝾螺科动物蝾螺*Turbo cornutus* Solander的厣甲作云母石[28]；浮海石为胞孔科的动物脊突苔虫(*Costazia* aculeate Canu et Bassler)的干燥骨骼，在辽宁、福建、广东以矿物浮石Pumex、山东、吉林以海滨石灰华（亦名小海石）作浮海石药用[29,30]；鹅管石为枇杷珊瑚科动物粗糙盔形珊瑚*Galaxea aspera* Quelch的珊瑚体，在辽宁、山东、湖南、广西、云南等省则以矿物钟乳石Stalactitum作鹅管石药用；凌霄花为紫葳科植物凌霄*Campsis grandiflora*(Thunb.)K. Schum.或美洲凌霄*Campsis radicans*(L.)Seem.的干燥花，个别地区因名称相似将淡水海绵科动物脆针海绵*Spongilla fragillis* Leidy的干燥体群体——紫梢花误作凌霄花药用[31]。

（四）类同种异，功效混淆

类同种异系指在功能效用上为同一类药物，但药品名称各为其名，有的文献将其作为一种药物看待的情况。如鹤虱为菊科植物天名精*Carpesium abrotanoides* L.的干燥成熟果实，南鹤虱为伞形科植物野胡萝卜*Daucus carota* L.的干燥成熟果实，两药均有杀虫消积的功能；关木通为马兜铃科植物东北马兜铃*Aristolochia manshuriensis* Kom.的干燥藤茎，川木通为毛茛科植物小木通*Clematis armandii*或绣球藤*C. montana* Buch. -Ham.的干燥藤茎，均具通经下乳，清热利尿的功能[32]；桑寄生为桑寄生科植物桑寄生*Taxillus chinensis*(DC.) Danser的干燥带叶茎枝，槲寄生为同科植物槲寄生*Viscum coloratum*(Komar.) Nakai的干燥带叶茎枝，两药均具补肝肾、强筋骨、祛风湿、安胎的功能。上述三组药物因名称相近，功效类同，有的文献常将其作为一种药物介绍，临床常作一种药物使用，把鹤虱、南鹤虱统称鹤虱，关木通、川木通统称木通，桑寄生、槲寄生统称寄生[33,34]，造成功效的混淆。

（五）生、制不分，品别混淆

生制不分是指药物的使用应为生品或某种品别的制品，而实际应用时处方用名书写统称，药物应付有啥付啥的情况。如半夏有姜半夏、法半夏、清半夏、宋半夏、仙半夏、竹沥半夏、青盐半夏等品别[35,36]，处方应辩证施药，写明品别，不应统称半夏，但处方用名写为半夏、制半夏的情况却极为常见[37~40]。

（六）鱼目混珠，性状混淆

鱼目混珠系指以性状近似正品的它药用作该药的中药。如以风寒草、积雪草、连钱草混当金钱草[41]，以水半夏当半夏[42]，以曼陀罗子当补骨脂[43]，以小蓟当大蓟[44]，以月季花当玫瑰花[45]，以菝葜当土茯苓[46]，以直立黄芪子当沙苑子[47]，以银柴胡当党参[48]，以苦山柰当山柰[49]，以阴香枝当桂枝[50]等。

第二节　中药混淆品的形成原因

一、历史原因

中药混淆品形成的历史原因，主要表现在两个方面：一是本草记载品种混乱；二是古时交通不便，导致信息不易交流，各地用药自行其是造成异物同名、同物异名，药品名称不一。

（一）本草记载品种混乱

中药混淆品自古即存在，在浩如烟海的本草书籍中，记述了中药混淆品的状况。如升麻，《神农本草经》曰：“一名周升麻，生山谷[51]。”陶弘景曰：“今惟出益州，好者细削，皮青绿色，谓之鸡骨升麻[52]。”“北部间亦有，形虚而大，色黄，建平亦有，形大味薄不堪用，人言是落新妇根。”陈藏器曰：“按今人多呼小升麻为落新妇根，功用同于升麻，亦大小有殊[53]。”上述情况，不仅出现了一药多名（升麻、周升麻、鸡骨升麻、小升麻），也出现了对升麻一药商品中不同品种的不同认识，如对落新妇根作升麻药用，陶弘景认为“形大味薄不堪用”；而陈藏器则认为，落新妇根为小升麻，功用同升麻，只是大小不同而已。又如大青叶，以“大青”之名始载于《名医别录》，药用部位仅为茎，《新修本草》载：“大青用叶兼茎，不独用茎也。”此处所言的大青叶为马鞭草科植物大青叶（Folium Clerodendri Cyrtophylli），可能是对“青取之蓝而青于蓝”的误解，清代之后的本草论述将大青和蓝相互混淆，如张璐云：“大青、小青……有两种，大者曰大青，苗高如蓼，小者为小青，叶光如景天；”又云：“《神农本草经》取用蓝实乃大青之子，即所谓蓼蓝也[54]。”黄宫绣云：“蓝叶与茎，即名大青……[55]”杨时泰云：“凡证宜用大青者，如无，即以大叶蓝代之[56]。”上述不仅把蓝与大青相混淆，同时明确指出了大叶蓝（即菘蓝）可代大青药用。这也许就是大青叶品种混乱的最早记录。为纠正大青叶的品种混乱,《中华人民共和国药典》自1985年版起规定十字花科植物菘蓝*Isatis indigotica* Fort.的叶为大青叶。

(二)异物同名,同物异名,药品名称不一

异物同名是指药品来源不同且同叫一个药名,作同一种药品使用的情况。如白头翁一药,正品为毛茛科植物白头翁的根(Radix Pulsatillae),但在内蒙古、甘肃及新疆等地用毛茛科植物细叶白头翁的根(Radix Pulsatillae Turezaninovii),在陕西、甘肃部分地区用野棉花的根(Radix Anemone Vitifoliae)当作"白头翁"入药;而广东、福建、海南省以石竹科植物白鼓丁*Polycarpaea corymbosa*(L.) Lam.,浙江、湖北以唇形科植物金疮小草*Ajuga decumbens* Thunb.,辽宁以菊科植物湿生鼠曲草*Gnaphalium tranzschelii* Kirp.,四川、广西、广东以鼠曲草*G. affine* D. Don.,云南与四川部分地区以毛大丁草*Gerbera piloselloides* (L.) Cass. 的全草充"白头翁"药用。据谢宗万研究员的调查,全国以白头翁为名药用的商品药品多达四科30多种[57]。又如透骨草,《中药志》记载其为大戟科植物地构叶的地上部分(药品名为珍珠透骨草Herba Speranskiae Tubereulatae)和凤仙花科植物凤仙花的茎(药品名为凤仙透骨草 Herba Impatientis Balsaminae),同时指出,除上述两种植物作透骨草外,紫葳科植物角蒿等21个科40多种植物在全国不同地区或民间也作为透骨草入药[58]。

同物异名是指同一种药品的基源相同,在不同地区叫不同名称,作不同药品使用的情况。如土木香(Radix Inulae Helenii)在内蒙古等省区作为土木香使用,而在东北、华北和陕西、青海则误作为青木香药用[59];苘麻子在全国大多地区作为冬葵子药用[60];透骨草科植物透骨草*Phryma leptostachya* var. *asiatica* Hara L. 的全草在河南、江西、贵州作透骨草药用,而在河北则作药蛆草药用[61];木兰科植物异型南五味子[*Kadsura heteroclita* (Roxb.) Craib]的根或藤茎在云南作为地血香药用,而在广东、海南和广西部分地区则作为海风藤药用[62];玄参科植物阴行草的全草 (Herba Siphonostegiae Chinensis)在我国北方称北刘寄奴,而在我国南方则作为金钟茵陈药用[63]。

上述异物同名、同物异名的情况,直接导致了药品名称的复杂性和药品品种的混乱,使药物制剂[64]和临床用药[65]有很多名实不符的现象,严重影响了中药疗效和信誉,必须引起充分的重视。

二、地方用药

我国地域广阔,分为大陆、海洋和湖泊,大陆又分为山地、丘陵、平原、高原和盆地,地跨热带、亚热带、寒温带和温带四个气候带,东西南北气候差距明显,环境有所不同,各方都有适宜生长的动、植物药物。历代医药学家在医疗用药的实践中,著述了不少具有鲜明地方特色的药学专著,如《滇南本草》、《海药本草》、《晶珠本草》、《岭南采药录》等,这些药学专著中不少药物目前仍在应用,如鱼腥草、重楼、沉香、木香、胡椒、豆蔻等,这些品种有的收载于国家药品标准,有的收载于地方药品标准中。有的品种在地方仍沿用其原来的名称,如《滇南本草》收载的夏枯草为夏至草*Lagopsis suping*(Steph.)IK. -Gal. (白花夏枯)和白花益母草*Leonurus heterophyllus* Sweet(益母夏枯)的全草[66],在云南、四川等部分地区民间仍以此作夏枯草药用,造成了异物同名的品种混淆。

建国以后,党和国家十分重视中医药事业的发展,早在1954年,毛主席在对中医工作的指示中就明确指出:"中药应当很好地保护和发展。我国中药有几千年的历史,是祖国极宝贵的遗产。对各省生产药材应加以调查保护,鼓励生产,便利运输,改进推销。对中药研究只做化学分析是不够的,应进而做药理实验和临床实验,特别是对中药的配合作用更应注意。""中国医药学是一个伟大的宝库,应当努力发掘,加以提高[67]。"各地广大中医药科技工作者积极响应党中央、毛主席的号召,开展中药资源的调查研究,总结经验,加以提高,并组织中药专家编写中药志书。国庆10周年前夕,卫生部药政局主编的《中药材手册》和中国医学科学院药物研究所等编辑的《中药志》由人民卫生出版社出版。1960年,中国科学院四川分院和四川省中医中药研究所主编的《四川省中药志》,由四川人民出版社出版[68],揭开了地方中药志出版的序幕。此后,《江苏省植物药材志》、《浙江药用植物志》、《湖北中草药志》、《河北中草药》、《广东中药志》、《云南中药志》等相继出版。在此基础上,各省政府职能部门陆续颁布了具有地方法律性、权威性、技术性的中药材标准、中药饮片标准和中药饮片炮制规范50多部。

地方性中药材标准、中药炮制规范和中药饮片标准的颁布实施,对规范、提高中药材、中药饮片质量起到了积极的作用,促进了地方中药材和中药饮片整体质量的提高。但因缺乏统一的编写指导原则和沟通,加之时间跨度较长,也暴露出不少的问题,主要是有的品种与国家药品标准重复收载,药品同物异名、异物同名现象普遍,同种药品药用部位不一致和随意收载,种、类混淆等。

(一)药品品种与国家药品标准重复收载

按照药品标准低标准服从高标准的原则,国家药品标准已收载的品种,地方药品标准不应重复收载,但现行地方中药材标准重复收载现象较为普遍。如:《四川省中药材标准》1987年版共收载中药材155种,其中重复收载川木香、马勃、干漆、天南星、五味子、防己、鸡血藤、柴胡、鹿茸等30种药材;《江苏省中药材标准》1989年版收载中药材112种,其中重复收载灵芝、徐长卿、菝葜、金荞麦等药材;《上海中药材标准》1994年版收载475种药材,其中重复收载丁公藤、瓦松、杜仲叶、灵芝、虎杖、草乌、银杏叶、蛤壳等药材;《北京市中药材标准》1998年版收载127种药材,其中重复收载水飞蓟、灵芝、苦地丁、肿节风、银杏叶等药材。《中华人民共和国药典》收载的血竭为棕榈科植物麒麟竭*Daemonirops draco* BL. 果实渗出的树脂经加工而成,而海南省药品标准(琼Q/WS-004-89)将百合科植物剑叶龙血树*Dracaena cochinchinensis*(Lour.) S. C. Chen. 茎木提取的干燥树脂以同名收载[69],云南省以龙舌兰科植物柬埔寨龙血树*Dracaena cambodiana* Pierre et Ganep. 的干燥树脂以血竭之名收载[70],与同时期的国家药品标准重复收载。现行地方中药饮片、中药炮制规范因《全国中药炮制规范》1988年版收载品种有限[71],不能满足临床用药的需要等原因,除《河北省中药饮片炮制规范》2003年版[72]"共收载181个品种,均为《中华人民共和国药典》(2000版一部)、《中华人民共和国卫生部药品标准》(中药材第一册)和《卫生部进口药材标准》中未收载而我省普遍生产、经营、使用的中药材"以外,各省、市、自治区的中药饮片标准、中药饮片炮制规范收载品种均多与国家药品标准收载品种重复。

(二)药品同物异名、异物同名现象普遍

中药材、中药饮片作为药品,与其他药品不同的特点之一是基源、药用部位、炮制方法相同的药品只能有一个名称,反之,即为另一种药品。如甘草与炙甘草、石膏与煅石膏、栀子与焦栀子三组中药,前者与后者基源、药用部位均相同,只是炮制方法不同,后者即为另一种药品[73]。与此相反,地方药品标准中普遍存在程度不同的一药多名、同物异名、异物同名的情况,如:百合科植物菝葜*Smilax china* L. 的干燥根茎,《中华人民共和国药典》以"菝葜"为名,《四川省中药材标准》将其以"革薢"为名收载[74];亚麻科植物亚麻*Linum usitatissimum* L. 的干燥成熟种子,《中华人民共和国药典》以"亚麻子"为名,《黑龙江省中药炮制规范》将其以"胡麻子"为名收载[75];小檗科植物南天竹*Nandina domestica* Thunb. 的干燥成熟果实,《北京市中药材标准》名为"天竺子",而《上海市中药材标准》却名为"天竹子[76]";五加科植物竹节参*Panax japonicus* C. A. Mey. 的干燥根茎,《中华人民共和国药典》与《北京市中药饮片标准》以"竹节参"为名,《四川省中药饮片炮制规范》却将其名为"明七[77]";罂粟科植物延胡索*Corydalis yanhusuo* W. T. Wang. 的干燥块茎,《中华人民共和国药典》和多数地方标准将其以"延胡索"为名,《湖南省中药材炮制规范》却以"元胡"为名[78];《中华人民共和国药典》收载伞形科植物柴胡*Bupleurum chinense* D. C. 或狭叶柴胡*B. scorzonerifolium* Willd. 的干燥根为柴胡,《四川省中药材标准》以伞形科竹叶柴胡*Bupleurum marginatum* Wall. ex DC.、马尾柴胡*B. microcephalum* Diels. 马尔康柴胡*B. malconense* Shan et Y.Li或小柴胡*B. tenue* Buch. -Ham. ex D. Don的干燥全草[79],《湖南省中药炮制规范》以伞形科植物北柴胡、狭叶柴胡或同属数种植物的干燥根[80]为"柴胡";《中华人民共和国药典》收载的络石藤为夹竹桃科植物络石*Trachelospermum jasminoides* (Lindl.) Lem的干燥带叶藤茎,《浙江省中药炮制规范》[81]、《湖南省中药材炮制规范》却将桑科植物薜荔*Ficus pumila* L. 的干燥带叶茎枝也作"络石藤"收载[82]等。

(三)同种药品,药用部位不一致

同种药品基源相同,名称相同,但药用部位不一致也是造成药品品种混乱的原因之一。如徐长卿,《中华人民共和国药典》规定其药用部位为根及根茎,《湖南省中药炮制规范》则用其干燥的全草[83];柴胡一药全国大部分省用其根,而《四川省中药材标准》所收载的柴胡不仅品种与国家药品标准相悖,药用部位亦并非是根,而是全草;《中华人民共和国药典》收载的夏枯草,药用部位为其干燥果穗,《四川省中药材标准》则用其干燥全草[84];全国大部分省区收载的鬼见羽,为卫矛科植物卫矛*Euonymus alatus* (Thunb.) Sieb. 的干燥带翅的枝或翅状附属物,而上海、江苏则用其枝条上的干燥木拴翅[85,86]等。

(四)随意收载,种类混淆

个别药品品种的收载,随意性大,科学性不足,甚至胡乱收载,种类混淆。如:《湖南省中药材炮制规范》将风马牛不相及的萝摩科植物杠柳的干燥根皮和五加科植物细柱五加的干燥根皮统作"五加皮"收载[87];海桐皮一药,在不同省区竟采用五加科植物刺楸*Kalopanax* *septemlobus* (Thunb.)Nakai [88]、芸香科植物樗叶花椒*Zanthoxylum ailanthoides* Sieb.et Zucc. 或朵椒*Z.*molle Rehd.[89-91]、豆科植物刺桐*Erythrina varigeta* L.var. *orientalis*(L.)Merr.或乔木刺桐 *E. arborescens* Roxb.[92,93]和木棉科植物木棉*Gossampinus malabarica* (DC)Merr.的干燥树皮[94]等4科6种来源不同的植物。《中华人民共和国药典》收载的百合为百合科植物卷丹*Lilium lancifolium* Thunb.、百合*L. brownii* F. E. Brown var. *viridulum* Baker、细叶百合*L. pumilum* DC. 的干燥肉质鳞片，黑龙江省则将地产的轮叶百合*L. distichum* Nakai[95]、贵州省将淡黄花百合*L. sulphureum* Baker的干燥肉质鳞片[96]也作为百合收载;《中华人民共和国药典》收载的罗布麻叶为夹竹桃科植物罗布麻*Apocynum venetum* L.的干燥叶，新疆则将同科植物大叶白麻*Poacynum hendersonii* (Hook.F.)Woodson的干燥叶称“罗布麻叶”收载[97];《中华人民共和国药典》收载的海龙为海龙科刁海龙*Solenognathus* hardwickii (Gray)、拟海龙*Syngnathoides biaculeatus*(Bloch)或尖海龙*Syngnathus acus* Linnaeus的干燥体，湖南则将粗吻海龙的干燥体也作为“海龙”收载[98];《中华人民共和国卫生部药品标准》(中药材·第一册)收载的浮海石为胞孔科动物脊突苔虫的干燥骨骼，收载的浮石为火山喷出的岩浆凝固形成的多孔状石块[99]。《新疆维吾尔自治区药品标准》却将其以“海浮石”为名收载[100]，北京、湖南则将两者均称为“浮海石”收载[101,102]，黑龙江省则将两者均以“海浮石”为名收载[103]等。

除此之外，还存在药品基源的拉丁学名命名不规范，拉丁名称不完善，不统一等问题。试想，不同基源的药品作为同一种药品使用，同种药品所用部位不同，同样的药品不能跨地域使用，乃至同样名称的药品实际应用却不相同……成分怎能一致？药品性能怎能相同？疗效怎能保证？中医药将如何继续发展？

三、医学与药学，以及科研、教学与应用结合不够

我国历史上著名的医药学家，多是医药结合的典范。如医圣张仲景，不仅勤求古训，开创了临床诊断“六经辨证”的先河，还博采众方创立了经方262首。临床应用药到病除，屡起沉疴；伟大的医药学家李时珍，不仅将行医治病的经验编著成《濒湖集简方》、《濒湖脉学》、《奇经八脉考》等书，还“搜罗百氏，访采四方”，集毕生精力编著成载药1892种、附图1109幅、附方11 096个“医中之圣集、中国药学之大成”的不朽名著《本草纲目》。历史事实证明，医药一体不可分割，一位出色的临床医生，必须是掌握药品性能的行家，一位卓越的药学专家，也必须是掌握医学理论和实践的高手。

但不容忽视的是，随着医药学科的分工趋细，医学与药学，以及科研、教学与应用的脱节现象日益突出，医不通药、药不精药、师不识药、用不晓药的情况常见，主要表现在以下几方面。

(一)教学讲义、工具书有典不遵，药品名称有欠规范，一名数药情况常见

教学讲义是培养中医药人才的基础课程，因医、药专业的分工趋细，加之学校讲义编写人员与药品标准制订人员方面缺少沟通和统一，存在着有典不遵，各行其是，药品名称欠规范和一名数药的情况。笔者查阅了20世纪70年代以来具有代表性的全国高等医药院校试用教材《中药学》讲义，并与同时期药品标准收载品种做了对比，发现在全国高等医药院校试用教材《中药学》中药品名称、品种混乱存在的突出问题是：①同种药品名称不一：如儿茶、孩儿茶，大血藤、红藤，广藿香、藿香，龙胆、龙胆草，京大戟、大戟，苦杏仁、杏仁，蒺藜、刺蒺藜，重楼、蚤休，青礞石、礞石等；②同种药品基源不同：如川贝母、大青叶、五味子、木瓜、木通、牛膝、合欢皮、鸡血藤、青木香、香薷、桑寄生、鹤虱、绵萆薢等；③同种药品种类混淆：如将动物类药品脊突苔虫的骨骼与火山喷出的岩浆的石块同称海浮石，将草本植物菘蓝与木本植物路边青同称大青叶等；④一名数药，导致药品功效的混淆：如将华中五味子作为五味子的基源之一，将榠楂(光木瓜)作为木瓜的基源之一[104-107]等。

中医药工具书是中医药工作者重要的参考资料，它虽没有药品标准所具有的法律性和权威性，但对中医药人员应用、研究的工作实践具有重要的指导作用。在工具书中，药品名称不规范，一药多源、品种混乱或同一种药物药用部位不一致等情况也程度不同的普遍存在。如：将蓼科植物拳参的根茎称作“草河车”；将菊科植物鳢肠的干燥全草称作“旱莲草”；将桑寄生与槲寄生称作“寄生[108]”；将红大戟、京大戟并称“大戟”；蝙蝠葛与柔枝槐统以“山豆根[109]”名之，将延胡索以“元胡”、水菖蒲与石菖蒲以“菖蒲”名之[110]；将赭石称作“代赭石[111]”；将广藿香和藿香的干燥地上部分均称为“藿香”，将贴梗木瓜与木瓜的成熟果实均称“木瓜”，将旋花科植物菟丝子和金灯藤的干燥成熟种子均称为“菟丝子[112]”，将动物脊突苔虫的干燥骨骼和火山喷出的岩浆形成的多孔状石块同称作“海浮石[113]”，将橘红和化橘红同称“橘红”，将山里红、山楂和野山楂通称“山楂[114]”，将薯蓣和参薯的块茎同称作“山药[115]”，

将十字花科植物菘蓝的叶、蓼科植物蓼蓝的叶或茎和爵床科植物马蓝的叶或叶和茎同作为“大青叶[116]”收载；紫苏子为紫苏的成熟果实，有的工具书将其写为“干燥成熟种子[117]”，连翘为木樨科植物连翘的干燥果实，有的工具书却将其果实及根叶部分通称“连翘[118]”，白河车药用百合科植物万年青的干燥根茎，四川中药志收载其根茎或全草作为“万年青”药用等[119]。

上述权威性的工具书品种混淆尚且如此，应用性的工具书品种混淆情况就更为突出。如将伞房花儿草的全草也当作白花蛇舌草混淆收载，将唇形科植物蓝萼香茶菜及毛叶香茶菜的全草当作“冬凌草”收载，将麦角科蛹草及亚香棒虫草的子实体及虫体当作“冬虫夏草”收载[120]，把红石膏、方解石均称为“寒水石[121]”，把钟乳石和珊瑚的石灰石骨骼统称为“鹅管石[122]”，将金银花称“银花”，紫苏子称“苏子”，蒺藜称“白蒺藜”，沙苑子称“沙苑蒺藜”或“潼蒺藜”，淫羊藿称“仙灵脾”，旋覆花称“旋复花[123]”，将制半夏写为“半夏”，苦杏仁写为“杏仁”，牡丹皮写为“丹皮”，栀子写为“山栀子”，浙贝母写为“贝母[124]”，龙胆写为“龙胆草”，青果写为“橄榄[125]”，将重楼写为“蚤休”等。将桑寄生、槲寄生同称“寄生”，将菘蓝及蓼蓝的干燥叶同称“大青叶”，将鳢肠的干燥全草称作“旱莲草”，将白云母的矿石称作“云母”，将棕榈科植物麒麟竭及同属他种植物果实中渗出的树脂和百合科植物柬埔寨龙血树从含脂木质部中提取而得的树脂同作“血竭[126]”等。

（二）教学讲药囿于书本，学生习药知识面窄

吴仪洛曰：“夫医学之要，莫先于明理，其次在辨证，其次则在用药。理不明，证于何辨，证不辨，药于何用[127]。”陈嘉谟曰：“不观《尔雅》，无以达《六经》立言之奥旨；不读《本草》，无以发《素》、《难》治病之玄机。是故《本草》也者，方药之根抵，医学之指南也[128]。”“博物固难，而于药不得不求博焉。用药尤难，而于物性不得不求达焉[129]。”“用药如用刑，刑不可误，误即于人命。用药亦然，一误便隔生死……若高医识病知药，药又相当，如此，即应手作效[130]。”上述历代医药学家的切身体会一是说明药学与医学是相辅而行的关系，药学（或曰药物）是方药之根抵、医学之指南；二是说明用药如用兵，“病千变，药亦千变，能精悉其气味，则千百药中，任举一二种用之且通神，不然则歧多而用眩，凡药皆可伤人”；三是说明掌握药学知识必须博学方可达精，达精方能用药得心应手，疗疾药到病除。

然而，从高等医药院校试用教材《中药学》的教授内容可以看出，教学内容多局限于药性、功效和临床应用，对药物基源、品种、饮片鉴别、药物炮制及其常见伪品、混淆品几无介绍。全国高等教育自学考试指定教材中医学专业（本科）《中药学》讲义[131]在各种药物之下，删除了药物来源的拉丁名，精简了药材产地、药材加工、修制等内容，从根本上忽视了中药品种的复杂性。新世纪全国高等中医药院校规划教材中的内容有所增加，但仍与社会实际情况需要存在差距。由于学院课程设置学时限制、讲授内容分工不同等原因，教师所讲授内容囿于讲义的中心内容，医学与药学讲义衔接的内容，如药物始载本草的简况、品种的变迁、基源学名的概念、同种药品不同炮制品的区别等不予讲授或一带而过。学院中药标本品种有限，加之经验不足，难以使学员达到识药悉性的目的……在这样的学习环境下，学生多数限于记忆药名、熟悉药性，对中药学和中药品种广泛的知识面掌握狭窄，临床用药不能得心应手，医药脱节现象明显，“医与药判为两途，药与病离为二致”的情况普遍。如清代名医曹炳章所曰：“近世医自为医，药自为药，行医者，只辨性味处方，不明药品之真伪。卖药者，只知形色雅观，不识炮制之精当，至于产处之道地与否，丸散膏丹之遵古与否，医师既不调查，药师亦不报告，分道扬镳，两不相牟，执而不变，岂有进步哉[132]。”

（三）医师处方药名欠规范，处方应付难称医患心

因医药学教育的医、药脱节，学生在校期间掌握的中药知识面较狭窄，加之执业后继续教育学习的不足以及师承教育经验局限、交流不够等原因，“货药者未必知医，知医者未必货药”的情况明显存在，医不通药，药不精药，师不识药，用不晓药的情况常见，将拳参、重楼名为“草河车”，广藿香名为“藿香”，北豆根名为“山豆根”，淫羊藿名为“仙灵脾”，不论是何病症，应用何种半夏的炮制品，处方名均为“半夏[133~139]”，生品、制品不分，规格、品别不讲的现象比比皆是；处方调配应付药品，全靠市家（卖药者）供给，医院取消了临方炮制室，不论医师处方药品品别、规格如何，处方调配不讲究对应的炮制品，加之鉴别技术欠缺，真伪优劣辨识不清，通草付于小通草、青果付于西青果、五加皮付于香加皮[140]、川贝母付于新疆贝母、龙眼肉付于荔枝肉、桑寄生付于槲寄生[141]、清半夏付于水半夏等处方应付错误情况不一而足；教师的学术、技术素质对中药品种知识的传播至关重要，负有承上启下的教、传、帮、带的重任，但实际情况是学院教师长于理论知识，实践经验不足，讲理论海阔天空，头头是道，辨实物手高眼低，稀里糊涂；师承教学中的指导老师

实践经验丰富，理论知识不足，因区域限制、受教育方式不一、接触中药品种面较窄等原因，个别存在以讹传讹、错教误学的现象，如把菊科植物刺儿菜*Cirsium setosum*(Willd.)MB. 的全草开花前作为小蓟用，开花后作为大蓟用，把九节菖蒲误作石菖蒲用，把动物蚌类的贝壳制作纽扣后的下脚料误作珍珠母用等；工作中常见同种药品每次进药性状不一的情况，用药者只靠药名识药，不辨药品真假，为配齐处方中的某一味药物，跑遍全市乃至全省药店找药的情况常见，如葎草、白屈菜、藤合欢等药品，耗材费力跑遍各地配不齐方子的情况偶见，实际上药品身边就有，只是不认识而已。正如陈嘉谟所言："谚云：卖药者两只眼，用药者一只眼，服药者全无眼，非虚语也[142]。"难怪"病准方对药不灵、医患双方难称心"了。由此可见，中药品种混淆问题的存在原因多种，影响危害极大，一是用药品种的混乱，严重影响着临床治疗的效果；二是中药名实混淆不清，影响科学研究用药的准确和成果水平；三是容易发生医疗事故，危害患者的生命安全；四是国家经济、中医药信誉受到损失，阻碍中医药事业的发展。因此，解决中药品种混乱的问题已是迫在眉睫，势在必行，必须下大力气予以解决。

(孔增科)

参考文献

[1]谢宗万.中药材品种论述(上册·第二版).上海：上海科学技术出版社，1990.211

[2]蔡少青，王璇.常用中药材品种整理和质量研究(北方编·第6册).北京：北京医科大学出版社，2003.2

[3]吴淑荣，孔增科.实用中药材鉴别手册.天津：天津科学技术出版社，1990.290

[4]河北省革命委员会卫生局，等.河北中草药.石家庄：河北人民出版社，1977.680

[5]吉林省中医中药研究所.长白山植物药志.长春：吉林人民出版社，1982.1208

[6]上海市卫生局.上海市中药炮制规范(1994年版).上海：上海科学普及出版社，1994.336

[7]《浙江药用植物志》编写组.浙江药用植物志(下册).杭州：浙江科学技术出版社，1980.1162

[8]杨兆起，封秀娥.中药鉴别手册(第三册).北京：科学出版社，1994.119

[9]广西壮族自治区卫生厅.广西中药材标准(1990年版).南宁：广西科学技术出版社，1992.6

[10]广西壮族自治区卫生厅.广西中药材标准(1990年版).南宁：广西科学技术出版社，1992.66

[11]吉林省卫生厅.吉林省中药炮制规范(1986年版).长春：吉林科学技术出版社，1987.15

[12]上海市卫生局.上海市中药炮制规范(1994年版).上海：上海科学普及出版社，1994.101

[13]黎光南.云南中药志.Ⅰ.昆明：云南科学技术出版社，1990.526

[14]湖北省卫生局.湖北中草药志(二).武汉：湖北人民出版社，1982.1032

[15]广西壮族自治区卫生厅.广西中药材标准(1990年版).南宁：广西科学技术出版社，1992.40

[16]四川省卫生厅.四川省中药材标准.1987.23

[17]北京药品生物制品检定所.等.中药鉴别手册(第一册).北京：科学出版社，1981.16

[18]河北省革命委员会卫生局，等.河北中草药.石家庄：河北人民出版社，1977.775

[19]冯耀南，等.中药材商品规格质量鉴别.广州：暨南大学出版社，1995.312

[20]楼之岑，秦波.常用中药材品种整理和质量研究(北方编·第三册).北京：北京医科大学、中国协和医科大学联合出版社，1996.10

[21]徐国钧.等.常用中药材品种整理和质量研究(南方协作组·第四册).福州：福建科学技术出版社，2001.585

[22]广西壮族自治区卫生厅编.广西中药材标准(1990年版).南宁：广西科学技术出版社，1992.450

[23]黎光南.云南中药志.Ⅰ.昆明：云南科学技术出版社，1990.450

[24]广西壮族自治区卫生厅.广西中药材标准(1990年版).南宁：广西科学技术出版社，1992.80

[25]四川省卫生厅.四川省中药材标准.1987.131

[26]四川省卫生厅.四川省中药材标准.1987.238

[27]新疆维吾尔族自治区卫生厅.新疆维吾尔族自治区药品标准(第二册).1980.213

[28]北京生物制品检定所，等.中药鉴别手册(第一册).北京：科学出版社，1981.96

[29]北京生物制品检定所，等.中药鉴别手册(第一册).北京：科学出版社，1981.385

[30]吉林省卫生厅.吉林省中药炮制标准(1986年版).长春：吉林科学技术出版社，1987.120

[31]谢宗万.中药材品种论述(上册).上海：上海科学技术出版社，1990.475

[32]王飞燕.新疆中医药，2003，21(6)：34

[33]河南省卫生厅.河南省中药材标准(1991年版·一).郑州：中原农民出版社，1991.77

[34]凌一揆，颜正华.中药学.上海：上海科学技术出版社，1984.99

[35]国家药典委员会.中华人民共和国药典(2005年版一部).北京：化学工业出版社，2005.78

[36]上海市卫生局.上海市中药炮制规范(1994年版).上海:上海科学普及出版社,1994.56~57
[37]刘景祺.上海中医药杂志,1983,(9):26
[38]宋洪恩,等.河北中医,2004,26(1):28
[39]张丽琴,等.河北中医,2003,25(10):777
[40]李桂贤,等.中国中医中医药基础医学杂志,2004,10(10):26
[41]孔增科.中国医院药学杂志,1988,8(5):204
[42]沈树池,等.时珍国药研究,1988,9(1):63
[43]徐玉林,等.现代医药卫生,2005,21(4):459
[44]孔增科,等.河北中医,1991,专辑:66
[45]江菊仙,等.中草药,2003,34(7):667
[46]陈峰生,等.传统医药,2003,12(5):62
[47]孔增科,等.中药材,1994,17(1):19
[48]孔增科,等.时珍国药研究,1994,5(1):19
[49]孔增科.药物分析杂志,1995,15(2):43
[50]孔增科,等.时珍国药研究,1999,10(11):831
[51]马继兴.神农本草经辑注.北京:人民卫生出版社,1995.115
[52]宋·唐慎微撰.重修政和经史证类备用本草.北京:人民卫生出版社,1957,158
[53](唐)陈藏器撰.尚志钧辑释.本草拾遗.合肥:安徽科技社,2003.334
[54]清·张璐.本草逢原.上海:上海科学技术出版社,1959.85
[55]清·黄宫绣.本草求真.北京:人民卫生出版社,1987.181
[56]清·杨时泰.本草述钩元.上海:上海科学技术出版社,1959.273
[57]谢宗万.中药材品种论述(中册).上海:上海科学技术出版社,1984.147
[58]中国医学科学院药用植物资源开发研究所,等.中药志(第四册),北京:人民卫生出版社,1988.570
[59]河北省革命委员会卫生局,等.河北中草药.石家庄:河北人民出版社,1977.137
[60]孔增科.光明中药杂志,1995(1):50
[61]河北省革命委员会卫生局,等.河北中草药.石家庄:河北人民出版社.1977.410
[62]蔡少青,王璇.常用中药材品种整理和质量研究(北方编·第六册).北京:北京医科大学出版社,2003.516
[63]中国医学科学院药用植物资源开发研究所,等.中药志(第四册).北京:人民卫生出版社,1988.39
[64]孔增科.中药通报,1986,11(5):56
[65]孔增科.中国医院药学杂志,1988,8(5):203
[66]兰茂原著.于乃义,于兰馥整理.滇南本草.昆明:云南科学技术出版社,2004.5,33,271
[67] 当代中国的医药事业·中药编. 中国中药大事记 (1949~1983).1984,3~5
[68] 当代中国的医药事业·中药编. 中国中药大事记 (1949~1983).1984,167
[69]海南省卫生厅.海南省药品标准(1993年版).海口:海南出版社,1994.74
[70]云南省卫生厅.云南省药品标准(1996年版).昆明:云南大学出版社,1998.50
[71]中华人民共和国卫生部.全国中药炮制规范(1988年版).北京:人民卫生出版社,1988.前言
[72] 河北省食品药品监督管理局. 河北省中药饮片炮制规范(2003年版).北京:学苑出版社,2004.前言
[73]国家药典委员会.中华人民共和国药典(2005年版一部).北京:化学工业出版社,2005.59,63,173
[74]四川省卫生厅.四川省中药材标准.1987,229
[75]黑龙江省卫生厅.黑龙江省中药炮制规范,1991.129
[76]上海市卫生局.上海市中药材标准,1994.39
[77]四川省药品监督管理局.四川省中药饮片炮制规范,2002.244
[78]湖南省卫生厅.湖南省中药材炮制规范(1983年版).长沙:湖南科学技术出版社,1983.28
[79]四川省卫生厅.四川省中药材标准,1987.194
[80]湖南省卫生厅.湖南省中药材炮制规范(1983年版).长沙:湖南科学技术出版社,1983.79
[81]浙江省卫生厅.浙江省中药炮制规范(1994年版).杭州:浙江省科学技术出版社,1994.335
[82]湖南省卫生厅.湖南省中药材炮制规范(1983年版).长沙:湖南科学技术出版社,1983.275
[83]湖南省卫生厅.湖南省中药材炮制规范(1983年版).长沙:湖南科学技术出版社,1983.212
[84]四川省卫生厅.四川省中药材标准.1987.193
[85]上海市卫生局.上海市中药材标准.1994.223
[86]江苏省卫生厅.江苏省中药材标准(1989年版).南京:江苏科学技术出版社,1989.200
[87]湖南省卫生厅.湖南省中药材炮制规范(1983年版).长沙:湖南科学技术出版社,1993.251
[88]吉林省卫生厅.吉林省中药炮制标准(1986年版).长春:吉林科学技术出版社,1987.97
[89]浙江省卫生厅.浙江省中药炮制规范(1994年版).杭州:浙江科学技术出版社,1994.318
[90]上海市卫生局.上海市中药材标准.1994.261
[91]北京市药品监督局.北京市中药饮片标准.2000.306
[92]黑龙江省卫生厅.黑龙江省中药炮制规范.1991.237
[93]四川省药品监督局.四川省药品炮制规范.2002.143
[94]卫生部药品生物制品检定所,等.中药鉴别手册(第二册).北京:科学出版社,1979.285
[95]黑龙江省卫生厅.黑龙江省中药炮制规范.1991.135
[96]贵州省卫生厅.贵州省中药材质量标准(1988年版).贵阳:贵州人民出版社,1990.53
[97]新疆维吾尔族自治区卫生厅.新疆维吾尔族自治区药品标准.(1987年版).270
[98]湖南省卫生厅.湖南省中药材炮制规范(1983年版).长沙:湖南科技出版社,1983.309
[99]中华人民共和国药典委员会.中华人民共和国卫生部药品标准(中药材·第一册).1992.74~75

[100]新疆维吾尔族自治区卫生厅.新疆维吾尔族自治区药品标准.1980,第二册
[101]北京市药品监督管理局.北京市中药饮片标准.2000.412
[102]湖南省卫生厅.湖南省中药材炮制规范(1983年版).长沙:湖南科学技术出版社,1983.357
[103]黑龙江省卫生厅.黑龙江省中药炮制规范.1991.324
[104]成都中医学院.全国高等医药院校试用教材.中药学(中医中药专业用).上海:上海科学技术出版社,1978
[105]凌一揆,颜正华.高等医药院校教材·中药学(中医、中药、针灸专业用).上海:上海科学技术出版社,1984
[106]张廷模,陈先难,文罗凡.全国高等教育自学考试指定教材·中医学专业(本科)·中药学(一).北京:中国中医药出版社,2000
[107]高学敏.新世纪全国高等中医药院校规划教材·中药学(供中医中药专业用).北京:中国中医药出版社,2002
[108]北京药品生物制品检定所,等.中药鉴别手册(第一册).北京:科学技术出版社.1981.353,454
[109]朱圣和.中药材商品学.北京:人民卫生出版社,1990.322,102
[110]中国医学科学院药物研究所,等.中药志(第一册).北京:人民卫生出版社,197.60,525
[111]朱圣和.中药材商品学.北京:人民卫生出版社,1990.337,250,301
[112]中华人民共和国卫生部药政管理局,等.现代实用本草(下册).北京:人民卫生出版社,2000.374
[113]中华人民共和国卫生部药政管理局,等.现代实用本草(下册).北京:人民卫生出版社,2000.408
[114]中国医学科学院药物研究所.等.中药志(第三册).北京:人民卫生出版社,1984.66,146
[115]中国医学科学院药物研究所,等.中药志(第二册).北京:人民卫生出版社,1982.248
[116]中国医学科学院药物研究所,等.中药志(第五册).北京:人民卫生出版社,1994.1
[117]朱圣和.中药材商品学.北京:人民卫生出版社,1990.302
[118]黎光南.云南中药志I.昆明:云南科学技术出版社,1990.304
[119]《四川中药志》协作编写组.四川中药志(第二卷).成都:四川人民出版社,1982.9
[120]王本祥.现代中药药理与临床.天津:天津科技翻译出版公司,2004.529,465,469
[121]《中医药用矿物》编写组.中医药用矿物.太原:山西人民出版社,1975.65
[122]高天爱.矿物药及其应用.北京:中国中医药出版社,1997.136
[123]张树生,王芝兰.中药临床鉴用指迷.北京:中医古籍出版社,1989
[124]刘兰芳.中药汤剂临床新用途.北京:人民军医出版社,2003.40,60
[125]蔡永敏,等.中药药理与临床应用.北京:华夏出版社,1999.49,88,117
[126]卢赣鹏.500味常用中药材的经验鉴别.北京:中国中医药出版社,1999.464,496,563,762,796
[127]清·吴仪洛撰.本草从新.上海:上海科学技术出版社,1958.原序
[128]明·陈嘉谟撰.本草蒙荃.北京:人民卫生出版社,1998.10
[129]郑肖严辑注.曹炳章增订.增订伪药条辨.上海:上海科学技术出版社,1959.2
[130]宋·寇宗奭撰.本草衍义.北京:人民卫生出版社,1990.16
[131]张廷模,陈先难,文罗凡.全国高等教育自学考试指定教材·中医学专业(本科)·中药学(一).北京:中国中医药出版社,2000.编写说明
[132]郑肖严辑注.曹炳章增订.增订伪药条辨.上海:上海科学技术出版社,1959.4
[133]赵喜锦.河南中医,2003,23(7):8
[134]宋慧玲.河北中医药学报,2000,15(2):26
[135]李桂贤,等.中国中医药基础医学杂志,2004,10(10):26
[136]甄永梅,等.时珍国医国药,2000,11(3):275
[137]青姚,等.广西中医学院学报,2003,6(2):31
[138]赵俊峰,等.河南中医,2002,22(4):5
[139]金玉林.湖北中医杂志,2002,24(3):40
[140]黄辉.安徽医药,2005,9(1):79
[141]赵海.时珍国医国药,2004,15(10):670
[142]明·陈嘉谟撰.本草蒙荃.北京:人民卫生出版社,1998.3

第三章　中药混淆品的研究现状、方法与目的意义

第一节　中药混淆品的研究现状

历代医药学家十分重视中药混淆品的研究，宋·苏颂《本草图经》序曰："五房物产，风气异宜；种类极多，赝伪难别，以虺床当蘼芜，以荠苨乱人参，古人犹且患之。况今医师所用皆出于市贾，市贾所得，盖自山野之人随时采获，无复究其所从来。以其为疗，欲其中病，不亦远乎[1]。"李时珍在黄芪名下引陶弘景曰："黄芪……第一出陇西、洮阳，色黄白甜美，今亦难得。次用黑水、宕昌者，色白肌理粗，新者亦甘而温补。又有蚕陵白水者，色理胜蜀中而冷补。又有赤色者可做膏贴，俗方多用，道家不须[2]。""连翘有大、小二种……今南中医家说云：连翘盖有两种，一种似椿实之未开者，壳小坚而外充，无附萼，剖之则中鲜，气甚芳馥，其实才干，振之皆落，不著茎也。一种乃菡萏，壳软，外有附萼抱之，无解脉，亦无香气，干之随久，著茎不脱，此甚相异也[3]。"有文字记载的药检师、被封为"添差充收买药材所辨验药材"一职的寇宗奭所撰的《本草衍义》一书，将古代药物的性味、效验详加补充说明，并对药物的真伪加以鉴别，他言及杜衡与细辛的区别曰："杜衡用根，似细辛，但根色白，叶如马蹄之下。市者往往乱细辛，须如此别之。《尔雅》以谓似葵而香是也。将杜衡与细辛相对，便见真伪。况细辛惟出华州者良。杜衡其色黄白，拳局而脆，干则作团[4]。"上述足以说明古代医药学家对中药混淆品危害认识的透彻，对黄芪、连翘有数种的主要区别和对细辛与其混淆品杜衡鉴别要点的概括。

20世纪50年代以来，我国的医药科技工作者对中药混淆品的研究做了大量的工作，主要体现在对中药混淆品品种分类、药品鉴别和临床应用等方面。

一、品种分类研究

历史悠久的中医药发展应用史繁衍昌盛了中华民族，数千年来中药品种在不断增加的同时也不断地发生着变化。研究历代和现代所用药物品种的一致性，是解决中药混淆品正确应用的重要问题之一。

为了规范中药品种，总结老一代的药学专家的实践经验，20世纪50年代，卫生部组织编写了《中药材手册》，并颁布其为当时的部颁中药材标准，为中药品种研究和质量标准的制定奠定了基础。该书由人民卫生出版社1959年出版第一版，30年后的1990年出版第二版，收载常用中药521种。每种中药材按品名、概述、别名、产地、产季、产地加工、性状鉴别、品质优劣、成分、贮藏、附注等项叙述。重点药材还介绍了地区习用品和主要伪品。如土茯苓项下注明了地区习惯用药为药用菝葜*Smilax medica* Sch. et Sham. 的根和肖菝葜*Heterosmilax japonica* Kunth. 的根茎[5]；败酱草项下注明地区习惯用药为菥蓂*Thlaspi arvense* L. 的干燥带果的地上部分作苏败酱，裂叶苣荬菜*Sonchus arvensis* L. 的干燥全草作北败酱等[6]。首次提出了中药中存在的同名异物与同物异名的地区用药的复杂问题，反映出曾经发现或误用混淆的药物，为中药混淆品种分类的研究提供了可靠的技术资料和实践依据。

在1958年、1983年两次全国性中药材资源普查和1972年全国性的"种、采、制、用"中药材群众运动基础上，各省市出版了地方中药志、中草药志，人民卫生出版社出版的《全国中草药汇编》上、下册[7]收载药物2 002种，反映了中草药群众运动中创造的认、采、种、养、制、用等宝贵经验与成果；由江苏省植物研究所等单位编著的《新华本草纲要》1~3册，收载药用植物6 000多种，该书以植物的科、属、种为单位，按植物系统排列，介绍每种药用植物的名称、历史、分布、成分、功效等内容，在正名项下附有别名、习用地方名并注明出处。如蝙蝠藤（*Menispermum dauxicum* DC.）名后附有别名蝙蝠葛（中国药用植物志），黄条香，野豆根（东北、河北、内蒙古）……山豆根（药材名）[8]；山姜[*Alpinia japonica* (Thunb.)Miq.]名后附有别名箭杆风（草木便方），建砂仁（中药志）……土砂仁（福建、江西）[9]等，为从药用基源上研究中药混淆品做了大量工作，奠定了药用植物品种分类基源研究的基础。

"六五"（1981年~1985年）期间，国家医药管理局将"中药材同名异物品种的系统研究"列为局级科研课题。在此基础上，国家将"常用中药材品种整理和质量研究"列入"七五"（1986年~1990年）期间重大科技攻关项目，并由北京医科大学药学院和中国药科大学牵头组成南北两个协作组，由楼之岑教授和徐国钧教授分别任组长，全国二十多个单位的500多名科技工

作者联合协作，完成了123种（北方组61种，南方组62种）常用中药材品种整理和质量研究的攻关任务；“八五”（1991年~1995年）期间，国家把“常用中药材品种整理和质量研究”课题再次列入攻关项目，完成了97种（北方组47种，南方组50种）常用中药材品种整理和质量研究工作，从1994年起该项研究成果编辑成《常用中药材品种整理和质量研究》专著，分北方编（6册），南方编（4册）分别出版。该书收载了海藻、天南星[10]、昆布、蟾酥[11]、青木香、三棱[12]、肉苁蓉、狗脊[13]、细辛、水蛭[14]、透骨草、半枝连[15]，党参、麦冬、金钱草类[16]，沙参类、山药类、旱莲草类[17]，柴胡类、通草类、熊胆类[18]和前胡类、白头翁类、菊花类[19]等有混淆品种的224组药物，对每种药物都围绕解决品种鉴定和质量评价的核心问题，按本草考证与文献综述、药源调查、动（植）物鉴定、性状组织、商品鉴定、化学成分、理化鉴别、药理实验、定量分析、采收加工和结论建议逐项详述，明确了各药物的正品、混淆品和伪品，对不同生产区的同种药材做出了质量优劣的评价。该书是一部全面、规范研究中药材品种和质量的大型科学专著，对澄清中药混淆品种，保证药材质量，促进中药的科学化、标准化、现代化、国际化有重要的科学意义和实用价值。

以毕生精力从事研究中药品种理论和实践的谢宗万研究员，半个世纪以来，就解决中药一物多名和异物同名导致的品种混淆、用药错乱、张冠李戴、鱼目混珠的问题，深入调查，潜心研究，辛勤耕耘，清源正本求正品。早在1964年就出版了《中药材品种论述》（上册），开我国研究中药品种、鉴别混伪药材之先河，1984年又出版了《中药材品种论述》（中册），1990年对该书（上册）做了修订、补充，出了第二版。《中药材品种论述》（上、中册），以中药材复杂品种的每组药物为篇目，收载了人参、西洋参、参叶及土人参，党参、羊乳参及太子参，桔梗（苦桔梗）、甜桔梗与土桔梗[20]……牛膝、红牛膝、川牛膝、麻牛膝、味牛膝、白牛膝、土牛膝及水牛膝，墓头回与苦荬麻，仙鹤草和黄龙尾[21]等210篇。作者从实际调查入手，广泛参考有关中药文献和药用植物方面的调查资料，将每篇中药材中存在的复杂品种问题集中整理，一一讨论，以“提要”的方式加以小结，对何为正品、何为地方习用品、何为错误混杂品等做了论证，提出了看法和意见。该书对于正确使用中药，发展正品，澄清中药品种混乱现象，拨乱反正，正本清源，有着重要的学术价值和实用价值。随后，谢宗万研究员首次提出了“解决中药品种‘异物同名’问题的关键在于‘统一药名’……‘统一药名’的原则为‘一物一名’，使其规范化[22]”和“中药异物同名品，应具实正名，‘于本性于用’[23]”的新观点。对中药采取“一药一名”的原则，是治理中药名称不规范，解决中药因一物多名和异物同名而产生的品种混淆现象的正确方法。2004年谢宗万教授编撰的《汉拉英对照中药材正名词典》出版面世，首次对全国5872味中药材正名进行厘定，在书稿完成之际，他心潮澎湃，百感交集，作七绝二首：“（一）异物同名品类繁，药材淆乱众声宣。鱼龙混杂难分辨，忧对安全起祸根。（二）规范原材立正名，著成词典汉拉英。一名一物含新意，中药条条品种明[24]。”上述研究成果，大部分被《中华人民共和国药典》2005年版所应用，起到了促进中药标准化、规范化、现代化的作用。

二、药品鉴别研究

除上述《中药材手册》、《常用中药材品种整理和质量研究》等成果在药品鉴别研究方面做的开创性工作外，全国各地的药学科技工作者也从不同的侧面进行着中药混淆品种的鉴别研究工作。早在1958年由曾育麟教授主编的《中药形性经验鉴别法》就收载了三七、三棱、木蝴蝶、大黄等中药材200多种，对每种药材的产地、来源、形性鉴别、品质规格、贮运方法、效用等内容简明记述，并附有药材和饮片简图[25]，符合实际，方便实用。

1972年~1994年，中国药品生物制品检定所等主编的《中药鉴别手册》第一册[26]、第二册[27]、第三册[28]连续出版，收载了同一药材不同品种（同名异物）的药物十大功劳、三棱、土鳖虫、大青叶……八角茴香、人参、九香虫、马鞭草……三七、大黄、山药、太子参等208种药材在各地的使用情况，对重点品种按别名、植（动）物形态、采收加工、药材性状、成分、效用等顺序编写，突出药材真伪鉴别内容，有些品种增加了显微鉴别、化学鉴别和含量测定，为易混淆中药的鉴别和品种研究起到了发掘、整理、提高和推动作用。

在20世纪70年代大力开展中草药群众运动中，上海《常见混淆中药的识别》编写组撰写了《常见混淆中药的识别》（上册），收载蒲公英、苣麦菜、苦苣菜、蒿蓄、习见蓼等27组采药时容易发生混淆的品种，为了便于识别，还采用了检索表形式（见表1）。

1992年出版的王盛民、张英编著的《实用中药材鉴别检索手册》[30]收载了八角莲、三棱、九香虫、五灵脂、云母石、石膏等407种中药材，从正品、伪品、混淆品之间的若干个异同点中，准确地寻找出鉴别特征，将各药主流商品与类似品、混淆品编成性状特征检索表、显微特征检索表，查阅方便，利于鉴定，便于识别。

表1 白花蛇舌草及其易混淆品种的鉴别检索

1. 叶有托叶，茎上有纵棱
  2. 花通常单生于叶腋 …………………… 白花蛇舌草
  2. 花2～5朵排成伞房状生于叶腋 …………… 水线草
1. 叶无托叶，茎圆柱形无纵棱
  3. 叶线性肥厚，深绿色 …………………… 漆姑草
  3. 叶长卵形或卵状披针形，不肥厚，绿色 ……………………………………………… 雀舌草[29]

1988年，吴淑荣、孔增科编著的《实用中药材鉴别手册》收载中药正品100种，伪品241种，易混品223种，简述各药的别名、来源、质地、鉴别、成分与药理、功效等内容，以鉴别为重点，采取正品与伪品、易混品对比鉴别的方法，并按各药的鉴别特点予以归纳，在对比鉴别的基础上，列出区别简表或检索表，起到一目了然的鉴别作用。如地骨皮与其伪、混品主要区别表(见表2)，石菖蒲与其混、伪品性状特征检索表[31~33](见表3)。

表2 地骨皮与其伪、混品主要区别表

名称	地骨皮	玉叶探春(茎皮)	大青根皮	香加皮(杠柳皮)
性状特征	表面多棕黄色、疏松，易成鳞片状剥落；内表面灰白色或灰黄色	表面黄色或棕黄色；有裂纹，粗糙；内表面具细纵纹，多棕黄色	表面棕黄色，被黄色粉状物；内表面暗棕色，较平滑	多黄棕色，栓皮松软呈现鳞片状剥落
显微鉴别	砂晶散在或存在于薄壁细胞中	纤维及石细胞多成束	有棱晶，石细胞成群或散在	有方晶及石细胞
理化鉴别				
加碘试液	产生白色泡沫，但不持久	无变化	无变化	
泡沫反应	碱性溶液中泡沫持久；酸性中消失	碱性和酸性溶液中均有泡沫	振摇有黄白色持久泡沫	
荧光检视	显浅紫红色荧光	亮蓝色荧光	水浸液上层亮黄绿色，下层为黄棕色荧光	

表3 石菖蒲与其混、伪品性状特征检索表

1. 根茎呈扁圆柱形，有分枝和环节
  2. 根茎长3～20cm，直径0.3～1cm，表面棕褐色或灰棕色，环节紧密，节间长0.2～0.8cm ………… 石菖蒲
  2. 根茎长5～20cm，直径1～1.5cm，表面类白色、淡黄棕色至棕红色，环节较疏，节间长0.2～1.5cm ……………………………………… 水菖蒲
1. 根茎呈稍弯曲的纺锤形，无分枝
  3. 根茎长1～4cm，直径0.3～0.5cm，表面棕黄色至暗棕色，具明显斜向交互排列的半环形节 ……………………………………… 九节菖蒲
  3. 根茎长1～3cm，直径0.2～0.7cm；表面棕褐色至棕黑色，具不明显的半环状斜纹 …………… 两头尖

1994年，杨晓穗编著的《常用中药材真伪理化鉴别》[34]收载了人参、三七、土茯苓、牛黄、乌梢蛇、石膏、金礞石等100多种常用中药材与其地区习用品、混淆品、伪品的理化鉴别方法，每种药材后面均附有比较表，介绍该组药物正品、地区习用品、混淆品和伪品的理化鉴别区别点，方法简便实用，是对若干年来中药理化鉴别研究成果的汇总。

同年，阎文玫教授主编的《中药材真伪鉴定》收载常用中药材八角茴香、山豆根、川贝母、冬虫夏草等100味药材，包括正品、地区习惯用药、伪品共约500种，用色谱、光谱法对其进行对比鉴别，并附色谱、光谱图和药材的彩色照片[35]，便于图文对照，鉴定药材。

1995年，张贵君教授等主编《中药材及饮片原色图鉴》[36]，收载常用中药500种，中药饮片近2 000种，所收彩图均为一名一图，图文并茂、符合实际，对澄清中药材品种混乱，促进中药材商品标准化起了推动作用。

张继、陈德昌教授等主编的《中国中药材真伪鉴别图典》(1~4册)[37~40]，收载常用中药正品518种，非正品、同名异物、异物同名的地区用药、伪品及伪制品3 200多种，采取实物拍摄，图文呼应的方法编排，鉴别要点突出，图片清晰、文字简明、一目了然，是对易混淆中药品种研究具有科学意义和实用价值的专著。

除上述药品鉴别的文献以外，医药学工作者在实践中还发表了大量的鉴别文章，据沈保安等主编的

《中药鉴定现代研究》[41]一书统计，20世纪80年代至90年代在学术杂志上发表的中药鉴定研究方面的学术论文就达3 000多篇，其中既有新发现的混淆品、伪品的鉴别研究，也有对原有的中药混淆品鉴别方法的研究，真实地反映了中药品种混乱方面存在的实际问题和药学工作者努力探索，求真务实的学术精神，对正确用药，保证药品质量起到了积极的作用。与此同时，孔增科等陆续发表了“常用中药十年伪品概述”和“贵重中药十年伪品概况”等综述文章[42-44]。

三、药理和临床应用研究

历代医药学家对易混淆中药品种的药理和临床应用尤为重视。《本草疏证》序曰：“不知一病有一病之方，一方有一方之药，一药有一药之效，不能审药，何以定方，不能定方，何以治病[45]。”《本草求真》凡例曰：“药多有形质相同，气味相等，若使各为注释不比类合观，则疑心莫辨。如诃子、粟壳共为涩药之类；白蔻、砂仁共为燥胃之类；猪苓、泽泻共为利湿之类；羌活、独活共为祛风之类……是篇尚论药味，凡有气味相同，无不先于篇首合同阐发，再于各味之中，又取相类以为区别，庶使毫厘千里，无有差谬[46]。”简要地说明了对药品合理应用的重要性和对“形质相同、气味相异”而易于混淆药物的研究方法。

近半个世纪以来，医药科技工作者运用现代药理研究方法，对易混淆药物的药理研究取得了可喜的成果，探明了大部分易混淆中药合理应用的药理基础。如对木通、关木通的药理研究证实[47]，两药均有利尿、抗菌、抗肿瘤和强心的药理活性，但木通、关木通的强心活性机制不同，前者强心作用的机制与洋地黄类似，后者是因含钙质及鞣质有关；关木通中含马兜铃酸，对肝、肾有与剂量相关的致癌作用。又如对黄芪、红芪药理作用的研究证实，黄芪、红芪同有镇痛、利尿、降压的药理活性，黄芪并有体液细胞免疫功能和降低血压、促进微循环、明显抑制过氧化脂质等作用[48]；红芪对心、脑等重要器官缺氧、缺血有明显的保护作用，对心率（律）、血压有调节作用，对肺功能有保护或增强作用，有多种免疫（与黄芪多糖相比红芪多糖复合物免疫作用更强）功能，减毒增效的抗肿瘤作用[49]和抗血栓（活血化瘀）[50]、降血糖[51]、调节血脂代谢[52]、保肝[53]及多种形式的抗炎、抗病毒、抗衰老等药理作用。这些研究为实现一药一名（如《中华人民共和国药典》2005年版将黄芪、红芪分别收载）的原则和澄清中药混乱品种（如《中华人民共和国药典》2005年版删除2000年版收载的关木通，收载木通）提供了科学数据，保证了临床用药的安全、合理和效果。孙绍美等[54]对五加皮及其混乱品种的药理研究证实：五加皮及其混乱品种刺五加、红毛五加、细柱五加、香加皮5种药液腹腔注射对巴豆油引起的小鼠耳部炎症均有显著的抑制作用，其中以红毛五加水提物的抗炎作用最强；灌胃给5种药液只有红毛五加水提物和刺五加醇提物能明显延长小鼠游泳时间；对环磷酰胺所致白细胞数减少的小鼠灌胃5种药液，红毛五加水提物、刺五加醇提物及细柱五加醇提物均有明显的升白作用；灌胃刺五加醇提物能明显延长小鼠的睡眠时间，香加皮和红毛五加醇提物则明显缩短小鼠的睡眠时间。该研究结果表明，香加皮不具有五加皮所有的升高白细胞和抗疲劳的功效，相反，有减弱戊巴比妥钠诱导小鼠睡眠的作用，即对中枢神经系统有明显的兴奋作用，绝不能混用为五加皮；刺五加与细柱五加相比，前者具有较强的抗疲劳、抗炎及升高白细胞的作用，而细柱五加这方面的作用较弱；红毛五加与刺五加相比，红毛五加水提物抗疲劳作用低于刺五加，但升高白细胞作用和抗炎作用都强于刺五加，为临床合理应用上述药物提供了药理数据。

在对易混淆中药的临床应用研究方面，杨国祥等对名称易混和一源多种药物羌活、独活等54组药物予以类比分析，突出每个药物的特点，辨证应用于临床。如对附子、乌头、天雄的类比分析曰：“三药同出一物……皆为辛热有毒之品，能温里散寒止痛，可相须为用……附子长于峻补元阳（回阳救逆、补火助阳），又逐风寒湿为回阳救逆要药……乌头长于祛风除湿，温经散寒止痛，内服外用又具较强的麻醉止痛之功……天雄辛热有毒，功能祛风散寒燥湿，益火助阳[55]。”张树生等结合临床用药的实践体会，复承先贤之经验，将柴胡与升麻、赤芍与白芍、川贝母与浙贝母等150组功效相似药物，予以两两区别，从功效、主治及特殊使用诸方面加以比较，鉴别其真谛，求真于临床。如对土茯苓与萆薢一组药物的功效和主治鉴别如下，功效鉴别：“土茯苓与萆薢皆能清热利湿、祛风、除痹。其中土茯苓甘、淡、平，偏于解毒、利湿，其治重在肝、胃经；而萆薢苦、甘、平，偏于清热利尿，分清别浊，其治重在肝、肾经。”主治鉴别：“①土茯苓长于治杨梅毒疮，萆薢主治湿热疮毒；②土茯苓主筋骨拘挛，萆薢主风湿顽癣；③土茯苓主淋、崩带下，萆薢主淋浊遗精；④土茯苓主湿疹，萆薢主肠风[56]。”这种同中求异，突出各药特点的研究方法，对于正确把握易混淆药物的合理应用，一目了然，颇有裨益。马红梅等对不同科属木通比较后得出：历代所用木通多为木通科木通，未见有毒性记载，近代则主要用马兜铃科关木通，屡见毒性报道；关木通含马兜铃酸和马兜铃内酰胺，毒性大，利尿作用有待确证，杀菌力差；木通不含马兜铃酸和马兜铃内酰胺，有利尿杀菌作用。因此临床用木通科木通比用马兜铃科关木通安全的结论[57]。李晓光等探讨了海风藤及其混淆品广东海风藤功能主治的区别是：海风藤祛湿行气，通经活络功强，广东海风藤活血止痛力胜。因此两药临床应用时应加以区别，对症用药[58]。孔增科结合实践，对鹤虱与南鹤虱、冬葵子与苘麻子、青果与西青果、天仙子与南天仙子、大黄与土大黄、半夏与水半夏、巴戟天与建巴戟、青木香与土木香、五加皮与香加皮等易混淆中药进行对比分析，提出上述各药应以其名分开药用，不可混淆应用或代用的观点[59,60]。当代名医朱良春用药精当，经验丰富，并善于将易混淆中药合理应用，他认为七叶一枝花与拳参虽性味相近，而且也有清热解毒作用，但拳参尤以治疗里热所致之痢疾、肠炎为其特长，七叶一枝花则长于清肺泄热，疗痈疽疔疮，二者不可混用[61]；禹白附与关白附功用相近，而不尽相同，不可混用[62]。

第二节 中药混淆品的研究方法

一、引经据典，考证品种

引经据典，考证品种就是将实际应用中存在的中药混淆品的品种与本草学经典著作中记述的药物形态、产地、功能主治等文字、图谱予以对照、核实，弄清楚该药物品种历代应用和演绎变迁的真实状况，考证该药物品种的正确性及归属。如谢宗万研究员对升麻及其混乱品种广东升麻、红升麻、白升麻及秤杆升麻进行本草考证的结论："①古今升麻均有异物同名现象，考证本草，结合当前实际用药情况认为以毛茛科升麻属Cimicifuga植物的根状茎亦即黑升麻为中药升麻的正品，主要品种有升麻*Cimicifuga foetida* L. 和兴安升麻*C. dahurica* (Turcz.) Maxim. 等。②虎儿草科的落新妇*Astilbe chinensis* (Maxim.) Franch. et Sevat. 古代称小升麻，现代称红升麻或赤升麻，与毛茛科升麻有别。③华南地区所产的'广升麻'，其原植物为菊科植物华麻花头*Serratula chinensis* S. Moore的根部，多供出口之用。④秤杆升麻、白升麻、土升麻等名目繁多，在药品上与中药升麻多有牵连之处，但它们不是真正的升麻，应注意鉴别，不得混用[63]。"对升麻及其混淆品种考证清晰，归属恰当，符合实际。又如王汉章等对"防己类中药的本草考证及其功效探讨"一文[64]，针对常用中药防己的品种与功效问题，经考证后认为：《神农本草经》所载防己系指马兜铃科植物异叶马兜铃*Aristlocha heterophylla* Hemsl. 的根——汉中防己，然今无商品药材。广防己*Aristolochia fangchi* Y. C. Wu ex L. D. Chou et S. M. Hwang与汉中防己同科、同属，成分类似，曾作为汉中防己的替代品，其功效当以"利水消肿"为主。木防己本系指异叶马兜铃的茎藤，至唐·宋间已不复用，后则多用木防己及青藤的根，其功效以"祛风止痛"为主。以防己科植物的根作防己用，历代本草无明显记载，但本草中某些文句及所附植物图与石蟾蜍*Stephania tetrandra* S. Moore等防己科植物类似，鉴于其药材粉性强之特点，宜称之为"粉防己"，根据现代研究结果分析，其功效当以"祛风止痛"为主。上述考证阐述了汉中防己、木防己、粉防己(防己)各品种使用的历史演变过程及其主要功效，论据充分，论点明晰，结论正确。

二、实验研究，证实品种

实验研究，证实品种就是将经本草考证已明确的中药混淆品种的各药品进行基源分类学鉴定，性状、显微鉴定，化学成分鉴定和药理实验，临床应用情况调查等工作，证实该混淆中药品种的商品检测指标和药理药效数据。如徐国钧等对山豆根及其混淆品北豆根、土豆根进行理化鉴定、药理实验后得出结论：山豆根的主要成分为苦参碱和氧化苦参碱，北豆根的主要成分为蝙蝠葛碱和蝙蝠葛苏林碱，并首先指出了山豆根和北豆根生药质量评价的指标；山豆根、北豆根均有抗炎作用，以北豆根为强，土豆根无抗炎作用，北豆根有良好的抗心律失常作用；山豆根、北豆根抗β-链球菌的作用强，土豆根可抑制革兰阴性球菌和阳性菌的生长。对呼吸道感染菌（金黄色葡萄球菌、β-链球菌、草绿色链球菌）有效，对肠道感染菌(福氏痢疾杆菌、副伤寒乙杆菌、宋内痢疾杆菌)也有效[65]，从而证实了《中华人民共和国药典》将山豆根、北豆根分别收载的正确性。又如孙绍美等针对海风藤及其代用品石楠藤、山蒟和毛蒟应用混乱的情况，选择海风藤行气止痛，祛风除湿的实验指标，做了上述四药抗炎、镇痛、抗血小板聚集药理作用的比较研究，结果表明海风藤、山蒟、毛蒟在抗炎、镇痛和抗血小板聚集方面均有效，其中海风藤作用最强，山蒟、毛蒟次之；石楠藤没有明显的抗炎作用，其抗血小板聚集及止痛作用稍强于毛蒟[66]。从药理作用方面证实了海风藤基源[胡椒科植物风藤*Piper kadsura* (Choisy) Ohwi 藤茎]的正确性，说明了其代用品山蒟、毛蒟、石楠藤药理作用与海风藤的区别及各应以其名药用的药理指标。作者在20世纪70年代发现在河南等地有以锦葵科植物蜀葵*Althae roseul* L. 的根误作为黄芪药用，遂做了黄芪与蜀葵生药鉴定、化学成分试验，结果证实黄芪、蜀葵科属不同，药品性状差异明显，化学成分各异，因此，蜀葵根绝不可作黄芪药用，而应各以其名分别药用[67]。

三、一药一名，确定品种

一药一名，确定品种就是在对易混淆中药品种已经本草考证、实验研究、临床验证等一系列的研究或进行其中某几项研究搞清楚的基础上，对与正品相混淆的品种确定名副其实的药品名称，避免同名异物、同物异名、一药多名的药品混乱状况。在确定易混淆中药品种的基础上，做到一药一名有很多具体的问题，如多种基源中药、经典本草著作的名称、地道药材、地方习用品种、同种药品不同商品品别的药品等。这些问题的存在有其历史变迁，教学、科研、医、药结合不够等多种因素，解决的办法：一是对易混淆中药品种继续进行研究；二是逐步取消地方药材、饮片标准，制定全国统一的药材、饮片标准；三是制定正本清源，一药一名的具体规则。在这方面谢宗万研究员提出的"具实正名，依本性于用[68]"和"正名以能反映该药某一方面的特点为原则"等论点颇为实际，易解决问题。如他对三棱混淆品荆三棱(Rhizoma Scirpi Yagarae)名为"泡三棱[69]"，取其药材、饮片质地轻泡性明显的特征；对白花蛇舌草混淆品伞房花耳草(Herba Hedyotidis Coymbosae)名为"伞房花蛇舌草[70]"。取其与白花蛇舌草花腋生而其为非腋生，花序为伞房花序的特征，既解决了名称混乱的问题，又具有实际的鉴别意义。

第三节　研究中药混淆品的目的意义

因同物异名、同名异物、一药多名、生品制品不分等原因引起的与正品相混淆的中药混淆品种，造成了中药商品品种的混乱，从而导致药品质量的低劣和临床疗效的下降。对中药混淆品种研究的目的意义就是要澄清混淆品种，据实合理用药；规范药品名称，做到名实相符；研究发展新药，服务世界人民。

一、澄清混淆品种，据实合理用药

澄清混淆品种，据实合理用药就是要把因各种原因与正品混淆的中药易混品种的基源、性状、化学成分、药理作用和临床疗效搞清楚，与正品药品相区别，是什么药就按什么药用，杜绝混用或代用。如对木通及其易混品的研究应用变迁情况。《中华人民共和国药典》1963年版收载的木通为木通科木通、毛茛科川木通和马兜铃科关木通[71]，1977年版收载了关木通和川木通[72]，将木通科木通删去，一直到《中华人民共和国药典》2000年版均如此。据楼之岑教授等对来自全国19个省市的60件商品木通的调查，至20世纪90年代，有三科10种植物作木通使用(见表4)[73]，而木通科木通的商品已不易见到，只在民间草药店中尚有出售。

早在1986年谢宗万研究员对木通进行本草考证后指出[74]，木通品种的应用经历了以下变迁：在宋代以前使用的木通为木通科木通、五叶木通和三叶木通的藤茎，宋《证类本草》记载的木通为木通科植物和毛茛科植物。清代《植物名实图考》只记载了毛茛科的木通；至于马兜铃科关木通，历代本草均无记载，直至《东北药用植物志》一书始有记载。造成上述品种变迁的原因一是书籍记载"形同"、"效同"而误认；二是缺乏求实严谨的科学意识而公认；三是欠缺有误即改的精神而后认。直至1997年发生关木通的肾毒性事件[75]才引起注意。刘桂艳等在对木通属木通化学成分以及药理活性研究概况一文中指出，木通科木通属木通，主要成分为三萜皂苷，马兜铃科关木通主要含马兜铃酸；药理研究表明木通具有利尿、消炎及抗肿瘤作用，关木通也有利尿作用，但有肾脏毒性，建议2005年版药典明确以木通科木通属木通为正品木通[76]。《中华人民共和国药典》2005年版删去了2000年版收载的关木通，收载木通科木通Caulis Akebiae[77]，还了历史本来面目，将川木通Caulis Clematidis Armandii另药收载，既正本清源，澄清了木通的品种混乱，又据实分条各以其名药用，保证了临床用药的正确、安全和效果。

二、统一药品名称，做到名实相符

统一药品名称，做到名实相符，就是要把因各种原因所致的中药品种、品别、功效混淆的药物做到一药一名，名实相符，避免张冠李戴，名实不符。该项工作的内容包括药物基源名称、商品名称和处方名称三类。各类名称的命名均应制定统一的命名规则。商品名称包括中药材、饮片的品别、炮制品名称，各药品名称应该既有同一品种的共性，又有不同品别的特性；处方用名应采取对同一品种的药物既体现品种共性，又体现不同生态(野生、种植、产地)、加工炮制方法的特性和统一化。各类名称在中文名称统一的前提下均应标明拉丁名称。如《中华人民共和国药典》2005年版一部将黄芪Radix Astragali、炙黄芪Radix Astrgali

表4　商品木通原植物产地及使用地区

科　名	药材名	原植物药名	产　地	使用地区
马兜铃科	关木通	东北马兜铃 *Aristolochia manshuriensis*	吉林、辽宁、黑龙江	辽宁、黑龙江、吉林、甘肃、北京、天津、上海、河北、河南、山西、陕西、江苏、浙江、广西、四川
	淮　通	穆坪马兜铃 *A. moupinensis*	四川各山区县	四川南川、成都
毛茛科	川木通	小木通 *Clematis armandii*	四川、贵州、湖北、江西	四川南川、灌县、彭水、贵州贵阳、湖北、江西宜春
		绣球藤 *C. montana*	四川	四川万源、理县
		粗齿铁线莲 *C. argentilucida*	四川、湖北、江西、贵州	四川灌县、湖北、江西、宜春、贵州贵阳
		女萎 *C. apiifolia*	湖南	湖南
		钝齿铁线莲 *C. apiifolia* DC. var. obtusidentata	四川	四川灌县
木通科	五叶木通	五叶木通 *Akebia quinata*	浙江	浙江杭州
	三叶木通	三叶木通 *A. trifoliata*	四川	四川
	白木通	白木通 *A. trifoliata* (Thunb.) Koidz. var. *australis*	四川	四川

Craeparata cum Melle，黄柏Cortex Phellodendri Chinesis、关黄柏Cortex Phellodendri Amurensis，葛根Radix Puerariae Lobatae、粉葛Radix Puerariae Thomsonii，甘草Radix et Rhizoma Glycyrrhizae、炙甘草Radix et Rhizoma Glycyrrhizae Praeparata cum Melle，石膏Gypsum Fibrosum、煅石膏Gypsum Fibrosum Praeparatum[78]，各自分条命名，既符合实际药用情况，又避免了如半夏Rhizoma Pinelliae一名作为所有不同炮制品半夏的处方用名[79-83]的错误。

三、研究发展新药，服务世界人民

研究发展新药，服务世界人民，就是把在对混淆药物品种研究中发现某一种或多种药物中的新的化学成分、药理作用、临床效用用于疾病防治之中，为世界人民的健康事业服务。

中药品种众多，中药混淆品种的形成有其历史变迁、条件限制（代用品）和地区习惯用药等多种原因。前者如木通品种的变迁；次者如以水半夏代半夏，建砂仁代砂仁，化橘红代橘红；后者如金钱草一药，全国大部分地区药用为报春花科的植物过路黄*Lysmachia christinae* Hance，广东、广西习惯以豆科植物广金钱草*Desmodium styracifolium*(Osbeck) Merr. 为金钱草，江苏、上海一带习惯以唇形科植物活血丹*Glechoma longituba*(Nakai)Kupr. 为金钱草，而江西则习惯以伞形科植物天胡荽*Hydrocotyle sibthorpioides* Lam.为金钱草[84]。在对中药混淆品种的研究之中，可发现某些药物中所含的新的化学成分、药理作用和临床效用，继而发展新的药物。如唐声武等在对川木通及其混淆品粗齿铁线莲*Clematis argentilucida* (Levl. et Vant.) W. T. Wang和钝萼铁线莲*C. peterae* Hand. -Mazz. 药材齐墩果酸的含量测定中，就首次发现川木通混淆品之一的钝萼铁线莲中齐墩果酸的含量为0.1063%，明显高于川木通正品小木通(0.0649%)和绣球藤(0.0682%)[85]。王璇等在对透骨草类中药品种进行整理和质量研究中，对珍珠透骨草、凤仙透骨草、铁线透骨草、羊角透骨草、东北透骨草的抗炎镇痛作用进行了比较，证实其镇痛作用效果强弱的顺序为：凤仙透骨草>铁线透骨草>珍珠透骨草>羊角透骨草；对醋酸所致的小鼠腹腔毛细血管通透性增高的降低作用强弱顺序为：羊角透骨草>珍珠透骨草>铁线透骨草>凤仙透骨草[86]。杨俊旺等对由珍珠透骨草中提取分离到的吡啶-2.6(1H，3H)二酮生物碱进行了药理学研究，观察其对ADP、AA、Gollagen诱导的兔血小板的影响，发现吡啶-2.6(1H，3H)二酮生物碱可显著抑制血小板聚集，起到防治血栓形成、活血化瘀的作用[87]。

这些研究，为合理应用川木通、透骨草及其易混淆品种，筛选、扩大药源并开发新药奠定了基础。

又如历史上曾作为黄芪代用品[88,89]的红芪Radix Hedysari，经研究证实含有L-3-羟基-9-甲氧基紫檀烷[90]、毛蕊异黄酮、花柄花素[91]、红芪多糖、红芪总皂苷[92]和*r*-氨基丁酸等多种氨基酸，以及*β*-谷甾醇、有机酸等成分。具有抗菌、抗炎、抗病毒、抗缺氧、抗肿瘤、抗衰老、降低血压[93]的作用，有提高机体免疫功能[94,95]、降低血糖[96]、调节血脂代谢[97]、抗血小板聚集[98]、保肝[99]等生理活性，对心脑缺血、糖尿病、病毒性心肌炎、肝炎等有明显的疗效。《中华人民共和国药典》2000年版一部将其与黄芪分别收载，发展了新药，扩大了药源。

（孔增科）

参考文献

[1]宋·苏颂撰.图经本草(辑复本).福州:福建科学技术出版社，1988.1

[2]陈贵廷.本草纲目通释.北京:学苑出版社，1992.465

[3]宋·苏颂撰.图经本草(辑复本).福州:福建科学技术出版社，1988.254

[4]宋·寇宗奭撰.本草衍义.北京:人民卫生出版社，1990.40

[5]中华人民共和国卫生部药政管理局，等.中药材手册.北京:人民卫生出版社，1990.16

[6]中华人民共和国卫生部药政管理局，等.中药材手册.北京:人民卫生出版社，1990.441

[7]《全国中草药汇编》编写组.全国中草药汇编.北京:人民卫生出版社，1979

[8]江苏省植物研究所，等.新华本草纲要(第一册).上海:上海科学技术出版社，1988.173

[9]江苏省植物研究所，等.新华本草纲要(第一册).上海:上海科学技术出版社，1988.539

[10]楼之岑，秦波.常用中药材品种整理和质量研究(北方编·第一册).北京:北京医科大学、中国协和医科大学联合出版社，1995.1~1030

[11]楼之岑，秦波.常用中药材品种整理和质量研究(北方编·第二册).北京:北京医科大学、中国协和医科大学联合出版社，1995.1~1204

[12]楼之岑，秦波.常用中药材品种整理和质量研究(北方编·第三册).北京:北京医科大学、中国协和医科大学联合出版社，1996.1~878

[13]蔡少青，李胜华.常用中药材品种整理和质量研究(北方编·第四册).北京:北京医科大学出版社，2001.1~554

[14]蔡少青，李军.常用中药材品种整理和质量研究(北方编·第五册).北京:北京医科大学出版社，2001.1~641

[15]蔡少青，王璇.常用中药材品种整理和质量研究(北方编·第六册).北京:北京医科大学出版社，2003.1~718

[16]徐国钧，徐珞珊.常用中药材品种整理和质量研究(南方协作组·第一册).福州:福建科学技术出版社，1994.1~804

[17]徐国钧，徐珞珊.常用中药材品种整理和质量研究(南方协作组·第二册).福州:福建科学技术出版社，1997.1~935

[18]徐国钧，等.常用中药材品种整理和质量研究(南方协作组·第三册).福州:福建科学技术出版社，1999.1~893

[19]徐国钧，等.常用中药材品种整理和质量研究(南方协作组·第四册).福州:福建科学技术出版社，2001.1~1009

[20]谢宗万.中药品种论述(上册·第2版).上海:上海科学技术出版社，1990.55

[21]谢宗万.中药品种论述(中册).上海:上海科学技术出版社，1984.1

[22]谢宗万.中药品种理论研究.北京:中国中医药出版社，1991.5

[23]谢宗万，等.中药品种新理论的研究.北京:人民卫生出版社，1995.28

[24]谢宗万.汉拉英中药材正名辞典.北京:北京科学技术出版社，2004.前言

[25]曾育麟.中药性形经验鉴别法.昆明:云南人民出版社，1958.1

[26]北京药品生物制品检定所，等.中药鉴别手册(第一册).北京:科学出版社，1972.1~592

[27]卫生部药品生物制品检定所，等.中药鉴别手册(第二册).北京:科学出版社，1979.1~389

[28]杨兆起，封秀娥.中药鉴别手册(第三册).北京:科学出版社，1994.1~667

[29]《常见混淆中草药的识别》编写组.常见混淆中草药的识别.上海:上海人民出版社，1972.39

[30]王盛民，张英.实用中药材鉴别检索手册.北京:学苑出版社，1992.1~885

[31]吴淑荣，孔增科.实用中药材鉴别手册.天津:天津科学技术出版社，1988.152

[32]吴淑荣，孔增科.实用中药材鉴别手册.天津:天津科学技术出版社，1988.202

[33]吴玛琍，孔增科.中药饮片鉴别(上册).天津:天津科学技术出版社，1993.166

[34]杨晓穗.常用中药材真伪理化鉴别.北京:中国医药科技出版社，1994.1~462

[35]阎文玫.中药材真伪鉴定.北京:人民卫生出版社，1994.1~528

[36]张贵君.孔增科，等.中药材及饮片原色图鉴.哈尔滨:黑龙江科学技术出版社，1995.1~588

[37]中国药品生物制品检定所，等.中国中药材真伪鉴别图典(1).广州:广东科学技术出版社，1995.1~247

[38]中国药品生物制品检定所，等.中国中药材真伪鉴别图典(2).广州:广东科学技术出版社，1997.1~271

[39]中国药品生物制品检定所，等.中国中药材真伪鉴别图典

(3).广州:广东科学技术出版社,1997.1~233
[40]中国药品生物制品检定所,等.中国中药材真伪鉴别图典(4).广州:广东科学技术出版社,1999.1~231
[41]沈保安,孔增科,等.中药鉴定现代研究.北京:中国中医药出版社,1998.326~384
[42]孔增科,等.基层中药杂志,1998,(5):6
[43]孔增科,等.基层中药杂志,1998,(8):11
[44]孔增科.时珍国药研究,1996,7(2):122
[45]清·缪澍.本草经疏.上海:上海科学技术出版社,1957.序
[46]清·黄宫绣.本草求真.北京:人民卫生出版社,1987.9
[47]李广勋.中药药理毒理与临床.天津:天津科技翻译出版公司,1992.171
[48]徐国钧,徐珞珊.常用中药材品种整理和质量研究(南方协作组·第2册).福州:福建科学技术出版社,1997.181
[49]金智生,等.甘肃中医学院学报,2003,20(4):52
[50]寇俊萍,等.中药药理与临床,2003,19(4):22
[51]金智生,等.上海中医药杂志,2003,38(6):44
[52]金智生,等.中西医结合心脑血管病杂志,2004,2(5):278
[53]伍远,等.甘肃中医学院学报,2000,17(4):10
[54]孙绍美,等.中国实验动物学报,1996,14(1):16
[55]杨国祥,等.临床比较中药学.昆明:云南科学技术出版社,1997.408
[56]张树生,等.中药临床鉴用指述.北京:中医古籍出版社,1989.136
[57]马红梅,张伯礼.中国中药杂志,2002,27(6):417
[58]李晓光,罗焕敏.陕西中医,2003,24(2):169
[59]孔增科.中药通报,1986,11(5):56
[60]孔增科.中国医院药学杂志,1988,8(5):203
[61]朱步先,等.朱良春用药经验集.长沙:湖南科学技术出版社,2003.108
[62]朱步先,等.朱良春用药经验集.长沙:湖南科学技术出版社,2003.20
[63]谢宗万.中药材品种论述(上册).第二版.上海:上海科学技术出版社,1990.211
[64]王汉章,等.江西中医学院学报,1995,增刊:18
[65]徐国钧,徐珞珊.常用中药材品种整理和质量研究(南方协作组·第一册).福州:福建科学技术出版社,1994.292
[66]孙绍美,等.中草药,1998,29(10):677
[67]孔增科.河北药学,1984,2(2):90
[68]谢宗万,梁爱华.中药品种新理论的研究.北京:人民卫生出版社,1995.33
[69]谢宗万.汉拉英中药材正名词典.北京:北京科学技术出版社,2004.296
[70]谢宗万.汉拉英中药材正名词典.北京:北京科学技术出版社,2004.658
[71]中华人民共和国卫生部药典委员会.中华人民共和国药典(1963年版一部).北京:人民卫生出版社,1964.43,29,94
[72]中华人民共和国卫生部药典委员会.中华人民共和国药典.(1977年版一部).北京:人民卫生出版社,1978.55,242
[73]楼之岑,秦波.常用中药材品种整理和质量研究(北方编·第三册).北京:北京医科大学、中国协和医科大学联合出版社,1996.57
[74]谢宗万.中药通报,1986,11(5):13
[75]马九梅,等.中国中药杂志,2002,27(6):413
[76]刘桂艳,等.中国药学杂志,2004,39(5):330
[77]国家药典委员会.中华人民共和国药典(2005年版一部).北京:化学工业出版社,2005.43
[78]国家药典委员会.中华人民共和国药典(2005年版一部).北京:化学工业出版社,2005.212~214,99,233,203,59~60,63~64
[79]梁文慧.河北中医,2005,27(11):831
[80]王满囤,等.河北中医,2005,27(11):837
[81]黎世尧.河北中医,2005,27(11):843
[82]杨明军,等.河北中医,2005,27(11):844
[83]李丽华,等.河北中医,2005,27(11):856
[84]杨兆起,封秀娥.中药鉴别手册(第三册).北京:科学出版社,1994.243
[85]唐声武,等.成都中医药大学学报,2000,23(2):53
[86]王璇,等.北京医科大学学报,1998,30(2):145
[87]杨俊旺,等.中国药理学通报,1998,14(1):24
[88]中国医学科学院药用植物资源开发研究所等.中药志(第一册).北京:人民卫生出版社,1982.195
[89]田宏印.西北民族学院学报(自然科学版),1996,17(1):89
[90]郝利晓,等.山西医科大学学报,1999,30(增刊):27
[91]胡芳弟,等.中药材,2003,26(9):634
[92]贾志强.西北药学杂志,2001,16(4):157
[93]金智生,等.甘肃中医学院学报,2003,20(4):52
[94]权菊香.时珍国药研究,1997,8(2):178
[95]王玮,等.兰州大学学报(自然科学版),2000,36(5):107
[96]金智生,等.上海中医药杂志,2003,38(6):44
[97]金智生,等.中西医结合心脑血管病杂志,2004,2(5):278
[98]寇俊萍,等.中药药理与临床,2003,19(4):22
[99]任远等.甘肃中医学院学报,2000,17(14):10

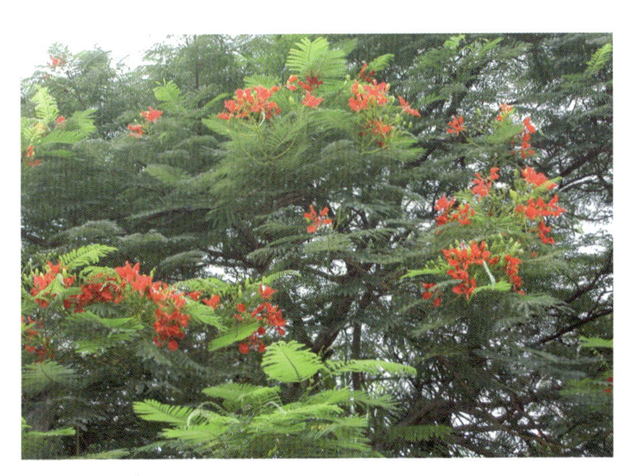

下篇 各论

1 丁香、母丁香与苦丁香

丁香 Flos Caryophylli

【基源】 为桃金娘科植物丁香*Eugenia caryophyllata* Thunb. 的干燥花蕾。

【饮片鉴别】 略呈棒状,长1~2cm。花冠圆球形,直径3~5mm。花瓣4,覆瓦状抱合,棕褐色至棕黄色,花瓣内为雄蕊和花柱,搓碎后可见众多黄色细粒状的花药。萼筒圆柱状,略扁,长0.7~1.4cm,直径3~6mm,红棕色或棕褐色,上部有4枚三角状的萼片,十字状分开。质坚实,富油性。气芳香浓烈,味辛辣,有麻舌感(图1-1)[1]。

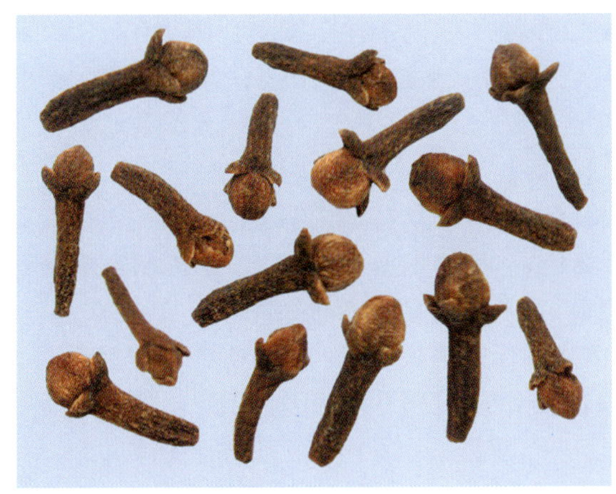

图 1-1 丁香

【成分】 含丁子香酚,石竹烯,α-石竹烯和Naphthalene, phenol, acetate,1,2,3,5,6,8a-hexahydro-4等[2]。

【药理】 ①抗菌:100%乙醇浸液及1:400丁香油稀释后对鼠疫杆菌、霍乱弧菌、伤寒杆菌、炭疽杆菌、副伤寒杆菌、白喉杆菌、痢疾杆菌、大肠杆菌、变形杆菌、枯草杆菌及金黄色葡萄球菌有抑制作用。②抗真菌:乙醇浸液1:100、丁香油及丁香酚1:8000~1:16000对星形奴卡菌、许兰黄癣菌、石膏样小孢子菌及腹股沟表皮癣菌有抑制作用。③驱虫:50%煎剂及乙醇浸剂在体外对猪蛔虫有杀死作用;丁香油0.1~0.5g/kg灌胃对狗蛔虫有驱除作用。④促进消化:丁香浸出液灌胃,有刺激胃酸排出量和促进胃蛋白酶分解作用,促进消化功能。⑤毒性:丁香煎剂小鼠腹腔注射的LD_{50}为1.8g/kg;丁香油小鼠灌胃的LD_{50}为1.6g/kg;丁香酸大鼠灌胃的LD_{50}为2.0g/kg[3]。

【性味、归经与效用】 性温,味辛。归脾、胃、肺、肾经。有温中降逆,补肾助阳的功效。用于脾胃虚寒,呃逆呕吐,食少吐泻,心腹冷痛,肾虚阳衰。

【临床应用】 ①呃逆呕吐:人参、丁香、柿蒂各10g,生姜3片,水煎服,日服一剂。②胆汁反流性胃炎:丁香、柿蒂、党参各10g,清半夏12g,茯苓、白术各20g,木香、甘草各8g,砂仁、陈皮各5g,生姜5片,大枣4枚,水煎服,日服一剂。③顽固性呃逆:人参、丁香、柿蒂、高良姜各10g,刀豆8g,生姜3片,水煎服,日服一剂。④寒性腹痛:丁香、肉桂各等份,共为细粉。口服,一次0.6~1.5g,一日2~3次。⑤慢性胃炎:丁香、柿蒂、大黄、厚朴、香附、枳实各10g,白芍15g,郁金12g,水煎服,日服一剂。

母丁香 Fructus Caryophylli Anthophylli

【基源】 为桃金娘科植物丁香*Eugenia caryophyllata* Thunb. 的干燥近成熟果实。

【饮片鉴别】 呈倒卵形至短圆形。两端钝圆,长2~2.5cm,直径6~8mm。顶端有齿状萼片4枚,略弯曲,表面棕褐色,粗糙,有细皱纹。果皮薄壳状,易脱落;种仁倒卵形,暗棕色,子叶2片,形如鸡舌。质坚硬。气微香,味辛辣(图1-2)。

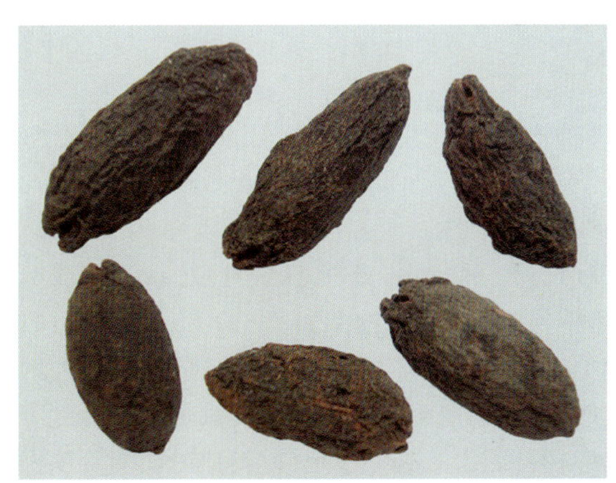

图 1-2 母丁香

【成分】 含丁子香酚,石竹烯,α-石竹烯,1-(3′,4′,5′-三甲氧基苯)桥亚乙基酮(2′3′4′-Trimethoxyacetophenone)和1-(3,4,5-三甲氧基苯)桥亚乙基酮(2,4,6-Trimethoxyacetophenone),表-a-红没药醇,a-杜松醇,丁子香烯乙酸酯等[4]。

【性味、归经与效用】 性温,味辛。归脾、胃、肝、肾经。有温中散寒，理气止痛的功效。用于胃寒呃逆，风冷齿痛，口舌生疮，口臭，阴冷和小儿疝气。

【临床应用】 ①胃冷呃逆：母丁香3枚，炒陈皮5g，水煎服，日服一剂。②小儿疝气：母丁香粉适量，撒于膏药上，贴于患处，1~2天换一帖。③风冷牙痛：母丁香、射干各10g，麝香0.1g。将前两味药研细粉，与麝香混合均匀。每用少许，以棉球蘸药咬于痛处，良久以温水漱口[5]。

苦丁香 Pedicellus Melo

【基源】 为葫芦科植物甜瓜*Cucumis melo* L. 的干燥果柄。

【饮片鉴别】 果柄呈近圆柱形，多扭曲，长3~7cm，直径2~4mm。表面黄褐色或黄绿色，具纵棱，微皱缩，一端渐膨大，边缘反卷。质硬而韧，不易折断，断面纤维性。气微，味苦(图1-3)。

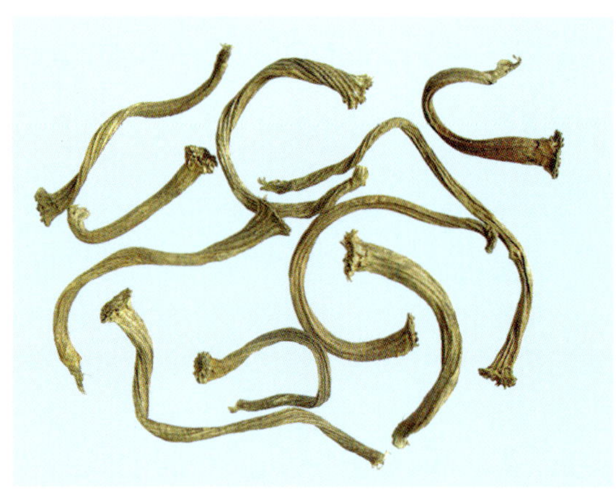

图 1-3 苦丁香

【成分】 含葫芦苦素B、D、E，甾醇，皂苷，氨基酸，异葫芦苦素，葫芦苦素-2-O-β-D-吡喃葡萄糖苷和α-菠菜甾醇。

【药理】 ①保肝：甜瓜蒂注射液3.6mg/kg、2.6mg/kg，葫芦苦素B、E混合物0.2mg/kg，0.4mg/kg皮下注射，可降低CCl_4引起的大鼠SGPT升高，抑制肝细胞变性、坏死的发展，加速组织修复及抑制胶原纤维增生。炎症反应较对照组减轻。②抗肿瘤：体外实验证实葫芦苦素B、D、E与I对KB细胞(人鼻咽癌)均有强效细胞毒作用，ED_{50}为0.005~0.01μg/ml；对肉瘤S_{180}与艾氏腹水癌小鼠采用葫芦苦素D治疗，对肿瘤生长抑制效果与体外实验相仿。葫芦苦素B与BE(均0.5mg/kg，腹腔注射，连续10天；葫芦苦素BE：含B 59.9%，E 18.6%，总葫芦苦素87.0%)对带瘤小鼠肉瘤S_{37}有较强的抑制作用。③催吐：瓜蒂毒素内服能刺激胃黏膜的感觉神经，反射性的引起呕吐中枢兴奋而出现剧烈呕吐。④毒性：葫芦苦素B小鼠一次灌胃、皮下和6次皮下注射的LD_{50}分别为14mg/kg、1.0mg/kg和2.2mg/kg。

【性味、归经与效用】 性寒，味苦；有毒。归肝、脾、胃经。有涌吐痰、食，除湿退黄的功效。用于中风，癫痫，喉痹，痰涎壅盛，胸脘胀痛，欲吐不出，湿热黄疸。

【临床应用】 ①急性黄疸性肝炎：a. 5%苦丁香水浸出液，口服，一次3~5ml，一日2~3次。b.苦丁香、赤小豆、黄黏米各等份，研为细粉。每用适量吹鼻内少许，一日2~3次。②慢性鼻炎：苦丁香3g，黄连1g，冰片0.3g，共研极细粉，用喷粉器喷入鼻腔，一日1次，3日为1个疗程[6]。③停食腹胀：苦丁香、赤小豆各3g，淡豆豉6g，水煎服，服后探吐。

【按语】 丁香始载于《药性论》。性温，味辛。归脾、胃、肺、肾经。功擅温中降逆，又能补肾助阳，是治疗胃寒呕吐、呃逆的要药，并可用于中寒腹痛，肾虚阳衰之证。现代药理研究有抗菌、驱虫、抗溃疡、止泻、利胆、镇痛和促进消化、抗凝血、抗突变的药理作用。母丁香始载于《名医别录》，原名鸡舌香。性温，味辛。归脾、胃、肝、肾经。有温中散寒，理气止痛的功效。用于暴气心痛，胃冷呃逆，龋齿和口臭等病证。

丁香、母丁香源于同一植物——桃金娘科植物丁香，前者为其花蕾，后者为其成熟果实。因所含成分同中有异，相同部分的含量也相差很大，药理作用和功能效用有别，应各以其名药用。

苦丁香是葫芦科植物甜瓜的瓜蒂，《中华本草》名为甜瓜蒂，其基源、成分、药理作用和功能效用与丁香、母丁香迥异，须注意鉴别，正确应用。

(傅正良 孔增科 沈保安)

参考文献

[1]吴淑荣，孔增科.实用中药材鉴别手册.天津:天津科学技术出版社，1988.175

[2]赵晨曦，等.现代中药研究与实践，2004，18(增刊)：93

[3]徐国钧，等.中国药材学.北京:中国医药出版社，1996.971

[4]姚发业，等.中草药.2001，32(3)：203

[5]国家中医药管理局《中华本草》编委会.中华本草.上海：上海科学技术出版社，1999.5·4748

[6]孔增科，等.常用中药药理与临床应用.赤峰：内蒙古科学技术出版社，2005.508

2 三七、藤三七与土三七、血三七

三七 Radix et Rhizoma Notoginseng

【基源】 为五加科植物三七*Panax notoginseng* (Burk.) F. H. Chen 的干燥根及根茎。

【饮片鉴别】 ①三七(药材):呈圆锥形或纺锤形,长1~6cm,直径1~4cm。表面灰黄色或灰褐色,周围有瘤状突起,具光泽。质坚实,断面灰白色、灰绿色或黄绿色,中间有菊花心或显裂纹。气微,味苦回甜(图2-1)。②三七:呈类圆形、长条形或多角形的薄片,直径1~3cm。切面灰黄色、灰褐色或灰绿色,粉性或呈角质状,可见一深色环纹和放射状纹理,有的环纹处具裂隙或脱落而成中空;周边灰黄色至灰褐色,具纵皱纹,有的可见突出的支根或支根痕。质坚。气微,味苦、微甜[1](图2-2)。③剪口:为剪下的三七芦头。呈不规则的皱缩块状及条状,表面有数个明显的茎痕及环纹,断面中心灰绿色或白色,边缘深绿色或灰色(图2-3)。④筋条:为剪下的较粗的支根。呈圆柱形或圆锥形,长2~6cm,上端直径约8mm,下端直径约3mm(图2-4)。⑤三七粉:为灰黄色或黄绿色粉末。气微,味苦回甜(图2-5)。⑥熟三七:形同三七,切面颜色加深,角质状(图2-6)。

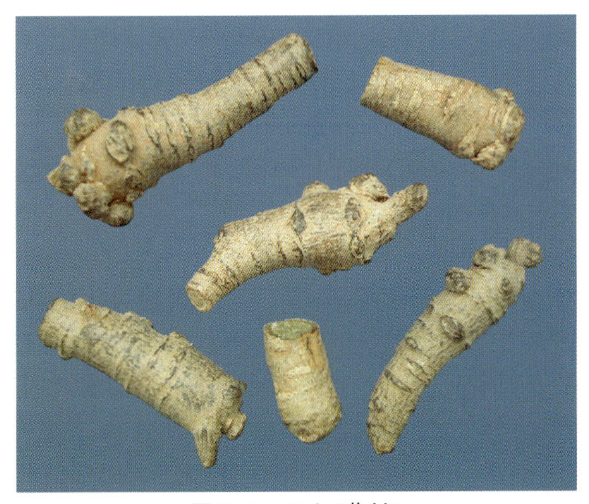

图 2-1 三七(药材)

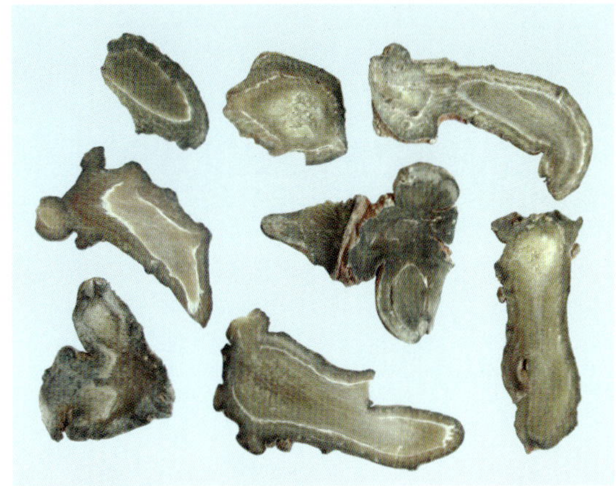

图 2-2 三七

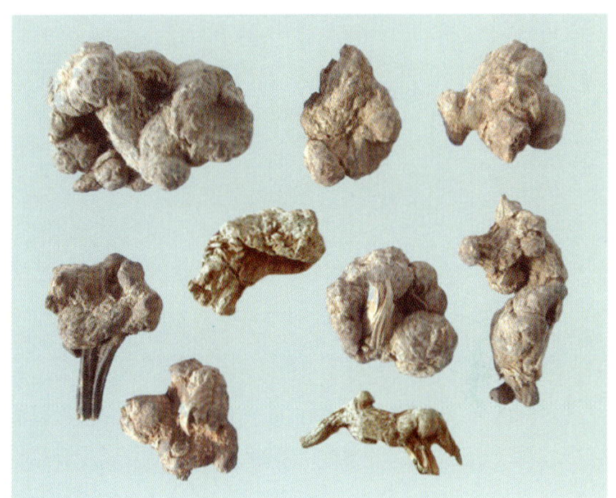

图 2-3 三七(剪口)

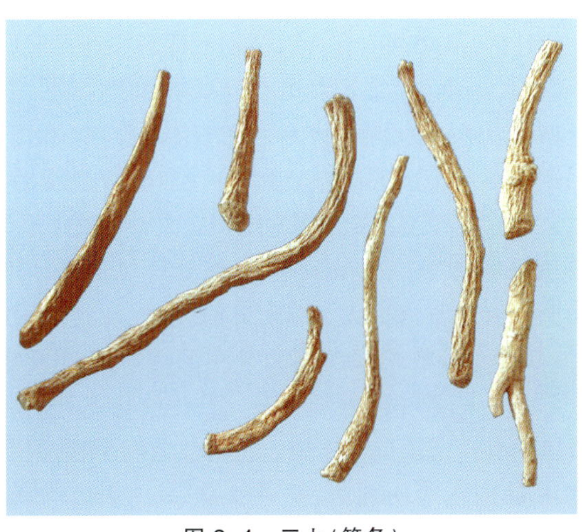

图 2-4 三七(筋条)

【成分】 含人参二醇型(Rb型)和人参三醇型(Rg型)皂苷、三七素(β-草酰基-L-α-β-二氨基丙酸)和多糖等。

【药理】 ①镇静:三七总皂苷、人参皂苷均有显

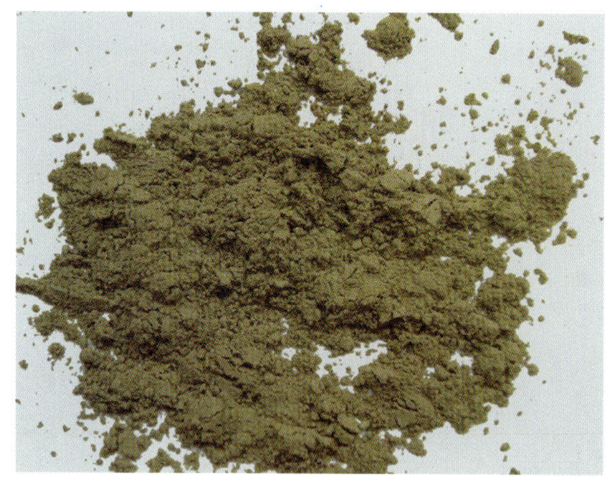

图 2-5 三七粉

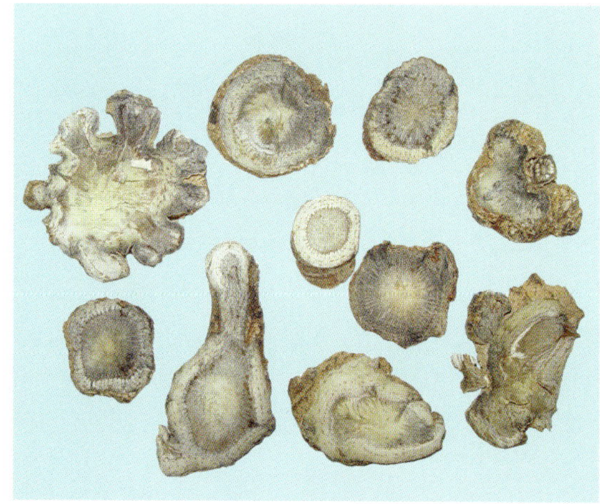

图 2-6 熟三七

著的镇静作用，并能协同中枢抑制药的抑制作用。②镇痛：三七总皂苷、人参皂苷Rb_1对化学性和刺激性引起的疼痛均有明显的镇痛作用。③增智：皂苷Rb_1和Rb_2均能明显增强小鼠的学习与记忆能力。④抗缺血、降血压：三七总皂苷能增加离体豚鼠心脏的冠状动脉流量，降低麻醉犬的心泵阻力，改善心肌缺血状态，减少心肌耗氧量，对离体兔耳血管有明显扩张作用；对氯仿诱发小鼠的心室纤颤，氯化钡或乌头碱诱发大鼠的心律失常均有保护作用。⑤抗凝：能抑制血小板聚集，促进纤溶，并使全血黏度下降。三七皂苷还有一定的溶血作用。⑥止血：三七素能缩短小鼠的凝血时间，并使血小板显著增加。三七皂苷有促进血小板聚集的作用。⑦降血糖：三七皂苷可使昆明种小鼠和wisrar大鼠血糖降低34%，连续给药明显降低血糖并呈量-效关系。⑧抗炎：三七总皂苷50~100mg/kg能明显抑制角叉菜胶等多种致炎剂所致大鼠足肿胀和小鼠耳郭炎症。三七总皂苷对摘除肾上腺鼠仍有一定的抗炎作用。⑨增强免疫：水煎剂在小鼠体内对自然杀伤细胞、巨噬细胞、抗原结合细胞和抗体分泌细胞均有促进作用，并可促进巨噬细胞和抗体分泌细胞的活性。三七具有双向免疫调节剂的作用，能使过高、过低的免疫反应恢复到正常状态，但不干扰抗体正常的免疫反应。⑩抗肿瘤：三七含有的人参Rb型皂苷能通过对抗肿瘤坏死因子(TNF)引起的恶病质而对肿瘤感染患者具有保护作用。⑪抗衰老：三七有抑制脂质过氧化物(LPO)的生成和增加超氧化物歧化酶(SOD)生成的作用。三七根皂苷和三七总皂苷对半乳糖所致的糖代谢紊乱有明显的抗虚损作用，并能明显抑制心、脑组织脂褐质和血清脂质过氧化物(LPO)的产生。⑫抗应激：三七总皂苷能显著降低正常大鼠肾上腺维生素C含量；提高小鼠耐高湿和低温的能力，并显著延长小鼠的游泳时间[2]。

【性味、归经与效用】 性温，味甘、微苦。归肝、胃经。有散瘀止血，消肿止痛的功效。用于咯血，吐血，衄血，便血，崩漏，外伤出血，胸腹刺痛，跌扑损伤。

【临床应用】 ①顽固性头痛：三七、地龙、川芎各等份，共研细粉。口服，一次10g，一日3次。②冠心病：a.党参、百合各30g，当归、酸枣仁、乌药、炙甘草、郁金、麦冬各10g，桂枝5g，石菖蒲10g，三七7g，水煎服，日服一剂；b.冠脉康片(三七、赤芍、佛手、泽泻、甘草)，口服，一次5片，一日3次。③胃出血：三七粉3g(冲服)，白及15g，藕节12g，白茅根40g，龙骨、牡蛎各20g，制大黄6g(冲服)，水煎服，日服一剂。④血小板减少性紫癜：丹参15g，墨旱莲24g，三七、赤芍、川芎各6g，阿胶10g(烊化)，水煎服，日服一剂。⑤慢性精囊炎：三七粉6g(吞)，墨旱莲、鱼腥草、白花蛇舌草各30g，车前草15g，水煎服，日服一剂。⑥慢性萎缩性胃炎：三七粉(吞)2g，黄连、炙甘草各3g，柴胡、炒枳壳、莪术各10g，炒白芍12g，蒲公英、党参、白花蛇舌草各15g，薏苡仁30g，水煎服，日服一剂。⑦肺结核咯血：仙鹤草12g，三七3g，紫珠草6g，水煎服，日服一剂。⑧失血性贫血：熟三七20g，童子鸡1只，加水炖熟服用，二日一剂。⑨高脂血症：三七粉10g，一日一剂，分2次冲服。⑩骨质疏松症：骨愈灵胶囊(三七、血竭、红花、当归、川芎、赤芍、制乳香、制没药、大黄、续断、骨碎补、五加皮、熟地黄、白芍、自然铜、硼砂)，口服，一次5粒，一日3次，饭后服用。⑪急性黄疸型肝炎：茵陈30g，栀子12g，大黄10g，三七粉8g(冲)，水煎服，日服一剂。⑫慢性乙型肝炎：柴胡、白芍、郁金、香附、白术、茯苓、黄芩各10g，茵陈15g，丹参20g，陈皮6g，三七粉6g(冲)，当归、甘草各3g，水煎服，日服一剂[3]。

藤三七 Radix Anerederae Cordifoliae

【基源】 为落葵科植物落葵*Aneredera cordifolia*

(Tenore) van Steen. 的干燥根[4]。

【饮片鉴别】 呈不规则纺锤形或圆柱形，长3.5~8cm，直径1~3cm，表面灰褐色，具瘤状突起及折断后的圆形疤痕和弯曲的纵皱纹芽和芽痕。质硬脆，断面类白色或黄棕色，颗粒状或呈黄棕色角质样。气微，味微甜，嚼之有黏滑感（图2-7）。

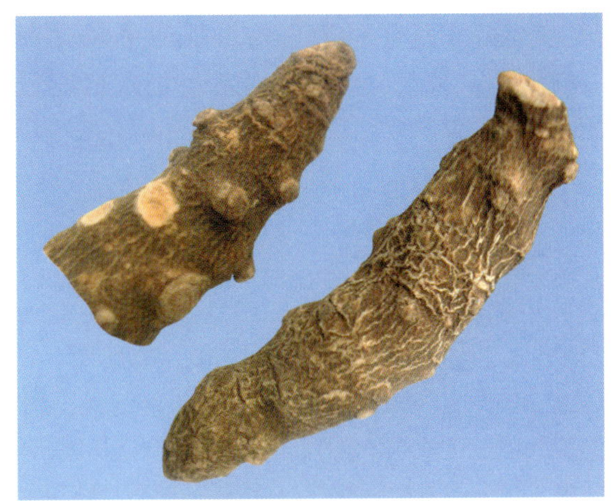

图 2-7 藤三七

【成分】 含拉里亚苷元，3*β*-羟基-30-去甲-12，19-齐墩果二烯-28-酸，熊果酸等。

【药理】 藤三七的叶或全草有解热、抗炎、抗病毒的药理作用。

【性味、归经与效用】 性温，味微苦。有补肾强腰，散瘀消肿的功效。用于腰膝痹痛，跌打损伤，骨折和病后体弱。

【临床应用】 ①病后体弱：藤三七30~60g，水煎服，日服一剂，或用鸡肉炖服。②跌打损伤：鲜藤三七适量，捣烂外敷患处。

土三七（菊三七）Radix Gynurae Segeti

【基源】 为菊科植物菊叶三七*Gynura segetum* (Lour.) Merr. 的干燥根茎[5]。

【饮片鉴别】 为圆形、条形或椭圆形的厚片。直径2~5cm。切面灰棕色或灰黄色，有菊花心；周边灰色，具茎痕或芽痕。质坚硬。气微，味淡而后微苦（图2-8）。

【成分】 含菊三七碱素（双稠吡咯啶生物碱），千里光宁碱，甘露醇，琥珀酸，5-甲基脲嘧啶，6-氨基嘌呤，芦丁和3-表-薯蓣皂苷元-3-*β*-D-吡喃葡萄糖苷等。

【药理】 ①止血：小鼠腹腔注射25ml/kg的10%土三七注射液或灌服土三七水煎液0.5ml/只，均可明显缩短凝血时间，土三七散对犬、家兔肝组织创伤出血，有明显的外止血作用[6]。②抗疟：菊三七水煎液对疟原虫的抑制率达65%；以菊三七醇浸膏和不同的化学提取部位筛选，最高抑制率达97%[7]。③抗炎：菊三七水煎液40g/kg灌胃对1%的角叉菜胶（0.05ml/只）引起的大鼠踝部肿胀有抑制作用。④局部麻醉：1:20的菊三七水提液浸泡脊蛙后肢足蹼5分钟，可明显延长酸刺激引起的缩腿反应，作用强于20%利多卡因；家兔椎管内注入1:2菊三七水提液0.2ml/kg，脊髓出现先兴奋后抑制现象。⑤阿托品样作用：0.2%菊三七碱水溶液18ml/kg灌胃，能明显抑制小鼠肠道炭末推进运动，使小肠蠕动减弱，有较强的阿托品样作用。⑥其他：有明显的镇静、安定、催眠、抗惊厥等中枢神经系统的抑制作用。⑦毒性：小鼠腹腔注射菊三七碱的LD_{50}为80.72±2.7mg/kg；菊三七散小鼠灌胃的LD_{50}为6.25g/kg[8]。

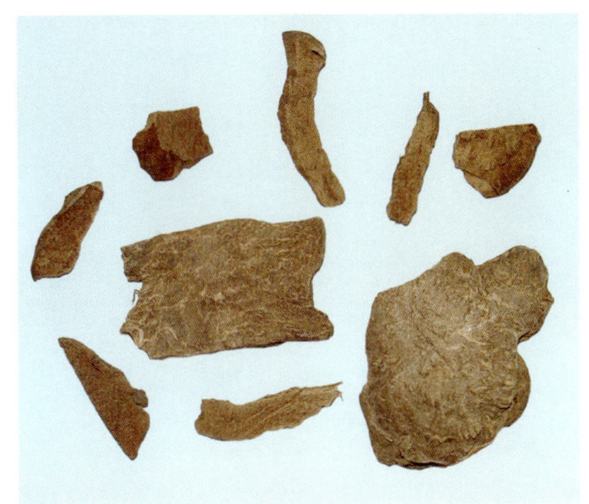

图 2-8 土三七

【性味、归经和效用】 性温，味甘、微苦。归胃、大肠经。有止血，散瘀，消肿止痛，清热解毒的功效。用于吐血，衄血，咯血，便血，痛经，崩漏，外伤出血，风湿痛，跌打损伤，疮痈疽疔和虫蛇咬伤。

【临床应用】 ①月经不调：土三七、三白草、盘龙七各9g，红毛七、鱼腥草各6g，长春七3g，水煎服，黄酒为引，日服一剂。②乳痈初起：土三七15g，瓜蒌皮12g，香附10g，水煎服，日服一剂。③大骨节病：土三七适量；用30°白酒浸渍，过滤，使成20%的酊剂，口服，一次10~20ml，一日2次。④跌打损伤：土三七、追风七、透骨草各10g，铁棒槌2g，共研细粉，加酒适量调为糊状，外敷患处。

血三七（土大黄）Radix Rumicis Obtusifolii

【基源】 为蓼科植物钝叶酸模*Rumex obtusiffius* L. 的干燥根。

【饮片鉴别】 为圆形切片。直径0.6~2cm。切面黄色至黄棕色，形成层成环，放射状纹理明显；周边棕黄色

或暗褐色，有多数纵皱纹和皮孔。质硬脆。气微，味苦而

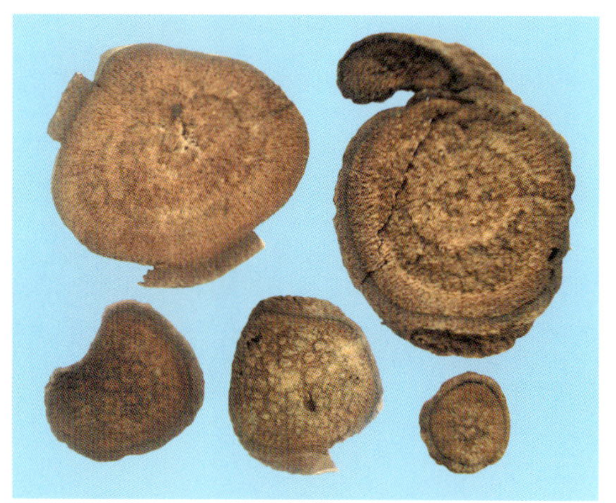

图 2-9 血三七（土大黄）

涩（图2-9）。

【成分】 含大黄素、大黄素甲醚、大黄酚，酸模素和鞣质等。

【药理】 ①抗菌：土大黄水煎液体外对金黄色葡萄球菌、炭疽杆菌、乙型溶血性链球菌和白喉杆菌有不同程度的抑制作用；酸模素对白色假丝酵母、深红色发癣菌、藤黄八叠球菌和枯草芽孢杆菌有较强的抑制作用。②止血：土大黄能促进血液凝固，降低血管通透性，加强毛细血管收缩性。其注射液能缩短家兔出、凝血时间及凝血酶原时间，延长家兔血浆复钙时间。③其他：土大黄还有抗炎、降脂和利尿作用。

【性味、归经与效用】 性凉，味苦、辛。有清热解毒，凉血止血，祛瘀消肿，通便，杀虫的功效。用于肺痨咯血，肺痈，吐血，瘀滞腹痛，跌打损伤，大便秘结，痄腮，痈肿疮毒，烫伤，疥癣和湿疹。

【临床应用】 ①痄腮：鲜土大黄根、鲜天葵根各适量，酒精少许，捣烂外敷，一天1次。②水火烫伤：土大黄15g，地榆15g，共研细粉，加冰片0.3g，取适量用植物油调敷患处。

【按语】 三七为常用中药，始载于《本草纲目》。李时珍曰："……其叶左三右四，故名三七……"现代研究其有镇静，镇痛，抗缺血，抗血栓，抗衰老，抗应激，止血，活血，降低血糖和增强机体免疫力等广泛的药理活性。用于内、外出血，胸腹刺痛，跌扑损伤和冠心病，糖尿病，脑梗死等病症疗效显著。自古至今系贵重药品，有"金不换"之别名。

因其治疗疾病范围广泛，需求量大，价格昂贵，供不应求等原因，商品及民间所用三七中存在同名异物的混乱情况。据文献记载，全国以"三七"为名药用的有11科20多种不同的药物[9,10]，尤以藤三七、土三七和血三七为多见[11,12]。

藤三七以"落葵"之名始载于《名医别录》下品，全株均作药用，其根有补肾强腰，散瘀消肿的功效，民间用于治疗病后体弱，跌打损伤，骨折等病症。

血三七为土大黄的别名之一，《本草纲目拾遗》名"金不换"；与三七别名相同而与三七混淆。赵学敏曰："金不换，亦名救命王。似羊蹄根，而叶圆短，本不甚高…… 立春后生，夏至后枯，用根……性平，破瘀，生新，治跌打，消痈肿，止血，愈疮癣……"[13]

土三七名见《植物名实图考》。据其图示与现今菊叶三七、景天科植物落地生根*Bryophyllum pinnatum* (L. F.) Oken、费菜*Sedum aizoon* L. 或横根费菜*S. kamts chaticum* Fisch. 相符。吴其濬曰："土三七亦有数种，治血衄跌损有速效者，皆以三七名之。"这也是三七品种混乱的原因之一。

藤三七、土三七、血三七因有与三七某方面相近（藤三七有散瘀消肿的功效，土三七、血三七有止血的功效）的功效，在民间混称或误作三七药用[14,15]，这是错误的，应予纠正。以上三药基源、成分与三七迥异，药理作用和性味、归经与功效虽有与三七相同之处，但并不一致，应各以其名正确药用，不可混称或代三七药用。

（孔增科　胡双丰　陈建钢　郭　明）

参考文献

[1]吴玛琍，孔增科.中药饮片鉴别.上册.天津：天津科学技术出版社，1993.116

[2]蔡燕玲，等.陕西中医学院学报，2001，24(5)：57

[3]孔增科，等.常用中药药理与临床应用.赤峰：内蒙古科学技术出版社，2005.250

[4]徐冬英.中药材，2002，25(7)：510

[5]国家中医药管理局《中华本草》编委会.中华本草.上海：上海科学技术出版社，1999.7·6896

[6]国家中医药管理局《中华本草》编委会.中华本草.上海：上海科学技术出版社，1999.2·1399

[7]刘贺元，等.中国医院药学杂志，1985，5(7)：4

[8]唐世蓉，等.中草药，1980，11(5)：193

[9]孔增科.河北药学，1984，(2)：90

[10]王本祥.现代中药药理与临床.天津：天津科技翻译出版公司，2004.1360

[11]杨兆起，封秀娥.中药鉴别手册.第三册.北京：科学出版社，

1994.1

[12]谢宗万.中药材品种论述.上册(第二版).上海:上海科学技术出版社,1989.71

[13]张存友,等.甘肃中医,2003,16(11):40

[14]李春艳.基层中药杂志,2002,16(2):32

[15]清·赵学敏.本草纲目拾遗.北京:人民卫生出版社,1983.98

3 三棱与荆三棱

三棱 Rhizoma Sparganii

【基源】 为黑三棱科植物黑三棱*Sparganium stoloniferum* Buch. -Ham. 的干燥块茎。

【饮片鉴别】①三棱:为类圆形或类三角形片,平坦或略翘,直径1.5~4cm,厚1~2mm。三角形片底部钝圆,顶部渐尖。切面黄白色或黄色,光滑或稍粗糙,有多数明显的灰白色细筋脉点;周边灰棕色或灰棕褐色,有疣状突起的须根痕与残留纤毛状鳞片。质坚实硬脆,易折断,断面不平坦,略呈粉性。气辛、香、味淡,嚼之有麻辣感(图3-1)。②醋三棱:表面淡棕黄色或灰黄色,可见焦黄斑,微有醋气[1](图3-2)。

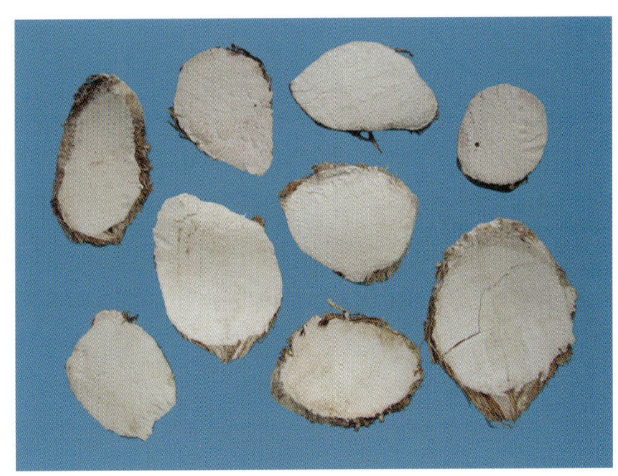

图 3-1 三棱

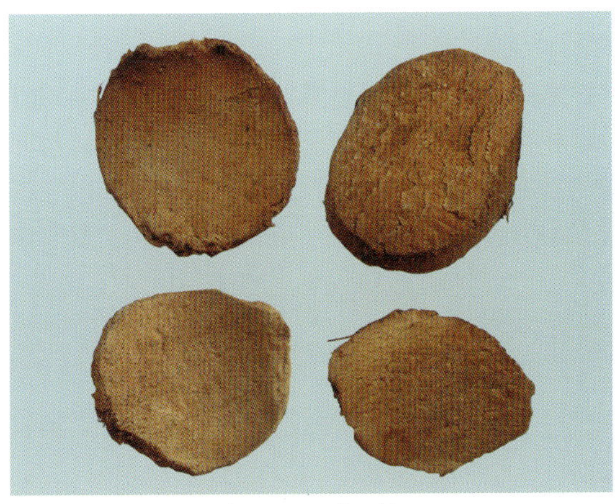

图 3-2 醋三棱

【成分】 含芒柄花素,β-谷甾醇,豆甾醇,饱和脂肪酸C_{16}–C_{24}偶碳系列,三棱酸,山柰酚,5,7,3′,5′-四羟基双氢黄酮醇-3-O-β-D-葡萄糖苷,丁二酸,胡萝卜苷,Δ^5-胆酸甲酯-3-O-β-D-葡萄醛酸-(1→4)-a-L-鼠李糖苷和Δ^5-胆酸甲酯-3-O-β-D-葡萄糖苷[2],胡萝卜苷棕榈酸酯,β-谷甾醇棕榈酸酯,24亚甲基环阿尔廷醇,香草酸,对羟基苯甲醛,α-棕榈酸单甘油酯[3]等。

【药理】 ①抗血小板聚集和抗血栓:有较强的抗血小板聚集及抗血栓作用,醋制后对血小板聚集抑制率最高,化瘀作用明显增强[4]。②抗动脉粥样硬化:可抑制兔动脉中膜平滑肌细胞(SMC)的增殖;不同程度促进主动脉AS病灶及冠状动脉AS病灶消退的作用。③ 降低全血黏度:100%三棱注射液0.1ml可显著降低1ml家兔由高分子右旋糖酐造成的高黏度血液的血液黏度。④抗缺氧:200μg/ml的三棱可使体外培养的大鼠乳鼠心肌细胞耗氧量下降15.6%。三棱水提醇沉剂给小鼠腹腔注射,可增加小鼠心肌营养性血流量,使之提高近30%,并可提高小鼠减压和常压耐缺氧能力[5]。⑤抗肿瘤:上皮生长因子(EGF)在多囊肾发病中起促进作用。实验证明,三棱可通过对上皮生长因子受体(EGF–R)的磷酸化的干预达到抑制细胞增殖的作用。SE(三棱、莪术)中药修饰肿瘤细胞疫苗可明显增强对B_{16}小鼠恶性黑色素瘤的抗瘤效应,明显延长存活期。⑥兴奋平滑肌:水煎剂对离体兔子宫呈兴奋作用,表现为收缩频率增加,张力提高。⑦镇痛:不同提取物对热刺激引起的疼痛反应均能明显提高小鼠的痛阈值,有明显的镇痛作用。⑧毒性:小鼠腹腔注射三棱水煎剂的LD_{50}为233.3±9.9g(生药)/kg。

【性味、归经与效用】 性平,味辛、苦。归肝、脾经。有破血行气,消积止痛的功效。用于癥瘕痞块、瘀血、经闭、食积胀痛。

【临床应用】 ①子宫肌瘤:炮穿山甲15g,三棱、莪术各12g,桃仁、茯苓、赤芍各10g,牡丹皮5g,水煎服,日服一剂。②慢性肝炎:三棱、莪术、当归、青皮各10g,赤芍12g,丹参24g,白茅根30g,水煎服,日服一剂。③痛经:醋三棱10g,当归12g,红花10g,牛膝8g,青皮6g,水煎服,日服一剂。④宫外孕:三棱、莪术、延胡索、桃仁、当归各10g,川芎、赤芍、乳香、五灵脂、生大黄、蒲黄、土鳖虫各8g,红花、甘草各6g,水煎服,日服一剂[6]。⑤食积停滞:醋三棱10g,醋莪术8g,青皮、陈皮各6g,鸡内金4g,(研粉冲服),水煎服,日服一剂。⑥肝脾肿大:三棱、红花各10g,赤芍、香附各12g,莪术6g,水煎服,日服一剂。⑦面瘫:三棱、莪术、白芍、僵蚕、制白附子各10g,红花6g,全蝎3g,水煎服,日服一剂[7]。⑧砂淋、石淋:金甲排石胶囊(制三棱、炒没药、赤芍、制桃仁、皂角刺、白芷、炒枳壳、莪术、青皮、炒乳香、薏苡仁、川牛膝、厚朴、车前子、制穿山甲、广金钱草),口服,一次5粒,一日3次。

荆三棱 Rhizoma Scirpi Yagarae

【基源】 为莎草科植物荆三棱*Scirpus yagara* Ohwi的干燥块茎。

【饮片鉴别】 呈长三角形或类圆形薄片,直径1~2.5cm,厚1~1.5mm。片形多不平坦。切面白色或灰白色;周边棕黑色至黑褐色,较光滑,偶有圆点状须根痕残留。质轻略韧,较易折断,断面略平坦,粉性。气微,味淡,嚼之微辛、涩(图3-3)。

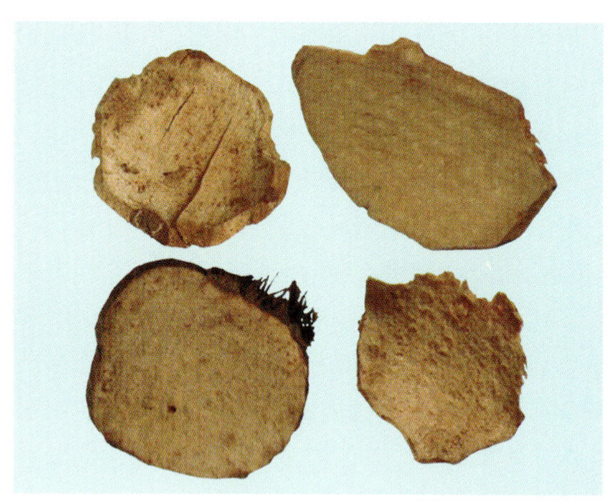

图 3-3 荆三棱

【成分】 含白桦脂醇和甘露醇等。

【药理】 ①抗血栓:有抗血栓,降低全血黏度的药理作用。②毒性:荆三棱水煎剂小鼠腹腔注射的LD_{50}为55.8±6.70g(生药)/kg。

【性味、归经与效用】 性平,味辛、苦。归肝、脾经。有祛瘀通经,破血消癥,行气消积的功效。用于血滞经闭,痛经,产后瘀阻腹痛,跌打瘀肿,腹中包块,食积腹痛。

【临床应用】 ①闭经:荆三棱、莪术、红花、当归、醋延胡索各10g,水煎服,日服一剂。②气滞腹痛:荆三棱、莪术、砂仁各10g,青皮6g,甘草3g,水煎服,日服一剂。③胆结石:荆三棱15g,滑石10g,蒲公英20g,海金沙15g,天胡荽、车前草各25g,甘草30g,水煎服,日服一剂。④伤食证:荆三棱、青皮、神曲、麦芽各10g,水煎服,日服一剂。

【按语】 三棱为常用中药,始载于《本草拾遗》。有破血行气,消癥止痛的功效。用于癥瘕痞块,瘀血经闭,心腹胀痛效果理想。现代研究有抗血小板聚集,抗血栓,抗肿瘤,抗缺氧和镇痛的药理作用,与中医药经典理论和临床实践相一致。

荆三棱亦名黑三棱,载于《开宝本草》,为莎草科植物荆三棱的块茎。有祛瘀通经,破血消癥,行气消积的功效。用于血滞经闭,气滞腹痛,腹中包块,食积腹痛等病证。

据文献[8]记载,三棱和荆三棱在全国多数省区混淆使用的情况较为严重,在东北、华北、西北、华东的十多个省区将荆三棱误作三棱药用,这是错误的,必须纠正。

谢宗万研究员经多年考证认为,三棱应用的历史荆三棱早于现代应用的三棱。他在文中写到:"药用三棱自古品种就很复杂,《证类本草》引《本草拾遗》之言谓:'本经无传,三棱总有三、四种,但取似乌梅有须相连蔓如綖,作漆色,蜀人织为器,一名琴者是也。'《图经本草》曰:'京三棱旧不注所出地土……又不生细根者谓之黑三棱,大小不常,其黑色,去皮即白……'"[9]

结合上述,就药材性状特征分析,《图经本草》所述符合三棱的特征,《证类本草》所述特征则为荆三棱。就二药混淆的原因分析,荆三棱的"荆"字与"京"谐音,处方用名又有把三棱称为"京三棱"的习惯;三棱源于黑三棱科的黑三棱块茎,荆三棱虽源于莎草科荆三棱的块茎,因药材表面为棕黑色,有的地方习称"黑三棱",造成植物名和药材名的颠倒互置和药品应用的品种混淆。

三棱、荆三棱二药性状鉴别特征明显,前者质硬体重,味微甜而麻舌,后者质泡体轻,味淡;其基源、化学成分不同;功效同中有异,二药均可破血行气,三棱止痛除癥力强,荆三棱行气消积见长,应注意区别,正确应用,不可将荆三棱混作三棱药用,也不可互为代用,而应各以其名药用。

(张伟 孔增科 姜彩娥)

参考文献

[1]吴玛琍,孔增科.中药饮片鉴别.上册.天津:天津科学技术出版社,1993.119

[2]黄新炜,等.西安联合大学学报,2003,6(4):22

[3]袁涛,等.中草药,2005,36(11):1607

[4]孔增科,等.常用中药药理与临床应用.赤峰:内蒙古科学技术出版社,2005.267

[5]国家中医药管理局《中华本草》编委会,中华本草.上海:上海科学技术出版社,1999.8·7725

[6]叶建红.现代中西医结合杂志,2003,12(2):2559

[7]夏月根,等.安徽中医临床杂志,2003,15(5):440

[8]北京药品生物制品检定所,等.中药鉴别手册.第一册.北京:科学出版社,1981.6

[9]谢宗万.中药材品种论述(中册).上海:上海科学技术出版社,1984.205

4 土茯苓、菝葜及白土苓

土茯苓 Rhizoma Smilacis Glabrae

【基源】 为百合科植物光叶菝葜*Smilax glabra* Roxb.的干燥根茎。

【饮片鉴别】 为类圆形或不规则形的薄片,直径2~4cm。切面类白色至淡红棕色,散在众多筋脉小点;周边黄棕色至棕褐色,有的可见坚硬的残留须根。质稍韧,粉性,略带弹性。气微,味淡(图4-1)。

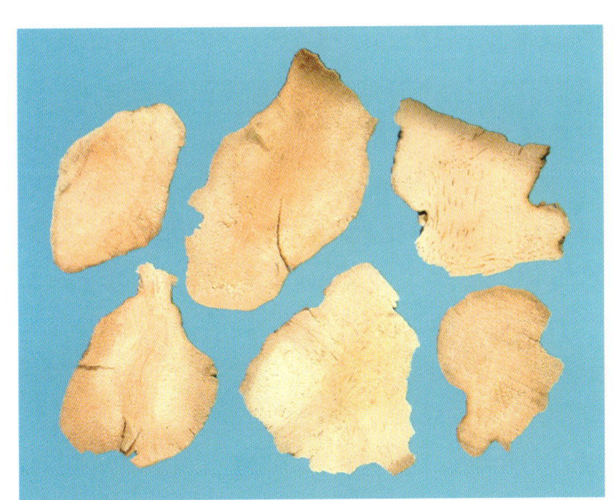

图 4-1 土茯苓

【成分】 含土茯苓苷、落新妇苷、异黄杞苷、胡萝卜苷,琥珀酸、棕榈酸、莽草酸、阿魏酸,槲皮素,D-谷甾醇和葡萄糖、薯蓣皂苷元及微量挥发油[1]。

【药理】 ①抗炎:土茯苓水提物100~200mg/kg在抗原致敏及攻击后给药均能明显抑制三硝基氯苯所致的小鼠接触性皮炎和羊红细胞所致的足趾反应;能明显抑制二甲苯所致的小鼠耳壳及蛋清所致的小鼠足趾炎症反应。②抗菌:对金黄色葡萄球菌、溶血性链球菌、大肠杆菌、绿脓杆菌、福氏痢疾杆菌、白喉杆菌和炭疽杆菌有抗菌作用。③抗肿瘤:对移植性肿瘤艾氏腹水癌和对黄曲霉素B_1(AFB_1)致大鼠肝癌病变均有一定的抑制作用。④β-受体阻滞样作用:土茯苓醋酸乙酯提取物2.5g/kg给兔灌服,能防止静注肾上腺素50μg/kg引起的心率加快、T波倒置、室性早搏及快速性室性心律失常。⑤利尿、抗痛风:土茯苓水煎醇沉物2ml/kg静脉注射,能明显增加大鼠尿量,对抗尿酸钠所致大鼠痛风性关节炎。⑥解毒:水煎剂、稀醇制剂及土茯苓粗黄酮给小鼠灌服,均可拮抗急性和亚急性棉酚中毒[2]。

【性味、归经与效用】 性平,味甘、淡。归肝、胃经。有除湿,解毒,通利关节的功效。用于湿热淋浊,带下,痈肿,瘰疬,疥癣,梅毒及汞中毒所致的肢体拘挛,筋骨疼痛。

【临床应用】 ①梅毒:土茯苓50g,薏苡仁30g,金银花25g,防风、黄芪、盐黄柏、木通各10g,甘草6g,水煎服,日服一剂。②瘰疬:土茯苓30g,蒲公英20g,夏枯草15g,木通、萹蓄、茯苓各10g,甘草3g,水煎服,日服一剂。③银屑病:土茯苓30g,山豆根、拳参、夏枯草各15g,白鲜皮10g,黄药子8g,甘草6g,水煎服,日服一剂。④寻常疣:土茯苓50g,生地黄30g,苦参、紫草各15g,黄芩12g,甘草10g,水煎服,日服一剂。⑤细菌性痢疾:土茯苓20g,车前草15g,穿心莲10g,水煎服,日服一剂。

菝葜 Rhizoma Smilacis Chinae

【基源】 为百合科植物菝葜*Smilac china* L.的干燥根茎。

【饮片鉴别】 呈圆形、长圆形或不规则形,直径2~5cm,厚2~10mm。切面略粗糙,黄白色、淡红棕色或红棕色,多散在微凸起的黄色筋脉点;周边黄褐色至棕褐色,粗糙,具坚硬突起的乳头状钉包(根痕)。质坚硬,易掰断,断面木质。气微,味微苦(图4-2)。

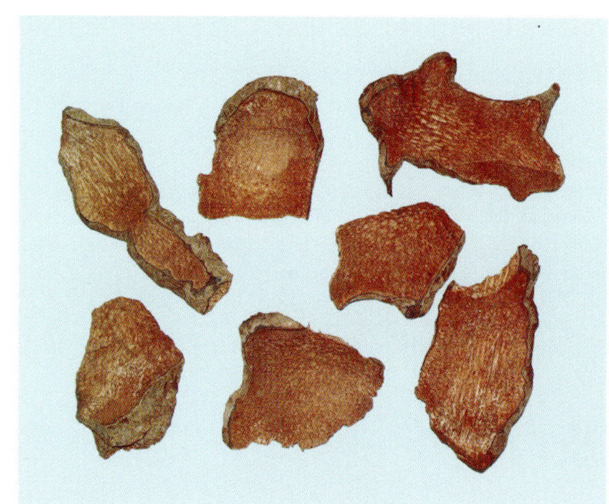

图 4-2 菝葜

【成分】 含薯蓣皂苷元、菝葜皂苷A、B、C,菝葜素,齐墩果酸,山柰素、β-谷甾醇和β-谷甾醇-β-D-葡萄糖苷。

【药理】 ①抗炎:水煎剂灌服对大鼠角叉菜胶性炎症有明显抑制作用,并可抑制大鼠肉芽组织增生。②抗菌:25%菝葜煎剂体内对金黄色葡萄球菌、绿脓杆菌、大肠杆菌有较强的抑制作用。③镇痛:菝葜的水、醇提取物可明显减少醋酸刺激小鼠的扭体次数,有明显的镇痛作用。④抗肿瘤:菝葜醇提物90g/kg时小鼠S_{180}、U_{14}瘤重的抑制率为31%,对腹水瘤(H_{22})的抑制率为40%。⑤毒性:复方菝葜醇提物给小鼠灌胃的LD_{50}为161g/kg[3]。

【性味、归经与效用】 性平,味甘、微苦涩。归肝、肾经。有祛风利湿,解毒散瘀的功效。用于筋骨酸痛,小便淋漓,带下症多,疔疮痈肿。

【临床应用】 ①肿瘤:a.胃肠道肿瘤:菝葜20g,枸橘李、石见穿各15g,白花蛇舌草20g,藤梨根10g,水煎服,日服一剂;b.喉症:菝葜125g,夏枯草50g,水煎服,日服一剂。②风湿性关节炎:菝葜30g,虎杖30g,寻骨风15g,浸入500ml白酒中浸渍7天,口服,一次25~40ml,一日2次。③沙石淋:菝葜20g、薏苡仁15g,三白草、车前子各10g,水煎服,日服一剂。④乳腺炎:菝葜30g,蒲公英20g,青皮6g,甘草3g,水煎服,日服一剂。⑤银屑病:菝葜30g,土茯苓、生地黄各15g,紫草、白茅根、槐花各10g,甘草6g,水煎服,日服一剂。⑥肺脓疡:菝葜60g,羊乳30g,鱼腥草25g,甘草6g,水煎服,日服一剂。⑦黄疸型肝炎:菝葜50g,金樱子30g,半边莲15g,水煎服,日服一剂。⑧瘰疬:菝葜50g,土茯苓30g,何首乌、苦荞头各15g,水煎服,日服一剂。

◎白土苓 Rhizoma Heterosmilae Japonicae

【基源】 为百合科植物肖菝葜*Heterosmilax japonica* Kuntb 的干燥块茎。

【饮片鉴别】 呈类圆形、长圆形或不规则形块片,直径5~8cm,厚1~2mm。切面白色、淡棕色或淡黄色,稍粗糙,质软,略显粉性;周边灰褐色或黄褐色,粗糙并可见裂隙,偶有坚硬的须根残存。气微,味淡[4](图4-3)。

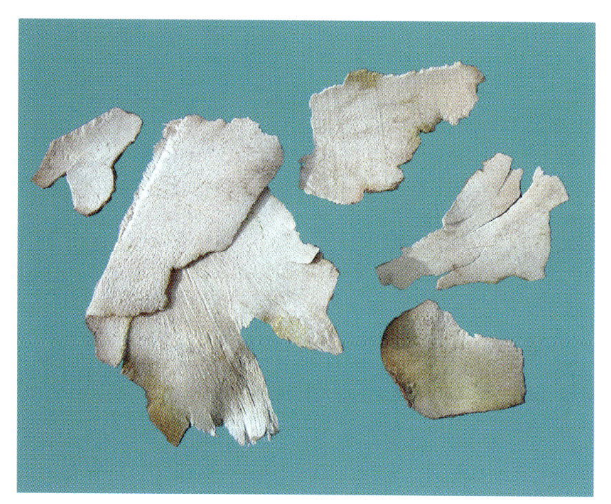

图 4-3 白土苓

【成分】 含β-谷甾醇、棕榈酸和硬脂酸。

【性味、归经与效用】 性平,味甘、淡。有清热利湿,解毒消肿的功效。用于小便淋涩,白浊,带下,痈肿疮毒。

【临床应用】 ①疮疖:白土苓30g,金银花、芙蓉枝各20g,甘草6g,水煎服,日服一剂。②阳痿:白土苓、金缨子各30g,女贞子15g,水煎服,日服一剂。

【按语】 土茯苓为较常用中药,始载于《本草经集注》,原名禹余粮。土茯苓之名源于《本草纲目》。该药解毒而利关节,除湿而导邪热,为治梅毒恶疮、湿热淋浊之要药。药理研究证实,土茯苓有抗炎,利尿,抗菌,解毒等作用,与中医临床疗效一致。

《本草纲目》载:"土茯苓……有赤白二种,入药用白者良。"《全国中草药汇编》土茯苓的来源包括卵叶土茯苓*Heterosmilax japonica* Kunth.,菝葜*Smilax china* L.、暗色土茯苓*Smilax lanceifolia* Ruxb. var. *opaca* A. DC.和蓝果土茯苓*Smilax glabra* Roxb. var. *concolor*(C. H.Wright)Wang et Tant 等品种[5],从记载上说明了土茯苓来源的复杂。常见混作土茯苓药用的菝葜(别名红土茯苓)、白土苓与土茯苓来源不同,性状有别,成分不一。菝葜有抗炎、抗菌、镇痛、抗肿瘤的药理作用,以祛风利湿，解毒散瘀之功擅长，临床治疗肺脓疡、乳腺炎、风湿性关节炎效果明显；白土苓有清热利湿，解毒消肿的功效，用于治疗小便淋涩，白浊带下和痈肿疮毒。三药临床应用有别，应各以其名药用。

（王丽芳　孔增科　李彩霞）

参考文献

[1]肖培根. 新编中药志. 第一卷. 北京：化学工业出版社，2002.60
[2]张白嘉，等.中药药理与临床，2004，20(1)：11
[3]王本祥. 现代中药药理与临床.天津：天津科技翻译出版公司，2004.1350
[4]吴玛琍，孔增科.中药饮片鉴别.上册.天津：天津科学技术出版社，1993.121
[5]《全国中草药汇编》编写组.全国中草药汇编.上册.北京：人民卫生出版社，1976.43

5　大青叶、蓼大青叶、马蓝叶及大青

大青叶 Folium Isatidis

【基源】　为十字花科植物菘蓝*Isatis indigotica* Fort.的干燥叶。

【饮片鉴别】多皱缩卷曲，有的破碎。完整叶片展开后呈长椭圆形至长圆状倒披针形，长5~20cm，宽2~6cm；上表面暗灰绿色，有的可见色较深稍突起的小点；先端钝，全缘或微波状，基部狭窄下延至叶柄呈翼状；叶柄长4~10cm，淡棕黄色。质脆。气微，味微酸、苦、涩（图5-1）。

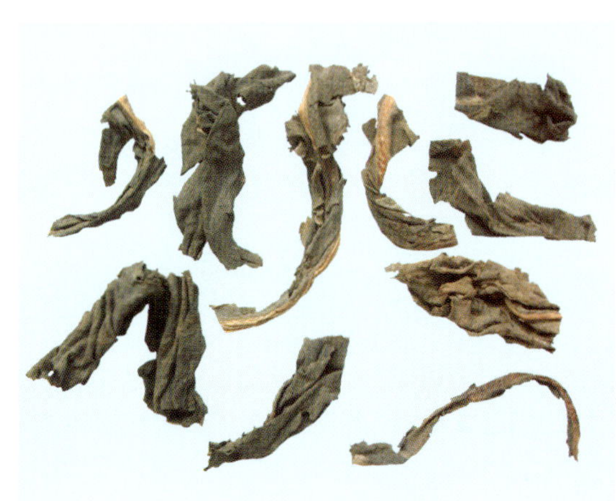

图 5-1　大青叶

【成分】　含靛玉红、靛蓝、色胺酮、β-谷甾醇、苯甲酸、邻氨基甲酸。

【药理】　①抗菌：煎剂对金黄色葡萄球菌、甲型链球菌、脑膜炎球菌、肺炎链球菌、卡他球菌、伤寒杆菌、大肠杆菌、流感杆菌、白喉杆菌及痢疾杆菌均有一定的抑制作用。②抗病毒：煎剂对乙型脑炎病毒、腮腺炎病毒、流感病毒等有一定的抑制作用。③抗寄生虫：对钩端螺旋体有抑制其生长的作用。④抗炎：煎剂5g/kg灌服对大鼠甲醛性足肿胀，二甲苯所致兔皮肤毛细血管通透性亢进，大鼠蛋清性、右旋糖酐性足肿胀均有显著消肿抗炎作用。⑤抗肿瘤：靛玉红对小鼠白血病（L_{7212}）抑制率较高，对S_{180}小鼠Lewis肺癌也有一定抑制作用，对慢性粒细胞白血病有效率在90%以上，能选择性地抑制癌细胞DNA合成。⑥抗内毒素：体内、外实验证实，大青叶氯仿提取物有抗大肠杆菌O_{111}内毒素的作用。⑦解热：煎剂5~10g/kg灌服可使霍乱伤寒混合疫苗发热兔体温明显下降。对酵母菌致热的大鼠有解热作用。⑧毒性：煎剂小鼠腹腔注射的LD_{50}为16.25±1.47g/kg。

【性味、归经与效用】　性寒，味苦。归心、胃经。有清热解毒，凉血消斑的功效。用于温邪入营，高热神昏，发斑发疹，黄疸，热痢，痄腮，喉痹，丹毒，痈肿。

【临床应用】　①上呼吸道感染：a.大青叶15g，金银花15g，荆芥10g，淡豆豉10g，炙甘草6g，水煎服。高热者加石膏20g，黄芩10g，水煎服，日服一剂；b.消炎退热颗粒（大青叶、蒲公英、紫花地丁、甘草），口服，一次1袋，一日4次。②急性扁桃腺炎：大青叶20g，黄芩10g，金银花10g，射干10g，蒲公英10g，水煎服，日服一剂。③流行性乙型脑炎：大青叶20g，板蓝根15g，生石膏30g，栀子10g，黄芩10g，黄连10g，牡丹皮10g，水煎服，日服一剂。④尖锐湿疣：大青叶30g，板蓝根30g，金钱草15g，马齿苋15g，大黄12g，水煎服，日服一剂。⑤急性传染性肝炎：大青叶30g，忍冬藤15g，丹参10g，郁金10g，贯众15g，大枣10g，水煎服，日服一剂。⑥预防流行性感冒：大青叶20g，贯众20g，葱白50g，白菜根100g，水煎服，日服一剂。

蓼大青叶 Folium Polygoni Tinctorii

【基源】 为蓼科植物蓼蓝*Polygonum tinctorium* Ait.的干燥叶。

【饮片鉴别】 叶多皱缩、破碎，完整者展平后呈椭圆形，长3~8cm。蓝绿色或黑蓝色，先端钝，基部渐狭，全缘。叶脉浅黄棕色，于下表面略突起。叶柄扁平，偶带膜质托叶鞘。质脆。气微，味微涩而稍苦(图5-2)。

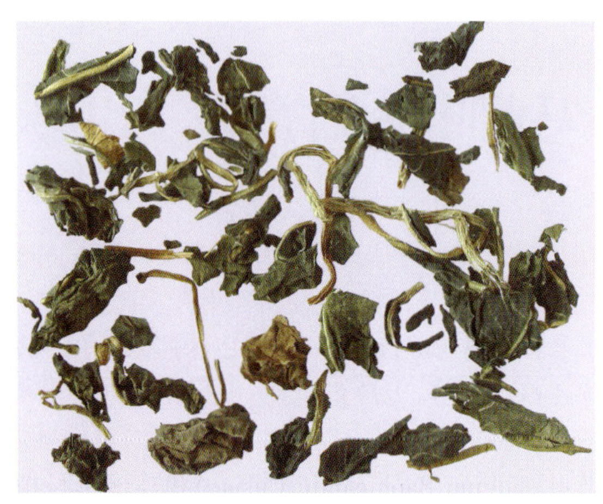

图 5-2 蓼大青叶

【成分】 含靛玉红，靛蓝，N-苯基-2萘胺，β-谷甾醇，山柰酚-3-吡喃葡萄糖苷，色氨酸等。

【药理】 ①抗菌：靛蓝是某些皮肤真菌和杆菌的特异抗生剂，其对须发癣菌、红色发癣菌、硫黄断发癣菌、犬小孢子菌及絮状表皮癣菌的MIC均为3.1μg/ml。②抗病毒：靛蓝叶中提取的吲哚苷有抗病毒作用，能减轻流感病毒所致小鼠肺炎。③解热：蓼大青叶煎剂5~10g/kg，对霍乱、伤寒混合菌苗引起发热的家兔有明显解热作用。④抗炎和免疫：煎剂5g/kg灌胃，对大鼠甲醛性足肿有抑制作用。10g/kg罐胃，可抑制二甲苯所致家兔皮肤炎性反应，并降低毛细血管通透性。对腹腔注射葡萄球菌的小鼠，本品煎剂10g/kg灌胃，可增强腹腔对细菌的吞噬作用。⑤对心血管功能的影响：煎剂(相当生药0.125g)对离体蟾蜍心脏有抑制作用，此作用有剂量相关性，剂量过大可致心脏停搏。对大鼠下肢血管有扩张作用，在血管呈收缩状态时，此作用更明显。⑥抗血小板凝集：靛蓝对血小板凝集有明显抑制作用，其IC_{50}为0.2mg/ml。⑦对平滑肌的作用：1:200的靛蓝叶煎剂、浸剂及注射剂对离体兔肠有抑制作用，使肠蠕动减弱，振幅变小，此抑制作用随浓度增加而增强；对离体豚鼠子宫有兴奋作用，小剂量(0.1g)时产生节律性收缩，大剂量(0.25g)时引起持久的强直收缩。

【性味、归经与效用】 性寒，味苦。归心、胃经。有清热解毒，凉血消斑的功效。用于温病发热，发斑发疹，肺热喘咳，喉痹，痄腮，丹毒，痈肿。

【临床应用】 ①流行性感冒：蓼大青叶30g，石膏30g(先煎)，柴胡、桂枝各10g，黄芩、苦杏仁各12g，水煎服，日服一剂。②斑疹伤寒：蓼大青叶20g，玄参、石膏30g(先煎)，知母、栀子各10g，水煎服，日服一剂。③痄腮：蓼大青叶20g，蒲公英、荆芥、忍冬藤各10g，水煎服，日服一剂；外用青黛水调涂擦患处，一日2次。④丹毒：蓼大青叶60g，葛根、天花粉各30g，青黛3g(冲)，水煎服，日服一剂。

马蓝叶(南板蓝叶) Fdlium Baphicanthi Cusiae

【基源】 为爵床科植物马蓝*Baphicacanthus cusia* (Nees) Bremek. 的干燥茎叶。

【饮片鉴别】 为条形块片或皱缩成不规则团块，黑绿色或暗棕黑色。完整叶片呈椭圆形或倒卵状长圆形，长5~10cm，宽3~5cm；叶缘有细小的浅钝锯齿，先端渐尖，基部渐窄；叶脉于背面稍明显。小枝四棱形，棕黑色。质脆易碎。气微，味淡(图5-3)。

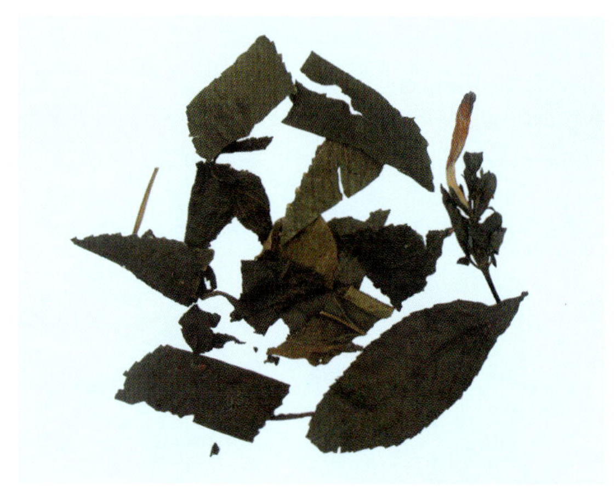

图 5-3 马蓝叶

【成分】 含靛苷、靛玉红、靛蓝、色氨酮和羽扇豆醇等。

【药理】 ①抗肿瘤：皮下和腹腔注射马蓝叶中所含靛玉红每日300mg/kg，共6~7天，对大鼠瓦克癌肉瘤256(W_{256})的抑制率分别为47%~52%和50%~58%；皮下注射靛玉红200mg/kg，2次，可延长W_{256}腹水型大鼠生存时间43%，对小鼠肉瘤S_{180}也有一定抑制作用。②抗菌：体外试验煎剂对金黄色葡萄球菌、炭疽杆菌、志贺痢疾杆菌和霍乱弧菌的生长有抑制作用。③增强免疫力：皮下注射靛玉红200mg/kg，连续7天，能增强小鼠单核巨噬系统和荷瘤动物的吞噬功能，使之恢复到正常大鼠的水平。

【性味、归经与效用】 性寒,味苦、咸。归肺、胃、心、肝经。有清热解毒,凉血止血的功效。用于温热发斑,肺热咳嗽,湿热泻痢,黄疸、丹毒、咽喉肿痛,口疮,痄腮、崩漏、疮疖和蛇虫咬伤。

【临床应用】 ①温热发斑:马蓝叶、金银花各20g,连翘、板蓝根、生地黄各12g,甘草6g,水煎服,日服一剂。②口腔炎:马蓝叶、蒲公英各15g,玄参、鸭跖草各12g,水煎服,日服一剂。③湿热泻痢:马蓝叶15g,黄连、黄柏、秦皮各10g,焦三仙各6g,炙甘草3g,水煎服,日服一剂。④钩端螺旋体病:马蓝叶30g,水煎服,日服一剂;小儿酌减量。

大青 Folium Clerodendri Cyrtophylli

【基源】 为马鞭草科植物大青*Clerodendrum cyrtophyllum* Turcz. 的茎、叶。

【饮片鉴别】 为幼茎和叶的段片。完整叶片展平后呈长卵圆形或卵圆形,长5~20cm,宽3~9cm;全缘,先端渐尖,基部钝圆,上表面棕黄色、棕黄绿色至暗红棕色,下表面色较浅;叶柄长1.5~8cm。叶片纸质而脆。气微臭,味稍苦而涩(图5-4)。

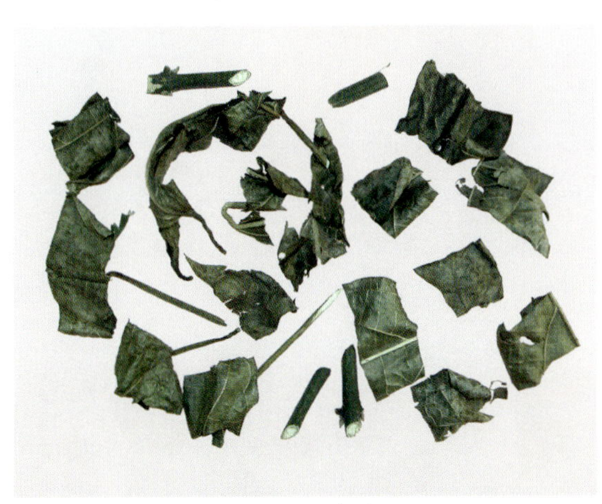

图5-4 大青

【成分】 含大青苷,蜂花醇,大青酮A、B,γ-谷甾醇,豆甾醇,鞣质和丰乳糖醇。

【药理】 ①抗菌:煎剂体外对多种痢疾杆菌和脑膜炎球菌有杀灭作用,对呋喃西林、磺胺噻唑、小檗碱敏感或耐药的痢疾杆菌敏感性亦很强。②抗炎:大鼠灌胃给药400mg/kg,能减少蛋清性及右旋糖酐性"关节炎"的肿胀程度,作用与保泰松相当。③利尿:大鼠灌胃给药400mg/kg后3小时内排尿量为1.3±0.4ml/100g体重。④抗寄生虫:对钩端螺旋体波蒙那群、黄疸出血群沃尔登型和七四热型有杀灭作用。⑤毒性:大青苷小鼠灌胃的LD_{50}为8g/kg;腹腔注射为5g/kg[5]。

【性味、归经与效用】 性寒,味苦。归胃、心经。有清热解毒,凉血止血的功效。用于热盛烦渴,咽喉肿痛,口疮,黄疸,热毒痢疾,痈疽肿毒,衄血和齿龈出血。

【临床应用】 ①流行性脑膜炎:大青、海金沙根各30g,水煎服,日服一剂。②咽喉肿痛:大青30g,海金沙、龙葵各15g,水煎服,日服一剂。③急性黄疸型肝炎:大青、茵陈各30g,栀子10g,水煎服,日服一剂。④淋巴管炎:大青20g,木芙蓉叶18g,土茯苓15g,黄柏10g,水煎服,日服一剂。

【按语】 大青叶为常用中药。性寒,味苦。以其清热解毒,凉血消斑的卓越功效广泛应用于高热神昏,发斑发疹,黄疸,热痢,痄腮,喉痹,丹毒,痈肿等常见病症中。

据文献记载,历史上先后作为大青叶药用的植物达6科16种之多[6],存在严重的品种混淆情况。在全国应用较广泛的有3科4种,即十字花科植物菘蓝的叶(大青叶,Folium Isatidis)、蓼科植物蓼蓝的叶(蓼大青叶,Folium polygoni Tinctorii)、爵床科植物马蓝的茎叶(马蓝叶,Folium Baphicantbi Cusiae)和马鞭草科植物大青的茎叶(大青,Folium Clerodendri Cyrtopbylli)。

大青叶商品的混淆状况首先因名称混淆所致,正品大青叶最早应用的为其果实,以"蓝实"之品始载于《神农本草经》上品,后世才用其叶;其次是本草记述中存在混淆,如《图经本草》载:"菘蓝可以为淀者亦名马蓝。""又福州有一种马蓝,四时俱有叶类……辽宁有一种吴蓝……如蒿状叶青,花白……此二中虽不类而俱有蓝名。"李时珍综合前人之说,总结出:"蓝有五种,各有所治,即蓼蓝……菘蓝……马蓝……吴蓝……木蓝……"《本草蒙荃》曰:"蓝实分数种……入药唯有蓼蓝。"《本草求真》曰:"蓝叶与茎,即名大青……"此处将蓝的叶、茎统称大青,造成蓝与大青的混淆;大青一名始见于《名医别录》,列为中品,当时只以茎入药,用叶入药则始于《新修本草》载:"大青用叶兼茎,不独用茎也[7]。"其后混用茎、叶至今,即马鞭草科植物大青。清代《本经逢源》在"蓝实"中曰:"大青、小青,味苦寒无毒……有两种,大者曰大青,苗高如蓼,小者为小青,叶光如景天。"又曰:"《神农本草经》取用蓝实乃大青之子,即所谓蓼蓝也。"将蓝实视为大青之子,把大青与蓝混为一物。

大青叶、蓼大青叶、马蓝叶中均含有抗肿瘤、抗菌活性的靛蓝和靛玉红,但成分含量不同;药理实验证明,三药均有抗肿瘤、抗菌、抗炎和解热的作用,大青叶的作用强度优于蓼大青叶和马蓝叶,只有蓼大青叶具抗甲型流感病毒的作用,故临床要在辨证准确的前提下,各以其名药用；大青也有较好的抗菌、抗病毒活性，但其基源、成分与大青叶有根本上的区别，作为大青叶应用纯属误用，必须纠正。

(孔增科 王建华 王丽芳 章新健)

参考文献

[1]国家药典委员会.中华人民共和国药典(2005年版一部).北京：化学工业出版社，2005.16
[2]孔增科，等.常用中药药理与临床应用.赤峰：内蒙古科学技术出版社，2005.108
[3]国家中医药管理局.中华本草.上海科学技术出版社，1999.2·1344
[4]马占中，等.中草药，1979，10(12)：545
[5]马占中，等.中草药，1980，11(6)：286
[6]楼之岑，等.常用中药材品种整理和质量研究.北京：北京医科大学、中国协和医科大学联合出版社，1995.255
[7]唐·苏敬，等撰.尚志钧辑校.新修本草.合肥：安徽科学技术出版社，1981.172

6 大黄、山大黄及土大黄

大黄 Radix et Rhizoma Rhei

【基源】 为蓼科植物掌叶大黄*Rheum palmatum* L.、唐古特大黄*Rheum tanguticum* Maxim.ex Balf. 或药用大黄*Rheum officinale* Baill. 的干燥根及根茎[1]。

【饮片鉴别】 ①生大黄：为类圆形或不规则形厚片，厚2~4mm，直径3~10cm，斜切片长至15cm。切面黄棕色或黄褐色，颗粒性；气清香，味微苦涩，嚼之黏牙，有沙粒感(图6-1)。②酒大黄：形如大黄。切面深褐色，偶有焦斑。略有酒气(图6-2)。③酒熟大黄：形如大黄。切面黑褐色。味微苦，有特异芳香(图6-3)。④醋大黄：形如大黄。略有醋气(图6-4)。⑤大黄炭：形如大黄。切面焦黑色，折断面焦褐色。质轻而脆。气微，味微苦(图6-5)。⑥清宁片：为圆形厚片，厚2~3mm，直径1.2~2.3cm。切面乌黑色。质硬。有香气[2](图6-6)。

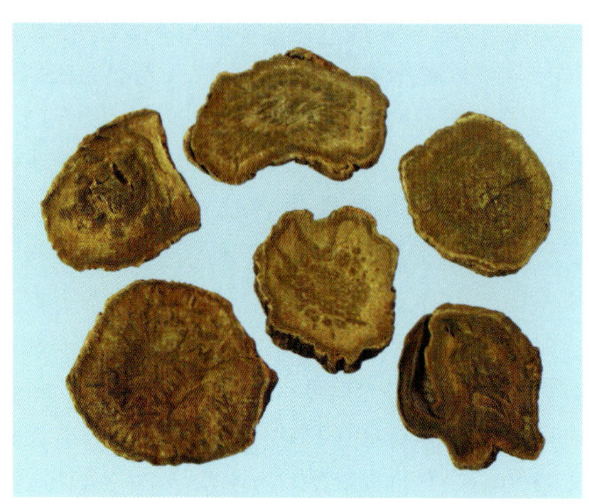

图 6-1 生大黄

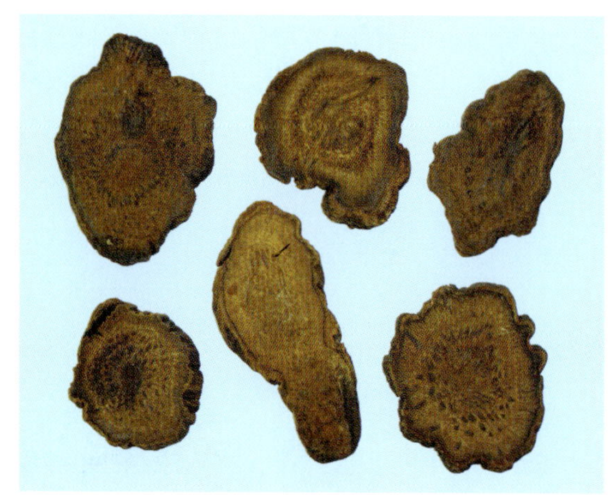

图 6-2 酒大黄

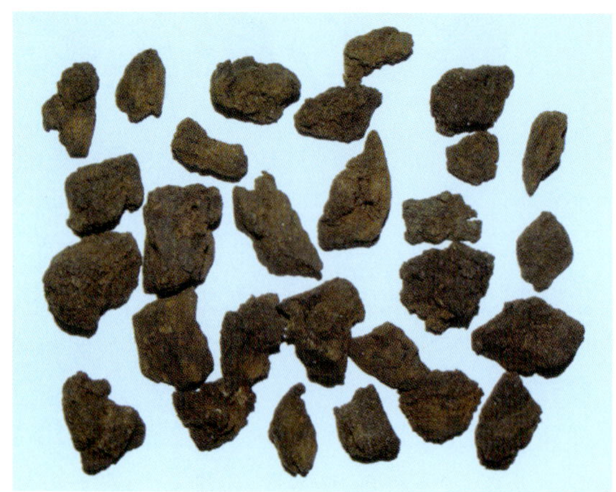

图 6-3 酒熟大黄

【成分】 含结合型、游离型蒽醌：大黄酸、大黄酚、芦荟大黄素、大黄素、大黄素甲醚及番泻苷A、B、C、D。

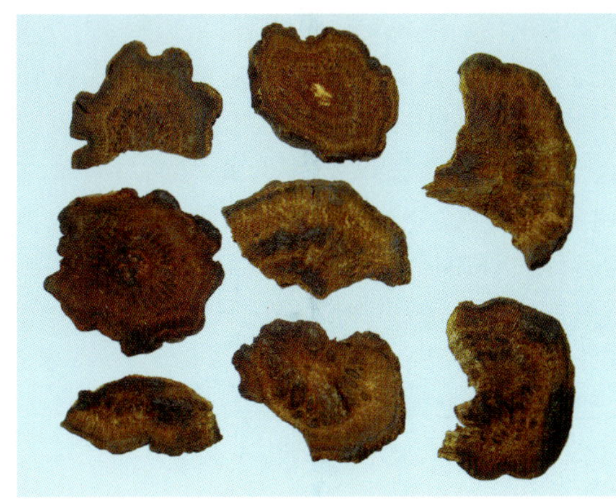

图6-4 醋大黄

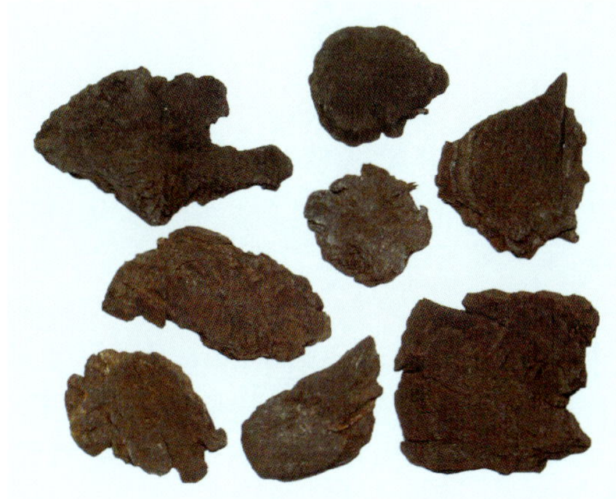

图6-5 大黄炭

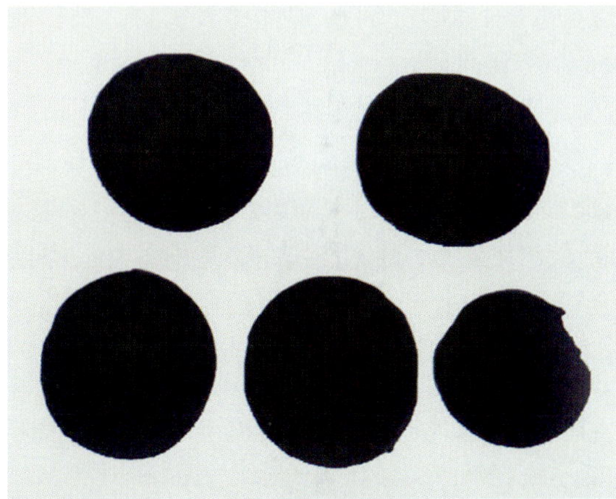

图 6-6 清宁片

没食子酸葡萄糖、没食子酸、d-儿茶精、莲花掌苷、蛋白质、植物甾醇及钾、钙、镁、铝、铬、镧、铜、锌、锰、铁、钴、铅、镍、钛、铂等无机元素[3]。

【药理】 ①致泻：能提高远段和中段结肠的张力。抑制大肠内水分的吸收而促进排便，大黄浸膏灌胃给药的半数致泻量ED_{50}为117mg/kg。口服大黄0.5~5g后，6~8小时发生泻下作用。机理是有效成分受肠道厌氧菌及肝脏转化成苷元，刺激肠蠕动，抑制水吸收引起，作用部位在中后部位的结肠，其胆碱样作用兴奋结肠平滑肌细胞电活动使肠增加和抑制胞膜上的Na^+/K^+–ATP酶使肠内渗透压及水分增加，产生分节律收缩和容积性致泻作用。②保肝、利胆：对小鼠CCl_4实验性肝损伤有明显的保护作用，大黄能显著逆转CCl_4引起肝组织出现的脂滴及纤维化等病变。麻醉犬十二指肠给大黄煎剂，可使胆汁分泌增加，降低奥狄括约肌张力。大剂量还能促进犬和化脓性胆囊炎小鼠的胆汁分泌。③抗溃疡：给应激性及幽门结扎性实验性胃溃疡大鼠生大黄、大黄炭药物，能明显减少出血面积和减少出血灶数量，降低胃液量、胃液游离酸及胃蛋白酶活性，缩小溃疡面积；大黄煎剂0.5g/kg，能防止乙醇对胃黏膜的损伤，提高胃壁前列腺素E_2含量，保护胃黏膜。④改善肾功能：大黄提取物可抑制肾病综合征大鼠病理发展，明显降低血清中尿素、肌酐、甲基乌嘌呤含量，改善低钙高磷血症，使肾衰鼠生命延长，大黄口服治疗慢性肾衰疗效显著。还能明显抑制糖尿病肾脏肥大，降低血糖及肾耗氧量。⑤抗肿瘤：腹腔注射大黄酸、大黄素对小鼠黑色素瘤有较强抑制作用，对艾氏腹水癌、乳腺癌也有抑制作用。⑥抗菌：对金黄色葡萄球菌、溶血性链球菌、绿脓杆菌、大肠杆菌、枯草杆菌、痢疾杆菌、肺炎链球菌、伤寒和副伤寒杆菌、人型结核杆菌、淋病双球菌、包皮垢球菌、炭疽杆菌均有抑制作用，尤以金黄色葡萄球菌、淋病双球菌最敏感。芦荟大黄素对溃疡早期患者胃内分离出的幽门螺旋杆菌有抑制其生长的作用，并随浓度增高而增强，浓度达925μmol/L时抑制率为90%。大黄煎剂及水、醇、醚提取物对许兰黄癣菌及蒙古变种、同心性毛癣菌、堇色毛癣菌、铁锈色小孢子癣菌、大小孢子癣菌、絮状表皮癣菌、趾间毛癣菌等有较强的抑制作用。⑦抗病毒：大黄煎剂对流感病毒有较强的抑制作用。芦荟大黄素对带状疱疹病毒、假狂犬病毒、流感病毒均有灭活作用；大黄鞣质A、B对其具有明显的抑制作用。大黄对艾滋病(ADS)病毒HIV-RT有明显的抑制作用；对霍乱毒素有对抗作用[4]。⑧抗寄生虫：大黄对溶组织阿米巴原虫、人毛滴虫、阴道滴虫等均有一定抑制作用。⑨抗炎：小鼠灌胃大黄煎剂能显著抑制巴豆油致小鼠耳郭急性渗出性炎症。同时对大鼠甲醛性、蛋清性足趾肿胀、棉球肉芽肿增生均有抑制作用。大黄素20g/kg，40g/kg腹腔注射抑制大鼠急性胸膜炎的渗出与白细胞游走。⑩抗衰老：大黄能清除O_2、H_2O_2和其他活性氧，抑制脂质过氧化，是很强的自由基清除剂和脂质过氧化抑制剂，提示有抗衰老作用。⑪解热：大黄煎剂10g/kg对鲜酵母菌致热大鼠有明显的解热作用，并能维持3小时以上；大黄降体温与兔体温中枢附近脑室灌流液内环核苷酸有关，给感染性发热兔以5g/kg灌胃可使其环核苷酸水平降低，提示大黄降温是源于影响中枢环核苷酸水平而显示的。⑫降脂：大黄醇或水提取物可明显降低血清总胆固醇，有降低血脂的作用。⑬止血：大黄可降低血管的通透性，增加纤维蛋白原活性，降低抗凝血因子Ⅲ的活性，升高α_2巨球蛋白含量，竞争性的抑制纤溶酶和纤溶酶原活化素的活力，增加血小板的黏附性和聚集能力，明显缩短出血和凝血时间。尤对消化道出血的止血效果明显。⑭利尿：给家兔灌服大黄素、大黄酸30mg/kg，2~4小时后，尿量、排钠和排钾量明显增加。⑮双向调节免疫功能：大黄能抑制红细胞抗体的产生，并有抑制活性T细胞的作用；能增强巨噬细胞的吞噬功能，呈现双向调节机体免疫功能的作用[5]。⑯毒性：小鼠灌服掌叶大黄煎剂的LD_{50}为（153.5±4.5g/kg）；灌服大黄素、大黄素甲醚和大黄酚的LD_{50}分别为0.56、1.15、10.0g/kg。鲜大黄毒性较大，服用过量（>30g/d）可引起中毒，出现恶心呕吐、头晕、腹胀和腹绞痛等[6,7]。

【性味、归经与效用】 性寒，味苦。归脾、胃、大肠、肝、心包经。有泻热通肠，凉血解毒，逐瘀通经的功效。用于实热便秘，积滞腹痛，湿热黄疸，血热吐衄，目赤，咽肿，肠痈腹痛，痈肿疔疮，瘀血经闭，跌扑损伤；外治水火烫伤。

【临床应用】 ①急腹症：a.大黄12g（后下），芒硝12g（冲服），枳实10g，厚朴15g，为基本方加减，水煎服，一日1~2剂，治疗肠梗阻、急性腹膜炎、急性胆囊炎和急性胰腺炎有理想的疗效。b.大黄12g，冬瓜子15g，牡丹皮、桃仁、芒硝各9g（大黄牡丹皮汤）加减，水煎服，一日1~2剂，对急、慢性阑尾炎疗效肯定。②感染性疾病：a.重症细菌性痢疾：生大黄20g，芒硝12g，甘草10g，水煎服，或大黄30g，水煎取液200ml，日服1~2剂。b.流行性乙型脑炎：生大黄、葛根、连翘各15g，藿香、佩兰各12g，金银花、重楼、大青叶、丹参各30g，六一散18g（包），石膏60g（先煎），水煎服，日服一剂。c.腮腺炎：生大黄、黄连各6g、吴茱萸9g，胆南星3g，共研细末，取适量水调外敷患处。d.肠炎：大黄、甘草各15g，白芍10g，水煎服，日服一剂。e.骨髓炎：大黄、金银花各40g，牛膝、炮穿山甲各10g，蜈蚣1条，水煎服，日服一剂，分3次服。f.扁桃腺炎：生大黄、炒黄芩各9g，连翘、玄参、浙贝母、僵蚕、牛蒡子、甘草、炒枳壳、延胡索各10g，金银花15g，芦根30g，水煎服，日服一剂。g.胆道炎：生大黄、广金钱草、茵陈各10g，栀子6g，水煎服，日服一剂。h.急性水肿性胰腺炎：生大黄粉，口服，一次3~5g，一日3次。i.慢性胃炎：醋大黄、姜黄各等量，共研细末，口服，一次3~5g，一日3次。j.结膜炎：大黄、黄连各10g，石决明20g，水煎取液，熏蒸洗眼，一日3~5次。③出血性疾病：a.脑出血：大黄、枳实、石菖蒲、赤芍、桃仁各15g，牛膝25g，芒硝10g（冲服），天竺黄（研粉冲服）、胆南星、三七粉各10g（冲服），水煎服，日服一剂。b.消化道出血：生大黄粉，口服，一次5g，一日3次。c.蛛网膜下腔出血：大黄6g，芒硝5g，枳壳、地龙、菊花、茯苓各10g，水煎服，日服一剂。d.功能性子宫出血：大黄炭、当归、川芎、醋五灵脂、牡丹皮、蒲黄炭、阿胶珠各9g，海螵蛸30g，牡蛎15g，三七粉（冲服）1.5g，水煎服，日服一剂。e.鼻出血：大黄炭10g，生地黄15g，丹参、仙鹤草各12g，蒲黄、生甘草各9g，水煎服，日服一剂。④肝脏疾病：a.甲型肝炎：茵陈30g，生大黄、龙胆、猪苓、茯苓各15g，木香10g，生地黄20g，车前子30g（包），生甘草6g，水煎服，日服一剂。b.肝硬化：大黄20g，玄参15g，甘草6g，芒硝10g（冲），水煎服，日服一剂。c.黄疸型肝炎：茵陈蒿汤加大黄20g，水煎服，日服一剂。⑤结石症：a.肾结石：玄明粉60g，水煎取液，冲大黄粉30g，口服，日服一剂。b.胆结石：大黄20g，郁金、虎杖、青皮、木香各10g，鸡内金15g，甘草6g，水煎服，日服一剂。⑥精神分裂症：a.躁狂型：大黄15g，黄连、黄芩各6g，水煎服，日服一剂；b.青春型：大黄10g，桃仁6g，水蛭3g，水煎服，日服一剂；c.抑郁型大黄15g，桃仁9g，甘草6g，水煎服，日服一剂。⑦糖尿病：大黄20g，黄芪15g，生地黄、桃仁各10g，甘草6g，水煎服，日服一剂。⑧急、慢性肾衰：大黄粉，口服，一次3~6g，一日3次。⑨高脂血症：大黄、决明子、菊花各等份，前两味共研粗末，取适量泡茶喝。⑩烧伤：大黄、地榆各30g，虎杖、黄连、金银花各18g，炙乳香、炙没药各12g，冰片6g，加麻油适量共制为膏，取适量外敷患处[8,9]。

山大黄 Radix Rhizoma Sect Rheum

【基源】 为原植物叶缘呈波状（Sect Rheum）的一类大黄，故也称为波叶大黄。主要来源为藏边大黄（*Rheum emodi* Wall.）、天山大黄（*Rheum wittrockii* Lundstr.）、河套大黄（*Rheum hotaoense* C.Y.Cheng et C.T.Kao）、华北大黄（*Rheum fanzenbachii* Munt.）和波叶大黄（*Rheum undulatum* L.）的根与根茎。

【饮片鉴别】 ①藏边大黄：呈类圆形或类长方形片，厚4~7mm，直径1~5cm，斜切片长达10cm。切面黄棕色、红棕色或棕黄色，韧皮部薄，具明显的形成层环及半径向放射的棕红色或黄棕色射线；周边红棕色至棕褐色，具纵皱纹，栓皮脱落处黄棕色。质硬，易纵向掰断。气微香，味苦、微涩(图6-7)。②天山大黄：呈类长方形或圆形厚片，直径2~4cm，斜切片长达6cm。切面黄棕色或淡棕色，韧皮部薄，棕褐色形成层环明显，具细密的淡黄色至棕黄色放射状纹理。周边黄棕色至棕褐色，略粗糙，具纵沟纹，多光滑。质硬，易纵向掰断，断面黄棕色，略显粉性。气微，味苦涩(图6-8)。③河套大黄：为圆形或类长方形片，厚2~5mm，直径2.5~4cm。切面淡黄红色；根茎部切片髓明显，木部具细密的棕黄色线纹；周边黄褐色，黑棕色或黄棕色，具纵皱纹或纵沟。质硬脆，易折断，断面显红白相间的槟榔碴状。气特异，味涩，嚼之有沙粒感(图6-9)。④华北大黄：呈圆形、类圆形或长条形片。厚4~6cm，直径1.5~5cm，斜切片长达8cm。切面棕黄色或棕褐色，韧皮部窄，具细密的红棕色放射状纹理，有的具同心环纹；周边棕黑色或黄棕色，具纵沟纹，栓皮脱落处显黄棕色。质硬而脆。气浊特异，味涩微苦，嚼之有不适感(图6-10)。

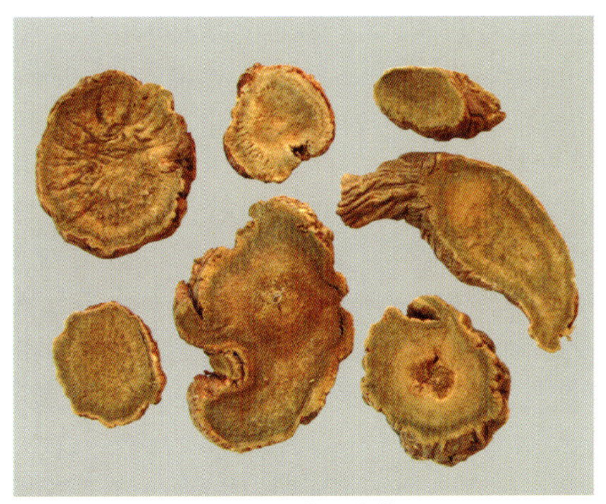
图6-7 藏边大黄

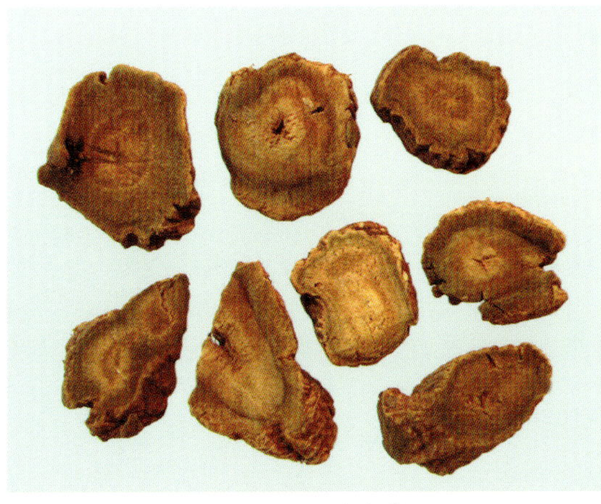
图 6-8 天山大黄

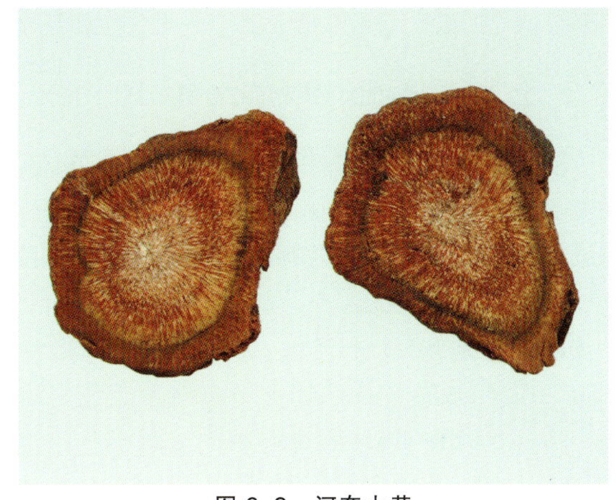
图 6-9 河套大黄

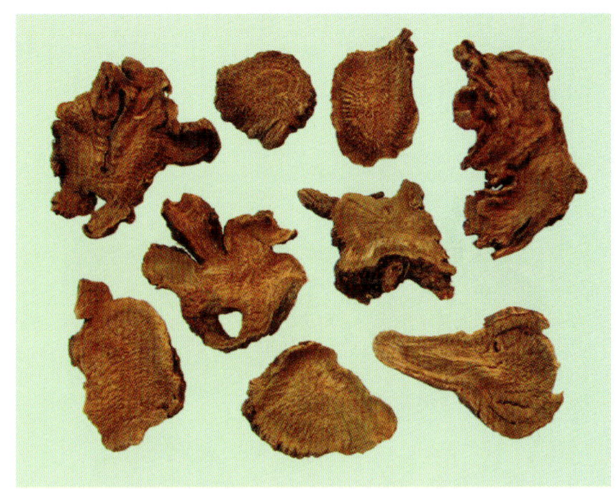
图 6-10 华北大黄

【成分】 含土大黄苷，波叶大黄多糖，大黄酚、大黄素甲醚与微量的大黄素；河套大黄、藏边大黄与波叶大黄并含少量的芦荟大黄素；不含具主要致泻作用的番泻苷。

【药理】 有抗菌(抑菌的最低浓度天山大黄为500mg/kg，藏边大黄为250mg/kg)、抗真菌、收敛、止泻、降低血脂和轻度致泻(ED_{50}为3500~6769mg/kg)等作用。其中所含的波叶大黄多糖(RHP)有抗癌[灌胃150mg/(kg·d) 对肿瘤S_{180}的抑制率为40%]、抗辐射 [灌胃100mg/(kg·d)]、抗$Co^{60}\gamma$(小鼠死亡率降低30%)、抗炎[腹腔注射100mg/(kg·d)对角叉菜胶所致小鼠足肿胀率的抑制率为80%]、抗凝血、抗血栓、强心、降血压、降血脂、降血糖、增强机体免疫功能和核酸、蛋白质合成及抗衰老的作用。

【性味、归经与效用】 性寒，味苦。有清热解毒，缓泻，健胃，止血生肌的功效。用于肺热咳嗽，咽喉肿痛，痈肿疮毒，便血，鼻血，外伤出血，实热便秘和水火烫伤等。

【临床应用】 ①实热便秘：华北大黄15g，玄明粉3g(冲服)，水煎服，日服一剂[10]；②高脂血症：天山大黄粉,口服,一次5g,一日3次,饭后服。一个月为1个疗程。

土大黄 Radix et Rhizoma Rumex

【基源】 为蓼科植物钝叶酸模*Rumex obtusifolius* L.、红丝酸模*Rumex chalepensis* Mill. 及羊蹄*Rumex japonicus* Houtt.、巴天酸模*Rumex Patientia* L. 和尼波尔酸模*Rumex nepalensis* Spreng. 的根及根茎。

【饮片鉴别】 ①土大黄:为圆形或类圆形片,厚3~6mm,直径1.5~3.5mm。切面黄色至黄棕色,形成层成环,放射状纹理明显;周边棕黄色至暗褐色,有多数纵皱纹和皮孔,质硬。气微,味苦或涩(图6–11)。②羊蹄:呈圆形或长圆形厚片。厚3~5mm,直径1.5~4mm。切面黄色或黄棕色,形成层环状。放射状纹理明显,周边棕黄色或暗褐色,有纵皱纹和皮孔。质硬。气微,味苦、微涩(图6–12)。

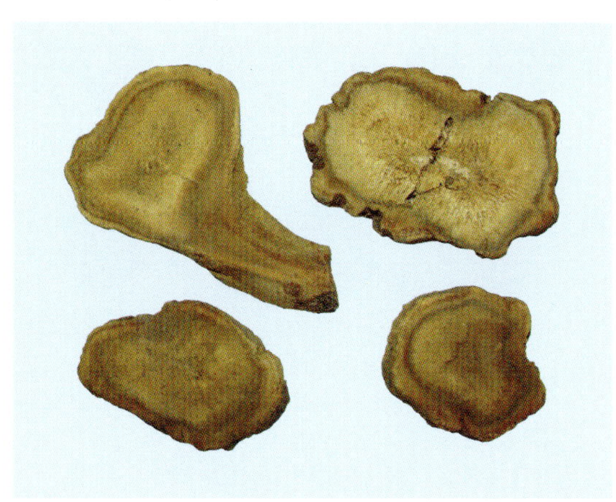

图 6–11 土大黄

【成分】 含大黄酚、大黄素甲醚、大黄素及大黄酸样成分(Rhe in-Like Ⅰ及Ⅱ),红丝酸模中含止血有效成分磷酸铵镁;羊蹄中含抗真菌成分酸模素,并含鞣质。

【药理】 有止血、抗真菌和抗甲型流感病毒的作用。

【性味、归经与效用】 性寒、味辛、苦。有止血、杀虫、清热解毒和破瘾消肿的功效。用于内外出血,疥癣,湿疹,跌打损伤和水火烫伤。

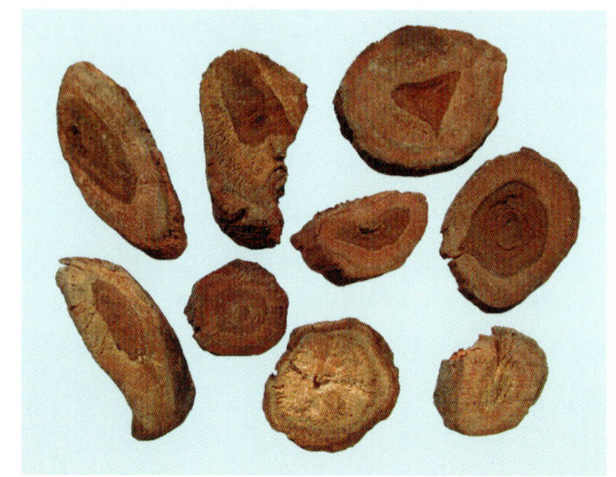

图 6–12 羊蹄

【临床应用】 ①肺结核咯血:土大黄15g,百合10g,白及6g,水煎服,日服一剂。②湿疹性皮炎:土大黄30g,水煎取液,浸洗患处。③黄疸型肝炎:羊蹄、五加皮、茵陈各15g,栀子10g,炙甘草6g,水煎服,日服一剂。④水火烫伤:土大黄、地榆各15g,罂粟壳10g,冰片1g,共研极细粉,取适量用麻油调敷患处,一日2次。

【按语】 大黄为常用中药,始载于《神农本草经》下品。为一古老的泻下药,陶弘景释其名曰:"大黄,其色也。将军之号,当取其峻快也。"现代研究其有泻下、解热、抗菌、止血、抗炎、抗肿瘤、抗溃疡、抗衰老、双向调节机体免疫功能等广泛的药理活性,临床疗效确实可靠,且经不同方法炮制的药品,可改变其中的化学成分,使突出某方面的治疗作用[11]。由于大黄药源供不应求,常见有以山大黄、土大黄充大黄使用的情况[12],这是不对的。

山大黄 (Radix Rhizoma Sect Rheum) 含土大黄苷,致泻、抑菌等作用较弱。传统应用为止血、健胃和轻度致泻。近年来研究发现,其含有的波叶大黄多糖有抗癌、抗炎、抗辐射和抗凝血等广泛的药理活性。

土大黄 (Radix et Rhizoma Rumex) 系酸模属植物,与大黄亲缘关系较远,主要用于止血和皮肤疾患,与大黄成分、药理和功效迥异,不可与其相提并论。

(孔增科 郭丽芳 王光恩 马金城)

参考文献

[1]国家药典委员会.中华人民共和国药典(2005年版一部).北京:化学工业出版社,2005.17

[2]吴玛琍,孔增科.中药饮片鉴别(上册).天津:天津科学技术出版社,1993.122

[3]肖培根.新编中药志(第一卷).北京:化学工业出版社,2002.66

[4]王丽英,等.时珍国医国药,2000,11(4):382

[5]吴美良,等.中国误诊学杂志, 2003,3(2):302

[6]孔增科,等.常用中药药理与临床应用.赤峰:内蒙古科学技术出版社,2005. 462

[7]王浴生,等.中药药理与应用.北京:人民卫生出版社,1983.68

[8]焦东海,等.大黄的药理和临床应用.兰州:甘肃科学技术出版社,1986.88

[9]孔增科，等.首届国际大黄学术讨论会论文摘要集.承德：1990.42

[10]河北省卫生厅.河北中草药.石家庄：河北人民出版社，1977.136

[11]冯则怡.湖北中医杂志，2000，22(11)：41

[12]杨兆起，封秀娥.中药鉴别手册(第三册).北京：科学出版社，1994.22

7 大蓟、大蓟根与小蓟

大蓟 Herba Cirsii Japonici

【基源】 为菊科植物蓟*Cirsium japonicum* Fisch.*ex* DC. 的干燥地上部分。

【饮片鉴别】 ①大蓟：呈长1.5~2cm的段片，全体黏 附众多白色羽状冠毛。茎圆柱形或稍扁，直径0.3~1cm，切面灰黄色，有白色疏松髓部或中空；周边黄绿色至绿褐色，具纵棱及毛茸。叶皱缩，破碎，褐绿色或灰绿色。展平后，叶缘可见羽状深裂及尖刺，刺长3~5mm。头状花序，完整者球形或类圆球形，直径约1.5cm；总苞片多层，苞片线状披针形或披针形，棕黄色至黄棕色。花细长，黄褐色，花冠常已脱落，冠毛羽状，白色细长。果实细小。质坚脆，刺手。气微，味淡(图7-1)。②大蓟炭：呈不规则段片。表面黑色。质松脆，断面棕黑色；气焦香(图7-2)。

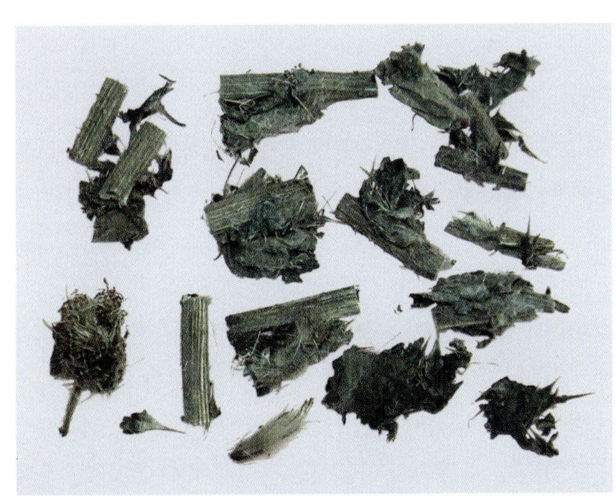

图 7-1 大蓟

【成分】 含柳穿鱼苷，蒙花苷，绿原酸，生物碱，单紫杉烯，香附子烯，石竹烯，乙炔醇核丁香苷，β-谷甾醇，胡萝卜苷，对-香豆酸[1]等。

【药理】 ①凝血止血：大蓟全草汁能使凝血时间、凝血酶原时间缩短，血沉加速；炒炭后能明显缩短出血和凝血时间。②抗菌：大蓟全草及总黄酮对金黄色葡萄球菌抑制较强。全草蒸馏液(1:4000)对人型结核

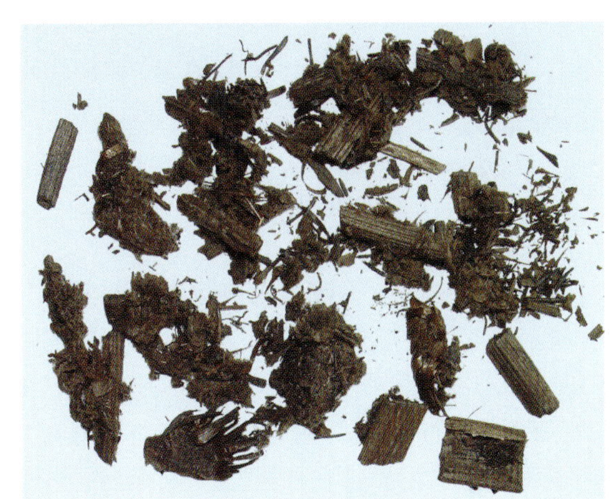

图 7-2 大蓟炭

杆菌有抑制作用；对绿脓杆菌、变形杆菌和单纯带状疱疹病毒有明显抑制作用。③兴奋子宫：水煎剂、醇沉剂有兴奋子宫作用，使子宫张力增加，收缩幅度加大。

【性味、归经与效用】 性凉，味甘、苦。归心、肝经。有凉血止血，祛瘀消肿的功效。用于衄血，吐血，尿血，便血，崩漏下血，外伤出血，痈肿疮毒。

【临床应用】 ①功能性子宫出血：大蓟炭、小蓟、茜草、炒蒲黄各9g，女贞子、墨旱莲各12g，水煎服，日服一剂。②血小板减少性紫癜：生地黄、大蓟、小蓟各30g，白芍、阿胶各12g，牡丹皮、女贞子、知母、黄柏、续断各10g，墨旱莲、仙鹤草、藕节、黄精、桑寄生各15g，水煎服，日服一剂[2]。③肌注硬结：大蓟粉5份，芒硝3份，温开水调成糊状，外敷患处，每12小时换药1次。

大蓟根 Radix Cirsii Japonici

【基源】 为菊科植物蓟*Cirsium japonicum* Fisch. *ex* DC. 的干燥根[3]。

【饮片鉴别】 为圆形或类圆形薄片，直径4~8cm。切面黄白色至淡棕色，可见深色环纹及放射状纹理；周边灰褐色至暗褐色，具不规则纵皱纹。质硬而脆。气微，味甘、微苦(图7-3)。

【成分】 含柳穿鱼苷，蒙花苷，丁香苷，绿原酸，β-谷甾醇，香附子烯，石竹烯，三十二烷醇等。

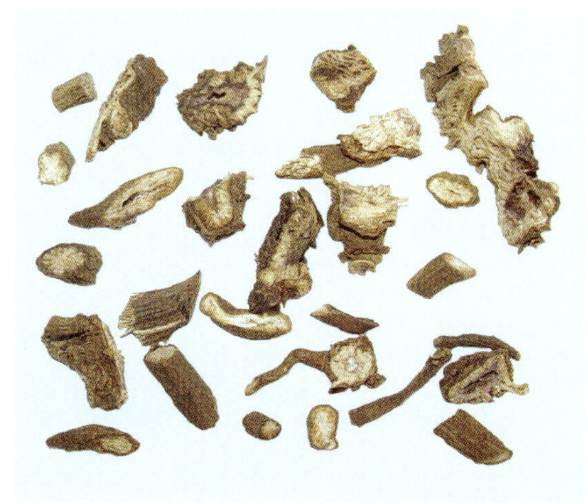
图 7-3 大蓟根

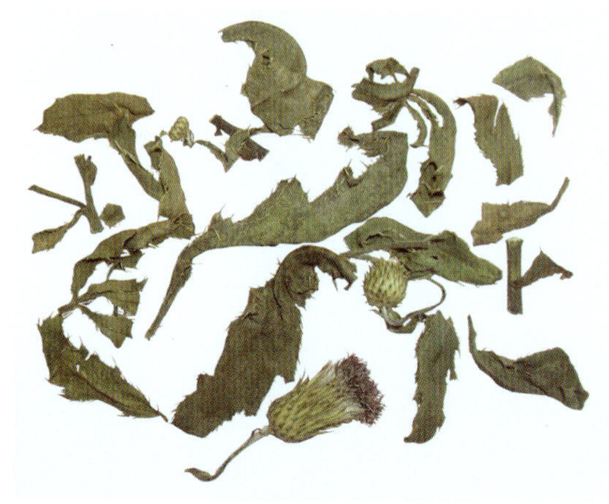
图 7-4 小蓟

【药理】 ①降压：大蓟根水煎液有显著的降压作用[4]。给药后立即降压55%~60%，2~3小时候逐渐恢复，同时可减慢心律。②抗菌：鲜大蓟根煎剂对甲型链球菌、福氏痢疾杆菌有抑制作用。大蓟根煎剂体外对人型结核杆菌、脑膜炎球菌、白喉杆菌、肠炎杆菌、伤寒、副伤寒杆菌、金黄色葡萄球菌均有抑制作用[5]。③其他：大蓟根提取物有杀线虫，促进脂肪代谢和利尿作用。

【性味、归经与效用】 性微寒，味甘、苦。归心、肝经。有凉血止血，消散痈肿的功效。用于血热衄血，吐血，尿血，便血，崩漏下血，外伤出血，痈肿疮毒。近有用于淋巴肉瘤、肺癌、甲状腺肿瘤、肠癌、肝癌、膀胱癌。

【临床应用】 急性扁桃腺炎：鲜大蓟根60g，鲜土牛膝60g，鲜酢浆草60g，白茅根30g，山豆根15g，水煎服，日服一剂。

小蓟 Herba Cirsii

【基源】 为菊科植物刺儿菜*Cirsium setosum* (Willd.) MB.的干燥地上部分。

【饮片鉴别】 ①小蓟：为1~1.5cm的段片，全体黏附白色羽状冠毛。茎呈圆柱形或稍扁，直径1.5~5cm；切面灰黄色，有白色疏松髓部或中空，周边灰绿色、黄绿色至棕褐色，具纵棱及白色毛茸。叶皱缩或破碎，灰绿色或绿褐色，完整者展平后呈长椭圆形或长圆状披针形，长3~12cm，宽0.5~3cm；全缘或浅齿裂至羽状深裂，齿尖具针刺。头状花序单个或数个顶生，完整者球形或长圆形，直径约1.2cm，总苞钟状，苞片5~8层，棕黄色至黄棕色；花细长，黄褐色。花冠多已脱落，冠毛羽状，白色，细长。果实细小。质坚脆，稍刺手。气微，味微苦(图7-4)。②小蓟炭：为不规则段片，表面黑褐色。质松脆，具焦香气，味苦(图7-5)。

【成分】 含刺槐素-7-鼠李糖葡萄糖苷，芦丁，原儿茶酸，咖啡酸及绿原酸核生物碱。

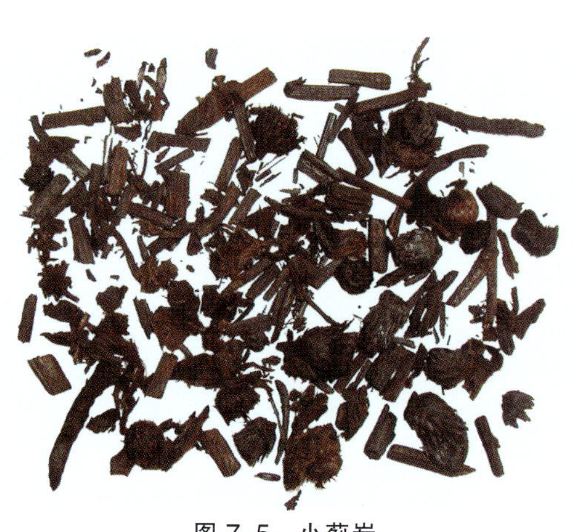
图 7-5 小蓟炭

【药理】 ①止血：10%小蓟煎剂有缩短出血时间和凝血时间的作用。给小鼠灌胃，可使出血时间明显缩短。②抗菌：小蓟水煎剂对链球菌、肺炎链球菌、白喉杆菌有一定的抑制作用，对金黄色葡萄球菌有较强的抑制作用。乙醇浸剂(1:30 000)对结核杆菌有抑制作用。③升压：小剂煎剂对灰脊髓大鼠有升压作用，每克小蓟所含升压物质相当于去甲肾上腺素14μg；煎剂或酊剂70mg/kg静注，对麻醉犬、兔均有类似肾上腺素的升压作用。④其他：小蓟煎剂有兴奋心脏、子宫和抗炎、镇静、促进细胞免疫及体液免疫的作用。

【性味、归经与效用】 性凉，味甘、苦。归心、肝经。有凉血止血，祛瘀消肿的功效。用于衄血，吐血，尿血，便血，崩漏下血，外伤出血，痈肿疮毒。

【临床应用】 ①过敏性紫癜：小蓟根20g，蒲黄、藕节、滑石、木通、生地黄、淡竹叶、当归各12g，栀子15g，甘草3g，水煎服，日服一剂。②小儿迁延性肾炎血尿：小蓟根12g，生地黄、滑石各6g，生蒲黄8g(包)，焦栀子6g，连翘8g，猪苓6g，茯苓10g，泽泻6g，阿胶6g(分2次烊化)，水煎服,日服一剂。③产后出血:小蓟、益母草各9g,水煎服,日服一剂。

【按语】 大蓟、小蓟均为少常用中药,始载于《名医别录》中品。因本草记述、历史变迁和二药植物形态相似等原因,历史上既存在大蓟、小蓟混用,商品品种混乱的情况。

据文献记载[6-8],除《中华人民共和国药典》收载的大蓟、小蓟外,全国尚有同科8属30余种植物的地上部分作为大蓟或小蓟使用。据李胜华等做市场调查[9],全国大蓟主流商品为蓟*Cirsium japonicum*,小蓟的主流商品为刺儿菜*Cirsium segetum*.和刻叶刺儿菜 *C. setosum*.。同时叫"大小蓟"为名药用的还有蓟、刺儿菜、刻叶刺儿菜和线叶蓟*C. lineare*,飞廉属(Carduccs)植物飞廉、丝毛飞廉、节毛飞廉,苦苣菜属(Sonchus)植物苣卖菜、苦卖菜在个别地区也作大蓟或小蓟药用,甚至互相掺杂、混用[10-11],须注意鉴别。

大蓟、大蓟根、小蓟三药亲缘关系较近,但品种不同,药用部位、成分和药理、功能效用不尽一致。在功效上,三药均有凉血止血的作用,区别在于大蓟既能清血热又可散痈肿,大蓟根固涩止血也可散瘀消肿,小蓟凉血止血效优,解毒之力较大蓟为弱,正如《唐本草》所言:"大、小蓟皆能破血,但大蓟兼疗痈肿,而小蓟专止血,不能消肿也。"因此,医师处方要辨证施药,规范书写药名,不可用"大小蓟"之名,药师调剂时要审慎辨析,正确应付[12],不可将大、小蓟混合应用或互为代用。

(宋俊骊　孔增科　张　玲)

参考文献

[1]植飞,等.药学学报,2003,38(6):442

[2]孔增科,等.常用中药药理与临床应用.赤峰:内蒙古科学技术出版社,2005.239

[3]《广东中药志》编委会.广东中药志.第一卷.广州:广东科学技术出版社,1994.121

[4]李郁,等. 新疆中医药,2003,21(14):45

[5]植飞,等. 中草药,2001,32(7):664

[6]北京药品生物制品检定所,等. 中药鉴别手册(第一册). 北京:科学技术出版社,1981.26.49

[7]石世贵,等.时珍国医国药,2000,11(4):320

[8]李媛,等.时珍国医国药,2000,11(8):711

[9]楼之岑,秦波.常用中药材品种整理和质量研究(北方编·第一册). 北京:北京医科大学、中国协和医科大学联合出版社,1995.719

[10]刘宁平. 基层中药杂志,2001,16(4):40

[11]李奋. 新疆中药志,2002,20(6):51

[12]魏彦,等.北京中医杂志,2002,21(5):296

8　山豆根、北豆根、滇豆根及木蓝山豆根

● 山豆根 Radix et Rhizoma Sophorae Tonkinensis

【基源】 为豆科植物越南槐*Sophora tonkinensis* Gagnep.的干燥根及根茎。

【饮片鉴别】 为圆形或类圆形薄片,直径0.5~1.5cm,厚1~2mm。切面皮部淡棕黄色至类白棕色,木部黄白色,有的可见棕色环纹或见有髓部;周边棕褐色至暗褐色,具纵皱纹,有的可见横向突起的皮孔。质坚硬。气微,味极苦(图8-1)。

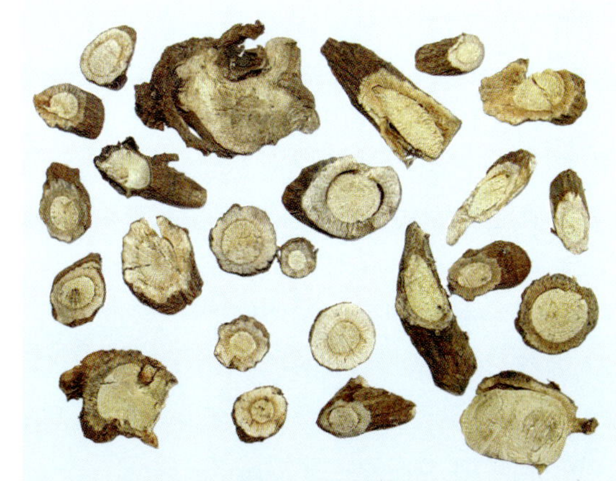

图 8-1　山豆根

【成分】 含苦参碱、氧化苦参碱、槐果碱、氧化槐果碱、金雀花碱、安那吉碱(臭豆碱)、槐醇、山豆根碱、山豆根二醇碱等生物碱和广豆根素(柔枝槐酮)、广豆根酮、环广豆根素、环广豆根酮等黄酮类化合物及苯丙素类,三萜,甾醇等。

【药理】 ①抗肿瘤：水提物灌服或腹腔注射对多种实验性肿瘤（小鼠U_{14}、肉瘤$_{180}$、大鼠吉田肉瘤、腹水及实体肝癌等）有抑制作用，苦参碱2.5mg/kg对小鼠艾氏腹水癌及S_{180}有效，氧化苦参碱作用更强（1.25mg/kg），都是肿瘤细胞代谢的直接抑制剂。本品对肿瘤乏氧细胞有选择性毒性，提示对放疗、化疗抗拒和肿瘤转移复发者效果更好。②抗菌：体外实验100%山豆根浸出液对痢疾杆菌、变形杆菌、大肠杆菌、白色葡萄球菌和金黄色葡萄球菌、甲型链球菌、乙型链球菌有明显抑制作用。水煎剂还有较强的抗柯萨奇B_5病毒作用。③保肝：本品对兔、小鼠CCL_4急性肝损伤有保护效果。注射剂可使感染乙型病毒性肝炎病毒小鼠的ALT下降，HBV标志物转阴率上升。④抗炎：对大、小鼠5种关节炎动物模型有抗炎作用。⑤解热：氧化苦参碱10~50mg/kg对发热大鼠、兔有解热作用。山豆根醇提取物皮下注射能明显降低正常大鼠的体温。⑥解痉、平喘：山豆根能对抗Ach、$BaCl_2$、5-HT及组胺兴奋离体肠管作用，对大、小鼠多种实验性胃溃疡有抗胃溃疡和抑制胃液分泌作用。平喘强度与氨茶碱相似，但持续时间较长。⑦抗心律失常：能抗乌头碱、洋地黄毒苷、氯仿-肾上腺素、KCl、$CaCl_2$、冠状结扎等诱发的心律失常，其机理可能是直接或间接作用于心肌所致。⑧镇静：可降低小鼠的自主活动，协同戊巴比妥钠、硫喷妥钠或水合氯醛的作用。⑨镇痛：对醋酸所致小鼠扭体反应有镇痛作用[1]。⑩毒性：本品煎剂小鼠腹腔注射的LD_{50}为15.6g/kg[2]。

【性味、归经与效用】 性寒，味苦；有毒。归肺、胃经。有清热解毒，利咽消肿，止痛，杀虫的功效。用于咽喉肿痛，肺热咳嗽，烦渴，黄疸，热结便秘，痈肿疔疮，痔疮，疥癣，肿瘤，虫毒咬伤。

【临床应用】 ①咽喉肿痛：山豆根、升麻、射干各10g，水煎服，日服一剂。②钩端螺旋体病：山豆根15g，大青叶60g，甘草15g，水煎服，日服一剂。③牙龈炎：a.山豆根、白头翁各10g，生石膏15g（先煎），水煎服，日服一剂。b.牙痛宁滴丸（山豆根、黄柏、天花粉、青木香、冰片、白芷、细辛、樟脑），口服或舌下含服，一次10粒，一日3次。④慢性乙型病毒性肝炎：山豆根注射液，每次2ml（含苦参碱35mg）肌内注射，一日1~2次，2个月为1个疗程。

北豆根 Rhizoma Menispermi

【基源】 为防己科植物蝙蝠葛*Menis permun danricum* DC. 根茎的切片。

【饮片鉴别】 呈圆形或类圆形片，直径3~8mm，厚1~2mm。切面皮部薄，浅棕黄色，木部淡黄色，白色或类白色，髓居中心，淡黄色木部束与黄白色射线相间排列呈辐射状。周边黄棕色至暗棕色，有纵皱纹及凸起的细根痕，外皮脱落处呈棕黄色。质韧脆，易纵向掰断，断面纤维性。气微，味苦（图8-2）。

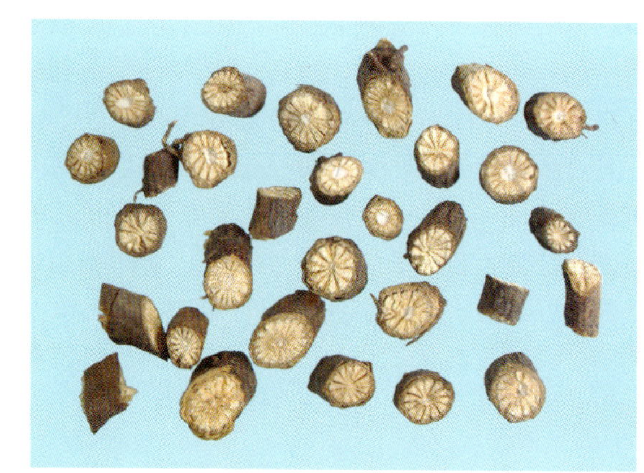

图 8-2 北豆根

【成分】 含蝙蝠葛碱（Dauricine）、去甲蝙蝠葛诺林碱（Daurinoline）、青防己碱、蝙蝠葛任碱、异去甲蝙蝠葛碱、蝙蝠葛定、蝙蝠葛芬碱、粉防己碱、阿克吐明、阿克吐米定、阿克吐明宁、千金藤灵及青藤碱等。

【药理】 ①抑菌：对金黄色葡萄球菌、脑膜炎双球菌、肺炎双球菌、链球菌、白喉杆菌有抑制作用，尤其对肺炎双球菌抑制作用最强。②抗心律失常：蝙蝠葛碱对正常心脏各部位传导均有抑制作用，延长房室结不应期，并在高频率起搏时减慢房室传导，临床应用其治疗心室率较快的房颤、房扑和室上性心动过速，以控制心室率，通过降低其自律性有助于房性、房室结性早搏等快速型心率失常。尤其对室性早搏效果最佳。蝙蝠葛酚碱还可预防和治疗心肌缺血而致的冠心病。③抗脑缺血：蝙蝠葛碱2.5、5.0、10.0mg/kg静脉注射时，明显对抗小鼠常压缺氧，减少局灶性脑缺血大鼠脑梗死范围和改善行为障碍。④抗炎：腹腔注射25mg/kg，对小鼠巴豆油性耳水肿、角叉菜胶性足肿胀有明显抑制作用，对大鼠佐剂关节炎和组胺、PGE_2引起毛细血管通透性增加有明显抑制作用，对白细胞游走有明显抑制作用。⑤镇痛：腹腔注射北豆根碱41~80mg/kg对醋酸引起小鼠扭体次数明显减少，并呈量效关系。⑥肌肉松弛：给兔静脉滴注蝙蝠葛苏林碱有明显的肌肉松弛作用。⑦抗变态：腹腔注射北豆根总碱100mg/kg、50mg/kg，可明显抑制大鼠被动皮肤过敏反应，对Arthus反应及由二硝基苯诱导的迟发型超敏反应均有明显的抑制作用。⑧降压：临床证明对高血压病人有较好降压效应，其降压作用主要取决于总外阻力的降低，直接扩张阻力血管，蝙蝠葛碱松弛血管平滑肌扩张血管的作用是通过无选择性地阻断电位依赖和受体激活的钙通道，从而抑制钙内流。⑨抗血小板聚集：蝙蝠葛苏林碱0.1mmol/L使血小板的黏附性降低，黏附抑制率为38.08%，心血管患者每日口服山豆根碱900mg，血小板聚集抑制率达20%~30%。⑩镇咳祛痰：山豆根总碱给小鼠20mg/kg腹腔注射，对氨雾和二氧化硫刺激均有显著镇咳作用，家兔8mg/kg灌胃可促进酚红由呼吸道排出，有一定祛痰作用。⑪局部麻醉：山豆根碱具有局部麻醉作用，局麻的ED_{50}为3.05mmol，麻醉活性与奎尼丁相近。⑫毒性：北豆根水煎剂给小鼠灌服给药的LD_{50}>100g/kg[3]。

【性味、归经与效用】 性寒，味苦；有小毒。归肺、胃、大肠经。有清热解毒，祛风止痛，利湿的功效。用于咽喉肿痛，肺热咳嗽，肠炎痢疾，风湿痹痛。

【临床应用】 ①咽喉肿痛：a.北豆根、射干各3g，共研细末，吹入咽喉。b.北豆根、玄参、牛蒡子各15g，桔梗7.5g，甘草5g。水煎服，日服一剂。②慢性扁桃体炎：北豆根9g，金莲花3g，生甘草6g。水煎服，日服一剂。③肺热咳嗽：北豆根、前胡、牛蒡子、枇杷叶各9g。水煎服，日服一剂。④湿热黄疸：北豆根、栀子各9g，茵陈15g，生大黄6g，水煎服，日服一剂。⑤牙痛：北豆根9g，玄参、地骨皮各6g，甘草3g，水煎服，日服一剂。⑥菌痢：北豆根、徐长卿各9g，水煎服，日服一剂[4]。

滇豆根 Rhizoma Beesiae Calthaefoliae

【基源】 为毛茛科植物单叶升麻*Beesia calthaefolia*(Maxim.)Ulbr.的干燥根茎。

【饮片鉴别】 呈圆柱形，弯曲，常分枝或簇生，长3~7cm，直径3~7mm。表面棕色或棕褐色，具纵皱纹及微隆起的环节，节间明显，长约3~5mm，有白色圆点状微突起的须根痕，偶有圆盘状茎痕。质硬而脆，易折断，断面黄色或暗黄色，呈蜡样光泽。气微，味苦(图8–3)。

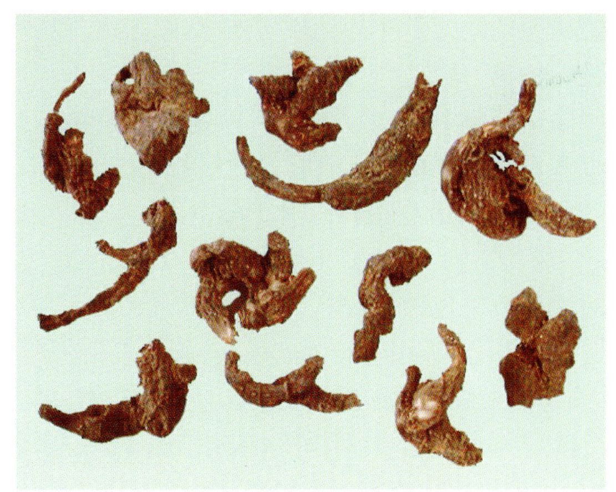

图 8–3 滇豆根

【成分】 含铁破锣皂苷Ⅰ、Ⅱ、Ⅲ、Ⅳ，β-谷甾醇。

【性味、归经与效用】 性凉，味辛、苦。有祛风，清热，解毒的功效。用于风热感冒，目赤肿痛，咽喉肿痛，风湿骨痛；外用治疮疥，毒蛇咬伤。

【临床应用】 ①咽喉肿痛：滇豆根、银柴胡、八爪金龙、射干、桔梗各9g。水煎服，日服一剂。②关节疼痛：滇豆根、秦艽、五加皮各9g，石南藤12g。水煎服，日服一剂。③牙痛：滇豆根、白茅根、并头草、石膏各12g。水煎服，日服一剂。

木蓝山豆根 Radix Indigoferae

【基源】 为豆科植物华东木蓝*Indigofera fortunei* Craib、花木蓝*I. kirilowii Maximex* Palibin.、宜昌木蓝*I. ichangensis* Craib、多花木蓝*I. amblyantha* Craib、苏木蓝*I. carlesii* Craib和甘肃木蓝*I. potaninii* Craib等同属多种植物根及根茎的切片。

【饮片鉴别】 呈圆形或长条形薄片，直径0.3~1.5cm，厚1~5mm。切面皮部较薄，黄白色、灰棕色或浅棕黄色，黄色木部与浅黄色射线相间排列呈辐射状；周边灰黄色至黄棕色，具横长的皮孔与纵皱纹。外皮常成片脱落。质硬，易纵向掰断，断面纤维性。气微，味微苦(图8–4)。

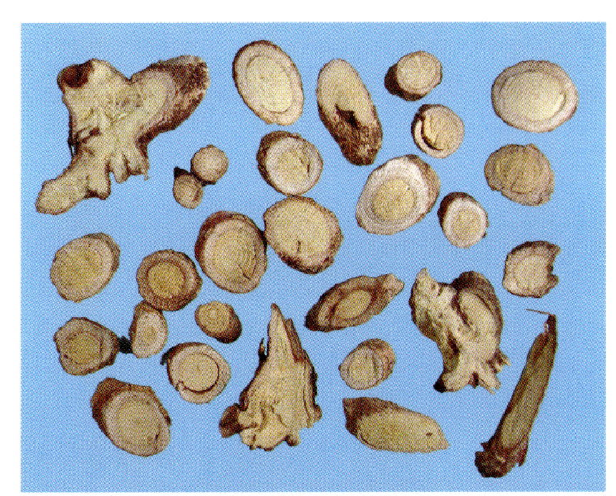

图 8–4 木蓝山豆根

【成分】 含芸香苷。

【药理】 ①抗菌：土豆根(宜昌木蓝)水煎剂对草绿色链球菌、金黄色葡萄球菌、β-链球菌、副伤寒杆菌、大肠杆菌、宋内氏痢疾杆菌、福氏痢疾杆菌等有很强的抑制作用。②毒性：水煎剂小鼠灌服的LD_{50}为27.46g/kg。

【性味、归经与效用】 性寒，味苦。有清热利咽，解毒，通便的功效。用于暑温，热结便秘，咽喉肿痛，肺热咳嗽，黄疸，痔疮。

【临床应用】 ①乙型脑炎：木蓝山豆根30g，大青叶、板蓝根各30~60g。水煎服，日服一剂，分4次服。②咽喉肿痛：木蓝山豆根15g，射干6g，甘草3g。水煎服，日服一剂。③肺炎：木蓝山豆根30g，金银花15g，大青叶30g。水煎服，日服一剂。

【按语】 山豆根为较常用中药，始载于宋《开宝本草》。自古以来植物来源就比较复杂。据文献记载，各地以"山豆根"为名药用的植物不下20种[5]。除本文论述的几种外，民间尚有用紫金牛科植物朱砂根*Ardisia crenata* Sims. 和百两金*Ardisia crispa* (Thunb.) A. DC. 的根代山豆根药用。这种同名异物导致药物品种混乱的情况，必须予以纠正。

山豆根(Radix Sophorae Tonkinensis)为豆科植物越南槐的根，饮片切面皮部淡棕色至黄白色，木部黄白色；气微，味微苦。主含苦参碱、氧化苦参碱等，抗菌作用较强。是清热解毒，消肿利喉的良药。

北豆根(Rhizoma Menispermi)为防已科植物蝙蝠葛的根茎，饮片切面皮部浅棕黄色，木部淡黄色、白色或类白色，白色的髓居于中心，淡黄色木部束与黄白色射线相间呈辐射状。气微，味苦，主含蝙蝠葛碱、蝙蝠葛苏林碱等，抗炎作用较强，并有抗菌、抗心律失常的药理活性。用于咽喉肿痛，肺热咳嗽，肠炎痢疾，风湿痹痛效果理想。

滇豆根(Rhizoma Beesiae Calthaefoliae)为毛茛科植物单叶升麻(铁破锣)的根茎。饮片切面黄棕色，具蜡样光泽；气微，味苦辛。含铁破锣皂苷和β-谷甾醇，有祛风，清热，解毒的功效。用于风热感冒，咽喉肿痛等病症。云南省部分地区以其作山豆根药用。

木蓝山豆根(Radix Indigoferae)亦名土豆根，为豆科植物木蓝属多种植物的根，饮片切面皮部黄白色或浅黄棕色，黄色木部与浅黄色射线相间排列呈辐射状；气微，味微苦。抗菌作用很强。有清热利咽，解毒，通便的功效。江苏、安徽、湖北、陕西和河南(部分地区)曾以其作山豆根药用。

山豆根、北豆根、滇豆根和木蓝山豆根(土豆根)均有"豆根"之名和治疗咽喉肿痛的功效而常见混淆应用。为了避免同名异物造成的用药混乱，1985年版《中华人民共和国药典》及其以后的历版药典均将山豆根、北豆根分别收载。尽管如此，还是有部分地区将二药混淆使用，有的医生处方用名不正确，将山豆根写为"豆根"，而药师调剂配方应付则是有什么"豆根"就付什么"豆根"，不仅把北豆根作山豆根应付，也曾有将滇豆根、木蓝山豆根作山豆根应付、使用的情况，这是十分不对的。

山豆根、北豆根、滇豆根和木蓝山豆根(土豆根)基源不同，成分有别，药理作用各有所长，性味、归经与效用也不尽一致，应各以其名药用。临床医师要正确书写药品名称，不可用药名简称；调配药师要认真审方，仔细鉴别饮片特征，正确应付，不可混用或代用。

(郝 睿 孔增科 王 昕 赵玲玲)

参考文献

[1]肖培根.新编中药志.第一卷.北京：化学工业出版社，2002.82
[2]范健，等.实用医技杂志，2003，10(11)：11
[3]李延忠，等.特产研究，1999，(3)：61
[4]孔增科，等.常用中药药理与临床应用.赤峰：内蒙古科学技术出版社，2005.120
[5]徐国钧，徐珞珊.常用中药材品种整理和质量研究(南方协作组·第一册).福州：福建科学技术出版社，1994.275

9 山药与参薯、山薯、褐苞薯及木薯

山药 Rhizoma Dioscoreae

【基源】 为薯蓣科植物薯蓣*Dioscorea opposita* Thunb. 的干燥根茎。

【饮片鉴别】 ①山药：呈类圆形片，直径2.5~4cm，厚1~3cm。切面白色，平坦，粉性；周边淡黄色，具纵沟纹及须根痕，偶有浅棕色栓皮残留。无臭，味甘，嚼之发黏(图9-1)。②光山药：为圆形或类圆形片，切面白色，粉性，颗粒状；周边白色光滑。气微，味甘淡微酸，嚼之具黏性(图9-2)。③炒山药：形如山药，表面焦黄色，气微香(图9-3)。

【成分】 含山药素Ⅰ、Ⅱ、Ⅲ、Ⅳ、Ⅴ，山药多糖，

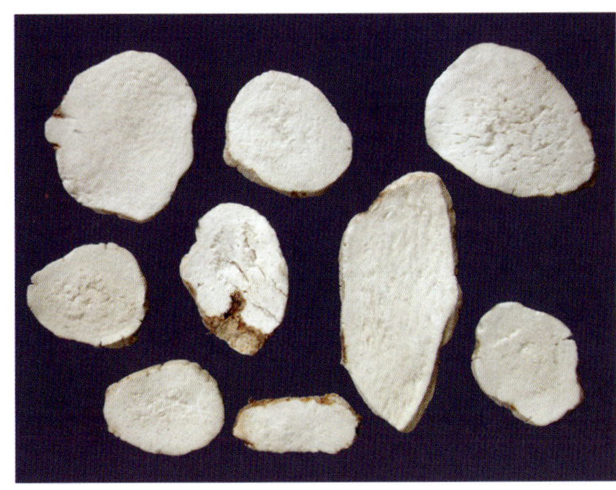
图 9–1 山药

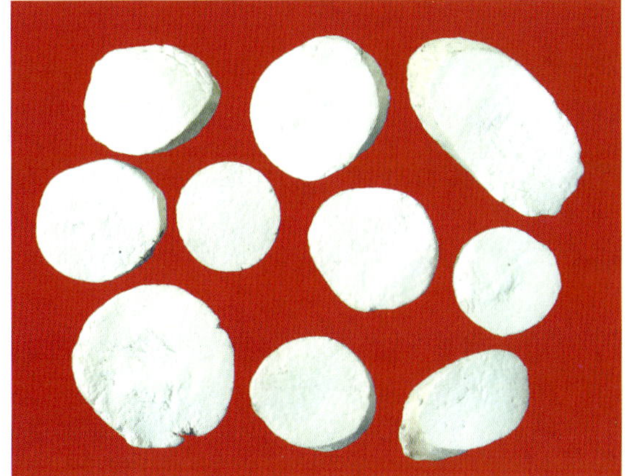
图 9–2 光山药

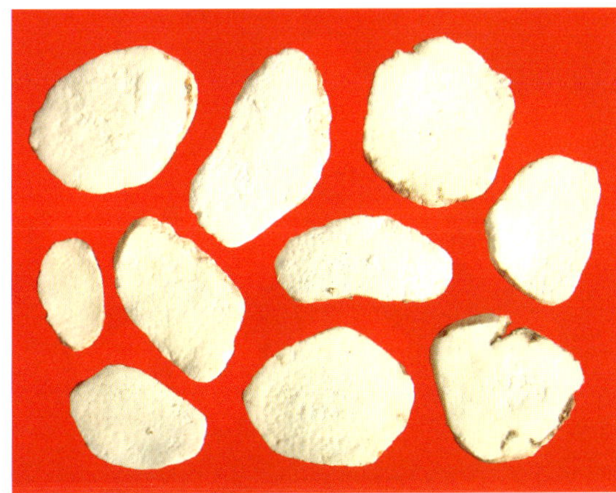
图 9–3 炒山药

甘露多糖，多巴胺，薯蓣皂苷，盐酸山药碱，止杈素，多种甾醇及其衍生物和氨基酸 β-谷甾醇等。

【药理】 ①调节血脂：给小鼠、大鼠灌服和腹腔注射薯蓣皂苷元对高脂血症有明显预防和治疗作用，薯蓣皂苷元体外有明显抑制胆固醇微颗粒形成的作用。②抗肿瘤：山药多糖对小鼠移植性黑色素瘤B_{16}和Lewis肺癌有很强的抑制作用。山药多糖有很强的体内抗肿瘤活性。③调节胃肠运动：给生大黄煎剂1g/ml所致脾虚大鼠灌服山药水煎剂3~6g/kg10天，可促进和恢复其胃液分泌功能(包括胃液量、总酸度、总酸排出量及胃蛋白酶活性等)。山药所含的淀粉酶可刺激胃肠内容物的排空，促进消化功能。④降血糖：水煎剂30g/kg、60g/kg灌胃10天，可使正常小鼠血糖降低，对四氧嘧啶引起的小鼠实验性糖尿病有预防和治疗作用，均能明显降低糖尿病小鼠组织内过氧化脂质含量，尤其对心组织作用最强，其次为胰、肾和肝组织[1]。⑤抗氧化、抗衰老：给小鼠灌服20%山药水煎剂2.5个月可增强小鼠血中谷胱甘肽过氧化物酶(GSH–PX)的活性，降低过氧化脂质(LPO)含量[2]。给家蚕喂饲浸过20%山药煎剂的桑叶，可显著延长龄期。山药对兔实验性骨折愈合有促进作用，煎剂6g/kg灌服10天，对脾虚模型小鼠有止泻作用。⑥调节免疫：山药多糖具有明显的抗肿瘤、增强免疫和抗突变作用。山药多糖体内给药可使动物肿瘤相关免疫功能增强。水煎醇沉剂25g/kg给小鼠灌服14天，对小鼠玫瑰花形成细胞数、淋巴细胞转化及血清溶血素生成均有促进作用。山药多糖0.2、0.4、0.8g/kg给小鼠连续灌服7天，可明显提高环磷酰胺所致免疫功能低下小鼠腹腔巨噬细胞百分率和吞噬指数，促进其溶血素和溶血空斑的形成以及淋巴细胞转化，并明显提高外周血T淋巴细胞比率[3]。⑦雄激素样作用：水煎剂给小鼠灌服可增加前列腺、精囊重量。⑧毒性：水煎醇沉剂给小鼠灌服的LD_{50}>2286.4g/kg。

【性味、归经与效用】 性平，味甘。归脾、肺、肾经。有补脾养胃，生津益肺，补肾涩精，固精止带的功效。用于脾虚食少，久泻不止，肺虚喘咳，肾虚遗精，带下，尿频，虚热消渴。

【临床应用】 ①慢性肾盂肾炎：熟地黄、菟丝子各15g，山药30g，巴戟天、盐杜仲、泽泻、茯苓各10g，牡丹皮6g。水煎服，日服一剂[4]。②腹泻、消化不良：山药15g，党参、白术、茯苓、白扁豆、陈皮各10g，焦三仙各10g。水煎服，日服一剂。③噤口痢：炒山药、山药各等份，共研细粉。口服，一次1.5g，一日2次。④流行性出血热：山药、熟地黄各30g，益智仁、桑螵蛸各15g，乌药10g，水煎服，日服一剂。⑤肺气肿：山药90~150g，玄参25g，白术、炒牛蒡子各15g。水煎服，日服一剂。⑥心理性勃起功能障碍：山药15g，人参10g，阿胶9g，生地黄20g，龟甲6g，淫羊藿、黄芪、仙茅、茯苓、牡丹皮、女贞子、丹参各12g，覆盆子10g。水煎服，日服一剂。⑦糖尿病：山药15g，黄芪、生地黄、山茱萸、枸杞子、五味子、葛根各10g，人参、鸡内金各6g，知母12g，共研细粉。口服，一次5g，一日3次。⑧遗尿：熟地黄、山茱萸、山药、菟丝子、韭菜子、益智仁、石菖蒲各10g，肉桂、淡附片各3g。随症加减：肾阴虚者去肉桂、淡附片；心气虚，健忘者加人参10g，五味子6g；女性患者加当归10g，川芎6g。水煎服，日服一剂。

参薯 Rhizoma Dioscorea Alatae

【基源】 为薯蓣科植物参薯*Dioscorea alata* L. 除去栓皮的干燥根茎。

【饮片鉴别】 呈类圆形或长圆形片。切面白色、类白色至淡黄色，散在浅棕色维管束，边缘较密；周边有刀削痕、纵皱纹及棕褐色栓皮残留。质硬脆，易折断，断面粉性，气微，味淡（图9-4）。

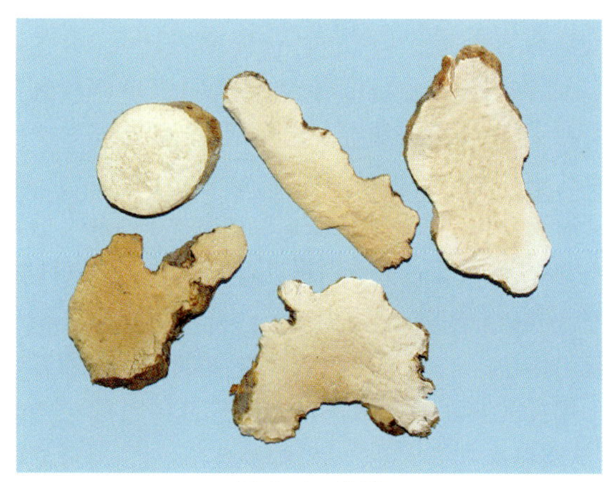

图 9-4 参薯

【成分】 含参薯素Ⅰ、Ⅱ，黏液质，胆碱，尿囊素，维生素C，谷甾醇，巴马亭和蛋白质、淀粉等，磷、镁、铜、镍等无机元素。

【药理】 增强免疫功能：1:1参薯水煎醇沉液给小鼠灌胃，能使小鼠玫瑰花形成细胞数增多。提高小鼠淋巴细胞转化率，但较山药弱。

【性味、归经与效用】 性平，味甘。有补脾肺，涩精气，消肿，止痛的功效。用于促进溃疡生长和收敛生肌等。

山薯 Rhizoma Dioscorea Fordii

【基源】 为薯蓣科植物山薯*Dioscorea fordii* prain et Burkill除去栓皮的干燥根茎。

【饮片鉴别】 为圆形或长圆形厚片，长2.5~8cm，宽1.5~5cm。切面白色，稍光滑，散有浅棕色点状物；周边白色，偶见未除去的棕色残留栓皮，有凹陷或纵沟。质坚硬，掰断面平坦，粉性。气微，味淡（图9-5）。

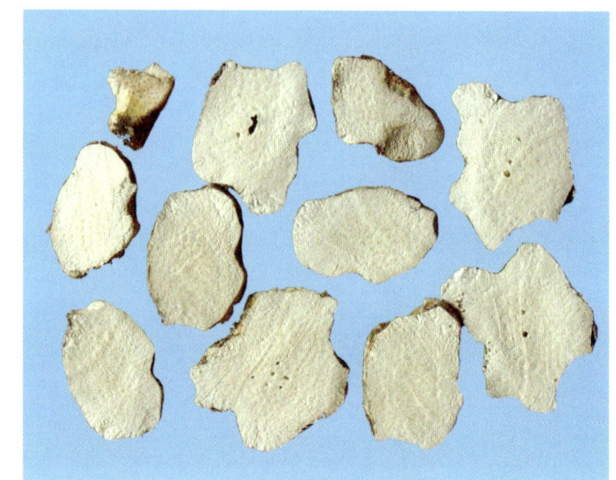

图 9-5 山薯

【成分】 含淀粉，蛋白质和多糖及磷、镁、铁、镍等无机元素。

【药理】 水煎液连续给小鼠灌胃10天，能增多小鼠玫瑰花生成数，提高小鼠淋巴细胞转化率，增多T淋巴细胞数，提示对小鼠免疫有促进作用，但较山药为弱。

褐苞薯 Rhizoma Dioscorea Persimilii

【基源】 为薯蓣科植物褐苞薯蓣*Dioscorea persimilis* Prain et Burkill除去外皮的干燥根茎。

【饮片鉴别】 为圆形或长圆形片，厚2~4mm，宽2~4cm。切面白色；周边棕黄色，有纵沟、疣状突起及残留的黑褐色栓皮。质硬，断面白色，粉性。气无，味甘（图9-6）。

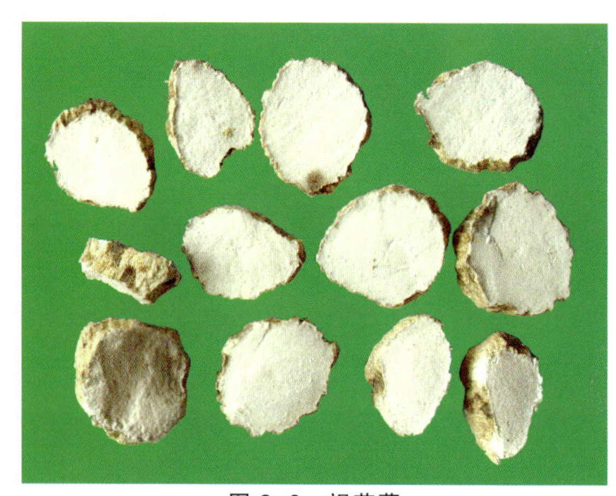

图 9-6 褐苞薯

【成分】 含淀粉，蛋白质，多糖及谷氨酸，天冬氨酸，精氨酸，亮氨酸等17种以上氨基酸和铜、镁、磷等无机元素。

【药理】 同褐苞薯，但作用更弱。

【性味、归经与效用】 有补脾肺，固精气的功效[9]。

木薯 Rhizoma Manihotis Esculentae

【基源】 为大戟科植物木薯*Manihot esculenta*

Crantz.干燥块根除去外皮的切片。

【饮片鉴别】 为圆形或椭圆形片，厚3~8mm，宽3~5cm，长3~7cm。切面乳白色，粉性，光滑，中央具细木心，呈放射状黄色小点，有的有孔隙；周边乳白色至淡黄色，偶见棕褐色外皮残留。质硬，味淡，嚼之有纤维性(图9-7)。

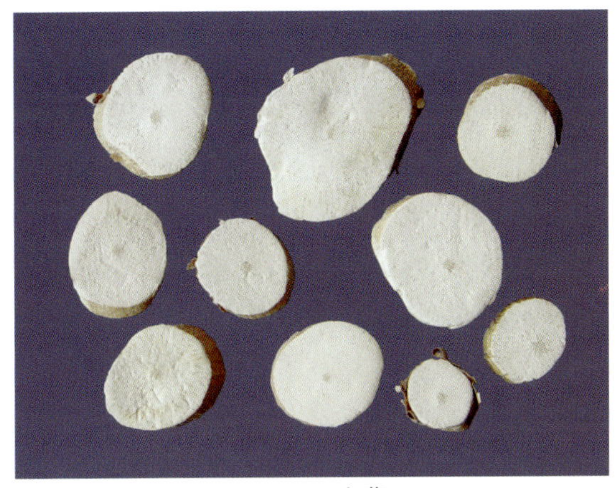

图 9-7 木薯

【性味、归经与效用】 性寒，味苦；有小毒。有解毒消肿的功效。用于疮疡肿毒，疥癣。外用适量，捣敷患处，不可内服。

【按语】 山药为常用中药，以“薯蓣”之名始载于《神农本草经》上品；山药一名首出《本草衍义》。有健脾补虚，生津益肺，补肾涩精，固精止带的功效。治诸虚百损，疗五劳七伤疗效可靠。现代研究证实其有增强免疫力，调节血脂，降低血糖，抗氧化，抗衰老，抗肿瘤等药理活性。据调查[5]，全国各地的山药商品除山药(Rhizoma Dioscorae)外，浙江、广东、广西和福建等地还以薯蓣科植物山薯*Dioscorea fordii* Prain et. Burkill.、褐苞薯*D. Persimilis* Prain et. Burkill.与参薯*D. alata* L.除去外皮的干燥根茎作山药药用[6,7]，在广西、云南有较大数量的大戟科植物木薯*Manihot esculdenta* Crantz.刮去外皮的干燥块根加工成饮片充作山药药用。据文献记载[8]，山薯、褐苞薯自20世纪60年代中期起，已基本上成为山药的一个品别，商品经营上称为“两广山药”，为市售商品品种之一，并有出口。[8]

至于木薯(Rbizoma Manihot Esculentea)，基源、成分、功能效用与山药迥异，性状也与山药大有区别，充或混称山药应用，纯属人为因素，应加强鉴别，予以杜绝。

(郝 睿 熊南燕 郭丽芳 沈保安)

参考文献

[1]肖培根.新编中药志.第一卷.北京：化学工业出版社，2002.88

[2]朱红艳，等.时珍国医国药.1999，10(6)：6

[3]苗明三.中药药理与临床.1997，13(3)：25

[4]孔增科，等.常用中药药理与临床应用.赤峰：内蒙古科学技术出版社，2005.381

[5]楼之岑，秦波.常用中药材品种整理和质量研究(北方编·第二册).北京：北京医科大学、中国协和医科大学联合出版社，1995.1096

[6]广西壮族自治区卫生厅.广西中药材标准.1990年版.南宁：广西科学技术出版社，1992.19

[7]浙江省卫生厅.浙江省中药饮片炮制规范(1994年版).杭州：浙江科学技术出版社，1994.8

[8]冯跃南，等.中药材商品规格质量鉴别.广州：暨南大学出版社，1995.25

[9]江苏省植物研究所，等.新华本草纲要(第一册).上海：上海科学技术出版社，1988.515

10 山楂、南山楂与云南山楂、广山楂及移㭎、林檎果

山楂 Fructus Crataegi

【基源】 为蔷薇科植物山里红*Crataegus pinnatifida* Bge. var. *major* N.E. Br. 或山楂*C. Pinnatifida* Bge.的干燥成熟果实[1]。

【饮片鉴别】 ①生山楂：为圆形片，直径1~2.5cm，厚2~4mm。切面果肉深黄色，横切片中间具有五室，每室种子一枚，呈桔瓣形，极坚硬，外皮枣红色，具皱纹，有灰色小斑点，微有光泽，有的切片可见果柄或花萼残迹。气微香，味酸微甜[2](图10-1)。②炒山楂：形如山楂，果肉黄褐色，偶见焦斑。气清香，味酸微甜(图10-2)。③焦山楂：形如山楂，果肉焦褐色，内部黄褐色，气清香，味酸微涩(图10-3)。④山楂炭：形如山楂，果肉焦黑色，内部焦褐色(图10-4)。

【成分】 含左旋表儿茶精，槲皮素，金丝桃苷，脂肪，硫胺素，维生素C，维生素E，胡萝卜素，绿原酸，枸

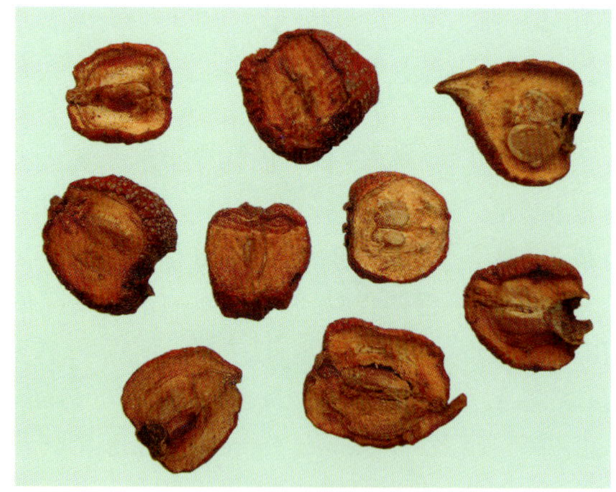

图 10-1 生山楂

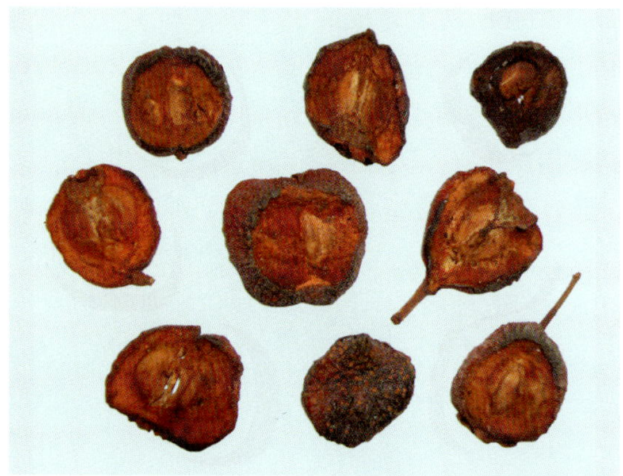

图 10-2 炒山楂

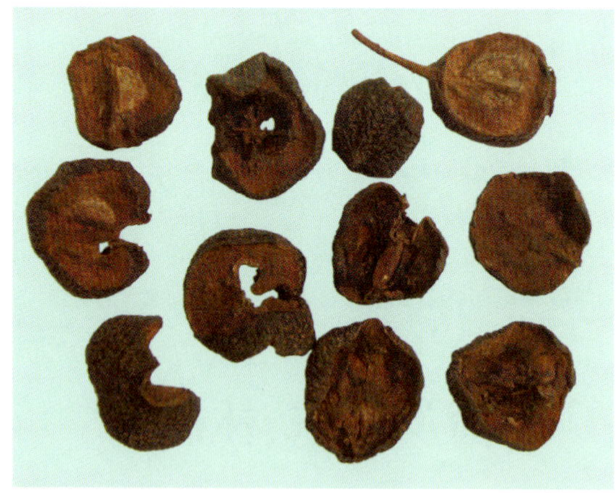

图 10-3 焦山楂

橼酸，枸橼酸单甲酯，枸橼酸二甲酯，钾、钠、钙、铁、锌、硒等元素。

【药理】 ①强心：能增加心肌收缩力和心排出量，山楂三萜酸对自然疲劳或10%水合氯醛所致的衰弱心脏有恢复搏动的作用。②降压：山楂总黄酮静脉、十二指肠给药，对麻醉猫血压有不同程度的降压作用；口服山楂可使高血压患者的血浆同型半胱氨酸的含

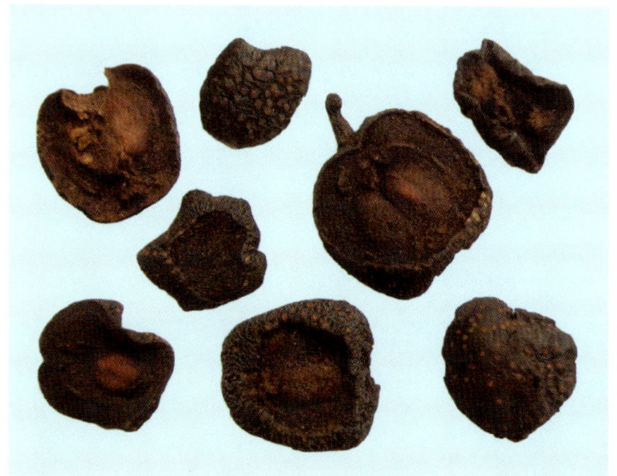

图 10-4 山楂炭

量降低。③增加冠脉流量：山楂总黄酮2~3mg/kg静脉注射可使犬冠脉流量明显增加，心肌耗氧量减低，血管阻力下降，心率减慢。山楂黄酮10~15mg/kg还具有抗心率失常作用。④降血脂、抗动脉粥样硬化：口服山楂可使冠心病患者血浆HCY浓度逐渐降低，同时，血浆TC、TG浓度显著下降。山楂醇浸膏0.5mg/kg灌服可使动脉粥样硬化兔血胆固醇和在器官上的脂质沉积降低。山楂核总三萜酸提取物对高血脂小鼠有显著降血脂作用。⑤抗氧化：山楂水提液可以清除体内自由基，能显著抑制肝过氧化脂质生成。⑥抗血小板聚集：山楂水提液在体外具有抑制血小板聚集的作用。⑦抗肿瘤：山楂提取液能消除合成亚硝胺的前体物质，阻断合成亚硝胺。山楂提取液对大、小鼠体内合成甲基苄基亚硝胺诱癌有显著阻断作用。山楂对黄曲霉素B_1的致突变作用有显著抑制作用，说明山楂可能对预防肝癌有意义[3]。⑧促进消化：山楂口服能增加胃消化酶的分泌，促进脂肪消化。⑨增强免疫：给兔皮下注射山楂液有增强兔体液免疫及细胞免疫作用。⑩毒性：山楂总黄酮小鼠腹腔注射的LD_{50}为165mg/kg。

【性味、归经与效用】 性微温，味酸、甘。归脾、胃、肝经。有消食健胃，行气散瘀的功效。用于肉食积滞，胃脘胀满，泻痢腹痛，瘀血经闭，产后瘀阻，心腹刺激痛，疝气疼痛，高脂血症。

【临床应用】 ①消化不良：焦山楂、神曲、姜半夏、茯苓各10g，陈皮、胡黄连各3g，鸡内金、连翘各6g。水煎服，日服一剂。②小儿积滞：炒山楂20g，神曲、麦芽各10g，鸡内金、木香、陈皮、党参、茯苓、白术各5g。水煎服，日服一剂。③肠梗阻：枳实、厚朴、木香各15g，川楝子12g，黄连、党参、延胡索、炒山楂、姜黄、白术、茯苓各10g，姜半夏9g，炙甘草6g。水煎服，日服一剂。④疝气：山楂、小茴香各15g，桔梗12g。水煎服，日服一剂。⑤冠心病：山楂10g，丹参15g，红花12g，党参、薤

白、枳壳、莱菔子、延胡索、砂仁各10g。水煎服，日服一剂。⑥慢性萎缩性胃炎：山楂20g，神曲、姜黄连各15g，陈皮、白芍、莱菔子各10g，枳壳6g，甘草5g。水煎服，日服一剂[4]。

南山楂 Fructus Crataegi Cuneatae

【基源】 为蔷薇科植物野山楂*Crataegus cuneata* Sieb. et Zucc.的干燥成熟果实[5]。

【饮片鉴别】 直接晒干者呈球形，直径0.8~1.4cm，表面棕红色至黄棕色，密布细皱纹，上端残存花萼，周边突起，中央呈凹窝状低陷，习称“石榴嘴”形，基部有果柄残痕(图10–5)。压扁晒干者为扁圆形，常破裂，果皮薄，淡棕色，略显颗粒性，中间有5粒淡黄色至浅褐色果核，略呈短橘瓣形，极坚硬。气微，果肉味涩微酸(图10–6)。

【成分】 含芦丁，山楂酸，柠檬酸，苹果酸，皂苷，果糖，蛋白质，脂肪和黄酮类成分左旋表儿茶精，熊果酸，黄烷聚合物等。

【药理】 ①抗菌：对志贺、福氏、宋内、斯密士痢疾杆菌有较强的抗菌作用，对绿脓杆菌、大肠杆菌、变形杆菌、炭疽杆菌、金黄色葡萄球菌和乙型链球菌、白喉杆菌有抑制作用。②促进消化：野山楂能增加胃酶活性，促进消化功能。③抗心肌缺血：野山楂20g(生药)/kg灌胃，有较强的对抗垂体后叶素诱发大鼠心肌缺血的作用。④抗动脉粥样硬化：有较好的降低胆固醇，增高8月龄小鼠HDL-C的含量，大幅度升高HDL-C/TC的比值，调整三脂成分的比例，预防动脉粥样硬化和冠心病的作用。⑤其他：有收缩子宫和一定的驱绦虫及解痉、镇静作用[6]。

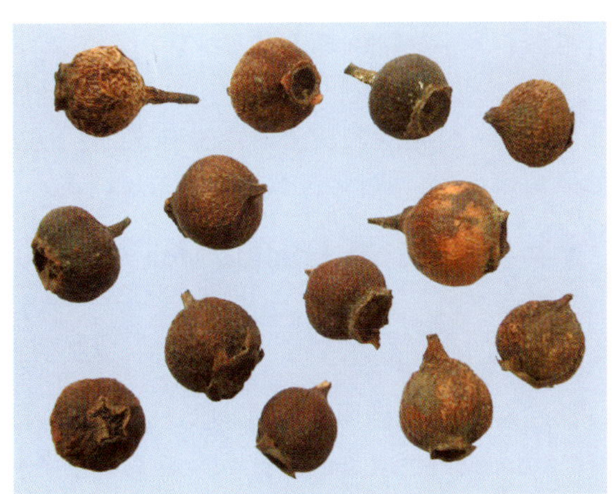

图 10–5 南山楂(直接晒干)

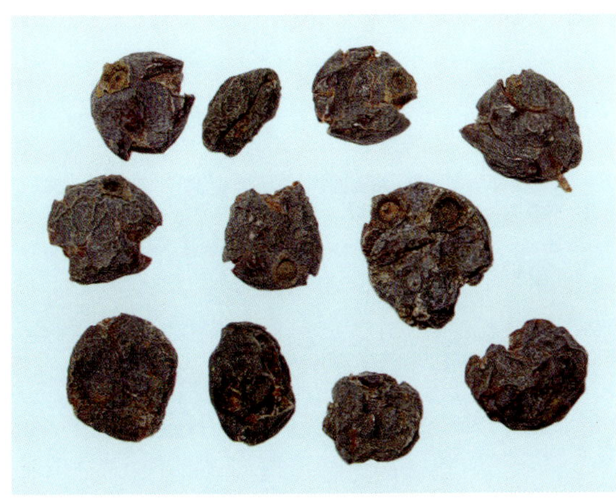

图 10–6 南山楂(压扁晒干)

【性味、归经与效用】 性微温，味酸、甘。归脾、胃、肝经。有行气散瘀，收敛止泻的功效。用于泻痢腹痛，瘀血经闭，产后瘀阻，心腹刺痛，疝气疼痛，高脂血症。

【临床应用】 ①痢疾：焦南山楂60g，槟榔6g，焦三仙各10g。水煎服，日服一剂。②高脂血症：南山楂、炒决明子各10g，生大黄、菊花各6g，甘草3g。水煎服，日服一剂。

云南山楂 Fructus Crataegi Pinnatifidae

【基源】 为蔷薇科植物云南山楂*Crataegus pinnatifida* Bge.的干燥成熟果实。

【饮片鉴别】 为圆形或长圆形厚片，直径约1.5cm。切面淡黄色，心皮5。果皮红棕色，有稀疏的褐色小斑点。质脆。气微，味酸、涩、微甜(图10–7)。

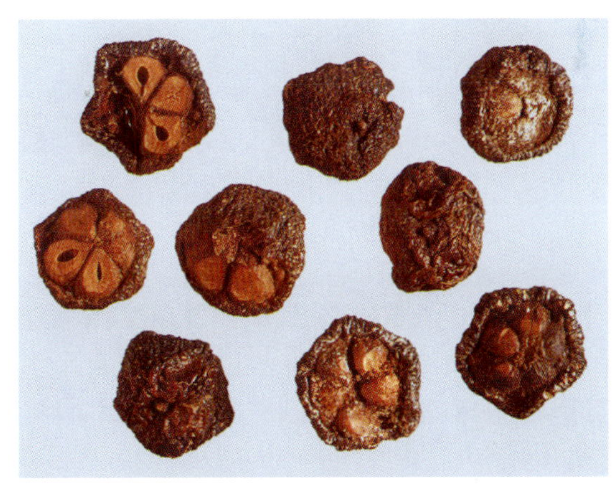

图 10–7 云南山楂

【成分】 含槲皮素，芦丁，牡荆素，金丝桃苷，胡萝卜苷，熊果酸，绿原酸、奎宁酸，β-谷甾醇及二十九烷醇等[7]。

【药理】 ①抗心肌缺血：云南山楂醇提物20g(生药)/kg给大鼠灌胃，有对抗垂体后叶素诱发大鼠心肌缺血的作用。②抗衰老：云南山楂体外对超氧阴离子自由基有较强的清除作用(清除率92.7%)，说明有较好的抗衰老作用。

【性味、归经与效用】 性微温，味酸、甘。归肝、胃经。有健脾消食，活血化瘀的功效。用于食滞肉积，脘腹胀痛，产后瘀痛，漆疮，冻疮。

【临床应用】 ①小儿乳食停滞：云南山楂10g，麦芽、茯苓皮各8g，炒粟米5g。水煎服，日服一剂。②食积胃痛：炒云南山楂15g，芦竹头10g。水煎服，日服一剂[8]。

◉ 广山楂 Fructus Mali Mellianae et Doumeri

【基源】 为蔷薇科植物尖嘴林檎*Malus melliana* (Hand. -Mazz.)Rehd. 及台湾林檎 *Malus doumeri*(Bois) Chev. 的干燥成熟果实。

【饮片鉴别】 为圆形或椭圆形厚片，直径2~3cm。切面果肉较厚，内果皮木化呈圆环状，每一心皮内有种子2粒；果皮表面红棕色或深红色，无浅色斑点。宿存花萼反卷，有绒毛和残留花柱。气微，味微酸、涩(图10-8)。

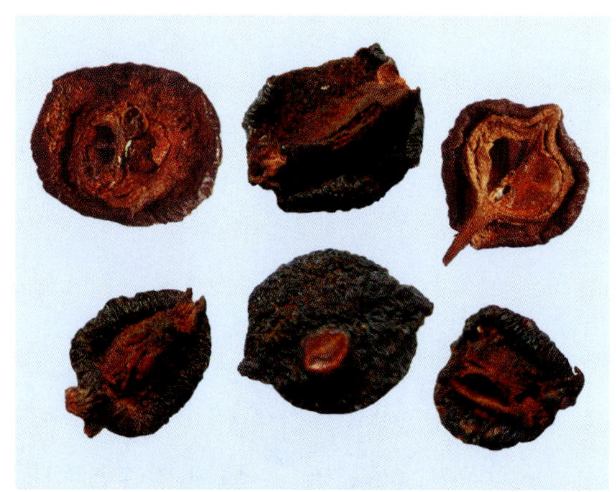

图 10-8 广山楂

【成分】 含酒石酸、苹果酸和琥珀酸，微量总黄酮等。

【药理】 有拮抗高脂饲料引起的血清胆固醇及甘油三酯升高作用[9]。

【性味、归经与效用】 性微温，味甘、酸、涩。有消食导滞，理气健脾的功效。用于脾胃虚弱，食积停滞，脘腹胀痛，泄泻。

【临床应用】 ①脘腹胀痛：广山楂15g，水煎服，日服一剂。②大便溏泄：广山楂炭12g，水煎服，日服一剂。

◉ 移㭎 Fructus Docynae Delavayi et Indicae

【基源】 为蔷薇科植物移㭎*Docynia delavayi* (Franch.) Schneid. 或红叶移㭎*Docynis indica* (Wall.) Decne. 的干燥成熟果实。

【饮片鉴别】 为圆形、类圆形或类三角形厚片，直径2~3cm。切面果肉较厚，棕黄色或红棕色，中央分为5室，每室有种子5~10粒，种子紫红色或灰棕色，类长三角形；果皮表面紫红色或红褐色，有细横皱纹，宿存花萼略突出。质较硬。气清香，味酸、微甜(图10-9)。

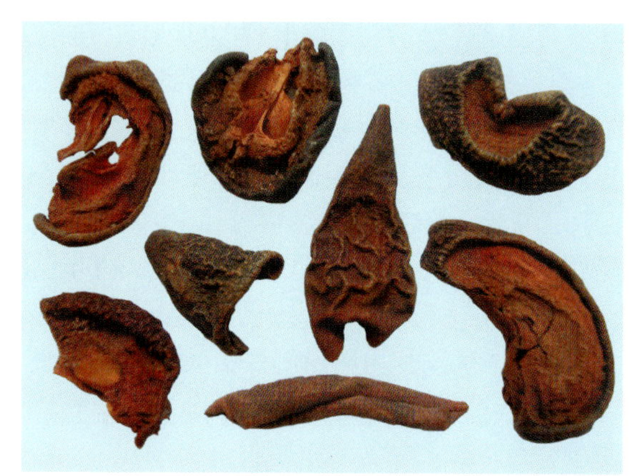

图 10-9 移㭎

【成分】 含苹果酸、酒石酸等。

【性味、归经与效用】 性凉，味酸、涩。有舒筋活血，和脾燥湿，舒肝止痛，清暑消毒的功效。用于霍乱，转筋，风湿痹痛，小便过多及风湿性关节炎[10]。

◉ 林檎(花红)果 Fructus Mali Asiaticae

【基源】 为蔷薇科植物花红*Malus asiatica* Nakai 的干燥成熟果实[11]。

【饮片鉴别】 为圆形或类圆形厚片，直径2.5~4cm，多弯曲。切面类白色或黄白色，心皮5，内有扁三角形种子；周边黄色至深红色，果皮稍革质，有点状黄色皮孔。质脆。气清香，味微甜、酸(图10-10)。

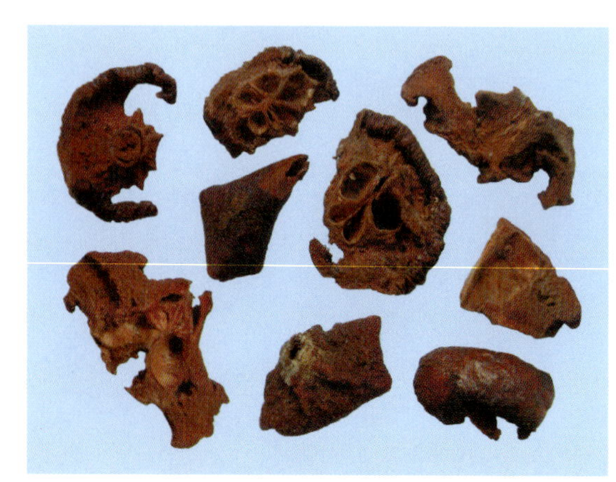

图 10-10 林檎果

【成分】 含苹果酸、维生素C、鞣质和多糖等。

【性味、归经与效用】 性温，味酸、甘。归胃、大肠经。有下气宽胸，生津止渴，和中止痛的功效。用于痰饮积食，胸膈痞塞，消渴，霍乱，吐泻腹痛，痢疾。

【临床应用】 ①水痢：林檎10枚，水煎服，日服一剂。②消渴：林檎30g，山药15g，茯苓、玉竹、地骨皮、沙棘果各10g，水煎服，日服一剂。

【按语】 山楂为常用中药，始见于《本草纲目》。此前以"赤瓜木"项下载于《证类本草》，以"山裹果"项下载于《救荒本草》。该药有消食健胃，行气散瘀的功效，是传统的消食导滞，健脾开胃的要药和药食两用物质。现代研究其含有机酸和黄酮类成分及蛋白质、维生素等；有促进消化功能，抗心肌缺血，抗氧化，抗肿瘤，抗菌，强心，降低血脂，降低血压和增强机体免疫等广泛的药理活性，用于食积、肉积，防治高脂血症，冠心病，高血压等心血管疾病效果理想。

山楂历史上即存在品种混乱情况，据高光跃等考证认为，《本草纲目》记载的山楂应为野山楂、湖北山楂(*Crataegus. hupehensis*)或羽裂山楂(*C. pinnaxifida*)；现实状况和市场调查结果是全国70%的地区用的为山楂正品，20%的地区用的为南山楂，在云南、广西、广东、湖北等少数地区用的是云南山楂、广山楂、移依[12]等。

南山楂、云南山楂历史上即在产地或少量外销作山楂药用，其在某些方面有与山楂相近的成分和药理作用，但并不相同，是山楂的混淆品[13]；广山楂、移依及林檎果与山楂的成分、药理作用和功能主治迥异，是山楂的伪品[14]，应注意鉴别，各以其名、其效正确应用，不可代或混称山楂药用。

李海生等用HPLC法做了山楂和云南山楂中主要有机酸和维生素C的分析比较实验[15]，结果云南山楂的总黄酮含量为8.43%，高于山楂(3.08%)2倍多。应加强其综合研究和开发利用，另立药名，合理应用。

(徐晶颖　章新建　王光恩　孔增科)

参考文献

[1]国家药典委员会. 中华人民共和国药典(2005年版一部).北京：化学工业出版社，2005.22

[2]吴玛琍，孔增科.中药饮片鉴别.上册.天津：天津科学技术出版社，1993.317

[3]薛洁，等.新疆中医药，2002，20(4)：70

[4]孔增科，等.常用中药药理与临床应用.赤峰：内蒙古科学技术出版社，2005.232

[5]中华人民共和国卫生部药典委员会. 中华人民共和国卫生部药品标准.中药材.第一册.1992，第64页

[6]《广东中药志》编委会.广东中药志.第一卷.广州：广东科学技术出版社，1994.596

[7]斯建勇，等.天然产物研究与开发.1994；6(2)：49

[8]田华咏，等.中国民族药炮制集成.北京：中医古籍出版社，2000.48

[9]陈平，等.广西中医药，2001，24(3)：51

[10]江苏省植物研究所，等.新华本草纲要.第三册.上海：上海科学技术出版社，1990.100

[11]国家中医药管理局《中华本草》编委会.中华本草.上海：上海科学技术出版社，1999.4·2665

[12]蔡少青，李军.常用中药材品种整理和质量研究(北方编·第五册).北京：北京医科大学出版社，2001.180

[13]王其田，等.药学实践杂志，1998，16(4)：215

[14]孔增科，等.基层中药杂志，1990，(3)：7

[15]李海生，等.中草药，1990，21(4)：13

11　川贝母、浙贝母、平贝母、伊贝母、一轮贝母及土贝母

● 川贝母 Bulbus Fritillariae Cirrhosae

【基源】 为百合科植物川贝母*Fritillaria cirrhosa* D. Don、暗紫贝母*Fritillaria unibracteata* Hsiao et K. C. Hsia、甘肃贝母*Fritillaria przewalskii* Maxim. 或梭砂贝母*Fritillaria delavayi* Franch. 的干燥鳞茎。前三者按性状不同分别习称"松贝"和"青贝"，后者习称"炉贝"。

【饮片鉴别】 ①松贝：呈类圆锥形或近球形，高3~8mm，直径3~9mm。表面类白色。外层鳞叶2瓣，大小悬殊，大瓣紧抱小瓣，未抱部分呈新月形，习称"怀中抱月"；顶部闭合，内有类圆柱形、顶端稍尖的心芽和小鳞叶1~2枚；先端钝圆或稍尖，底部平，微凹入，中心有1灰褐色的鳞茎盘，偶有残存须根。质硬而脆，断面白色，富粉性。气微，味微苦(图11-1)。②青贝：呈类扁球形，高0.4~1.4cm，直径0.4~1.6cm。外层鳞叶2瓣，大小相近，相对抱合，顶部开裂，内有心芽和小鳞叶2~3枚及细圆柱形的残茎(图11-2)。③炉贝：呈长圆锥形，高0.7~2.5cm，直径0.5~2.5cm。表面类白色或浅棕黄色，

稍粗糙，常有黄棕色斑点，习称"虎皮斑"。外层鳞叶2瓣，大小相近，顶部开裂，基部稍尖或较钝(图11-3)。

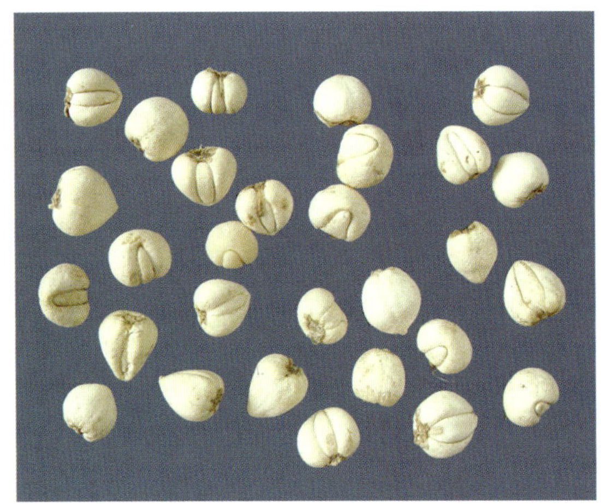

图 11-1 川贝母(松贝)

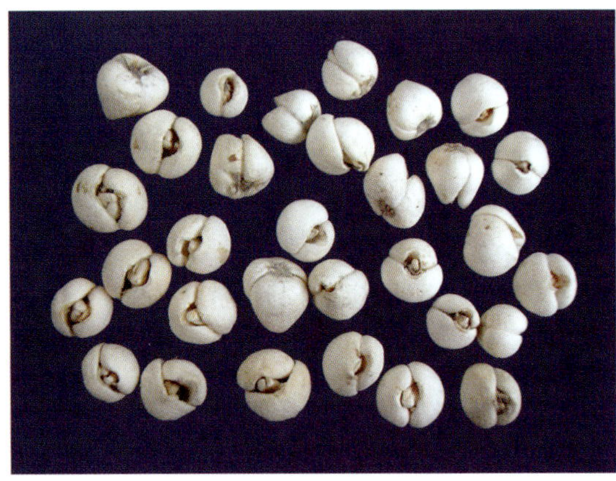

图 11-2 川贝母(青贝)

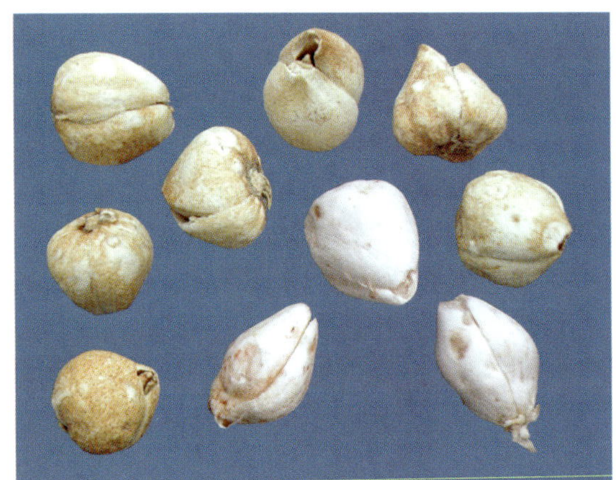

图 11-3 川贝母(炉贝)

【成分】 川贝母含西贝碱；暗紫贝母含松贝辛，松贝甲、乙素；甘肃贝母含岷贝碱甲、乙和西贝素，川贝酮；梭砂贝母含梭砂贝母碱，梭砂贝母酮碱，梭砂贝母酚碱和贝母辛，西贝母碱。

【药理】 ①镇咳：川贝母醇提取物(生药)4g/kg，对电刺激喉上神经引起的咳嗽有非常显著的镇咳作用；静注川贝总碱5mg/kg，有显著镇咳作用。②祛痰：给小鼠灌服川贝母200%流浸膏25ml/kg、川贝母生物碱11.3mg/kg或川贝母皂苷0.5ml/只，均可使小鼠酚红排泌法呈程度不同增加的祛痰作用。③平喘：川贝母醇提取物有松弛气管平滑肌，减轻气管、支气管痉挛，改善通气状况的作用。④抗菌：川贝母醇提取物(生药2g/ml)在1:100~1:1000浓度时，对金黄色葡萄球菌和大肠杆菌有明显抑菌作用。贝母碱对卡他球菌、金黄色葡萄球菌、大肠杆菌、克雷伯氏肺炎杆菌有抑制作用。⑤毒性：川贝母碱静脉给药，小鼠最小致死量40mg/kg，兔为12~15mg/kg。

【性味、归经与效用】 性微寒，味苦、甘。归肺、心经。有清热润肺，化痰止咳的功效。用于肺热燥咳，干咳少咳，阴虚劳嗽，咳痰带血。

【临床应用】 ①肺痈：川贝母、桔梗各10g，金荞麦，鱼腥草各15g，鲜芦根30g，薏苡仁10g。水煎服，日服一剂。②百日咳：川贝母、甘草各10g，白花蛇5g，共研细粉，口服。1次1.5~3g，一日3次。③上呼吸道感染：川贝母、炙款冬花各10g，苦杏仁2g，炙甘草6g。水煎服，日服一剂。④乳痈：川贝母10g，蒲公英、金银花各20g。水煎服，日服一剂。⑤急慢性支气管炎：复方川贝精片(川贝母、陈皮、桔梗、五味子、法夏、远志，麻黄浸膏，甘草浸膏)，口服，一次3~6片，一日3次，小儿酌减。⑥慢性咽炎：川贝母、西青果各10g，煅赭石12g，西瓜霜30g(冲)，硼砂15g(冲)，青黛、冰片各3g(冲)，牛黄0.5g(冲)。水煎服，口服一剂[1]。

浙贝母 Bulbus Fritillariae Thunbergii

【基源】 为百合科植物浙贝母*Fritillaria thunbergii* Miq. 的干燥鳞茎。

【饮片鉴别】 ①大贝：为鳞茎外层的单瓣鳞叶，略呈新月形，高1~2cm，直径2~3.5cm。外表面类白色至淡黄色，内表面白色或淡棕色，被有白色粉末。质硬而脆，易折断，断面白色至黄白色，富粉性。气微，味微苦(图11-4)。②珠贝：鳞茎呈扁圆形，高1~1.5cm，直径1~2.5cm。表面类白色，外层鳞叶2瓣，肥厚，略似肾形，互相抱合，内有小鳞叶2~3枚及干缩的干茎。粉性。气微，味苦(图11-5)。③浙贝母片：为鳞茎外层的单辨鳞叶切片。椭圆形或类圆形，直径1~2cm。切面平坦，粉白色；周边淡黄色。质脆，易折断，断面类白色，富粉性。气微，味苦(图11-6)。

【成分】 含甾醇类生物碱：贝母碱(贝母素甲)、

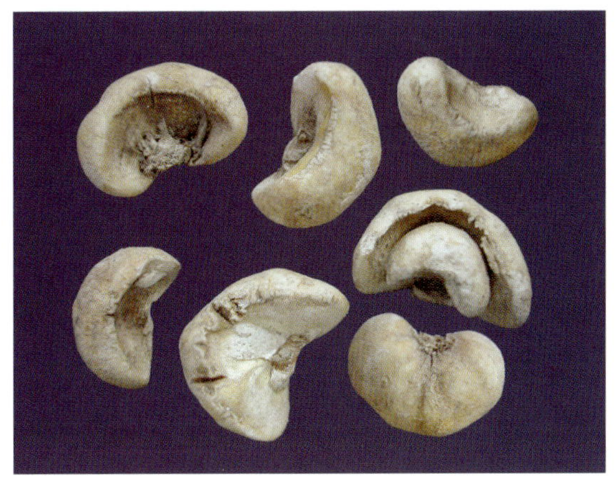
图 11-4　浙贝母(大贝)

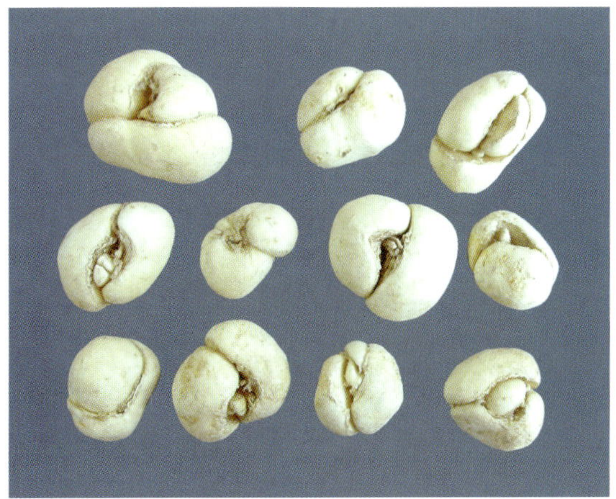
图 11-5　浙贝母(珠贝)

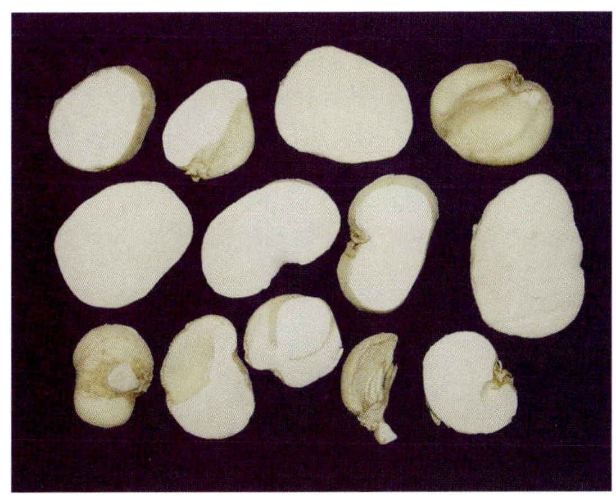
图 11-6　浙贝母片

去氢贝母碱(贝母素乙)、贝母新碱、贝母芬碱、贝母定碱、贝母替定碱及贝母碱苷和胆碱,以及两种中性甾类化合物:前贝母碱及植物甾醇。

【药理】 ①镇咳:小鼠腹腔注射3~4mg/kg浙贝母碱或去氢浙贝母碱均有明显的镇咳作用。浙贝母流浸膏和醇提物也有止咳作用。②解痉:浙贝母生物碱具有阿托品样作用,对兔、猫离体肺灌流表明,低浓度可使支气管松弛,高浓度则对支气管有轻微的收缩作用。③强心、降血压:浙贝母碱可使离体蛙心及豚鼠大鼠心肌呈正性肌力,给麻醉猫、犬、兔静脉注射浙贝母碱及其葡萄糖苷,可使血压下降,注射葡萄糖苷2mg,可使犬的心率及冠脉流量增加。④镇静、镇痛:浙贝母碱和去氢浙贝母碱在2mg/kg剂量下能减少小鼠自发活动,并能对抗咖啡因所致的活动次数增加,与氯丙嗪对抗咖啡因的作用相协同;与镇痛药和解热镇痛药有协同作用[2]。⑤毒性:浙贝母碱及浙贝母碱苷小鼠静脉注射的LD_{50}分别为7mg/kg和73mg/kg。

【性味、归经与效用】 性寒,味苦。归肺、心经。有清热散结,化痰止咳的功效。用于风热犯肺,痰火咳嗽,肺痈,乳痈,瘰疬,疮毒。

【临床应用】 ①痈毒肿痛:浙贝母、连翘各10g,金银花18g,蒲公英24g。水煎服,日服一剂。②肺痈:浙贝母、冬瓜子、桃仁各10g,鱼腥草20g,金荞麦30g,甘草6g。水煎服,日服一剂。③喉痹:浙贝母、紫苏子、桔梗、前胡各10g,玄参12g,甘草6g。水煎服,日服一剂。④甲状腺机能亢进:浙贝母、夏枯草、太子参、海藻各10g,蛤壳15g(先煎),炙甘草3g。水煎服,日服一剂。⑤胃及十二指肠溃疡:乌贝散(乌贼骨、浙贝母),口服,一次3g,一日3次。⑥慢性气管炎:浙贝母、麦冬、蜜款冬花各20g,炒苦杏仁10g,共研细粉。口服,一次3~6g,一日2次。

平贝母 Bulbus Fritillariae Ussuriensis

【基源】 为百合科植物平贝母*Fritillaria ussuriensis* Maxim. 的干燥鳞茎。

【饮片鉴别】 鳞茎呈球形,高0.5~1cm,直径0.6~2cm。表面乳白色或淡黄白色,外层鳞叶2瓣,肥厚,大小相近或一片稍大抱合,顶端略平或微凹入,常稍开裂,中央鳞片小。质坚实而脆,断面粉性。气微,味苦(图11-7)。

【成分】 含西贝素-3-*β*-D葡萄糖苷,贝母辛,西贝母碱,平贝碱A、B、C,平贝碱苷和腺苷、胸苷等。

【药理】 ①抗胃溃疡:皮下注射平贝母总碱30mg/kg、15mg/kg,对大鼠幽门结扎性溃疡有效,腹腔注射对应激性溃疡大鼠和消炎痛型胃溃疡大鼠有一定的抑制作用。②镇咳,祛痰,平喘:平贝母生物碱及乙醇提取物对小鼠氨水引咳有显著的镇咳作用,总皂苷能使小鼠呼吸道中酚红排泌量显著增加,有祛痰作用,并具平喘功效[3]。③其他:平贝母浸膏对实验性动物有中枢抑制作用。平贝母碱A有明显的降血压作用。④抗血小板聚集:平贝母中含有的腺苷能兴奋腺苷环

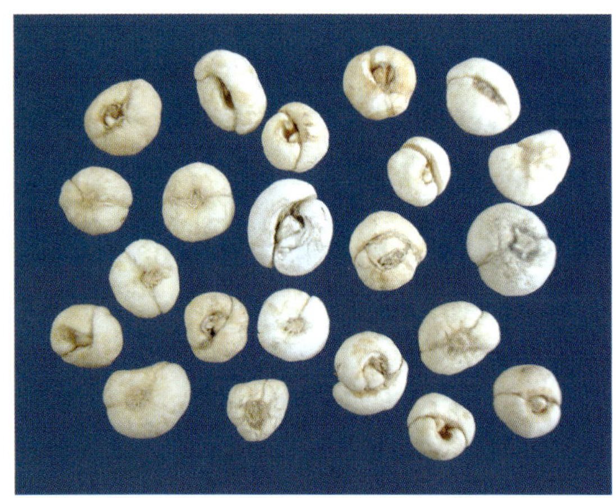
图 11-7 平贝母

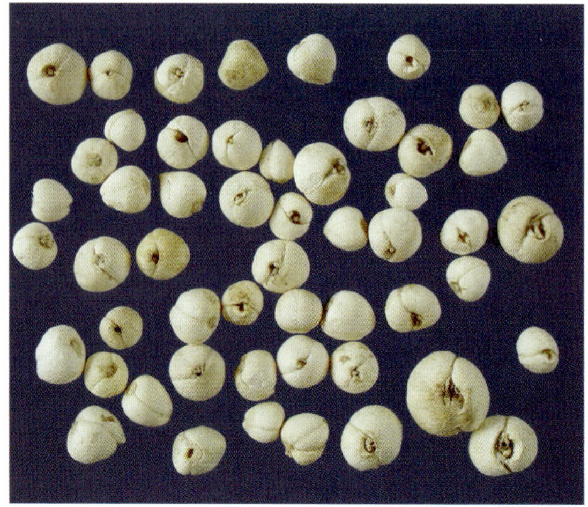
图 11-8 新疆贝母

化酶，刺激CAMP的生成。降低血小板内苷的含量，起到抑制血小板聚集的作用[4]。⑤毒性：平贝母总碱给小鼠腹腔注射的LD_{50}为148.4mg/kg，静脉注射的LD_{50}为84.2mg/kg[5]。

【性味、归经与效用】 性微寒，味苦、甘。归肺、心经。有清热润肺，化痰止咳的功效。

【临床应用】 ①慢性支气管炎：平贝母、百合、桔梗、紫苏叶各10g，五味子15g，甘草6g。水煎服，日服一剂。②肺结核：平贝母、白及各10g，研细粉，大蒜、粳米各50g，以粳米加水煮粥，大蒜切为薄片，待粥近熟时加入平贝母，白及粉，稍煮沸，加入大蒜沸后，喝粥食蒜，日服一剂。③前列腺肥大：平贝母、苦参、党参各25g。水煎服，日服一剂。

伊贝母 Bulbus Fritillariae Walujewii pallidiflorae

【基源】 为百合科植物新疆贝母*Fritillaria walujewii* Regel或伊犁贝母*Fritillaria pallidiflora* Schrenk的干燥鳞茎。

【饮片鉴别】 ①新疆贝母：呈扁球形，高0.5~1.5cm，直径0.6~1.2cm。表面类白色，光滑。外层鳞叶2瓣，月牙形，肥厚，大小相近而紧靠。顶端平展而开裂，基部圆钝，内有较大的鳞片及残茎、心芽各1枚。质硬而脆，断面类白色，富粉性。气微，味微苦(图11-8)。②伊犁贝母：呈圆锥形或类球形，长0.8~1.2cm，宽1~2.5cm。表面稍粗糙，类白色或淡黄白色，外层鳞叶两瓣，心脏形，一片较大或近等大，抱合。顶端稍尖，少有开裂，基部微凹陷。粉性。气微，味微苦(图11-9)。

【成分】 含西贝素，3D-D葡萄糖苷，贝母辛碱，环贝贝碱，伊贝辛或新贝素A等。

【药理】 ①解痉：能对抗氧乙酰胆碱，二磷酸血

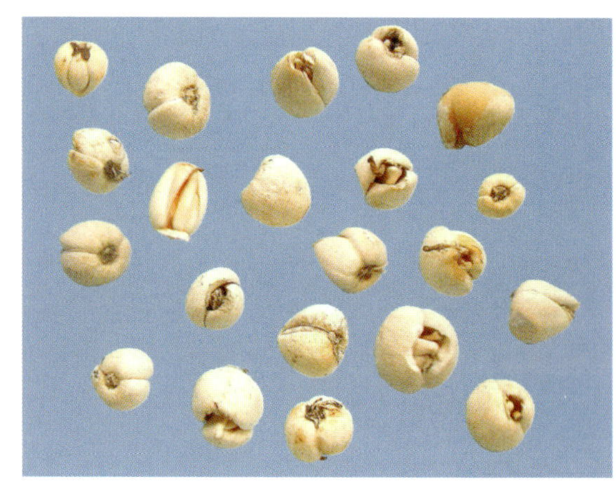
图 11-9 伊犁贝母

胺和氯化钡引起的痉挛，对豚鼠离体回肠、十二指肠，大鼠子宫及本体大小肠均有明显松弛作用[6]。②降压：西贝素可扩张麻醉犬外周血管而呈现明显降压作用。③毒性：大鼠腹腔注射的LD_{50}为40mg/kg。

【性味、归经与效用】 性微寒，味苦、甘。归肺、心经。有清热润肺，化痰止咳的功效。用于肺热咳嗽，干咳少痰，阴虚劳嗽，咳痰带血。

一轮贝母 Blubus Fritillariae Maximouiczii

【基源】 为百合科植物轮叶贝母*Fritillaria maximouiczii* Frern的干燥鳞茎。

【饮片鉴别】 呈圆锥形或卵圆形，高0.4~1.2cm，直径4~8mm。不分瓣，一侧有浅沟，表面浅黄色或淡黄棕色，顶端渐尖，基部突出多数鳞芽。质坚硬，断面黄白色，角质状，嚼之黏牙。气微，味淡微苦(图11-10)。

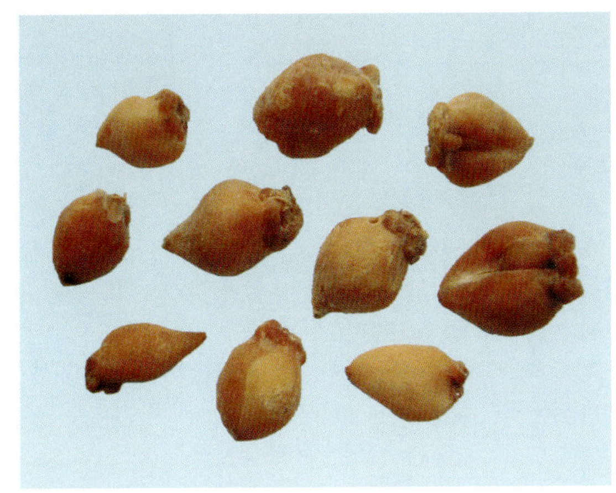
图 11-10 一轮贝母

土贝母 Rhizoma Bolbostematis

【基源】 为葫芦科植物土贝母*Bolbostemma paniculatum* (Maxim.) Franquet. 的干燥块茎。

【饮片鉴别】 为大小不等的不规则块状，长0.5~1.5cm，宽0.7~3cm。表面淡红棕色或暗棕色，凹凸不平，有皱纹，腹面常有一纵凹沟，背面多隆起成呈多有形。质坚硬，不易折断，断面角质样，光亮而平滑。气微，味微苦(图11-11)。

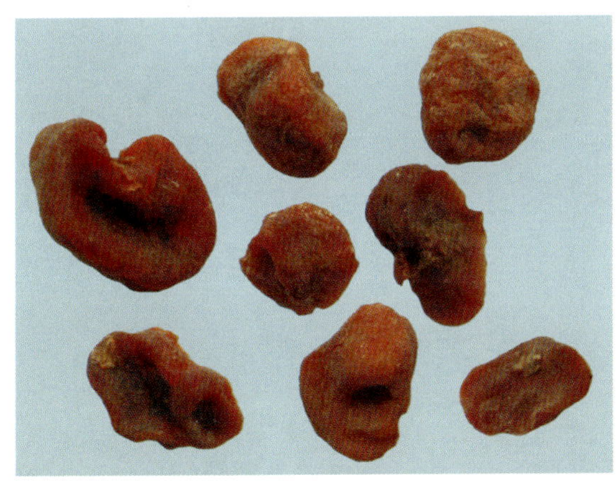
图 11-11 土贝母

【成分】 含土贝母总皂苷，土贝母糖苷Ⅰ、Ⅱ、Ⅲ、Ⅳ、Ⅴ，土贝母苷甲和麦芽糖，蔗糖[7]等。

【药理】 ①抗炎：小鼠耳部预先应用土贝母糖苷，对局部应用花生四烯酸或TPA(十四烷酰佛波醇醋酸酯)引起的耳水肿有抗炎作用。②抗肿瘤：水煎剂对小鼠宫颈癌有抑制作用，土贝母结晶D2.5mg/kg灌服或注射给药，对小鼠实体瘤S_{180}、H_{22}均有抑制作用，能延长其生存期。③抗病毒：土贝母总皂苷有抗病毒的作用。临床用土贝母皂苷搽剂局部涂擦治疗各种疣的总有效率为93.23%[8]。

【性味、归经与效用】 性微寒，味苦。归肺、脾经。有散结，消肿，解毒的功效。用于乳痈，瘰疬；乳腺炎，颈淋巴结结核，慢性淋巴结炎和肥厚性鼻炎。

【临床应用】 ①乳痈：土贝母、白芷各等量，共为细粉，口服，一次10g，一日2次。②乳腺癌：土贝母、蒲公英、炮穿山甲、橘核、金银花、夏枯草各15g。水煎服，日服一剂。③手发背：土贝母(土炒)16g，知母、烫穿山甲、甘草、炙甘草各6g，清半夏4g，生姜3片，葱白20g。水煎服，日服一剂[9]。

【按语】 川贝母为常用中药，以贝母之名始载于《神农本草经》中品。陶弘景曰“形如聚贝子，故名贝母”。历版《中华人民共和国药典》均以“川贝母”之名收载。

贝母类的商品较为复杂，常见的有川贝母、浙贝母、平贝母、伊贝母等[10]，因其名称均冠“贝母”二字，性状也有相似之处，加之本草记述不一和地域用药习惯(如：河北承德、辽宁昭盟地区民间使用一轮贝母、伊贝母和平贝母作“贝母”)等原因，历史上既存在大量混淆品及伪品[11]；目前，以伊贝母、珠贝、平贝母或一轮贝母充川贝母应用的情况较为严重[12-15]，商品川贝母品种十分混乱，并时见有处方为“贝母”而书药物名称不正确，配方应付以贝母类而有啥付啥的情况贻误病情，甚者以浙贝鳞芽、伊贝母、一轮贝母或土贝母充川贝母而唯利是图，谋财害命。临床处方不可不慎，配方应付不可不辨。

川贝母性微寒，味苦、甘，清热润肺化痰，凉心散郁，多用于阴虚肺燥咳嗽，肺虚久咳，痰少咽干等症。浙贝母性寒味苦，不善解郁而化痰散结力强，多用于风热痰多，肺热咳嗽，痰稠及痰火郁结之瘰疬、疮疡初起等症。平贝母性寒，味苦、甘，归肺心经。有镇咳，祛痰，平喘，抗胃溃疡的药理作用，治肺热咳喘、支气管炎和肺结核见长。伊贝母性微寒，味苦、甘，归肺、心经，治心、肺火郁，阴虚咳嗽而功专。一轮贝母功似川贝母而清热力强，用于风热咳嗽，干咳少痰效优。土贝母与上述品种科属不同，成分迥异，以泻热解毒，消肿，散结力专。临床必须辩证用药，慎之又慎，注意区别，正确应用。

(孔增科　张丽君　王光恩　靳文军)

参考文献

[1]孔增科，等.常用中药药理与临床应用.赤峰：内蒙古科学技术出版社，2005.301
[2]于晓琳，等.中草药，2000，31(4)：313
[3]李萍，等.中国药科大学学报，1993，24(6)：360
[4]陈泽乃，等.中国中药杂志，1996，21(7)：420
[5]徐东铭，等.药学学报，1990，25(2)：127
[6]张登科，等.中草药，1988，9(4)：179
[7]傅章才，等.中草药，1987，18(4)：6
[8]徐汉卿，等.中医杂志，1984，25(6)：49
[9]田华咏，等.中国民族药炮制集成.北京：中医古籍出版社，2000.56
[10]谢宗万.中药材品种论述.上册(第二版).上海：上海科学技术出版社，1990.388
[11]江苏省植物研究所，等.新华本草纲要.第二册.上海：上海科学技术出版社，1991.525
[12]曹继华，等.河南科学，1996，14(增刊)：69
[13]唐小鹏，等.传统医药，2002，11(10)：64
[14]唐生斌，等.中药材，2002，25(5)：321
[15]林长旗，等.实用医技杂志，2005，12(8)：2309

12 川乌、草乌与附子

川乌 Radix Aconiti

【基源】 为毛茛科植物乌头*Aconitum carmichaeli* Debx. 的干燥母根[1]。

【饮片鉴别】 ①生川乌：呈稍弯曲的倒圆锥形，顶端常有残茎，中部多向一侧膨大，长2~7.5cm，直径1.2~2.5cm。表面棕褐色或灰棕色，有细皱纹，顶端有凹陷的芽痕，侧边常留有子根脱落后的痕迹，下端渐尖，全体有瘤状隆起的支根痕，习称“顶角”。质坚实，断面灰白色或浅灰黄色，形成层环纹呈多角形。气微，味辛辣，口尝有强烈的麻舌感(图12–1)。②制川乌：为类圆形或长三角形片，大小不等，直径0.5~2.5cm，厚3~5mm。切面黑褐色或黄褐色，具光泽，可见灰棕色多角形的形成层环纹，有的中心有空洞。质轻脆，易掰断，断面有光泽，略呈角质样。气微，微有麻舌感[2](图12–2)。

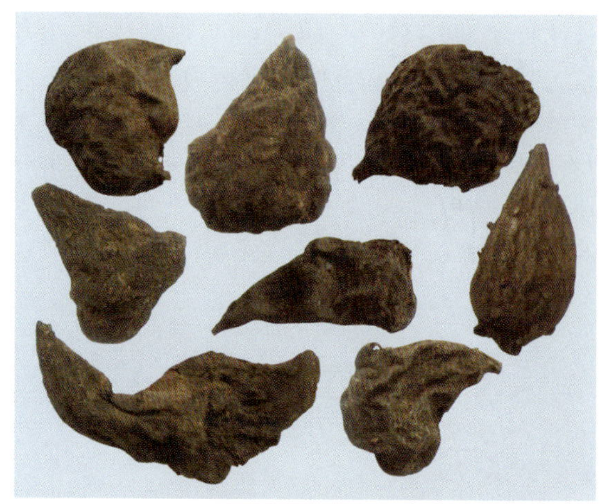

图 12–1 生川乌

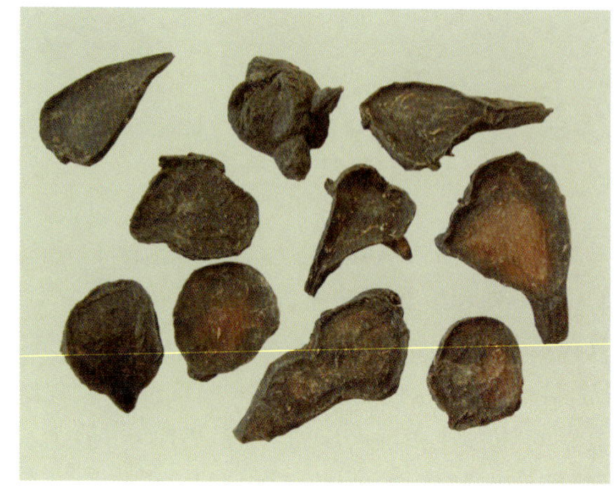

图 12–2 制川乌

【成分】 含乌头碱、次乌头碱及中乌头碱；塔拉胺、川乌碱甲、川乌碱乙及仙影掌碱氯化物和乌头多糖A、B、C等。

【药理】 ①镇痛：用大鼠电刺激法、小鼠扭体法及小鼠热板法均证明乌头碱皮下注射具有剂量依赖性镇痛作用。将其量的1/200~1/1000及1/200~1/500分别注入大、小鼠侧脑室，出现更明显的镇痛作用[3]。②抗炎：川乌总碱0.44g/kg灌胃可显著抑制大鼠角叉菜胶、鲜蛋清、组胺及5-羟色胺引起的足肿胀；明显抑制小鼠二甲苯性耳壳水肿及组胺和5-羟色胺引起的毛细血管通透性增加；抑制巴豆油所致肉芽肿的渗出和增生。还能显著抑制角叉菜胶所致大鼠胸腔渗液及白细胞向炎症灶内的聚集，明显减少渗出液中的白细胞总数，其抗炎作用强于阿司匹林和消炎痛。③解热：次乌头碱与乌头碱原碱对于细菌引起发热的家兔有解热作用[4]。④对心血管系统的作用：川乌头生品及炮制品水煎剂对离体蛙心有强心作用，但剂量加大则引起心律失常，终致心脏抑制。煎剂可引起麻醉犬血压呈迅速而短暂下降，此时心脏无明显变化，降压作用可被阿托品或苯海拉明所拮抗。⑤血管舒缩：乌头碱具有血管舒张作用，用乌头总生物碱给麻醉猫静脉注射，可使冠状动脉血流量明显增加。但高浓度乌头碱可使血管收缩。⑥对神经系统的作用：乌头碱小剂量能引起小鼠扭体反应，阿司匹林、吗啡等可拮抗这一作用。乌头碱有明显局部麻醉作用，对小鼠坐骨神经干的阻滞作用相当于可卡因的31倍；豚鼠皮下注射浸润麻醉作用相当于可卡因400倍。⑦局部麻醉：乌头碱能刺激局部皮肤，使皮肤粘膜感觉神经末梢呈兴奋现象，产生瘙痒和灼热感，继之麻醉，失去知觉。⑧抗肿瘤：乌头注射液（含乌头总碱0.4mg/kg）以生理盐水稀释10倍，给接种前胃癌FC_{615}纯系小鼠每日腹腔注射0.2ml/只，连续13天，瘤重抑制率为34.9%；对小鼠肉瘤S_{180}瘤重抑制率为46%；对纯系小鼠Lewis肺癌自发转移也有明显抑制作用[5]。⑨抑制免疫功能：乌头碱76.8μg/kg腹腔注射，使LACA纯系小鼠脾脏重量显著减轻，脾溶血空斑形成细胞（PFC）的溶血能力及溶血素产生显著降低[6]。⑩降血糖：川乌甲醇-水提取物可显著降低小鼠血糖水平，从中提得乌头多糖A、B、C及D，对正常及四氧嘧啶诱发小鼠高血糖症均有明显的降血糖效应。⑪毒性：川乌毒性极强，因采集时间、炮制及煎煮时间不同，毒性差别甚大。乌头碱给小鼠灌胃、皮下注射、腹腔注射及静脉注射的LD_{50}分别为1.8、0.26、0.38及0.12mg/kg，中乌头碱给小鼠灌胃的LD_{50}为1.89mg/kg，生川乌煎剂小鼠灌服的LD_{50}为18.0±0.034g/kg；皮下注射的LD_{50}为0.32mg/kg。

【性味、归经与效用】 性热，味辛、苦；有大毒。归心、肝、肾、脾经。有祛风除湿，温经止痛的功效。用于风寒湿痹，关节疼痛，心腹冷痛，寒疝作痛，麻醉止痛。

【临床应用】 ①坐骨神经痛：a.羌活、独活、川芎、当归、党参、杜仲各10g，桑寄生、牛膝各15g，细辛3g，防风、制川乌、制草乌、桂枝各9g（先煎），制马钱子0.3g（冲），茯苓、续断、白芍各12g，甘草6g。水煎服，日服一剂。b.制川乌（先煎）、川牛膝各15g，黄芪、白芍12g，麻黄9g，桂枝、当归、川芎、红花各10g，蜈蚣2条，炙甘草6g。水煎服，日服一剂。②腰椎骨质增生：制川乌、制草乌各（先煎）、三七各9g，当归12g，牛膝15g，海马2条，红花、续断、杜仲、自然铜各10g。水煎服，日服一剂。③腰椎间盘突出症：川乌（先煎）、麻黄、甘草、黄柏、知母各9g，黄芪、苍术各12g，白芍、薏苡仁各15g。水煎服，日服一剂。④肩周炎：制川乌（先煎）、桂枝、葛根、川芎、姜黄各10g，白芍12g，丹参20g，鸡血藤15g，甘草6g。水煎服，日服一剂。⑤急性软组织损伤：三七、青皮各6g，川乌（先煎）、三棱、香附、延胡索、当归、续断、牡丹皮、红花各10g。水煎服，日服一剂。⑥膜表面麻醉：用生川乌制成100mg/ml乌头酒精浸出液，用于鼻腔、口腔、眼、气管及食管等黏膜麻醉[7]。

草乌 Radix Aconiti Kusnezoffii

【基源】 为毛茛科植物北乌头*Aconitum kusnezoffii* Reichb. 的干燥块根。

【饮片鉴别】 ①草乌：药材呈不规则长圆锥形，略弯曲，长2~7cm，直径0.6~1.8cm。顶端常有残茎和少数不定根残基；有的顶端一侧有一枯萎的芽。一侧有一圆形或扁圆形不定根残基。表面灰褐色或黑棕褐色，有纵皱缩纹、点状须根痕和数个瘤状侧根。质硬，断面灰白色或暗灰色，有裂隙，形成层环纹多角形或类圆形，髓部较大或中空。气微，味辛辣、麻舌（图12-3）。②制草乌：为不规则圆形或近三角形的薄片。表面黑褐色，有灰白色多角形形成层环及点状维管束，并有空隙，周边皱缩或弯曲。质脆。气微，味微辛辣，稍有麻舌感（图12-4）。

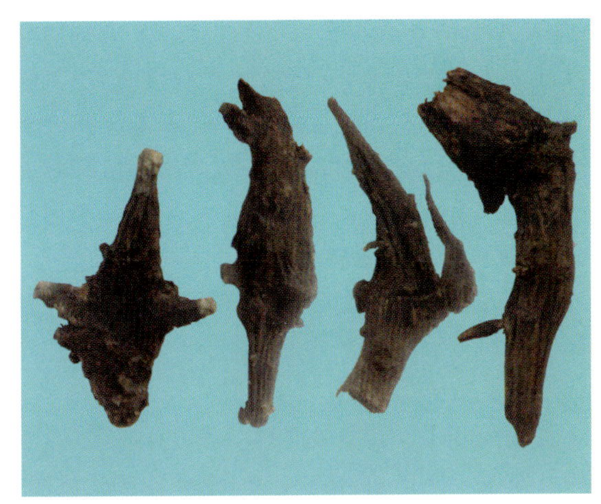

图 12-3 草乌（药材）

【成分】 含乌头碱、中乌头碱、次乌头碱、乌头胺、新乌碱及北草乌碱，乌头酸，衣康酸，琥珀酸及左旋糖、麦芽糖等。

【药理】 ①镇痛：草乌有较强的镇痛作用。小鼠尾部加压实验证明，口服草乌（野生品）0.1~1g/kg可抑制疼痛反应，使痛阈值提高30%~40%。北乌头浸膏腹腔注射对热板法和醋酸刺激引起的疼痛抑制率分别

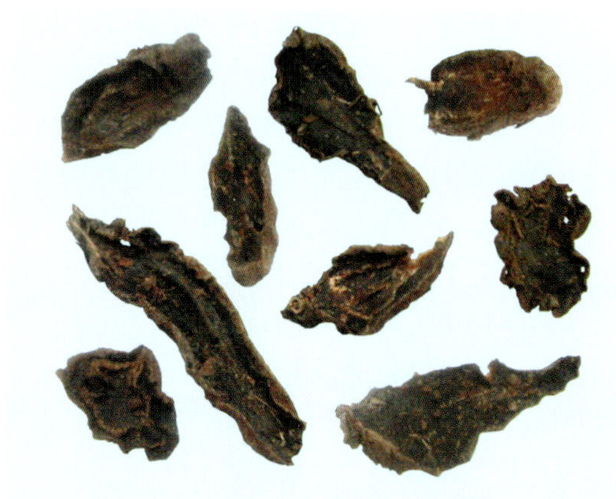

图 12-4 制草乌

为123%和72%[8]。乌头与北乌头在LD_{50}剂量的1/10或1/5口服，均有明显镇痛作用，北乌头略强于乌头。乌头碱类生物碱是草乌头镇痛的主要有效成分。草乌头用甘草、黑豆炮制后毒性降低，但镇痛效力不受影响。②抗炎：草乌煎剂5g/kg可促进蛋清所致大鼠足跖水肿消退。草乌口服LD_{50}剂量的1/5对巴豆油引起的鼠耳肿胀和腹腔毛细血管通透性增强抑制率分别为29%和32%，而乌头的抑制率分别为21%和15%，表明两者均有抗炎作用。③对心血管系统的作用：乌头煎剂或其总碱静脉注射，可使麻醉猫的冠脉血流量增加20%~70%。小剂量乌头碱使心跳变慢，大剂量引起心律不齐，甚至纤颤。以家兔心电图变化为指标的研究表明，草乌总碱能增强肾上腺素对心肌的作用，对抗氯化钙所致T波倒置。④其他：草乌总碱还有抗组胺、局部麻醉等作用。⑤毒性：生草乌小鼠静脉注射和口服的LD_{50}分别为0.49g/kg和5.49g/kg；乌头碱小鼠静脉注射的LD_{50}为0.27mg/kg，对人的致死量为3~5mg。小鼠口服草乌浸膏剂的LD_{50}为1827±11.4mg(生药)/kg。

【性味、归经与效用】 性热、味辛、苦；有大毒。归心、肝、肾、脾、经。有祛风除湿，温经止痛的功效。用于风寒湿痹，关节疼痛，心腹冷痛，寒疝作痛，麻醉止痛。

【临床应用】 ①类风湿性关节炎：制草乌、制川乌各9g(先煎)，防己、白术、桂枝、莪术各10g，黄芪、白芍、鸡血藤各15g，当归12g，炙甘草9g。水煎服，日服一剂，连服3月。②坐骨神经痛：黄芪、白芍12g，桂枝、续断、当归各10g，制草乌、制川乌(先煎)、五加皮各9g，川牛膝、威灵仙各15g，甘草6g，生姜5片，大枣9枚。水煎服，日服一剂[9]。③腰腿痛：制草乌、制川乌各9g(先煎)，五加皮、续断、桑寄生、杜仲、木瓜各10g，川牛膝、威灵仙各15g，当归12g。水煎服，日服一剂。④偏正头风：炒白芷25g，川芎、生甘草各10g，草乌、制草乌各10g(先煎)，共研细末。口服，一次3g，细茶或薄荷汤送下。

附子 Radix Aconiti Lateralis Praeparata

【基源】 为毛茛科植物乌头*Aconitum carmichaeli* Debx. 子根的加工品。

【饮片鉴别】 ①盐附子：呈圆锥形，长4~7cm，直径3~5cm。表面灰黑色，被盐霜，顶端有凹陷的芽痕，周围有瘤状突起的支根或支根痕。体重，横切面灰褐色，可见充满盐霜的小空隙及多角形的形成层环纹，环纹内侧导管束排列不整齐。气微，味咸而麻，刺舌(图12-5)。②黑顺片：为纵切片，上宽下窄，长1.7~5cm，宽0.9~3cm，厚2~5mm。外皮黑褐色，切面暗黄色，油润具光泽，半透明状，并有纵向导管束。质硬而脆，断面角质样。气微，味淡(图12-6)。③白附片：为类长三角形的纵切厚片，长2.5~4.5cm，直径1.5~2.5cm。切面黄白色，边缘厚，稍隆起，中心稍薄而凹陷，可见略呈三角状的形成层环纹；周边黄白色，有时可见棕褐色至黑褐色的残留外皮、凹陷的芽痕及突起的支根。质坚硬，半透明，角质状。气微，味淡（图12-7）。④淡附片：为类三角形或不规则形的薄片，直径2~2.5cm。切面黄色、淡黄色或淡褐色，可见略呈三角状的形成层环纹；周边暗褐色至黑褐色，有细皱纹，有时可见凹陷的芽痕。质硬脆，半透明，角质状。气微，味淡（图12-8）。⑤炮附片：为类三角形或不规则形厚片，表面鼓起，黄白色、黄棕色或淡褐色。质酥脆。气微香，味淡（图12-9）。⑥生附子：呈圆锥形，长3.5~7cm，直径3~5cm。表面灰棕色或土黄色，光滑或微皱缩。质坚实；断面类白边或浅灰黄色，形成层环多角形。气微，味麻、刺舌(图12-10)。

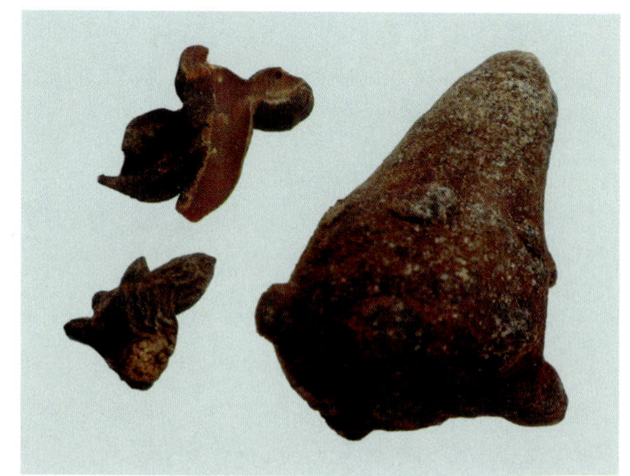

图 12-5 盐附子

【成分】 含乌头碱、中乌头碱、次乌头碱、异翠雀碱、棍掌碱、阿梯新、氨基酚、新乌宁碱、附子宁碱、15a-羟基新乌碱、消旋去甲乌药碱、去甲猪毛菜碱等。

【药理】 ①强心：2.5%、5%熟附片煎剂0.1ml对蟾

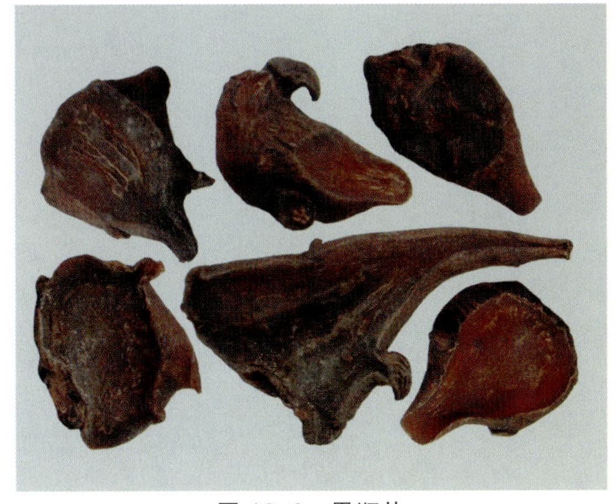
图 12-6 黑顺片

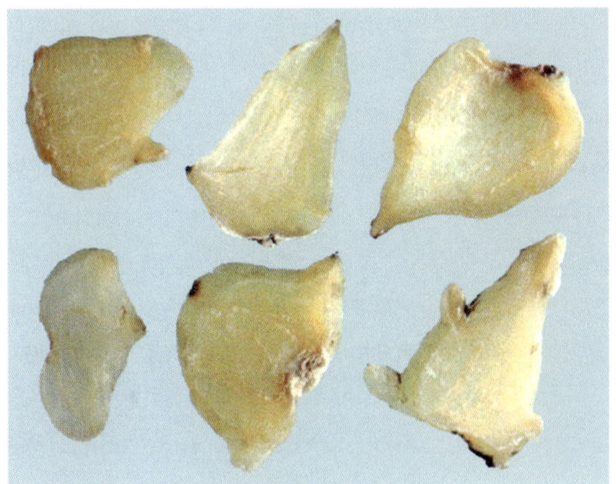
图 12-7 白附片

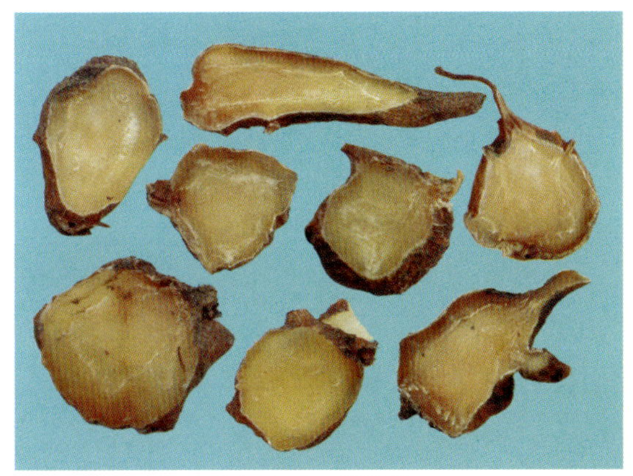
图 12-8 淡附片

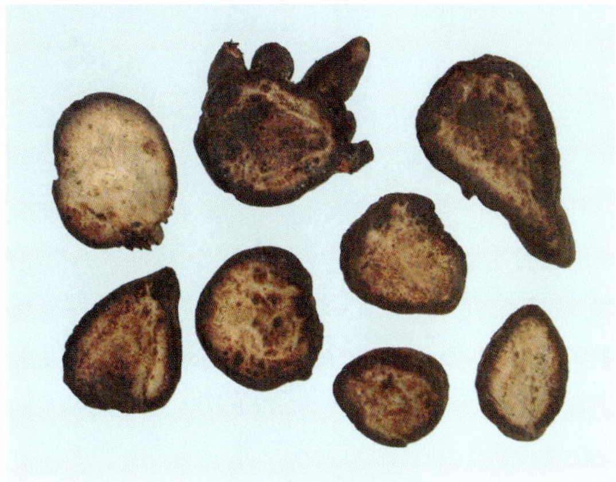
图 12-9 炮附片

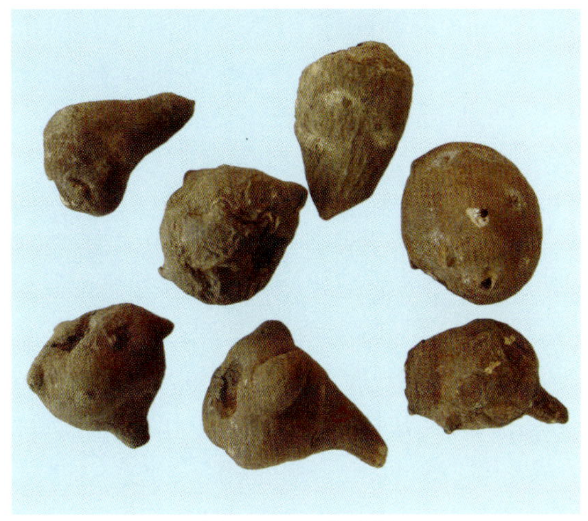
图 12-10 生附子

蜍离体心脏显示强心作用，也可使离体兔、豚鼠、大白鼠离体心脏心跳振幅加大，频率加快，浓度增至20% 0.1ml可使蟾蜍离体心脏出现收缩期停止。②抗心律失常：附子煎剂、注射液和去甲乌药碱对多种急性心肌缺血和心律失常动物模型有明显对抗作用，降低耗氧，增加血流及供氧量，改善病窦的窦房结起搏功能。煎剂对四肢厥逆的治疗作用与扩张冠脉、下肢血管及增加了冠脉流量有关。③抗炎：给大鼠灌胃附子水煎剂5g/kg，每日1次，连续5日或10g/kg一次灌胃，对甲醛及蛋清引起的大鼠足肿胀有明显的抑制作用。灌胃乌头碱能明显抑制角叉菜胶引起的小鼠足肿胀，抑制组织胺和醋酸引起的大、小鼠皮肤血管通透性增加。去甲乌药碱30mg/kg腹腔注射给药，能明显抑制组胺诱发大鼠关节炎。④镇痛：附子煎剂10g/kg、20g/kg灌胃，或腹腔注射15、10、5、2.5、1.5g/kg，明显提高小鼠痛阈，镇痛强度与剂量呈正相关。⑤抗休克：附子煎剂及其复方参附汤、四逆汤、参附注射液等对多种休克有明显防治效果。⑥抗凝、抗血栓：给大鼠灌胃附子水煎剂10，20g/kg，能使白陶土部分凝血活酶时间及凝血酶原消耗时间明显延长，并能预防大鼠体内血栓形成。⑦抗氧化：附子水煎剂0.75g/kg，灌胃给药，连续30天，可明显提高老年大鼠血清总抗氧化能力（TAA）及细胞超氧化物歧化酶（SOD）活性，增加心肌组织Na^+-K^+-ATP酶活性，改善肝细胞膜流动性（LFU），降低肝、脑组织中过氧化产物丙二醛（MDA）及脂褐素（LPE）含量。⑧毒性：熟附片煎剂小鼠灌胃和静脉注射的LD_{50}分别为17.42g/kg和3.516g/kg。

【性味、归经与效用】 性大热，味辛、甘；有毒。归心、肾、脾经。有回阳救逆，补火助阳，逐风寒湿邪的功效。用于亡阳虚脱，肢冷脉微，阳痿，宫冷，心腹冷痛，虚寒吐泻，阴寒水肿，阳虚外感，寒湿痹痛。

【临床应用】 ①心力衰竭：a.附子注射液，肌肉注射，一次1支（2ml），一日3~4次。b.黑顺片10~15g（先煎），党参12g，麦冬、川芎、赤芍各10g，丹参、益母草各20g，炙甘草9g，五味子6g。水煎服，日服一剂。对冠心病、肺心病、风心病等伴有心力衰竭者，均有不同程度的疗效。②休克：参附注射液10~20ml，加入5%葡萄糖注射液100ml中静脉注射，必要时每隔30分钟1次；或将50~100ml本品加入250~500ml 5%葡萄糖注射液中静滴。③低血压病：白附片10g（先煎），红参10g，桂枝、甘草各9g，水煎服，日服一剂。④血栓闭塞性脉管炎：白附片（先煎）、川芎、当归、丹参、麻黄各10g，桂枝8g，细辛3g，黄芪15g，甘草6g。水煎服，日服一剂。⑤尿毒症：a.黑顺片15g（先煎），大黄20g，黄芩、牡蛎（先煎）各50g，水煎取液，保留灌肠，每日一次。b.黑顺片20g（先煎），炒白术、姜半夏、茯苓、黄芪各30g，水煎服，日服一剂。⑥消渴：肾气丸（熟地黄、山萸肉、山药、泽泻、茯苓、牡丹皮、桂枝、黑顺片），口服，一次1~2丸，一日2次。

【按语】 川乌为常用中药，以"乌头"之名始载于《神农本草经》下品。因其根形如乌鸟之头，多产于四川，故名。川乌头之名《本草纲目》列于附子项下，李时珍曰："乌头有两种，出彰明者即附子之母，今人谓之川乌头是也[10]。"川乌单列为一种药品，始于《中华人民共和国药典》1963年版[11]。

附子亦为常用中药，始载于《神农本草经》下品。陶弘景曰："乌头与附子同根，附子八月采，八角者良。乌头四月采。春时茎初生有脑头，如乌鸟之头，故谓之乌头。"《本草纲目》李时珍引"［保昇曰］正者为乌头，两歧者为乌喙，细长三四寸者为天雄，根旁如芋散生者为附子，旁连生者为侧子，五物同出而异名。"

归纳上述，结合现代中药商品情况，毛茛科植物乌头不同药用部位、不同加工方法的药品名称与其块根关系如右侧图表所示。

- 乌头
  - 母根→川乌
    - 生川乌
    - 制川乌
  - 子根
    - 附子（附母根而生者）
      - 盐附子
      - 附片：黑顺片，白附片，淡附片，炮附片
    - 天雄（母根无子根者）

川乌、附子基源相同，药用部位不同，化学成分、药理作用不尽一致，功能效用同中有异，同处是皆为辛热有毒之品，能温里散寒止痛。异处是川乌长于祛风除湿，温经止痛；附子长于回阳救逆，补火助阳。

草乌亦为常用中药，以"乌头"之名始载于《神农本草经》下品。李时珍在前人研究的基础上将草乌、川乌进一步区分，沿用至今。需要说明的是，古代本草所称的"草乌"泛指乌头属（Aconitum L.）植物的块根，也包括乌头野生品的母根，而并非单指北乌头的块根[12-13]。李鸣等对26个省区进行了药源调查，结果是21个省区的草乌主流商品为北乌头和乌头，部分省区以黄草乌*Aconitum vilmorinianum* Kom.（云南、四川、贵州）、瓜叶草乌*A. hemsleyanum* Pritz.（四川、湖北、浙江）、松潘乌头*A. sungpanense* Hand. -Mazz.（陕西、甘肃、山西、青海）、川鄂乌头*A. henry* Pritz.（湖北、河南、四川）、多根乌头*A. karakolicum* Rapaics.（新疆、内蒙古）、疏毛乌头*A. paniculigerum* Nakai var. *wulingense* (Nakai.) W. T. Wang（河北、辽宁）等16种植物的块根混称或代草乌药用，需予注意。

草乌与川乌名称相似，均为性热，味辛、苦，有大毒之品，皆有温经散寒，祛风除湿和通痹止痛之功，但草乌多用于风寒湿痹及跌打损伤疼痛；川乌除用于上述病症外，还用于阴寒内盛之心腹冷痛、寒疝疼痛及头风头痛等症，应注意区分，辨证施药。

另外，三药含有的乌头碱有剧毒，对人的致死量为3~4mg，生草乌服用0.3g就会出现中毒症状，因此一要严格掌握用量，不可大剂量、长时间应用；二要规范炮制，认真检验；三要增长煎药时间，科学研究证明：乌头碱的毒性成分双酯型二萜类生物碱水解后为单酯型生物碱，毒性可下降至最初的1/200~1/2000。因此，煎药时宜较其他药品先煎40~60分钟为好。

（傅正良　张利军　魏勇军　牛广斌）

参考文献

[1]国家药典委员会.中华人民共和国药典（2005年版一部）.北京：化学工业出版社，2005.26

[2]吴玛琍，孔增科.中药饮片鉴别.上册.天津：天津科学技术出版社，1993.134

[3]郑平,等.包头医学院学报,1985,2(2):54

[4]孔增科,等.常用中药理与临床应用.赤峰:内蒙古科学技术出版社,2005

[5]汤铭新,等.北京中医杂志,1986,(3):27

[6]王雅贤.中医药信息,1989,(5):40

[7]翁荣炳.中医杂志,1965,(10):46

[8]楼之岑,秦波.常用中药材品种整理和质量研究(北方编·第二册) 北京:北京医科大学、中国协和医科大学联合出版社,1995.204

[9]王本祥.现代中药药理与临床.天津:天津科技翻译出版公司,2004.1037

[10]陈贵廷.本草纲目通释.北京:学苑出版社,1992.961

[11]卫生部药典委员会.中华人民共和国药典(1963年版一部).北京:人民卫生出版社.1963.26

[12]中华人民共和国卫生部药政管理局.等.现代实用本草.上册.北京:人民卫生出版社,1997.520

[13]谢宗万.中药材品种论述.上册.(第二版).上海:上海科学技术出版社,1990.203

13 广藿香、藿香及土藿香

广藿香 Herba Pogostemonis

【基源】 为唇形科植物广藿香*Pogostemon cablin* (Blanco) Benth.的干燥地上部分。

【饮片鉴别】 为茎、叶混合的段片,茎片略呈方柱形,切面类白色,中部有髓,直径2~7mm;周边黄棕色,被柔毛。叶皱缩、破碎,展平后完整叶片呈卵形或椭圆形,长4~9cm,宽3~7cm,两面均被灰白色茸毛,先端尖或钝圆,基部楔形或钝圆,边缘具大小不规则的钝齿。质脆。气香特异,味微苦[1](图13-1)。

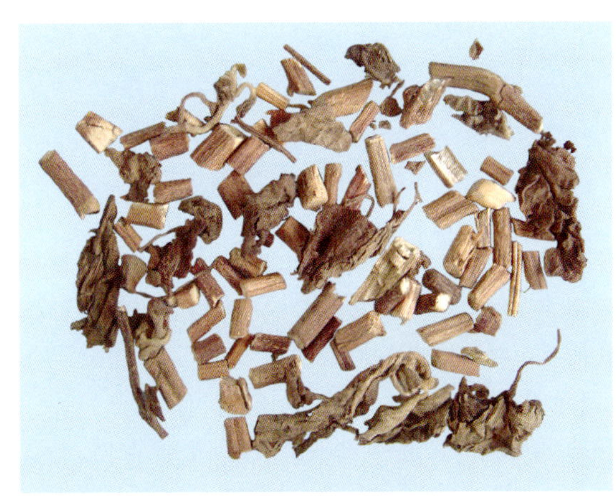

图 13-1 广藿香

【成分】 含广藿香酮,广藿香醇,牦牛儿醇甲酸酯,α-愈创木烯,α-广霍烯,β-广藿香烯,反式丁香烯和黄酮类化合物:5-羟基3′,7,4′-三甲氧基二氢黄酮,5-羟基-7,4′-二甲氧基二氢黄酮,3,5-二羟基-7,4′-二甲氧基黄酮,5-羟基-7,3,4′-三甲氧基黄酮,5-羟基-3,7,3′,4′-五羟基黄酮及石竹烯,β-榄香烯,齐墩果酸和胡萝卜苷等[2,3]。

【药理】 ①调节胃肠功能:广藿香及其挥发油,能刺激胃肠蠕动,促进胃肠分泌,解除胃肠痉挛。②抗菌:广藿香水浸剂及乙醚、醇浸剂体外对许兰毛癣菌、同心性毛癣菌等16种皮肤真菌有较强的抗菌作用,尤其是与人体腋臭和脚气有关的负责菌MIC<400μl/L[4];广藿香酮(0.02%)对自然污染的各种霉菌在60天内有明显的抑制作用;广藿香水提物和挥发油10μg/ml对沙门氏菌、大肠杆菌、志贺菌、金黄色葡萄球菌等均有一定的抑制作用[5]。③镇痛:广藿香水提物(每1ml相当于2g生药)可抑制冰醋酸引起的小鼠内脏绞痛[6]。④其他:广藿香水提物可增加胃酸分泌,提高胃蛋白酶活性,增强胰腺分泌淀粉酶的功能,提高血清淀粉酶活力,改善消化功能,减少番泻叶引起的腹泻次数。

【性味、归经与效用】 性微温,味辛。归脾、胃、肺经。有芳香化浊,开胃止呕,发表解暑的功效。用于湿浊中阻,脘痞呕吐,暑湿倦怠,胸闷不舒,寒湿闭暑,腹痛吐泻,鼻渊头痛。

【临床应用】 ①暑湿感冒:广藿香90g,甘草75g,厚朴、白术、半夏曲、桔梗、陈皮各60g,紫苏、白芷、大腹皮、茯苓各30g,共研细末。口服,一次6g,一日3次。②上呼吸道感染:广藿香、连翘、菊花、板蓝根、白薇、地骨皮、荆芥穗各10g,青黛3g,生石膏、生地黄各12g。水煎服,日服一剂。③暑泻:广藿香、苍术、槟榔各10g,厚朴6g,黄连3g,木香5g,地锦草30g。水煎服,日服一剂。④婴幼儿秋季腹泻:广藿香、紫苏各4g,苍术、车前子、厚朴各6g,砂仁3g,茯苓9g。水煎服,日服一剂。⑤小儿急性肾炎:广藿香、紫苏叶、佩兰、淡竹叶、连翘各10g。水煎服,日服一剂。

藿香 Herba Agastachis

【基源】 为唇形科植物藿香*Agastache rugosas*

(Fisch. et Mey)O. Ktze 的干燥地上部分。

【饮片鉴别】 为茎、叶、花的混合段片。茎片呈方柱形，直径0.2~1cm。切面白色，髓部中空；周边四角有棱脊，四面平坦或凹入成宽沟状。叶片多皱缩，深绿色，完整者呈卵形或三角状卵形，长2~8cm，宽1~6cm，先端尖或短渐尖，基部圆形或心形，边缘有钝锯齿，两面微具毛茸。茎顶端有穗状轮伞花序。气芳香，味淡而微凉(图13-2)。

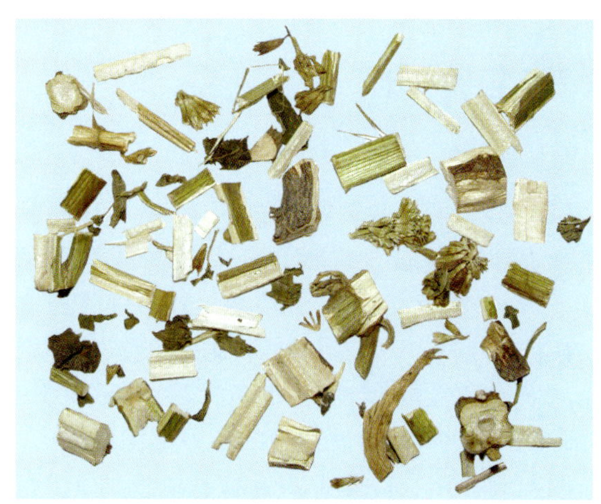

图 13-2 藿香

【成分】 含百里香醌[7]，3,5-二甲基,4-乙烯基,2乙酰基呋喃，3-辛酮，3-己烯-1-醇，3-辛醇，2-(二丁烯基)，3-甲基，2-环戊烯-1-酮，芳樟醇，α-石竹烯，山楂酸，齐墩果酸，胡萝卜苷，β-谷甾醇和黄酮类等[8]。

【药理】 ①抗病毒：藿香中的黄酮类物质有抑制及杀灭上呼吸道鼻病毒的作用。②抗真菌：藿香的水、醇、乙醚浸出液在体外对同心性毛癣菌等15种真菌有弱的抗菌作用。③抗钩端螺旋体：藿香水煎剂在低浓度（15mg/ml）对钩端螺旋体有抑制作用，高浓度(31mg/ml)时，能杀死钩端螺旋体。④解痉：藿香挥发油能促进胃液分泌，提高消化能力，对胃肠道有解痉作用。⑤细胞毒活性：藿香中的二萜类成分在体外能非特异性地作用于多种人的癌细胞链，具有细胞毒活性。

【性味、归经与效用】 性微温，味辛。归肝、胆、肺、脾经。有祛暑解表，化湿和胃的功效。用于暑湿感冒，胸闷，腹痛吐泻。

【临床应用】 ①急性肠胃炎：藿香20g，姜厚朴、茯苓皮、陈皮、砂仁各10g，炙甘草3g。水煎服，日服一剂。②胃肠型感冒：藿香10g，黄芪、紫苏叶、防风、桑叶、苦杏仁、陈皮、厚朴各10g，薄荷6g。水煎服，日服一剂。③慢性浅表性胃炎：藿香、天花粉各20g，麦冬、玄参、陈皮、北沙参，佩兰、薄荷、茯苓、泽泻、白芍、夏枯草各10g，柴胡8g，茵陈、青蒿、菊花、炙甘草各6g。水煎服，日服一剂[9]。④小儿秋泻：藿香10g，葛根8g，薏苡仁12g，滑石12g。水煎服，日服一剂。⑤霉菌性阴道炎：藿香30g，土茯苓、蛇床子、贯众各25g。水煎取液，先熏后洗，一日1~2次，7天为1个疗程[10]。

土藿香 Herba Epimeredis Indicae

【基源】 为唇形科植物广防风*Epimeredi indica* (L.) Rothm.的干燥全草。

【饮片鉴别】 为茎、叶、花、果的混合段片。茎呈四方形，直径3~5mm。切面类白色，有髓；周边棕色或棕红色，被柔毛。叶多皱缩，展平后呈阔卵形，长4~10cm，宽3~5cm，边缘锯齿状，表面灰棕色，背面灰绿色，被淡黄色细柔毛，假穗状花序顶生，残留灰棕色花萼。小坚果类圆形，表面黑褐色。气微，味微苦(图13-3)。

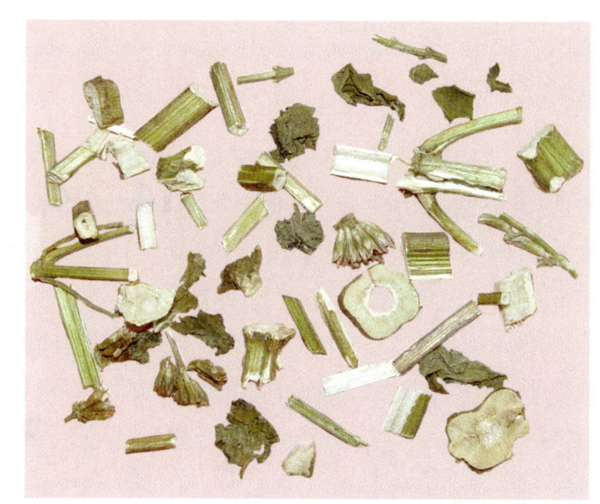

图 13-3 土藿香

【性味、归经与效用】 性平，味辛、苦。有祛风湿，消疮毒的功效。用于感冒发热，风湿痹痛，痈肿疮毒，皮肤湿疹，虫蛇咬伤[11]。

【临床应用】 ①痈肿：土藿香(防风草)15g，马鞭草10g。水煎服，日服一剂。②感冒：土藿香15g，路边金15g。水煎服，日服一剂。③神经性皮炎：土藿香、生半夏、生天南星各10g，薄荷脑1g，加入75%乙醇中浸渍7天，过滤，用滤液搽患处，一日1次。④风湿骨痛：土藿香、闫王刺、香樟皮各15g，水煎服，日服一剂。

【按语】 广藿香为常用中药，原产于菲律宾、马来西亚、印度等国家，宋朝时引入我国，在岭南一带引种成功，且普遍种植，故有南药之称，是著名的“十大南药”之一。有芳香化浊，和中止呕，发表解暑的功效。现代研究含广藿香酮、广藿香醇、齐墩果酸和胡萝卜苷等成分。有调节胃肠功能，抗菌，镇痛等药理活性。

藿香是我国传统的芳香化湿药品，始载于《名医别录》，谓“藿香气微温，味辛、甘，无毒，主风水毒肿。去恶气，止霍乱心腹痛。”现代研究含百里香醌，α-石竹烯，β-谷甾醇和黄酮类成分，有抗病毒，抗真菌，抗钩端螺旋体和促进胃液分泌、解除胃肠痉挛的药理活性。

广藿香、藿香二药性味、功效和临床应用相近，作为藿香药用有较长的历史。据文献记载[12]，广藿香主产于广东、海南等我国南方诸省，在全国使用；藿香主产于东北、华北和华中诸省，多在产地使用，其基源不同，化学成分、药理作用有别，应注意区分，正确药用，不可混淆或统称“藿香”而用。

至于土藿香与广藿香、藿香性味、功效和临床应用迥异，需注意鉴别，以其名正确用药，不可与藿香混为一谈。

（周海平　孔增科　徐晶颖）

参考文献

[1]上海市卫生局.上海市中药炮制规范(1994年版).上海：上海科学普及出版社，1994.287

[2]罗集鹏，等.中药材，1999，22(1)：25

[3]张广文，等.中草药，2001，32(10)：871

[4]杨得坡.微生物学杂志，1998，18(4)：1

[5]肖培根.新编中药志，第三卷.北京：化学工业出版社，2002.20

[6]陈小夏，等.中药材，1998，21(9):462

[7]岳金龙，等.东北林业大学学报，1998，26(1)：72

[8]封锡志，等.沈阳药科大学学报，1998，15(2)：144

[9]张翠松，等.北京中医药大学学报，2003，10(3)：36

[10]王本祥.现代中药药理与临床.天津:天津科技翻译出版公司，2004.1726

[11]国家中医药管理局《中华本草》编委会.中华本草.上海:上海科学技术出版社，1999.7·6051

[12]北京药品生物制品检定所，等.中药鉴别手册.第一册.北京:科学出版社.1981.550

14　女贞子与冬青子

女贞子 Fructus Ligustri Lucidi

【基源】 为木犀科植物女贞*Ligustrum lucidum* Ait. 的干燥成熟果实。

【饮片鉴别】 ①女贞子：呈卵形、椭圆形或肾形，长6~8.5mm，直径3.5~5.5mm。表面黑紫色或灰黑色，皱缩不平，基部有果梗痕或具宿萼及短梗。体轻。外果皮薄，中果皮较松软，易剥离，内果皮木质，黄棕色，具纵棱，破开后种子通常为1粒，肾形，紫黑色，油性。气微，味甘、微苦涩(图14-1)。②酒女贞子：形如女贞子，表面紫黑色。略有醇香气(图14-2)。

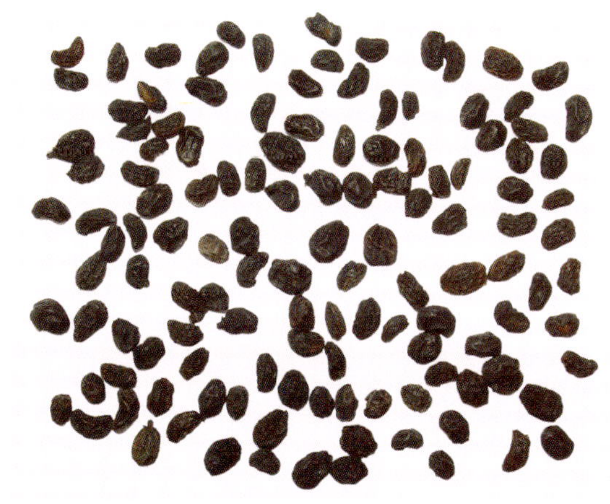

图 14-1　女贞子

【成分】 含女贞子苷，女贞子多糖，甘露醇，葡萄糖，脂肪油，硬脂酸，亚油酸，熊果酸，齐墩果酸，右旋甘露醇，棕榈酸及微量元素。

【药理】 ①调节免疫：a.增强体液免疫：给小鼠灌服女贞子水煎剂12.5g/kg、25g/kg及女贞子多糖100mg/kg7天，均能增加幼鼠胸腺、脾脏重量，增加成年鼠脾重，对抗环磷酰胺的免疫抑制作用，明显提高小鼠血清溶血素抗体活性和IgG含量。b.增强非特异性免疫：给小鼠灌服240mg/kg水提物5天，显著提高小鼠对静脉注射炭粒的廓清指数，增强网状内皮系统的吞噬活性。所含齐墩果酸有与卡介苗同等激活巨噬细胞吞噬及其Fc受体的活性。c.增强细胞免疫：水提剂(体外)和齐墩果酸(给小鼠灌服)均能促进PHA、ConA及PWM激活淋巴细胞增殖作用。腹腔注射女贞子多糖50mg/kg，对环磷酰胺免疫低下模型小鼠细胞免疫有显著增强作用。d.免疫调节：水提剂及齐墩果酸对正常、免疫抑制及荷瘤小鼠免疫功能均有促进或恢复作用。②保护染色体：女贞子水煎剂12.5mg/kg、25mg/kg给小鼠灌服

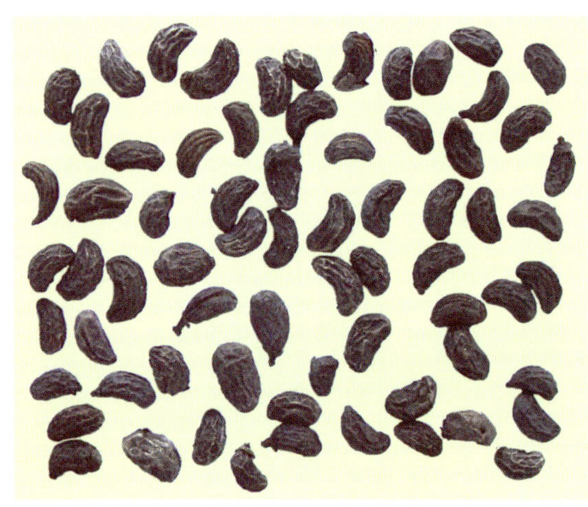

图 14-2 酒女贞子

或齐墩果酸50mg/kg、100mg/kg皮内注射，对环磷酰胺(50mg/kg)及乌拉坦(500mg/kg)腹腔给药引起的染色体损伤均有明显保护作用，可明显抑制微核率的升高。③抗肿瘤：女贞子熊果酸及齐墩果酸粗提取物(ENZZ)250、500、1000mg/kg对移植性肿瘤模型小鼠H_{22}肝癌及S_{180}肉瘤实体型均有明显抑制作用，抑瘤率分别为41.49%、48.32%、45.45%及37.50%、44.23%、46.15%。④保肝：齐墩果酸50mg/kg、100mg/kg皮内注射对CCl_4诱发大鼠肝损伤有明显保护作用，明显降低血清转氨酶(ALT)，促进肝细胞再生，减少三酰甘油蓄积，减轻超微结构病变，防止肝硬化，临床显效及治愈率达80%。⑤适应原样作用：女贞子水提液1g/kg、2g/kg可延长小鼠负重游泳时间，增强常压耐缺氧能力及抗高温能力，有显著适应原样的抗应激作用。⑥抗血小板聚集、抗血栓：给老龄(30周)小鼠灌服齐墩果酸能明显抑制胶原、ADP诱导的血小板聚集；可加快血小板流动，减少沉积和粘连，降低脂质在血管内膜堆积，防治老年血栓性疾病及动脉粥样硬化的形成。⑦升白细胞：给小鼠灌胃女贞子醇提物40g/kg或齐墩果酸100mg/kg，对环磷酰胺或放疗(^{60}Co)所致白细胞减少均有明显升高作用。⑧抗衰老：女贞子醇提物给老龄小鼠连续灌服40日，能明显降低鼠脑、肝丙二醛含量(抑制率分别为57%和37%)，升高肝脏SOD活性59%。⑨降眼压：女贞子煎剂2.5g/kg给兔灌服3~6月，可使兔眼压明显降低。⑩调节血脂：女贞子粉20g/只30天或齐墩果酸30mg/kg、60mg/kg 8周给高脂血兔或鹌鹑灌服，可明显降低血脂，升高HDL-C及降低动脉粥样硬化斑块发生率[1]。⑪降血糖：女贞子煎剂15~30g/kg灌服，可明显降低四氧嘧啶、阿脲糖尿病模型小鼠高血糖及肾上腺素、外源性葡萄糖引起的血糖升高。⑫抗炎：水煎剂12.5、20、25g/kg，给小、大鼠灌胃，可显著抑制醋酸所致小鼠腹腔毛细血管通透性增高、二甲苯小鼠耳郭肿胀、大鼠角叉菜胶及蛋清足肿胀及大鼠棉球肉芽肿等急性炎症。⑬抗菌：50%女贞子煎剂对金黄色葡萄球菌、福氏痢疾杆菌、伤寒杆菌、绿脓杆菌、大肠杆菌均有抑制作用。⑭抗心肌缺血：醇提物可增加离体免冠脉流量及抗神经垂体素心肌缺血。⑮毒性：给小鼠灌服齐墩果酸的LD_{50}为(2.548±0.533)g/kg。

【性味、归经与效用】 性凉，味甘、苦。归肝、肾经。有滋补肝肾，明目乌发。用于眩晕耳鸣，腰膝酸软，须发早白，目暗不明。酒女贞子性平，补益肝肾，乌发强腰，用于肝肾阴虚，头目眩晕，须发早白。

【临床应用】 ①老年性白内障：枸杞子、山药各12g，熟地黄、茯苓各15g，泽泻、女贞子、山茱萸各9g，牡丹皮6g。水煎服，日服一剂。②慢性肝炎：女贞子18g，墨旱莲、黄芪、白术、太子参各15g，茵陈12g，水牛角30g(先煎)，白花蛇舌草20g，甘草6g。水煎服，日服一剂。③白塞综合征：生地黄、熟地黄各15g，天门冬、麦冬、栀子各10g，白芍、黄芩、丹皮、玄参、桔梗、山药、地骨皮、女贞子、生甘草各12g。水煎服，日服一剂。④功能性子宫出血：小茴香3g，炒当归、沙苑子、肉苁蓉、枸杞子、墨旱莲各9g，鹿角霜6g，女贞子、补骨脂、紫石英各12g，党参、竹茹各15g。水煎服，日服一剂。⑤乳腺增生：当归、香附、女贞子、白芍、郁金、柴胡、墨旱莲各10g，淫羊藿、菟丝子各15g，鸡血藤、夜交藤各30g。水煎服，日服一剂。⑥再生障碍性贫血：党参、黄芪、黄精、山茱萸、巴戟天、鸡血藤、龟甲各20g，女贞子、淫羊藿、丹参、地黄各15g，鹿角胶9g(烊化)，大枣10枚，水煎服，日服一剂[2]。

冬青子 Fructus Ilicis Purpureae

【基源】 为冬青科植物冬青*Ilex Purpurea* Hassk.的干燥成熟果实。

【饮片鉴别】 呈圆形或椭圆形，长4~10mm，直径3.5~5.5mm。表面棕褐色或红褐色，光亮，上部有凹窝。外果皮质坚而脆，中果皮较松软，易剥离，内果皮木质，破开后种子通常为4~5粒，三角形，背面具一深沟。体轻。体轻。气微，味苦涩[3](图14-3)。

【成分】 含冬青三萜苷A、B，原儿茶酸，原儿茶醛，熊果酸，鞣质，黄酮苷和糖类等。

【药理】 ①抗菌：冬青子水煎剂对大肠杆菌、绿脓杆菌、变形杆菌河金黄色葡萄球菌有一定的抑制作用。②抗炎：冬青子所含的原儿茶酸对小鼠甲醛性足肿胀有明显的抑制作用。

【性味、归经与效用】 性凉，味甘、苦。归肝、肾

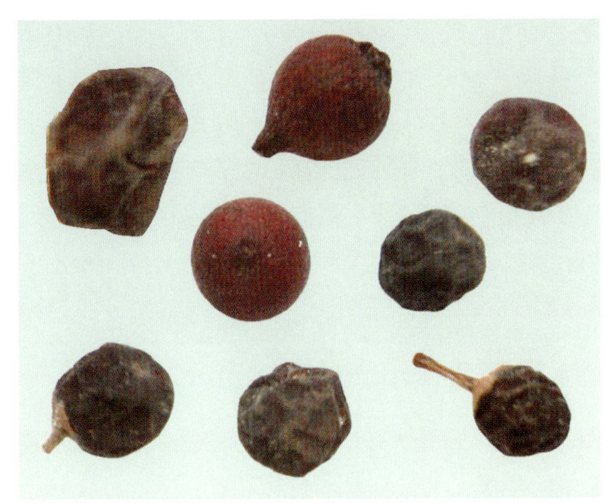

图 14-3 冬青子

经。有补肝肾，祛风湿，止血敛疮的功效。用于须发早白，风湿痹痛，消化性溃疡出血，痔疮，溃疡不敛[4]。

【临床应用】 ①痔疮：酒冬青子研粉。口服，一次10g，一日2次。②溃疡病出血：冬青子、白及各等量，共研细末。口服，一次3~6g。一日2次。

【按语】 女贞子为常用中药，以"女贞实"之名始载于《神农本草经》上品。有滋补肝肾，明目乌发的功效。现代研究其含有女贞子苷、齐墩果酸、熊果酸、女贞子多糖等成分，有保肝、抗炎、抗衰老、抗肿瘤、调节血脂、降血脂和调节免疫功能等广泛的药理活性，与中医药经典理论和临床实践相符合。

女贞系常绿灌木或乔木，四季青翠，凌冬不凋，故又有冬青之名，其果实有"冬青子"的俗名，基层有误用冬青子(Frutus Ilicis purpureae)作女贞子药用的报道[5-6]，亦有将女贞子(Fructus Ligustri Lucidi)称为冬青子的情况[7]，须于注意。二药基源不同，化学成分、功效有别，性状区别明显，应认真鉴别，各以其名正确药用，强调使用药品正名的重要性，以免造成品种混淆，错用、误用的情况发生。

(宋俊骊　姜彩娥　李芹格)

参考文献

[1]蔡立明.时珍国医国药，2000，11(5)：475

[2]吴玛琍，孔增科.中药饮片鉴别.上册.天津：天津科学技术出版社，1993.324

[3]孔增科，等.常用中药药理与临床应用.赤峰：内蒙古科学技术出版社，2005.458

[4]国家中医药管理局《中华本草》编委会.中华本草.上海：上海科学技术出版社，1999.5·4045

[5]杨红儒，等，河南中医药学刊，1997，12(2)：20

[6]蒋宝荣，等.时珍国药研究，1997，8(5)：436

[7]芦伯震，等.海峡药学，2004，16(6)：76

15 小茴香、藏茴香及莳萝子

小茴香 Fructus Foeniculi

【基源】 为伞形科植物茴香*Foeniculum vulgare* Mill.的干燥成熟果实。

【饮片鉴别】 ①小茴香：为双悬果，呈圆柱形，有的稍弯曲，长4~8mm，直径1.5~2.5mm。表面黄绿色或淡黄色，两端略尖，顶端残留有黄棕色突起的柱基，基部有时有细小的果梗。分果呈长椭圆形，背面有纵棱5条，接合面平坦而较宽。横切面略呈五边形，背面的四边约等长。有特异香气，味微甜、辛(图15-1)。②盐小茴香：形如小茴香，表面有焦斑。气香，味咸[1](图15-2)。

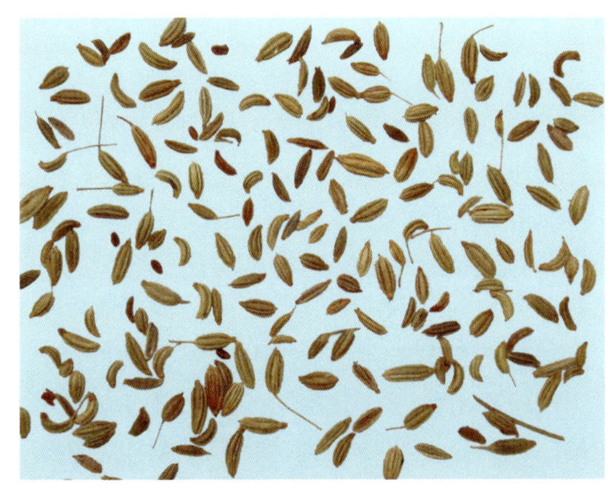

图 15-1 小茴香

【成分】 含挥发油：反式茴香醚、柠檬烯、小茴香酮、茴香脑、γ-松油烯、α-蒎烯、二戊烯、茴香酸、东当归内酯、顺式茴香醚、十八碳-烯酸、花生酸、肉豆蔻酸和棕榈酸，香豆素：花椒毒素、欧前胡素、佛手柑内酯、伞形花内酯等，甾醇及其糖苷：植物甾醇基-β-呋喃果糖苷、谷甾醇、豆甾醇、Δ^7-豆甾烯醇、菜油甾醇、羟基二甲基辛二烯基葡萄糖苷、丁香苷、苄糖苷和异丙基糖苷，

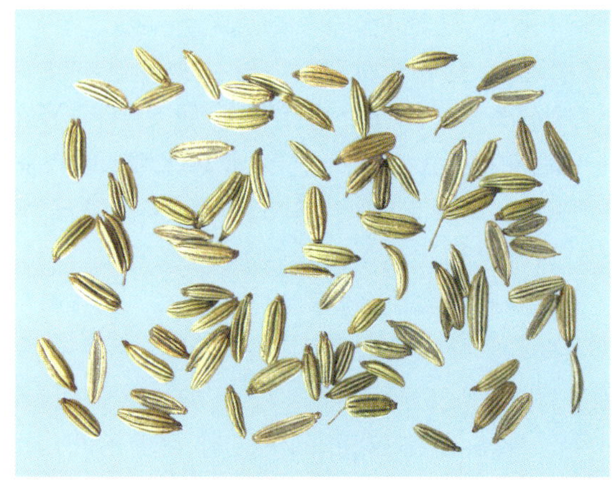

图 15-2 盐小茴香

谷氨酸、天冬氨酸、脯氨酸、精氨酸、丙氨酸和γ-氨基丁酸等胆碱、乙酰胆碱、茴香醛、4-丙烯基苯甲醛等。

【药理】 ①抗菌：挥发油对结核杆菌、金黄色葡萄球菌有抑制作用。②抗凝、抗纤溶：小茴香煎剂10mg/ml体外对兔血小板有抑制及抗纤溶作用。③解痉平喘：挥发油能松弛支气管平滑肌，有祛痰平喘作用。④调节胃肠运动：煎剂能兴奋离体兔肠收缩和促进在体兔肠蠕动。0.02mg/ml有收缩肠管的作用；小茴香24mg/kg灌服，可恢复戊巴比妥减弱兔肠运动功能。⑤抗溃疡：小茴香600mg/kg给动物灌服或十二指肠给药能抑制应激性胃溃疡。⑥促进肝再生：茴香油治疗10天可使部分肝切除大鼠肝再生度增加，肝重量比对照组增加。小茴香可增强小鼠肝微粒体氧化酶活性，促进胆汁分泌及固体物排出增加。⑦中枢抑制：煎剂10g/kg、20g/kg对小鼠扭体反应及热板法有镇痛作用。茴香脑对青蛙心肌和中枢有麻痹作用，对骨骼肌有箭毒样麻痹作用。⑧性激素样作用：丙酮浸出物给大鼠灌服15天可使雄性大鼠睾丸和输精管的总蛋白质减少，酸性、碱性磷酸酶活性降低；使精囊和前列腺总蛋白含量增加。给雌性大鼠灌服10天，阴道内出现角化细胞并促进性周期，乳腺、输卵管、子宫内膜等重量增加，有乙烯雌酚样作用[2]。⑨抗肿瘤：所含多聚糖具有抗肿瘤作用；茴香脑能提高免疫功能，减轻抗癌药物的副作用。

【性味、归经与效用】 性温，味辛。归肝、肾、脾、胃经。有散寒止痛，理气和胃的功效。用于寒疝腹痛，睾丸偏坠，痛经，少腹冷痛，脘腹胀痛，食少吐泻，睾丸鞘膜积液。盐小茴香 暖肾散寒止痛。用于寒疝腹疼，睾丸偏坠，经寒腹痛。

【临床应用】 ①卵巢囊肿：小茴香、干姜、延胡索各6g，肉桂、当归、蒲黄（包）、制没药、川芎、赤芍、五灵脂各10g。水煎服，日服一剂。②疝气：小茴香、肉桂、乌药、茯苓各6g，当归、枸杞子各9g，沉香3g，生姜10g。水煎服，日服一剂。③慢性胃炎：党参、焦山楂、炒白芍各10g，小茴香5g，莪术、川楝子、桂枝各6g，赭石20g。水煎服，日服一剂。④十二指肠球部溃疡：盐小茴香6g，制何首乌30g，猪肚1个。将制何首乌砸碎，同小茴香装入猪肚，缝口同煮，肚烂为度。猪肚连汤分为6份，一次1份，一日3份，2天服完[3]。

藏茴香 Fructus Carum Carvi

【基源】 为伞形科植物葛缕子*Carum carvi* L.的干燥成熟果实。

【饮片鉴别】 双悬果呈细圆柱形，长2~5mm，直径1.5~2mm。两端略尖，微弯曲，顶端残留柱基，基部有细果梗，表面黄绿色或灰棕色。分果呈长椭圆形，背面有纵脊线5条，接合面平坦，有沟纹，质硬，横断面略呈五边或六边形，中心黄白色，具油性。香气特异，味麻辣（图15-3）。

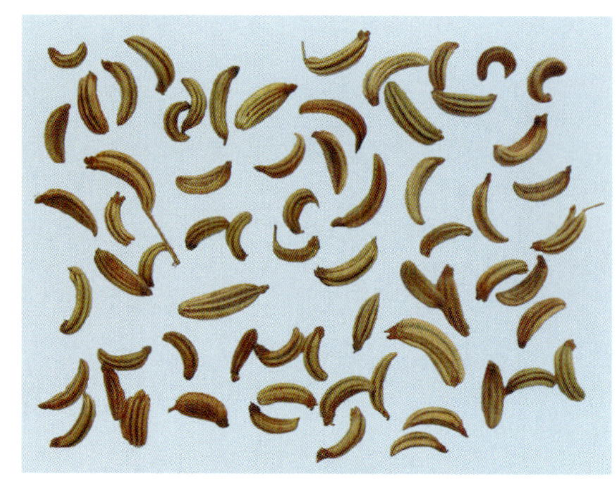

图 15-3 藏茴香

【成分】 含葛缕酮，柠檬烯，5-异丙烯基-2-甲基环己酮，丁香油酚[4]D-二氢香芹醇，L-异二氢香芹醇，D-紫苏醛，D-二氢蒎脑，棕榈酸，油酸和亚油酸等。

【药理】 有平喘，镇咳，抑菌，利胆，利尿的作用。

【性味、归经与效用】 性平，味苦、辛、涩。有理气开胃，散寒止痛，解毒的功效。用于脘腹冷痛，呕逆，消化不良，疝气痛，寒滞腰痛，胃痛，中毒症。

【临床应用】 ①消化不良：藏茴香100g，巴朱、夹哇果各90g，大蒜（制）、丁香、木香、兔心各60g。各研细粉，混匀，每日早晚各3~5g，水煎服。②头痛：喜马拉雅紫茉莉、环根芹各25g，枝子芹、藏茴香各20g，大蒜灰15g。共研细粉。口服，一次2~3g，一日3次[5]。

莳萝子 Anethi Fructus.

【基源】 为伞形科植物莳萝*Anethum graveolens* L.的干燥成熟果实。

详见334页莳萝子项下。

【按语】 小茴香为常用中药，以“怀香子”之名始载于《唐本草》。有散寒止痛，理气和胃的功效，临床用于寒疝腹痛，少腹冷痛，脘腹胀痛，通经等症效果理想。

据文献[6,7]记载，全国大部分地区使用的小茴香为茴香的果实，吉林、甘肃、四川、内蒙古等省区的个别地区，用莳萝的果实莳萝子误作小茴香药用，藏茴香、孜然、防风子、毒芹子充作小茴香药用的情况在基层药房也时有发生[8]，须注意鉴别，各以其名、其效正确药用，不可代用或混用。

（宋俊骊　郭丽芳　王晓丽）

参考文献

[1]北京药品生物制品鉴定所，等.中药鉴别手册，第一册.北京：科学出版社，1981.45

[2]吴玛琍，孔增科.中药饮片鉴别.上册.天津：天津科学技术出版社，1993.325

[3]孔增科，等.常用中药药理与临床应用.赤峰：内蒙古科学技术出版社，2005.208

[4]国家中医药管理局《中华本草》编委会. 中华本草.藏药卷.上海：上海科学技术出版社，2002.318

[5]王本祥. 现代中药药理与临床.天津：天津科技翻译出版公司，2004.198

[6]谭睿，等. 中药材，2003，26(12)：869

[7]邓君丽. 药物分析杂志，1998，18(4)：266

[8]孙迎东，等. 时珍国医国药，2005，16(4)：338

16　天仙子、南天仙子及麦瓶草子

天仙子 Semen Hyoscyami

【基源】 为茄科植物莨菪*Hyoscyamys nsiger* L.的干燥成熟种子。

【饮片鉴别】 呈类扁肾形或扁卵形，直径约1mm。表面棕黄色或灰黄色，有细密微隆起的网纹，略尖的一端有点状种脐。切面灰白色，油质，有胚乳，胚弯曲。气微，味微辛(图16-1)。

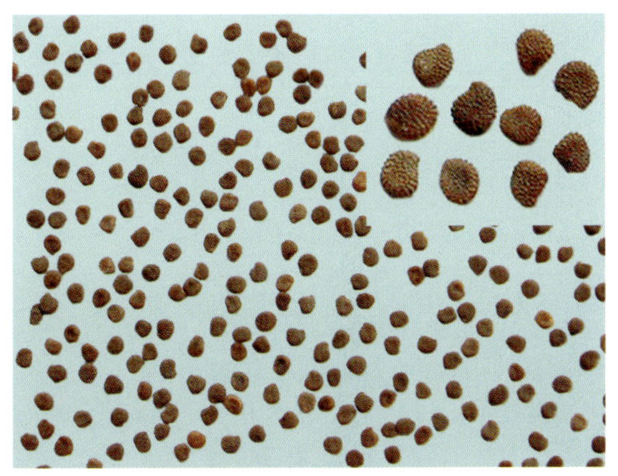

图 16-1　天仙子

【成分】 含莨菪碱和东莨菪碱，阿托品，莨菪胺，脂肪油，甾醇及蛋白质。

【药理】 ①阿托品样作用：抑制腺体分泌；扩瞳；解痉；解除小血管痉挛；改善微循环；兴奋延脑和大脑。②抗肿瘤：对移植性小鼠肉瘤S_{180}实体型及肝癌HAC实体型有明显的抑制作用，对HAC腹水型有一定的延长生命作用，对肝癌HAC胃壁接种模型的抑瘤作用尤为突出，有明显的抑制作用和较高的杀伤作用，对癌细胞分裂有一定的抑制作用[1]。③免疫促进作用：天仙丸有提高小鼠巨噬细胞吞噬功能的作用，对正常小鼠的迟发型超敏反应有明显增强作用，增强率为43.7%。

【性味、归经与效用】 性温，味苦、辛；有大毒。归心、胃、肝经。有解痉止痛，安神定喘的功效。用于胃痉挛疼痛，喘咳，癫狂。

【临床应用】 ①急性胆囊炎：天仙子10g，大黄、木香、栀子各50g，共研细粉。口服，一次3g，一日2次。②慢性肠炎：天仙子12g，赤石脂、枯矾各100g，共研细粉。口服，一次6g，一日3次。③消化道肿瘤：复方天仙胶囊(主要成分：天仙子)，口服，一次3粒，一日3次。

南天仙子 Semen Hygrophilae Salicifoliae

【基源】 为爵床科植物大花水蓑衣*Hygrophila*

Salicifolia (Vahl) Nees var. *megalantntha* (Merr.)H. S. Loet L. D. chou的干燥成熟种子[2]。

【饮片鉴别】 种子呈类圆形而扁，一端略尖，直径1mm。表面暗红色，平滑。种脐明显，具贴伏的黏液化表皮毛，遇水则膨胀竖立，蓬松散开，黏性大。气微，味淡而粘舌(图16-2)。

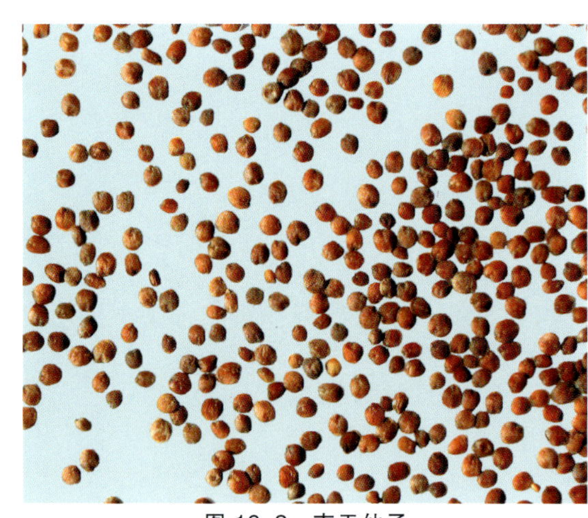

图 16-2 南天仙子

【成分】 含黏液质，钾盐。

【性味、归经与效用】 性寒，味苦，归心、肝经。有清热解毒，消肿止痛的功效。用于咽喉肿痛，丹毒，血热吐血，湿热黄疸；外用治乳痈红肿热痛，疮肿[3]。

【临床应用】 ①下肢溃疡：南天仙子适量，用利凡诺、注射用水调南天仙子成面团状，均匀铺平于消毒纱布上，厚3~5mm，面积较溃疡面积稍大，覆盖于溃疡面上，轻按压，以胶布固定，一天一次[4]。②骨关节病、肩凝症：南天仙子适量，开水冲调搅拌，使成黏糊状，摊成面饼敷于患处，绷带固定，1~2天一换；患处肌肉肿硬或关节痛肿、屈伸不利者，加入蒲黄、红花适量；红肿热痛者加入生大黄粉或金黄散适量；阴疮恶症者，加入肉桂粉、皂角刺粉适量[5]。③急性乳腺炎：南天仙子约15g，用温水调成糊状，趁湿外敷患处，以胶布固定，每24~36小时更换一次。

麦瓶草子 Semen Silenis Conoideae

【基源】 为石竹科植物麦瓶草*Silene conoides* L.的干燥成熟种子。

【饮片鉴别】 种子略呈肾形而厚，直径约1mm，厚约0.6mm；表面灰棕色，中部有一凹沟。扩大镜下观察，表面有小点状突起呈偏心性圆圈状排列，种脐明显。种子纵切面子叶2片，弯曲呈环状，胚乳白色。气微，味淡[6](图16-3)。

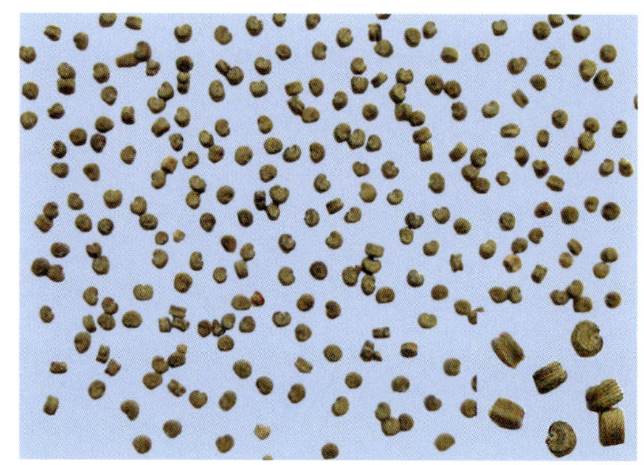

图 16-3 麦瓶草子

【性味、归经与效用】 性平，味甘。有止血，催乳的功效。用于鼻衄，尿血，乳汁不下[7]。

【临床应用】 尿血：麦瓶草子15g，茵陈、瞿麦各10g。水煎服，日服一剂。

【按语】 天仙子为少常用中药，以“莨菪子”之名始载于《神农本草经》下品。李时珍释其名曰：“其子服之，令人狂浪放宕，故名。”天仙子之名始见于《图经本草》。其主要成分为莨菪碱，具有阿托品样药理活性，临床用于胃痉挛疼痛，喘咳，癫痫，支气管哮喘和微循环障碍等病症效果理想。

据文献报道[8,9]，全国大多数省区以天仙子正品药用，在广东、浙江、上海、江西和湖北、湖南等省区习惯以南天仙子、新疆部分地区以中亚天仙子*Hyoscyamus pusillus* L.的种子作为天仙子使用[10]，这是不对的。南天仙子、中亚天仙子与天仙子基源、化学成分、药理作用和功效迥异，是天仙子的混淆品种，应辨证施药，区分药用。

麦瓶草子纯属天仙子伪品，决不可充天仙子药用，应注意鉴别，予以杜绝。

附表：天仙子及其混淆品、伪品性状鉴别检索表

1.种子表面具细密网纹
  2.呈肾形或卵圆形，直径 1~1.5mm，网脊隆起，网孔较大 …………………………………………… 天仙子
  2.略呈三角形，直径多小于 1mm，网脊较厚，平滑，网孔较小 ………………………………… 中亚天仙子
2.种子表面不具网纹或有小点状突起
  3.种子表面不具网纹，具贴伏的黏液化表皮毛，手握有黏性 ………………………………… 南天仙子
  3.种子表面有小点状突起，整齐排列呈偏心性圆状 ……………………………………… 麦瓶草子

(靳文军　张　伟　孔增科)

参考文献

[1]杜贵友,方文贤.有毒中药现代研究与合理应用.北京:人民卫生出版社,2003.317

[2]仇良栋 罗献瑞.广西植物.1996,16(4):373

[3]《广东中药志》编辑委员会,广东中药志.第一卷.广州:广东科技出版社,1994.600

[4]李佳玫,等.中级医刊.1998,33(5):58

[5]赵家宏.江西中医药.2001,32(1):27

[6]吴玛琍,孔增科.中药饮片鉴别.上册.天津:天津科学技术出版社,1993,333

[7]国家中医药管理局《中华本草》编委会.中华本草.上海:上海科学技术出版社,1999.2·1437

[8]北京药品生物制品检定所,等.中药鉴别手册.第一册.北京:科学技术出版社,1981.89

[9]刘宝玲,等.药物分析杂志.1997,17(3):186

[10]汪路明,等.基层中药杂志.1997,11(1):15

17 天竺黄及竹黄

天竺黄 Concretio Silicea Bambusae

【基源】 为禾本科植物青皮竹*Bambusa textiles* Mc Clure或华斯劳竹*Schizosachyum chinense* Rendle等茎秆内的分泌液干燥后的块状物[1]。

【饮片鉴别】 为不规则的碎片或块状,大小不一。表面灰黄色、灰白色或灰蓝色相杂。有的洁白色,半透明,略带光泽。体轻,质硬而脆,易破碎。吸湿性强,嚼之有沙砾感。放在水中产生气泡。粘舌。无臭,味淡而有清凉感(图17-1)。

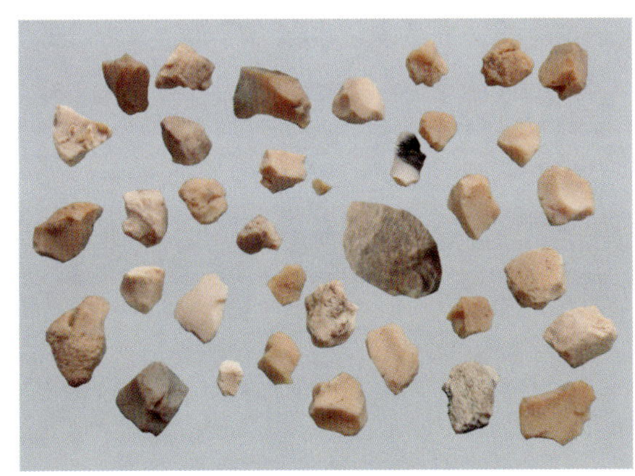

图 17-1 天竺黄

【成分】 含生物碱、天门冬氨酸、苏氨酸等14种氨基酸和钠、镁、铝、锶、硒等14种元素。

【药理】 ①镇痛:对小鼠醋酸刺激有镇痛作用,并能显著增加痛阈值.动物实验表明,有阻断神经干动作电位传导的作用。②降压:对离体兔耳血管有直接扩张作用,能降低麻醉兔血压。③抗凝:血能延长血浆复钙时间和凝血时间。④抗炎:从天竺黄中提取的结晶物对大鼠由蛋清引起的足肿胀和小鼠由二甲苯引起的兔耳肿胀有一定的抗炎作用。

【性味、归经与效用】 性寒,味甘。归心、肝经。有清热豁痰,凉心定惊的功效。用于热病神昏,中风痰迷,小儿痰热惊痫、抽搐、夜啼。

【临床应用】 ①癫痫:胆南星、石菖蒲、天竺黄、川贝母、炙蜈蚣、炙全蝎、乌梢蛇各10g,炙地龙20g,羚羊角2g,猴枣1g,马宝3g,丹参30g,远志5g。共研细粉。口服一次3g,一日2次。②小儿惊风:天竺黄、郁金、茯苓、麦冬各15g,蝉蜕、全蝎、僵蚕各6g,炙甘草30g,朱砂0.3g,冰片、麝香适量。上药研细末,口服,一次1.5~3g,用蜜水调下。③小儿咳嗽:百部、紫菀各6g,青皮、川贝母各4g,天竺黄、甘草各3g,款冬花2g。水煎服,日服一剂。④痰热咳喘:天竺黄、全瓜蒌、浙贝母各10g,桑白皮、半夏麯各12g。水煎服,日服一剂。

竹黄 Stroma Shiraiae

【基源】 为肉座菌科真菌竹黄*Shiraia bambusicola* Henn.的子座。

【饮片鉴别】 呈椭圆形或纺锤形,背部隆起,有不规则的横沟,基部凹陷,常有竹的残留枝干。表面粉红色,有细密纹理及针尖大小的灰色斑点。质疏松,易折断。气特异,味淡(图17-2)。

【成分】 含竹红菌素A、B、C,多糖,蛋白酶,淀粉酶,D-甘露醇,竹黄色素,麦角甾醇,过氧化麦角甾醇,1.8-二羟基蒽醌[3],硬脂酸,天冬氨酸,苏氨酸,谷氨酸,丝氨酸,胱氨酸,蛋氨酸,赖氨酸,异亮氨酸,γ-氨基丁酸及微量半胱氨酸等。

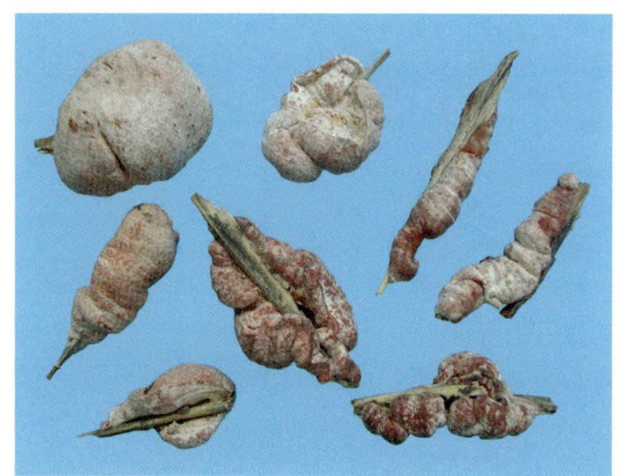

图 17-2 竹黄

【药理】 ①扩张血管、降压：竹黄水煎提取物对离体兔耳血管有直接扩张作用，表现为管流量增加，血管处于痉挛状态时作用更明显；静注0.5g/kg能降低麻醉兔血压。②镇痛、抗炎：竹黄水煎提取物2~3.1g/kg皮下注射，对小鼠醋酸刺激性疼痛有较好的镇痛作用；竹黄甲素100mg/kg灌胃，能显著提高小鼠热板法痛阈，其作用优于吲哚美辛，与杜冷丁(10mg/kg)相似；能显著降低醋酸所致扭体反应的次数，亦能显著降低蛋清所致的足趾肿胀程度[4-5]。③抗肝炎：竹黄多糖SB_1及SB_2对小鼠CCl_4急性肝损伤有保护作用，对肝炎具有一定的疗效[6]。④抗肿瘤：竹黄中提取的竹红菌甲色(HB)对培养的人癌细胞和小鼠移植性实体瘤有显著的光动力治疗作用。小鼠灌服HB150mg/kg，连续7天，在光照下对鼠移植瘤株H_{22}有明显的抑制作用，抑瘤率为34.0%~41.6%[7]。⑤毒性：竹黄水煎提取物给雄性小鼠静注的LD_{50}为6.47g/kg[8]，竹红菌乙素小鼠灌服的LD_{50}为753.4mg/kg。

【性味、归经与效用】 性平，味淡。有化痰止咳，活血祛风，利湿的功效。用于咳嗽痰多，风湿痹痛，小儿惊风，跌打损伤；百日咳，胃痛，带下。

【临床应用】 ①风湿痹痛：竹黄50g，浸入白酒500ml中3天。口服，一次20ml，一日3次。②百日咳：竹黄6g，麻黄3g，枇杷叶、苦杏仁、茜草各6g，水煎服，日服一剂。

【按语】 天竺黄为较常用中药，始载于《开宝本草》，云："天竺黄生天竺国，今诸竹内往往得之。"李时珍认为："竹黄出于大竹之津气结成，其气味功用与竹沥同，而无寒滑之害。""竹黄生南海金庸竹中，此竹极大，又名天竹，其内有黄，可以疗疾，本草作天竺者，非矣[10]。"蔡永敏经考证认为："天竺黄"并非专产于"天竺"，以"天竺"命名欠妥。"天竹黄"是以原植物竹类及药物的特征而命名，应以"天竹黄"作为规范正品[11]。

天竺黄性状独特，作伪不易。市场上因名称混淆常见的天竺黄伪品为竹黄[12]，因《本草纲目》、《中药大辞典》及一些教科书中天竺黄的别名为竹黄所致。竹黄与天竺黄性状特征区别明显，成分、药理、功效截然不同，绝不可以竹黄混称天竺黄药用或代用，而应各以其名、其效正确药用。

值得注意的是，禾本科植物大节竹*Indosasa crassiflora* Mchyre及大竹麻*Sinocalamus giganteus* (Wall.) Keng. f的茎秆内伤流液自然干燥后凝结的块片状物，性状与正品天竹黄相似，并同等入药[13]；人工在竹秆上打洞，促使竹筒内积水而成的块状物，常加工呈方块状——人工天竺黄，其表面略呈粉性，黄白色或灰白色，稍具吸湿性(图17-3)；以及以硅酸盐凝胶为基础合成的块状物——合成天竺黄，呈不规则块状或颗粒，大小不一，色白或微黄，质重而硬，吸湿性稍差(图17-4)，是否可按天竺黄同等药用，值得商榷。笔者认为应对人工天竺黄、合成天竺黄及大节竹、大竹麻茎秆内伤流液干燥后凝结的块片状物等进行深入研究，并具其研究结果另立药名为宜，不可以天竺黄为名药用。

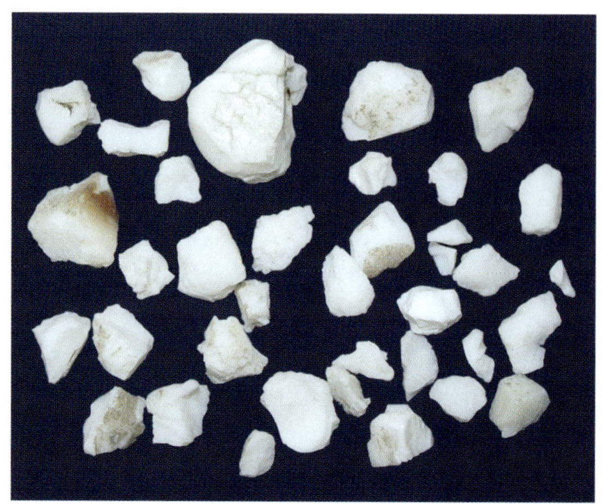

图 7-3 人工天竺黄

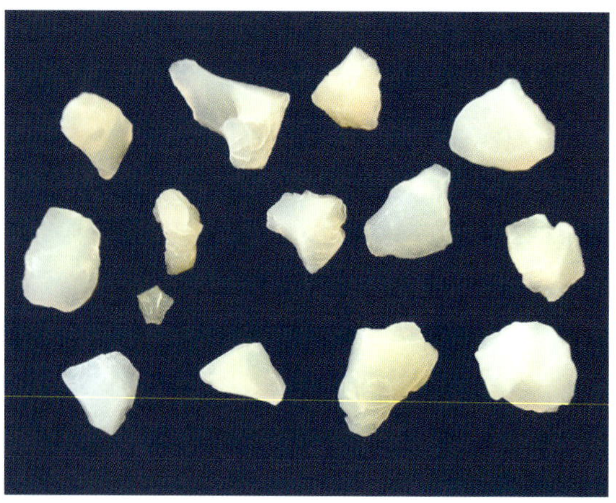

图 17-4 合成天竺黄

（胡双丰　冯艳红　孔增科　王玲玲）

参考文献

[1]国家药典委员会.中华人民共和国药典(2005年版一部).北京:化学工业出版社,2005.38
[2]孔增科,等.常用中药药理及临床应用.赤峰:内蒙古科学技术出版社,2005.303
[3]沈云修,等.中国中药杂志.2002,27(9):674
[4]朱丽清,等.中草药.1990.21(1):22
[5]王景祥,等.中草药.1990.21(7):292
[6]闫雪梅,等.中国新医药.2004,3(2):51
[7]王景祥.中草药.1999,30(6):478
[8]万阜昌.中药通报.1982,7(5):31
[9]国家中医药管理局《中华本草》编委会.中华本草.上海:上海科学技术出版社,1999,1·180
[10]陈贵廷.本草纲目通释.北京:学苑出版社,1992.1779
[11]蔡永敏.中药材.2004,27(6):447
[12]陈德萍.中原医刊.1997,24(3):43
[13]张贵君,孔增科等.现代中药材商品通鉴.北京:中国中医药出版社,2001.2305

18 天冬、小天冬与羊齿天冬

天冬 Radix Asparagi

【基源】 为百合科植物天冬*Asparagus cochinchinensis*(Lour.)Merr. 的干燥块根。

【饮片鉴别】 为类圆形片或斜长形片,直径0.5~1cm,厚2~4mm。切面角质样,中心黄白色。表面淡黄色或黄棕色,半透明,有纵沟纹,质柔润,有黏性。气微,味甘微苦(图18-1)。药材呈长纺锤形,略弯曲,长5~18cm,直径0.5~2cm。表面黄白色至淡黄棕色,半透明,光滑或具深浅不等的纵皱纹,偶有残存的灰棕色外皮。质硬或柔润,有黏性,断面角质样,中柱黄白色(图18-2)。

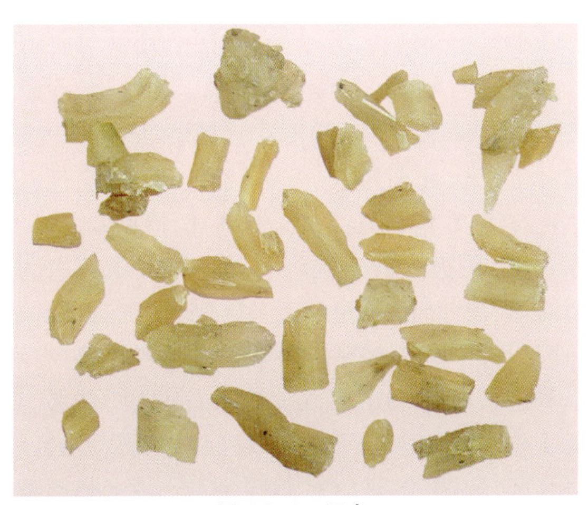

图 18-1 天冬

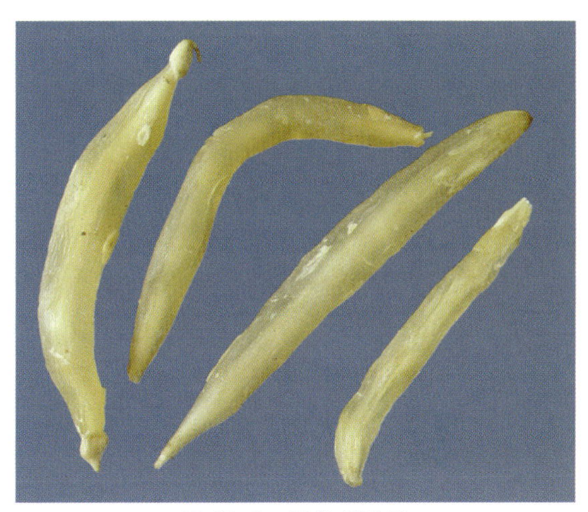

图 18-2 天冬(药材)

【成分】 含天门冬苷Ⅳ、Ⅴ、Ⅵ、Ⅶ,低聚糖,甲基原薯蓣皂苷,薯蓣皂苷元,菝葜皂苷元,葡萄糖,鼠李糖,天门冬多糖A、B、C和多种氨基酸等[2]。

【药理】 ①抗菌:天冬水煎剂对炭疽杆菌,甲型和乙型溶血性链球菌、肺炎双球菌、金黄色、柠檬色及白色葡萄球菌、枯草杆菌、白喉杆菌及类白喉杆菌均有不同程度的抑制作用。②抗肿瘤:天冬水煎剂5g/kg给小鼠灌服10天,对S_{180}肉瘤有抑制作用。③抗衰老:D-半乳糖衰老模型小鼠灌服天冬氯仿。乙醇和水提液均能显著降低模型小鼠肝细胞膜MDA水平($P<0.01$)氯仿提取尚能显著降低红细胞膜MDA含量,提示其有抗衰老作用。④镇咳祛痰:天冬5g/kg给小鼠灌服,可明显减少二氧化硫引咳小鼠的咳嗽次数,有明显的镇咳和祛痰作用。

【性味、归经与效用】 性寒,味甘、苦。归肺、肾经。有养阴润燥,清肺生津的功效。用于肺燥干咳,顿咳痰黏,咽干口渴,肠燥便秘。

【临床应用】 ①肺结核:天冬15g,白及、苦杏仁、浙贝母各10g,茯苓12g,阿胶10g(烊化),炙甘草6g。水煎服,日服一剂。②扁桃腺炎:天冬、麦冬、板蓝根、桔梗、山豆根各10g,甘草6g。水煎服,日服一剂[3]。③百日咳:天冬、麦冬、百部、瓜蒌各6g,陈皮、浙贝母各3g,水煎服,日服一剂。④糖尿病:天冬、麦冬、五味子各10g,天花粉、知母、北沙参各15g,玄参12g。水煎服,日服一剂。

小天冬 Radix Asparagi Meiocladi[4]

【基源】 为百合科植物密齿天门冬*Asparagus meiocldos* Levl.的干燥块根。

【饮片鉴别】 药材呈长纺锤形,略弯曲。表面棕黄色,具纵向纹。饮片为圆形或长圆形厚片,直径4~6mm。切面略呈角质样,半透明,中心黄白色;周边黄白色或黄棕色。质略柔软,干后硬脆,稍具黏性。气微,味甘、微苦(图18–3)。

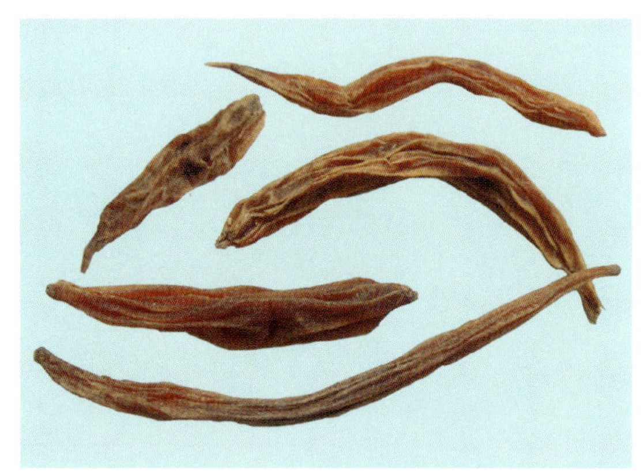

图 18–3 小天冬(药材)

【成分】 含小百部苷,β-谷甾醇葡萄糖苷及β-谷甾醇等。

【药理】 有抗应激和增强机体免疫功能的作用[5]。

【性味、归经与效用】 性寒、味甘、苦。归肺、肾经。有养阴生津,润肺清心的功效。用于肺燥干咳,虚痨咳嗽,津伤口渴,心烦失眠,内热消渴,肠燥便秘,白喉。

【临床应用】 偏坠气痛,肾盂肿大:小天冬(去皮)15g,水煎服,日服一剂。

羊齿天冬 Radix Asparagi Filicini

【基源】 为百合科植物羊齿天门冬*Asparagus filicinus* Buch.-Ham. ex D. Don的干燥块根[6]。

【饮片鉴别】 为圆形或长圆形厚片,厚3~5mm,直径0.5~1.2cm。切面黄白色、角质样,中柱细小,有的中空;周边灰棕色或棕褐色,皱缩,具纵沟纹,残留棕黑色栓皮。质坚韧,有黏性。有豆腥气,味淡[6](图18–4)。

【成分】 含22-甲氧基天门冬皂苷Ⅳ,羊齿天冬

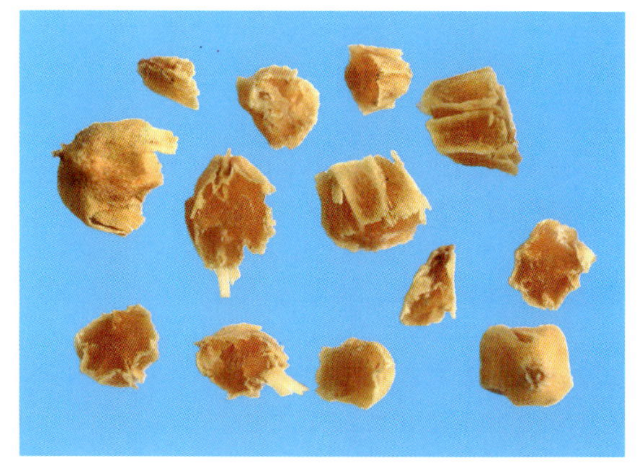

图 18–4 羊齿天冬

苷,β-蜕皮素,羊齿天冬苷C,天冬氨酸、丝氨酸、谷氨酸、甘氨酸、酪氨酸、亮氨酸等氨基酸和钙、锴、铁、钴、铜、锌、铅等微量元素。

【性味、归经与效用】 性平,味甘、苦。归肺经。有润肺止咳,杀虫止痒的功效。用于阴虚肺燥,肺痨久咳,咳痰不爽,痰中带血,疥癣瘙痒。

【临床应用】 ①肺结核咳嗽:羊齿天冬、麦冬、百部各10g,苦杏仁6g,南沙参12g。水煎服,日服一剂。②肺热喘咳:羊齿天冬、矮地茶、吉祥草、胡颓子根各12g。水煎服,日服一剂。③津少便秘:羊齿天冬、何首乌、火麻仁各12g。水煎服,日服一剂。

【按语】 天冬为常用中药,始载于《神农本草经》上品。李时珍谓其:"主治诸暴风湿偏痹,强骨髓,久服轻身,益气延年。"现代研究其含天门冬苷、多糖和氨基酸等,有抗菌、抗肿瘤、抗衰老和镇咳祛痰的药理活性,临床用于治疗阴虚发热,咳嗽吐血,肺痿,肺痈,咽喉肿痛等病症效果理想。

小天冬(Radix Asparai Meixcladi)始载于《滇南本草》,谓:"天门冬,味甘,微苦,性寒。入肺经,润肺,止咳嗽,咯血,降肺气逆胀,生吃治偏坠疝气,或左或右肾子肿大"。"此药熟煎,补肺,润皮毛,悦颜色,止咳嗽,咯血。生煎利小便,下气,清肺气,治偏坠气痛[7]。"由此看出,历史上云南既将小天冬作天冬药用,并波及到四川、贵州地区,为与天冬区别,四川省中药材标准和四川省中药炮制规范以小天冬为名收载。

羊齿天冬(Radix Asparagi Filicini)以"百部"之名始载于《本草纲目》,《滇南本草》以"百部"为名收载曰:"百部,味苦,性寒。入肺经,润肺,治肺热咳嗽,消痰、定喘、止虚痨咳嗽,杀虫。"《中药材手册》[8]以"土百部"为名收载。该药历史上长期作百部使用,在云南、四川、贵州产地等省区,其既是天冬的混淆品,也是百部的混淆品之一。

据文献[9]记载和市场调查，小天冬、羊齿天冬在云南、四川、贵州长期以来与百部混用，称土百部、小百部，也混或代天冬药用并调往省外，应加以区分。另外，同属植物大理天门冬*Asparagus taliensis* Wang et Tang、西南天门冬*A. munitus* Wang et S. C. Chen、细枝天门冬*A. trichoclados* Wang et S. C. Chen和多刺天门冬*A. myriacanthus* Wang et S. C. Chen的块根在云南、四川民间作天门冬药用，是天门冬的混淆品，药理研究证明，上述天冬混淆品有不同程度的抗应激、增强抗体免疫作用，但因其与天冬基源不同，成分有别，不可混称天冬药用，而应进一步加强研究，明确其功能主治，另立名称药用。

（姜彩娥　张　伟　熊南燕）

参考文献

[1]吴玛琍，孔增科.中药饮片鉴别(上册).天津：天津科学技术出版社，1993

[2]肖培根.新编中药志.第一卷.北京：化学工业出版社，2002.150

[3]马清钧，王淑玲.常用中药现代研究与临床.天津：天津科技翻译出版公司，1995.648

[4]四川省药品监督管理局.四川省中药饮片炮制规范.2002.360

[5]徐国钧，等.常用中药材品种整理和质量研究(南方协作组·第四册).福州：福建科学技术出版社，2001.255

[6]国家中医药管理局《中华本草》编委会.中华本草.上海：上海科学技术出版社，1999，8·7144

[7]兰茂原著.于乃义，于兰馥整理.滇南本草.昆明：云南科学技术出版社，2004.563

[8]中华人民共和国卫生部药政管理局，等.中药材手册.北京：人民卫生出版社，1990.101

[9]黎光南.云南中药志.I.昆明：云南科学技术出版社，1990.105

19　云母石、玄精石及甲香

云母石 Muscovitum

【基源】 为硅酸盐类矿物白云母*Muscovite*的矿石。

【饮片鉴别】 ①云母石：为不规则形薄片或数层迭合在一起的碎块。大小不一，易剥离成单层薄片。表面光滑，无色透明或略带绿色，具玻璃状光泽。质韧而有弹性，能折迭而不折。断面不平坦。有土腥气，无味[1](图19-1)。②煅云母石：色泽变暗，为灰白色或灰棕色，失去光泽。内层和表层色泽基本相同，或表面有黄红色斑纹。微有焦土气，无味(图19-2)。

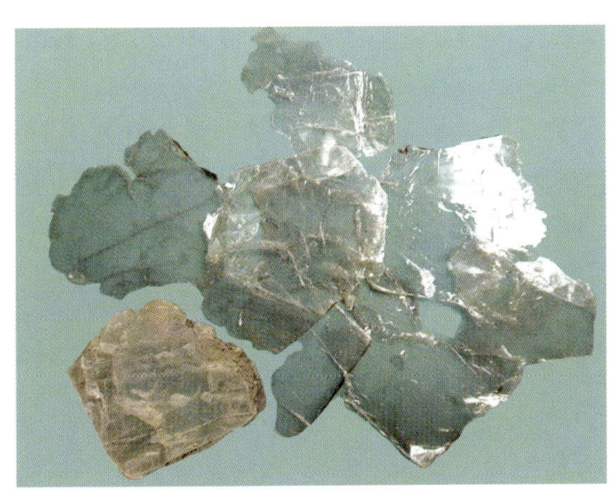

图19-1　云母石

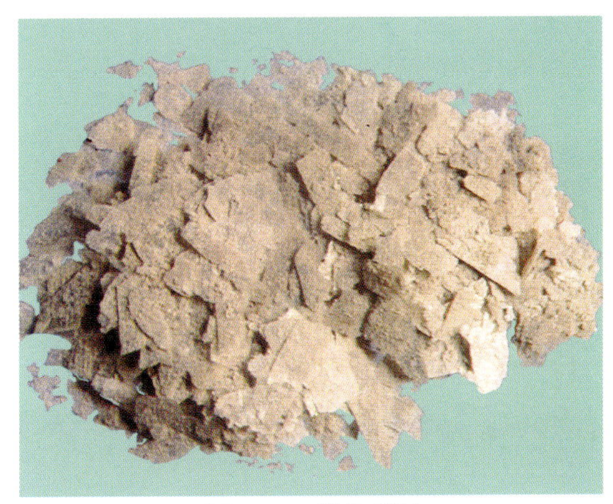

图19-2　煅云母石

【成分】 含铝钾的硅酸盐，其中三氧化二铝38.5%，二氧化硅45.2%，氧化钾11.8%，水4.5%和钠、镁、铁、锂及氟、钛、钡、锰、铬等微量元素[2]。

【性味、归经与效用】 性温，味甘。归心、肝、肺经。有安神镇惊，敛疮止血的功效。用于心悸，失眠，眩晕，癫痫，久泻带下，湿疹。

【药理】 小鼠静注云母石的LD_{50}为21.5g/kg[3]。

【临床应用】 ①久痢：云母石粉、白茯苓、炮附子各3g，龙骨、赤石脂各15g，共研细粉。口服，一次10g，一日3次。②失眠：煅云母石15g，炒柏子仁10g，炒酸枣仁10g，蜜远志10g，甘草3g。水煎服，日服一剂。③风疹：煅云母石，口服，一次6g，一日3次。

玄精石 Selentum

【基源】 为硫酸盐类矿物年久所结的小型片状石膏的晶体。

【饮片鉴别】 呈椭圆形、菱形或不规则形的片状。大小不一，多边缘薄中间厚，长0.5~2.5cm，宽0.4~2cm，厚1~1.5mm。青白色、灰白色或略带灰棕色，中间多显黑色，形似龟背，半透明，断面具玻璃样光泽。质硬而脆。气微，味淡（图19-3）。

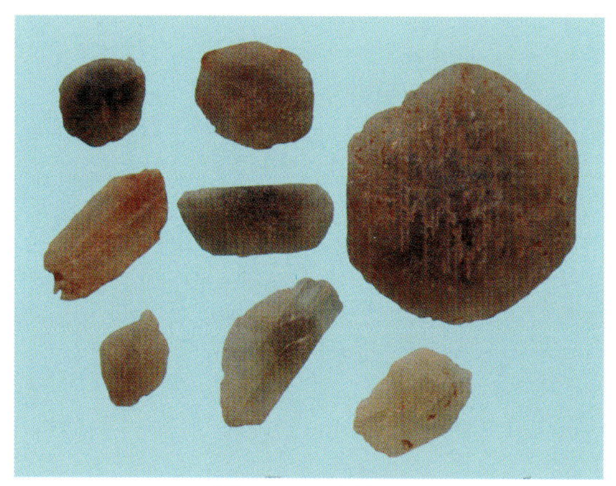

图19-3 玄精石

【成分】 主要为含水硫酸钙及铁、钠和少量硅酸盐。

【药理】 小鼠静注玄精石的LD_{50}为12.9g/kg。

【性味、归经与效用】 性寒，味咸。归肾经。有滋阴，降火，软坚，消痰的功效。用于阳盛阴虚，壮热烦渴，头风脑痛，目赤翳障，重舌木舌，咽喉肿痛，头疮和水火烫伤。

【临床应用】 ①内外障眼：煅玄精石、蝉蜕、菊花各10g，煅石决明、羌活各5g，甘草40g，共为细粉。口服，一次6g，饭后用麦冬10g煎水送服，一日2次。②目赤涩痛：玄精石6g，炙黄柏30g。水煎取液，外用点眼，一日3次。

甲香 Operculum Turbinis

【基源】 为蝾螺科动物蝾螺*Turbo cornutus* Solander、夜光蝾螺*Turbo marmoratus* Linnaeus、节蝾螺*Turbo petbolatus* Reeve、盆口蝾螺*Turbo argyrostomns* Linnaeus的掩厣。

【饮片鉴别】 厣呈类扁圆球形，直径1~4cm，一侧较厚，一侧较薄。一面隆起，表面淡白色、浅棕色或浅绿色，有颗粒状突起，且有螺旋状的隆起。另一面平坦，有螺旋状纹理，附有棕色薄膜状物。质坚韧，不易折断，破碎后类白色。气味腥，味咸（图19-4）。

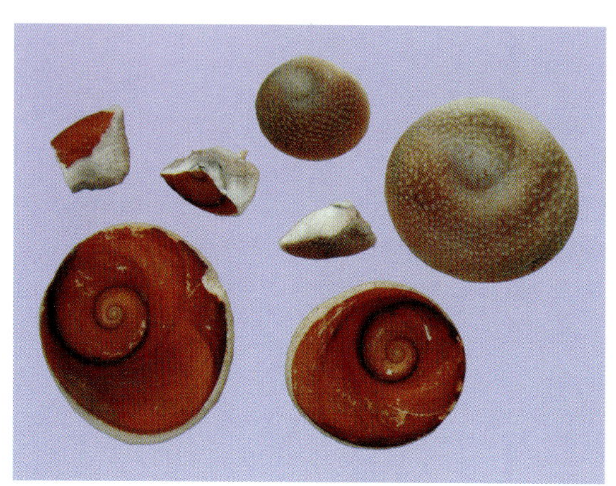

图19-4 甲香

【成分】 硫酸钙，磷酸钙。

【性味、归经与效用】 性平，味咸。有清湿热，去痰火，解疮毒的功效。用于脘腹满痛，痢疾，淋病，痔瘘，头疮，疥癣，头痛；高血压。

【临床应用】 高血压：甲香、石决明各15g，夏枯草、菊花各10g。水煎服，日服一剂。

【按语】 云母石为较常用中药，以“云母”之名始载于《神农本草经》上品。历代本草收录的均为矿物，而以白云母为佳，《中华人民共和国药典》1977年版收载的云母石也是白云母的矿石。

玄精石为片状石膏的晶体，形似龟背，半透明，断面具玻璃样光泽，偶有混为云母石误用者，这与文献中有云：“白云母商品名称叫银精石”之说有关[4]。甲香为蝾螺科蝾螺及其近缘动物的掩厣，不知起于何时在黑龙江、吉林、内蒙古、天津、河南、河北、山西、陕西、甘肃、湖北、江西、广西、贵州等地误作云母石使用[5]，且误用范围之广，极为罕见。云母石、玄精石、甲香三药基源不同，性味、功效各异，应各以其名药用。

（沈保安　姜彩娥　孔增科）

参考文献

[1]吴淑荣，孔增科.实用中药材鉴别手册.天津：天津科学技术出版社，1988.186

[2]杨松年.中国矿物药图鉴.上海：上海科学技术文献出版社，1990.5

[3]岳旺，等.中国中药杂志，1989，14(2)：44

[4] 刘友梁. 矿物药与丹药. 上海：上海科学技术出版社，1962.139

[5]北京药品生物制品检验所，等.中药鉴别手册(第一册).北京：科学出版社，1981.96

20　木瓜、光木瓜、西藏木瓜及小木瓜

木瓜 Fructus Chaenomelis

【基源】 为蔷薇科植物贴梗海棠*Chaenomeles speciosa* (Sweet)Nakai的干燥近成熟果实。

【饮片鉴别】 呈类月牙形，长4~8cm，宽0.7~2.5cm，厚1mm。切面棕红色或红棕色，凹陷部呈棕黄色，具光泽。果皮红色或棕红色，有密集的皱纹。质易脆，易折断。气微香，味酸略涩(图20-1)。

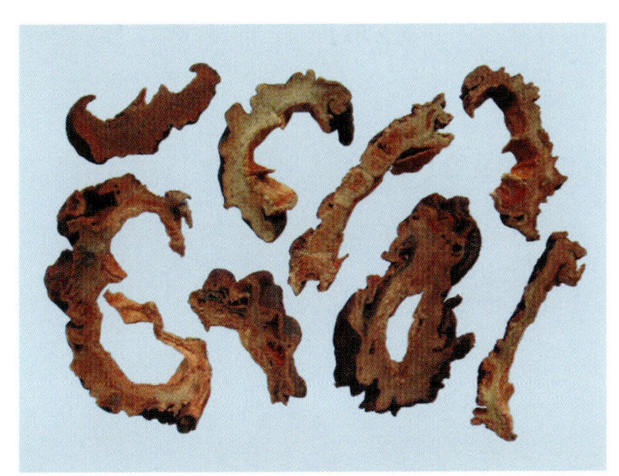

图 20-1　木瓜

【成分】 含蛋白质(6.16g/100g)，蔗糖，还原糖，木瓜酚，苹果酸，柠檬酸，抗坏血酸，正葵酸等有机酸，黄酮类，齐墩果酸，3-0-乙酰熊果酸，皂苷，缬氨酸，亮氨酸，赖氨酸，苯丙氨酸等16种氨基酸和多种微量元素等[2]。

【药理】 ①抗炎：木瓜总苷对佐剂性关节炎，胶原性关节炎，角叉菜胶性、蛋白性、甲醛性足肿胀均有明显的抑制作用，能明显对抗醋酸刺激所引起的小鼠腹腔毛细血管通透性增高，抑制大鼠棉球肉芽肿的形成[3]。②保肝：木瓜有减轻肝细胞坏死，减轻肝细胞脂变，防止肝细胞肿胀、气球样变，促进肝细胞修复和降低血清丙氨酸转移酶的作用；对CCl_4引起的大鼠急性损伤有明显的保护作用，还有促进肝细胞再生，防止肝硬化，增强机体免疫功能的作用。③抗肿瘤：水煎剂对小鼠艾氏腹水癌有明显的抑制作用。④抗氧化：木瓜酚(NB)有较强的抗氧化能力，能提高脑梗死患者血中超氧化物歧化酶(SOD)活性，降低脂质过氧化产物丙二醛(MAD)含量，提高缺血性脑梗死患者的抗氧化能力。⑤解痉：木瓜水煎剂有缓和胃痉挛和四肢肌肉痉挛的作用。⑥中枢镇静、抗过敏：木瓜水煎剂有中枢镇静和抗过敏作用。⑦改善微循环：木瓜果胶代血浆有扩充血容量，改善微循环作用。

【性味、归经与效用】 性温，味酸。归肝、脾经。有平肝舒筋，利胃化湿的功效。用于湿痹拘挛，腰膝关节酸重疼痛，吐泻转筋，脚气水肿。

【临床应用】 ①吐泻转筋：木瓜30g，吴茱萸15g，小茴香、炙甘草各3g，共研细粉。一次12g，用生姜3片，紫苏叶10g。水煎送服。②风湿性关节炎：木瓜、赤芍、川芎、牛膝、羌活、独活、狗脊各10g，桂枝6g。水煎服，日服一剂。③三叉神经痛：木瓜12g，白芍、酸枣仁各10g，炙甘草6g。水煎服，日服一剂。④糜烂性胃炎：木瓜、浙贝母、白芍各12g，赤芍、百合各10g，三七粉3g(冲)，白及粉(冲)、甘草各6g。水煎服，日服一剂[5]。⑤湿痹拘挛、腰膝酸痛：木瓜、牛膝、续断、五加皮各6g，防己、桂枝各6g。水煎服，日服一剂。

光皮木瓜(榠楂) Fructus Chaenomelis Sinensis

【基源】 为蔷薇科植物光皮木瓜*Chaenomeles sinensis* (Thouin)Koehne的干燥成熟果实。

【饮片鉴别】 呈月牙形或类长椭圆形片，长4~9cm，宽1.5~4cm，厚1.5mm。切面淡棕色或淡棕黄色，粗糙，显颗粒性，中央部位有数个种室凹陷；周边红棕

色或棕褐色，果皮侧光滑，无皱纹，纵剖侧呈棕黄色或黄棕色。质硬脆，易折断，断面颗粒性。气微，味微酸涩，嚼之具沙砾感(图20-2)。

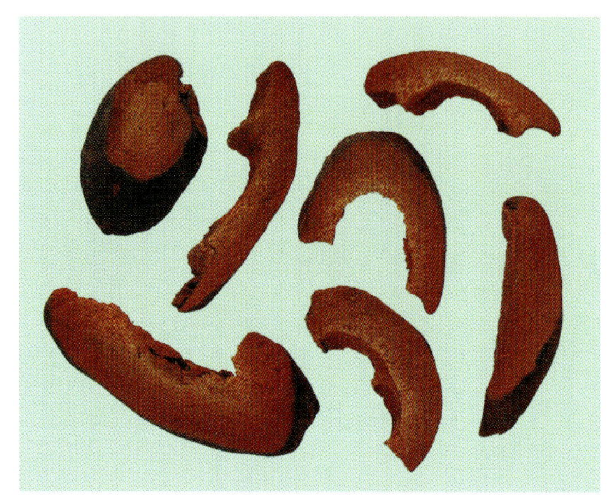

图 20-2 光皮木瓜

【成分】 含蛋白质(3.87%)，苹果酸，柠檬酸，黄酮类成分，鞣质，苯丙氨酸，苏氨酸，精氨酸和镁、钙、铁、锰、铜、镍等微量元素[6]。种子含氢氰酸。

【药理】 光皮木瓜含有抗溶血性链球菌的成分齐墩果酸、坡模醇酸与熊果酸，可消除咽喉部的炎症；对蛋清性关节炎有消肿作用。

【性味、归经与效用】 性温，味酸。归胃、肝、肺经。有和胃、舒筋，祛风湿，消痰止咳的功效。用于腓肠肌痉挛，吐泻腹痛，风湿痹痛，咳嗽痰多，泄泻，痢疾，跌扑伤痛，脚气水肿。

【临床应用】 ①寒湿吐泻：光皮木瓜、紫苏梗各10g，生姜6g。水煎服，日服一剂。②肺痨咳嗽：光皮木瓜45g，四叶一枝香15g，甘草6g。水煎服，日服一剂。③跌打损伤：光皮木瓜、五加根、大活血各30g，威灵仙15g，共研细粉。口服，一次15g，以水酒兑服[8]。

西藏木瓜 Fructus Chaenomelis Thibeticae

【基源】 为蔷薇科植物西藏木瓜*Chaenomeles thibetica* Yu的干燥成熟果实。

【饮片鉴别】 呈圆形或梨形，多纵切成2~4瓣。长6~11cm，宽5~9cm。表面红棕色或灰褐色，饱满或稍带皱缩；剖开面果肉较薄，厚约5mm，果肉较松软。种子密集，每室25~30粒，红棕色，扁平三角形。气特殊，味极酸(图20-3)。

【成分】 含蛋白质(3.63%)，苹果酸，苏氨酸，亮氨酸和镁、铁、铜、锌等微量元素。

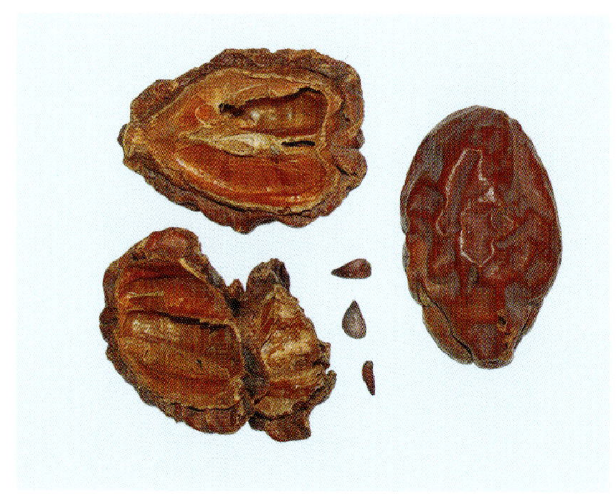

图 20-3 西藏木瓜

小木瓜(酸楂果)Fructus Docyniae

【基源】 为蔷薇科植物移𣏌*Docynia delavayi* (Franch.)Schneid. 的干燥成熟果实。

【饮片鉴别】 呈类长条形或圆形厚片。圆片直径2~3cm，长片长达6cm，厚2~4mm。切面棕红色或黄棕色，粗糙不平，边缘多内卷，中间具果核脱落而成中空的5环状；周边红棕色或棕褐色，具不规则皱纹，略具光泽。质硬，易折断。气微，味酸涩，微甜(图20-4)。

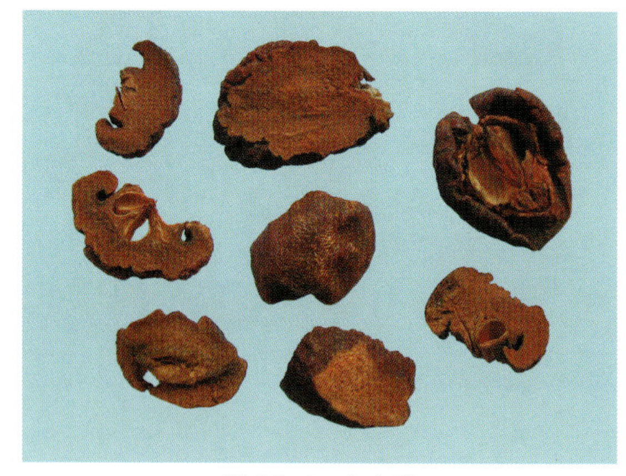

图 20-4 小木瓜

【性味、归经与效用】 性凉，味酸。有祛风除湿，消食化积的功效。用于风湿痹痛，食积胀满，消化不良。

【临床应用】 ①风湿痹痛：小木瓜15~30g，水煎或泡酒服。②食积腹胀、消化不良：酸楂果60g，水煎服，日服一剂。

【按语】 木瓜为常用中药。以“木瓜实”之名始载于《名医别录》中品。有平肝舒筋，和胃化湿的功效，可“调营卫，助谷气”，“止吐泻奔豚及脚气水肿，冷热痢，心腹痛，疗渴”。临床用于防治风湿病，霍乱，痢疾，肠炎，腰膝关节酸重疼痛，脚气水肿等病症效果理想，且为药食两用物质，故产地民间有“杏一益，梨二益，木瓜百益”之说。

木瓜历史上即存在混乱情况，苏颂曰：“木瓜，旧不著所出州土……今处处有之，而宣城者为佳。其木状若柰花，生于春末而深红色。其实大者如瓜，小者如拳……又有一种榠楂，木、叶、花、实酷似木瓜。陶云：大而黄，可进酒去痰者是也。欲辨之，看蒂间别有重蒂如乳者为木瓜，无此者为榠楂也……”[9]上述明确指出宋朝时即有以光皮木瓜（榠楂）充木瓜药用的状况，总结出识别木瓜真伪的简便方法。

目前全国各地使用的木瓜主流商品为正品木瓜（占75.5%）[10]，光皮木瓜（占24.5%）和西藏木瓜（占10.8%）在有些省区也称为“木瓜”或伪充木瓜药用[11-13]，应予注意。另外，广东省民间习称的“木瓜”为番木瓜科植物番木瓜Cari capapaya Linn的果实，文献记载用鲜番木瓜250g煲汤治妇女哺乳期乳汁缺少；用热番木瓜1个去皮、核后炖热，加蜂蜜食之，治肺热咳嗽[14]。需注意正确应用，不可与木瓜相提并论。

光皮木瓜与木瓜不仅基源不同，性状有别，化学成分和药理作用也与木瓜迥异（无木瓜的解痉、抗炎和保肝作用），决不可作木瓜药用；西藏木瓜有机酸总量较木瓜高（0.446g%），但不含柠檬酸和维生素C，药理作用、功效与木瓜也有差异；小木瓜在云南民间误作木瓜，并有混作木瓜外调药用的情况，其与木瓜基源、成分、功能效用迥异，均应以其名药用，不可混称或代木瓜药用。

（潘　嫵　孔增科　胡双丰）

参考文献

[1]吴玛琍，孔增科.中药饮片鉴别（上册）.天津：天津科学技术出版社，1993，333

[2]吴虹，等.安徽中医学院学报，2004，23（2）：62

[3]戴敏，等.中国药理学通报，2003，19（3）：340

[4]孔增科，等.常用中药药理及临床应用.赤峰：内蒙古科学技术出版社，2005.143

[5]孙连娜，等.药学实践杂志，1999，17（5）：282

[6]陈日来，等.华西药学杂志，2000，15（1）：38

[7]四川省卫生厅.四川省中药材标准，1987.100

[8]国家中医药管理局《中华本草》编委会.中华本草.上海：上海科学技术出版社，1999.4·2597

[9]宋·苏颂撰.胡乃长，等辑注.图经本草.福州：福建科学技术出版社，1988.486

[10]徐国钧，等.常用中药材品种整理和质量研究（南方协作组·第四册）.福州：福建科学技术出版社，2001.434

[11]叶玉娣，等.现代实用医学，2001，13（6）：304

[12]仇越敏.黑龙江中医药，2002，（6）：52

[13]青海省药品检验所.等.中国藏药.第一卷.上海：上海科学技术出版社，1996.502

[14]《广东中药志》编辑委员会.广东中药志.第二卷.广州：广东科学技术出版社，1996.726

21　木香、川木香及土木香

木香 Radix Aucklandiae

【基源】 为菊科植物木香*Aucklandia lappa* Decne.的干燥根。

【饮片鉴别】 ①木香：为类圆形或长圆形厚片，直径1.5~3cm。切面灰褐色或棕黄色，中间有明显菊花心状纹理，形成层环棕色，有放射状纹理及散在的褐色点状油室；周边黄棕色至灰褐色，有纵皱纹。质坚。气香特异，味苦（图21-1）。②煨木香：形如木香，表面棕黄色，气微香（图21-2）。

【成分】 含挥发油：单紫杉烯、木香内酯、二氢木香内酯、12-甲氧基二氢脱氢木香内酯、α，β-芳梓醇，木香酸，木香烯内酯，芳梓醇，β-榄香烯，苯醇苷，木质素苷和木香碱，油酸及包括γ-氨基丁酸在内的20种氨基酸等[1]。

【药理】 ①促进胃肠蠕动：25%木香水煎剂给大鼠灌胃10ml/kg，胃内色素相对残留率显著减少，小肠推进比显著增加，表明木香有促进胃排空和促进胃肠蠕动的作用。②抗胃粘膜损伤：木香水煎剂浓缩物[4g（生药）/g]0.5，1g/kg灌服小鼠，对利血平、阿司匹林、吲哚美辛、乙醇盐酸诱发的小鼠胃粘膜损伤有明显保护作用，且与剂量增加呈正比。③抗溃疡：给大鼠灌胃

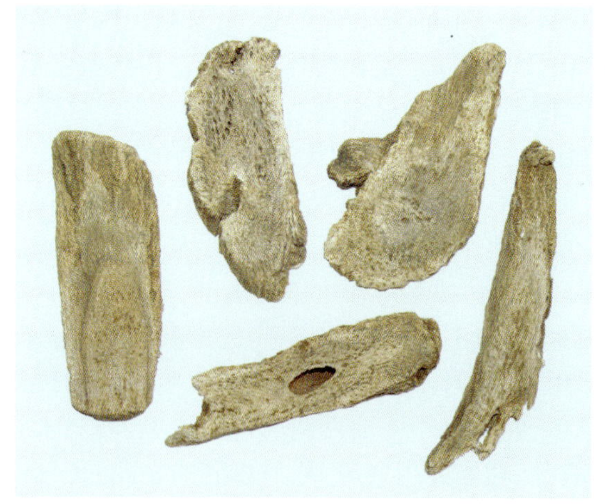
图21-1 木香

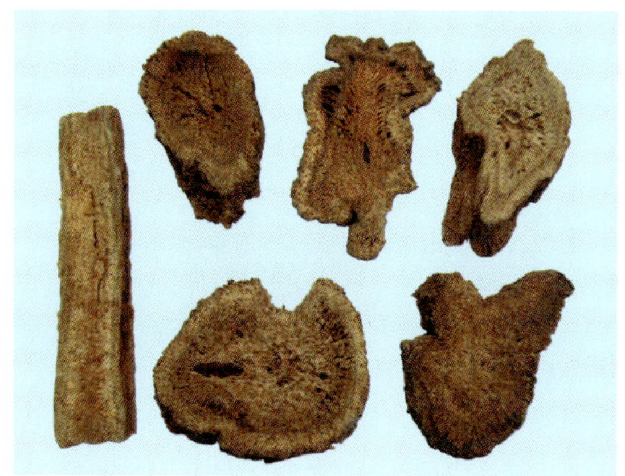
图 21-2 煨木香

25mg/kg木香丙酮提取物能抑制盐酸、乙醇诱发的胃溃疡其作用强度与对苯丙酸铵相同，溃疡抑制率达100%[2]。④对血压的双向作用：木香及水、醇提液给犬静脉注射有轻度升压作用，而总内酯、木香内酯、去氢木香内酯及去内酯挥发油静脉注射可使麻醉犬血压中度降低(30~40mmHg)，且降压作用较持久。⑤平喘：水提液、醇提液、挥发油、总生物碱对组胺乙酰胆碱与氯化钡引起的支气管收缩具有对抗作用，能直接扩张支气管平滑肌，与罂粟碱作用相似。⑥抗菌：1:3000挥发油浓度能抑制链球菌、金黄色葡萄球菌的生长；煎剂对许兰黄癣及蒙古变异等10种真菌也有抑制作用[3]。⑦降酶：对病毒性肝炎所致转氨酶升高有明显降低作用。⑧毒性：大鼠腹腔注射木香总内酯的LD_{50}为300mg/kg，二氢木香内酯的LD_{50}为200mg/kg。

【性味、归经与效用】 性温，微辛、苦。归脾、胃、大肠、三焦、胆经，有行气止痛，健脾消食的功效。用于脘腹胀痛，泻痢后重，食积不消，不思饮食。煨木香实肠止泻。

【临床应用】 ①痢疾：当归、芍药各30g，木香、槟榔、枳壳、莱菔子、滑石各9g，水煎服，口服剂。②泄泻：木香顺气丸（木香、炒枳壳、橘皮、醋炙香附、炒槟榔、苍术、砂仁、姜厚朴、炒青皮、甘草）。口服，一次6g，一日2次。③寒疝及小肠疝痛：川楝子、乌药各10g，小茴香15g，木香、吴茱萸各3g。水煎服，日服一剂。④湿疹：木香、秦艽、蝉蜕各10g，防风12g，土茯苓100g，（先煎取液代水煎药），水煎服，日服一剂。⑤胃溃疡：木香，算盘子根、油茶树根各15g，乌药、红藤、钩藤（后下），陈皮各10g，生姜3片。水煎服，日服一剂。

川木香 Radix Vladimiriae

【基源】 为菊科植物川木香*Vladimiria souliei* (Franch.)Ling 或灰毛川木香*Vladimiria souliei* (Franch.)Ling var. *cinerea* Ling的干燥根。

【饮片鉴别】 ①川木香：为类圆形的厚片，直径1~3cm。切面黄白色或黄色，有深黄色稀疏油点及裂隙，木部宽广有放射状纹理，有的中心枯朽状；周边黄褐色或棕褐色，具纵皱纹，外皮脱落处可见丝瓜络状细筋脉。体轻，质硬。气微香，味苦，嚼之粘牙（图21-3）。②煨川木香：形如川木香，表面棕花色，质脆（图21-4）。

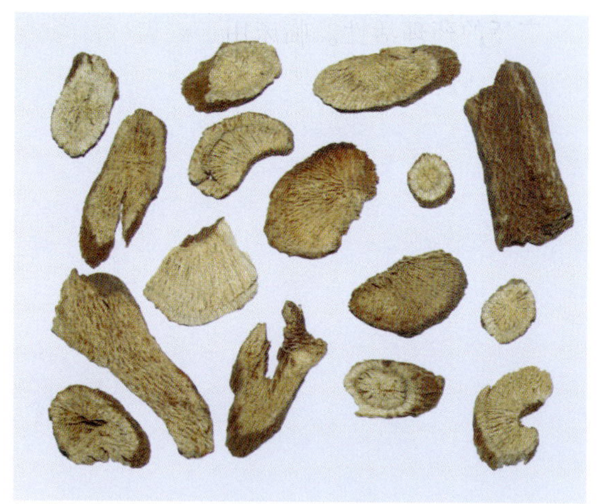
图 21-3 川木香

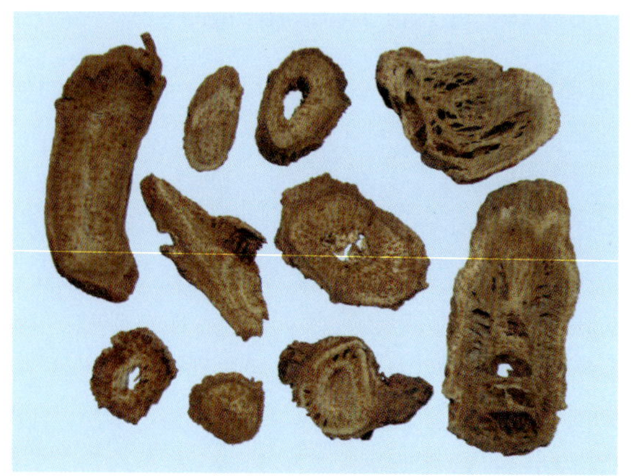
图 21-4 煨川木香

【成分】 含挥发油，主要为去氢木香内酯，二氢去氢木香内酯，去氢木香烃内酯[5]，倍半萜内酯，单紫杉烯，γ-紫罗兰酮，川木香醇和棕榈酸等[6]。

【药理】 川木香乙醇提取物0.1ml/kg灌胃给药，有明显促进小肠蠕动的作用，但较木香弱。

【性味、归经与效用】 性温，味辛、苦。归脾、胃、大肠、胆经。有行气止痛的功效。用于脘腹胀痛，肠鸣腹泻，里急后重，两胁不舒，肝胆疼痛。

【临床应用】 ①消化不良：川木香、焦三仙各10g。水煎服，日服一剂。②慢性胆囊炎：煨木香、栀子各10g，大黄6g，炙甘草3g。水煎服，日服一剂。③痢疾：煨川木香、白芍、白头翁、焦山楂各10g，槟榔6g。水煎服，日服一剂。

土木香 Radix Inulae

【基源】 为菊科植物土木香*Inula helenium* L. 的干燥根。

详见224页土木香项下。

【按语】 木香为常用中药，始载于《神农本草经》上品。有行气止痛，健脾消食的功效，现代研究其有抗菌、抗溃疡、平喘、降酶，促进胃肠蠕动和双向调节血压等较广泛的药理活性。临床用于痢疾、胃溃疡和消化不良等病症疗效理想。

据文献[7]记载，木香自古以来存在品种混淆，木香之名始出《神农本草经》，《名医别录》又名蜜香，陶弘景称青木香，李时珍因马兜铃根为青木香，乃呼此为南木香或广木香以别之。

木香原产印度，过去多由广州进口，故有广木香之名，实非广东所产。20世纪50年代在云南引种成功，称云木香，随着产量的增大已能满足市场需要，逐称木香，还了历史的本来面目，因保存在日本太仓院的中国唐代木香，经日本学者鉴定为木香*Aucklandia lappa*的干燥根。由上所述，广木香、云木香、青木香、南木香、木香实均为木香，只是名称的混淆而已。

川木香别名木香，药材多呈有侧槽的半圆柱形，也称槽子木香，主产于四川、云南、西藏等地。据《新修本草》记述，木香"此有二种，当以昆仑来者为佳，出西胡来者不善。叶似羊蹄长大，花如菊花，其实黄黑，所在亦有之"[8]。据此分析，川木香应用的历史至少应在唐代以前，只是其质量不及木香而作为木香的替代品；"叶似羊蹄而长大，花如菊花，其实黄黑，所在亦有之"。显然是指菊科植物土木香混作木香药用的真实写照。

据祝璇等调查[9]全国木香市场的主流商品为木香(约占71%)，其次为川木香(约占23%)；据作者调查和有关文献报道[10-12]，以川木香、土木香混称或代木香药用的情况仍较严重，需予注意。

川木香与木香含有相近的化学成分但并不完全一致，其功效行气止痛，温中和胃与木香有别；土木香与木香基源、成分、药理、功效均有较大差异。临床应用须认真鉴别，辨证施药，各以其名、其效正确应用，不可以川木香、土木香混称或代木香药用。

(李利军　白正学　郝　睿　孔增科)

参考文献

[1]肖培根.新编中药志.第一卷.北京：化学工业出版社，2005.184
[2]张艺，等.中国药业，2003，12(4)：75
[3]王本祥.现代中药药理学.天津：天津科学技术出版社，1997.655
[4]孔增科，等.常用中药药理与临床应用.赤峰：内蒙古科学技术出版社，2005.222
[5]王永，等.西北药学杂志，2000，15(6)：250
[6]国家中医药管理局《中华本草》编委会.中华本草.上海：上海科学技术出版社，1999.7·6855
[7]谢宗万.中药材品种论述.上册.第二版.上海：上海科学技术出版社，1990.246
[8]唐·苏敬，等，尚志钧辑校.新修本草.合肥：安徽科学技术出版社，1981.172
[9]徐国钧，徐珞珊.常用中药材品种整理质量研究(南方协作组·第二册).福州：福建科学技术出版社，1997.254
[10]林冰艳.中国药业，2004，13(12)：62
[11]戚秀萍，等.时珍国医国药，2002，13(4)：223
[12]蒋立勇.实用中医药杂志，2004，20(12)：727

22 木贼与笔管草、问荆及节节草

木贼 Herba Equiseti Hiemalis

【基源】 为木贼科植物木贼*Equisetum hiemale* L.的干燥地上部分。

【饮片鉴别】 为圆柱形段片，直径2~7mm。切面中空，周围有多数圆形小空腔排列成环状；周边灰绿色或黄绿色，有18~30条纵棱，棱上有多数细小光亮的疣状突起；节明显，节间长2~9cm，节处有筒状深棕色的鳞叶，叶鞘基部和鞘齿黑棕色，中部淡棕黄色。体轻，质脆。气微，味甘淡、微涩，嚼之有沙砾感[1]（图22-1）。

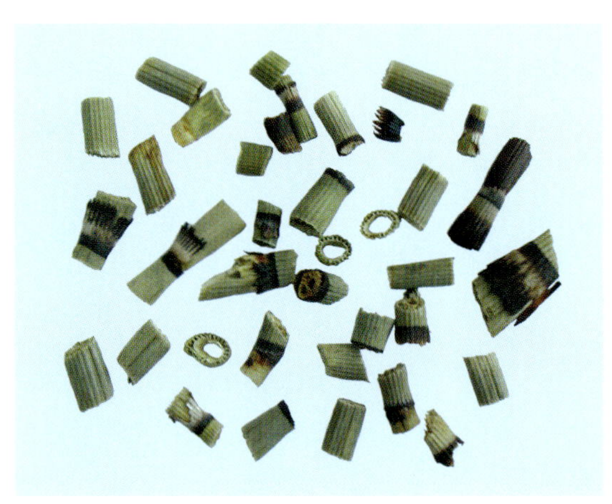

图 22-1　木贼

【成分】 含黄酮类成分：山柰酚，槲皮素，山柰酚-3，7-双葡萄糖苷，山柰酚-3-双葡萄糖苷-7-葡萄糖苷，挥发性成分：咖啡酸，琥珀酸，延胡索酸，戊二酸甲酯，阿魏酸和大问荆碱，胸腺嘧啶，香荚兰醛等。

【药理】 ①降压：木贼醇提取物5、10和15g/kg，腹腔注射或20g/kg十二指肠给药，15~30分钟后麻醉猫的血压开始下降，降压幅度和维持时间有一定剂量的依存性。②镇痛、镇静：木贼水煎剂30g/kg灌胃对醋酸所致小鼠扭体次数有显著抑制作用，抑制率为47%；木贼醇20g/kg和40g/kg灌胃，能明显延长小鼠戊巴比妥钠的睡眠时间，表明有镇静作用。③抗高脂血症：木贼水煎剂25g/kg和12.5g/kg每天1次连续灌胃，对高脂饲料所致大鼠实验性高脂血症有防治作用，能阻止总胆固醇（Tc）和甘油三酯（TG）的升高。其降脂作用与安妥明类似[2]。④降血糖：木贼提取物12.5g/kg腹腔注射，对四氧嘧啶糖尿病大鼠的血糖有下降趋势，木贼与卷柏组成的复方（镇痛灵注射液）2.58g/kg腹腔注射，对大鼠的血糖有显著降低作用并有明显的剂量依赖关系。⑤抗菌：木贼在试管内对金黄色葡萄球菌、大肠杆菌、炭疽杆菌、乙型链球菌、白喉、伤寒、绿脓和痢疾杆菌均有不同程度的抑制作用。⑥抗炎：木贼水煎剂灌胃30g/kg，对小鼠耳肿胀的抑制率为48%。⑦止血：木贼水煎剂灌胃30g/kg、20g/kg，对小鼠鼠尾出血的抑制率为53%和41%。⑧毒性：木贼水提物小鼠腹腔注射的LD_{50}为49.1g/kg；水煎剂尾静脉注射的LD_{50}为（5.3±0.03）g/kg。

【性味、归经与效用】 性平，味甘、苦。归肺、肝经。有散风热，退目翳的功效。用于风热目赤，迎风流泪，目生云翳。

【临床应用】 ①急性结膜炎（风热型）：木贼10g，菊花15g，蒺藜10g，决明子10g，桑白皮10g，薄荷9g（后下），水煎取液，先熏目后口服，日服一剂。②急性泪囊炎：木贼10g，全蝎5g，陈皮12g，防风10g，苍术9g，夏枯草24g，水煎服，日服一剂。③寻常疣：木贼30g，香附30g，加水1500ml煎沸后取汁，用药液反复淋洗揉搓患部30分钟，早晚各一次。

笔管草 Herba Equiseti Debilis

【基源】 为木贼科植物笔管草*Equisetum debile* Roxb.的干燥地上部分。

【饮片鉴别】 为圆筒形或扁圆形段片，直径3~5mm。切面中空，边缘有小孔腔排成环状；周边灰绿色或黄绿色，有纵棱脊8~24条，节明显，常有2~3条分枝，节间长5~8cm。叶鞘基部和鞘齿黑棕色，鞘齿短三角形。体轻，质脆。气微，味微苦，嚼之有沙砾感（图22-2）。

【成分】 含山柰酚-3-双葡萄糖苷等。

【药理】 ①抗炎：笔管草水煎剂30g/kg灌服，对小白鼠耳肿胀有一定抑制作用（抑制率31%）。②镇痛：笔管草水煎剂30g/kg灌服，对醋酸所致小白鼠扭体反应次数有抑制（抑制率35%）作用。③调节血脂：笔管草醇提物能降低大鼠血清中TG和TC浓度，降低高脂血症兔血中TC浓度，有良好的调节血脂作用[3]。④毒性：小鼠尾静脉注射笔管草水煎液的LD_{50}为（3.8±0.04）g/kg[4]。

【性味、归经与效用】 性平，味甘、微苦。归肝经。

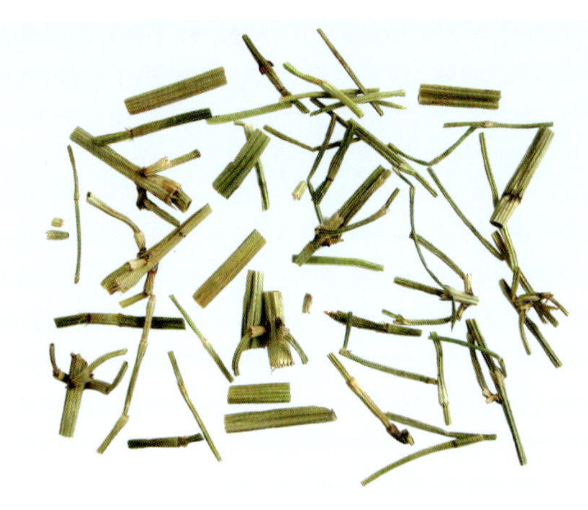

图 22-2 笔管草

有清热利湿，明目退翳的功效。用于急性结膜炎，急性黄疸型肝炎，痢疾，尿道炎，荨麻疹。

问荆 Herba Equiseti Arvensis

【基源】 为木贼科植物问荆*Equisetum arvense* L.的干燥地上部分。

【饮片鉴别】 为圆柱形段片，直径1~2mm。切面中空，周围有多数小孔腔排成环状；周边浅绿色，黄绿色或枯黄色，有纵棱脊6~15条，节上有退化的鳞叶，呈鞘状，鞘齿黑色，披针形或由2~3齿连接成阔三角形，节上轮生分枝。孢子茎顶端有呈笔头状的孢子囊穗。气微，味苦(图22-3)。

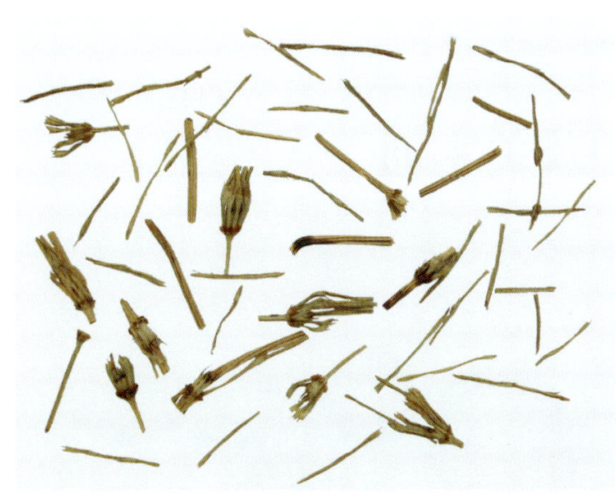

图 22-3 问荆

【成分】 含黄酮苷、槲皮苷、问荆苷、紫云英苷、木樨草苷、皂苷及微量生物碱，多种氨基酸，β-谷甾醇，阿魏酸[5]，有机酸，脂肪，胡萝卜素及镁、铁等多种无机元素。

【药理】 ①镇静催眠：问荆碱有较强的镇静、催眠效用，其作用机理：a.通过抑制单胺类神经递质的再摄取；b.通过抑制神经递质的依Ca^{2+}性释放；c.促进单胺类神经递质的分解；d.影响多巴胺受体的功能。②降血压：问荆水煎剂给家兔、犬静脉注射均可引起血压下降，该作用与中枢抑制有关。③降血脂：问荆水煎剂对高甘油三酯血症大白鼠有预防和治疗作用，但对正常大白鼠的血脂影响不大。④保肝：问荆水煎剂大鼠灌胃14天，可降低血清谷丙转氨酶；问荆硅化物能降低正常大鼠及CCl_4中毒大鼠的血清谷丙转氨酶，对CCl_4中毒小鼠的血清磺溴酚酞滞留量也有明显降低作用，也能显著降低硫代乙酰胺及泼尼龙所致小鼠升高的血清谷丙转氨酶，使线粒体肿胀减轻，肝糖原颗粒增多，提示有保肝作用[6]。⑤利尿：问荆中所含的硅酸是利尿的有效成分，具有清除体内代谢产物、异物和毒物，达到排毒和解毒的作用。⑥抗动脉粥样硬化：问荆中含有较高的硅化合物，分布于血管时存在于弹性硬蛋白和胶原中，具有调节血管壁的通透性，降低脂质的渗透力，防脂质的沉积、预防动脉粥样硬化发生的作用。⑦毒性：问荆水煎剂小鼠腹腔注射的LD_{50}为42g/kg。

【性味、归经与效用】 性平，味苦。归肺、肾经。有清热、凉血、止咳、利尿的功效。用于小便不利，鼻衄，倒经，咳嗽气喘，淋病。

【临床应用】 尿道炎：问荆15g。水煎服，日服一剂。

节节草 Herba Equiseti Ramosissimi

【基源】 为木贼科植物节节草*Equisetum ramosissimum* Desf.的干燥地上部分。

【饮片鉴别】 为圆柱形段片，直径1~3mm。切面中空，周围有排列成环状的小孔腔；周边灰黄绿色，有纵棱6~20条，粗糙，节间长3~4cm。节上有2~5(6)条轮生分枝。叶鞘呈管状或漏斗状伸长，鞘齿狭三角形，棕褐色。先端有较长的膜质尾尖，白色。质脆。气微，味淡(图22-4)。

【成分】 含山柰酚-3-双葡萄糖苷，木犀草黄素，甾醇和生物碱等。

【药理】 ①抗炎：节节草水煎剂30g/kg灌胃，对小鼠耳肿胀有一定抑制作用，抑制率42%。②镇痛：节节草水煎剂30g/kg灌胃，对醋酸所致小鼠扭体次数的抑制率为42%。③其他：节节草水煎剂有一定的镇咳和祛痰作用。④毒性：节节草水煎剂小鼠尾静脉注射的LD_{50}为(3.5±0.03)g/kg。

【性味、归经与效用】 性平，味甘、微苦。有清热利尿，明目退翳，祛痰止咳的功效。用于目赤翳障，尿路感染，肝炎，支气管炎。

【临床应用】 ①慢性肝炎：节节草、络石藤、川楝

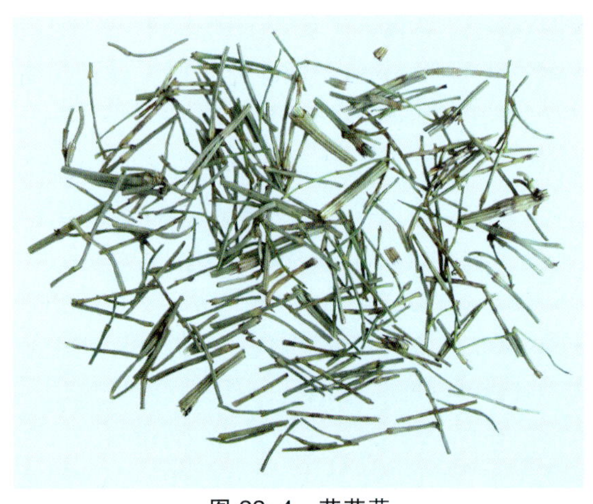
图 22-4 节节草

子各9g，栀子根，香茶菜各12g。水煎服，日服一剂。②肾盂肾炎：节节草、鬼针草、马蹄金各15g，黄毛耳草、活血丹各30g。水煎服，日服一剂[7]。

【按语】 木贼为较常用中药，始载于宋《嘉宝本草》。有疏散风热，解肌退翳，止血的功效。现代研究其有降压、止血、抗菌、抗炎、抗高脂血症和镇痛、镇静等广泛的药理活性，用于治疗风热型结膜炎，急性泪囊炎，急性黄疸型传染性肝炎等病症效果理想。

据隋长惠等的商品调查[8]和文献报道[9-11]，少数地区有用木贼科植物笔管草 (Herba Equiseti Debilis)、问荆 (Herba Equiseti Arvensis)、节节草 (Herba Equiseti Ramosissimi)混称或误作木贼药用的情况，须注意并加以纠正。

笔管草、问荆、节节草与木贼品种不同，性状有别，虽有与木贼相近的抗炎、镇痛作用，但强度较弱，功能主治也有差异，应认真鉴别，辨证施药，各以其名、其效正确应用，不可混称或代木贼药用。

(张丽君 李利军 王建华 孔增科)

参考文献

[1]中华人民共和国卫生部药政管理局.全国中药炮制规范.1988年版.北京：人民卫生出版社，1988.215

[2]王本祥.现代中药药理与临床.天津：天津科技翻译出版公司，2004.265

[3]吴国士，等.齐齐哈尔医学院学报，2004，25(2)：121

[4]蔡少青，李军.常用中药材品种整理和质量研究(北方编·第五册).北京：北京医科大学出版社，2001.509

[5]李淑萍.吉林中医药，2000，(3)：60

[6]李德坤，等.中草药，2000，31(8)：附8

[7]《浙江药用植物志》编写组.浙江药用植物志.上册.杭州：浙江科学技术出版社，1980.60

[8]隋长惠，等.常用中药材品种整理和质量研究(北方编·第五册).北京：北京医科大学出版社，2001.501

[9]中华人民共和国卫生部药政管理局，等.中药材手册.北京：人民卫生出版社，1990.411

[10]隋长惠，等.沈阳药科大学学报，1996，13(4)：270

[11]隋长惠，等.现代应用药学，1997，14(2)：12

23 木通与川木通及关木通

木通 Caulis Akebiae

【基源】 为木通科植物木通 *Akebia quinata* (Thunb.) Decne.、三叶木通*Akebia trifoliate* (Thunb.) Koidz. 或白木通*Akebia trifoliate* (Thunb.) Koidz. var. *australis* (Diels) Rehd. 的干燥藤茎[1]。

【饮片鉴别】 为圆形厚片，直径0.5~2cm。切面皮部较厚，黄棕色，可见淡黄色颗粒状小点，木部黄白色，射线呈放射状排列，髓小或有时中空，黄白色或黄棕色；周边灰棕色至灰褐色，粗糙，有多数裂纹或纵沟纹，具突起的皮孔，节部膨胀或不明显。质轻。气微，味微苦而涩(图23-1)。

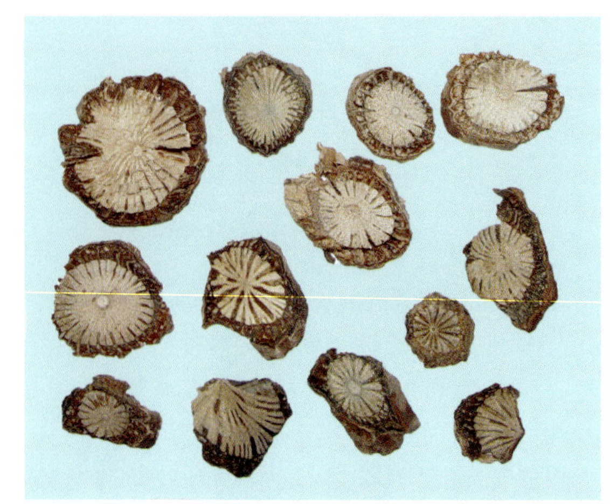
图 23-1 木通

【成分】 含三七皂苷，β-谷甾醇，胡萝卜苷，白桦脂醇，肌醇，多糖[2]，齐墩果酸，常春藤皂苷元[3]等。

【药理】 ①利尿：每日给兔腹腔注射木通醇浸剂0.5g/kg，连用5天，有利尿作用，且较肌注0.1g/kg的汞撒利为强；木通水煎剂、水提醇沉剂对大鼠、家兔有显著的利尿作用[4]。②抗菌：木通水煎液（1:5）对毛癣菌有不同程度的抑制作用；木通醇提液对变性杆菌、金黄色葡萄球菌、大肠杆菌和绿脓假单胞菌均有杀菌作用，尤以三叶木通为强[5]。③毒性：白木通水煎液给小鼠腹腔注射的LD_{50}为38.16g/kg。

【性味、归经与效用】 性微寒，味苦。归心、小肠、膀胱经。有清心火，利小便，通经下乳的功效。用于胸中烦热，喉痹咽痛，尿赤，五淋，水肿，周身挛痛，经闭乳少。

【临床应用】 ①急性尿道炎：车前草12g，白茅根24g，生地黄15g，木通、甘草、淡竹叶各9g。水煎服，日服一剂。②水肿：木通、槟榔、桑白皮、猪苓各10g，茯苓、紫苏叶各15g，葱白3个，生姜皮6g。水煎服，日服一剂。③经闭：木通、红花各10g，川牛膝、生地黄各15g，延胡索12g，茜草24g。水煎服，日服一剂。

川木通 Caulis Clematidis Armandii

【基源】 为毛茛科植物小木通*Clematis armandii* Franch. 或绣球藤 *Clematis montana* Buch-Ham. 的干燥藤茎。

【饮片鉴别】 为圆形薄片，直径2~3cm。切面残存皮部黄棕色，木部浅黄棕色或浅黄色，有黄白色放射状纹理及裂隙，其间布满导管，髓部较小，类白色或黄棕色，偶有空腔；周边浅黄色，有纵向凹沟及棱线，节处多膨大，有叶痕及侧枝痕。质坚。气微，味淡（图23-2）。

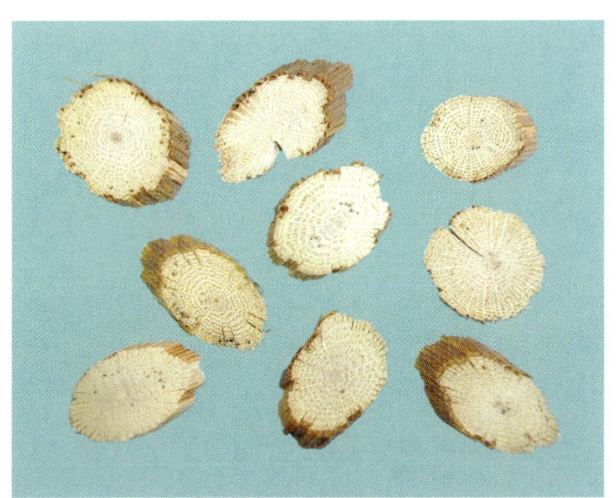

图 23-2 川木通

【成分】 含齐墩果酸，常春藤皂苷元，脂肪醇，β-谷甾醇等。

【药理】 ①利尿：给大鼠灌胃川木通水煎剂20g（生药）/kg，有显著的利尿作用。②抗菌：川木通对金黄色葡萄球菌、大肠杆菌、绿脓假单胞菌和变形杆菌的最低杀菌浓度分别为576mg（生药）/ml，2304mg（生药）/ml，576mg（生药）/ml和1152mg（生药）/ml。③毒性：川木通水煎剂给大鼠腹腔注射的LD_{50}为（25.95±2.89）g/kg。

【性味、归经与效用】 性寒，味淡、苦。归心、肺、小肠、膀胱经。有清热利尿，通经下乳的功效。用于水肿，淋病，小便不利，关节痹痛，经闭乳少。

【临床应用】 ①慢性尿路感染：川木通、黄柏、知母各9g，桑寄生、女贞子、车前草各12g，滑石6g。水煎服，日服一剂。②风湿性关节炎：川木通、乌梢蛇、川芎各9g，当归、赤芍、桑枝、续断、熟地黄各12g。水煎服，日服一剂。③喉痹失音：川木通、僵蚕、蝉蜕各12g，石菖蒲6g。水煎服，日服一剂。

关木通 Caulis Aristolochiae Manshuriensis

【基源】 为马兜铃科植物东北马兜铃*Aristolochia manshuriensis* kom.的干燥（木质）藤茎。

【饮片鉴别】 为圆形薄片，直径1~6cm。切面黄色或黄白色，皮部薄，木部宽大，有多层导管环行排列呈筛网状，射线色浅，髓部不明显；周边灰黄色，粗糙。体轻，质硬。气微，味苦（图23-3）。

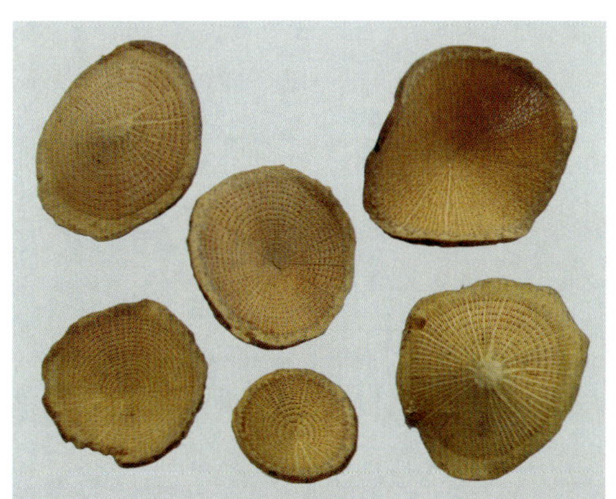

图23-3 关木通

【成分】 含马兜铃酸，马兜铃苷，马兜铃内酰胺，木兰花碱，尿囊素和钙、钠、钾、镁、铁、锰、锌、铜元素等。

【药理】 ①利尿：关木通水煎剂20g（生药）/kg给大鼠灌胃呈现出显著的利尿作用。②对心血管的双向作用：小剂量关木通煎剂1g（生药）/ml，3滴对离体蟾蜍心脏呈现兴奋作用,使心脏收缩力加强,收缩幅度加大,大剂量(15滴)则使心脏能力减弱,最后心脏停止于舒张状态中。③抗菌:关木通醇提液对金黄色葡萄球菌有较好的杀菌效果,最小杀菌浓度为84mg/ml。④抗肿瘤:0.5%关木通水提取物溶液给荷自发性乳腺肿瘤(5~10mm大小)的SHN小鼠作为饮用水饮用,共10日,可明显抑制乳腺肿瘤的生长。⑤毒性:关木通水煎剂给小鼠腹腔注射的LD_{50}为(19.42±3.16)g/kg。

【性味、归经与效用】 性寒,味苦。有清心火,利小便,通经下乳的功能。用于口舌生疮,心烦尿赤,水肿,热淋,涩痛,白带,经闭乳少,湿热痹痛。

【临床应用】 ①口舌生疮:关木通、淡竹叶各15g,生地黄25g,甘草梢5g。水煎服,日服一剂。②乳汁不通:关木通、天花粉各10g,王不留行20g,猪蹄1只。水煎服,日服一剂[6]。

【按语】 木通为常用中药,以"通草"之名载于《神农本草经》中品。有清心火,利小便,通经下乳的功效。用于经闭,乳汁不通,水肿,五淋,风湿痹痛等病症效果理想。

长期以来,木通应用的品种即存在混乱,经历了名称、品种、功能主治的历史变迁。木通与通草二药名中均有一个通字,但有草、木之分,然而在古本草中名实混淆,其说不一。据谢宗万研究员考证[7],木通原名通草,始载于《神农本草经》,《本草崇原》云:"木通,《本经》名通草……陈士良(南唐936~975年)撰《食性本草》改为木通,今药中复有所谓通草,乃是通脱木也。与此不同。"苏颂曰:"通草,生石城山谷及山阳……其茎干大者径三寸,每节有二三枝,枝头出五叶……结实如小木瓜,核黑、瓤白,食之甘美……今人谓之木通。而俗间所谓通草,乃通脱木也。此木生山侧,叶如蓖麻,心空,中有瓤,轻白可爱,女工取以饰物……古方所用通草,皆今木通[8]。"

《本草品汇精要》始将二药分条而列,刘文泰曰:"木通出神农本草经,主去恶虫,除脾胃寒热,通利九窍血脉关节,令人不忘,疗脾疸,常欲眠心烦,哕出音声,疗耳聋,散痈肿,诸结不消及金疮恶疮……""通草治阴窍不利,除水肿,闭利小便,治五淋,明目,通热,催生,下胞,下乳[9]。"由上所述,古代所用木通正品无疑是木通科的木通;清代《植物名实图考》提出毛茛科木通,即川木通;历代本草中未见有"关木通"的记载。1954年任仁安通过调查发现我国商品木通主要为马兜铃科植物东北马兜铃*Aristolochia manshuriensis* 的藤茎[10],误认为传统木通就是现在的关木通。其后,关木通收载于《中华人民共和国药典》1963年版,同时分别收录了木通科植物木通和毛茛科植物川木通的藤茎,但因药源短缺,《中华人民共和国药典》1977年版及以后1985年版、1990年版、2000年版则将木通删去,仅收录了川木通和关木通,而医师处方和药物制剂的用名则仍为木通[11-13],名不符实的品种混乱状况甚为严重。在中医药科技工作者的努力下,对木通类商品进行了系统的研究工作[14-17],《中国药典》2005年版收载木通科植物木通、三叶木通或白木通的藤茎为木通,还了历史本来面目。

由于历史变迁,本草记述中异物同名、同名异物和地区习惯用药等原因,商品木通存在严重的品种混乱情况,据楼之岑教授等1996年对全国商品木通的调查,有马兜铃科Aristochia属、毛茛科Ckmatis属、木通科Akebia属等3科10种植物在全国药用,木通商品主要为关木通和川木通,四川省还有用穆坪马兜铃*A. moupinenis* Franch.(药材称淮通)作木通药用的情况,木通科的木通商品已不易见到,仅在民间草药店中尚有出售。《中华人民共和国药典》2005年版将木通正名后,商品木通的市场大有好转,但仍存在木通、川木通、关木通混淆使用的情况[18],必须引起充分的注意。

关木通含有肾毒性成分马兜铃酸,已取消作为中药成方制剂的原料药使用,临证用药也应按处方药规定管理,用量3~6g,不可多用,久服;川木通成分,药理和功能与木通有相近之处[19],但并不一致,基源有别,饮片性状区别明显[20],应注意鉴别,各以其名、其效辨证施药。一切实邪所致的经脉不通、阻滞气化诸证应用木通,湿热瘀血所致的经脉不通、阻滞气化诸证应用川木通,心火亢盛所致的经脉不通、阻滞气化诸证应用关木通,切不可将木通、川木通、关木通混淆应用或互为代用。

(李利军 孔增科 郭 明)

参考文献

[1]国家药典委员会.中华人民共和国药典(2005年版一部).北京:化学工业出版社,2005.43

[2]刘桂艳,等.中国药学杂志,2004,39(5):330

[3]高黎明,等.西北师范大学学报(自然科学版),2004,40(1):108

[4]张卫华.中国药学杂志,1989,24(10):594

[5]楼之岑,秦波.常用中药材品种整理和质量研究(北方编·第三册).北京:北京医科大学、中国协和医科大学联合出版社,1996.90

[6]吉林省中医中药研究所.长白山植物药志.长春:吉林人民出版社,1982.263

[7]谢宗万.中药材品种论述(上册)·第二版.上海:上海科学技术出版社,1990.446

[8]宋·苏颂.图经本草(撰复本).福州:福建科学技术出版社,1988.165

[9]明·刘文泰,等.本草品汇精要.北京:人民卫生出版社,1982.300

[10]任仁安.药学学报,1954,2(1):23

[11]李德勋,等.基层中药杂志,2000,14(3):26

[12]秦希田.中国临床医生,2002,30(9):54

[13]曾斌,等.中药材,2001,24(6):463

[14]马红梅,等,中国中药杂志,2002,27(6):412

[15]楼之岑,等.常用材品种整理和质量研究(北方编·第三册).北京:北京医科大学、中国协和医科大学联合出版社,1996.60

[16]唐声武,等.成都中医药大学学报,2000,23(2):53

[17]王峰,等.中草药,2000,3(5):394

[18]孙萍,等.中药材,2004,27(12):898

[19]何报作.广西中医学院学报,2005,8(1):48

[20]藤茜华,等.实用中医药杂志,2004,20(8):468

24 五加皮、刺五加与香加皮

五加皮 Cortex Acanthopanacis

【基源】 为五加科植物细柱五加*Acanthopanax gracilistylus* W. W. Smith的干燥根皮。

【饮片鉴别】 呈不规则卷筒状或半卷筒状,长5~15cm,直径0.4~1.4cm,厚约2mm。外表面灰褐色,有稍扭曲的纵皱纹及横长皮孔样斑痕;内表面淡黄色或灰黄色,有细纵纹。体轻,质脆,易折断,断面不整齐,灰白色。气微香,味微辣而苦(图24-1)。

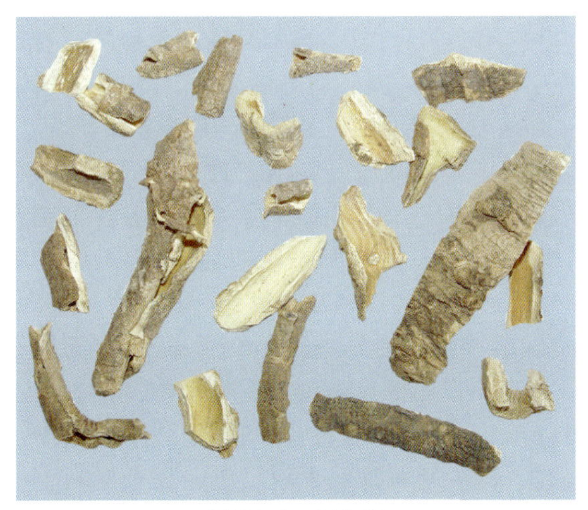

图 24-1 五加皮

【成分】 含紫丁苷,刺五加苷B_1,右旋芝麻素,β-谷甾醇,β-谷甾醇葡萄糖苷,硬脂酸,棕榈酸,亚麻酸,挥发油和维生素A、B_1等[1]。

【药理】 ①解热镇痛:给小鼠腹腔注射五加皮乙醇提取物,有解热及较吗啡缓和的镇痛作用。②抗炎:五加皮醇提物100mg/kg腹腔给药,能显著抑制巴豆油引起的小鼠耳部肿胀。③升白细胞:五加皮醇提物1g/(kg·d)灌胃给药,可显著恢复环磷酰胺所致小鼠白细胞减少,显示有升白细胞的作用。④抗过激:分别给小鼠灌服五加皮乙醇浸膏100g(生药)/kg,总皂苷3g/kg,连续5天或给经醋酸强的松龙或利血平处理的小鼠每日灌服五加皮提取物Ⅰ(主含总糖苷)15g(生药)/kg,均能延长其游泳存活时间,提高小鼠常压耐缺氧能力,可使高温(45℃~47℃)下或低温(1℃~2℃)下小鼠生存时间明显延长,表明五加皮对动物疲劳、缺氧及高温、低温等应激刺激有明显的保护作用。⑤增强免疫功能:五加皮多糖15g(生药)/kg,每日灌胃1次,连续7天,可明显提高小鼠血浆碳粒清除率和吞噬指数,五加皮总皂苷1g/kg、3g/kg灌胃可使小鼠的血清抗体,浓度明显提高。⑥促进性腺发育:幼年雄性大鼠每日灌胃五加皮提取物15g/kg,连续7天,能明显增加睾丸、前列腺及精囊腺湿重,促进副性器官发育。⑦其他:五加皮能明显增加戊巴比妥纳对小鼠的中枢抑制作用;五加皮注射液给小鼠腹腔注射,对心脏移植小鼠有抗排异作用;五加皮乙醇浸膏每日灌胃100mg/kg,连续4天,可抑制四氧嘧啶所致大鼠高血糖,亦可减少水负荷小鼠尿量。⑧毒性:五加皮醇取物小鼠腹腔给药的LD_{50}为(2.22±1.9)g/kg;五加皮注射液给小鼠腹腔注射的LD_{50}为(81.85±10.4)g/kg。

【性味、归经与效用】 性温,味辛。归肝、肾经。有祛风湿,补肝肾,强筋骨的功效。用于风湿痹痛,筋骨痿软,小儿行迟,体虚乏力,水肿,脚气。

【临床应用】 ①风湿性关节炎:五加皮、络石藤、土茯苓各10g,薏苡仁15g,金荞麦20g,当归6g。水煎服,日服一剂。②腰腿痛:五加皮、盐杜仲、续断、木瓜、牛膝各10g,桑寄生8g,炙甘草6g。水煎服,日服一剂。③体虚羸弱:五加皮、地骨皮各10g,黄芪、茯苓各15g,当归、甘草各6g。水煎服,日服一剂。④跌打损伤、骨折:五加皮、骨碎补、威灵仙、续断各10g,红花12g,乳香、没药各8g。水煎服，日服一剂。⑤脚气：五加皮、木瓜、土茯苓各10g，薏苡仁15g，茯苓皮8g。水煎服，日服一剂。⑥湿疹：五加皮、黄柏、花椒、苦参、蛇床子、牡丹各10g。煎水洗患部，1日2次。⑦肾源性水肿：五加皮15g，牛膝，茯苓，猪苓、姜皮、薏苡仁各10g，肉桂6g，甘草3g。水煎服，日服一剂。

●刺五加 Radix et Rhizoma Seu Caulis Acanthopanacis Senticosi

【基源】 为五加科植物刺五加*Acanthopanax senticosus*(Rupr. et Maxim.)Harms的干燥根及根茎或茎。

【饮片鉴别】 为圆形片块或丝片，直径0.5~2cm。断面黄白色或淡黄色，茎片中心有髓；周边灰褐色或浅灰色，稍粗糙，有细纵沟及皱纹，剥落处灰黄色。质硬，纤维性。有特异香气，味微辛、稍苦、涩（图24-2）。

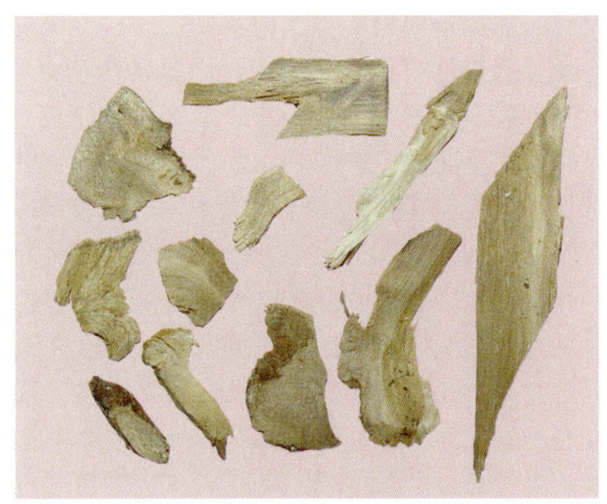

图 24-2 刺五加

【成分】 含刺五加苷A、B、C、D、E、F、G；白桦脂酸，木栓酮，异秦皮素，苦杏仁苷，新刺五加酚，1-芝麻脂素和多糖类等[2]。

【药理】 ①双向调节中枢神经功能：a.镇静：给小鼠腹腔注射醇水提取物，可明显减少自主活动，延长睡眠时间和惊厥的潜伏期，有明显的镇静作用；b.增强记忆：刺五加对单胺氧化酶-β(MAO-β)有抑制作用，用刺五加喂养老年大鼠2个月后，线状体、中脑和延髓的MAO-β活性明显降低，下丘脑MAO-A活性升高22%，改善了神经系统的功能，增强了学习记忆和工作效率。②抗疲劳：刺五加乙醇提取物和刺五加总苷有抗疲劳作用。给小鼠腹腔注射20g/kg刺五加乙醇提取物，可使小鼠游泳时间延长4倍。③抗缺氧：给小鼠腹腔注射20g/kg刺五加乙醇提取物，可明显提高小鼠耐低压缺氧能力，给小鼠腹腔注射刺五加总黄酮0.2ml，可延长小鼠存活时间152%。④抗辐射：刺五加对急、慢性辐射损伤有保护作用。给小鼠灌服刺五加乙醇提取物40g/kg，对X射线照射引起的白细胞减少有明显的预防作用；如长期照射（总剂量1620~7000r），刺五加可延长大鼠生命2倍，并能改善血象。⑤抗应激：刺五加能改变机体应激反应的病理过程，使此过程中产生的肾上腺肥大、肾上腺中胆固醇含量降低、胸腺萎缩及胃出血情况减少，延长应激反应的抵抗期。⑥抗衰老：腹腔注射刺五加苷100mg/kg，200mg/kg，3天或7天明显抗小鼠缺氧，抗高温、抗低温，使大鼠肾上腺VitC含量明显降低；给大鼠腹腔注射200mg/kg，400mg/kg，明显降低血清LPO含量，升高血清SOD含量。⑦抗肿瘤：体外实验，刺五加皂苷0.5、1.0、2.0mg/ml能明显抑制人胃癌细胞株（Kato-Ⅲ）、肝癌细胞株（Hep-3B）及白血病细胞株（V-937、HL-60）的增殖，阻止瘤细胞DNA的合成。⑧抗心肌缺血：刺五加醇提物有增加心肌血流量的作用。刺五加苷能改善脑血流量，降低心肌耗氧量，增加心肌供血及扩张冠状血管，改善心肌代谢。⑨抗血小板聚集：体外试验，刺五加提取物0.275~2.2mg/ml对花生四烯酸（AA），二磷酸腺苷诱导的（ADP）的血小板聚集有明显的抑制作用，并能抑制AA诱发的血小板血栓烷B2（TXB2）的生成，兔静脉注射120mg/kg对AA、ADP诱导的凝集也有抑制作用。⑩降血压：给麻醉猫和兔静脉注射刺五加醇浸水溶物2~4g/kg，均可使血压下降1.33~3.99kpa（10~30mmHg），持续10~20分钟。⑪调血脂：给大鼠灌服刺五加叶总苷100~200mg/kg，12天，能降低血脂，防止动脉粥样硬化。⑫降血糖：给小鼠腹腔注射刺五加苷100mg/kg，3天，可明显抑制葡萄糖、肾上腺素所致小鼠血糖升高及四氧嘧啶所致大鼠的血糖升高。⑬免疫调节：腹腔注射刺五加多糖100mg/kg，4~6天能促进C_{57}BL荷瘤小鼠腹腔巨噬细胞吞噬功能，增加小鼠T细胞对Con-A，B细胞对LPS的增殖，增强小鼠迟发性超敏反应，减少环磷酰胺毒副反应，显著提高干扰素（IFN）诱生白细胞介素（IL-2）的作用。⑭促进代谢：刺五加能促进糖代谢的有氧氧化过程，并使游泳大鼠或脑局部缺血大鼠蛋白质和DNA合成增加及脂质代谢的提高。能增强食欲，增加体力，达到扶正固本作用。⑮改善内分泌：刺五加苷有调节垂体-肾上腺皮质功能和促性腺样作用，改善内分泌功能紊乱；能阻止促皮质素引起的肾上腺增生，又能减少由可的松引起的肾上腺萎缩；既能防止甲状腺素引起的甲状腺肥大，又可防止甲基硫脲嘧啶引起的甲状腺萎缩；既能使食物性及肾上腺素性高血糖降至正常，也可使胰岛素引起的低血糖增加[3]。⑯毒性：小鼠皮下注射刺五加总苷的LD_{50}为14.5g/kg；腹腔注射刺五加醇提物的LD_{50}为(1.90±0.19)g/kg。

【性味、归经与效用】 性温，味辛、苦。归脾、肾、心经。有益气健脾，补肾安神的功效。用于脾肾阳虚，体虚乏力，食欲不振，腰膝酸痛，失眠多梦。

【临床应用】 ①腰膝酸痛：刺五加15g，威灵仙、独活、桑枝各10g，防风、穿山龙各6g。水煎服，日服一剂。②失眠多梦：刺五加颗粒，口服，一次1袋，1日2次。③脑血栓：刺五加注射液300~500mg加入5%葡萄糖注射液500ml中静脉滴注。一日1~2次，14天为1个疗程。④高脂血症：刺五加15g，香薷6g。水煎服，日服一剂。

香加皮 Cortex Periplocae

【基源】 为萝藦科植物杠柳*Periploca sepium* Bge.的干燥根皮。

【饮片鉴别】 呈卷筒状、槽状或不规则块片状，长3~10cm，直径1~2cm，厚2~4mm。外表面灰棕色或黄棕色，栓皮松软常呈鳞片状，易剥落；内表面淡黄色或淡黄棕色，较平滑，有细纵纹。体轻，质脆，易折断，断面不整齐，黄白色。有特异香气，味苦(图24-3)。

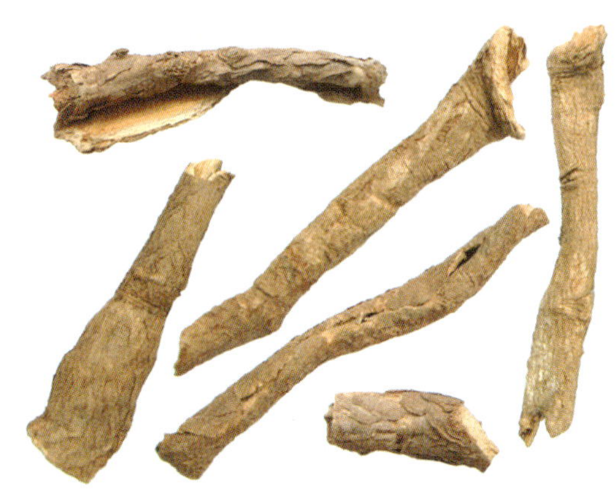

图 24-3 香加皮

【成分】 含甾类糖苷，杠柳毒苷，北五加皮苷，杠柳苷，游离孕烯醇类化合物和北五加皮寡糖等。

【药理】 ①强心：杠柳皮醇提取物对在体、离体蛙心与在体猫心、离体猫心肺装置均能使心脏收缩加强，大剂量使用使心脏停止在收缩期。其强心作用与毒毛旋毛子苷K及G相似，均与其抑制心肌细胞膜Na^+-K^+-ATP酶有关。其强心作用的主要成分为杠柳苷(1mg相当0.587mg毒毛旋花子苷G)。②抗肿瘤：氯仿-甲醇(10:1)洗脱部分S-Ⅱ每日20mg/kg对小鼠S_{180}肉瘤抑制率为14.36%(总细胞容积法)。新的孕烷糖苷成分对多种肿瘤模型有一定的抑制作用。煎剂有抗肿瘤及抗放射源性作用。③抗炎：给小鼠或大鼠腹腔注射40mg/kg α-或β-香树脂醇乙酸酯可对角叉菜胶或醋酸实验性足肿胀有明显抗炎作用，对大鼠棉球肉芽肿的抑制强度与可的松相似。给杠柳苷LD_{50}的1%~5%的剂量一剂或多剂可增加肾上腺皮质维生素C和胆固醇含量，增加肾上腺重量。皮内注射LD_{50}的10%~15%的剂量可明显增加肾上腺皮质分泌。④升高血压：醇提物对兔和猫均有升压作用。⑤兴奋呼吸：杠柳毒苷有轻度兴奋呼吸的作用，可使动脉血的氧合血红蛋白的含量升高，氧合血红蛋白的动-静脉差增大，并促进小鼠脑组织对氧的摄取，提高骨骼肌内的氧张力。⑥其他：香加皮醇提物有明显缩短小鼠睡眠时间的作用[4]。⑦毒性：香加皮醇提物小鼠腹腔注射的LD_{50}为(2.29±0.14)g/kg；香加皮制剂1g/kg给猫灌服即可致死，主要表现为严重心律失常。

【性味、归经与效用】 性温，味辛、苦；有毒。归肝、肾、心经。有祛风湿，强筋骨的功效。用于风寒湿痹，腰膝酸软，心悸气短，下肢浮肿。

【临床应用】 ①充血性心力衰竭：香加皮6g，党参、茯苓、猪苓、泽泻、车前子各10g。水煎服，日服一剂。②病毒性心肌炎：香加皮8g，黄芪50g，金银花20g，当归10g，炙甘草6g。水煎服，日服一剂。③心源性水肿：香加皮8g，茯苓皮、姜皮、陈皮、大腹皮各10g，赤小豆15g。水煎服，日服一剂。④风湿痹痛：香加皮9g，独活、木瓜、白芍、牛膝各10g，桂枝、甘草各6g。水煎服，日服一剂。

【按语】 五加皮为常用中药，始载于《神农本草经》上品。历代本草均有收载，《中华人民共和国药典》历版收载的品种为五加科植物细柱五加的根皮(Cortex Acanthopanacis)。

由于历史和地域习惯用药及药品名称不一等原因，五加皮的来源历来混乱，全国有5科12种不同植物的根皮、茎皮或藤茎作五加皮药用，据有关文献[5]调查统计，河南、山西、浙江、上海等13个省区以细柱五加的根皮作五加皮药用；湖南、广东、广西、云南、四川以红毛五加*Acantbopanax giraldii* Harms var. *pilosulus* Rehd. 的藤茎作五加皮药用；吉林、辽宁、河北、北京以刺五加*Acantbopanx senticosus* Harms、短梗五加*Acanthopantax sessiliftlorcus* (Rupr. et Maxim.) Seem的根皮作五加皮药用；云南、四川也分别把三叶五加*A. trifoliatus* (L.)Merr. var. *setosus* L.、糙叶藤五加*A. leucorrhizus* (Olir.) Harms var. *fulveseens* Harms. et Rohd 的根皮作五加皮药用；广东曾有以茜草科植物牛白藤*Oldenlandia hedyotidea* (DC.)Hand. -Mazz. 的藤茎

(土五加)作五加皮药用等。更为严重的是在黑龙江、吉林、辽宁、北京、河北、天津、河南、山西、陕西等全国27个省(市)中长期以来以萝藦科植物杠柳的根皮——香加皮(Cortex Periploeae)作为五加皮药用,虽然《中华人民共和国药典》从1990年版起将杠柳的根皮单立一药为"香加皮",以防止与五加皮混用,但仍未能阻止香加皮误作五加皮药用的状况。多年的用药习惯、某些文献记载的混乱、正品货源不足等原因,导致目前香加皮仍是五加皮的主流商品,应用范围也最广。这种情况严重地影响了临床用药的正确、安全和有效,必须引起各有关单位和医药技术工作者的注意。

五加皮、刺五加虽均为五加科植物,但品种不同,药用部位有别,药理作用有异,药物功效也不相同,前者有补肺肾、强筋骨、祛风除湿的功效,后者有益气健脾、补肾安神的效果,临床用药应予区别。香加皮的基源与五加皮毫无亲缘关系,虽也有祛风湿,强筋骨的功效,但与五加皮作用机制不同,药理研究证实,杠柳苷苷元与毒毛花苷苷元结构颇为相似,因而具有与毒毛花苷相类似的作用特点,即作用产生迅速,持续时间短(约1天),无蓄积作用等,毒性较强,较小剂量注射即可引起蟾蜍、小鼠死亡;兔、犬静注后血压先升后降,呼吸麻痹,于数分钟内死亡。北五加皮苷粗品家鸽最小致死量为(2.62±0.11)mg/kg。据临床报道,服用香加皮致中毒者并不少见[6]。因此,决不可以香加皮作五加皮药用或代用[7],应各以其名、其效药用;同时,须注意香加皮临床的药用不宜过量或持续长期服用,以保证患者用药的安全。

(孔增科 傅正良 靳文军 杨 阳)

参考文献

[1]肖培根.新编中药志.第三卷.北京:化学工业出版社,2002.527

[2]王本祥.现代中药药理与临床.天津:天津科技翻译出版公司,2004.869

[3]孔增科,等.常用中药药理与临床应用.赤峰:内蒙古科学技术出版社,2005.389

[4]孙绍美,等.中国实验动物学报,1996,4(1):1

[5]北京药品生物制品检定所,等.中药鉴别手册(第一册).北京:科学出版社,1981.99

[6]国家中医药管理局《中华本草》编委会.中华本草.上海:上海科学技术出版社,1999.6·389

[7]杨梓华.实用药物与临床,2005,8(1):52

25 牛膝、川牛膝与红牛膝、麻牛膝、土牛膝及广东土牛膝、味牛膝

牛膝 Radlix Achyranthis bidentatae

【基源】 为苋科植物牛膝*Achyranthes bidentata* Bl.的干燥根[1]。

【饮片鉴别】 ①牛膝:为类圆形厚片或呈圆柱形的段,长0.5~1~1.5cm,直径0.2~1.0cm。切面黄白色、淡棕色或棕色(久放者颜色较深),略呈角质状而油润,木心浅黄色或黄白色,其外围散有多数筋脉点(维管束)排列成2~4轮;周边灰黄色或淡棕色,有微细的纵皱纹及横向皮孔。质硬,吸潮后变柔软。气微,味微甜而稍苦涩[1](图25-1)。②酒牛膝:形如牛膝段,颜色较深,呈淡棕色或棕色,偶有焦斑,味微甜而稍苦涩,微有酒气(图25-2)。③盐牛膝:形如牛膝片,多有焦斑,味咸(图25-3)。

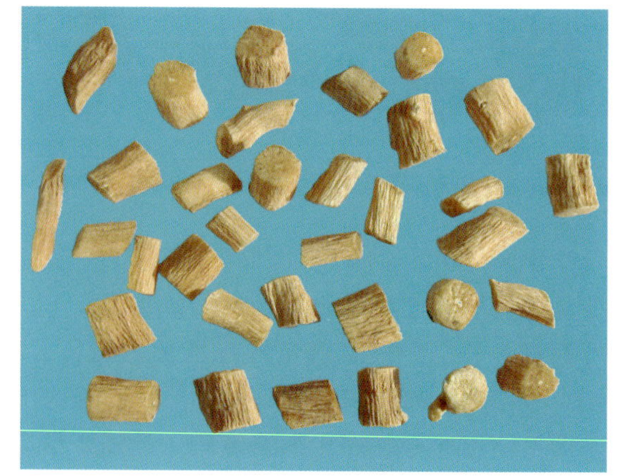

图 25-1 牛膝

【成分】 含多种皂苷类成分,其中以齐墩果酸型三萜皂苷为主。还含有多糖类,糖多肽(ABAB),牛膝,红牛膝,α-菠甾醇,胡萝卜苷,红苋甾酮,蜕皮甾酮,牛膝甾酮,槲皮素,芸香苷,精氨酸等12种氨基酸和生物

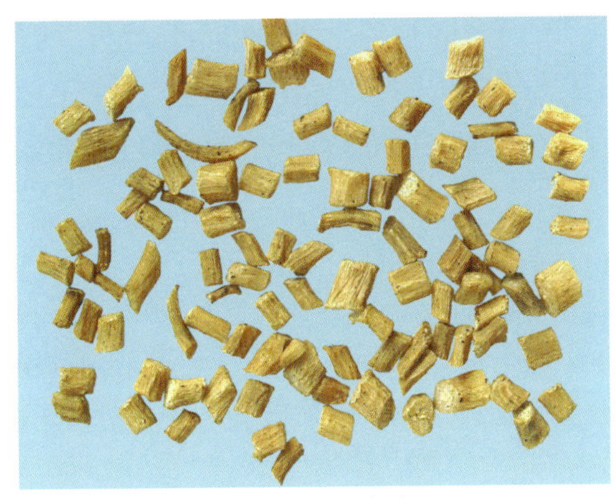

图 25-2 酒牛膝

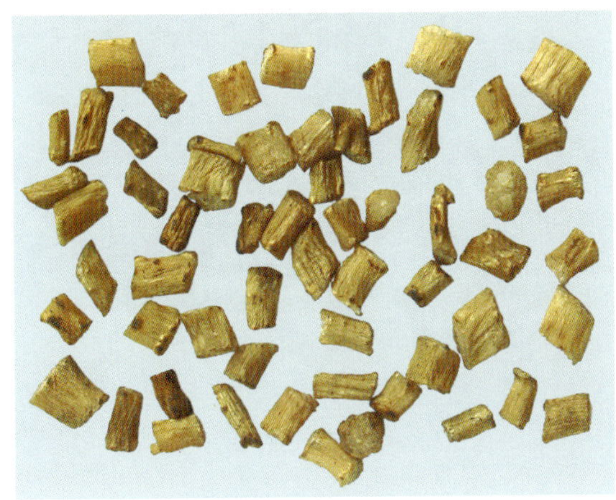

图 25-3 盐牛膝

碱类及铁、钙、镁、钾、钠元素等[2]。

【药理】 ①兴奋子宫与抗生育：各种浓度(0.125、0.25、0.5、1.0mg/ml)的牛膝总皂苷均有明显兴奋大鼠子宫平滑肌的作用，表现为子宫收缩幅度增加，频率加快，张力增加，并呈剂量依赖性关系。牛膝(ABS)在小鼠妊娠的第1~5天灌胃给药有明显的抗着床作用；第1~10天给药有明显的抗生育作用[3]。②抗炎：牛膝提取液有较强的抗急性渗透性炎症的作用。给小鼠腹腔注射牛膝煎剂有明显的抑制酒石酸锑钾或醋酸所致的扭体反应。③镇痛：采用小鼠扭体法、热板法对牛膝总皂苷(ABS)进行了镇痛研究，证明ABS具有明显的镇痛作用，且作用强度与剂量成正比。④免疫调节：牛膝多糖能提高小鼠单核巨噬细胞的吞噬功能，明显增加小鼠血清溶血素水平和抗体形成细胞数量，提高正常小鼠VK细胞活性，对抗环孢霉素A引起的PFC及IgG的下降。⑤抗肿瘤：体外实验牛膝总皂苷(ABS)的抗肿瘤作用，随着药物浓度的升高，ABS对艾氏腹水癌细胞的细胞毒作用逐渐增加，体内对小鼠肉瘤S_{180}腹水型及肝癌实体瘤的抑制率分别为56%和46.2%($P<0.01$)，证明ABS对肿瘤的细胞具有抑制作用。⑥抗骨质疏松：牛膝等补骨中药可减轻大鼠子宫重量，增大骨小梁密度、面积、总体积及密质骨面积，减小骨腔髓面积[4]，提高牛膝的抗骨质疏松作用。⑦改善微循环：采用血液黏度快测仪和多部位微循环显微仪对比观测，牛膝水煎液能改善血瘀模型大鼠血液流变和小鼠肠系膜微循环；显著增加大鼠下肢血流量，具有扩张下肢血管的作用。⑧抗凝血：牛膝多糖ABP能延长小鼠凝学时间(CT)，大鼠血浆凝血酶原时间(PT)。⑨毒性：牛膝水煎剂给小鼠灌服的LD_{50}为(49.07±1.79)g/kg。

【性味、归经与效用】 性平，味苦、酸。归肝、肾经。有补肝肾，强筋骨，逐瘀通经，引血下行的功效。用于腰膝酸痛，筋骨无力，经闭，癥瘕，肝阳眩晕。

【临床应用】 ①闭经：牛膝、党参、熟地黄各15g，川芎、赤芍各9g，肉桂5g，鸡血藤30g，当归12g。水煎服，日服一剂。②腰椎间盘突出：牛膝、杜仲、狗脊、党参各15g，桑寄生30g，绵萆薢24g，续断5g。水煎服，日服一剂。③肾结石：牛膝、胡桃仁、熟地黄各15g，金钱草、又寄生各30g，巴戟天、鸡内金、海金沙各9g。水煎服，日服一剂。④高血压：牛膝、牡蛎(先煎)各20g，蒺藜、天冬各10g，钩藤、龙骨(先煎)、白芍、杜仲各15g，甘草5g，赭石(先煎)24g。水煎服，日服一剂。⑤牙痛：牛膝20g，生地黄30g，赭石(先煎)24g，白芷5g，夏枯草15g。水煎服，日服一剂。

川牛膝 Radix Cyathulae

【基源】 为苋科植物川牛膝*Cyathula officinalis* Kuan的干燥根。

【饮片鉴别】 ①川牛膝：为类圆形或长圆形的薄片，直径0.5~3cm，厚约1mm。切面浅黄色至黄棕色，中央有细小黄白色木心，周围散有众多浅黄色筋脉点断续排列成数轮同心环状；周边黄棕色或灰褐色，有纵皱纹、侧根痕及横向凸起的皮孔。质柔韧，不易折断。气微，味甜(图25-4)。②酒川牛膝：形如川牛膝，切面暗褐色，微有酒气(图25-5)。

【成分】 含β-蜕皮甾酮，林苋甾酮，羟基林苋甾酮和微量元素钛等[5]。

【药理】 ①活血：川牛膝煎剂抗凝实验，对大鼠血浆复钙时间明显延长，表明有一定的活血作用，但较牛膝弱。②抗炎：川牛膝水煎剂对耳甲苯所致渗出性炎症均有明显抗炎作用。对角叉苯酸引起的小鼠足肿胀和大鼠蛋清性肿胀有显著的抑制作用。③利胆：蜕皮甾酮10mg/kg灌胃，能促进大鼠胆汁分泌，并能改变胆汁的成分，使胆碱及胆红素含量增加，胆固醇含

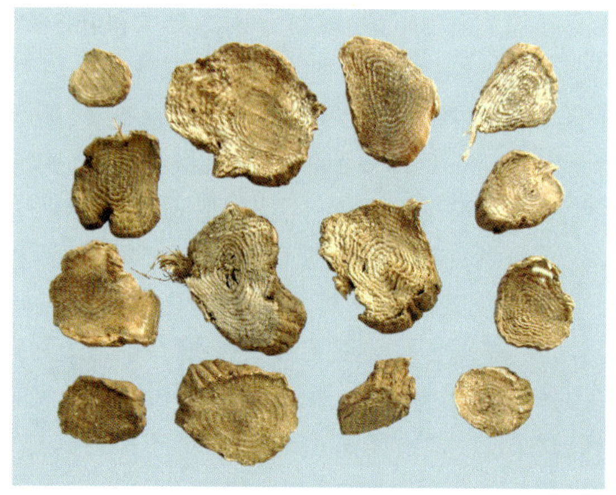

图25-4 川牛膝

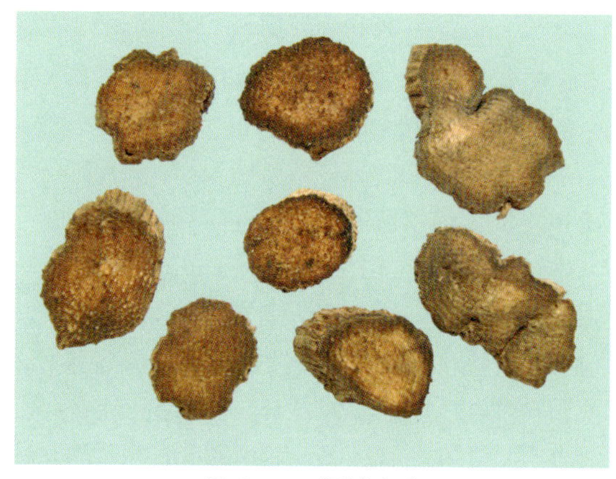

图 25-5 酒川牛膝

量降低。④降脂：蜕皮甾酮10mg/kg灌胃，能抑制WR-1339所致大鼠高胆固醇血症及高三酰甘油血症，对兔实验性动脉硬化也有抑制作用。⑤抗生育：川牛膝的苯提取物2.5g(先煎)/kg，从小鼠妊娠第7天开始，连续灌服3天，抗生育的有效率为100%。⑥毒性：川牛膝水煎剂给小鼠灌服的LD_{50}为(80.48±1.39)g/kg。

【性味、归经与效用】 性平，味甘，微苦。归肝、肾经。有逐瘀通经，通利关节，利尿通淋的功效。用于经闭，胞衣不下，关节痹痛，足痿筋挛，尿血血淋，跌打损伤。

【临床应用】 ①痛经：川牛膝、益母草各15g，炮姜、延胡索各9g，当归、赤芍各10g，香附、川芎各6g，熟地黄24g。水煎服，日服一剂。②胞衣不下：川牛膝、当归各15g，赤芍、牡丹皮各9g，桃仁12g。水煎服，日服一剂。③尿道炎：川牛膝、当归、黄芩各20g。水煎服，日服一剂。④膝关节滑膜炎：川牛膝、远志、续断各15g，白芥子、牛蒡子、防己、木瓜各9g，茯苓、黄芪各24g，熟地黄、炙何首乌各12g，泽兰6g，陈皮5g。水煎服，日服一剂。⑤血管性偏头痛：川牛膝15g，牛蒡子、琥珀(冲)、蔓荆子、僵蚕各10g，石决明(先煎)20g。水煎服，日服一剂。⑥慢性结肠癌：川牛膝、白术、柴胡各12g，茯苓、白芍、丹参各15g，防风，桔梗、甘草各6g。水煎服，日服一剂[6]。

红牛膝 Radix Achyranthis Longifoliae

【基源】 为苋科植物柳叶牛膝*Achyranthes longifolia* (Makino) Makino的干燥根。

【饮片鉴别】 为圆形或长圆形段片，直径0.5~1.2cm。切面淡红色或黄棕色，具多数黄白色筋脉点排列成2~4轮；周边灰棕色或灰黄褐色，具纵皱纹与横向皮孔。质韧。气微，味微甜而涩(图25-6)。

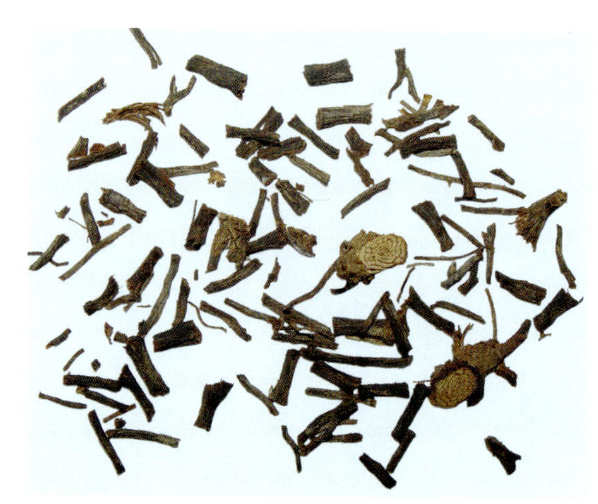

图25-6 红牛膝

【成分】 含蜕皮甾酮，齐墩果酸联合葡萄糖醛酸的酯等[7]。

【药理】 ①抗生育：红牛膝总皂苷对雌性小鼠有中期引产和抗生素作用。②兴奋子宫：红牛膝煎剂对大鼠动情期子宫有显著兴奋作用，性质与催产素相似，有量效关系性，最小有效浓度为3.15mg/ml。③抗炎：红牛膝煎剂'L8、'L6和1/4 LD_{50}灌胃，给药3次，对二甲苯所致小鼠耳肿胀有明显抑制作用；2g/kg皮下注射，对角叉苯胶性小鼠足肿有较强的抑制作用，4g/kg，连续3天，对大鼠蛋清性足肿有显著抑制作用。④其他：红牛膝煎剂4g/kg，给药3次，可减少小鼠相体反应次数；2.5g/kg灌胃连续7天，对蛋白成分前体渗入肝、肾组织有促进作用。⑤毒性：红牛膝煎剂给小鼠灌服的LD_{50}为16.45g/kg。

【性味、归经与效用】 性寒，味甘、微苦、微酸。归肝、肾经。有活血祛瘀，泻火解毒，利尿通淋的功效。用于闭经，跌打损伤，风湿关节痛，痢疾，白喉，咽喉肿痛，疮痈，淋证，水肿。

【临床应用】 ①血滞经闭：红牛膝15g，马鞭草12g。水煎服，日服一剂。②咽喉肿痛：红牛膝、百两金根各12g，冰片3g。共研细末。喷喉，一日3~5次。

麻牛膝 Radix Cyathulae Capitatae

【基源】 为苋科植物头花杯苋*Cyathula capitata* (Wall.) Moq. 的干燥根。

【饮片鉴别】 呈类圆形或长圆形薄片，直径1~1.5cm，厚1~1.5cm；斜切片长至3cm。切面灰白色至灰褐色，胶质状，具较多棕黄色筋脉点，断续排列成数轮环状；周边灰褐色，具纵皱纹，栓皮脱落处呈棕红色。质柔韧，易折断，断面纤维性强。气微，味苦涩，略麻舌[8]（图25-7）。

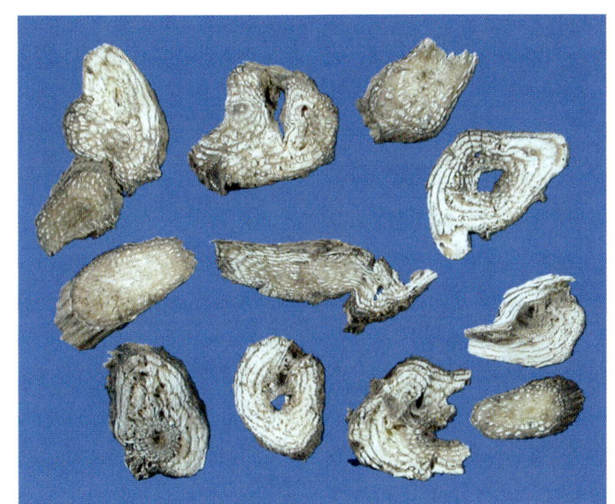

图25-7 麻牛膝

【成分】 含杯苋甾酮，头花蒽草甾酮，紫苋甾酮A、B，森告甾酮，表杯苋甾酮，前杯苋甾酮和坡斯特甾酮等。

【药理】 杯苋甾酮有雌激素样作用，给未成熟大鼠灌胃10mg/kg或50mg/kg，连续3天，可使子宫重量明显增加，但对卵巢重量影响较小。

【性味、归经与效用】 性平，味微苦。有祛风湿，逐瘀血的功效。用于风寒湿痹，腰膝疼痛，血瘀经闭，产后恶露不尽。

土牛膝 Radix Achyranthis Asperae

【基源】 为苋科植物粗毛牛膝*Achyrathes aspera* L. 的干燥根。

【饮片鉴别】 呈圆柱形段片，直径3~6mm。切面灰白色，具数层排列成环的小点；周边灰黄色，粗糙，有细纵皱纹和支根痕。质脆，易折断。气微，味微甜而涩（图25-8）。

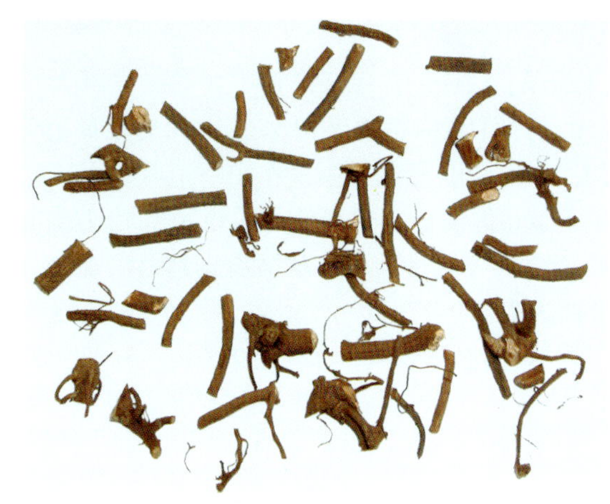

图 25-8 土牛膝

【成分】 含蜕皮甾酮，例如草碱，齐墩果酸等。

【药理】 ①抗菌：土牛膝（茎）水煎液对金黄色葡萄球菌，肺炎克霉细菌有抑制作用[9]。②抗肿瘤：土牛膝（含草）乙醇提取液能诱导HL-60细胞凋亡，增强对宫颈癌热敏感性，其机理可能是通过诱导细胞凋亡和抑制HSP70蛋白的合成有关[10]。

【性味、归经与效用】 性温，味甘，微苦，微酸。归肝、肾经。有祛风行气，舒筋活血的功效。用于荨麻疹，月经不调，血滞经闭，咽喉肿痛。

【临床应用】 ①高血压：土牛膝15g，夏枯草10g。水煎服，日服一剂。②月经不调：土牛膝、当归尾各10g，燀桃仁、红花各5g。共研细末。口服，一次6g，一日2次。③咽喉疼痛：土牛膝10g，苦马菜根、白头翁各6g，射干3g，赤芍1.5g，甘草1g。水煎服，日服一剂。

广东土牛膝 Radix Eupatorii Chinensis

【基源】 为菊科植物华泽兰*Eupatorium chinese* L. 的干燥根[11]。

【饮片鉴别】 为圆形段片，直径2~4mm。切面皮部黄褐色，木部黄白色；周边黄棕色或灰褐色，光滑，间有横裂纹。质坚脆。气微香，略有甘草气，味淡微苦(图25-9)。

【成分】 含苋酮苷，酚类，氨基酸，有机酸和苯骈呋

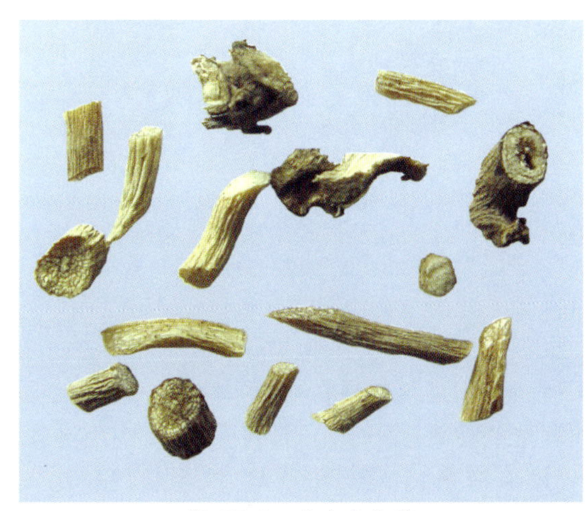

图 25-9 广东土牛膝

喃化合物，生物碱及挥发油[12]。

【药理】 ①抗菌：煎剂1:8~1:16对白喉杆菌有抑制作用；酊剂1:32对溶血性链球菌，1:16对金黄色葡萄球菌有抑制作用；酊剂抑制菌作用强于煎剂。②抗炎：1g(生药)/ml的水煎剂灌胃给药对巴豆油致小鼠耳肿胀、鸡蛋清致大鼠足肿胀及醋酸致毛细血管通透性均有明显抑制作用[13]。

【性味、归经与效用】 性凉，味苦、甘；有毒。归肺、肝经。有清热利咽，凉血散瘀，解毒消肿的功效。用于白喉，肺热喘咳，咽喉肿痛，吐血，血淋，赤白下痢，跌打损伤；外治痈疮肿毒，毒蛇咬伤，水火烫伤。

【临床应用】 ①预防白喉：广东土牛膝15g。水煎3次，收集滤液浓缩为浓缩液，分1~3次服，日服一剂，连服4天为1个预防量。如疫情未扑灭，药后15天，可服第二个预防用量。②喉蛾：广东土牛膝250g，捣烂，加盐少许，缓缓吞咽，并留部分含漱，日用一剂。③毒蛇咬伤：广东土牛膝适量泡酒，外涂红肿处；另用广东土牛膝、山芝麻、金钥匙、走马风各9g。水酒各半煎服，日服一剂。

味牛膝 Radix Strobilanthis Forrestii

【基源】 为爵床科植物腺毛马蓝*Strobilanthes forrestii* (Diels)的干燥根及根茎[14]。

【饮片鉴别】 根呈长圆形段片，直径1~6mm。切面皮部蓝褐色，木部暗灰色或黄白色，有时可见放射状纹理，髓部(木心)灰白色；周边暗灰色，平滑，常有环行的断节裂缝。质坚韧。气微，味淡(图25-10)。

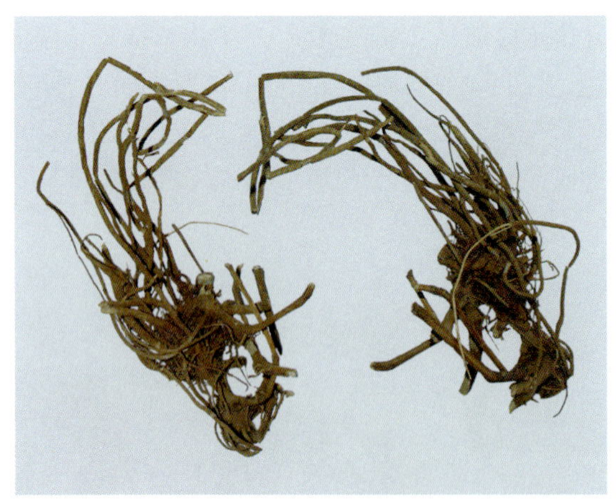

图 25-10 味牛膝(药材)

根茎切片详见103页味牛膝项下。

【性味、归经与效用】 性平，味苦。有活血通络，清热利湿的功效。用于经闭，腰膝酸痛，小便淋痛。

【临床应用】 ①风湿疼痛：味牛膝12g，九节风、秦艽、威灵仙各10g，老鹳草15g。水煎服，日服一剂。②白喉：味牛膝、左转藤、夏枯草、玄参、三匹风各9g。水煎服，日服一剂。

【按语】 牛膝为常用中药，始载于《神农本草经》上品。因从宋代开始就在河南怀庆府一带栽培，畅销全国并出口，质量地道，品质优良，故亦称“怀牛膝”；川牛膝亦为常用中药，其名始见于《滇南本草》，因主产于四川，功效与牛膝相近，故名，又因其味甘，故有“甜牛膝”之称。临床实践认为，牛膝质润，主补，补肝肾，强筋骨的功效较好；川牛膝质燥，主破、主行，活血通经，通利关节作用较强。凡肝肾不足，腰膝痿弱之症应用牛膝；瘀血经闭，经脉不利应用川牛膝。且二药基源有别，成分不同，不可混淆而用。

由于本草对牛膝、川牛膝的性状特征记述不详和地方习惯用药等原因[15]，在产地和部分地区牛膝、川牛膝应用的品种混乱，有用红牛膝、土牛膝混称或代牛膝[16-18]，用麻牛膝、味牛膝混称川牛膝[19]，销往东北等地并有出口[20]；在两广和海南等地还有习用广东土牛膝作牛膝药用的情况，须予注意。

红牛膝以“山牛膝”之名始载于《本草纲目拾遗》，赵学敏曰：“山牛膝，一名苏木红，今人呼荔枝红，又名透血红。……活血、化瘀、宽筋、理跌打损伤、治破伤风，七十二般恶疾，非此不除功胜川产”[21]。

土牛膝又名杜牛膝，根据地区用药习惯不同，有苋科粗毛牛膝*Achyranthes aspera* L.、柳叶牛膝*A. longifolia* (Makino) Makino、牛膝*A. bidentata* BL.、菊科华泽兰*Eupatorium chninese* L.、天明精*Carpsium abrotanoides* L.和石竹科、蓼科、紫茉莉科、罗藦科、爵床科、蔷薇科等9科20多种不同的植物的根[22]，原植物品种极为复杂。在《本草纲目》以前，土牛膝指各地野生的牛膝，李时珍曰：“牛膝处处有之，谓之土牛膝，不堪服食。惟北土及川中人家栽莳者为良[23]。”即野生者为土牛膝、栽培者为牛膝。现代市场流通较广泛的土牛膝为粗毛牛膝。除此之外，《中华本草》土牛膝项下记载的还有牛膝、柳叶牛膝、钝叶土牛膝*A. aspera* L. var. *indica* L.等品种。

广东土牛膝是菊科植物华泽兰的干燥根及根茎，该名称的由来源于《生草药性备要》记述的“斑骨相思”一药，曰：“治跌打损伤，壮筋骨，补足胫……一名土牛膝，又名多须公，又名六月霜。”20世纪50年代广东新会中医师黄华庭用杜牛膝(天名精)误用为华泽兰，发现其有治疗喉疾的卓效，当时误定此药为苋科土牛膝。后由广州市药检所予以纠正，鉴定该药为菊科植物华泽兰*Eupaxorium chinensis* L.，并定其根部药品名为广东土牛膝[24]，但在众多中医药部门仍直称其为"土牛膝"药用。该药有清热解毒，凉血利咽的功效，临床用于防治白喉和治疗乳蛾，咽喉红肿等证，有喉科圣药之称。

麻牛膝在四川、云南一带，味牛膝在贵州、四川、东北和香港混作或误作川牛膝药用，显然是错误的。

红牛膝与土牛膝在化学成分、功效主治上与牛膝有相通之处但并不一致[25]，麻牛膝、味牛膝、川牛膝与牛膝基源不一，成分不同，功效有别，广东土牛膝与牛膝渊源甚远，功效独特。上述各药均应各以其名、其效正确药用，绝不可混称或误作牛膝、川牛膝药用。

(李利军　郭　明　王光恩　孔增科)

参考文献

[1]吴玛琍，孔增科.中药饮片鉴别(上册).天津：天津科学技术出版社，1993.164

[2]孟大利，等.中国药物化学杂志，2001，11(2)：120

[3]朱和，等.西安医科大学学报，1987，8(3)：246

[4]崔洪英，等.天津中医，1998，4(5)：106

[5]肖培根.新编中药志.第一卷.北京：化学工业出版社，2002.118

[6]胡朝阳，等.河北医学，1998，4(5)：106

[7]国家中医药管理局《中华本草》编委会.中华本草.上海：上海科学技术出版社，1999.2·1484

[8]吴玛琍，孔增科.中药饮片鉴别(上海).天津：天津科学技术出版社，1993.143

[9]郭静科，等.福州大学学报，2005，33(2)：269

[10]邹亚超，等.肿瘤防治研究，2001，28(2)：115

[11]《广东中药志》编辑委员会.广东中药志.第一卷.广州：广东科学技术出版社，1994.149

[12]张丹雁，等.中国民族民间医药杂志，1999，39(4)：232

[13]吴庆光，等.中国实验方剂学杂志，2005，11(3)：56

[14]国家中医药管理局.中华本草.上海：上海科学技术出版社，1999.7·6494

[15]张敬杰，等.时珍国药研究，1994，5(3)：6

[16]卫生部药品生物制品鉴定所，等.中药鉴别手册.(第二册).北京：北京科学技术出版社，1979.105

[17]来平凡.广州中医学院学报，1994，11(2)：112

[18]中华人民共和国卫生部药政局，等.中药材手册.北京：人民卫生出版社，1990.60

[19]吴向丽.贵州中医学院学报，2000，22(1)：62

[20]张秀桥，等.中国民族民间医药杂志，2001，(总48)：48

[21]清·赵学敏.本草纲目拾遗.北京：人民卫生出版社，1983.70

[22]谢宗万.中药材品种论述(中册).上海：上海科学技术出版社，1984.13

[23]陈贵廷.本草纲目通释.北京：学苑出版社，1992.837

[24]广州市药检所.药学通报，1959，(7)：327

[25]袁久荣，等.时珍国药研究，1997，8(5)：425

26　升麻、广升麻、红升麻及假升麻

升麻 Rhizoma Cimicifugae

【基源】 为毛茛科植物大三叶升麻*Cimicifuga heracleifolia* Komar.、兴安升麻*Cimicifuga dahurica*(Turcz.)Maxim.或升麻*Cimicifuga foetida* L.的干燥根茎。

【饮片鉴别】 ①升麻：为长条状、蝴蝶状或不规则形片。长5~8cm，直径1.5~4cm，厚3~5 mm。切面灰黄色或淡棕黄色，皮部薄，呈淡棕褐色；木部具放射状裂隙，形成丝瓜络样网状花纹，中心多有孔洞(髓腔)，呈枯朽状，淡棕褐色；周边多凹凸不平，有多数枯朽状半圆形凹陷，栓皮棕褐色至黑色，表面较光滑，有残留须根痕。体轻，质硬脆、具焦根气，味微苦而涩(图26-1)。②蜜升麻：形如升麻，切面亮黄棕色或棕褐色。质较柔润。气香，味甘微苦(图26-2)。

【成分】 含升麻碱、水杨酸、鞣质、咖啡酸、阿魏酸、升麻酸、升麻醇、升麻苷E、升麻酰醇、升麻醇吡喃木糖和升麻苷A、升麻酰胺及齿阿米醇、齿阿米素等[1]。

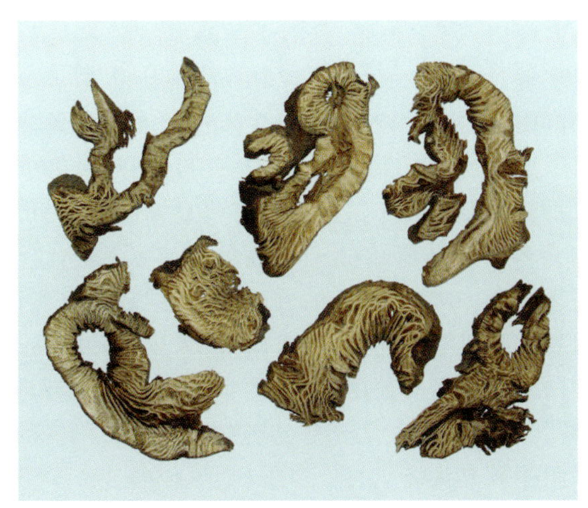

图 26-1　升麻

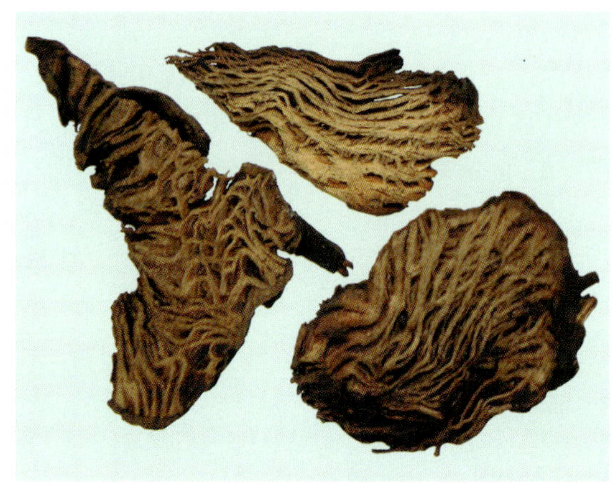

图 26-2 蜜升麻

【药理】 ①抗菌：能抑制结核杆菌的生长；对金黄色葡萄球菌、炭疽杆菌、乙型链球菌、白喉杆菌、伤寒杆菌、绿脓杆菌、大肠杆菌、痢疾杆菌均有不同程度的抑制作用。升麻水浸液(1:4)在试管内对许兰氏黄癣菌、奥杜盎小芽孢癣菌、铁锈色小芽孢癣菌、红色表皮癣菌等皮肤真菌有不同程度的抑制作用。②抗炎：兴安升麻醇提取物和异阿魏酸2g/kg灌胃均对角叉菜胶或右旋糖酐所致大鼠足趾肿胀和肛门溃疡有抗炎作用。③镇痛：升麻水煎液17.5g(生药)/kg灌胃，能明显抑制醋酸对小鼠所致扭体反应，异阿魏酸2g/kg灌胃可明显提高小鼠压尾法刺激痛阈。④降温解热：升麻醇提取物1g/kg或异阿魏酸1~2g/kg灌胃，均可使大鼠正常体温下降，并对伤寒、副伤寒混合疫苗所致发热有解热作用。⑤抗惊厥：升麻浸剂能使小鼠自主活动减少，拮抗士的宁或樟脑引起的小鼠惊厥反应。⑥解痉：升麻中含有的齿阿米醇和齿阿米素对豚鼠空肠有明显解痉的作用，升麻中的齿阿米醇和齿阿米素的解痉作用分别为罂粟碱的1/3和1/10。⑦降压及止血：升麻提取物对实验动物有抑制心脏、减慢心率和降低血压作用。升麻在炒炭前后均能显著缩短出血时间及凝血时间，有一定的止血作用。⑧降血脂：升麻全散萜类制剂10mg/kg灌胃对实验性高脂血症大鼠有显著降血脂作用。⑨抗癌：升麻热水提取物500μg/ml在体外对人子宫颈癌细胞TJC-26株的抑制率在90%以上。⑩保肝：升麻的醇提取物对CCL_4所致小鼠肝损伤有明显抑制作用，可使血清天冬氨酸转氨酶(AST)、丙氨酸转氨酶(ALT)值有明显降低，并使肝细胞的变性、坏死减轻。⑪毒性：异阿魏酸小鼠灌胃的LD_{50}为8.1g/kg，大鼠为7.9g/kg[2]。

【性味、归经与效用】 性微寒，味辛、微甘。归肺、脾、胃、大肠经。有发表透疹，清热解毒，升举阳气的功效。用于风热头痛，齿痛，口疮，咽喉肿痛，麻疹不透，阳毒发斑；脱肛、子宫脱垂。

【临床应用】 ①胃下垂：升麻、葛根、防风、薄荷、甘草各10g，细辛3g(后下)。水煎服，日服一剂。②习惯性流产：黄芪30g，升麻8g，人参、白术、当归、续断、杜仲各10g，菟丝子15g，炙甘草5g。水煎服，日服一剂，分3次服。③脱肛：党参30g，升麻10g，甘草6g。水煎服，日服一剂[3]。

广升麻 Radix Serratulae Chinensis

【基源】 为菊科植物华麻花头*Serratula chinensis* S. Moore的干燥根。

【饮片鉴别】 为梭形或长条形片，长1~3cm，宽0.5~1cm，厚1~2mm。切面灰白色或浅棕色，有放射状纹理；周边灰棕色，有细纵纹。质硬脆，易折断，断面纤维性。气微，味微苦(图26-3)。

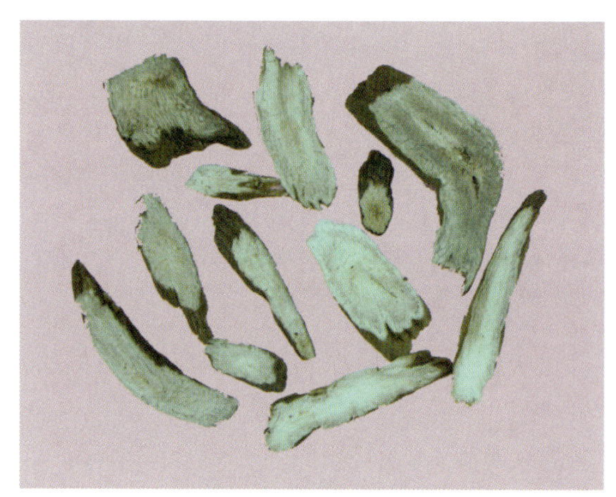

图 26-3 广升麻

【成分】 含蜕皮甾酮。

【药理】 降胆甾醇：对兔、大鼠高胆甾醇血症有降低的作用。

【性味、归经与效用】 性微寒，味辛、苦。归肺、胃、大肠经。有散风透疹，清热解毒，升阳举陷的功效。用于风热头痛，麻疹透发不畅，斑疹，肺热喘咳，咽喉肿痛，胃火牙痛，久泻脱肛，子宫脱垂[4]。

【临床应用】 ①风热头痛：广升麻6g，石膏10g，葵花盘6g。水煎服，日服一剂。②梅毒：广升麻、石膏各15g，龙胆10g。外用，煎水洗患处，一日2次。

红升麻 Rhizoma Astilbes Chinensis et Grandis

【基源】 为虎耳草科植物落新妇*Astilbe chinensis* (Maxim.) Franch. et Sevat. 和大落新妇*Astilbe grandis* Stapf ex Wils. 的干燥根茎。

【饮片鉴别】 为长条形或类圆形厚片，直径1~2.6cm。切面棕黄色至红褐色，近边缘有断续的淡黄色维管束排列成环，中心棕褐色；周边棕褐色或棕红色，粗糙，多凹凸不平，可见具凹状或突起而中空的茎基痕。质坚硬。气微，味微苦、涩（图26-4）。

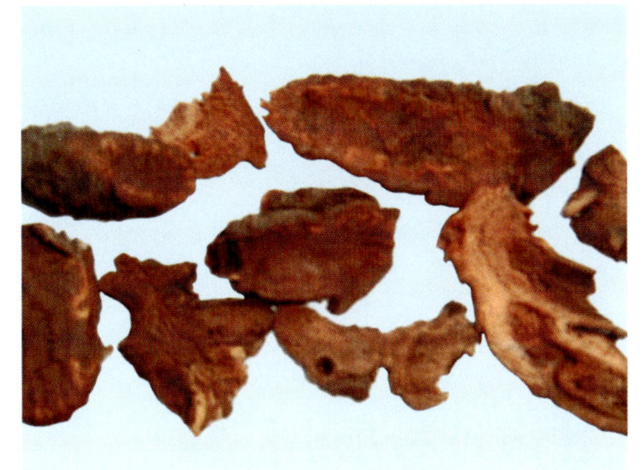

图 26-4 红升麻

【成分】 含岩白菜素，胡萝卜苷，β-谷甾醇，儿茶素，11-没食子酰岩白菜素，4-没食子酰岩白菜素[6]。

【药理】 ①抗肿瘤：红升麻水煎剂给小鼠灌胃，可显著抑制S_{180}实体瘤生长；并能延长小鼠艾氏腹水癌（EAC）的生存期。②镇痛：红升麻水煎液20g/kg灌胃，对热板法痛阈值提高50.18%；对小鼠扭体法的镇痛率为58.78%，有明显的镇痛作用[7]。

【性味、归经与效用】 性温，味辛、苦。有活血止痛，祛风除湿，强筋健骨，解毒的功效。用于跌打损伤，风湿痹痛，劳倦乏力，毒蛇咬伤。

【临床应用】 ①跌打损伤：红升麻、落得打、当归、红花各10g，陈皮6g。水煎服，口服一剂（服时对黄酒适量）。②慢性关节炎：红升麻10g，及已1.5g，红茴香根皮1g（先煎1小时）。水煎服，日服一剂（服时对黄酒适量）。③肠炎：红升麻15g，青木香10g。水煎服，日服一剂。

● 假升麻（味牛膝） Radix et Rhizoma Strobilanthis Forrestii

【基源】 为爵床科植物腺毛马蓝*Strobilanthes forrestii* Diels的干燥根茎及根。

【饮片鉴别】 为长条形或不规则形片，直径1~2.5cm，厚4~6mm。切面灰黄色至淡灰绿色，皮部较薄，与木部易脱离；木部中心有淡灰绿色圆点状髓，有的呈孔洞或裂隙；周边凹凸不平，有多数根痕孔洞或坚硬根，栓皮深褐色，较光滑。质坚实；气特异，味淡微涩（图26-5）。

【性味、归经与效用】 性平，味苦。有活血通络，清热利湿的功效。用于闭经，癥瘕，腰膝酸痛，小便淋痛。

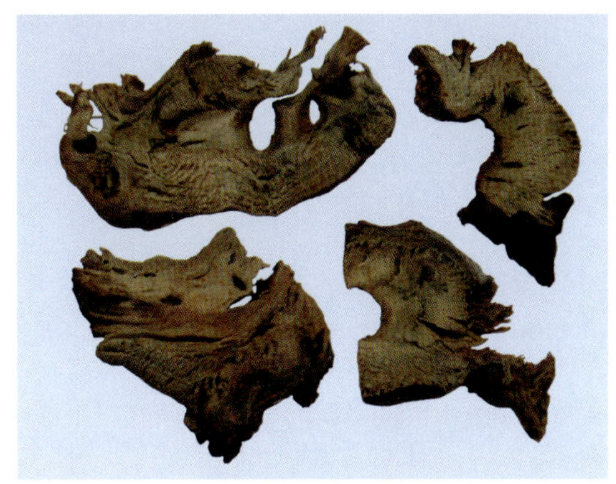

图 26-5 假升麻

【临床应用】 ①风湿疼痛：味牛膝12g，九节风、秦艽、威灵仙各10g，老鹳草15g。水煎服，日服一剂。②白喉：味牛膝12g，左转藤、三匹风、玄参、夏枯草各10g。水煎服，日服一剂。

【按语】 升麻为常用中药，始载于《神农本草经》上品。李时珍谓："其叶似麻，其性上升，故名。"该药以发表，透疹，清热解毒，升提中气的功能广泛用于临床中气下陷所致的久泻脱肛，子宫下垂，胃肠下垂和麻疹不透，风热头痛，咽痛口疮等病证。

升麻在历史上即存在异物同名的现象。据谢宗万研究员编著的《中药材品种论述》统计，在全国混称"升麻"药用较广的有广东升麻、红升麻（源于4科13种植物）、白升麻（源于6科11种植物）和秤杆升麻（源于3科4种植物）。除此以外，在个别省区混称"升麻"药用的还有7科30种不同植物。

广升麻在福建、广东、湖南作升麻药用有较长的历史和习惯，并出口国外[8]；红升麻在甘肃、陕西和云南作升麻或其代用品应用也有较长的时间；白升麻在云南、贵州、四川等省有代升麻药用的情况；据笔者调查，假升麻（味牛膝）在20世纪七八十年代在河北、北京、山东、河南等省区误作升麻药用[9]，甚至作为中药制剂的原料[10]应用。上述情况除药名相似、地域和用药习惯的原因外，对药品真伪识别能力不强也是升麻应用混乱的因素之一。

广升麻与升麻有相似的功效[11]，但科属不同，化学成分和药理作用也不一致，绝不可作或代作升麻药用，而应各以其名药用；红升麻、假升麻（味牛膝）不仅与升麻基源毫无关联，性味、功效也与升麻截然不同，纯属误用，应予纠正。

（冯艳红　孔增科　沈保安　张　玲）

参考文献

[1]肖培根.新编中药志.第一卷.北京:化学工业出版社,2002.201
[2]孔增科,等.常用中药药理与临床应用.赤峰.内蒙古科学技术出版社,2005.64
[3]高雪枝.陕西中医学院学报,1996,19(4):11
[4]《广东中药志》编辑委员会.广东中药志.第一卷.广州:广东科学技术出版社,1994.142
[5]国家中医药管理局《中华本草》编委会.中华本草.上海:上海科学技术出版社,1999.7·477
[6]陈浩,等.中国中药杂志,2004,29(7):652
[7]李彦冰,等.ACMP.August.2002,30(4):58
[8]北京药品生物制品检定所,等.中药鉴别手册(第一册).北京:科学出版社,1981.126
[9]孔增科,王胜利.中药鉴别资料(第一集).河北省中医学会,1983.59
[10]孔增科.中成药,1985,(4):19
[11]冯耀南,等.中药材商品规格质量鉴别.广州:暨南大学出版社,1995.41

27 丹参与南丹参、滇丹参、甘肃丹参及小红参

丹参 Radix et Rhizoma Salivae Miltiorrhizae

【基源】 为唇形科植物丹参*Salvia miltiorrhiza* Bge.的干燥根及根茎[1]。

【饮片鉴别】 ①丹参:为类圆形的厚片,直径0.2~1cm。切面皮部淡黄色至暗棕红色,木部导管束黄白色(筋脉点)呈放射状排列,致密或有裂隙;周边棕红色或暗棕红色,有纵沟纹。质硬,气微,味苦、涩(图27-1)。②酒丹参:形如丹参,表面黄褐色或暗褐色,微具酒香气[2](图27-2)。

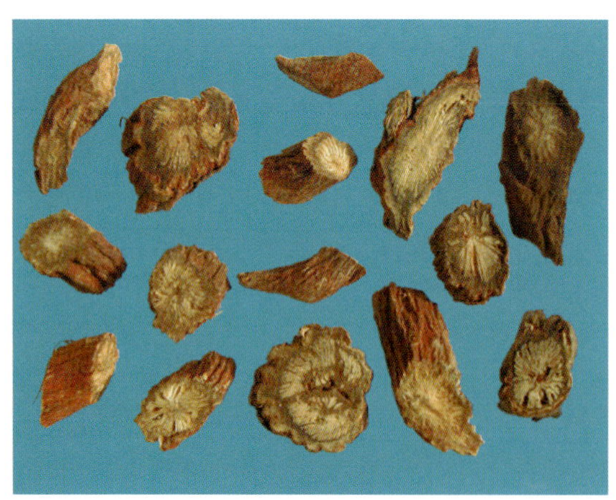

图 27-1 丹参

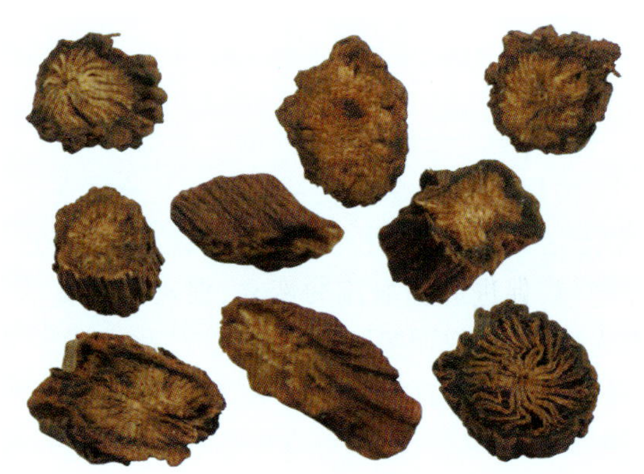

图 27-2 酒丹参

【成分】 含丹参酮Ⅰ、丹参酮ⅡA、丹参酮Ⅱ,隐丹参酮,羟基丹参酮,丹参酸甲酯,丹参醌,丹参醇Ⅰ、Ⅱ、Ⅲ,降丹参酮,丹参酚,丹参醛,丹参素,丹参酸甲、乙、丙,原儿茶醛,原儿茶酸等。

【药理】 ①脑缺血保护:丹参可降低沙土鼠和大鼠缺血性脑卒中的发病率和死亡率,减轻缺血后引起的脑水肿。还可降低脑组织 TXB_2、p物质及拮抗 LDL(低密度脂蛋白)的过氧化作用。使成纤维细胞生长因子(bFGF)样免疫反应增强,具有加强营养及修复作用。丹参注射液10g/kg能减低缺血时脑细胞 EAA1 兴奋性氨基酸的释放,说明丹参能通过血脑屏障起到对脑缺血的保护作用。②抗血栓:丹参素具有明显的抗血栓形成,抗血小板聚集及促进纤维蛋白(原)降解等作用。大鼠和小鼠静注丹参酮ⅡA磺酸钠12.5~38mg/kg后60分钟,体外血栓形成时间延长,血栓长度缩短,血栓干重和湿重减轻,血小板黏附及聚集功能降低,复钙时间、凝血酶原时间和白陶土部分凝血活酶时间呈现明显抑制。乙酰丹酚酸A50mg/kg、100mg/kg静注可显著降低大鼠脑梗死范围,改善行为障碍。脑组织检查中,乙酰丹酚酸A100mg/ kg组大脑中动脉内血栓

形成极少或未形成，脑组织缺血病变较轻。提示乙酰丹酚酸A可能通过抑制脑血栓形成减轻局部脑缺血损伤。③抗心肌缺血：丹参煎剂、复方丹参注射液能改善或对抗垂体后叶素引起的家兔或大鼠急性心肌缺血和心电的异常；丹参酮ⅡA、复方丹参注射液能明显地加速冠状侧支吻合血管(内径 100~150μm)开放，从而减轻急性期心肌缺血的损伤程度，并加速心肌缺血或损伤的恢复；丹参酮能明显增加正常及部分再灌注心肌血流量，缩小缺血区范围，减轻缺血程度。④抗心率失常：NO升高时，心率失常的发生减少。丹参酮能增加心脏血中NO含量，减少心律失常的发生。⑤抗凝血、激活纤溶：丹参可作用于多种凝血酶原因子，有抗血凝、促进纤溶的作用。⑥抗缺氧：丹参酮ⅡA磺酸钠注射液腹腔注射200mg/kg，可显著延长小鼠在缺氧情况下的存活时间；小鼠腹腔注射丹参素300mg/kg、450mg/kg，能显著延长小鼠耐缺氧的生存时间，延长耐缺氧时间与氯丙嗪相近。⑦抗肝纤维化：实验性大鼠肝硬化形成后，经丹参注射液治疗3周后处死动物，对照组动物呈明显肝硬化或重度纤维增生。给药组动物肝内无纤维增生或仅有轻度增生。肝内胶原蛋白含量，给药组明显低于对照组。提示丹参可改善肝脏微循环障碍，促进肝窦血流的恢复，促进已形成的胶原纤维化降解及肝纤维重吸收。⑧抗消化性溃疡：给大鼠灌胃丹参水煎剂1.5g/kg有较明显的抗胃溃疡作用，对利血平性、乙酸性溃疡抑制率达75%；对乙醇所致的急性胃黏膜损伤有明显的保护作用。⑨抗肿瘤：丹参可以延长艾氏腹水癌小鼠的存活时间，对喜树碱、环磷酰胺的抗癌活性有增效作用。⑩抗菌：体外抑菌实验证明，丹参1:1煎剂对金黄色葡萄球菌、大肠杆菌、变形杆菌、福氏痢疾杆菌、伤寒杆菌等均有抑制作用。总丹参酮、隐丹参酮、丹参酮ⅡB、羟基丹参酮ⅡA、二氢丹参酮、丹参酸甲酯对金黄色葡萄球菌及其耐药菌株，丹参酮Ⅰ、ⅡA、隐丹参酮、羟基丹参酮ⅡA及总丹参酮对人型结核杆菌(H37RV)均有较强的抑制作用。丹参水浸剂、总丹参酮对某些癣菌有不同程度的抑制作用。⑪抗炎：丹参酮对组胺小鼠毛细血管通透性增高，对蛋清大鼠急性关节肿和渗出性甲醛腹膜炎反应均有明显抑制作用。总丹参酮对巴豆油小鼠实验性炎症有明显的抗炎作用。⑫抗艾滋病病毒及乙肝病毒：丹参在体外抑制艾滋病Ⅰ型逆转录酶和乙型肝炎病毒DNA多聚酶。在人T淋巴细胞和外周血单核细胞培养中抑制艾滋病毒P_{24}抗原，对ACT耐药病毒有效并有协同作用。鼠白血病病毒(MULV)感染小鼠口服可显著抑制病毒引起的脾肿大，血白细胞升高。⑬改善冠脉循环：丹参注射液能扩张豚鼠及家兔的离体心脏冠状动脉并能增加冠脉流量；对实验性高脂血症和动脉粥样硬化家兔的离体心脏同样亦有增加冠脉流量的作用。⑭改善微循环：对实验性家兔外周微循环障碍病理模型，丹参注射液可使微循环血流量显著加快，毛细血管网开放数目增多，60%以上的动物有血液流态改善，有利于增加局部组织微循环的血液灌注及侧支循环的建立。⑮扩张血管：丹参煎剂灌流蟾蜍全身血管及兔耳血管实验证明有扩张血管的作用。犬股动脉给予丹参水煮酒沉剂，亦有微弱的直接扩张血管的作用。⑯降血脂和抗动脉粥样硬化：丹参煎剂对动脉粥样硬化的家兔，可降低血和肝中的甘油三酯并能降低兔主动脉内膜的通透性，降低主动脉粥样化面积及主动脉壁的胆固醇含量。⑰改善血液流变性：丹参可使冠心病、急性心肌梗死、肺心病、陈旧性心肌梗死等患者的血液黏稠度明显降低，红细胞电泳时间、细胞压积、纤维蛋白原等指标均有不同程度改善。⑱降血压：丹参煎剂、丹参注射液、复方丹参注射液静脉给予麻醉犬或兔时，均显示不同程度的降压作用。丹参或复方丹参注射液的降压作用，能被阿托品阻断，但不影响肾上腺素或异丙肾上腺素的作用。⑲镇静：丹参0.5g/kg腹腔注射可使小鼠自主活动减少，4g/kg时更为明显，与剂量成正比。丹参在与氯丙嗪和眠尔通合并应用时，使其作用增强；氯丙嗪0.5g/kg时，自主活动抑制率为16%，与丹参0.5g/kg合用时为69%；眠尔通100mg/kg时，自主活动抑制率为30%，与丹参0.5g/kg合用时为74.5%。⑳促进创面愈合：丹参注射液能减轻创面炎症、水肿，促进创面愈合。有助于保护烧伤创面残存的上皮细胞，提高愈合质量。㉑保肝、促进肝细胞再生：在急性和慢性CCl_4中毒小鼠和大鼠的肝脏，血流量明显减少。丹参能使降低的肝血流量恢复至正常水平。对CCl_4引起的急性肝损害有降低SGPT、SGOT的作用，并可抑制缩血管介质TXA_2的增高，减轻肝脏的病理损害。丹参注射液对大鼠部分肝切除后DNA合成及细胞分裂增殖有促进作用。丹参可使肝再生度、核分裂相关指数、AFP(甲胎蛋白)检出率增高，有促进肝再生的作用。丹参注射液能明显抑制正常及肝损鼠肝细胞脂质过氧化反应，并诱导细胞色素P-450的合成，能增加损伤肝细胞DNA、RNA及蛋白质的含量，有利于促进肝细胞的再生与修复。㉒对肺的保护作用：丹参注射液对放射性肺损伤有保护作用。能有效地减轻肢体缺血再灌注所致的肺损伤。以12.5mg/kg剂量给小鼠腹腔注射争光霉素，可引起肺逐步纤维化的过程，给小鼠口服丹参水提物和甲醇提取物，5周后两种提取物均有抑制肺纤维化的作用。㉓对肾的保护作用：丹参注射液能降低血肌酐和尿N-乙酰-β-D氨基葡萄糖苷酶的含量，有增加肌酐清除率，减少近曲小管上皮细胞坏死数目的作用。对家兔甘油性肾功能衰竭有保护作用，可增加肾血流量，降低血尿素氮，增加肌酐清除和尿量。丹参对灌服环孢素A(CsA)的慢性肾毒性有明显的防护作用。㉔促进骨折愈合：丹参对骨折的愈合有促进作用，在细胞活动和纤维骨痂、原始骨性骨痂、继发性骨痂的出现时间方面，丹参组均比对照组提前。还可以提高骨痂中锌含量、锌/铜比值来加速骨痂组织生长和钙化过程。㉕抑制免疫：小鼠每日肌注丹参煎剂0.2ml，连续5日，能增加吞噬鸡红细胞的巨噬细胞数。丹参注射液能降低小鼠腹腔巨噬细胞的吞噬百分数及吞噬指数，能使淋巴细胞的转化率下降并抑制正常小鼠迟发型超敏反应。丹参注射液与环磷酰胺合用具有协同抑制效应。丹参除能改善体液免疫功能之外，还具有调节蛋白代谢和免疫的功能。㉖毒性：小鼠腹腔注射丹参水提乙醇溶解物的LD_{50}为(80.5±3.1) g/kg，腹腔注射丹参和复方丹参注射液的LD_{50}分别为(36.7±3.8)g/kg和(61.5±5.3)g/kg[3]。

【性味、归经与效用】 性微寒，味苦。归心、肝经。有祛瘀止痛，活血通经，清心除烦的功效。用于月经不调，经闭痛经，癥瘕积聚，胸腹刺痛，热痹疼痛，疮疡肿痛，心烦不眠，肝脾肿大，心绞痛。

【临床应用】 ①冠心病：a.丹参30g，郁金、香附各10g，檀香、砂仁各6g。水煎服，日服一剂；b.复方丹参片(每片含丹参0.75g、三七0.225g)。口服，1次3片，一日3次。②病毒性心肌炎：丹参15g，黄芪30g，南沙参、郁金、炒酸枣仁、苦参各10g，莲子心、炙甘草各3g。水煎服，日服一剂。③高脂血症：丹参、赤芍各15g，川芎、桃仁、益母草、郁金、当归各10g，红花6g，三七4g，降香3g。水煎服，日服一剂。④肾小球肾炎：丹参、郁金、川芎、赤芍、红花各10g，黄芪、小蓟各15g，车前子12g(包)。水煎服，日服一剂。⑤月经不调：丹参、红花、桃仁、益母草各10g。随证加减：兼寒者，加吴茱萸6g，肉桂3g，小茴香、艾叶各10g；兼虚者，加黄芪、当归、白芍、熟地黄各10g，甘草6g。水煎服，日服一剂。⑥热痹疼痛：丹参15g，赤芍、秦艽、桑枝、忍冬藤各10g，甘草6g。水煎服，日服一剂。⑦乳痈：丹参、瓜蒌各15g，连翘、乳香、没药各12g，知母20g，金银花10g，烫穿山甲6g。水煎服，日服一剂。⑧心悸失眠：丹参、玄参、麦冬、柏子仁、炒酸枣仁各10g，淡竹叶、黄连各6g，生地黄20g，金银花15g。水煎服，日服一剂。⑨心绞痛：丹参注射液20ml加入5%葡萄糖注射液500ml中静脉滴注，1日1次，7天为1个疗程。⑩迁延性慢性肝炎：a.50%的丹参注射液1ml，肝俞、脾俞穴位注射，一日1次；b.丹参注射液20ml加入10%葡萄糖注射液250ml中静脉滴注，1日1次，30天为1个疗程。⑪糖尿病：a. 复方丹参片，口服，1次4片，1日3次；b.丹参注射液(每1ml含原生药1.5g)10~14ml加入5%葡萄糖注射液20ml中静脉注射，1日1次，20天为1个疗程。

南丹参 Radix Salviae Bowleyanae

【基源】 为唇形科植物南丹参*Salvia bowleyana* Dunn的干燥根[4]。

【饮片鉴别】 为圆形或长圆形的厚片，直径2~7mm。切面皮部红色至棕红色，木部灰黄色或紫褐色，具黄白色放射状纹理，略呈角质样；周边棕红色至棕褐色，具纵皱纹。质坚实。气微，味微苦涩(图27-3)。

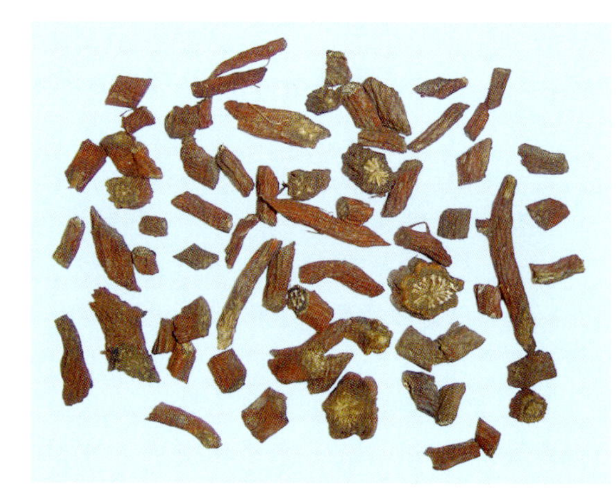

图 27-3 南丹参

【成分】 含丹参酮Ⅰ、ⅡA，β-谷甾醇，咖啡酸，迷迭香酸，迷迭香酸甲酯，丹参酚酸A、B、C和亚甲基丹参醌[5]。

【药理】 ①抗凝血：南丹参水溶性注射液0.4g/ml体外有完全性抗凝血作用。②抗心肌缺血：南丹参注射液以相当于30g(生药)/kg剂量给小鼠腹腔注射，能显著提高小鼠常压耐缺氧能力。以3mg(生药)/ml浓度给离体豚鼠心脏灌流，能显著增加冠脉流量。

【性味、归经与效用】 性微寒，味苦。有活血化瘀，调经止痛的功效。用于胸痹绞痛，心烦，心悸，痛经，闭经，产后淤滞腹痛、崩漏、肝脾肿大，关节疼痛和跌打损伤，疮肿。

【临床应用】 痛经：南丹参15g，乌豆30g。水煎服，日服一剂。

滇丹参 Radix Salviae Yunnanens

【基源】 为唇形科植物云南鼠尾草*Salvia yunnanensis* C. H. Wright的干燥根[6]。

【饮片鉴别】 呈圆形或长圆形厚片，直径0.4~1cm。切面灰黄色、浅棕黄色至紫棕色，略呈角质样，黄色导管呈断续（点）放射状；周边红棕色至棕褐色，有纵沟纹。质坚脆。气微，味甘、微苦涩（图27-4）。

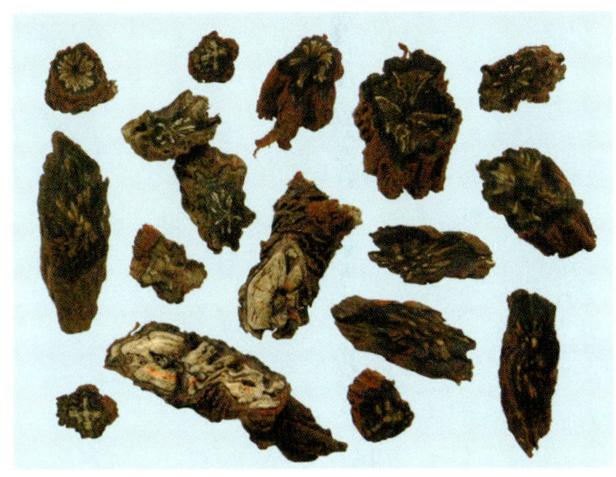

图 27-4 滇丹参

【成分】 含原儿茶醛，丹参素，丹参酮Ⅰ、Ⅱ，咖啡酸，紫草酸，丹酚酸A、B、C、D、E、F、G[8]和亚甲基丹参醌，隐丹参酮等。

【药理】 ①抗心肌缺血：给离体豚鼠心脏灌流1.5，3mg/kg滇丹参注射液，能显著增加冠脉流量。低剂量可对抗垂体后叶素致冠脉流量的减少和心肌收缩力的减弱，高剂量可增加心脏冠脉流量，降低心肌收缩力，减慢心率[9]。②抗凝血：滇丹参注射液0.6g在体外抗凝试验中有完全抗凝血作用。③抗血小板聚集：滇丹参注射液家兔静脉注射可显著抑制ADP、PAF和AA诱导的血小板凝集，20分钟显效，40分钟达最大抑制，抑制率分别为95.6%（ADP）、91.5%（PAF）、和88.5%（AA）。并具剂量依赖性[7]。

【性味、归经与效用】 性微寒，味微苦、微甘。归心、肝经。有活血化瘀，凉血止血，养心安神，解毒消肿的功效，用于月经不调，痛经，经闭，恶露腹痛，癥瘕，胸痹绞痛，关节痛，疝痛，崩漏，吐血，衄血，咯血，血虚肢麻，失眠，健忘，惊悸，怔忡，乳痈，疮忡，跌打损伤。

【临床应用】 ①产后血虚：滇丹参30g，熟地黄、黄芪、兰花参各15g，山茱萸10g。水煎服，日服一剂。②月经不调：滇丹参15g，桃仁、红花、当归各10g，炙甘草3g。水煎服，日服一剂。③干血劳：滇丹参10g，当归30g，鸡眼睛根15g。水煎服，日服一剂。④黄疸：滇丹参15g，土大黄10g，栀子6g，连翘6g。水煎服，日服一剂。

甘肃丹参 Radix et Rhizoma Saliviae Przewalski

【基源】 为唇形科植物甘西鼠尾草*Salvia przewalski* Maxim.、褐毛甘西鼠尾草*Salvia przewalski* Maxim var. *mamdayinonum*（Diels）Stib. 的干燥根及根茎。

【饮片鉴别】 呈类圆形或不规则形厚片，直径0.5~1cm。切面棕色或棕红色，疏松，木部具散在黄色点状异型维管束；周边红褐色或棕褐色，稍粗糙，具纵沟纹。气微，味淡、微涩（图27-5）。

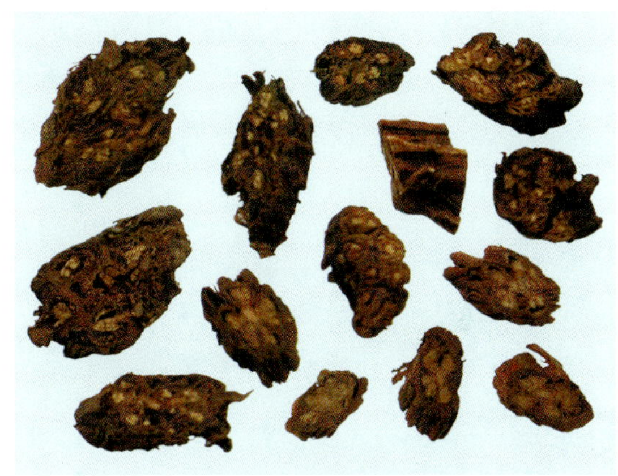

图 27-5 甘肃丹参

【成分】 含原儿茶醛，原儿茶酸，丹酚酸A、C，迷迭香酸，紫草酸，紫草酸B，紫草酸B二甲酯，丹参素，丹参酮Ⅰ、ⅡA，隐丹参酮，羟基丹参酮，丹参酸甲酯，紫丹参萜醚和β-谷甾醇酸等。

【药理】 ①抗心肌缺血：给大鼠静脉注射甘肃丹参注射液2g/kg，4g/kg，对异丙肾上腺素诱导的急性心肌缺血有保护作用，可降低缺血心肌的细胞凋亡率，进而产生对心肌缺血的保护效应[10]。②抗血栓、改善微循环障碍：大鼠、小鼠静注甘肃丹参注射液2g/kg，4g/kg，能明显延长闭塞性血栓形成时间；20g/kg，40g/kg时，能有效抑制胶原和肾上腺素复合液所致小鼠肺血栓形成，显著改善微动脉、微静脉痉挛和血液流态，增加毛细血管开放数，加快血流速度[11]。甘西鼠尾草注射液并可明显减少急性脑缺血大鼠脑梗死体积，降低血清MDA含量，升高血清SOD含量；对·OH的产生有显著抑制作用[12]。③ 抗肿瘤：紫丹参醌A腹腔注射，对小鼠Lewis肺癌，黑色素瘤B_{16}和肉瘤S_{180}的生长有抑制作用，并可使白血病P_{388}小鼠的生存时间延长。

【性味、归经与效用】 性温，味苦、微甘。有活血生新，祛瘀止痛，清心除烦的功效。用于胸痹心痛，头昏，肝病，心烦失眠，疮疡肿痛。

【临床应用】 ①口腔溃疡：甘肃丹参5g，诃子、毛诃子、山矾叶各8g，共研细粉。外用，以蜂蜜调成糊状，涂于清洁后的患处，一日2次。②瘀血症：甘肃丹参、沙棘各25g，红花、咱主各15g，红景天20g。共研细粉，口服，一次3g，一日2次。③牙周炎：甘肃丹参5g，香附、余甘子、诃子、干姜、毛诃子各10g。水煎取液，早、中、晚各漱口2次。

小红参 Radix Rubiae Yunnanensis

【基源】 为茜草科植物云南茜草*Rubia yunnanensis*(Franch.)Diels的干燥根。

【饮片鉴别】 为圆形或长圆形片，厚1~2mm，直径3~6mm。切面皮部黄红色或深红色，易剥离，木部红黄色；周边红棕色，有细纵皱纹。质脆。气微，味甘、微苦(图27-6)。

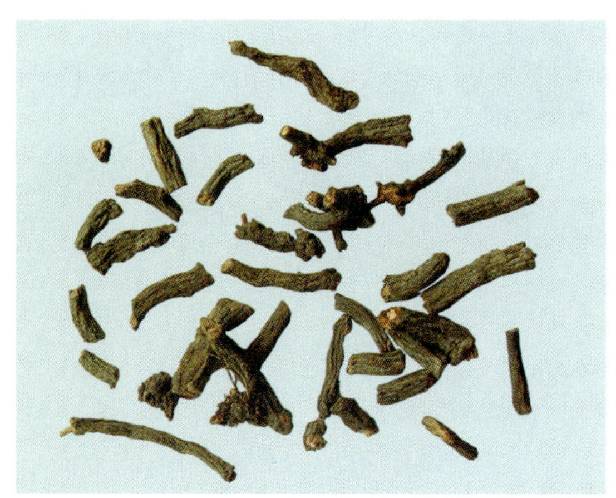

图 27-6 小红参

【成分】 含蒽醌苷类：2-甲基-1，3，6-三羟基-9，10-蒽醌-3-O-(6/-O-乙酰基)-a-L-鼠李糖基 (1→2)-*β*-D-葡萄糖苷，2-甲基-1，6-二羟基蒽醌-3-O-(6/-O-乙酰基)-A-L-吡喃鼠李糖基(1→2)-*β*-D-吡喃葡萄糖苷，茜草乔木醇A、G，茜草乔木酮A，茜根酸和环己肽苷RY-1及其苷元RA-V，小红参苷和Cu、Ni、Zn、Mn等13种元素[13,14]等。

【药理】 ①抗肿瘤：给小鼠腹腔注射小红参乙醇提取物100mg/kg，连续5天，对S_{180}腹水癌细胞的增殖有明显的抑制作用；灌胃125mg/kg、250mg/kg，连续10天，对皮下移植的S_{180}小鼠也有明显的抗肿瘤作用，并显著增加体重。环己肽苷RY-1及其苷元RA-V对P_{388}白血病有明显的抑制作用。②升白细胞：腹腔注射水提醇沉小红参混悬液0.84g(生药)/kg、1.26g(生药)/kg，对环磷酰胺引起的小鼠白细胞降低有升高作用。③祛痰：腹腔给予水提醇沉提取物，能显著促进小鼠呼吸道酚红的分泌，有明显的祛痰作用。④抗菌：有抑制卡他球菌生长的作用[15]。⑤毒性：小鼠腹腔注射小红参的LD_{50}为(8.4±0.31)g/kg；灌胃给药的LD_{50}为(155±0.38)g/kg。

【性味、归经与效用】 性温，味甘、微苦。有活血舒筋，祛瘀生新，调养气血的功效。用于风湿疼痛，跌打损伤，月经不调，经闭，带下，产后关节痛，肺痨咯血，头晕失眠，贫血。

【临床应用】 ①肺痨咯血：小红参、小白及各15g共研细粉，和蜂蜜50g蒸食。日服一剂，分3次服。②风湿疼痛：小红参30g，熟地黄20g，当归15g，独活、续断各10g。水煎服，日服一剂。③头晕失眠：小红参15g，青羊参、炒酸枣仁、菊花各10g。水煎服，日服一剂。④骨肉瘤：小红参、补骨脂、白毛藤、痄腮树各30g，昆明山海棠、刺五加各15g，大麻药10g，三七6g。水煎服，日服一剂[16]。⑤脉管炎：当归、北沙参、黄芪、桂枝、大黑药、见血子、黑骨头、透骨草各20g，小红参、羌活、独活、石斛、青鸡尾、小舒筋各15g，苏木10g，甘草6g。水煎服，日服一剂。⑥月经不调：小红参、茜草各20g。水煎服，日服一剂。

【按语】 丹参为常用中药，始载于《神农本草经》上品。有祛瘀止痛，活血通经，清心除烦的功效。临床应用广泛，据郭济贤等统计，丹参用其单味或复方治疗冠心病，缺血性中风，急、慢性肝炎，慢性肾炎，慢性肾功能衰竭，Ⅱ型糖尿病，血细胞减少症，慢性血小板减少性紫癜，再生障碍性贫血，百日咳，结核病，流行性出血热，银屑病，硬皮病，干燥综合征，过敏性紫癜，红斑狼疮，血栓闭塞性脉管炎，痤疮，麻风，痛经，子宫内膜异位症，盆腔炎，外阴白斑，妊娠高血压，骨折，眩晕，失眠，乳腺增生和肝癌，恶性淋巴瘤等内、外、儿、妇、骨、皮肤、肿瘤等科常见疾病40多种[17]，并制成丹参片、复方丹参含片、丹参注射液、丹参滴丸等多种剂型的中药成方制剂，药理作用广泛，临床疗效可靠。

据调查，全国有7种1变种植物的根作或混作丹参商品药材使用[18,19]，主流商品为丹参，甘肃丹参、南丹参、滇丹参和小红参在产地和部分地区代或充丹参使用并有部分外调，需予以注意。甘肃丹参、南丹参、滇丹参与丹参同科、同属、不同种，虽均含与丹参相同的丹参酮、原儿茶醛等成分，但含量差别较大，裘飞君测定了10批南丹参中丹参酮ⅡA的含量，平均为0.15%[20]，均不符合《中华人民共和国药典》规定的“含丹参酮ⅡA($C_{19}H_{18}O_3$)不得少于0.20%”的要求，显然不能作或代丹参药用；甘肃丹参中丹参酮ⅡA、隐丹参酮和丹参酮Ⅰ含量较高，但性味、功效与丹参有所区别，用于由金黄色葡萄球菌及其耐药菌株、链球菌等细菌引起的口腔溃疡、化脓性扁桃腺炎、乳腺炎、骨髓炎及痈肿等疗效显著;滇丹参亦名紫丹参,首载于《滇南本草》,《云南省药品标准》1974年版收载,据钱子刚等测定,滇丹参中总丹参酮、总酚酸和丹参酮ⅡA的含量均高于丹参,原儿茶醛含量为丹参的3倍[21],有进一步研究和开发的价值;小红参以紫参之名始载于《滇南本草》,亦名滇紫参,其与丹参基源、化学成分、药理作用和功效迥异,因其性状、功效与丹参有相近之处,在个别地区有充或代丹参应用的情况,应予纠正。

综上所述,丹参、南丹参、滇丹参、甘肃丹参与小红参均有活血化瘀的功效,前四种药物也含有与丹参基本相同的化学成分和抗血栓、改善血液循环等相近的药理活性,但因基源不同,化学成分、药理作用和功效与丹参不完全一致,不可作、代或混称丹参药用,而应辨证施药,各以其名正确使用。

(孔增科　李芹格　杨　阳　胡双丰)

参考文献

[1]国家药典委员会.中华人民共和国药典(2005年版一部).北京:化学工业出版社,2005.52

[2]吴玛琍,孔增科.中药饮片鉴别(上册).天津:天津科学技术出版社,1993.161

[3]王本祥.现代中药药理与临床.天津:天津科技翻译出版公司,2004.352

[4]浙江省卫生厅.浙江省中药炮制规范(1994年版).杭州:浙江科学技术出版社,1994.21

[5]李静,等.中草药,1994,25(7):347

[6]云南省卫生局.云南省药品标准. 1974,321

[7]李慧兰,等.天然产物研究与开发,2003,14(1):70

[8]郭莹,等.云南中医学院学报,2001,24(4):6

[9]闫彩珍,等.昆明医学院学报,2002,(1):14

[10]李慧兰,等.中国民族民间医药杂志,2003,(总63):220

[11]何洪静,等.天然产物研究与开发,2003,15(2):144

[12]程体娟,等.中国临床药理学与治疗学,2003,(8):23

[13]国家中医药管理局《中华本草》编委会.中华本草.上海:上海科学技术出版社,1998,6·5833

[14]吴煜秋,等.中国民族民间医药杂志,2003,(总63):259

[15]中国药品生物制品检定所,等.中国民族药志.第二卷.北京:人民卫生出版社,1990.82

[16]杨宇,等.中国民族民间医药杂志,2000,(总43):119

[17]郭济贤.丹参的研究与临床应用.北京:中国医药科技出版社,1992.143

[18]徐国钧,徐珞珊.常用中药材品种整理与质量研究(南方协作组·第一册).福州:福建科学技术出版社,1994.156

[19]史彦斌,等.时珍国医国药,2002,13(7):438

[20]裘正君.中国现代应用药学杂志,1998,15(5):17

[21]钱子刚,等.中药材,2002,25(9):628

28　火麻仁与亚麻子

火麻仁 Fructus Cannabis

【基源】 为桑科植物大麻*Cannabis Sativa* L. 的干燥成熟果实[1]。

【饮片鉴别】 ①火麻仁:呈卵圆形,长4~5.5mm,直径2.5~4mm。表面灰绿色或灰黄色,有微细的白色或棕色网纹,两边有棱,顶端略尖,基部有1圆形果梗痕。果皮薄而脆,易破碎。种皮绿色,子叶2,乳白色,富油性。气微,味淡(图28-1)。②炒火麻仁:形如火麻仁,果皮已脱落,多为不完整的碎粒。表面深黄色,具焦香气,味淡[2](图28-2)。

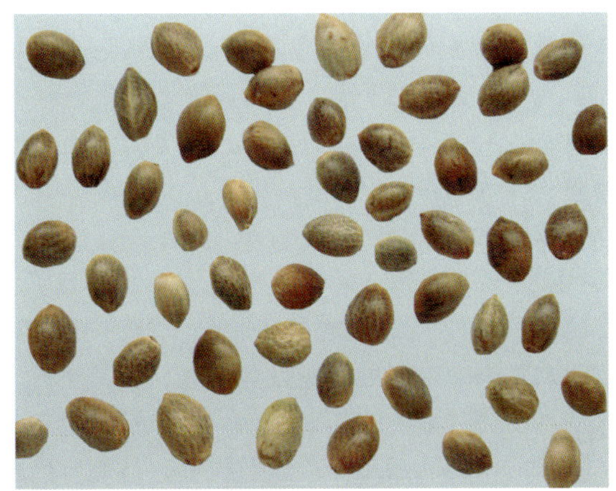

图 28-1　火麻仁

【成分】 含葫芦巴碱,异亮氨酸甜菜碱,脂肪酸,挥发油,蛋白质,维生素E_1、B_1、B_2,卵磷脂,白色毒蕈素,胆碱,甾醇,葡萄糖醛碱,麻仁球朊酶,植物钙镁。以及N-反咖啡酰酪胺、N-阿魏酰酪胺,N-对-香豆酰酪胺和grossmide等4种酰胺类化合物和新木脂素酰胺化

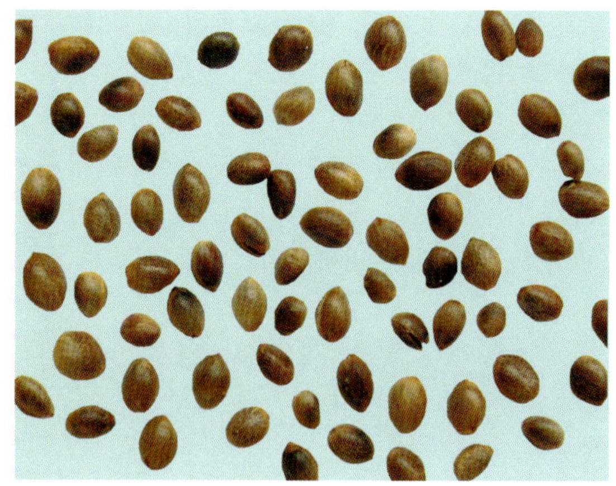

图28-2 炒火麻仁

合物大麻素A[3]。

【药理】 ①镇痛:火麻仁醇提物给小鼠灌胃15g/kg,5g/kg均能减少小鼠醋酸扭体反应数,其抑制率分别为57.8%和40%[4]。②抗炎:火麻仁醇提取物5g/kg,15g/kg灌胃3天后,均能抑制二甲苯引起的小鼠耳肿胀;其作用强于阿司匹林(0.3g /kg),并能维持4小时。也能抑制角叉菜胶引起的小鼠足趾肿,抗炎作用比乙柳酰胺强,能持续6小时。③抗血栓:火麻仁醇提取物3g/kg,10g/kg灌胃,每日一次,连续3日,能延长电刺激大鼠颈动脉引起血栓形成时间和凝血时间,但不影响凝血酶原时间和凝血活酶时间。④降血压:麻醉猫十二指肠内给予火麻仁乳剂2g/kg,30小时后血压下降至原水平的一半左右。给正常大鼠2~10g/kg灌胃,亦可使血压明显下降。⑤降血脂:给大鼠高胆固醇饲料加10%火麻仁的用药组,能明显阻止血清胆固醇上升。给每只大鼠灌胃火麻仁油1.0、2.0、3.0ml,每日一次,连续给药8周,可使血清总胆固醇(TC),血清甘油三酯(TG),血清低密度脂蛋白(LDC-C)降低,血清高密度脂蛋白(HDC-C)升高和动脉硬化指数 (AL) 下降, 大剂量组AL下降达35.5%, 并可减轻动脉壁内皮细胞及平滑肌细胞的病变程度。⑥缓泻:火麻仁内服后,其所含脂肪油能在肠道分解产生脂肪酸,刺激肠黏膜,促进分泌,加快蠕动,减少大肠的水分吸收而致泻。灌胃火麻仁醇提取物5g/kg和15g/kg,能抑制小鼠水浸应激性溃疡、盐酸性溃疡和吲哚美辛-乙醇性溃疡形成,抑制小鼠胃肠推进运动和番泻叶引起的大肠性腹泻[5]。⑦促进胆汁分泌:火麻仁提取物10g/kg灌胃,能促进大鼠胆汁分泌。

【性味、归经与效用】 性平,味甘。归脾、胃、大肠经。有润肠通便,补虚的功效。用于血虚津亏,肠燥便秘。

【临床应用】 ①便秘:a.习惯性便秘:火麻仁、苦杏仁各15g,郁李仁、柏子仁、瓜蒌仁各10g。水煎服,日服一剂。b.肠燥津亏,大便秘结:火麻仁15g,炒枳实、厚朴、黄(后下)、苦杏仁、白芍各10g。水煎服,日服一剂。c.便秘:通便丸(火麻仁15g,大黄10g,莱菔子12g,蜂蜜适量和丸),口服,一次9g,一日2次[6]。d.血虚便秘:润肠丸(火麻仁、桃仁、羌活、大黄、当归),口服,一次9g,一日2次。②肠黏连:火麻仁、败酱草各15g,番泻叶5g,大腹皮10g。水煎服,日服一剂。③肺气肿:当归5g,清半夏、麦冬各6g,川贝母、瓜蒌仁、生地黄各10g。水煎取汁,送服麻子仁丸12g,日服一剂。④胆石症:茯苓、金钱草各15g,柴胡、黄芩、清半夏各10g,川楝子5g,水煎取汁。每日煎3次,送服麻子仁丸15g。⑤蛔虫性肠梗阻:火麻仁15g,苦杏仁、炒枳实、厚朴、白芍、大黄(后下)、乌梅、陈皮、槟榔各10g。水煎服,日服一剂[7]。

亚麻子 Semen Lini

【基源】 为亚麻科植物亚麻*Linum usitatissimum* L. 的干燥成熟种子。

【饮片鉴别】 呈扁平卵圆形,一端钝圆,另端尖而略扁斜,长4~6mm,宽2~3mm。表面红棕色或灰褐色,平滑有光泽,种脐位于尖端的凹入处;种脊浅棕色,位于一侧边缘。种皮薄,胚乳棕色,薄膜状;子叶2,黄白色,富油性。气微,嚼之有豆腥味(图28-3)。

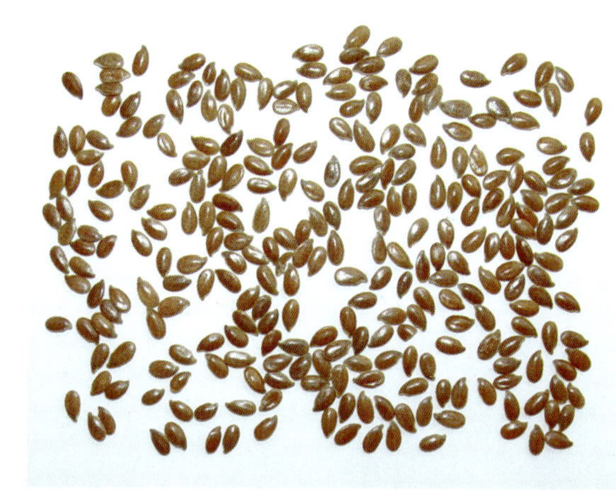

图 28-3 亚麻子

【成分】 含脂肪油:亚麻酸、亚油酸、油酸、肉豆蔻酸、棕榈酸、并含牻牛儿基牻牛儿醇,多种甾类及三萜类化合物:胆甾醇、菜油甾醇、豆甾醇、谷甾醇、$\triangle^6$燕麦甾醇、环木菠萝烯醇、24-亚甲基环木菠萝烷醇及二十烷醇的阿魏酸脂,亚麻苦苷及黏液质等。

【药理】 ①轻泻:亚麻油有润滑,缓和刺激,轻度致泻作用。②降血脂:亚麻油含多种不饱和脂肪酸,可预防高脂血症或动脉粥样硬化。

【性味、归经与效用】 性平,味甘。归肝、肺、大肠经。有养血祛风,润燥通便的功效。用于麻风,皮肤干燥瘙痒，肠燥便秘，脱发。

【临床应用】 ①麻风：亚麻子、牛蒡子、枸杞子、蔓荆子各15g（同炒、令烟出为度），苦参、天花粉、防风、蒺藜各15g。共研细末，入轻粉15g，和匀。口服，一次3g，一日3次，茶调下。②过敏性皮炎、瘙痒：亚麻子、白鲜皮、地骨皮各60g。共研细粉，以蜂蜜和丸，口服，一次9g，一日2次。③便秘：亚麻子、当归、桑椹各等份。共研细粉以蜂蜜和丸，口服，一次9g，一日3次。④脂溢性脱发：亚麻子、鲜柳枝各30g。水煎服，日服一剂。⑤高血压、高脂血症：亚麻子9~12g。水煎服，日服一剂，15天为1个疗程。

【按语】 火麻仁为少常用中药，以"麻子"之名收载于《神农本草经》麻黄项下，列为上品。有润肠通便，补虚的功效。现代研究有镇痛、抗炎、抗血栓、降血压、降血脂，有缓泻，利胆的药理活性。

亚麻子亦为少常用中药，始载于《植物名实图考》。有润燥，祛风的功效。现代研究有缓泻，调节血脂的药理活性。

亚麻子别名胡麻子，又名胡麻仁，因字音与火麻仁近似，常有混淆应用的情况。火麻仁与亚麻子基源不同，化学成分、药理作用和功效均不一样，需注意鉴别，各以其名药用。

（魏勇军　陈建钢　王丽芳）

参考文献

[1]国家药典委员会.中华人民共和国药典(2005年版一部).北京：化学工业出版社，2005.85

[2]吴玛琍，孔增科.中药饮片鉴别(上册).天津：天津科学技术出版社，1993.329

[3]王本祥.现代中药药理学.天津：天津科学技术出版社，1997.383

[4]张明发，等.基层中药杂志，1999，13(1)：13

[5]张明发，等.药学实践杂志，1997，15(5)：267

[6]田玉昆，等.陕西中医，1997，(5)：194

[7]孔增科，等.常用中药药理与临床应用.赤峰：内蒙古科学技术出版社，2005.468

29　巴戟天、香巴戟及建巴戟、恩施巴戟

巴戟天 Radix Morindae Officinalis

【基源】 为茜草科植物巴戟天*Morinda officinalis* How的干燥根。

【饮片鉴别】 ①巴戟天：为扁平的段或块，长1~1.5cm，直径0.5~2cm；切面皮部紫色或淡紫色，略呈颗粒性，木部坚硬，棕黄色或黄白色，直径1~5mm；中心抽取木心后有圆形或扁圆形小孔；周边灰黄色或暗灰色，具纵纹及横裂纹，有的皮部横向断离露出木部。质韧。气微，味甘而微涩（图29-1）。②盐巴戟天：形如巴戟天。气微，味咸（图29-2）。③制巴戟天：形如巴戟天。气微，味甜（图29-3）。

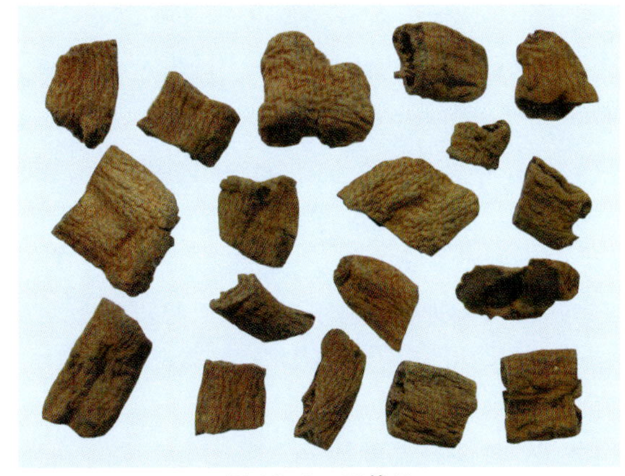

图 29-1　巴戟天

【成分】 含1，6-二羟基-2，4-二甲氧基蒽醌，甲基异茜草素-1-甲醚，甲基异茜草素，大黄素甲醚，1-羟基摁醌，β-谷甾醇，24-乙基胆甾醇，环烯醚萜苷，葡萄糖，甘露醇，六聚糖，七聚糖，微量元素，维生素C，棕榈酸，十九烷，琥珀酸等。

【药理】 ①促进性腺功能：给雌性大鼠灌服20g/kg水煎剂5天，可使卵巢、子宫和垂体重量增加，卵巢中绒毛膜促性腺激素(HCG)/促黄体激素(LH)受体功能增加，卵巢对LH的反应提高，促进排卵黄体生成并维持黄体功能。可使大鼠对注射黄体释放激素(LRH)后，垂体LH分泌反应明显增强。②对垂体、肾上腺的作用：提取液可显著拮抗氢化可的松导致的"阴虚"模型小鼠胸腺、肾上腺萎缩。有明显促肾上腺皮质激素的作用。③抗炎：巴戟天水、醇提取液均可显著抑制角叉菜胶所致的小鼠足趾肿胀，水提液对醋酸引起的小鼠腹腔毛细血管通透性增加有极显著的抑制作用。④

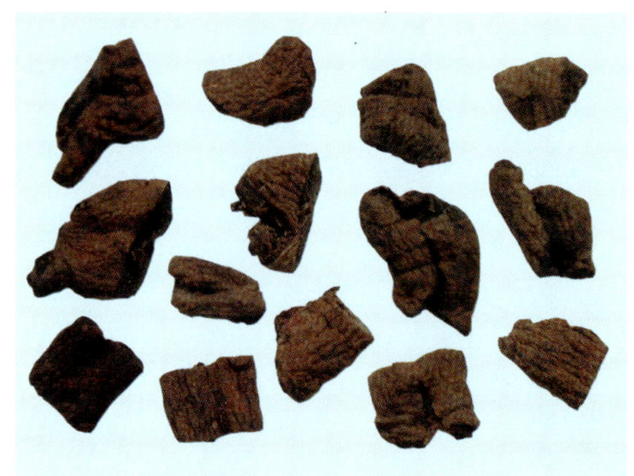

图 29-2 盐巴戟天

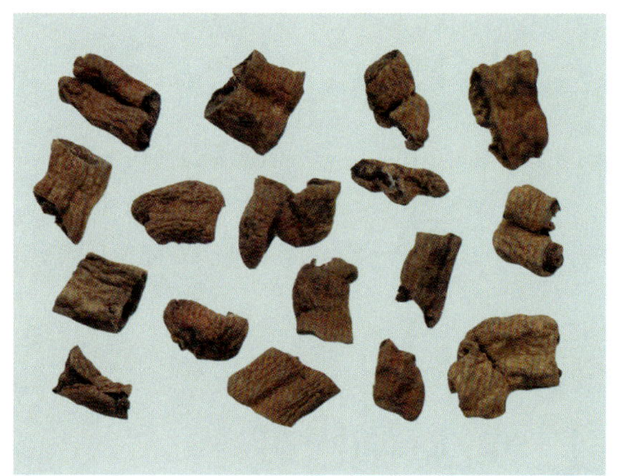

图 29-3 制巴戟天

抗抑郁作用:巴戟天水提物在小鼠悬尾和大、小鼠强迫游泳等经典的抑郁模型上显示出抗抑郁的药理活性,临床治疗抑郁症的总有效率为62.5%,高于氯丙咪嗪片(42.2%)[1]。⑤调节免疫:水煎液能显著增加小鼠灌服体重,延长游泳时间,抑制幼年小鼠胸腺萎缩,升高血中白细胞数。⑥其他:巴戟天温浸液对大鼠塑料环肉芽肿有明显抑制作用;巴戟天乙醇浸出液对枯草杆菌有抑制作用,还有镇静作用,并有防治冠心病,降低胆固醇的作用[2]。

【性味、归经与效用】 性微温,味甘、辛。归肾、肝经。有补肾阳,强筋骨,祛风湿的功效。用于阳痿遗精,宫冷不孕,月经不调,少腹冷痛,风湿痹痛,筋骨痿软。

【临床应用】 ①更年期综合征:肉苁蓉20g,巴戟天、淫羊霍、仙茅、杜仲、生地黄、熟地黄各10g。水煎服,日服一剂。②阳痿:巴戟天、牛膝各300g,用白酒1000ml浸渍一周,滤过备用。口服,一次50ml,一日2次。③慢性肾炎:地黄25g,黑附子10~25g(先煎),炒白术15g,桂枝10~20g,山茱萸15g,炒山药15~25g,泽泻、巴戟天各20g,茯苓、车前子(包)、黄芪各25~50g。水煎服,日服一剂。④老年性痴呆:山茱萸、茯苓、杜仲各10g,山药、枸杞子、石菖蒲各30g,巴戟天、熟地黄、牛膝、肉苁蓉、五味子、大枣各15g,小茴香、远志各10g,干姜6g。水煎服,日服一剂[3]。

香巴戟 Radix Schisandrae Propinquae

【基源】 为五味子科植物铁箍散 *Schisandra propinqua* (Wall.) Baill. var. *sinensis* Oliv. 的干燥根[4]。

【饮片鉴别】 呈圆形或椭圆形厚片,直径0.3~1cm。切面皮部较厚,灰白色,有棕红色小点,颗粒性,与木部相连处有棕色环;周边棕红色或灰褐色。质硬。气香,味辛、凉,嚼之有黏性(图29-4)。

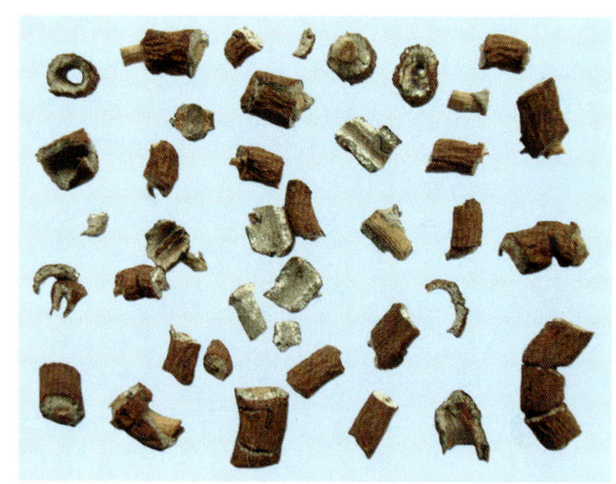

图 29-4 香巴戟

【成分】 含β-谷甾醇,胡萝卜苷,琥珀酸,对羟基苯乙醇苷,芦丁[5],表恩施辛,恩施辛,异五味子酸和硬脂酸等。

【药理】 ①抗血小板聚集:给家兔肌注香巴戟煎液0.45g/kg,能明显延长兔脑凝血酶原作用下的血凝时间;10mg/ml的乙醇提取液能抑制胶原诱导的血小板聚集,抑制率为38.9%。②抗肿瘤:香巴戟所含的表恩施辛在体外于10μg/ml浓度时对白血病P-388的抑制率为72.9%。③抗炎:香巴戟水、醇提液对角叉菜胶所致小鼠足趾肿胀,醇提液对醋酸引起的小鼠腹腔毛细血管通透性增加有显著的抑制作用。④免疫抑制作用:香巴戟水提液、醇提液均能显著抑制巨噬细胞的吞噬作用。

【性味、归经与效用】 性微温,味辛、苦。归肝经。有祛风湿,活血的功效。用于风湿痛,跌打损伤,月经不调,痈肿疮毒。

【临床应用】 ①月经不调:香巴戟30g,香附、益母草各15g。水煎服,日服一剂。②跌打损伤、风湿关节痛:香巴戟25g,娃儿藤15g。水煎或对酒服,日服一剂[6]。

建巴戟 Radix Seu Cortex Morindae Obovatae et Shunghunaensis

【基源】 为茜草科植物羊角藤*Morinda umbellata* L. ssp. *obovate* Y. Z. Ruan 和假巴戟*Morinda shunghuaensis* C. Y. Chen. et M. S. Huang的干燥根或根皮。

【饮片鉴别】 ①羊角藤：为圆柱形段片或不规则型片状、槽状、卷筒状，直径0.7~1.5cm。切面(断面)皮部薄，淡紫色，木部粗大，直径0.5~1.3cm，黄白色，齿轮状或星状，散布蜂窝状小孔，表面有深纵沟；周边灰褐色或灰黄色，具不规则纵皱纹，粗糙。质硬。气微，味淡微甘(图29-5)。②假巴戟：为圆柱形段片，直径0.5~1.3cm。切面皮部薄，紫黑色，木部较大，直径3~7mm，呈齿轮状或星状，表面有纵沟；周边土黄色，较粗糙，具不规则的纵皱纹和明显的横裂纹。质坚韧。气微，味淡、微甘[7](图29-6)。

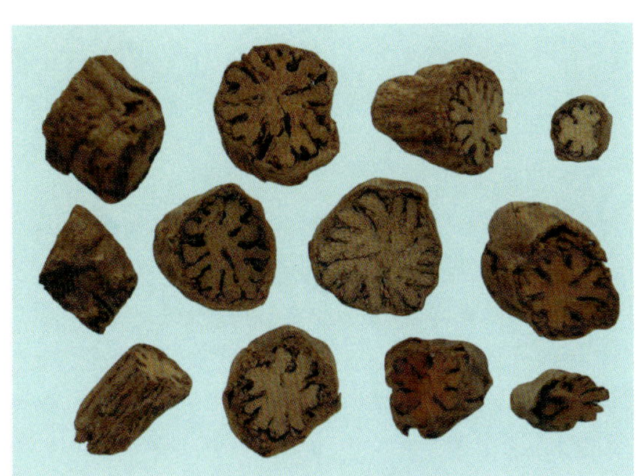

图 29-5 羊角藤

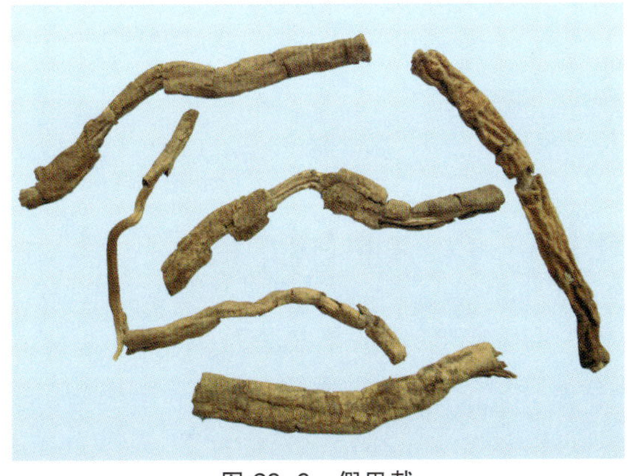

图 29-6 假巴戟

【成分】 含蒽醌类：2-羟基蒽醌，茜草素，1-羟基-2-甲基蒽醌和甲基异茜草素葡萄糖苷等。

【药理】 ①抗炎：建巴戟水、醇提液均可显著抑制角叉菜胶所致小鼠足趾肿胀；羊角藤醇提液对醋酸引起的小鼠腹腔毛细血管通透性增强有极显著的抑制作用[8]。②免疫抑制作用：建巴戟水、醇提液均能显著抑制巨噬细胞的吞噬作用。

【性味、归经与效用】 性温，味辛、甘。有祛风除湿，补肾止血的功效。用于风湿关节痛，肾虚腰痛，阳痿，胃痛。

【临床应用】 ①黄疸型肝炎：建巴戟、阴行草各30g。水煎服，日服一剂。②关节风湿痛：建巴戟30~60g。酒水炖服，日服一剂。

恩施巴戟 Radix Damnacanthi Officinar et Indici

【基源】 为茜草科植物四川虎刺*Damnacanthus officinarum* Huang 及虎刺*Damnacanthus indichs* (L.) Gaertn. f的干燥根。

【饮片鉴别】 ①四川虎刺：为圆柱形或扁圆柱形段片，直径0.5~1.4cm。切面皮部厚，紫色、淡紫色、浅棕色或黄白色，有的稍呈透明角质状，木部细，直径1~1.25mm，不呈齿轮状，约占根直径的1/6~1/3；周边土黄棕色至棕黑褐色，具不规则纵皱纹和细的横裂纹。质坚硬。气微，味微甘，嚼之稍发黏(图29-7)。②虎刺根：为圆柱形段片，多自然缢缩呈念珠状，直径3~6mm。切面皮部黄白色，木部细，直径1~2mm，占根直径的1/3~2/5；周边浅褐色。质坚脆。气微，味微甘(图29-8)。

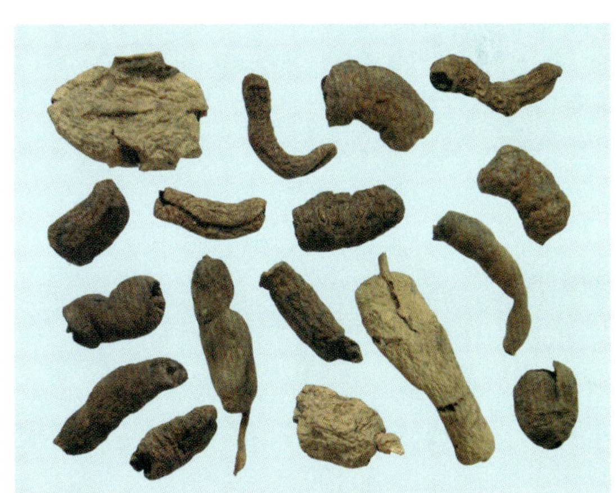

图 29-7 四川虎刺

【成分】 含5-羟基-1,2-亚甲二氧基蒽醌，虎刺醛、羟基虎刺醇，1-羟基-2-羟甲基蒽醌等[9]。

【药理】 ①抗炎：恩施巴戟(虎刺)水、醇提液对角叉菜胶引起的小鼠足趾肿胀，醋酸所致小鼠腹腔毛细血管通透性增加均有显著抑制作用。②免疫抑制作用：水、醇提液均能显著抑制巨噬细胞的吞噬作用。

【性味、归经与效用】 性平，味苦、甘。有祛风利

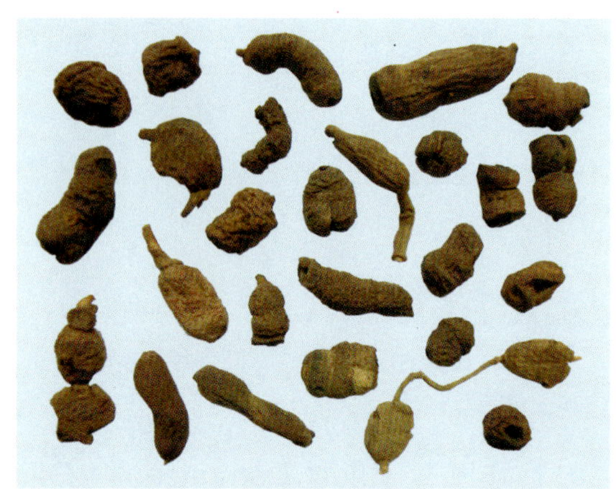
图 29-8 虎刺

湿，活血消肿的功效。用于风湿痹痛，痰饮咳嗽，肺痈，水肿，黄疸，痞块，小儿疳积，荨麻疹，跌打损伤，烫伤。

【临床应用】 ①坐骨神经痛：恩施巴戟、楤木各30g，钩藤、桑寄生、锦鸡儿根、卫茅、络石藤各10g，威灵仙10g。水煎服，日服一剂。②急性肝炎：恩施巴戟、车前子各15g，阴行草10g。水煎服，日服一剂。

【按语】 巴戟天为常用中药，始载于《神农本草经》上品。具补肾阳，强筋骨，祛风湿的功效。现代研究其有促进性腺功能，抗炎、镇痛、抗抑郁等广泛的药理活性，用于治疗阳痿、遗精、更年期综合征，风湿痹痛和老年性痴呆效果显著。

长期以来，由于药源缺乏，需求量大，巴戟天商品存在较严重的品种混乱、真假混淆问题，据房淑敏等调查和文献报道[10-13]，除正品巴戟天为主流商品外，福建、广东、海南等省区有用建巴戟，四川、河北、江西等地有用恩施巴戟，湖北、四川等地有用香巴戟混作或代巴戟天药用的情况，尽管数量不大，但呈应用愈多范围愈广之势，必须予以高度的重视。

香巴戟、建巴戟、恩施巴戟与巴戟天基源不一，成分有别[14-16]，药理作用不尽一致，性味、归经与功效均有差异，是巴戟天的混淆品，绝不可混称巴戟天或代巴戟天药用，而应加强其成分、药理和临床研究，各以其名、其效正确应用。

（郭　明　孔增科　张　伟　李利军）

参考文献

[1]梁建辉，等.中国中药杂志，2002，27(1)：75
[2]张志明.微量元素.1987，(4)：44
[3]孔增科，等.常用中药药理与临床应用.赤峰：内蒙古科学技术出版社，2005.398
[4]四川省卫生厅.四川省中药材标准.1987，174
[5]周英，等.中国药学杂志，2002，37(4)：260
[6]国家中医药管理局《中华本草》编委会.中华本草.上海：上海科学技术出版社，1999.2·1569
[7]孔增科，等.中药调剂手册.天津：天津科学技术出版社，1994.124
[8]徐国钧，徐珞珊.常用中药材品种整理和质量研究(南方协作组·第一册).福州：福建科学技术出版社，1997.322
[9]国家中医药管理局《中华本草》编委会.中华本草.上海：上海科学技术出版社，1999.6.5756
[10]吴向莉.贵州医药，2005，29(5)：452
[11]郑耀东，等.湖南中医杂志，2004，20(2)：54
[12]刘清凯.亚热带植物科学，2004，33(1)：58
[13]刘杭，等.中国中药杂志，2004，29(6)：609
[14]孔增科.中草药，1993，24(12)：657
[15]邓筱华，等.时珍国药研究，1997，8(4)：345
[16]李玲，等.新疆中医药，2005，23(2)：46

30　水红花子与蓼实及酸模叶蓼子、柳叶刺蓼子

水红花子 Fructus Polygoni Orientalis

【基源】 为蓼科植物荭蓼*Polygonum orientale* L.的干燥成熟果实[1]。

【饮片鉴别】 ①水红花子：呈扁圆形，直径2~3.5mm，厚1~1.5mm。表面棕黑色，有的红棕色，有光泽，两面微凹，中部略有纵向隆起。顶端有突起的柱基，基部有浅棕色略突起的果梗痕，有的有膜质花被残留。质硬。气微，味淡(图30-1)。②炒水红花子：为类圆形或中间开裂的“V”字形颗粒，鼓起爆裂，裂面粉白色，一侧具棕黑色果皮。有香气[2](图30-2)。

【成分】 含槲皮素、花旗松素等。

【药理】 ①利尿：水红花子煎剂或流浸膏10g(生药)/kg灌胃对大白鼠有显著利尿作用。②抗菌：水煎剂

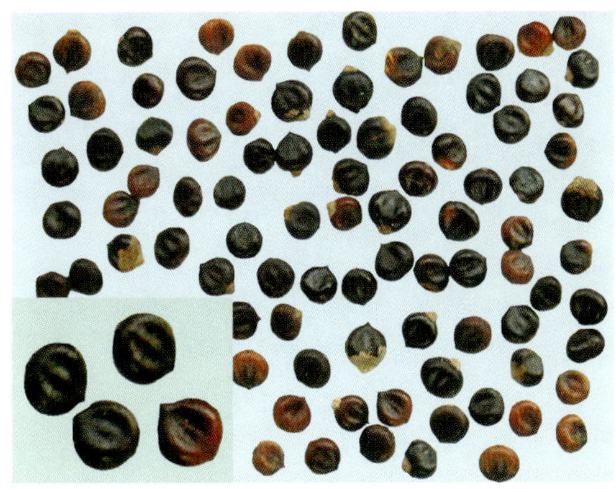

图30-1 水红花子

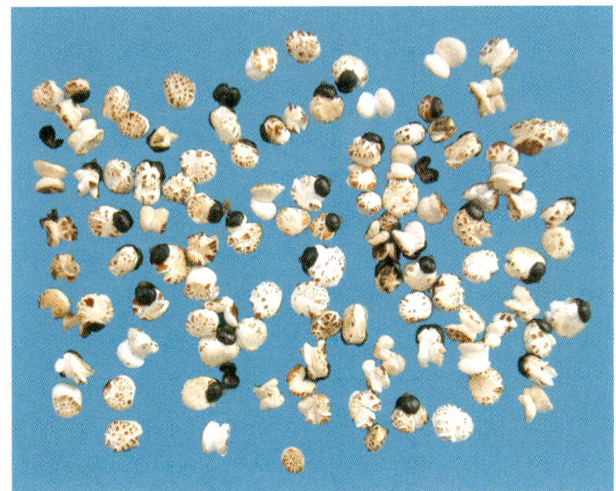

图 30-2 炒水红花子

在试管内对志贺和福氏痢疾杆菌有明显抑制作用。③抗肿瘤：煎剂、酊剂或石油醚提取物灌胃，每日一次，连续10天，对小鼠艾氏腹水癌和肉瘤S_{180}有一定抑制作用。

【性味、归经与效用】 性微寒，味咸。归肝、胃经。有散血消癥，消积止痛的功效。用于癥瘕痞块，瘿瘤肿痛，食积不消，胃脘胀痛。

【临床应用】 ①肝硬化腹水：水红花子15g，大腹皮12g，牵牛子9g。水煎服，日服一剂。②结膜炎：水红花子、黄芩各10g，菊花12g，龙胆草6g。水煎服，日服一剂。③消化不良：炒水红花子10g，神曲、麦芽、山楂各15g。水煎服，日服一剂。

蓼实 Fructus Polygoni Hydropiperis

【基源】 为蓼科植物水蓼*Polygonum hydropiper* L.的干燥成熟果实[3]。

【饮片鉴别】 瘦果呈扁卵形，长2~3mm，厚约2mm。表面红褐色至暗褐色，无光泽。一面平，另一面凸出呈三棱形，先端渐尖，基部有略突起的果柄痕，有的残留膜质花被。气微，味辛（图30-3）。

【成分】 含水蓼醇醛，水蓼二醛，异水蓼二醛，异十氢三甲基萘并呋喃醇和密叶辛木素等。

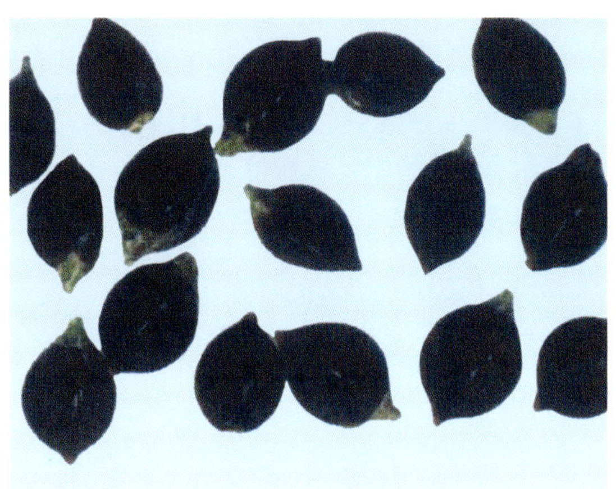

图 30-3 蓼实

【性味、归经与效用】 性温，味辛。有化湿利水，破瘀散结，解毒的功效。用于吐泻腹痛，水肿，小便不利，癥积痞胀，痈肿疮疡，瘰疬。

【临床应用】 ①脚气：蓼实50g，水煎取液洗患部，一日2次。②霍乱烦渴：蓼实10g，香豉12g。水煎服，日服一剂。

酸模叶蓼子 Fructus Polygoni Lapathifolii

【基源】 为蓼科植物酸模叶蓼*Polygonum lapathifolium* L.的干燥成熟果实[4]。

【饮片鉴别】 瘦果卵圆形，侧扁，直径1~1.5mm，厚不及1mm。暗棕色或红棕色，两面微凹，顶部具花柱基突起，基部有花被残基，有光泽。气微，味淡、微涩（图30-4）。

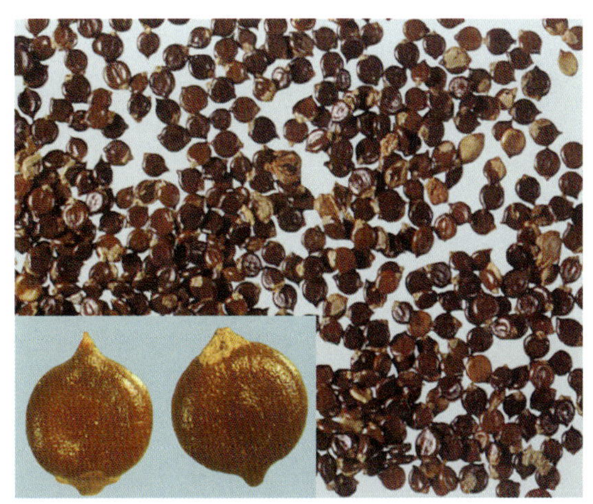

图 30-4 酸模叶蓼子

【药理】 酸模叶蓼水煎剂对志贺和福氏痢疾杆菌有一定的抑制作用。

● 柳叶刺蓼子 Fructus Polygoni Bungeani

【基源】 为蓼科植物柳叶刺蓼 *Polygonum bungeanum* Turcz.的干燥成熟果实。

【饮片鉴别】 瘦果呈双凸镜形,直径2~2.5mm,厚约2mm,先端明显稍尖,基部有浅棕色略突起的果柄痕,多残存浅灰褐色的花被片,表面黑色,无光泽。质硬而脆,破碎后可见白色胚乳。气微,味淡[5](图30-5)。

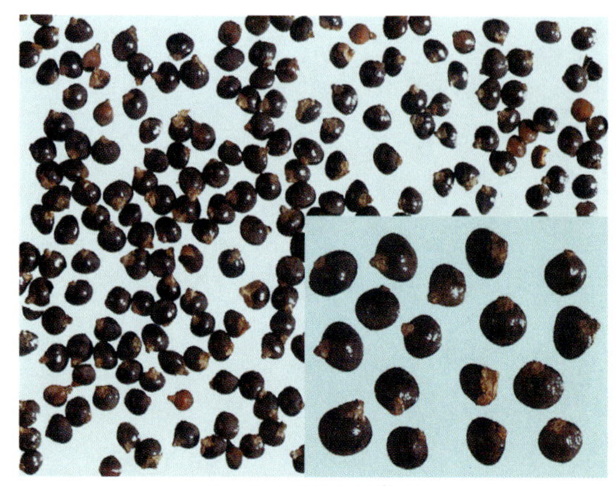

图 30-5 柳叶刺蓼子

【按语】 水红花子为少常用中药,其源植物荭草载于《名医别录》中品,《本草衍义》载有水红子,水红花子一名始见于《滇南本草》。该药有散血破癥,消积止痛的功效,用于胃脘胀痛,癥积痞块疗效明显。

据文献记载,同属植物水蓼的果实——蓼实和酸模叶蓼子、柳叶刺蓼子性状与水红花子较难区分,在江苏、山东、河北、东北等地误作水红花子药用[6,7],须予注意。

蓼实、酸模叶蓼子、柳叶刺蓼子虽与水红花子为同属植物,但种不同,化学成分、药理作用和功效有别,需仔细鉴别,正确药用,不可混称或代水红花子药用。

(李芹格　孔增科　张丽君　冯艳红)

参考文献

[1]国家药典委员会.中华人民共和国药典(2005年版一部).北京:化学工业出版社,2005.57

[2]吴玛俐,孔增科.中药饮片鉴别(上册).天津:天津科学技术出版社,1993.347

[3]国家中医药管理局《中华本草》编委会.中华本草.上海:上海科学技术出版社,1999.2·1308

[4]中华人民共和国卫生部药政管理局,等.中药材手册.北京:人民卫生出版社,1990.271

[5]张继,等.中国中药材真伪鉴别图典(3).广州:广东科学技术出版社,1997.36

[6]卫生部药品生物制品检定所,等.中药鉴别手册(第二册).北京:科学出版社,1979.100

[7]肖培根.新编中药志.第二卷.北京:化学工业出版社,2002.178

31　甘草、土甘草及苦甘草

● 甘草 Radix et Rhizoma Glycyrrhizae

【基源】 为豆科植物甘草*Glycyrrhiza uralensis* Fisch.胀果甘草*G. inflata* Bat. 或光果甘草*G. glabra* L. 的干燥根及根茎。

【饮片鉴别】 ①甘草:为类圆形或椭圆形片,直径0.5~2cm,厚2~4mm。切面淡黄白色至淡棕黄色,具深色环纹和放射状纹理及裂隙,有的可见髓部;周边红棕色至灰棕色,粗糙,具纵皱纹,外皮较易开裂。质坚硬,有粉性。气微,味甜而特异(图31-1)。②炙甘草:为类圆形或椭圆形切片,切面黄色至深黄色,形成层环明显,射线放射状;周边红棕色或灰棕色,微有光泽。质稍黏。具焦香气,味甜[1](图31-2)。

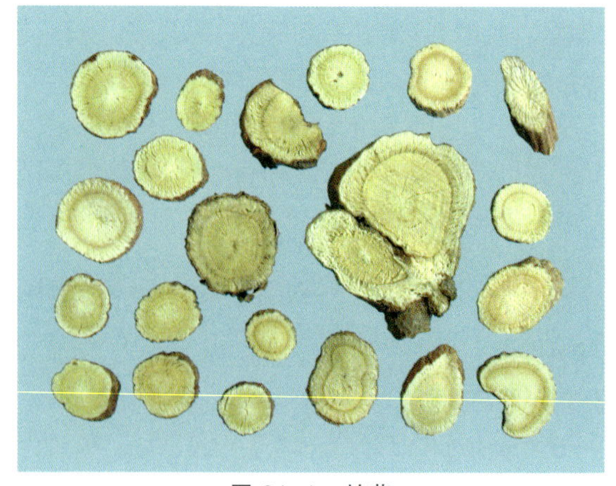

图 31-1　甘草

【成分】 含甘草甜素,甘草酸,甘草次酸,异甘草次酸,甘草内酯,甘草环氧酸,甘草皂苷,乌热酸,乌拉

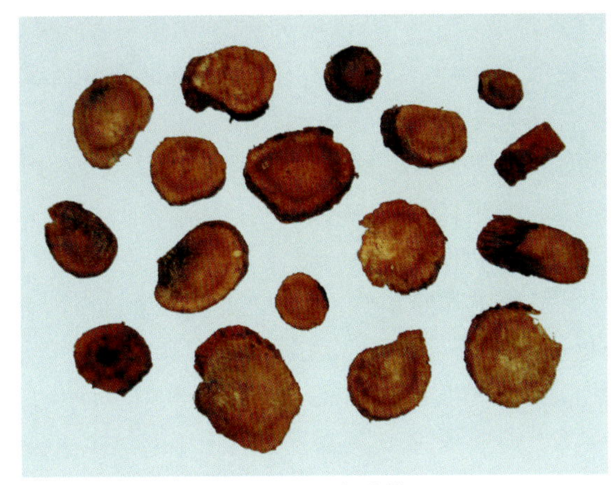

图 31-2 炙甘草

尔甘草皂苷，β-谷甾醇，甘草次酸甲酯，甘草次酸乙酸酯，黄甘草皂苷，黄甘草苷，新甘草酚，甘草黄酮，异甘草黄酮醇，甘草素，异甘草素，芒柄花素，甘草新木脂素，甘草香豆酮，阿魏酸，芥子酸，水杨酸，氨基酸，齐墩果酸，生物碱，胆碱，甜菜碱。

【药理】 ①抗过敏：甘草甜素对卵清蛋白触发肥大细胞释放组胺有明显的抑制作用，抑制率随甘草甜素剂量增加而上升。②抗病毒：甘草类制剂（甘草甜素、强力宁、强力新、甘利欣）对乙型、丙型肝炎病毒有显著抑制作用。③抗肿瘤：提取物处理胃癌MGC_{803}细胞后激光扫描共聚焦显微镜观察到处于不同凋亡进程中的细胞；流式细胞仪检测到显著的凋亡峰，且凋亡百分率呈浓度、时间依赖性；高浓度提取物处理的MGC_{803}细胞的DNA琼脂糖凝胶电泳呈现典型的“ladder”。甘草多糖对于小鼠S_{180}肉瘤瘤株具有明显抑制作用，可明显降低bcl-2和P_{53}蛋白的表达率，升高bax蛋白的表达率。④保肝：甘草皂苷对CCl4造成的肝脏毒性有保护作用。甘草甜素可逆转肝纤维化及早期肝硬化。⑤调节小肠上皮细胞增殖：甘草通过调节小肠上皮细胞增殖发挥黏膜保护和修复作用。⑥调节细胞增殖：甘草次酸（GA）1×10^{-9}mol/L、1×10^{-5}mol/L均能诱导大鼠血管平滑肌细胞（VSMC）原癌基因c-fos mRNA表达，促进血管紧张素Ⅱ（AⅡ）1×10^{-5}mol/L诱导的VSMC c-fos 表达。1×10^{-9}mol/L GA促进细胞的增殖，随着浓度的升高，促增殖作用减弱；1×10^{-5}mol/L GA抑制细胞的增殖。1×10^{-9}mol/L GA与AⅡ联合作用，对细胞增殖的促进作用更加显著；1×10^{-5}mol/L GA与AⅡ联合作用于VSMC，可减轻GA对细胞增殖的抑制作用。⑦抗脑缺血再灌注损伤：甘草总黄酮给大脑中动脉（MCA）缺血再灌注模型大鼠灌服能促进缺血2小时，再灌注24小时后神经功能恢复，能明显降低血清、脑组织中的丙二醛（MDA）、一氧化氮（NO）含量，提高体内超氧化物歧化酶（SOD）的活性。⑧解毒：甘草甜素（GL）、齐墩果酸（OA）对大鼠亚慢性镉中毒性肾损伤的病理形态损伤有明显改善作用。⑨调节钙离子通道：甘草次酸能增加豚鼠心室肌单个细胞L型钙通道，使心肌细胞内钙浓度增加。⑩毒性：甘草次酸琥珀酸半酯给小鼠腹腔注射的LD_{50}为101mg/kg，静脉注射的LD_{50}为43mg/kg。

【性味、归经与效用】 性平，味甘。归心、肺、脾、胃经。甘草有补脾益气，清热解毒，祛痰止咳，缓急止痛，调和诸药的功效。用于脾胃虚弱，倦怠乏力，心悸气短，咳嗽痰多，脘腹、四肢挛急疼痛，痈肿疮毒，缓解药物毒性、烈性。炙甘草有补脾和胃，益气复脉的功效。用于脾胃虚弱，倦怠乏力，心动悸，脉结代。

【临床应用】 ①心悸、失眠：炙甘草10g、党参、生姜各10g，阿胶（烊化）、桂枝各6g，生地黄15g，火麻仁9g，大枣3枚。水煎服，日服一剂。②急性心肌梗死：炙甘草、生地黄各30g，党参25g，桂枝10g，阿胶20g，火麻仁、麦冬、赤芍、红花、黄芪、黄精各15g，生姜3片，大枣5枚。水煎服，日服一剂。③室性期前收缩：甘草、炙甘草、泽泻各30g。水煎服，日服一剂。④低血压病：炙甘草、五味子各6~12g，茯苓15g。水煎服，日服一剂。⑤急性感染性多发性神经根炎：甘草、板蓝根各30g，蒲公英、连翘各15g，黄连5~10g。水煎服，日服一剂。⑥妇人脏燥：甘草15g，小麦30g，大枣10枚。水煎服，日服一剂。⑦输卵管妊娠破裂：制附子（先煎）、桂枝、牡丹皮、茯苓各10g，赤芍、丹参、桃仁各12g，干姜、炙甘草、红花各6g。随症加减：亡阳危证者加人参10g；感染发热者加败酱草、金银花各10g，薏苡仁30g；腹胀腹痛者加木香6g，川楝子10g；腑实便秘者加大黄、枳实各6g。水煎服，日服一剂[2]。

● 土甘草 Radix et Rhizoma Glycyrrhizae Pallidiflorae Seu Yunnanensis

【基源】 为豆科植物刺果甘草*Glycyrrhiza pallidiflora* Maxim或云南甘草*G. yunnanensis* Cheng f. et L. K. Tai的干燥根及根茎[3]。

【饮片鉴别】 为圆形或类圆形切片，直径0.5~3cm。切面淡黄色，有放射纹理及裂隙，富纤维性；周边黄色、灰棕色至棕褐色，较光滑。质硬。气微，味极苦或略苦涩（图31-3）。

【成分】 含马其顿甘草酸，刺果甘草酸，三萜皂苷，异甘草苷，甘草素和刺果甘草异黄烯，β-谷甾醇，刺果酸甲酯等。

【药理】 有杀虫，镇咳，止痒的作用。

【性味、归经与效用】 温，味甘、辛。有杀虫止痒，

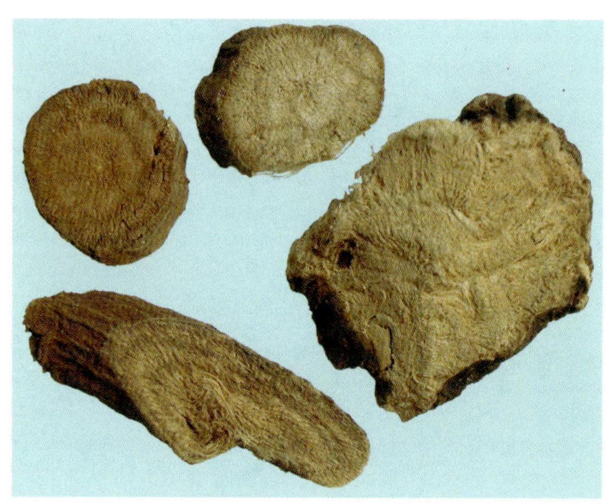

图 31-3 土甘草

镇咳的功效。用于百日咳,阴道滴虫病和咳嗽气喘,痈疽疮毒[4]。

【临床应用】 ①百日咳:土甘草15g。水煎服,日服一剂。②阴道滴虫病:土甘草50g,苦参35g,蛇床子30g。水煎取液,坐浴熏洗,一日1次。

苦甘草 Radix Sophorae Alopecaroidis

【基源】 为豆科植物苦豆子*Sophora alopecaroides* L. 的干燥根。

【饮片鉴别】 为圆形或类圆形切片,直径0.6~2cm。切面皮部灰棕色,木部棕黄色,具多数导管小孔洞及放射状裂隙;周边红棕色、棕黑色或黄棕色,具明显的纵皱纹及横面突出的皮孔,栓皮反卷或脱落。质韧,纤维性。气微,味微苦(图31-4)。

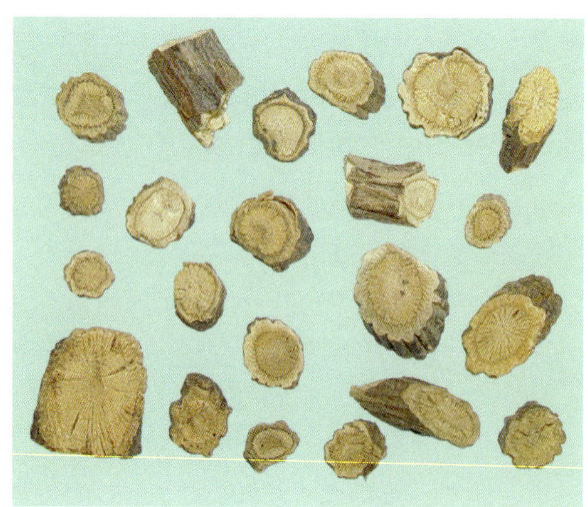

图 31-4 苦甘草

【成分】 含槐根碱、苦参碱、槐定碱等生物碱和苦豆根酮,勒夸黄烷醇A、F、G,苍白粉藤醇,苦甘草醇,苦甘草定等。

【药理】 ①抗菌:苦豆子碱对10余种206株试验菌均有抑制作用,其MIC为10~40mg/ml,大于3~5MIC的浓度对上述试验菌有杀菌作用[5]。②抗炎:苦豆子总碱能显著抑制巴豆油所致小鼠耳肿胀及大鼠角叉菜胶性足肿胀;苦豆子总碱注射液对小鼠、大鼠和家兔急慢性炎症的毛细血管通透性亢进、渗出水肿和组织增生也有显著抑制效果。③抗心律失常及正性肌力作用:苦豆子总黄酮50mg/kg静注,能有效防止乌头碱所致大鼠心律失常,增加豚鼠对毒毛花苷G的耐受量,降低氯化钙所致大鼠室颤发生率和死亡率。④抗肿瘤:从苦豆子中提取的有效成分,再经氧化、纯化等工艺半合成精制的生物碱类衍生物9002#药物腹腔注射50mg/kg^{-1},对乳腺癌、淋巴瘤有明显的抑癌作用,抑癌率分别为57.1%和53.5%[6]。⑤保肝、降酶和免疫调节:苦豆子生物碱对四氯化碳、D-半乳糖氨所致的化学性肝损伤和卡介苗加脂多糖引起的免疫性肝损伤均有保护作用,可降低三种肝损伤模型小鼠的血清精氨酶水平并改善其肝细胞细胞坏死,能抑制B细胞并促进T细胞增殖,并抑制TNF-a生成[7]。⑥毒性:槐定碱小鼠腹腔注射的LD_{50}为64.3mg/kg;苦豆子总碱小鼠腹腔注射的LD_{50}为(130.7±22.6)mg/kg。

【性味、归经与效用】 性寒,味苦。有清热解毒,祛风燥湿,止痒杀虫的功效。用于湿热痢疾,肠炎泄泻,黄疸,湿疹,咽痛,牙痛,顽癣,烫伤[8]。

【临床应用】 ①感冒,麻疹:苦甘草、土木香各50g,诃子、川楝子、栀子各45g,地格达40g,胡黄连25g。制成散剂。一次3~5g,一日1~3次,水煎服[9]。②湿疹:苦甘草15~30g,水煎服或熏洗患处,日用一剂。

【按语】 甘草为最常用的中药,始载于《神农本草经》上品,自古代起就作为我国特产的药品闻名中外,应用普遍。《伤寒论》、《金匮要略》的150个处方中有120个处方有甘草。陶弘景曰:"此草最为众药之主,经方少有不用者。"因其有和中解毒,调和诸药的功效,故有"国老"的美誉。现代研究甘草含有甘草酸,甘草次酸,甘草苷,甘草利酮,脱肠草素,伞形花内酯,4-甲基香豆素,甘草酚,异甘草酚,阿魏酸,水杨酸,葡萄糖,果糖,蔗糖,挥发油,β-谷甾醇和L-脯氨酸,L-丙氨酸,L-苏氨酸, 甘氨酸,γ-氨基丁酸等18种氨基酸共160多种成分。有肾上腺皮质激素样作用和抗炎,抗溃疡,抗菌,抗肿瘤,解痉,解毒,镇痛,镇咳祛痰,保肝,增强免疫功能等广泛的药理活性。

据文献报道和市场调查,土甘草在云南、辽宁,苦甘草在内蒙、陕西部分地区误作或充作甘草应用,需注意鉴别,区分药用。土甘草虽与甘草为同属植物,但不含甘草酸、甘草次酸,黄酮类成分含量也较少[10],不可作或代甘草应用。

至于苦甘草,其基源、化学成分、药理作用与甘草迥异,有清热解毒,燥湿,镇痛的功效。其正名为“苦豆根”,与甘草疗效完全不同。应以苦豆根之名正确应用,绝不可与甘草混淆药用。

(王光恩 孔增科 王 昕 张 玲)

参考文献

[1]吴玛琍,孔增科.中药饮片鉴别(上册).天津:天津科学技术出版社,1994.171

[2]孔增科,等.常用中药药理与临床应用.赤峰:内蒙古科学技术出版社,2005.385

[3]谢宗万.中药材品种论述(中册).上海:上海科学技术出版社,1984.102

[4]江苏省植物研究所,等.新华本草纲要(第二册).上海:上海科学技术出版社,1991.145

[5]国家中医药管理局《中华本草》编委会.中华本草.上海:上海科学技术出版社,1999.4·3376

[6]周则卫,等.海峡药学,2003,15(4):15

[7]黄华,等.中国药理与临床,2005,21(2):16

[8]国家中医药管理局.中华本草(蒙药卷).上海:上海科学技术出版社,2004.214

[9]楼之岑,秦波.常用中药材品种整理和质量研究(北方编·第二册).北京:北京医科大学、中国协和医科大学联合出版社,1995.494

32 艾叶、野艾叶及艾蒿

艾叶 Folium Artemisiae Argyi

【基源】 为菊科植物艾*Artemisia argyi* Levl. et Vant. 的干燥叶。

【饮片鉴别】 ①艾叶:叶片多皱缩卷曲,破碎,有短柄。完整叶片展平后呈卵状椭圆形,深或浅羽状三裂,裂片椭圆状披针形,宽0.8~1.3mm,边缘有不规则的粗锯齿。上表面灰绿色或深黄色,有稀疏的柔毛及腺点,下表面密生灰白色绒毛。质柔软。气清香,味苦[1](图32-1)。②醋艾炭:为焦黑色细末,有细条状叶柄,具醋气(图32-2)。

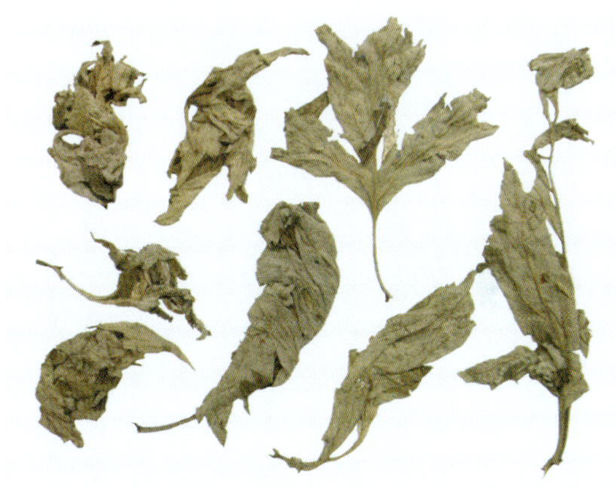

图 32-1 艾叶

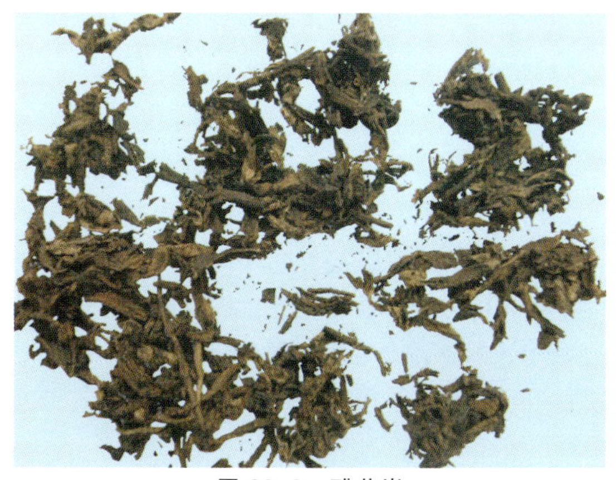

图 32-2 醋艾炭

【成分】 含挥发油:1,8-桉叶素、萜品烯-4-醇、β-石竹烯、蒿醇、龙脑、樟脑、芳樟醇,黄酮化合物5-7-二羟基-6,3′,4′-三甲氧基黄酮,5-羟基-6,7,3′,4′-四甲氧基黄酮及钙、镁、锰、镍等微量元素[2]。

【药理】 ①抗菌:艾叶油4×10^{-3}浓度时对肺炎链球菌、金黄色葡萄球菌等均有抑制作用;挥发油成分4-松油烯醇2×10^{-3}浓度时对金黄色葡萄球菌等有抑制作用;艾叶水煎剂有较好的抑菌作用。艾叶与苍术或与石菖蒲及雄黄或与苍术、雄黄、白芷等混合烟熏,对金黄色葡萄球菌、乙型溶血性链球菌、大肠杆菌、白喉杆菌、伤寒及副伤寒杆菌、绿脓杆菌、枯草杆菌、产碱杆菌以及结核杆菌均有杀灭或抑制作用。艾条烟熏尚能减少烧伤创面的细菌。还能增强网状内皮细胞的吞噬反应。②止血:艾叶能降低毛细血管通透性,抗纤维蛋白溶解,从而发挥止血作用。③平喘:用艾叶油给豚鼠灌服或肌注或气雾给药,能直接松弛豚鼠离体气管平滑肌,对抗乙酰胆碱、组织胺、氯化钡引起的支气管收缩,增加豚鼠肺灌流量。艾叶油及其单萜类、倍半萜类均有平喘作用,其中α-萜品烯醇最强。④抗过敏:给致敏的豚鼠灌服艾叶油50ml/kg,可抑制再次用卵蛋白攻击的过敏性休克的发生。A_2萜品烯醇、葛缕醇能抑制大鼠被动皮肤过敏反应和5-2羟色胺引起的皮肤血管渗透性增强。⑤镇咳、祛痰:艾叶油能抑制化学物质引起的豚鼠咳嗽;挥发油成分4-松油烯醇灌胃300mg/kg亦有明显的镇咳作用,其机理是抑制延髓咳嗽中枢而起到镇咳作用。用艾叶油给小鼠口服或腹腔注射皆有祛痰作用。⑥抑制心脏:艾叶油对蟾蜍、兔离体心脏均有抑制作用,且能对抗异丙肾上腺素的强心作用。⑦利胆:艾叶混悬液十二指肠注射给药可使正常小鼠和小鼠胆汁流量增加;对四氯化碳中毒大鼠,艾叶油的利胆作用减弱,维持时间缩短[3]。⑧增强机体免疫:艾灸小鼠"中脘"穴,可提高脾脏、腹腔、肝脏巨噬细胞吞噬胶体碳粒的能力,哮喘患者经艾灸后淋转率,3H-TdR掺入、E-RFC(玫瑰花环)均明显提高(细胞免疫)。艾燃烧生成物从皮肤渗透,对过氧化物和自由基起到抑制和清除作用。⑨兴奋子宫:艾叶煎剂能兴奋家兔离体子宫,产生强直性收缩。艾叶粗制浸膏对豚鼠离体子宫亦有明显的兴奋作用。⑩镇静:艾叶油给小鼠灌胃能明显延长戊巴比妥钠所致睡眠时间[4]。⑪补体激活:艾叶热水提取物有强烈的补体活性,活性的主要成分为酸性多糖,用艾叶油以0.5ml/kg给小鼠灌胃3天,能使腹腔炎性渗出白细胞吞噬率明显增加[5]。⑫对血凝和血小板的影响:艾叶煎剂能使兔血浆凝血活酶时间、凝血酶原时间及凝血酶时间明显延长或不凝。具有纤溶和使纤维蛋白原消耗作用。艾叶醇提物对ADP诱导的血小板聚集有明显抑制作用。从艾叶提出的β-谷甾醇和5,7-二羟基-6,3′,4′-三甲氧基黄酮对血小板聚集有极显著的抑制作用。艾叶炭可加强止血作用[6]。⑬抗过敏性休克:艾叶油0.15ml/kg灌胃,对豚鼠用卵蛋白引起的过敏性休克有保护作用;艾叶油在体外可抑制豚鼠炎症组织释放组胺。⑭毒性:煎剂小鼠腹腔注射的LD_{50}为2.3g/kg。

【性味、归经与效用】 性温,味苦、辛。有调理气血,散寒止痛,温经止血,安胎的功效。

【临床应用】 ①瘀热黄疸:艾叶、葶苈子、黄连各10g,天花粉、凝水石、苦参各20g,大黄5g。水煎服,日服一剂。②血小板减少性紫癜:艾叶、醋艾叶各10g,蕤仁、肉苁蓉、酒白芍、熟地黄炭各20g,明党参、当归各15g,牡蛎(先煎)60g,淡附片3g,黄芪30g,天冬12g。水煎服,日服一剂。③溃疡性结肠炎:艾叶炭、葛根、雷丸、木蝴蝶、当归炭各20g,荜澄茄、川楝子炭各6g,金银花炭、枳椇子各30g,地榆、白薇、青皮各12g,阿胶15g,厚朴10g。水煎服,日服一剂。④吐血、衄血:生荷叶、生艾叶各9g,生侧柏叶12g,生地黄 15g。水煎服,日服一剂。⑤月经不调:川芎、甘草各6g,艾叶、当归各9g,白芍、生地黄各12g。水煎去渣,入阿胶(烊化)9g,温服,日服一剂。⑥痛经:艾附暖宫丸(艾叶、香附、吴茱萸、川芎、白芍、黄芪、续断、生地黄、官桂、当归),口服,一次6g,一日2次。⑦功能性子宫出血:莲蓬、艾叶炭、益母草、淫羊藿各10g,阿胶、熟地黄、杜仲各15g,当归、白术各12g,人参6g,黄芪30g。水煎服,日服一剂。⑧先兆流产:川芎、血余炭、艾叶各6g,熟地黄、当归、白芍、茜草、阿胶各10g,海螵蛸12g。水煎服,日服一剂。⑨不孕症:艾叶、香附、当归、黄芪、吴茱萸、川芎、白芍、地黄、肉桂、续断为基本方,随症加减。水煎服,日服一剂[7]。⑩跖疣:艾叶200g,白矾100g。水煎取液温泡患足30分钟,一日2次,连用14天。

野艾叶 Folium Artemisiae Dubiae

【基源】 为菊科植物牛尾蒿*Artemisia dubia* Wall.的干燥叶。

【饮片鉴别】 叶片多皱缩破碎,完整叶片展平后呈倒卵形,一至二回羽状全裂,裂片长披针形或线形披针形,边缘通常卷曲;叶上无白色腺点,有稀疏的柔毛,下表面密被灰白色绒毛。香气较淡(图32-3)。

【成分】 含5,8,3′,5′-四羟基黄烷酮,5,8,2′-三羟基-5′-甲氧基黄烷酮,槲皮素-3-鼠李糖苷,3-(3-羟基苯氧基)-2-丙烯醛,2,5,-二羟基桂皮酸乙酯等。还含有挥发油,其有效成分为D-匙叶桉油烯醇。

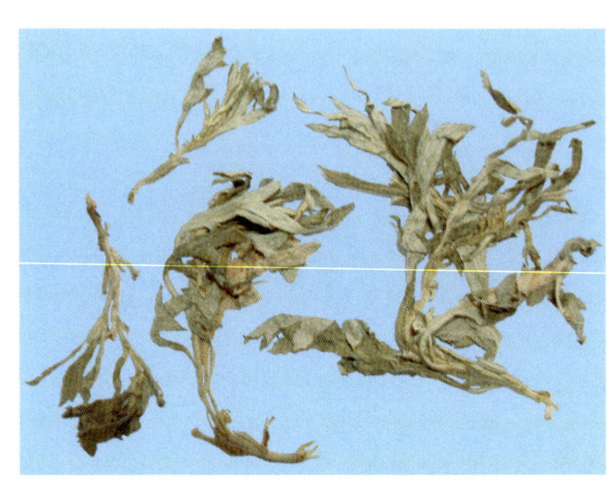

图 32-3 野艾叶

【药理】①祛痰平喘：D-匙叶桉油烯醇祛痰平喘作用显著，该化合物可增加小鼠酚红排出量（祛痰试验），还可以对抗组胺、乙酰胆碱的作用。②抗炎：牛尾蒿煎剂治疗支气管炎、喉部黏膜发炎等咳喘病畜，总有效率为98.3%。③毒性：D-匙叶桉油烯醇的小鼠半数致死量为（1.726±0.556）g/kg[8]。

【性味、归经与效用】性凉，味苦、微辛。有清热凉血，解毒杀虫的功效。用于急性热病，肺热咳嗽，咽喉肿痛，鼻衄，血风疮，蛲虫病。

【临床应用】①慢性气管炎：牛尾蒿9~15g，用47.5%乙醇浸泡14天，然后浓缩至30ml。口服，一日3次，1次30ml。②蛲虫病：牛尾蒿适量，水煎取汁，反复2~3次，文火收膏，做丸如黄豆大。口服，一次1~2丸，一日1次，空腹送下。14天为1个疗程，停药7天后再服1个疗程。

艾蒿 Folium Artemisia Lavandulaefoliae

【基源】为菊科植物野艾蒿*Artemisia lavandulaefolia* DC. 或同属数种植物的干燥叶。

【饮片鉴别】叶片多皱缩卷曲而破碎，展平后呈卵形，一至二回羽状全裂，裂片椭圆形或长倒卵形，宽3~5mm，边缘有粗锯齿。表面深绿色至黄绿色，背面密被灰白色绒毛。质轻而柔软。气特异，味微苦（图32-4）。

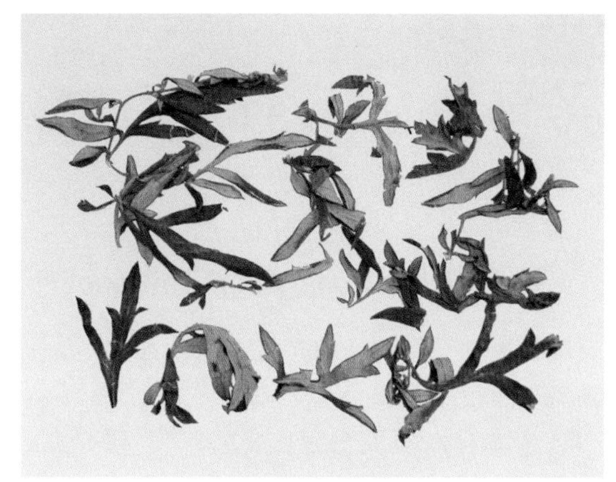

图 32-4 艾蒿

【成分】含α-侧柏烯，α-莰烯，莰烯，香桧烯，1-辛烯-3-醇，对聚伞花素，1，8-桉叶素，γ-松油烯，樟脑，丁香酚和黄酮类成分泽兰素-3′，4′-二甲醚等。

【药理】①抗菌：挥发油及水煎剂有抗菌、抗真菌的作用。②杀虫：对肠道寄生虫有杀灭作用。

【性味、归经与效用】性寒、味苦。有清热解毒，杀虫，消肿止血的功效。用于疮痈，出血和关节肿胀。本品多制成艾绒外用，为针灸常用药品，用以烧灸，则热气内注，温熙气血。

【临床应用】①泄泻：艾绒置手掌上搓热敷脐治疗小儿脾肾阳虚泄泻有显著效果。②鼻衄：黄柏、艾蒿各25g，熊胆5g。制成煮散剂。水煎服，一次5g，一日3次。

【按语】艾叶为常用中药，始载于《名医别录》中品。有散寒止痛，温经止血，调理气血，安胎的功效。现代研究有抗菌、抗过敏、平喘、镇咳、祛痰、止血、抗血小板聚集、兴奋子宫平滑肌、利胆，增强网状内皮吞噬功能的药理活性，是一味药用历史悠久，临床疗效可靠的药品。

值得注意的是，除正品艾叶（Folium Artemisiae argyi）外，野艾叶（Folium Artemisiae Dubiae）、艾蒿（Folium Artemisiae Lavandulaefoliae）也在全国药品流通领域中混称“艾叶”药用，造成了艾叶药品品种的混乱和以艾叶为配方的中成药品质不一，应予纠正并各以其名正确应用；据调查[10]，菊科蒿属（Artemisiae）蒙古蒿*A. rtemisia mongolica*（Fisch. ex. Bess）Nakai.、魁蒿*A. princeps* Pamp.、五月艾*A. indica* willd.、红足蒿*A. rubripes* Nakai、北艾*A. vulgaris* L.、宽叶山蒿*A. stolonifera*（Maxim.）Komar. 等植物的叶在分布地区亦作“艾叶”药用，这是不对的。因其基源、成分、药理作用和功效与艾叶不一，应进一步研究开发，另立药名应用为宜。

（郝　睿　孔增科　周海平）

参考文献

[1]孔增科，陈静歧.中药调剂手册.天津：天津科学技术出版社，1994.160
[2]肖培根.新编中药志.第三卷.北京：化学工业出版社，2002.433
[3]蔡平.时珍国医国药.2001，12(12)，1137
[4]孔增科，周海平等.常用中药药理与临床应用.赤峰：内蒙古科学技术出版社，2005.255
[5]李慧.基层中药杂志.2002，16(3)：51
[6]周峰，等.药学实践杂志，2000，18(2)：96
[7]梅全喜.长春中医学院学报.1997，13(64)：64
[8]国家中医药管理局《中华本草》编委会.中华本草.上海：上海科学技术出版社，1999，7·6717
[9]陈宗良，等.中药材，1999，22(5)：235
[10]周峰，等.药学实践杂志，2000，18(2)：98

33 石菖蒲、水菖蒲及九节菖蒲

石菖蒲 Rhizoma Acori Tatarinowii

【基源】 为天南星科植物石菖蒲*Acorus tatarinowii* schott的干燥根茎。

【饮片鉴别】 为圆形或类圆形薄片，厚约2mm。切面类白色或微红色，纤维性。内皮层环明显，可见多数微管束小点及棕色小点；周边棕褐色或灰棕色，粗糙。气芳香，味苦，微辛[1]（图33–1）。

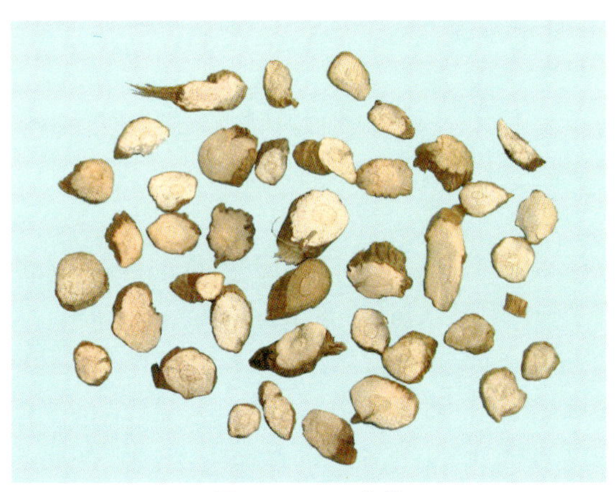

图 33–1 石菖蒲

【成分】 含挥发油。主要为α-细辛醚，顺式甲基异丁香酚，菖蒲二烯，柏木烯，β-细辛醚，石竹烯，欧细辛醚，黄樟油素，丁香酚等。

【药理】 ①镇静、催眠：石菖蒲水煎剂及去油水煎剂可明显降低小鼠的自主活动度，并与戊巴比妥钠有明显的协同作用；当剂量达到25mg/kg时，对中枢神经系统广泛抑制，抑制程度与剂量有关，石菖蒲醇提物及氯仿提取物对猴等多种动物有镇静作用，强度与剂量相关[2]。②抗惊厥：水煎剂中α-细辛醚有良好的抗惊厥作用。石菖蒲混悬液10mg/kg可使小鼠对戊四唑的惊厥率下降；可配伍治疗中风昏迷、癫痫、多寐、健忘、耳鸣等。③益智健脑：去油水煎剂5g/kg，含挥发油0.05g/kg，β-细辛醚0.037g/kg，α-细辛醚0.024g/kg，给小鼠灌胃21天，均能促进小鼠学习记忆，改善东莨菪碱、亚硝酸钠、乙醇所致的小鼠记忆获得、巩固和再现障碍，具有开窍益智的功效。④对心血管的作用：石菖蒲及β-细辛醚能对抗乌头碱、肾上腺素和$BaCl_2$所至大鼠和兔的心律失常作用。治疗剂量还有减慢心率，扩张冠脉的作用。⑤解痉：石菖蒲水煎剂口服能促进消化液分泌，治疗胃酸异常发酵，并有松弛肠管平滑肌的作用。⑥抗菌：石菖蒲水煎剂中α-细辛醚对金黄色葡萄球菌、白色葡萄球菌、肺炎链球菌、结核杆菌、化脓链球菌、大肠杆菌、痢疾杆菌、絮状表皮癣菌、白色念珠菌等真菌，有不同程度的抑制作用。⑦毒性：石菖蒲水煎剂给小鼠灌胃的LD_{50}为(53±2.5)g/kg。

【性味、归经与效用】 性温，味辛、苦。归心、胃经。有化湿开胃，豁痰，开窍，醒神益智的功效。用于脘痞不肌，口噤下痢，神昏，健忘，耳聋。

【临床应用】 ①神昏，健忘：石菖蒲10g，茯苓20g，远志、人参各40g。共研细粉，口服，一次15g，一日3次。②胃痞胀满，不饥：石菖蒲、制香附各10g，吴茱萸1.5g。水煎服，日服一剂。③老年性痴呆：石菖蒲、清半夏各10g，枳实、郁金各6g，赤茯苓12g。水煎服，日服一剂。④久痢不止：石菖蒲、石莲子、茯苓各10g。水煎服，日服一剂[3]。

水菖蒲 Rhizoma Acori Calami

【基源】 为天南星科植物菖蒲*Acorus calamus* L.的干燥根茎。

【饮片鉴别】 为圆形或椭圆形片，厚1.5~4mm，直径0.7~2cm。切面黄棕色或棕黄色，内皮层环明显，中柱内具多数棕色维管束点；周边棕色至深棕色，有纵皱纹与突出表面、中心下凹的圆点状根痕，偶有棕黄色线形叶基残留。质硬体轻。气芳香，味辛凉，刺舌，略苦（图33–2）。

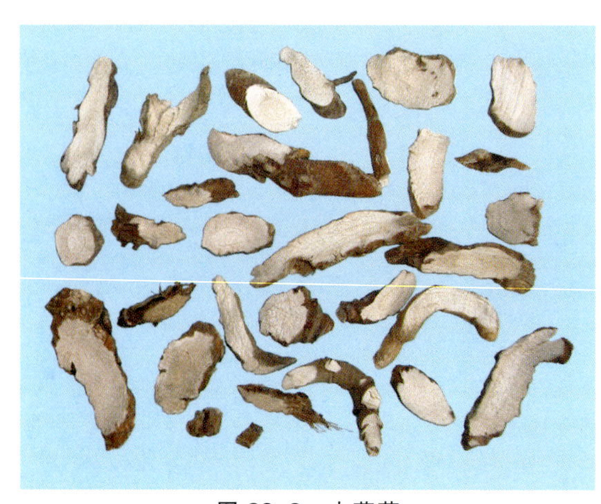

图 33–2 水菖蒲

【成分】 含挥发油。主要为β-细辛醚，α-细辛醚，顺式甲基异丁香酚，芳樟醇，樟脑，水菖蒲酮，没药醇[4]，β-谷甾醇和胆碱，黄酮类，生物碱和肉豆蔻酸，棕酮酸，油酸，亚油酸，花生酸，麦芽糖，甘露糖，甘露糖醇和天门冬氨酸，亮氨酸，γ-氨基丁酸色氨酸等13种氨基酸与钙、铁、钾等元素[5]。

【药理】 ①对中枢神经系统的作用：大鼠腹腔注射水菖蒲醇提物可延长戊巴比妥钠引起的睡眠时间，也能延长乙醇或乙醚引起的翻正反射消失时间。对大鼠条件性逃避反映有明显的抑制作用。可降低大鼠体温。②对心血管系统的作用：麻醉开胸犬应用乙酰胆碱产生的心房颤动，静注水菖蒲挥发油7.5mg/kg，使房颤时间缩短，效价相当于奎尼丁5mg/kg；对伤害刺激产生的心房扑动，静注水菖蒲挥发油，使心房率减慢，继续给药转为正常窦房心率。对冠脉结扎引起的室性心动过速，水菖蒲挥发油可使室性异位心律和总心率减少。③平喘、镇咳和祛痰：水菖蒲挥发油对组胺和乙酰胆碱混合液喷雾吸入引起的豚鼠哮喘有良好的平喘作用，细辛脑对组胺引起的支气管收缩有松弛作用，对二氧化硫引起的小鼠咳嗽有显著镇咳、祛痰作用。④解痉：水菖蒲挥发油对离体肠管、子宫和气管平滑肌有松弛作用，水菖蒲挥发油低浓度(1:50万)可拮抗乙酰胆碱的作用，中等浓度(1:10万)可对抗组胺，高浓度(1:1 000)能拮抗氯化钡的作用。⑤抗菌：水菖蒲挥发油在体外对金黄色葡萄球菌、白色葡萄球菌、肺炎链球菌、粪链球菌、化脓链球菌、大肠杆菌、痢疾杆菌、伤寒杆菌、甲型副寒杆菌等有不同程度的抑制作用。水菖蒲水煎剂对堇色毛癣菌及其他癣菌有不同程度的抑制作用，提取挥发油后的水煎剂对金黄色葡萄球菌和肺炎链球菌也有较强的抑制作用。⑥毒性：水菖蒲挥发油给大鼠腹腔注射的LD_{50}为221mg/kg。

【性味、归经与效用】 性温，味辛、苦。归心、肝、胃经。有化痰开窍，除湿健胃，杀虫止痒的功效。用于痰厥昏迷，中风，癫痫，惊悸健忘，耳鸣耳聋，食积腹痛，痢疾泄泻，风湿疼痛，湿疹，疥疮。

【临床应用】 ①健忘，惊悸：水菖蒲、远志、茯苓、龙骨各9g，龟板 15g。共研细粉。口服，一次4.5g，一日3次。②眩晕，耳鸣：水菖蒲、菊花、蔓荆子各9g，蝉蜕6g，赭石、龙骨各15g。水煎服，日服一剂。③慢性胃炎：水菖蒲、蒲公英各9g，陈皮、草豆蔻各6g。水煎服，日服一剂。④风湿痹痛：水菖蒲、防风各9g，桂枝6g。水煎服，日服一剂。⑤风疹瘙痒：水菖蒲适量，煎汤熏洗。

九节菖蒲 Rhizoma Anemones Altaicae

【基源】 为毛茛科植物阿尔泰银莲花*Anemone altaica* Fisch. ex. C. A. May. 的干燥根茎。

【饮片鉴别】 药材呈纺锤形，多数鳞叶痕交错排列。饮片为长圆形或类圆形薄片，直径2~6mm，切面白色，平坦，解剖显微镜下观察：有点状淡黄色维管束6~9个，断续排列成环；周边棕黄色或暗棕色，具扁长突起的鳞叶残痕。质硬脆。气微，味微酸(图33–3)。

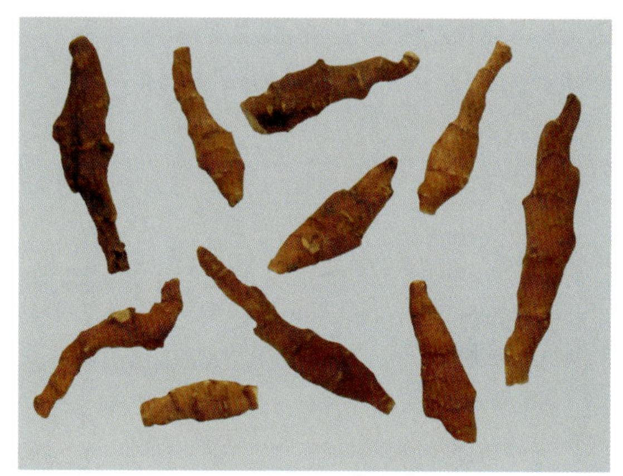

图 33–3 九节菖蒲

【成分】 含棕榈酸，琥珀酸，5-羟基乙酰丙酸，β-谷甾醇，白头翁素[6]，蔗糖，淀粉等。

【药理】 ①镇静：九节菖蒲水煎醇沉液7.418g/kg小鼠腹腔注射给药，对硫喷妥钠40mg/kg的催眠作用明显加强，呈协同作用；并能显著抑制苯丙胺的运动性兴奋。②镇痛：皮下注射九节菖蒲水煎醇沉液，可延长小鼠热板法痛阈反应时间。③毒性：水煎醇沉液给小鼠腹腔注射的LD_{50}为37.09g/kg。

【性味、归经与效用】 性温，味辛。归心、肝、脾经。有化痰开窍，安神，宣湿醒脾，解毒的功效。用于热病神昏，癫痫，气闭耳聋，多梦健忘，胸闷腹胀，食欲不振，风湿痹痛，痈疽，疥癣。

【临床应用】 ①癫痫：九节菖蒲、竹茹、当归、陈皮、枳实各9g，远志4.5g，清半夏6g，黄连3g。水煎服，日服一剂。②健忘，多梦：九节菖蒲、远志各9g，龙骨、龟板各15g，共研细粉。口服，一次6g，一日3次。③胸腹胀闷、消化不良：九节菖蒲9g，莱菔子15g，六神曲12g。水煎服，日服一剂。④久痢不止：九节菖蒲9g，党参15g，莲子12g，薏苡仁24g。水煎服，日服一剂。⑤头昏，健忘：九节菖蒲、生地黄、菟丝子、地骨皮各9g，远志、五味子、川芎各6g。水煎服，日服一剂。

【按语】 石菖蒲为常用中药，以“菖蒲”之名始载于《神农本草经》上品。据历代本草记载，自古以来所用菖蒲即不止一种，并根据其生态、性状的不同，说明其间的区别特征。《本草经集》云："菖蒲生于湿地，根大者名昌阳。真菖蒲，叶有脊，一如剑刃。"《名医别录》菖蒲项下曰："生上络池蜀郡严道，一寸九节者良[7]。"《图经本草》言菖蒲："生峦谷中者尤佳，人家移种者亦堪用，但干后辛香、坚实不及峦人持来者，此即医方所用石菖蒲也。又有水菖蒲，生于溪涧水泽中甚多，叶亦相似，但中心无脊，今药肆所货，多以两种相混，尤难辨也[8]。"由上可见，石菖蒲、水菖蒲混淆使用的时间较长。九节菖蒲之名始见于《滇南本草》水菖蒲项下[9]，兰茂曰："治九种胃气疼痛，用一寸九节者良……又方，九节菖蒲四两[10]。"兰氏此名所谓"九节菖蒲"，显然是指水菖蒲中"一寸九节"这个药材规格，以示品质优劣。同理，古代方剂中所涉及的九节菖蒲实际均指石菖蒲，瘦根九节，一寸九节者的特征，而不是指九节菖蒲(Rhizoma Anenwnes Altaicae)。

至于药材九节菖蒲 (Rhizoma Anenwnes Altaicae)，古本草中未见记载，较早以文字记载该药材的专著见于20世纪30年代陈仁山的《药物出产辨》菖蒲项下。陈氏指出："又有一种名外菖蒲者。即九节菖蒲，味略辛而不甚香，嚼之有辛辣味，产于陕西汉中，河南禹州[11]。"王一仁石菖蒲项下附注："九节菖蒲，根段小结，色黄紫内白，味香润微酸，主治心阴不足者之昏，不似石菖蒲之辛燥开泄[12]。"此处所述的九节菖蒲无疑应为《中药鉴定参考资料》定名的毛茛科阿尔泰银莲花 *Anemone altaica* Fisch. ex. C. A. Mey. 的根茎。

不可否认的是，20世纪50年代以来《中药材手册》、《中药志》及《中华人民共和国药典》1963年版、1977年版收载的九节菖蒲功用项下套搬了菖蒲的功用，使本来就混乱复杂的石菖蒲、水菖蒲、九节菖蒲品种更加混淆，一直未能得以纠正。据调查：华北、东北、中南部分地区以水菖蒲作石菖蒲用[13]。山西、陕西等地以九节菖蒲作石菖蒲用[14]。山东、河北等地石菖蒲的处方用名也较混乱[15]。写为菖蒲、石菖蒲、九节菖蒲，水菖蒲者均有，而调配处方则有什么菖蒲就给什么菖蒲。这种真伪混淆，品种互用，处方用名不规范，处方调配不认真的情况必须纠正。

石菖蒲、水菖蒲二药亲缘相近，品种不同，化学成分、药理作用和功能效用有别，不可混用或代用；九节菖蒲为毛茛科植物，与石菖蒲、水菖蒲亲缘关系甚远，化学成分、药理作用和功能效用均迥异，绝不可与石菖蒲、水菖蒲混淆应用，而应各以其名正确应用。另外，医师处方须注意处方用名的正确，不可把形容石菖蒲药材质地优良的形容词"一寸九节者良"，而混为九节菖蒲，也不可简写为"菖蒲"；药师调配处方必须认真分析全况，正确配方，不可草率调剂。

(周素娟　王建华　孔增科)

参考文献

[1]孔增科，陈静岐.中药调剂手册.天津：天津科学技术出版社，1994.216

[2]孙桂波，等.中医药学刊，2002，20(5)：641

[3]孔增科，等.中药药理与临床应用.赤峰：内蒙古科学技术出版社，2005.365

[4]唐洪梅.中西药.研究，2002，18(3)：43

[5]杨晓燕.等.沈阳药科大学学报，19959，16(1)：71

[6]荣立新.中国民间疗法，1995，(6)：44

[7]梁·陶弘景.名医别录(辑校本).北京：人民卫生出版社，1986.24

[8]宋·苏颂.图经本草(辑复本).福州：福建科学技术出版社，1988.78

[9]王文，等.中草药，1995，26(5)：263

[10]兰茂.滇南本草.昆明：云南科学技术出版社，2005.810

[11]陈仁山.药物出产辨.民国19年刊本，1930：7

[12]王一仁.饮片新参(下篇).上海：千倾堂书局，1931.209

[13]周晓园，等.山东中医学院学报，1998，9(4)：270

[14]刘传芳，等.时珍国医国药，1998，9(6)：553

[15]于逢春.中药材，1995，18(4)：212

34　石膏、红石膏及方解石

石膏 Gypsum Fibrosum

【基源】 为硫酸盐类矿物硬石膏组石膏的矿石[1]。

【饮片鉴别】 ①石膏：为纤维状的集合体，呈长板状、板块状或不规则块状。白色、灰白色或浅黄色，有的半透明。条痕白色。体重，质软，手捻能碎。硬度1.05~2，相对密度2.3~2.37，纵断面具绢丝样光泽，并可见纤维状纹理。气微，味淡（图34-1）。②明石膏：为硫酸盐类矿物石膏族石膏，成分与纤维石膏相同，即矿物学上的透石膏。呈薄板状或棱柱状。近无色，表面平滑，具玻璃样光泽，透明或半透明（图34-2）。③煅石膏：为白色的粉末或酥松块状物，表面透出微红色的光泽，不透明。体较轻，质软，易碎，捏之成粉。无臭，味淡（图34-3）。

【成分】 主含含水硫酸钙（$CaSO_4 \cdot 2H_2O$），微量元素Fe^{2+}和Mg^{2+}。煅石膏含无水硫酸钙[2]。

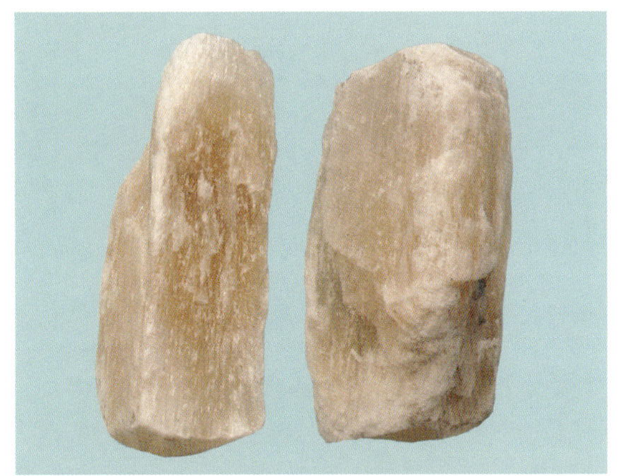

图 34-1 石膏

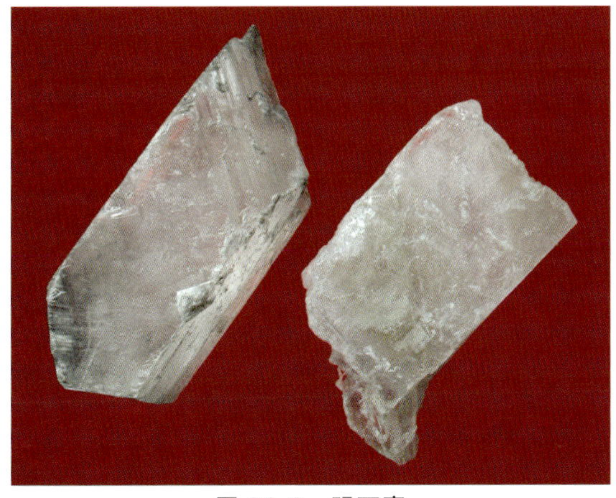

图 34-2 明石膏

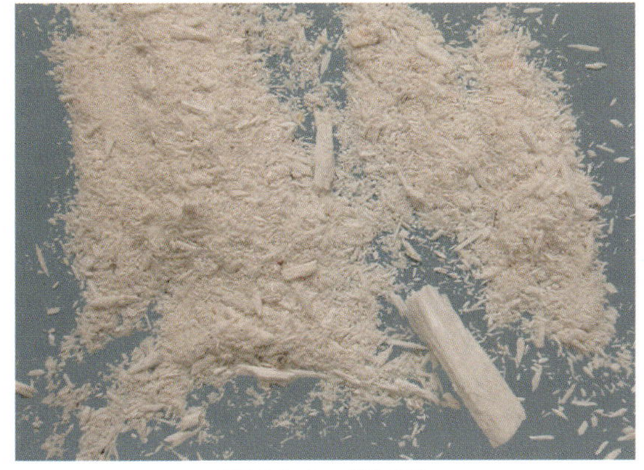

图 34-3 煅石膏

【药理】 ①解热：石膏煎剂灌肠或灌胃对伤寒或副伤寒混合疫苗或消毒牛乳人工致热兔有解热作用。含石膏的白虎汤及麻杏石甘汤解热作用更强，去钙的白虎汤则无解热作用。而灌服及注射氯化钙也能产生解热作用，故解热作用与血钙水平有关[3]。②解渴：采用禁水、皮下注射利尿药或服高渗盐水造成大鼠口渴，再自由饮水或4%石膏上清液，后者饮水量明显少于前者，表明石膏可减轻其口渴状态。③增强免疫功能：石膏能加强兔肺泡巨噬细胞对白色葡萄球菌及胶体金的吞噬能力，并能加速吞噬细胞成熟，其作用可能与所含的钙离子有关。④扩张血管：石膏上清液能使蟾蜍、兔的离体心脏心率加快，收缩振幅加大，并使兔耳郭、后肢和肠系膜血管流量增加，具有扩张血管作用。⑤利尿、利胆：石膏可使小鼠的排尿量增加，大鼠和猫的胆汁排出量增加。⑥镇痛：石膏注射液可明显抑制猫神经纤维传入冲动引起的大脑皮层体感区诱发电位，有选择性中枢镇痛作用。⑦毒性：生石膏水煎剂小鼠静脉注射的LD_{50}为14.7g/kg。

【性味、归经与效用】 性大寒，味甘、辛。归肺、胃经。有清热泻火，除烦止渴的功效。用于外感热病，高热烦渴，肺热喘咳，胃火亢盛，头痛，牙痛等。煅石膏（Gypsum Fibrosum Praeparatum）性寒，味甘、辛、涩。归肺、胃经。有收湿、生肌、敛疮、止血的功效。外治溃疡不敛，湿疹瘙痒，水火烫伤，外伤出血。

【临床应用】 ①外感热病：生石膏30~60g（先煎），黄芩、柴胡、葛根、菊花、薄荷（后下）、金银花（或连翘）各10g。水煎服，日服一剂。②急性风湿热：生地黄120g，生石膏240g，知母45g，山药30g，制川乌9g（先煎），乳香、没药、甘草各6g，三七6g（冲服）。水煎服，日服一剂。③流行性乙型脑炎：生石膏40g（先煎），知母18g，大黄10g，板蓝根15g，水牛角粉（冲）、甘草、粳米各6g。水煎服，日服一剂。④牙痛：生石膏30g，细辛3g。水煎服，日服一剂。⑤口舌生疮：石膏、知母、地黄、玄参、青蒿、川木通、淡竹叶、板蓝根、儿茶、芦根、甘草各等份。共研细末，口服，一次3~6g，一日3次。⑥湿疹：煅石膏60g，白及30g，密陀僧20g，轻粉15g，枯矾10g。共研极细粉。外用，用香油调成50%的软膏涂患处。如有脓水渗出者，可用药粉干撒，一日3~5次。

红石膏 Gypsum Rubrum

【基源】 为硫酸盐类矿物红石膏的矿石。

【饮片鉴别】 呈不规则的扁平块状，表面粉红色，凹凸不平，侧面有纵纹理，有的呈淡黄色细丝状。

气微，味淡（图34-4）。

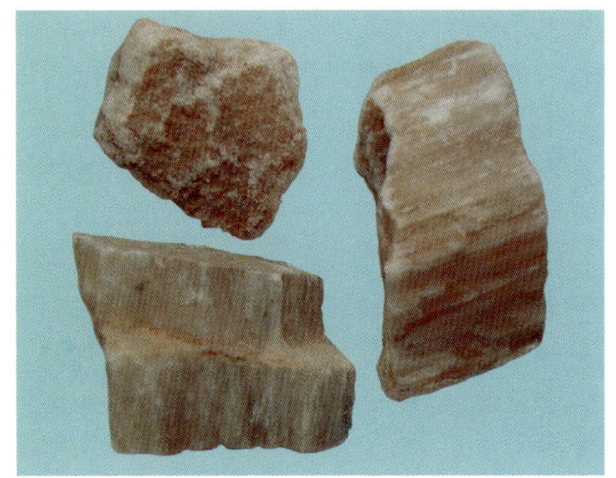

图 34-4 红石膏

【成分】 含含水硫酸钙（$CaSO_4 \cdot 2H_2O$），铁、铝等。

【药理】 ①抗癌：有抗癌作用。②增强免疫力：水煎液在体外培养试验中能明显增加兔肺泡巨噬细胞对白色葡萄球菌及胶体金的吞噬能力，并能促进吞噬细胞的成熟。

【性味、归经与效用】 性寒，味辛、咸。归心、胃、肾经。有清热降火，利窍，消肿的功效。用于原发性肝癌、鼻咽癌、喉癌、乳腺癌、胃癌、骨瘤。

【临床应用】 ①小儿暑热泄泻：红石膏、生石膏、滑石各30g。水煎服，日服一剂。②原发性肝癌：制乳香、没药、蜜陀僧、干蟾皮各30g，龙胆、铅丹、冰片、丁香、雄黄、细辛、大黄、姜黄各15g，生南星20g，红石膏60g。各药分别研为细末，和匀，以适量药粉调入凡士林内，摊于纱布上，贴敷肿块部位，隔日一换。③鼻咽癌：珍珠、琥珀、麝香、人中白、牙硝、乳香、没药、儿茶、炉甘石、朱砂、生甘草、黄柏、牛黄、红石膏、雄黄各0.5g，冰片、青黛、煅硼砂、射干各1g。共研细粉。用时以吸管沾上药粉，由鼻孔吹入，若有毒水，则由口中吐出。④舌癌：西瓜霜、生硼砂、硇砂、红石膏各6g，珍珠9g，青黛18g，冰片1.5g，牛黄2.6g，共研细末。将药粉撒于舌癌溃烂处，每日反复应用。⑤烫伤：a.红石膏、石膏、炉甘石各30g，混合，水飞为细末。加冰片3g，局部喷洒于创面。b.红石膏、赤石脂、炉甘石、生石膏各250g，冰片100g。混合研为极细粉。外用，用1%碱水洗净创面或陈药，取适量药粉用香油调成糊状，轻轻涂于创面，早晚敷药。

方解石 Calcitum

【基源】 为碳酸盐类方解石族矿物方解石的矿石。

【饮片鉴别】 呈不规则块状、斜方柱状晶体，有棱角。白色或黄白色。表面平滑，有玻璃样光泽。透明或不透明。硬度3，相对密度2.7，敲击时多小块呈斜方体碎裂，断面平坦。气微，味淡，遇冷稀盐酸强烈起泡（图34-5）。

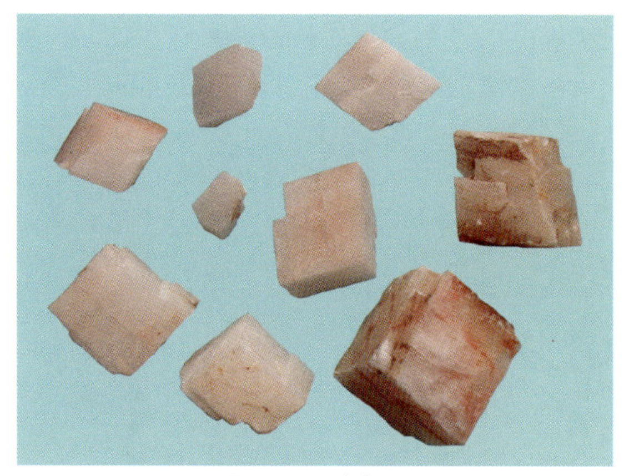

图 34-5 方解石

【成分】 含碳酸钙（$CaCO_3$），氧化钙（CaO），二氧化碳（CO_2）和少量镁、铁、锰以及微量元素锌、锶、铅等。

【药理】 ①有镇静、解热，和胃制酸的药理作用[3]。②毒性：给小鼠灌胃的LD_{50}为16.7g/kg[4]。

【性味、归经与效用】 性寒，味苦、辛。归肺、胃经。有清热泻火，解毒的功效。用于胸中烦热，口渴，黄疸。

【临床应用】 ①肉疸：方解石、白石脂、瓜蒌各10g，酒菟丝子、知母、肉桂各6g，共研细粉。口服，一次3g，一日3次，用麦粥送服。②丹毒：方解石适量研细粉，水调和猪胆汁调涂患处，一日3次[5]。

【按语】 石膏为常用中药，始载于《神农本草经》中品。生石膏辛、甘大寒，主入阳明气分，为清气泄热之要药。20世纪60年代，以石膏为主药的白虎汤曾挽救了数以千计的流行性乙型脑膜炎患者的生命。现代研究证明有解热、解渴、增强机体巨噬细胞吞噬能力等药理活性，与中医药经典药理清热泻火，除烦止渴的功能相符。

李时珍曰："石膏有软、硬二种。软石膏，大块生于石中，作层如压扁米糕形，每层厚数寸。有红白二色，红者不可服，白者洁净，细纹短密如束针……其中明洁色带微青，而纹长细如白丝者，名理石也。与软石膏乃一物二种，碎者则形色如一，不可辨矣。硬石膏，作块而生，直理起棱，如马齿坚白，击之则段段横解，光亮如云母……其似硬石膏成块，击之块块方解，墙壁光明者，名方解石也……与硬石膏乃一类二种，碎之则形色如一，不可辨矣。自陶弘景、苏恭、大明、雷敩、苏颂、阎孝忠皆以硬者为石膏，软者为寒水石；至朱震亨始断然以软者为石膏,而后人遵用有验,千古之惑始明矣。盖昔人所谓寒水石者,即软石膏也;所谓硬石膏者,乃长石也。石膏、理石、长石、方解石四种,性气皆寒,俱能去大热结气;但石膏又能解肌发汗为异尔[6]。"由此可见,以红石膏、方解石混作石膏药用有较长的历史。但红石膏、方解石均无解肌发汗的功效,不可代替或混作石膏药用,而应各以其名药用为宜;石膏色白洁净,碎者有纤维状解理,易于辨识,粉碎成粉即不易直观辨识,因此,商品石膏(包括药材、饮片)不宜粉碎成粉,以避免掺杂使假,贻误病情治疗。

(周素娟　白正学　李芹格　沈保安)

参考文献

[1]国家药典委员会.中华人民共和国药典(2005年版一部).北京:化学工业出版社,2005.63

[2]孔增科,陈静岐.中药调剂手册.天津:天津科学技术出版社,1994.43

[3]刘友樑.矿物药与丹药.上海:上海科学技术出版社,1962.85

[4]岳旺,孔增科,等.中国中药杂志,1989,14(2):44

[5]国家中医药管理局《中华本草》编委会.中华本草.上海:上海科学技术出版社,1999.1·0026

[6]陈贵廷.本草纲目通释.北京:学苑出版社,1992.347

35　龙胆、白花龙胆及桃儿七

龙胆 Radix et Rhizoma Gentianae

【基源】 为龙胆科植物条叶龙胆*Gentiana manshurica* Kitag.、龙胆*Gentiana Scabra* Bge.、三花龙胆*Gentiana triflora* Pall. 或坚龙胆*Gentiana rigescens* Franch. 的干燥根及根茎。

【饮片鉴别】 ①龙胆:根茎部分为长条状片,厚1~4mm。切面黄白色至淡棕色,皮部占大部分,中央有髓;周边灰棕色或深棕色,有的连有茎基或须根。根为圆形段状,长0.7~1cm,直径2~4mm。切面皮部黄白色或淡黄棕色,木部色较浅,导管群呈点状环列,髓明显;周边淡黄色或黄棕色,有众多细密横环或纵皱纹,质脆,易折断,吸潮后变软,气微,味极苦(图35-1)。②坚龙胆:形如龙胆,与其不同点为:根茎及根的周边黄棕色或红棕色;根切面木部呈完整的黄白色圆心,无髓;周边有细纵皱纹,外皮膜质,易脱落。质坚脆,易折断(图35-2)。

【成分】 含龙胆苦苷,当药苦苷,当药苷和秦艽碱甲、秦艽碱乙、秦艽碱丙等生物碱(龙胆碱)。

【药理】 ①保肝:龙胆水提物或醇提物6,12g/kg一次给大鼠灌服,均有降低CCl_4所致肝损伤转氨酶的升高作用,其保肝作用以水提物稍强,将龙胆苦苷240mg/kg,2天,每日2次给CCl_4和D-氨基半乳糖造成的小鼠肝脏急性损伤模型,第3天取血测ALT活性,可见龙胆苦苷对这两种化学性肝损伤有保护作用。②利胆:给大鼠灌服龙胆醇提物或水提物3天,每天4g/kg,经麻醉后从胆总管引流胆汁有明显的利胆作用,优于阳性对照药去氢胆酸。龙胆注射剂50g/kg经十二指肠

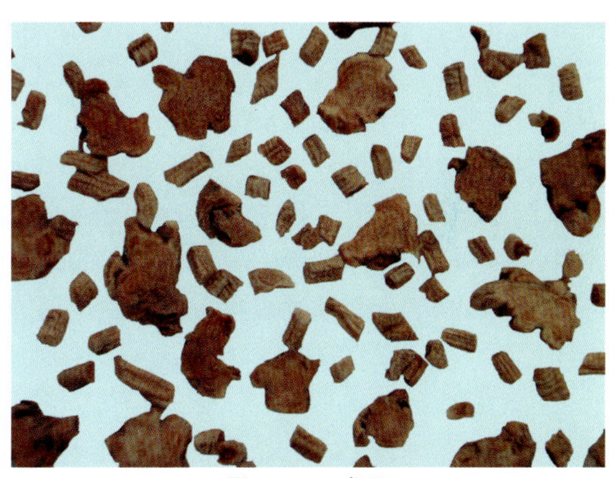

图35-1　龙胆

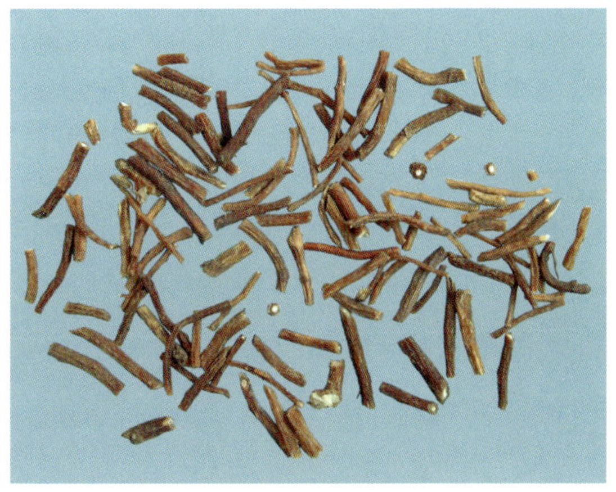

图35-2　坚龙胆

给药，可使正常及CCl_4肝损伤大鼠胆汁流量分别增加29%和53%。③健胃：龙胆苦苷有兴奋胆碱能神经作用，可促进胃液及胃酸分泌、加强离体肠管紧张度及收缩力，犬的人工胃瘘表明，将龙胆苦苷直接注入胃瘘管内，能使胃液及游离盐酸分泌增加。④抗炎：龙胆醇提物4.0g/kg、水提物37.5g/kg灌胃给药，对巴豆油所致小鼠耳肿胀有明显抑制作用，醇提物4.0g/kg、水提物8.5g/kg灌胃给药均能显著抑制角叉菜胶所致大鼠足跖肿胀和蛋清、甲醛性大鼠关节炎。⑤抗菌：体外实验，龙胆煎剂对绿脓杆菌、变形杆菌、伤寒杆菌、金黄色葡萄球菌、石膏样毛癣菌、星形奴卡菌等有不同程度的抑制作用。对猪蛔虫有较强的麻痹作用。⑥抗过敏：龙胆碱对豚鼠的组胺性休克及大鼠的蛋清性过敏性休克均有显著保护作用，并能明显降低毛细血管的通透性。⑦抗甲状腺功能亢进：龙胆煎剂5.4g(生药)/只，给大鼠灌服20天，同时腹腔注射甲状腺素(T4)0.1ml/只，20天，可明显抑制类固醇$\triangle^4$-还原酶活性，提示龙胆能抑制大鼠肝脏对皮质醇的灭活，是治疗甲亢的有效中药。⑧镇痛、镇静：龙胆醇提物2.0，3.0，5.8g/kg灌服给药，明显抑制小鼠醋酸引起的扭体反应；龙胆醇提物17.5，20.4g/kg灌服有延长戊巴比妥小鼠睡眠时间作用，龙胆中的当药苦苷具有镇痛镇静作用和解痉(松弛胆管)作用。⑨毒性：龙胆碱灌服小鼠的LD_{50}为460mg/kg；腹腔注射为350mg/kg。

【性味、归经与效用】 性寒，味苦。归肝、胆经。有清热燥湿，泻肝胆火的功效。用于湿热黄疸，阴肿阴痒，带下，强中，湿疹瘙痒，目赤，耳聋，胁痛，口苦，惊风，抽搐。

【临床应用】 ①急性黄疸型肝炎：龙胆、茵陈、郁金、黄柏、车前子、柴胡各10g，炙甘草6g。水煎服，日服一剂。②急性胆囊炎：龙胆、黄芩、栀子、车前子、泽泻、木通、生地黄、苦楝皮、大黄、柴胡各10g，当归、生甘草各6g。水煎服，日服一剂。③化脓性中耳炎：龙胆、薏苡仁各20g，栀子、生地黄、柴胡、黄芩、车前子、当归、淡竹叶各15g，泽泻、木通、生甘草各10g。水煎服，日服一剂。④带状疱疹：龙胆、丹参各20g，板蓝根15g，川芎10g，炙甘草6g。水煎服，日服一剂。⑤阴囊皮炎：龙胆20g，刘寄奴10g，五倍子5g。水煎去渣后，加冰片1g，浸洗患处，每日一次。⑥急性结膜炎：龙胆15g，石决明20g。水煎去渣后加食盐5g，冷后洗眼。一日2~3次。

白花龙胆 Herba Gentianae Purdomii

【基源】 为龙胆科植物高山龙胆*Gentiana Purdomii* Marg的带花全草。

【饮片鉴别】 皱缩成团，矮小。根须状，肉质，茎直立，高5~10cm，黄白色至黄褐色。质脆。叶对生，茎下部有2~3对对生鳞片状叶，上部叶密集呈覆瓦状排列，完整叶片，披针形至线状披针形，长3~6cm，宽2~8mm，全缘，基部联合成鞘状。花顶生或腋生，2~5朵，花萼管状，长4~5.5mm，先端5裂，裂片三角状披针形；花冠钟形，淡黄色，具蓝色条纹，5裂，长3.3~4.5cm，裂片宽卵形，长3~3.5mm。蒴果长圆锥形，内藏，柄长2cm。种子多数，椭圆形，黄褐色至褐色，有多数海绵状网隙。气微，味苦(图35-3)。

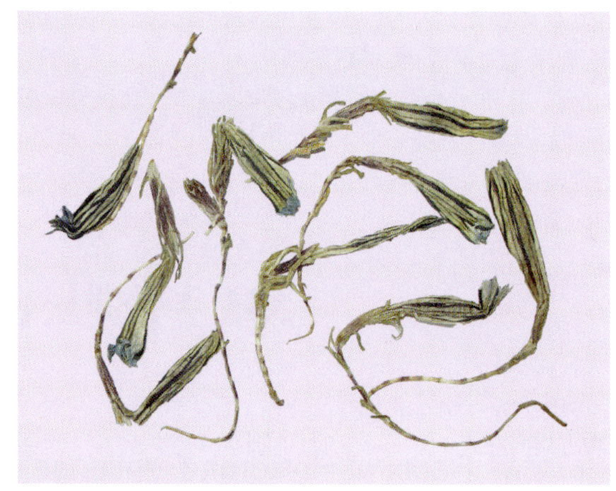

图 35-3 白花龙胆

【成分】 含秦艽碱甲，异荭草素，5，7，3′-三羟基-6-(C-β-D吡喃葡萄糖基)-4′-(O-β-吡喃葡萄糖基)黄酮，异雏菊叶龙胆酮，等[3]。

【性味、归经与效用】 性寒，味涩、苦。有清热，解毒，止咳，利咽喉的功效。用于咽喉肿痛，音哑，肺热，解毒。

【临床应用】 ①咽喉肿痛：白花龙胆、诃子各10g，天竺黄、甘草各6g，丁香、木香各5g，共研细粉。口服，一次1.5~3g，一日2次。②热盛音哑、咽痛口干：查干泵嘎、白花龙胆、甘草、天竺黄、冰糖各10g，共研细末。口服，一次6~10g。水煎服，日服一剂。

桃儿七 Radiz et Rhizome Sinopodophyllii

【基源】 为小檗科植物桃儿七*Sinopodophyllum emodi* (Wall.) Ying干燥根及根茎。

【饮片鉴别】 根茎段片直径0.5~1cm，根直径2~3mm，厚2~6mm。切面平坦，皮部类白色或黄白色，粉性，木部淡黄色；周边棕黄色或棕褐色，具纵皱纹及须根痕。气微，味苦、微辛(图35-4)。

【成分】 含鬼臼苦素，鬼臼苦葡萄糖苷，鬼臼毒素，鬼臼毒葡萄糖苷，4′-去甲基-鬼臼毒素及去氧鬼臼毒素-1-β- D-吡喃葡萄糖苷脂，异鬼臼苦酮，槲皮素，

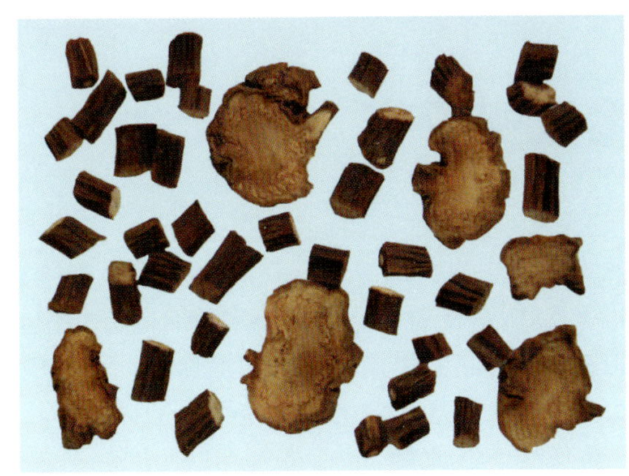

图 35-4 桃儿七

山柰酚[4]等。

【药理】 ①抗肿瘤：鬼臼毒素为有丝分裂抑制剂，使细胞分裂停止于中期，主要作用拓扑异构酶，使DNA受损断裂，触发肿瘤细胞凋亡[5]。对大、小鼠体内、外实验均有抗肿瘤作用。②镇咳、平喘、祛痰：鬼臼黄酮有镇咳、平喘、祛痰和抑菌的作用。③对组织代谢的影响：鬼臼毒素在10^{-3}mol/L时抑制大鼠淋巴、胸腺、肾、肿瘤、肝、脑、肠、脾等组织及鸡胚的呼吸，以淋巴细胞和脾最敏感，抑制作用随时间增长而增强。④毒性：鬼臼毒素小鼠灌胃、腹腔注射、皮下注射的LD_{50}分别为(90±2.2)mg/kg、30~35mg/kg和(24.6±0.42)mg/kg[6]。

【性味、归经与效用】 性温，味甘。有调经活血，保胎，消肿止痛的功效。用于月经不调，闭经，胎盘滞留，子宫内膜炎，腰痛，黄水疮，疥癣，痔疮。

【临床应用】 ①胎盘滞留及死胎：桃儿七、天南星花、高山大戟、马尿泡各10g，共研细粉。口服，一次1g，一日2次[7]。②尖锐湿疣：20%桃儿七酊剂，涂搽患处，一日2次，7天为1个疗程[8]。

【按语】 龙胆为常用中药，始载于《神农本草经》。有利肝胆，清湿热的功效。现代研究其有保肝，利胆，促进胃酸分泌，抗炎，抗菌，抗过敏，镇痛镇静等广泛的药理活性。《中华人民共和国药典》2005年版收载龙胆科植物条叶龙胆、龙胆、三花龙胆或坚龙胆的干燥根及根茎。前三种习称"龙胆"，后一种习称"坚龙胆"。但据文献记载[9,10]，全国各地用作龙胆的原植物有15种之多，除《中华人民共和国药典》收载的4种龙胆为主流商品外，头花龙胆*Gentiana cephalantha* Franch. ex Hemsl.、红花龙胆*G. rhodantha* Franch. ex Hemsl.、亚木龙胆*G. suffrutescens* J. P. Luc et Z. C. Lou、白花龙胆*G. purdomii* Marq. 的全草，粗糙龙胆*G. scabra* Bge.、德钦龙胆*G. atuntsiensis* W. W. Smith 的根及根茎或全草在产区或部分外调作龙胆使用；甘肃、青海、福建等省的个别地区曾误将小檗科植物桃儿七的根及根茎作龙胆使用[11,12]。须注意鉴别，正确药用。

白花龙胆(Herba Gentianae Purdomii)药用全草或花，为藏族、蒙族习用药物。含有秦艽碱甲等与龙胆相近的化学成分，但并不一致，有清湿热，泻肝胆实火和止咳、镇咳、利咽喉、健胃的功效。与龙胆有别，应以其名、其效合理药用，不可与龙胆相混淆。

桃儿七(Radix et Rhizoma Sinopophyllii)与龙胆基源不同，化学成分、药理作用和功能效用迥异，且毒性较大。纯属龙胆伪品，须注意鉴别，予以杜绝。

(陈建钢 孔增科 周素娟 郝 睿)

参考文献

[1]吴玛琍，孔增科.中药饮片鉴别(上册).天津：天津科学技术出版社，1993.

[2]孔增科，等.常用中药药理与临床应用.赤峰：内蒙古科学技术出版社，2005.89

[3]国家中医药管理局《中华本草》编委会.中华本草(藏药卷).上海：上海科学技术出版社，2004.143

[4]刘海军，等.中草药，2004，35(1)：98

[5]黄晓育.陕西中医，2002，23(10)：942

[6]卫生部药品生物制品检定所，等.中国民族药志.第一卷.北京：人民卫生出版社，1984.96

[7]国家中医药管理局《中华本草》编委会.中华本草·臧药卷.上海：上海科学技术出版社，2002.248

[8]卢素萍，等. 陕西中医，2003，24(5)：426

[9]肖培根.新编中药志.第一卷.北京：化学工业出版社，2002.299

[10]楼之岑，秦波.常用中药材品种整理和质量研究(北方编·第三册).北京：北京医科大学、中国协和医科大学联合出版社，1996.445

[11]卫生部药品生物制品检定所，等.中药鉴别手册(第二册).北京：科学出版社，1979.128

[12]薛团梅.海峡药学，2001，13(4)：65

36 北沙参、南沙参及蝇子草

北沙参 Radix Glehniae

【基源】 为伞形科植物珊瑚菜*Glehnia littoralis* Fr. Schmidt et Miq. 的干燥根[1]。

【饮片鉴别】 呈圆形或长条形片，厚0.5~0.8cm，直径0.3~1.5cm。切面皮部浅黄白色，形成层环深褐色，木部淡黄色，淡黄色射线辐射状排列呈菊花心样；周边黄白色，略粗糙，具纵沟、纵裂纹及未去净的黄棕色点、片状栓皮残迹，并有类白色或棕黄色横向凸起的皮孔和圆点状须根痕。质硬脆，易掰断，断面角质样。气特异，味微甘（图36-1）。

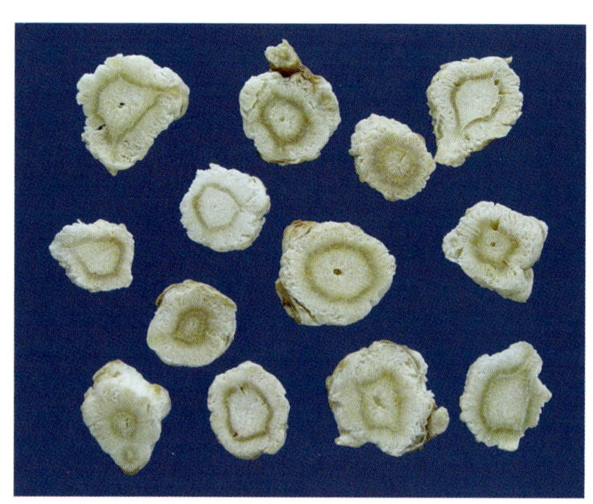

图 36-1 北沙参

【成分】 含欧芹酚-7-O-β-龙胆二糖苷、欧前胡内酯素、异欧前胡素、花椒毒素、花椒毒酚、佛手柑内酯、蛇床素、补骨质素、别前胡素、莨菪亭、法卡林二醇、水杨酸、香草酸、阿魏酸[2]、豆甾醇、β-谷甾醇和天冬氨酸、谷氨酸等[3]，及钙、磷、镁、钾、铬等元素[4]。

【药理】 ①免疫调节：北沙参水煎剂对正常小鼠有免疫调节作用，5%北沙参多糖对小鼠吞噬细胞吞噬功能有显著的促进作用，对β细胞增殖有明显的抑制功能，可抑制绵羊红细胞致敏引起的脾脏溶血空斑，形成细胞反应及血清凝聚素效价，抑制二硝基氯苯所致小鼠耳迟发型超敏反应和PHA、ConA、PWM诱导的人血淋巴细胞体外增生。可明显改善慢性肾炎患者蛋白尿定量和免疫功能。②抗突变：水浸液能明显抑制阳性致突变物2-AF所诱导的TA_{98}回复的突变。③解热、镇痛：北沙参乙醇提取物能使正常家兔体温轻度下降，对伤寒杆菌引起的发热家兔有降温作用。对兔电刺激法引起的疼痛反应有镇痛作用。④镇咳、祛痰：北沙参对氨水所致的咳嗽有明显的镇咳作用，也有祛痰作用。⑤毒性：欧前胡素小鼠腹腔注射的LD_{50}为373mg/kg。

【性味、归经与效用】 性微寒，味甘、微苦。归肺、胃经。有养阴清肺，益胃生津的功效。用于肺热燥咳，阴虚劳嗽，胃阴亏虚；热病伤津口渴，劳嗽痰血等病症。

【临床应用】 ①肺结核：北沙参、麦冬、玉竹、桔梗、郁金、五味子各10g。水煎服，日服一剂。②支气管炎：北沙参12g，麦冬、川贝母各9g，甘草6g。水煎服，日服一剂。③小儿百日咳：北沙参10g，百部12g，炒苦杏仁、天冬、麦冬各6g，麻黄3g，五味子2g。水煎服，日服一剂[5]。④慢性咽炎：北沙参、生地黄、麦冬、玉竹、玄参、黄连、知母、天花粉、冰糖各10g。水煎服，日服一剂。⑤虚火牙痛：北沙参、地骨皮各15g，生地黄、知母各9g，细辛1.5g。水煎服，日服一剂。⑥食管炎：北沙参、白及、玉竹各15g，白芍20g，蒲公英25g，制乳香、制没药、桔梗各5g，甘草3g。水煎服、日服一剂。

南沙参 Radix Adenophorae

【基源】 为桔梗科植物轮叶沙参*Adenophora tetraphylla*（Thunb.）Fisch. 或沙参*Adenophora stricta* Miq. 的干燥根。

【饮片鉴别】 呈圆形或长圆形片，厚0.5~1cm，直径0.8~3 cm。切面白色或类白色，具裂隙；周边黄白色或淡棕黄色，凹陷处常有残留粗皮，有深陷横纹呈断续的环状。体轻，质松泡，掰断面不平坦，黄白色，多裂隙。无臭，味淡而甘（图36-2）。

【成分】 含沙参皂苷、乙酸环阿尔廷醇酯、胡萝卜苷、蒲公英赛酮、二十八烷酸和β-谷甾醇、白花前胡素、羽扇豆烯酮、棕榈酸β-谷甾醇、脂肪酸、多糖及多种萜类等。

【药理】 ①增强免疫功能：南沙参煎液腹腔注射0.5g/只，能明显增高小鼠末梢血中胸腺内淋巴细胞数和T细胞数；显著提高小鼠腹腔巨噬细胞吞噬百分率，增加小鼠脾脏重量，表明南沙参可提高机体细胞免疫力和非特异性免疫，抑制体液免疫。具有调节免疫平衡

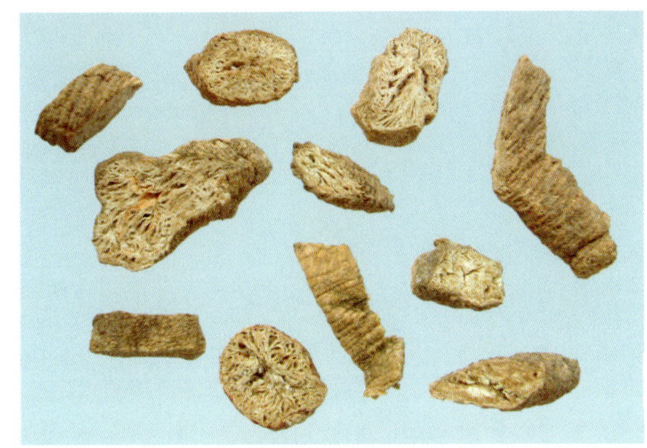

图 36-2 南沙参

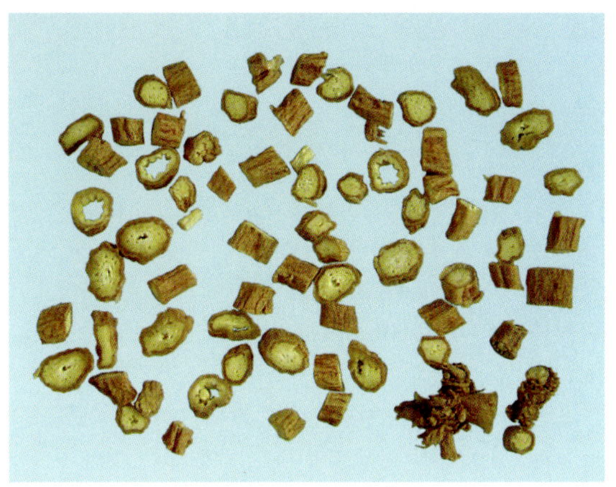

图 36-3 蝇子草

的功能。也可提高淋巴细胞转换率。②祛痰:南沙参煎剂1g/kg给家兔灌具有一定的祛痰作用，其作用可持续4小时以上。③抗真菌:南沙参水浸剂(1:2)在试管内对奥杜盎小芽孢癣菌、猫小芽孢癣菌等常见皮肤致病真菌有不同程度的抑制作用[8]。④强心:1%南沙参浸剂对离体蟾蜍心脏具有明显的强心作用,使离体心脏振幅增大,作用可持续5分钟。⑤抗辐射:给小鼠灌服南沙参多糖0.5g/kg,1.0g/kg,7天后明显对抗中剂量以上CO^{60} 射线所致小鼠外周白细胞总数下降和胸腺、脾脏重量减轻,使淋巴细胞比重升高,腹腔巨噬细胞吞噬功能明显增强,从而使CO^{60}照射小鼠30天存活率提高15%。⑥抗凝血:30%南沙参煎剂连续给鼠龄2年以上老年大鼠灌服5ml/d共10天，能明显改善老年大鼠血液易凝倾向,可使红细胞解聚,有明显的活血作用。

【性味、归经与效用】 性微寒,味甘。归肺、胃经。有养阴清肺,化痰,益气的功效。用于肺热燥咳,阴虚劳嗽,干咳痰黏,气阴不足,烦热口干。

【临床应用】 ①糖尿病:南沙参、甘草、麦冬各9g,玉竹6g,桑叶5g,白扁豆3g,天花粉4.5g。水煎服,日服一剂。②慢性支气管炎:南沙参、麦冬、玉竹各9g,生甘草6g。水煎服,日服一剂。③感冒咳嗽:南沙参25g,甘草、紫草茸、拳参各15g。共研细粉,口服,一次5g,一日2次。

蝇子草 Radix Silenei Fortunei

【基源】 为石竹科植物蝇子草*Silene fortunei* Vis.的干燥根。

【饮片鉴别】 呈圆形或长圆形厚片,直径0.5~1.5cm。切面类白色,导管放射状;周边淡黄色,有纵皱纹。体轻,质脆。气微,味甘、微辛(图36-3)。

【成分】 含蝇子草碱A,B,C, a-波莱甾醇、葡萄糖苷和氨基酸等。

【药理】 有清热凉血,补虚安神的作用。

【性味、归经与效用】 性凉,味辛、涩。归大肠、膀胱经。有清热利湿,活血解毒的功效。用于痢疾,肠炎,热淋,带下,咽喉肿痛,劳伤发热,跌打损伤,蛇毒咬伤。

【临床应用】 ①痢疾、肠炎:蝇子草30g,加糖30g。水煎服,日服一剂。②虚劳发热:蝇子草、青蒿、鳖甲各9g,地骨皮15g,胡黄连6g。水煎服,日服一剂。③小儿疳热:蝇子草、连翘、黄芩、栀子各6g,党参9g。水煎服,日服一剂。④尿路感染:蝇子草、金灯藤、金樱子、白茅根各30g,白槿花12g。水煎服,日服一剂。⑤挫伤、扭伤、关节肌肉酸痛:石生蝇子草30g,加烧酒或75%乙醇90g。浸泡取汁,外擦伤痛处。

【按语】 北沙参为常用中药,古本草未见记载;南沙参为较常用中药,以"沙参"之名始载于《神农本草经》上品。《本经逢原》最早记载南、北沙参之别,张璐云:"沙参有南北二种,北者质坚性寒,南者体虚力微,功同北沙参而力稍逊。"《本草从新》首次把南沙参与北沙参分别列出[6]。

据调查,全国流通的沙参类商品药材有沙参属植物无柄沙参*Adenophora stricta* Miq. ssp. *sessilifolia* Hong、沙参*A. stricta* Miq. 和泡沙参*A. potaninii* Korsh.、杏叶沙参*A. hunanensis* Nannf. 等9种4亚种和珊瑚菜属1种(*Glehnia littoralis*)[7],混淆使用的情况比较严重，也有报道误用蝇子草作北沙参药用的情况[8],需注意鉴别,正确应用。

北沙参味甘、苦,性微寒。补肺阴,清肺火。用于久嗽肺痿,劳咳痰血和肺阴亏虚,伤津口渴效佳;南沙参主血积惊气,除寒热,益心肺,用于肺热燥咳,干咳痰黏,并可去皮肤浮风。现代研究证实,北沙参解热、镇咳作用明显,南沙参活血、祛痰作用较好,印证了经典理论和实践的正确。北沙参、南沙参二药来源有别,化学成分、药理作用和性味功效不一,应各以其名用药,不可混用。至于蝇子草的基源、性味、归经与临床应用均与北、南沙参迥异，应正确应用，不可混称北沙参或南沙参药用。

(李彩霞　周素娟　孔增科)

参考文献

[1]国家药典委员会.中华人民共和国药典(2005年版一部).北京：化学工业出版社，2005.66
[2]原忠，等.中草药，2002，33(12)：1063
[3]邵承斌，等.渝州大学学报，1996，13(4)：21
[4]李保国，等.时珍国医国药，2002，13(5)：309
[5]孔增科，等.常用中药药理及临床应用.赤峰：内蒙古科学技术出版社，2005.440
[6]清·吴仪洛撰.本草从新.上海：上海科学技术出版社，1958.6
[7]徐国钧，徐珞珊.常用中药材品种整理和质量研究(南方协作组·第二册).福州：福建科学技术出版社，1997.35
[8]毕春玲.时珍国医国药，2003，14(3)：3

37　白头翁、翻白草及委陵菜

白头翁 Radix Pulsatillae

【基源】 为毛茛科植物白头翁 *Pulsatilla chinensis* (Bge.)Regel的干燥根[1]。

【饮片鉴别】 为类圆形或不规则形厚片，直径0.5~1.5cm。切面皮部类白色、淡黄色至淡黄棕色，木部淡黄色，具放射状纹理，并有裂隙与小孔，有的可见髓部；周边黄褐色至棕褐色，具纵沟纹，有的可见鞘状叶柄残基，并有白色绒毛。质坚脆。气微，味微苦涩[2](图37–1)。

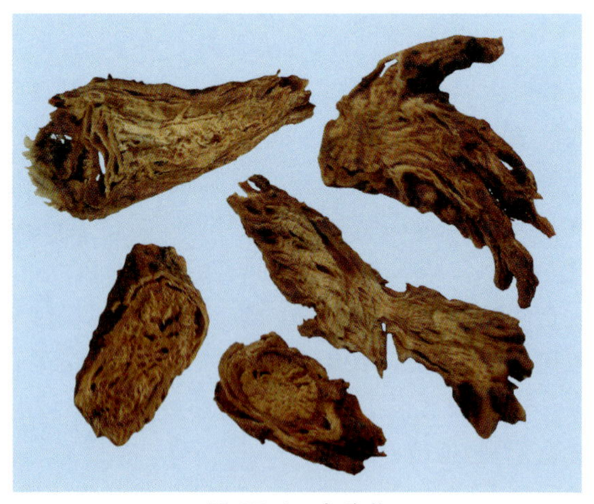

图 37–1　白头翁

【成分】 含三萜类皂苷和内酯等成分。包括白头翁皂苷A、B、C、D，白桦脂酸，白桦脂酸-3-O-α-L-阿拉伯吡喃糖苷，3-氧代白桦脂酸，胡萝卜苷，原白头翁素，白头翁素(anemonin)，白头翁灵，白头翁英和糖蛋白等。

【药理】 ①抗菌：白头翁水煎剂、乙醇提取物在试管内均有明显的抗菌作用，对金黄色葡萄球菌、绿脓杆菌最为敏感；对痢疾杆菌、枯草杆菌、伤寒杆菌等也有较明显的抑制作用[3]。②抗原虫：体外实验白头翁煎剂于1:60、白头翁皂苷于1:500浓度下均能抑制阿米巴的繁殖。煎剂于1:40、皂苷于1:200时能完全抑制阿米巴原虫生长。③抗滴虫：白头翁60%乙醇浸膏或水煎剂于5%浓度下5分钟即可杀死阴道滴虫。④抑制巨噬细胞分泌IL-6：白头翁对细菌脂多糖(Lps)刺激巨噬细胞分泌IL-6有明显抑制作用，且随培养时间的延长而增强，可减轻机体过度炎症反应和全身性损伤，有助于治疗内毒素血症。⑤抗肿瘤：白头翁水提取液(PWE)和醇提取液(PAE)对7721、HeLa、MKN-45细胞株均有较强的抑制作用，2mg/ml左右PWE即可产生非常显著抑制肿瘤细胞的作用。⑥杀精子：白头翁皂苷体外使精子瞬间失活的最低有效浓度为0.73mg/ml。杀精效果比萜烯基苯氧聚乙氧乙醇(TS-88)强，而稍弱于壬基苯氧聚乙氧乙醇(NP-10)。⑦保肝：白头翁可减小利福平和异烟肼对肝脏的毒性，有保肝作用。⑧抗氧化：白头翁有抗氧化能力，其抗H_2O_2活性氧的能力强于VIT.c。⑨其他：白头翁的乙醇提取物有镇静、镇痛和类似洋地黄的强心作用[4]。

【性味、归经与效用】 性寒，味苦。归肝、胃、大肠经。有清热解毒，凉血止痢的功效。用于热毒血痢，阴痒带下，阿米巴痢疾。

【临床应用】 ①直肠癌：白头翁、败酱草、薏苡仁、金银花各12g，半枝莲、白花蛇舌草各30g，红藤15g，炙刺猬皮、苦参、炮穿山甲各9g。水煎服，日服一剂。②膀胱癌：白头翁、苦参、槐花各9g，菊花、白花蛇舌草、薏苡仁各30g。红藤、白槿花各15g，仙鹤草12g。水煎服，日服一剂。③子宫癌：三棱、莪术、黄药子、茜草、白头翁、半枝莲、桂枝、茯苓各20g，黄柏、黄芩、牡丹皮、赤芍、红花、桃仁各15g。水煎服，日服一剂。随症加减：大便带血，里急后重者，去黄芩，加地榆70g，鸦胆子14粒，用药液或红糖水送服，一日4次；尿频，尿痛、尿血者，去桂皮、茜草，加夏枯草、白茅根各20g，甘草25g，10天为1个疗程，停药1~2天可再服。④湿热带下：白头翁、秦皮、黄柏、黄连各12g，苍耳子6g，甘草4g。水煎服，日服一剂。⑤热毒血痢：白头翁、秦皮各9克，黄柏6克，黄连3克。水煎服，日服一剂。⑥阿米巴痢疾：白头翁15~30g。水煎服，日服一剂。7天为1个疗程。病重者另用白头翁30~50g，加水煎成100ml保留灌肠，一日1次。⑦黄水疮：白头翁、秦皮各15g，黄芩、黄柏各12g，连翘18g，荆芥、苍耳子各9g，升麻5g。水煎服，日服一剂。

翻白草 Herba Potentillae

【基源】 为蔷薇科植物翻白草*Potentilla discolor* Bge. 的干燥全草。

【饮片鉴别】 为根、茎、叶混合的段片。根的切片类圆形，切面灰白色或黄白色，皮部薄，木部宽广；周边暗褐色。茎片周边具白色卷绒毛；叶片皱缩，完整叶片展平后呈长椭圆形，具短柄，小叶长1~2.5cm，宽约7mm，叶缘有钝锯齿，上表面暗绿色，下表面灰白色，密被绒毛。气微，味甘微涩[5]（图37-2）。

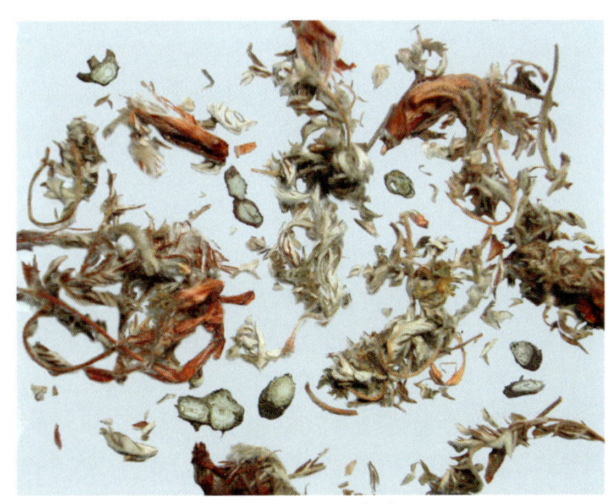

图 37-2 翻白草

【成分】 含鞣质、黄酮、延胡索酸、没食子酸、原儿茶醛、槲皮素、柚皮素、山柰酸和间苯二酸等。

【药理】 ①抗菌：对福氏和志贺痢疾杆菌、变形杆菌有抑制作用。②降血糖：翻白草有显著的降血糖、降血脂作用[7]。

【性味、归经与效用】 性平，味甘、微苦。归肝、胃、大肠经。有清热解毒，凉血止血的功效。用于肺热咳喘，泻痢，疟疾，咯血，吐血，便血，崩漏，痈肿疮毒，瘰疬结核。

【临床应用】 ①痢疾：a.翻白草15g，白头翁30g。水煎服，日服一剂。b.痢疾片（翻白草、黄芩、白头翁），口服，一次4片，一日3次。②白带过多：翻白草根50g，车前草15g。水煎服，日服一剂。③急性乳腺炎：翻白草、犁头尖、半边莲各15g，天胡荽10g。水煎服，日服一剂。药渣研碎敷于患处，一日2次。④赤白痢疾：翻白草6~24g，甘草、赤芍各6g。水煎服，日服一剂。⑤慢性咽炎：翻白草15g，紫花地丁12g。水煎服，日服一剂。⑥糖尿病（Ⅱ型）：翻白草15g，泡茶饮。

委陵菜 Herba Potentillae Chinensis

【基源】 为蔷薇科植物委陵菜*Potentilla chinensis* Ser. 的干燥全草。

【饮片鉴别】 为根、茎、叶、花、果混合的段片。根呈圆柱形，直径0.5~1.5cm，切面皮部薄，暗棕色或棕红色，常与木部分离，木部具紫红色与白色相间的放射状纹理；周边暗棕色或暗紫红色，有不规则的纵裂纹及少数横向的深裂纹。茎灰绿色，切面中空。叶皱缩，展平后完整叶片为单数羽状复叶，小叶片狭长，椭圆形，边缘羽状深裂，15~29对，基生叶有长柄，叶片背面及叶柄均密被灰白色柔毛。聚伞花序，花萼5，阔卵圆形，与副萼互生，花瓣5片，深黄色至棕黄色；瘦果类球形，有毛，聚生于被有绵毛的花托上。气微，味涩、微苦（图37-3）。

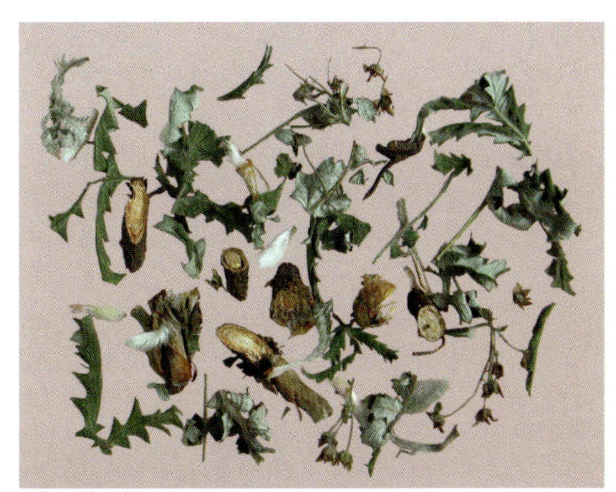

图 37-3 委陵菜

【成分】 含槲皮素、山柰素、抗坏血酸、α-儿茶酚、熊果酸、丝石竹皂苷元、四甲基环已烯单萜苷和鞣质等。

【药理】 ①抗菌：委陵菜对福氏痢疾杆菌、志贺痢疾杆菌等有抑制作用。②抗阿米巴原虫：委陵菜根煎剂每日以3g/kg给感染阿米巴的大鼠灌胃，对体内溶组织阿米巴有一定的抑制作用。但对抗组织阿米巴原虫的作用较白头翁为弱。③保肝：委陵菜提取物给小鼠灌胃，能抑制动物体内的中毒、氧化反应。实验证明，28天后小鼠的多项肝功能指数趋于正常。对中毒性肝炎也有很好的疗效。④其他：煎剂对离体蛙、兔心脏有抑制作用，还可扩张豚鼠离体支气管，兴奋心脏。⑤毒性：委陵菜根流浸膏小鼠灌胃的LD_{50}为60g/kg。

【性味、归经与效用】 性寒，味苦。归大肠、肺、肝经。有凉血止痢，清热解毒的功效。用于赤痢腹痛，久泻不止，痔疮出血，疮痈肿痛。

【临床应用】 ①痢疾：委陵菜20g，十大功劳15g，车前草10g。水煎服，日服一剂。同时用20%委陵菜溶液60毫升，行保留灌肠，每日1~2次。②阿米巴痢疾：委陵菜30g，炒槐花12g。水煎服，日服一剂。③便血：委陵菜20g，小蓟炭12g，侧柏叶炭10g。水煎服，日服一剂。④疮疖痈肿：委陵菜、蒲公英各15g。水煎服，日服一剂。

【按语】 白头翁为常用中药，始载于《神农本草经》上品。有清热解毒，凉血止痢的功效。现代研究证明，其所含的白头翁素有抗菌、抗真菌、抗肿瘤等药理作用。所含的三萜皂苷类成分有抗阿米巴、抗滴虫等活性。

由于古代本草著作对白头翁的记载描述不一致，白头翁商品药材的来源混乱，虽经前人的研究和努力大多已得到纠正，但市场上流通的白头翁商品品种仍比较复杂。据调查，白头翁商品药材来源于白头翁属（Pulsatilla）6种植物的根，除白头翁*Pulsatilla chinensis*的根外，东北和内蒙古还以兴安白头翁*P. dahurica* (Fisch.) Spreng.、朝鲜白头翁*P. cernua* (Thunb.) Bercht. et Opiz.、细叶白头翁*P. turczaninovii* Krylov et serg.、蒙古白头翁*P. ambigua* Turca. ex Pritz.、金县白头翁*P. chinensis* var. kissii S. H. Li et Y. H. Huang的根作白头翁药用，甘肃、宁夏以大火草*Anemone tomentosa* (Maxim.) Pei 的根作“白头翁”用，四川、福建、贵州、广东、湖南以蔷薇科植物委陵菜*Potentilla chinensis* 的根或全草作“白头翁”药用[6]；还有的地区（包括香港）有以蔷薇科植物翻白草*Potentilla discolor* Bge.、菊科植物祁州漏芦*Rhaponticum uniflorum* (L.) DC.、毛大丁草*Gerbera piloselloides* (L.) Cass.、石竹科植物白鼓丁*Polycarpoea corymbosa* (L.) Lam. 的全草或带根全草作白头翁药用[7]，这种因原植物残留叶柄基具“白头”的性状所导致的异物同名，使白头翁商品在流通使用中较混乱，必须引起充分的注意并加以纠正。

本文述及的白头翁混淆品翻白草、委陵菜药用全草，与白头翁药用根显然不同，容易鉴别；其所含的化学成分、药理作用与功效均与白头翁有别，应各以其名正确应用，不可混用或代用。

刘邦强等报道[8]，河北、北京地区所用的翻白草均为委陵菜，所用治疗糖尿病的药品本应用翻白草，但因处方用名不规范和药品识别能力较低，所用药品均为委陵菜，以至于产生过敏反应。这种以假代真、混淆用药的情况，轻则贻误病情，重则导致不良反应，甚至危及生命健康。须加强药品真伪鉴别技能的学习和医师处方用名规范的要求，杜绝同名异物及混淆品种的使用。

（周素娟 姜彩娥 孔增科）

参考文献

[1]国家药典委员会.中华人民共和国药典(2005年版一部).北京：化学工业出版社，2005.68
[2]吴玛琍，孔增科.中药饮片鉴别(上册).天津：天津科学技术出版社，1993.189
[3]孔增科，等.常用中药药理与临床应用.赤峰：内蒙古科学技术出版社，2005.122
[4]舒莹，等.药学实践杂志，2000，18(6)：388
[5]莫少红.中药材，2001，24(5)：387
[6]徐国钧，等.常用中药材品种整理和质量研究.(南方协作组·第四册).福建：福建科学技术出版社，2001.67
[7]王胜勇，等.药学通报，2004，39(10)：797
[8]刘邦强，等.时珍国医国药，2005，16(2)：130

38 白芍、赤芍及草芍药

白芍 Radix Paeoniae Alba

【基源】 为毛茛科植物芍药*Paeonia lactiflora* Pall.的干燥根。

【饮片鉴别】 ①白芍：呈圆形或椭圆形片，直径1~2.5cm，厚0.5~1.5mm。切面较平坦，中间类白色，有明显的环纹和放射状纹理，角质样；周边粉白色或棕红色，有皱纹。质坚脆。气微，味微苦酸(图38-1)。②炒白芍：

形如白芍片,表面微黄色,偶见有黄斑(图38-2)。③酒白芍:形如白芍片,色微黄,微有酒气[1](图38-3)。

【成分】 含苯甲酸、牡丹酚、芍药苷、羟基芍药苷、芍药内酯苷、苯甲酰芍药苷、芍药苷元酮、芍药新苷、芍药内酯(芍药内酯A、B、C)、胡萝卜甾醇苷、三萜类化合物、脂肪油、树脂、黏液质、蛋白质、鞣质 β-谷甾醇。

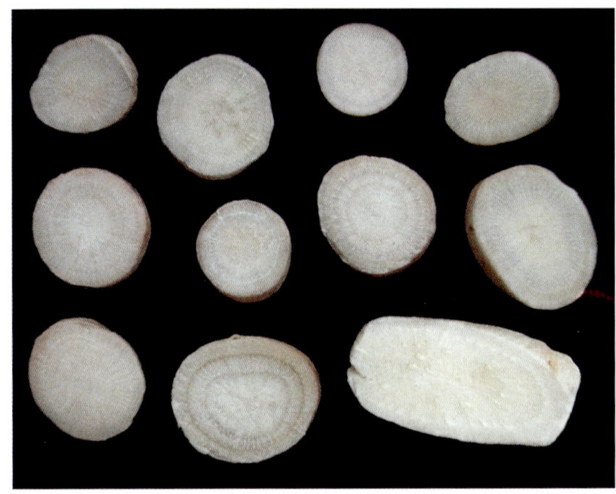
图 38-1 白芍

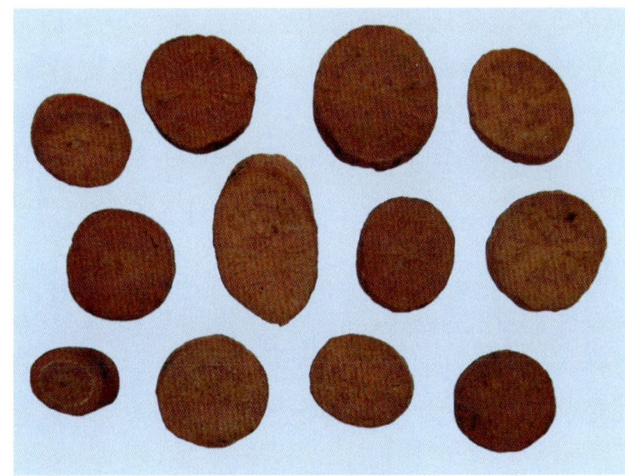
图 38-2 炒白芍

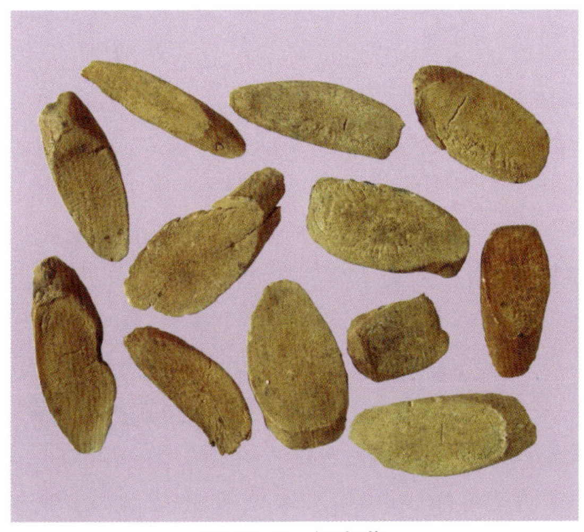
图 38-3 酒白芍

【药理】 ①解痉:芍药、芍药苷对平滑肌有解痉作用,能抑制豚鼠离体小肠的自发性收缩,使其张力降低,能对抗氯化钡引起的豚鼠和兔离体小肠收缩。②镇痛:白芍总苷5~40mg/kg,肌肉或腹腔注射,剂量依赖性地抑制小鼠扭体、嘶叫等热板反应,50~125mg/kg腹腔注射可抑制大鼠热板反应。可分别加强吗啡、可乐定抑制小鼠扭体反应的作用。③抗炎:白芍总苷(TGP)对大鼠蛋清急性炎症水肿有明显抑制作用,对大鼠亚急性炎症模型棉球肉芽肿有抑制增生作用。10、50、150mg/kg对免疫性模型大鼠佐剂性关节炎有显著防治作用,使大鼠腹腔巨噬细胞产生的过多的过氧化氢和白细胞介素-1水平下降,可使大鼠佐剂性关节炎所致低下的胸腺分裂素反应及脾淋巴细胞产生白细胞介素-2能力恢复正常。白芍与川乌配伍后对大鼠继发性佐剂性关节炎的疗效明显提高。TGP对空肠弯曲菌CJ-S131诱导的小鼠SLE样改变有显著保护作用,能拮抗血清IgG型自身抗体水平的升高,抑制ConA及LPS诱导的淋巴细胞增殖反应,对小鼠IgA肾炎有一定治疗作用。④抗心肌缺血:白芍总苷20mg/kg、60mg/kg,腹腔注射能明显延长小鼠常压缺氧存活时间,静脉注射能明显改善神经垂体素所致兔心肌缺血和夹闭小鼠气管所致心电消失时间。TGP20mg/kg灌服,能显著降低小鼠整体耗氧量和心肌耗氧量。⑤抗血小板聚集:TGP(100~400mg/kg)与阿司匹林(30mg/kg)对二磷酸腺苷ADP诱导的血小板聚集有明显的抑制作用[2]。⑥抗菌、抗病毒:白芍煎剂对表皮葡萄球菌有抑制作用;TGP有直接抗病毒作用,TGP250mg/L能使水泡性口炎病毒效价下降2.22个对数值[5]。⑦调节胃肠功能:TGP能延长结肠收缩时间,增强结肠收缩幅度,显著增强结肠平滑肌中P物质(SP)的反应。⑧抗神经细胞损伤:TGP可增加神经细胞存活数量,降低死亡率,明显对抗KA所致的兴奋性神经损伤。⑨保肝:200mg/kgTGP与153.4g/kg当归提取物(EAS)合用,给小鼠灌服7天,可对抗D-半乳糖胺(D-GL)和四氯化碳所致血清中谷丙转氨酶(ALT)、谷草转氨酶(AST)、碱性磷酸酶(ALP)升高及还原型谷胱甘肽(GSH)降低,减轻D-GL所致肝脏病变程度,对实验性肝炎有明显的保护作用。

【性味、归经与效用】 性微寒,味苦、酸。归肝、脾经。有平肝止痛,养血调经,敛阴止汗的功效,用于头痛眩晕,胁痛,腹痛,四肢挛痛,血虚萎黄,月经不调,自汗,盗汗。

【临床应用】 ①泻痢腹痛:白芍20g,甘草、茯苓、黄芩、黄连各10g。水煎服,日服一剂。②慢性萎缩性胃炎:白芍、百合各10~30g、丹参各10~30g,香附、蒲公英各10~30g，乌药、陈皮、香橼、佛手、延胡索各10g，砂仁6g，炒麦芽15g，炙甘草3g。水煎服，日服一剂。③胃溃疡：白芍、鸡内金各30g，甘草、海螵蛸、酒川芎各10g，延胡索2g。共研细粉，过80~100目筛。口服，一次5g，一日3次[3]。④急性肠梗阻：白芍40~60g，炙甘草、厚朴各10g，枳实、槟榔、莱菔子各8g。水煎服，日服一剂。⑤高泌乳素血症型男性不育症：白芍20g，炙甘草、当归各10g，黄芪、枸杞子、淫羊藿各15g，麦芽30g。水煎服，日服一剂。⑥阳痿：白芍30g，赤芍、甘草各20g，柴胡10g，淫羊藿15g，蜈蚣1条(焙干，研末冲服)。水煎服，日服一剂。⑦痛经：a.气滞血瘀型：炒白芍60g，炙甘草30g。水煎服，日服一剂。b.寒凝血滞型：炒白芍90g，肉桂10g，炙甘草30g。水煎服，日服一剂。⑧腓肠肌痉挛：白芍24g，炙甘草12g，生龙骨30g。水煎服，日服一剂。⑨肌强直综合征：白芍40g，木瓜、牛膝各25g，甘草、僵蚕各12g。水煎服，日服一剂。⑩骨质增生：白芍30~60g，鸡血藤、威灵仙各15g，木瓜、甘草各12g。水煎服，日服一剂。

赤芍 Radix Paeoniae Rubra

【基源】 为毛茛科植物芍药*Paeonia Lactiflora* Pall.或川赤芍Paeonia veitchii Lynch的干燥根。

【饮片鉴别】 为类圆形片，直径0.5~3cm，厚3~5mm。切面粉白色或粉红色，皮部窄，木部放射状纹理明显，有的有裂隙；周边棕褐色，稍粗糙。质硬而脆。气微香，味微苦、酸涩(图38-4，图38-5)。

【成分】 含芍药苷、芍药内酯苷、芍药吉酮、没食子鞣质、挥发油、多糖、淀粉及蛋白质等。

【药理】 ①抗血栓形成和抗动脉粥样硬化：大鼠灌服赤芍水煎剂(相当于生药15~20g)，能明显抑制体外血栓形成和血小板聚集。对ADP、胶原、花生四烯酸、

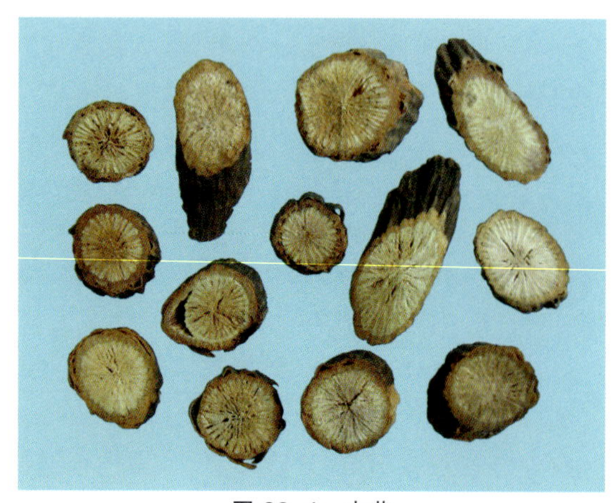

图 38-4 赤芍

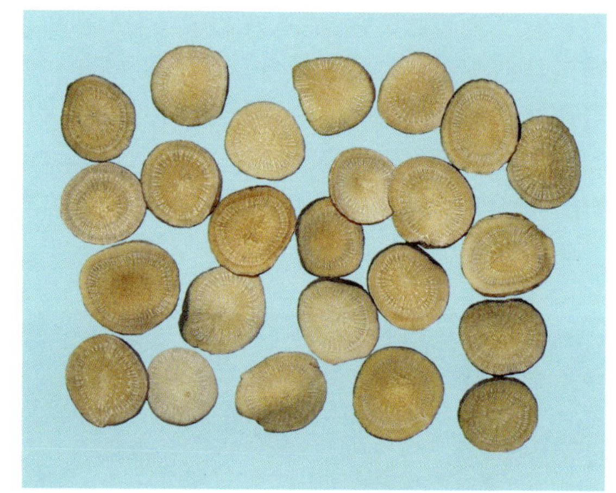

图 38-5 川赤芍

蛇毒等诱导的血小板聚集均有显著抑制作用，即能显著升高血小板的cAMP水平，又能抑制红细胞膜ATP酶，从而调节血液凝固及纤维蛋白溶解系统。②增加冠状动脉血流量：赤芍注射液能扩张冠状血管，增加犬、大鼠、小鼠、豚鼠的冠脉血流量，改善神经垂体素诱发的心肌缺血及电刺激引起的心脏纤颤。肌注本品注射液1.0g/kg对实验性肺动脉高压兔和急性实验性门静脉高压犬有扩张血管、降低肺动脉压及门静脉高压，改善血运功能的作用。③抗菌、抗炎：赤芍水煎剂对葡萄球菌、溶血性链球菌、肺炎双球菌及痢疾、伤寒、副伤寒、大肠、变形等杆菌均有一定抑制作用。赤芍总苷能抑制角叉菜胶、右旋糖酐和甲醛性大鼠肿胀性关节炎。④抗脑缺血：赤芍总苷25、75、250mg/kg，灌服给药，对双侧颈总动脉不完全结扎法脑缺血小鼠的学习记忆障碍有显著改善(跳台法，$P<0.01$)作用；能显著减少脑组织脂质过氧化物丙二醛和NO含量($P<0.01$)，增加脑内SOD和降低乳酸脱氢酶(LDH)活性。⑤镇静：小鼠注射芍药苷1g/kg，能延长环己巴比妥引起的睡眠时间。⑥降血糖：芍药苷能显著降低链脲酶素处理大鼠的血糖水平，给药后25分钟出现最大效应[4]。⑦抗惊厥：给鼷鼠腹腔注射10%赤芍浸膏1g/kg，能对抗小剂量士的宁引起的惊厥；给小鼠腹腔注射芍药苷2g/kg，可拮抗戊四唑引起的惊厥。⑧解痉：给大鼠静脉注射芍药苷200~400g/kg，可对抗毛果芸香碱引起的在体胃的紧张性收缩，对垂体后叶催产素引起的大鼠在体子宫活动亢进有抑制作用。⑨抗肿瘤：腹腔注射赤芍正丁醇提取物1~2g/kg，对小鼠S_{180}实体瘤的抑制率为31%~49%，与对照组比较，差异显著。⑩保肝：赤芍注射液3.75g/kg静脉注射，对D-半乳糖胺所致大鼠肝损伤有明显保护作用，使动物存活率增加；还可减轻肝细胞Fas/Fasl的表达，抵抗内毒素诱发的肝细胞凋亡[5]。⑪毒

性：芍药苷小鼠静脉注射的LD_{50}为3 530mg/kg；腹腔注射的LD_{50}为9 530mg/kg。

【性味、归经与效用】 性微寒，味苦。归肝经。有清热凉血，散瘀止痛的功效。用于温毒发斑，吐血衄血，目赤肿痛，肝郁胁痛，经闭痛经，癥瘕腹痛，跌扑损伤，痈肿疮疡。

【临床应用】 ①冠心病：赤芍20g，三七、红花各10g，佛手、当归、桃仁、泽泻各6g，甘草3g。水煎服，日服一剂。②血小板减少性紫癜：赤芍12g，地黄30g，牡丹皮10g，水牛角粉6g（冲服）。随症加减：热盛者加羚羊角6~10g；出血多者加三七粉10g；后期出血减少，舌红少苔，脉细数无力等阴虚内热症状时，酌加龟甲、阿胶、墨旱莲、女贞子、麦冬。水煎服，日服一剂。③血瘀经闭、痛经：桃仁、红花、当归、赤芍、熟地黄各10g，川芎6g。水煎服，日服一剂。④急性炎症（乳腺炎、淋巴结炎、蜂窝组织炎）：赤芍30g，大黄、金银花、蒲公英、丹参各15g，黄芪、川芎各10g，生甘草6g。水煎服，日服一剂。⑤慢性附件炎：妇炎康丸（赤芍、当归、土茯苓、三棱、川楝子、莪术、延胡索、芡实、苦参、黄柏、丹参、香附、山药），口服，一次5g，一日2次。

草芍药 Radix Paeoniae Obovatae

【基源】 为毛茛科植物草芍药*Paeonia obovata* Maxim.的干燥根。

【饮片鉴别】 为类圆形或长圆形厚片，直径0.6~1.5cm。切面皮部类白色至淡红色，木部色较深，有放射状纹理；周边棕褐色或棕红色，有细密纵皱纹。质柔韧。气微，味微甜、涩（图38-6）。

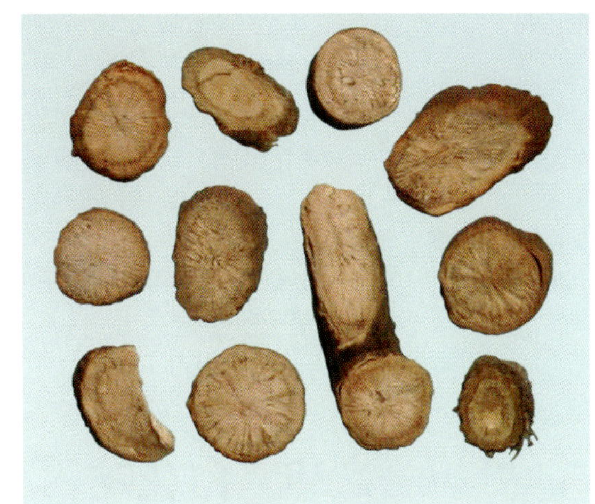

图 38-6 草芍药

【成分】 含芍药苷，氧化芍药苷，牡丹酚原苷，挥发油，苯甲酸，脂肪油，鞣质，糖类，蛋白质等。

【药理】 ①减慢心率：草芍药煎剂对离体蟾蜍心脏和家兔在位心脏，小剂量（1:0.5、0.05ml）轻度抑制，使心率减慢，搏出量减少；大剂量（1:0.5、0.15ml）明显抑制，并有传导阻滞。②扩张血管：草芍药浸膏片可扩张肺源性心脏病的肺血管，降低肺动脉压和肺血管阻力，增加心输出量，改善右心功能和血液流变性。③升高血糖：草芍药煎剂灌胃，可使家兔血糖暂时升高。

【按语】 白芍为常用中药，以"芍药"之名始载于《神农本草经》中品，至陶弘景《本草经集注》始分为赤、白2种。现代研究证实芍药属（paconiae）植物的根均含芍药苷、苯甲酸芍药苷、羟基芍药苷、芍药内酯苷、丹皮酚原苷和没食子酸，儿茶精，β-谷甾醇，β-谷甾醇-a-D葡萄糖苷等成分。有抗血栓、改善血液循环、抗菌、抗炎、抗血小板聚集、抗动脉硬化、抗肿瘤、降血糖、保肝的广泛的药理活性[6,7]。临床用于冠心病、紫癜、月经不调和肠梗阻、高血压等病症效果理想。

白芍、赤芍的基源均为毛茛科植物芍药*Paeonia lactiflora* Pall. 的干燥根。区别是芍药的栽培品的根经水煮、去皮后再煮晒干者为白芍，芍药和川赤芍的野生品的根直接晒干者为赤芍。白芍、赤芍虽源于同一植物的同一部位，但因加工方法不同，性味、功能和效用也有区别，白芍性微寒，味苦、酸，归肝、脾经。具平肝止痛，养血调经，敛阴止汗的功效；赤芍性寒，味苦。归肝经。有清热凉血，散瘀止痛的功效。二者功能上有同有异，赤芍偏于散邪行血，白芍偏于敛阴益营，补血，泻肝。临床应用要注意区别，辨证施药。

商品赤芍品种复杂，除国家药品标准收载的芍药、川赤芍外，草芍药（Radix Paeoniae Obovatae）曾收载于《中华人民共和国药典》1977年版，因含芍药苷多低于药品标准规定，1985年版及以后历版《中华人民共和国药典》均未收载；据谢宗万研究员调查[8]，美丽芍药*Paeonia mairei* Levl. 的根在云南镇雄，窄叶芍药*P. anomala* L. 及其变种块根芍药*P. anomala* L. var. intermedia (C. A. Meyer) O. Fedtsch. et B. Fedtsch[9]的根在甘肃及新疆部分地区，黄牡丹*P. delavayi* Franch. var. *lutea* Finet et Gagnep. 的根在云南作赤芍药用，这是不对的。因其与赤芍基源有别，性状、功效有异，应注意鉴别，各以其名正确药用。

（马金娥 傅彩文 李芹格 孔增科）

参考文献

[1]吴玛琍,孔增科.中药饮片鉴别(上册).天津:天津科学技术出版社,1993.179

[2]杨耀芳,等.安徽中医学院学报,1993,12(1):51

[3]孔增科,等.常用中药药理与临床应用.赤峰:内蒙古科学技术出版社,2005.436

[4]翁小岗,等.中国实验方剂学杂志,2003,9(1):58

[5]瞿左发.时珍国医国药,2003,14(5):5

[6]阮金兰,等.中国药理学通报,2003,19(9):965

[7]方前波.现代中药研究与实践,2004,18(3):28

[8]黎俐.青海医药杂志,2000,30(8):50

[9]新疆维吾尔自治区卫生局.新疆中草药.乌鲁木齐:新疆人民出版社,1975.178

39 白花蛇舌草、水线草及纤花耳草

白花蛇舌草 Herba Hedyotidis

【基源】 为茜草科植物白花蛇舌草*Hedyotis diffusa* Willd. 的干燥全草。

【饮片鉴别】 为全草切制的段。全体呈灰绿色至灰褐色。根纤细。茎呈圆柱形或略扁,细弱,直径1~2mm,切面中央有白色髓部;周边具纵棱。叶多破碎、皱缩,完整叶片展平呈线形或线状披针形,长1~3cm,宽1~4mm。花白色,腋生,直径2~3mm。蒴果扁球形,两侧各有一条纵沟,果柄长约5~8mm。气微,味淡[1](图39-1)。

【成分】 含蒽醌类:2-甲基-3-羟基蒽醌、2-甲基-3-甲氧基蒽醌、2-甲基-3-羟基-4-甲氧基蒽醌、2,3-二甲氧基-6-甲基蒽醌;环烯密苷萜类:熊果酸、齐墩果酸;甾醇类:β-谷甾醇、豆甾醇和β-谷甾醇-β-D-葡萄糖苷及三十一烷,香豆酸,多糖[2],Fe、Mn、Mg、Al、Si、Ca、Ti等元素[3]。

【药理】 ①抗肿瘤:白花蛇舌草煎剂体外对急性淋巴细胞型、粒细胞型、单核细胞型及慢性粒细胞型的肿瘤细胞有较强的抑制作用;提取物白花蛇舌草素体外对腹水型肝癌细胞、人肺癌细胞、肉瘤与艾氏腹水癌细胞有抑制作用。②增强免疫功能:白花蛇舌草能明显促进刀豆蛋白和脂多糖对小鼠脾细胞的增殖反应;药物本身对脾细胞具有丝裂原作用,能增加小鼠脾细胞对羊红细胞的特异抗体分泌细胞数,增强异型小鼠脾细胞诱导的迟发性超敏反应及细胞毒性T淋巴细胞的杀伤功能,具有增强机体免疫功能的作用。③抗菌:白花蛇舌草中所含的齐墩果酸等对金黄色葡萄球菌、福氏痢疾杆菌、伤寒杆菌、绿脓杆菌有抑制其生长的作用。④保肝、利胆:白花蛇舌草能显著抑制四氯化碳引起的谷丙转氨酶升高,加速肝组织损伤的恢复,并能使动物胆汁量显著增加,有保肝利胆的作用。⑤抗氧化:白花蛇舌草可明显提高消炎痛所致胃溃疡大鼠血清和胃组织SOD活力,降低MDA含量,提示其作用机制可能与抗氧化作用有关[4]。⑥毒性:小鼠灌胃的LD_{50}为(97.38±12.62)g/kg。

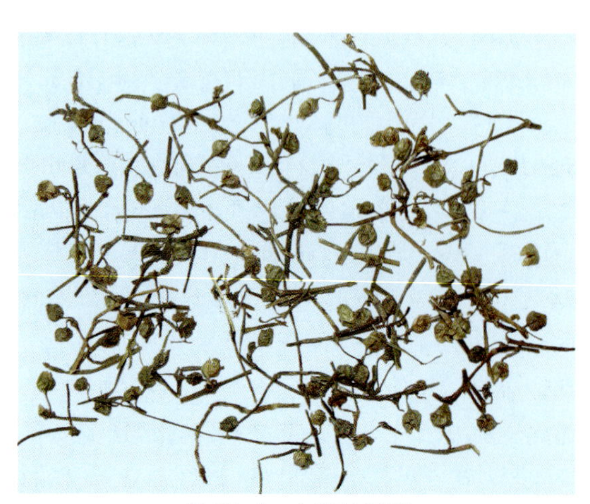

图 39-1 白花蛇舌草

【性味、归经与效用】 性寒,味苦、甘。归心、肺、肝、大肠经。有清热解毒,利湿的功效。用于肺热喘嗽,咽喉肿痛,疖肿疮疡,肠痈,毒蛇咬伤,热淋涩痛,水肿,湿热黄疸,痢疾,肠炎,癌肿。

【临床应用】 ①急性黄疸型肝炎:a.白花蛇舌草50g,丹参30g,板蓝根20g。水煎服,日服一剂。b.白花蛇舌草、夏枯草各20g,甘草10g。水煎服,日服一剂。②病毒性肝炎:a.白花蛇舌草、白芍各15g,丹参20g,五指毛桃根、白背叶根各30g。水煎服,日服一剂。b.白花蛇舌草30g,金钱草20g,益母草10g。水煎服,日服一剂[5]。③胃癌:白花蛇舌草、白茅根各75g,薏薏仁30g,红糖90g。水煎服,日服一剂[6]。④胃炎:a.浅表性胃炎:白花蛇舌草50g,延胡索10g。水煎服,日服一剂,饭前分3次服。b.萎缩性胃炎:白花蛇舌草30g,北沙参、麦冬、当归、川楝子、生地黄、半枝莲、石斛各10g。水煎服，日服一剂。⑤阑尾炎：白花蛇舌草30g，海金沙草、野菊花各15g。水煎服，日服一剂。⑥痤疮：白花蛇舌草20g，麦冬、地黄、玄参各12g。水煎服，日服一剂；药渣煎水，温洗患处，一日3~4次。⑦外阴湿疹：白花蛇舌草、苍术、土茯苓各30g，艾叶（后下）20g。水煎取液，坐欲熏洗外阴15分钟，每天一次，15天为1个疗程。⑧急性肾炎：白花蛇舌草、鱼腥草各20g，车前草15g，益母草10g。水煎服，日服一剂。⑨甲状腺结节：白花蛇舌草、白茅根各30g，赤芍15g，桔梗6g，红糖10g，随症加减。水煎服，日服一剂。

水线草（伞房花耳草）Herba Hedyotidis Carymbosae

【基源】 为茜草科植物水线草*Hedyotis corymbosa* (L.) Lam. 的干燥全草。

【饮片鉴别】 为全草切制的段。外观性状与白花蛇舌草很相似，区别点在于茎呈四棱形，直径2~3mm。花（果）序2~5朵作伞房状排列，腋生，花梗纤细，长0.5~1cm。蒴果近球形，较小，直径约1.6mm。质柔而脆。气微，味微苦（图39-2）。

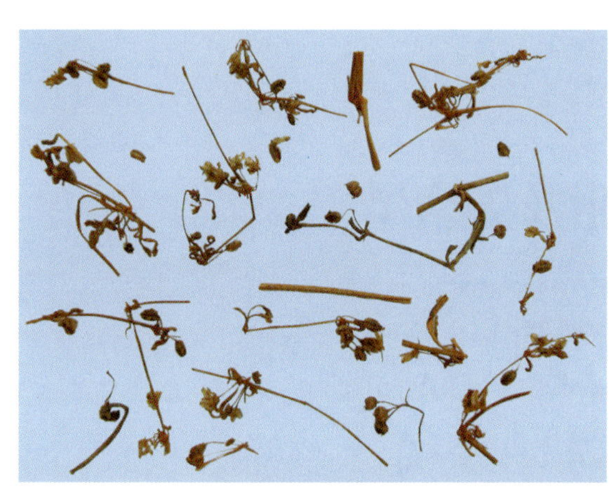

图 39-2 水线草

【成分】 含车前草苷，鸡矢藤次苷，β-谷甾醇和天门冬氨酸等10多种氨基酸[7]。还含伞花耳草素、油酸、熊果酸、齐墩果酸、棕榈酸、亚麻酸、硬脂酸、β-谷甾醇、内酯、黄酮、酚性成分[15]。

【药理】 ①提高中性粒细胞吞噬能力：小鼠灌胃30g/kg能促进吞噬细胞百分率及吞噬指数，有提高中性粒细胞吞噬能力的作用。②毒性：小鼠灌胃的LD_{50}为(97.38±1.05)g/kg。

纤花耳草 Herba Hedyotidis Tenelliflorae

【基源】 为茜草科植物纤花耳草*Hedyotidis tenelliflora* Bl. 的干燥全草。

【饮片鉴别】 为根、茎、叶、花、果实混合的段片。绿色至绿褐色。茎锐四棱形。叶对生，条形及条状披针形，长2~4cm，宽3~5mm，先端渐尖。革质。花2~5朵，呈伞房状排列生于叶腋。蒴果卵形，长约2.5mm，先端开裂，具宿萼。气微，味淡（图39-3）。

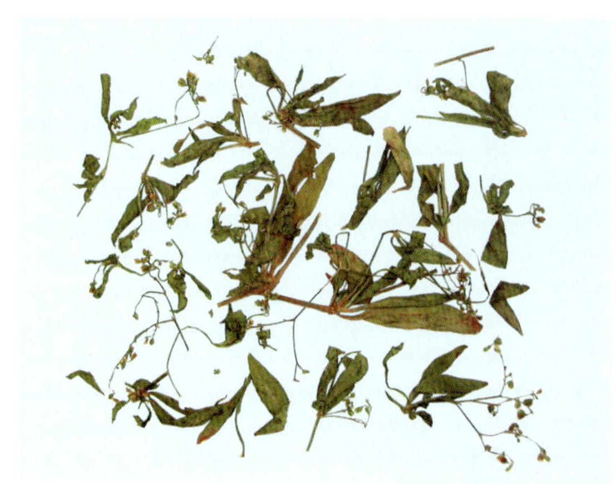

图 39-3 纤花耳草

【成分】 含β-谷甾醇，齐墩果酸，多糖及Ca、Mg、Mn、Fe、Na、Zn等元素。

【药理】 ①抗炎：50%的纤花耳草醇提物10g/kg给小鼠灌胃，对二甲苯所致小鼠耳郭肿胀，角叉菜酸所致足肿胀有明显抑制作用。②抗过敏：纤花耳草10g/kg能明显促进小鼠迟发型超敏反应。③毒性：小鼠灌胃的LD_{50}为(112.46±12.10)g(生药)/kg。

【性味、归经与效用】 性寒，味微苦、平。有清热解毒，活血止痛的功效。用于肺热咳嗽，慢性肝炎，肿胀，阑尾炎，痢疾，风火牙痛，小儿疝气，跌打损伤。

【临床应用】 ①肺热咳嗽：纤花耳草30g，浙贝母10g。水煎服，日服一剂。②肝硬化腹水：纤花耳草50g，琥珀1.5g，共研细粉。口服，1次6g，每天1次，水炖，调冰糖服。③指头炎：纤花耳草、鲜球子草、鲜蛇含草、鲜乌蔹莓各等量。加烧酒、雄黄各适量，捣烂，外敷患处[8]。

【按语】 白花蛇舌草为常用中药，其名最早见于《潮州志·药物志》，始载于《广西中药志》，是近代开发的新药之一。其叶细条形，状如蛇舌，故名。该药早期为我国南方民间治疗阑尾炎的草药，继而发现有治疗恶性肿瘤的功效，还可用于肝炎，胃炎，支气管炎；外用治疗疮疖痈肿，毒蛇咬伤等。现代研究有抗肿瘤，抗菌，抗氧化，保肝，利胆和增强机体免疫功能等药理活性。据吴琼综述[9]，该药常用于内科、妇科、外科、皮肤科、肿瘤科的胃炎、肝炎、急、慢性肾炎、慢性盆腔炎、乳腺增生症、淋病、腮腺炎和消化系统、血液系统、淋巴系统、呼吸系统等30多种疾病的治疗，临床应用广泛。

《中华人民共和国药典》1995年版附录收载白花蛇舌草(Herba Hedyotidis)。因该药临床需求量大，应用历史较短，商品货源供大于求以及文献对其基源记述不一[10,11]和药品性状较难辨识等原因，同属植物水线草(Herba Hedyotidis Carymbasae)、纤花耳草(Herba Hedyotidis Tenelliflorae)等在华南、云南一些地区代或混作白花蛇舌草药用[11,12]，这是错误的，必须予以纠正。

由饮片性状上鉴别，白花蛇舌草茎呈圆柱形或略扁，花(果)单生或双生于叶腋，花梗长5~8mm，蒴果扁球形，直径2~3mm，两侧各有一条纵沟。水线草茎呈四棱形，花(果)2~5朵集成腋生伞房花序，总花梗纤细呈丝状，长5~15mm，蒴果球形。纤花耳草全株绿色至绿褐色，叶薄革质，花2~3(~5)朵生于叶腋，呈伞房状排列；蒴果卵圆形。只要掌握以上鉴别要点，就很容易辨别白花蛇舌草及其混淆品水线草、纤花耳草。

除上述以外，同属植物松叶耳草*Hedyotis pinifolia* Wall、丹草*H. herbacea* L.、双花耳草*H. bifora* (L.) Lam. 及方茎耳草*H. tetrangularia* Korth. 在广东、广西也混称白花蛇舌草[13]，在产地民间习用或混杂于白花蛇舌草之中，需注意鉴别，区别药用。

(章新建　孔增科　胡双丰)

参考文献

[1]孔增科，陈静歧.中药调剂手册.天津：天津科学技术出版社，1994.200

[2]逯萍，等.北京工业大学学报，2000，26(3)：68

[3]方晓立，等.中药材，1996，19(3)：152

[4]王桂英，等.河北中医，2001，23(1)：70

[5]张伟平，等.哈尔滨医药，2000，20(2)：72

[6]钟丽敏，等.中医药信息，2001，18(4)：15

[7]吴丽珠，等.河南科学，1999，17(专辑)：1

[8]国家中医药管理局《中华本草》编委会.中华本草.上海：上海科学技术出版社，1999.6·5786

[9]吴琼.中药材，2000，23(10)：654

[10]丘志春.湖南中医杂志，2001，17(5)：53

[11]郑汉光.基层中药杂志，2001，15(6)：32

[12]徐国均，徐珞珊，等.常用中药材品种整理和质量研究.(南方协作组·第4册).福州：福建科学技术出版社，2001.659

[13]杨兆起，等.中药鉴别手册(第三册).北京：科学出版社，1997.98

40　白附子、关白附及天南星

白附子 Rhizoma Typhonii

【基源】 为天南星科植物独角莲*Typhonium giganteum* Engl. 的干燥块茎。

【饮片鉴别】 ①生白附子：呈椭圆形或卵圆形，长2~5cm，直径1~3cm。表面白色至黄白色，略粗糙，有环纹及须根痕，顶端有茎痕或芽痕。质坚硬，断面白色，粉性。气微，味淡，麻辣刺舌[1](图40-1)。②制白附子：为类圆形或椭圆形厚片。切面黄色或黄白色；周边淡棕色。角质。味淡，微有麻舌感(图40-2)。

【成分】 含琥珀酸、棕榈酸、油酸、亚油酸，亚麻脂，棕榈酸甘油酯，胆碱，尿嘧啶，缬氨酸、酪氨酸、谷氨酸、亮氨酸，β-谷甾醇，dl-肌醇，天师酸，桂皮酸，β-谷甾醇-3-O-葡萄糖苷和糖蛋白凝集素等[2]。

【药理】 ①镇静：生白附子、制白附子水提液腹腔注射20~40g/kg，可使戊巴比妥钠阈下催眠剂量的小鼠入睡率增加，且与剂量呈正相关。②镇痛：生白附子、制白附子水浸剂30g/kg皮下注射，能明显减少小鼠醋酸所致扭体反应次数。③抗炎：白附子煎剂灌胃，对

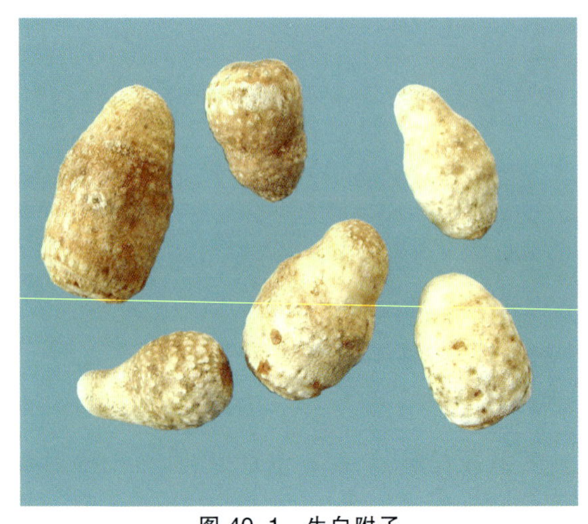

图 40-1　生白附子

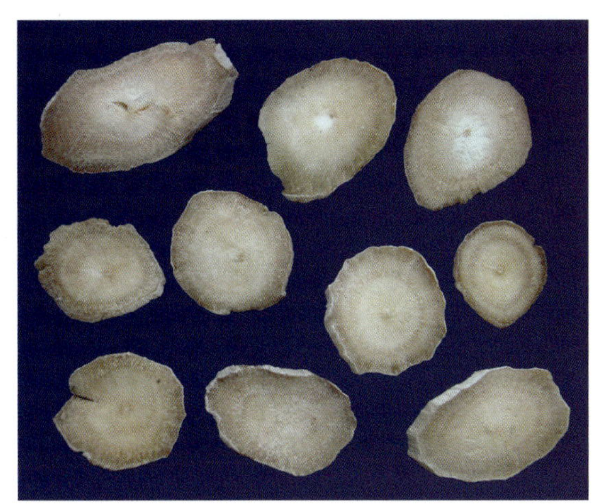
图 40-2 制白附子

大鼠蛋清性、酵母性及甲醛性关节肿和棉球肉芽组织增生，有明显或不同程度的抑制作用。④抗菌：白附子注射液对结核杆菌($H_{37}RV$)有一定的抑制作用。⑤催吐：白附子水混悬液给家鸽灌胃6g/kg，其呕吐发生率为50%。⑥祛痰：给小鼠腹腔注射白附子提取物40g/kg，60g/kg，对小鼠酚红法有显著祛痰作用。⑦抗破伤风：肌肉或腹腔注射白附子水提液、醇提液0.2ml，连续5天，均能对抗破伤风毒素，使动物存活率显著增加。⑧毒性：小鼠静注的LD_{50}生白附子为(32.58±2.65)g/kg，制白附子为(29.57±2.7)g/kg；白附子醇提物小鼠腹腔注射的LD_{50}为(60.3±4.3)g/kg。

【性味、归经与效用】 性温，味辛；有毒。归胃、胆经。有祛风痰，定惊搐，解毒散结止痛的功效。用于中风痰壅，口眼㖞斜，语言涩謇，痰厥头痛，偏正头痛，喉痹咽痛，破伤风；外治瘰疬痰核，毒蛇咬伤。

【临床应用】 ①口眼㖞斜：制白附子12g，僵蚕、全蝎各9g，共研细粉。口服，一次3g，一日3次，黄酒送服。②三叉神经痛：制白附子、白芷、猪牙皂各30g，共研细粉。口服，一次3g，一日2次。③腰腿关节痛：制白附子45g，鸡血藤、五加皮各12g，牛膝、独活各9g。水煎服，日服一剂[3]。④毒蛇咬伤：白附子、杜衡各15g，防己、青木香、八角莲、万年青各30g，置白酒1 500g中浸泡7天。口服，一次15g，一日4~6次。对银环蛇咬伤，出现神志不清者尤其有效。⑤疔毒疮疖：独角莲膏(独角莲、章丹)。外用，加热软化，贴于患处。

关白附 Radix Aconiti Coreani

【基源】 为毛茛科植物黄花乌头 *Aconitum coreanum* (Levl.) Rapaics的干燥块根。

【饮片鉴别】 ①生关白附：子根呈椭圆形或圆锥形。表面黄棕色或暗棕色，有皱纹和侧根痕；切面类白色，富粉性。质较硬，不易折断。气微，味辛辣麻舌。母根呈长圆锥形。表面棕褐色或黄棕色，具有纵皱纹和横向突起的根痕。体较轻，质松，断面有裂隙，略具粉性。气微，味辛辣麻舌(图40-3)。②制关白附：为不规则形薄片，直径0.3~1.2cm。切面灰褐色，有裂隙，具不规则的环纹；周边棕褐色或黄棕色。质硬或质松。气微，味微苦、辛、涩，微有麻舌感(图40-4)。

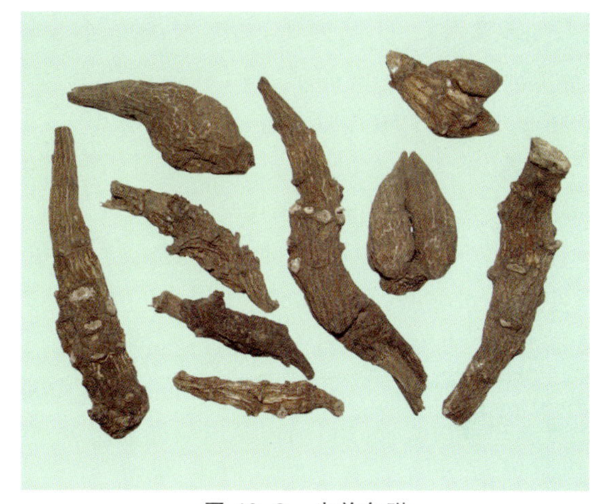
图 40-3 生关白附

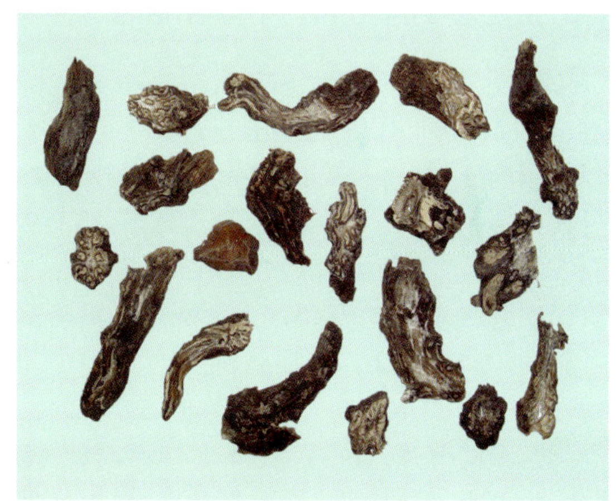
图 40-4 制关白附

【成分】 含次乌头碱、关附甲素、己素、辛素、壬素、乙素、辰素等生物碱和胡萝卜苷，*β*-谷甾醇，亚油酸、棕榈酸、阿魏酸等。

【药理】 ①抗心律失常：关附甲素对$CaCl_2$、哇巴因诱发的心律失常和乌头碱型、缺血型心律失常有预防和治疗作用。②抗血小板聚集：关白附中反式对羟基桂皮醛、阿魏酸、苯基-2-丙烯酸、关附壬素、关附辛素等均有抑制血小板聚集的作用，其抑制率分别为66.7%，66.1%，65.1%，62.1%，44.2%。③抗炎：生关白附或其水煎液4.5g/kg灌胃，对大鼠蛋清性、酵母性足趾肿胀有明显的抑制作用。④抗缺氧：关附甲素140mg/kg腹腔注射，可提高小鼠耐缺氧能力，延长小鼠存活时间。⑤毒性：小鼠口服关白附生物碱提取物的LD_{50}为185g(生药)/kg。

【性味、归经与效用】 性温，味辛、甘；有毒。归肝、胃、肺经。有祛风，化痰，燥湿的功效。用于中风痰壅，口眼㖞斜，偏正头风，风痰眩晕，痰厥头痛；外治疥癣风疮，阴下湿痒[4]。

【临床应用】 ①脑梗死：关白附、僵蚕各50g，全蝎15g，蜈蚣30条。随症加减：偏于痰者加茯苓、白术、法半夏各30g；偏于风者加天麻、防风、白芷30g。共研细粉。口服，一次6g，一日2次。15天为1个疗程。②类风湿性关节炎：关白附12g，制川乌、制草乌(先煎)、独活各10g，钻地风、川牛膝、生地黄各15g，防己、黄芪、当归各30g。水煎服，日服一剂。10天为1个疗程。③跌打损伤：生关白附120g，防风、羌活、白芷各10g，制天南星20g，共研细粉。口服，一次1~1.5g，一日1~2次，用温黄酒或开水送服；外用，用白酒或醋调敷患处。④破伤风：关白附、制天南星、防风、白芷、羌活、天麻各等份，共研细粉。口服，一次6g，一日2次[5]。

天南星 Rhizoma Arisaematis

【基源】 为天南星科植物天南星*Arisaema erubescens* (Wall.) Schott. 异叶天南星*Arisaema heterophyllum* Bl. 或东北天南星*Arisaema amurense* Maxim. 的干燥块茎。

【饮片鉴别】 ①生天南星：呈扁球形，高1~2cm，直径1.5~6.5cm。表面类白色至淡棕色，较光滑，有的皱缩，顶端有凹陷的茎痕，周围有大麻点状根痕，有的块茎周围有小扁球状侧芽。质坚硬，不易破碎，断面白色，粉性。气微，味辣，麻舌刺喉(图40-5)。②制天南星：为类圆形的薄片，直径1~2.5cm。切面淡黄色至淡黄褐色，半透明，光滑，可见众多筋脉点；周边黄褐色。质坚脆。味辛(图40-6)。

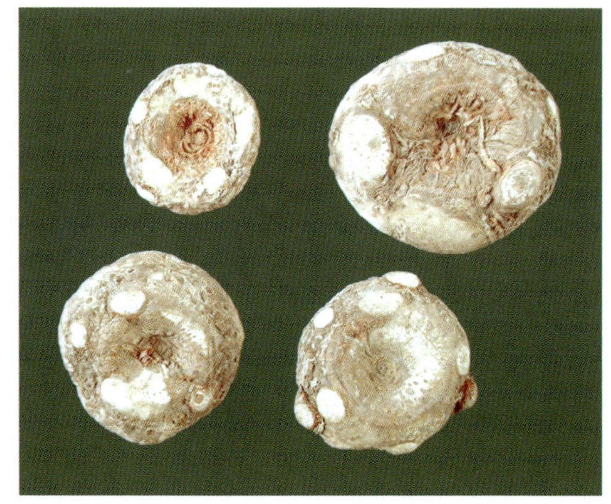

图 40-5 生天南星

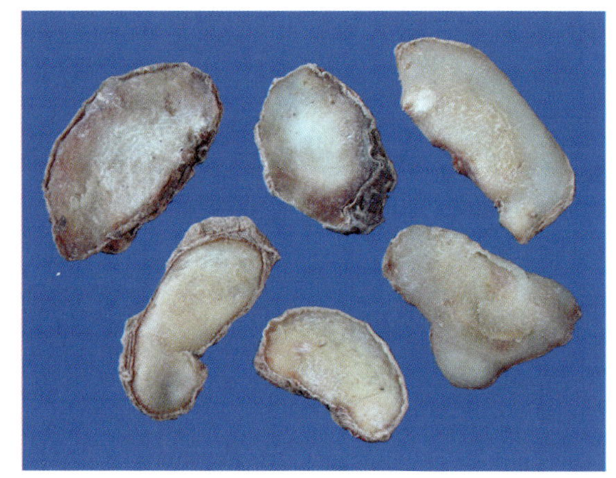

图40-6 制天南星

【成分】 含三萜皂苷，D-甘露醇，安息香酸，乌氨酸、γ-羟基丁酸、精氨酸、谷氨酸、亮氨酸、天门冬氨酸，β-谷甾醇和钙、磷、铝、锌等21种无机元素。

【药理】 ①抗肿瘤：鲜天南星水提取液对Hela细胞有抑制作用，使细胞浓缩成团块，破坏正常细胞结构；对小鼠试验性肿瘤如肉瘤S_{180}，HCA实体型、U_{14}等均有明显抑制作用。②镇静：天南星煎剂腹腔注射9g/kg，可使小鼠自主活动减少，并延长巴比妥睡眠时间。③抗惊厥：冷水浸出物对士的宁引起的小鼠惊厥有明显抑制作用。④抗心律失常：给大鼠灌胃1.4g/kg，2.7g/kg有延缓乌头碱诱发心律失常出现时间和缩短心律失常的作用。⑤祛痰：煎剂1g/kg给麻醉兔灌胃，有明显祛痰作用。⑥毒性：50%醇提取物小鼠腹腔注射的LD_{50}为(3.0±1.0)g/kg；灌胃的LD_{50}为(167.3±6.5)g/kg。

【性味、归经与效用】 性温，味苦、辛；有毒。归肺、肝、脾经。有燥湿化痰，祛风止痉，散结消肿的功效。用于顽痰咳嗽，风痰眩晕，中风痰壅，口眼㖞斜，半身不遂；癫痫，惊风，破伤风。生用外治痈肿，蛇虫咬伤。

【临床应用】 ①脑梗死：天南星3g，白芷、防风各15g，羌活、独活、川芎、天麻、白芍、桔梗、细辛、僵蚕各5g，生甘草、干姜各6g，麻黄9g，冰片2g，麝香1g，共研细粉。水泛为丸。口服，一次5g，一日3次。②癫痫：石菖蒲20g，钩藤(后下)30g，防风、天麻、全蝎、羌活、远志各10g，胆南星、白附子、僵蚕各12g。水煎服，日服一剂[6]。③肋软骨炎：生天南星、生半夏、生草乌、狼毒各50g，甘松、山柰各25g，共研细粉。外用，取药粉适量，以鸡蛋清调敷患处，一日一次。

【按语】 白附子为常用中药，始载于《名医别录》

下品。有祛风痰，定惊搐，解毒散结、止痛的功效。现代研究有镇静，镇痛，抗菌，抗炎，抗破伤风和催吐，祛痰的药理活性。临床用于治疗口眼㖞斜，三叉神经痛，疔毒疮疖和毒蛇咬伤等病症效果理想。

因本草记载简单，品种随时间变迁和地方用药习惯不同等原因，白附子自古以来存在同名异物现象，至今市场上以白附子之名药用的品种来源有两种。据调查[7~9]，北京、河南等25个省、区用的白附子为天南星科植物独角莲的块茎(Rhizoma Typhonii)；上海、浙江等省、区用的白附子为毛茛科植物黄花乌头的块根(Radix Aconiti Coreni)。这种情况严重影响着白附子用药的正确、安全和有效，必须予以纠正。

关白附亦名竹节白附，为白附子常见的混淆品种，其主要成分为次乌头碱，关附甲、乙、壬、辛、辰素等，有抗心律失常，抗血小板聚集，抗炎，抗缺氧等药理作用。用于治疗脑梗死、腰腿关节痛和跌打损伤等病症效果理想。

白附子、关白附基源不同，现代研究证明其所含化学成分，药理作用也不一致，虽然二者在祛风痰，定惊搐等功能上有相似之处，但实为两种不同的药品，应注意鉴别，区分使用，不可混用或互为代用。

天南星饮片与白附子性状相近，容易混淆，二药误用或错用的情况常见。因其基源不同，化学成分、药理作用和功能效用迥异，需注意鉴别，杜绝误用。

（熊南燕　孔增科　靳文军　王晓丽）

参考文献

[1]吴玛琍，孔增科.中药饮片鉴别(上册).天津：天津科学技术出版社，1993.187

[2]肖培根.新编中药志.第一卷.北京：化学工业出版社，2002.345

[3]国家中医药管理局《中华本草》编委会.中华本草.上海：上海科学技术出版社，1999.8·7671

[4]中华人民共和国卫生部药典委员会.中华人民共和国卫生部药品标准.中药材(第一册).1992，38

[5]杜贵友，方文贤.有毒中药现代研究与合理应用.北京：人民卫生出版社，2003.493

[6]孔增科，等.常用中药药理与临床应用.赤峰：内蒙古科学技术出版社，2005.290

[7]曹晖，等.基层中药杂志，1998，12(4)：3

[8]董瑞媛，等.中药材，1998，21(9)：454

[9]谢宗万.中药材品种论述(上册).第二版.上海：上海科学技术出版社，1990.208

41　白前、白薇、徐长卿及萱草根

◉ 白前 Rhizoma et Radix Cynanchi Stauntonii

【基源】 为萝藦科植物柳叶白前*Cynanchum stauntonii* (Decne.) Schltr. ex Levl.或芫花叶白前*Cynanchum glaucescens* (Decne.) Hand. -Mazz. 的干燥根茎及根。

【饮片鉴别】 ①柳叶白前：呈圆柱形段，根茎直径1.5~4mm，表面黄白色至深棕色，节明显，切面中空。根直径不及1mm，有多次分枝。质脆。气微，味微甜(图41-1)。②芫花叶白前：根茎表面灰绿色或灰黄色。根直径约1mm，分枝少。质较硬。(图41-2)。③蜜白前：形如白前，表面金黄色，略带黏性，味甜(图41-3)。

【成分】 柳叶白前：含华北白前醇，β-谷甾醇和C_{24}-C_{30}高级脂肪酸；芫花叶白前：含白前皂苷A、B、C、D、E、F、G、H、I、J和 白前皂苷元A、B、C、D及白前二糖[1]等。

【药理】 ①镇咳、祛痰：白前醇提取物及醚提取物5g/kg，灌胃给药对浓氨水诱发的小鼠咳嗽有明显的镇咳和祛痰作用[2]。②抗溃疡：白前75%醇提取物5g/kg、15g/kg灌胃，能显著抑制小鼠水浸应急性溃疡、盐

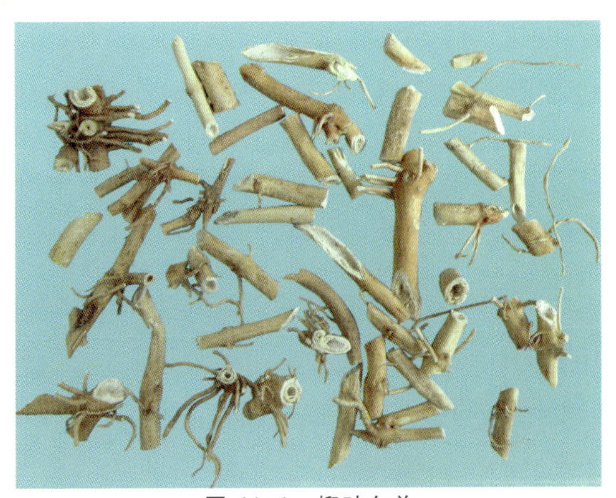
图 41-1　柳叶白前

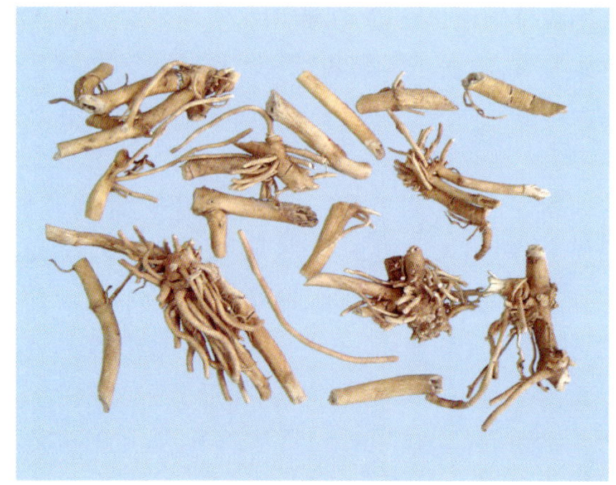

图 41-2 芫花叶白前

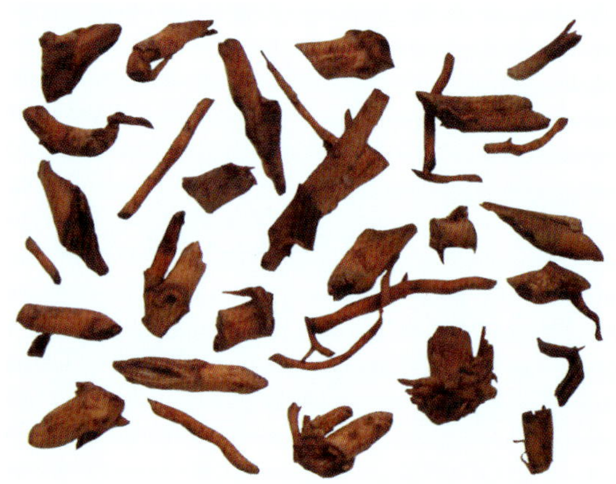

图 41-3 蜜白前

酸性溃疡及吲哚美辛-乙醇性胃溃疡的形成。③抗炎：白前水提取物10g/kg腹腔注射，对巴豆油引起的小鼠耳肿胀有明显抑制作用。

【性味、归经与效用】 性微温，味辛、苦。归肺经。有降气，化痰，止咳的功效。用于肺气壅实，咳嗽痰多，胸满喘急。

【临床应用】 ①支气管哮喘：麦冬、桑白皮、炙紫菀各15g，甘草6g，炒白果20g，炙麻黄、款冬花、百部、白前、陈皮、地龙、黄芩、桃仁、枳壳各10g，细辛5g。水煎服，日服一剂。②顽固性咳嗽：黄芪15g，枸杞子、白前、前胡各12g，当归、党参、金银花、连翘、牛蒡子、蝉蜕、百合、南沙参、北沙参各10g。水煎服，日服一剂。③支气管炎：白前、桔梗、紫菀、百部、紫苏子各9g，陈皮6g。水煎服，日服一剂[3]。

白薇 Radix et Rhizoma Cynanchi Atrati

【基源】 为萝藦科植物白薇Cynanchum atratum Bge. 或蔓生白薇Cynanchum versicolor Bge. 的干燥根及根茎。

详见149页白薇项下。

徐长卿 Radix et Rhizoma Cynanchi Paniculati

【基源】 为萝藦科植物徐长卿*Cynanchum paniculatum* (Bge.) Kitag. 的干燥根及根茎。

【饮片鉴别】 根茎呈不规则柱状的段，直径2~4mm，节处着生多数细根。根圆柱形，直径1~1.5mm，表面淡黄白色至棕色，有细纵纹，切面黄白色，有细木心。质脆。气香，味微辛、凉(图41-4)。

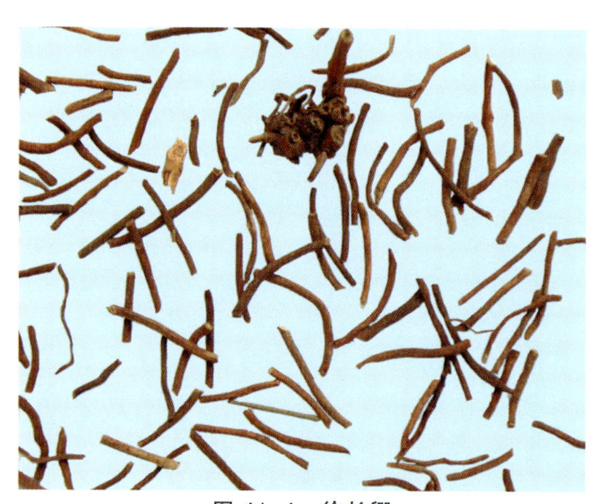

图 41-4 徐长卿

【成分】 含丹皮酚，异丹皮酚，丹皮酚原苷和丹皮酚苷，徐长卿苷A、B、C和新徐长卿苷元A，新徐长卿苷A等。

【药理】 ①镇静、镇痛：徐长卿能明显抑制咖啡因所致的兴奋，延长睡眠时间和巴比妥对动物的麻醉周期，并具有抗惊厥作用。②抗菌：徐长卿煎剂对福氏痢疾杆菌、伤寒杆菌、大肠杆菌、甲型链球菌、绿脓杆菌和金黄色葡萄球菌均有抑制作用。③抗炎：丹皮酚可显著抑制豚鼠皮肤血管反应，大鼠主动和被动Arthus型足跖肿胀；对绵羊红细胞，牛血清蛋白诱导的小鼠迟发型足跖肿胀，对二硝基苯引起的小鼠接触性皮炎均有明显的抑制作用[4]。④抗心肌缺血：徐长卿煎剂能增加冠脉血流量，改善心肌代谢并缓解心肌缺血；还可通过减轻心肌细胞内钙超载而改善心脏功能[5]。⑤解痉、抗溃疡：徐长卿注射液可使豚鼠离体回肠张力下降，对抗氯化钡引起的回肠强烈收缩，防止应激性小鼠溃疡病及抑制大鼠胃液分泌；并具有一定的解痉作用。

【性味、归经与效用】 性温，味辛。归肝、胃经。有祛风化湿，止痛止痒的功效。用于风湿痹痛，胃痛胀满，牙痛，腰痛，跌扑损伤，荨麻疹，湿疹。

【临床应用】 ①风湿性关节炎：徐长卿、威灵仙、牛膝、香加皮各10g，川芎、细辛、甘草各6g。水煎服，日服一剂。②乙型肝炎：徐长卿、半枝莲、白花蛇舌草、五味子、三棱、莪术、虎杖各10g，黄芪、山楂、贯众各15g。水煎服，日服一剂。③风疹、湿疹：徐长卿、白鲜皮各15g，地黄、知母、苍耳子、黄柏、地肤子、苦参各12g，甘草6g。水煎服，日服一剂[6]。④盆腔炎：徐长卿12g，柴胡、当归、泽泻各10g，土茯苓、生蒲黄、皂角刺、延胡索、败酱草、金银花、连翘、紫花地丁各12g。水煎取液，滴注灌肠，每日一剂[7]。⑤病毒性心肌炎：徐长卿15g，黄芪、生地黄、丹参各10g，当归、茯苓、清半夏、白术、党参各5g，甘草3g。水煎服，日服一剂[8]。

萱草根 Radix Hemerocallis

【基源】 为百合科植物萱草*Hemerocallis fulva* L.、金针菜*Hemerocallis citrina* Baroni或小萱草*Hemerocallis minor* Mill. 的干燥根及根茎。

【饮片鉴别】 为圆柱形或扁圆形段，直径2~4mm。切面灰褐色或灰棕色，有放射状裂隙，中央有淡黄色圆心；周边皱缩，有多数横纹及细纵纹。质疏松。气微香，味淡，嚼之略有黏性(图41–5)。

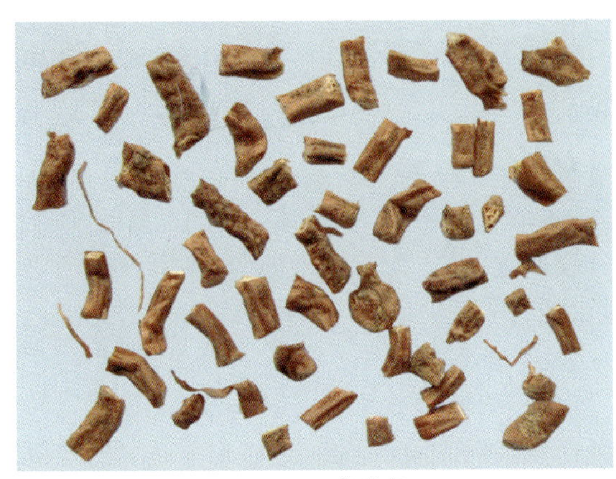

图 41–5 萱草根

【成分】 含大黄酸，大黄酚，钝叶决明素，萱草根素和乳香酸[9]等。

【药理】 ①抗结核：给感染结核菌H_3R_γ株二周的豚鼠喂食含0.5%萱草根乙醚浸膏的饲料，对豚鼠实验性结核病有一定的疗效。②抗血吸虫：萱草根可使血吸虫虫体萎缩和生殖器退化，有一定的抗血吸虫作用。③毒性：给小鼠口服萱草根的LD_{50}为1.3mg/kg。

【性味、归经与效用】 性凉，味甘；有小毒。归脾、肺、心经。有清热，利尿消肿的功效。用于浮肿，小便不利，乳痈肿痛和关节酸痛。

【临床应用】 ①乳痈肿痛：鲜萱草根、鲜犁头草、鲜苎麻根各等份，捣烂，适量外敷患处。②尿路结石：萱草根、鸡内金各10g，广金钱草20g，海金沙6g。水煎服，日服一剂。

【按语】 白前为常用中药，始载于《名医别录》中品。有降气，消痰，止咳功效，临床应用需求量较大，各地所用品种较为复杂。据文献[10,11]记载，白前与白薇颠倒使用的情况，在清代本草书籍中已有明确记载。目前全国多数地区所用白前为正品，安徽、江苏、河南、广东等地曾以白薇当白前；湖北、山东、云南、青海、广东、河北等省的个别地区则以萝藦科植物竹灵消*Cynanchum inamoerum* (Maxim.) Loes.、徐长卿、百合科植物萱草、龙须菜*Asparagus schoberioides* Kunth. 的根及根茎误作白前；在江苏连云港曾有以鸢尾科植物白射干*Iris dichotoma* Pall.、甘肃省以萝藦科植物老瓜头*Cynanchum Komarovii* AL. Iljinski 的根及根茎伪充白前，并销往外省[12]。据谢宗万研究员调查，除白前正品外，尚有6科30多种植物在全国不同地区也作白前入药，品种混淆情况十分严重[13]。究其源因，除了历史文献记录不详、地方用药习惯等因素所致品种混乱以外，主要还是缺乏鉴别真伪的能力。因此，药学人员应力求达到识药，懂药；医生要做到明辨药性，合理用药，方能确保临床用药准确无误。

由于白薇、徐长卿、萱草根与白前基源和化学成分不一，因而效用也各不相同。据梁爱华等做的"白前与白薇的部分药理作用比较研究"证实，白前醇提取物灌胃给药均有明显的镇咳、祛痰作用，白前水提取物腹腔注射给药均有明显的平喘和抗炎作用；白薇水提取物有一定的祛痰作用，但无平喘作用，蔓生白薇水提取物有一定平喘作用，但无镇咳作用；徐长卿有镇痛、降压、改善心肌代谢和镇静作用[14]；萱草根有抗菌、抗血吸虫和利尿作用[15]。论及白前与白薇在性状及主要功能上的差异，可简言概括为：白前空心，带甜味，能止咳化痰；白薇实心，带苦味，功清热凉血。因此，两药不可相互替代。

（胡双丰　潘　嫣　孔增科）

参考文献

[1]肖培根.新编中药志.第一卷.北京：化学工业出版社，2002.354

[2]梁爱华，等.中国中药杂志，1996，21(10)：622

[3]孔增科，等.常用中药药理与临床应用.赤峰：内蒙古科学技术出版社，2005.296
[4]巫冠中，等.中国药科大学学报，1990，21(2)：1031
[5]孙平龙.药学实践杂志，2000，(4)：211
[6]王慧.广东药学，2004，(1)：45
[7]郭婕，等.黑龙江中医药，2004，(1)：45
[8]王冬生.内蒙古民族大学学报，2002，17(5)：450
[9]杨中铎，等.中国药物化学杂志，2003，13(1)：34
[10]中国药品生物制品检定所，等.中药鉴别手册(第一册).北京：科学出版社，1981.162
[11]陈吉炎，等.中药材，19(4)：182
[12]宋玉成，等.中药材，17(9)：16
[13]谢宗万.中药材品种论述(上册).第二版.上海：上海科学技术出版社，1990.297
[14]吴顺俭，等.北京中医杂志，2003，22(2)：35
[15]中国医学科学院药物研究所，等.中药志(第一册).北京：人民卫生出版社，1979.561

42 白药子与滇白药子

白药子 Radix Stephaniae Cepharanthae

【基源】 为防己科植物头花千斤藤*Stephania cepharantha* Hayata的干燥块根[1]。

【饮片鉴别】 为不规则形厚片或块状，直径2~7cm，厚0.5~1.5cm。切面类白色或灰白色，可见筋脉纹(维管束)，有的略呈环状排列；周边暗褐色，有皱纹及须根痕。质硬而脆，易折断，断面显粉性。气微，味苦[2](图42-1)。

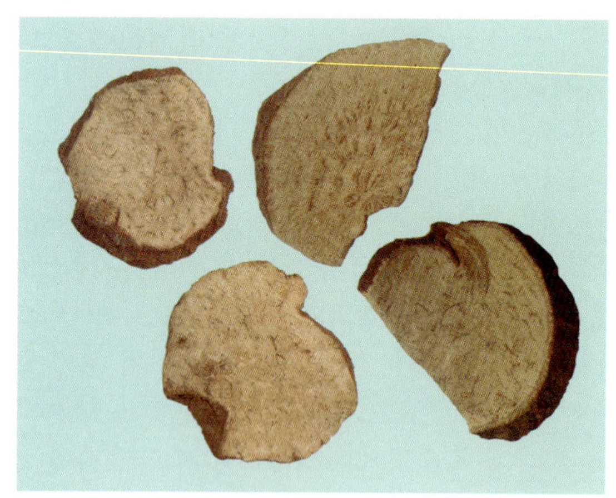

图 42-1 白药子

【成分】 含左旋异莲紫定，头花千斤藤碱，异粉防己碱，小檗胺，轮环藤宁碱，头花千斤藤酮A、B，木防己碱，粉防己碱，罂粟碱，小檗碱，奎宁，可待因和吗啡等。

【药理】 千斤藤碱有解蛇毒，抗结核，抗麻风，抗变态反应和刺激网状内皮系统，活化造血组织，促进骨髓组织增生的作用；亦具有抗辐射的作用，能显著提高小鼠急性放射病的存活率。

【性味、归经与效用】 性寒，味苦。归脾、肺、肾经。有散瘀消肿，止痛的功效。用于痈疽肿毒，腮腺炎，毒蛇咬伤，跌扑肿痛。

【临床应用】 ①痈疽肿毒：白药子、乌金草各15g，毕血莲24g，共研细粉。口服，一次2~3g，一日3次。②腮腺炎：白药子研极细粉，取适量，用醋调涂患处，一日1~2次。③胃及十二指肠溃疡：白药子50g，甘草25g，共研细粉。口服，一次3g，一日3次[3]。

滇白药子 Radix Dioscoreae Kamoonensis

【基源】 为薯蓣科植物毛芋头薯蓣*Dioscorea kamoonensis* Kunth的干燥块茎。

【饮片鉴别】 为不规则形片、块状，直径2~3cm。切面白色，不平坦，有黄色小点散在；周边黄棕色，具纵皱纹及须根痕。质硬。气无，味微甜(图42-2)。

【性味、归经与效用】 性平，味甘、微苦。归脾、肺、肾经。有补脾益肾，敛肺止咳，解毒消肿的功效。用于脾虚便溏，肾虚阳痿，遗精，白带，虚劳久咳，缺乳和

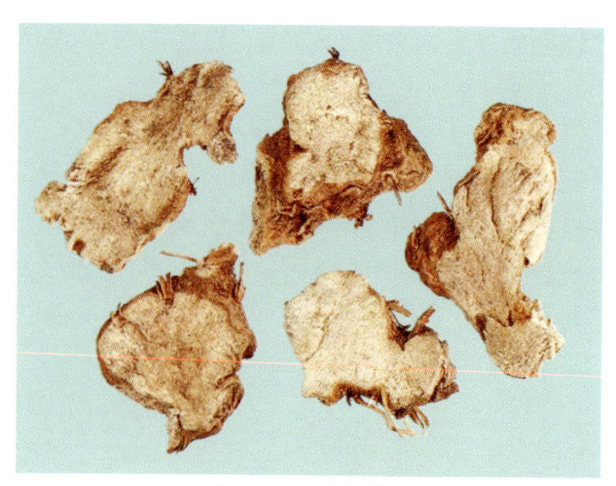

图 42-2 滇白药子

无名肿毒。

【临床应用】 白带：滇白药子10g，艾叶、伏龙肝、白果各6g，香附、炒芡实各3g，棉花子9g。水煎服，日服一剂[4]。

【按语】 白药子为较常用中药，始载于《唐本草》。其源植物开白花，饮片切面白色，可供药用，故名。现代研究其主要含左旋异堇紫定，头花千斤藤碱，异粉防己碱，小檗胺，小檗碱等酚性生物碱和非酚性生物碱，有散瘀消肿，止痛的功效。用于痈疽肿毒，腮腺炎，毒蛇咬伤等病证疗效理想。

滇白药子为毛芋头薯蓣的块茎，以"白药子"之名载于《滇南本草》，与白药子异物同名。为避免品种混乱，谢宗万研究员将其药材定名为滇白药子[5]，其基源、成分、功能效用与白药子迥异，要注意鉴别，辨证施药，各以其名药用。

陕西习用蓼科植物翼蓼 *Pteroxygonum giraldii* Dammer et Diels的根茎，湖南习用薯蓣科植物黄山药 *Dioscorea panthaica* Prain et Burkill的块茎作白药子药用[6]，是白药子的异物同名品，因其与白药子基源不同，成分、药理、功效有别，应予纠正。

（靳文军　孔增科　白正学）

参考文献

[1]中华人民共和国卫生部药典委员会.中华人民共和国卫生部药品标准.中药材(第一册)，1992.32

[2]吴玛琍，孔增科.中药饮片鉴别(上册).天津：天津科学技术出版社，1993.191

[3]国家中医药管理局《中华本草》编委会.中华本草.上海：上海科学技术出版社，1999.3·1969

[4]兰茂原著.于乃义，于兰馥整理.滇南本草.昆明：云南科学技术出版社，2004.583

[5]谢宗万.汉拉英对照中药材正名词典，北京：北京科学技术出版社，2004.338

[6]北京药品生物制品检定所，等.中药鉴别手册(第一册).北京：科学出版社，1981.170

43　白蔹、广东白蔹及青羊参

白蔹 Radix Ampelopsis

【基源】 为葡萄科植物白蔹*Ampelopsis japonica* (Thunb.) Makino的干燥块根。

【饮片鉴别】 为半圆形纵瓣或卵圆形的厚片，长2.5~5cm，宽2~3cm。切面类白色或浅红棕色，可见环纹及放射状纹理，边缘较厚，微翘起或略弯曲；周边红褐色。体轻，质硬脆，易折断，折断时有粉尘飞出。气微，味甘(图43-1)。

【成分】 含单宁类多酚化合物：大黄素甲醚、大黄酚、大黄素、富马酸和胡萝卜苷、β-谷甾醇，豆甾醇，槲皮素，豆甾醇-β-D葡萄糖苷[1]等。

【药理】 ①抗菌：白蔹水煎剂对金黄色葡萄球菌、绿脓杆菌和大肠杆菌有很强的抑菌作用。②保肝：白蔹乙醇提取物的醋酸乙酯可溶部分，对CCl_4致小鼠肝损伤有保护作用。③对心脏的作用：10%的白蔹煎剂对离体蛙心脏收缩强度有较强的控制作用[2]。④毒性：白蔹毒性小，煎剂50g/kg灌服不引起死亡，但30g/kg可使部分动物出现竖毛，50g/kg则使大部分动物竖毛，并见呼吸加快[3]。

【性味、归经与效用】 性微寒，味苦。归心、胃经。有清热解毒，消痈散结的功效。用于痈疽发背，疔疮，瘰疬，水火烫伤。

【临床应用】 ①痈肿：白蔹15g，连翘、防风各10g。水煎服，日服一剂。②痢疾：白蔹15g，黄连10g，共研细粉。口服，一次10g，一日3次。③白癜风：白蔹、黄芩各15g，制商陆、干姜各10g，共研细粉。口服，一次10g，一日3次。④烧伤：白蔹500g(粉末)，麻油100ml，

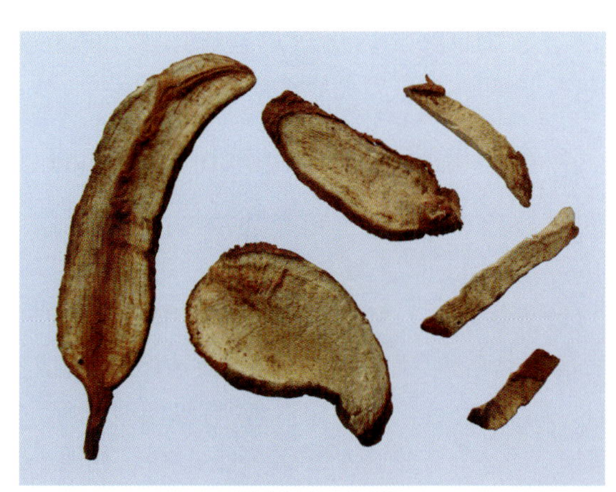

图 43-1　白蔹

蒸馏水300ml，搅拌成糊状，外涂患处，一日1次。

广东白蔹 Radix Zeheriae Indicae

【基源】 为葫芦科植物马瓟儿*Zehneria indica* (Lour.) Keraudren [3]的干燥块根。

【饮片鉴别】 呈圆形或长圆形厚片，直径0.8~2cm。切面粉白色至黄白色，具纵向粗纤维；周边黄色至黄棕色，光滑或微皱缩。质坚而脆，易折断，断面白色，折断时有粉尘飞出。气微，味微涩或味淡、微苦[4]（图43-2）。

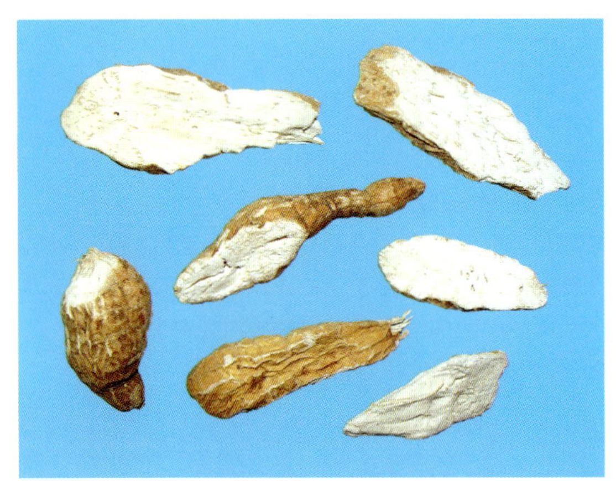

图 43-2 广东白蔹

【成分】 含α-菠菜醇，齐墩果酸[5]等。

【药理】 有抗炎作用。

【性味、归经与效用】 性凉，味甘、苦。归肺、肝、脾经。有清热解毒，消肿散结，化痰利尿的功效。用于痈疮疖肿，痰核瘰疬，咽喉肿痛，痄腮，石淋，小便不利，湿疹，目赤黄疸，痔瘘，脱肛，外伤出血，毒蛇咬伤。

【临床应用】 ①痈疽疔疮：广东白蔹（马瓟儿）适量研细末，调茶油敷患处，日一次。②多发性脓肿：广东白蔹（马瓟儿）根、地耳草各等量，捣烂敷患处，随干随换。③淋巴结核：广东白蔹（马瓟儿）根15g，夏枯草9g。水煎服，日服一剂。④红斑狼疮：广东白蔹9~18g。水煎服，日服一剂，分2次冲蜜糖少许，温服[6]。

青羊参 Radix Cynanchi Otophylli

【基源】 为萝藦科植物青羊参*Cynanchum otophyllum* Schneid. 的干燥根[7]。

【饮片鉴别】 为圆形或长圆形厚片，直径1.5~3cm。切面类白色，可见淡黄色小孔（导管）散列成不连续的二环；周边黄褐色至棕褐色，有纵皱纹和纵沟槽，具横向气孔。外皮脱落处显黄褐色。质硬，粉性。气辛香，味苦、微甜（图43-3）。

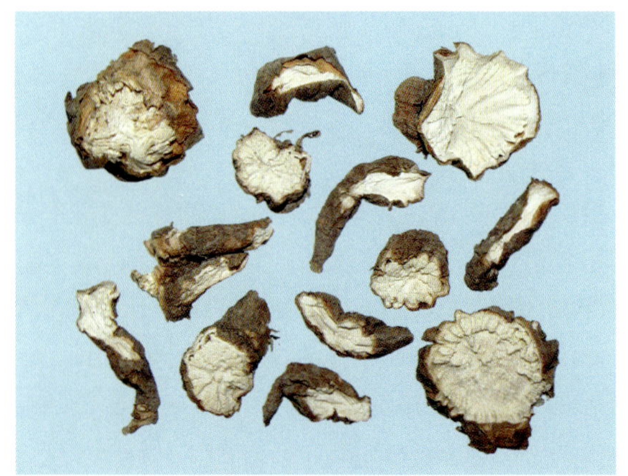

图 43-3 青羊参

【成分】 含棕榈酸甲酯，β-谷甾醇，香草酸，喙牛奶菜碱，青阳参苷元，牛皮消素，洋地黄毒糖，青阳参苷A、B。

【药理】 ①抗惊厥：青羊参氯仿提取物（主含无氮甾体酯苷、青羊参苷等成分）腹腔注射较大剂量可引起惊厥，但在一定剂量下又有显著的抗惊厥作用。其对大鼠听源性惊厥发作于12.5mg/kg时即有显著抑制作用，50mg/kg则可完全抑制之，给药后2小时出现作用，24小时作用完全消失，ED_{50}为23.3（17.4~31.2）mg/kg。对小鼠最大电休克（MES），青羊参单用无效，但可明显增强苯巴比妥钠和苯妥英钠的作用。②抗癫痫：青羊参氯仿提取物有明显的抗实验性癫痫作用。对于慢性实验性癫痫大鼠的点燃效应，随剂量增大其抑制作用随之增强，作用持续时间也随之延长，但抗点燃作用均于药后次日起开始出现。对硫酸亚铁所致家兔慢性癫痫模型，青羊参氯仿提取物25mg/kg静注隔日一次，连续3次有明显治疗效果。可使发作频率减少，死亡率降低，且使家兔部分发作停止，异常脑电图恢复正常。③其他：青羊参总苷50mg/kg可显著减少小鼠自发活动，200mg/kg灌服可明显提高热板所致小鼠痛阈。④毒性：氯仿提取物小鼠腹腔注射的LD_{50}为（252±4）mg/kg。

【性味、归经与效用】 性温，味甘、辛；有小毒。有祛风湿，益肾健脾，解蛇、犬毒的功效。用于风湿痹痛。肾虚腰痛，腰肌劳损，跌扑闪挫，食积，脘腹胀痛，小儿疳积，蛇、犬咬伤。

【临床应用】 ①骨折：青羊参100g，伸筋草、红泽兰各30g，小血藤、松笔头各20g，槌栗树尖15g，捣烂炖热，外敷患处。②腰肌劳损：当归、青羊参各15g，川芎、杜仲各12g，红花、益母草各10g。水煎服，日服一剂。③食积：茯苓15g，白术、陈皮12g，半夏曲、青羊参、砂仁各10g，木香6g。水煎服，日服一剂。

【按语】 白蔹为常用中药,始载于《神农本草经》下品。有清热解毒,消痈散结的功效。现代研究其有抗菌、保肝的药理活性。临床用于痈肿、瘰疬和水火烫伤等。

由于本草记述不一[8]和地方习惯用药等原因,白蔹历史上即存在品种混乱的情况。据调查[9],全国各省市的主流商品为白蔹,广东用的较多的则是马瓟儿的根——广东白蔹,也称土白蔹[10],笔者在广州调查时发现药店中配方用的白蔹即是马瓟儿的根;云南则以青羊参作白蔹药用。广东白蔹、青羊参与白蔹基源不同,化学成分、药理作用和功能主治与白蔹有别,应各以其名、其效药用,不可混称或代白蔹药用。

除上述以外,曾发现河南、陕西个别地区以葡萄科植物乌头叶蛇葡萄*Ampelopsis aconitifolia* Bunge、毛三裂蛇葡萄*A. delavayana* (Franch.) Planch. var. *setulosa* (Diels. et Gilg) C. L. Li,安徽、江苏个别地区以葡萄科植物光叶草葡萄*A. aconitifolia* Bunge var. *glabra* Diels、三裂蛇葡萄*A. delavayana* (Franch.) Planch.,云南大理、剑川以粉背崖爬藤*Tetrastigma hypoglaucum* Planch. ex Franch.,四川、贵州还以萝藦科植物牛皮消*Cynanchum auriculatum*或隔山消*C. wilfordil*,广东个别地区以葫芦科植物茅瓜*Solena amplexicaulis* (Lam.) Gandhi的块根或根误作或混称白蔹药用,应注意鉴别,予以杜绝。

(傅正良　郭丽芳　白正学)

参考文献

[1]郭丽冰,等.广东药学院学报,1996,12(3):145

[2]赵翠兰,等.云南中医中药杂志,1996,17(3):55

[3]王本祥.现代中药药理与临床.天津:天津科技翻译出版公司,2004.507

[4]吴玛琍,孔增科.中药饮片鉴别(上册). 天津:天津科学技术出版社,1993.186

[5]郭丽冰,等.广东药学院学报,1997,13(1):5

[6]国家中医药管理局《中华本草》编委会.中华本草.上海:上海科学技术出版社,1999.5·4668

[7]云南省卫生局.云南省药品标准,1974.184

[8]邹济高,等.基层中药杂志,1999,13(2):59

[9]徐国钧,等.常用中药材品种整理和质量研究(南方协作组·第四册).福州:福建科学技术出版社,2001.275

[10]《广东中药志》编委会.广东中药志.第一卷.广州:广东科学技术出版社,1994.114

44　白薇及广东白薇

● 白薇 Radix et Rhizoma Cynanchi Atrati

【基源】 为萝藦科植物白薇*Cynanchum atratum* Bge. 或蔓生白薇*Cynanchum versicolor* Bge. 的干燥根及根茎。

【饮片鉴别】 为圆柱形段片及圆形薄片,黄棕色或灰褐色。根茎为圆形或不规则形的薄片,直径0.5~1.2cm。切面皮部薄,淡黄棕色,具髓部;周边具细短须根或须根痕。质坚硬。根呈细圆柱形段片,直径1~2mm。切面淡黄色,有木心;周边具细微纵皱纹。质脆,易断。气微,味微苦[1](图44-1)。

【成分】 含白薇素、挥发油、强心苷等。

【药理】 ①退热:白薇水提物不同剂量分别腹腔注射,对15%酵母悬液诱发的大鼠发热有明显抑制作用。给药30分钟即起效,能持续6个小时。②抗炎:白薇水提物1.0g/kg腹腔注射,对2%巴豆油所致小鼠耳郭肿胀有明显的抗炎作用。③祛痰,平喘:酚红排泌法和氯乙酰胆碱及组胺混合液致喘实验表明,白薇水提物

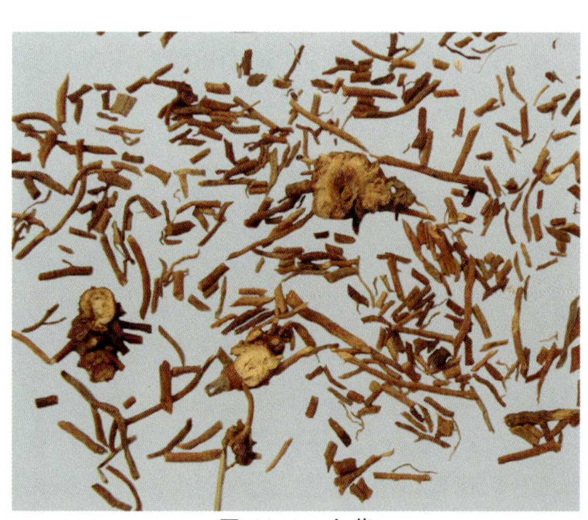

图44-1　白薇

有一定的祛痰作用；蔓生白薇水提物腹腔注射，对乙酰胆碱及组胺混合诱发的豚鼠哮喘有明显的预防作用[2]。④强心：白薇所含的强心苷为甾体多糖，能使心肌收缩力增强，心率减慢。⑤毒性：白薇提取物腹腔注射的LD_{50}为26.7g/kg。

【性味、归经与效用】 性寒，味苦、咸。归胃、肝、肾经。有清热凉血，利尿通淋，解毒疗疮的功效。用于温、邪伤营发热，阴虚发热，骨蒸劳热，产后血虚发热，热淋，血淋，痈疽肿毒。

【临床应用】 ①感冒发烧：白薇、桔梗、淡豆豉、薄荷、大枣各10g，玉竹、葱白各15g，甘草6g。水煎服，日服一剂。②肺结核：白薇10g，葎草果实15g，地骨皮12g。水煎服，日服一剂。③小便失禁：白薇、白蔹、白芍各等份，共研细粉。饭前口服，一次10g，一日2~3次。④风湿痹痛：白薇、羌活、秦艽、海风藤、桑枝各10g，水煎服，日服一剂。⑤尿路感染：白薇、车前草各10g。水煎服，日服一剂。⑥红斑性肢痛症：白薇、知母各12g，黄连20g，金银花90g，玄参60g，白芍、甘草各30g，蝉蜕10g。水煎服，日服一剂。⑦血管抑制性晕厥：白薇30g，党参、当归各15g，炙甘草6g，随症加减。水煎服，日服一剂。⑧产褥感染：白薇、生地黄、益母草各30g，黄芪、连翘、紫花地丁各15g，地骨皮、牡丹皮、赤芍各12g。水煎服，日服一剂。⑨硅沉着病合并结核：白薇、桑白皮、钓线风各10g，麦冬20g，白参（另包磨服）1g，白及、九龙草、白茅根各15g。水煎服，每日一剂，分3次服，或配成糖浆酌量服用。随证加减：若身倦无力，脉搏虚弱，偏气虚者加蜜炙黄芪、党参、茯苓各10g；气喘而呼多吸少，溺清腰酸属肾不纳气者，加枸杞子、五味子；心悸气短者加远志、柏子仁；咳甚痰中带血者加藕节、侧柏炭；若大咯血不止，则加水牛角、生石膏磨汁调入汤药内服，另用生地黄30g，以冷开水浸汁作饮料；胸痛甚剧者加延胡索、三七粉，水调服。

● 广东白薇 Herba Gerberae Piloselloidis

【基源】 为菊科植物毛大丁草*Gerbera piloselloides* (L.) Cass. 的干燥带根全草[3]。

【饮片鉴别】 为全草的混合段片。根茎粗短，须根纤细。叶皱缩，展开后完整者呈卵形或长圆形，长3~10cm，宽1.5~4cm，全缘，叶片绿色至黑褐色，叶背棕褐色，密被白色茸毛。花梗硬脆，中空。花冠球形，白色或黄白色。嗅之有类似煤油样气，味涩[4]（图44-2）。

【成分】 含酚类，苷类，还原糖，挥发油，黏胶及叶绿素，紫花前胡苷元，熊果酚苷，醌醇，异山柑子萜醇和五环三萜类化合物。

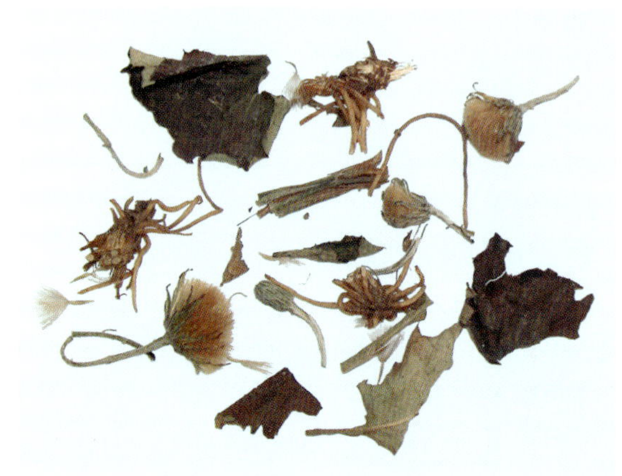

图 44-2 广东白薇

【药理】 有降低血压及对氯化钡引起的大鼠离体肠管痉挛有抑制作用。

【性味、归经及效用】 性凉，味苦、辛。归肺、肝经。有清热解毒，宣肺止咳，行气活血的功效。用于伤风咳嗽，胃脘胀痛，泄泻，痢疾，水肿，淋浊，疮疡肿毒，跌打肿痛，毒蛇咬伤。

【临床应用】 ①百日咳：广东白薇9g，水煎去渣，用蜂蜜调服，日服一剂。②痨咳：广东白薇、鹿衔草各15g。水煎服，日服一剂。③咽喉炎、扁桃体炎：广东白薇、百合、节节草、赤小豆、车前草各9g。水煎服，日服一剂。④毒蛇咬伤：广东白薇、兔耳风各12g，捣汁内服，药渣加烧酒浸，拨开伤口，盖上纱布，将药喷于创口周围。

【按语】 白薇为常用中药，始载于《神农本草经》中品。现代研究有退热、抗炎、祛痰、平喘和强心的药理作用，与经典药理有清热凉血、利尿通淋、解毒疗疮的功效相吻合。

据调查：有4科20种植物的根及根茎或全草，在全国不同地区也作白薇药用[5,6]，除正品白薇外，河南、安徽、江苏、江西、陕西等地区以同种植物柳叶白前*Cynanchum stauntoni*或芫花叶白前*C. glaucescens* 的根及根茎，河南、陕西、吉林、四川等地以同科植物潮风草*C. ascyrifolium* (Franch. et Sav.) Matmsl.、紫花合掌霄*C. amplexicaul* Hemsl. var. *castaneum* Makino、竹林霄*C. inamsenum* (Maxim.) Loes.、徐长卿*Pycnostelma paniculatum*的根及根茎，贵州、四川以百合科植物宝铎草*Disporum sessile* D. Don var. *flavens*、万寿竹*D. cantoniense* (Lour.) Merr. 的根及根茎，海南、广东、广西地区以菊科植物毛大丁草的全草作白薇药用，须注意鉴别，予以纠正。各以其名用药。

白薇和广东白薇科属不同，药用部分白薇为根及根茎，广东白薇为全草，其化学成分、性味、归经与效用均不同，白薇性寒，味苦、咸。归肝、胃、肾经。有清热凉血，利尿通淋，解毒疗疮的功效；广东白薇性凉，味苦、辛。归肺、肝经。有清热解毒，宣肺止咳，行气活血的功效；该药在广西称为白眉草、云南名为毛丁白头翁、四川名为兔儿风，是一物多名的易混淆药物，须与白薇区分应用，不可以白薇名药用或代用。

（李彩霞　周素娟　熊南燕）

参考文献

[1]孔增科，陈静岐.中药调剂手册.天津：天津科学技术出版社，1994.72

[2]梁爱华，等.中国中药杂志，1996，21(10)：624

[3]蔡少青，王璇.常用中药材品种整理和质量研究(北方编·第六册).北京：北京医科大学出版社，2003.574

[4]《广东中药志》编委会. 广东中药志.第一卷.广州：广东科学技术出版社，1994.36

[5]北京生物制品检定所.等，中药鉴定手册(第一册).北京：科学出版社，1972.186

[6]吴淑荣，孔增科.实用中药材鉴定手册.天津：天津科学技术出版社，1990.208

45　瓜蒌与瓜蒌皮

瓜蒌 Fructus Trichosanthis

【基源】 为葫芦科植物栝楼*Trichosanthes kirilowii* Maxim. 或双边栝楼*Trichosanthes rosthornii* Harms的干燥成熟果实[1]。

【饮片鉴别】 ①瓜蒌：为果皮、果肉及种子的混合丝块状，果皮长为5cm，宽约5mm，厚约1.5mm；外表面呈橙红色或橙黄色，皱缩；内表面黄白色，常有红黄色丝络；质脆，易折断，有焦糖气，味微酸甜。种子扁平椭圆形，完整者长12~19mm，宽6~12mm，厚约2.5~3.5mm；表面浅棕色至棕褐色、平滑。沿边缘有一圈沟状纹；顶端尖或较宽。有种脐，基部钝圆或较狭；种皮坚硬，内种皮膜质，灰绿色；子叶2枚，黄白色，油性；气微，味淡(图45-1)。②蜜瓜蒌：形同瓜蒌，果皮外表面橙黄色，有光泽，可见焦斑；种子表面深黄色，微显光泽，亦可见焦斑；微带香气[2](图45-2)。

【成分】 含三萜皂苷、氨基酸、生物碱、有机酸、树脂、糖类和色素。

【药理】 ①抗缺氧及抗心肌缺血：水煎剂、注射剂对豚鼠及兔离体心脏有扩张冠脉、增加冠脉血流量作用。对神经垂体素引起的大鼠及突击性心肌缺血有明显的保护作用，且明显提高小鼠常压、低压及异丙肾上腺素缺血、缺氧下的生存时间。②抗血小板聚集：瓜蒌酸对胶原、ADP和肾上腺素等诱导的血小板聚集，及本品注射剂对冠脉掐扎再灌注所致血小板聚集均有显著抑制。③泻下：煎剂或醚提取物给禁食小鼠灌胃有泻下作用，ED_{50}分别为4.13g/kg(果皮)和14.15g/kg(种子)。④抗菌：水煎剂对大肠杆菌、宋氏痢疾杆菌、伤寒杆菌等及奥杜盎小芽包癣菌、星形奴卡菌等皮肤真菌有一定抑制作用。⑤毒性：瓜蒌注射剂给小

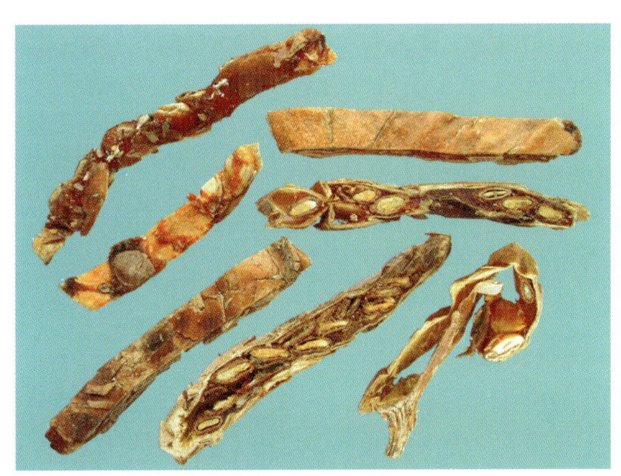

图 45-1　瓜蒌

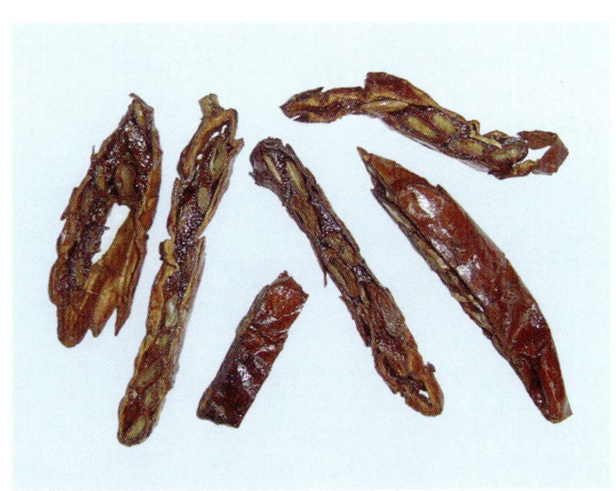

图 45-2　蜜瓜蒌

鼠腹腔注射的LD_{50}为(363±33)g/kg。

【性味、归经与效用】 性寒，味甘、微苦。归肺、胃、大肠经。有清热涤痰，宽胸散结，润燥滑肠的功效。用于肺热咳嗽，痰浊黄稠，胸痹心痛，结胸痞满，乳痈，肺痈，肠痈肿痛，大便秘结。瓜蒌性寒，长于清热利肺。用于痰热咳嗽，胸闷不舒。蜜瓜蒌性平，宽胸散结，润肺祛痰力强，用于胸痹闷痛，咳嗽带血[3]。

【临床应用】 ①冠心病：瓜蒌15g，薤白10g，清半夏9g，白酒适量。水煎服，日服一剂。②心绞痛：瓜蒌、薤白、香附、五灵脂各9g，丹参30g，槐花15g，桃仁12g，远志5g。水煎服，日服一剂。③乳腺癌：瓜蒌10g，当归、生甘草各5g，乳香、没药各2g。水酒各半煎服，日服一剂。④急性乳腺炎：瓜蒌20g，炒牛蒡子、天花粉、黄芩、栀子、柴胡各10g，连翘12g，皂角刺、金银花各15g，甘草、青皮各6g，陈皮3g。水煎服，日服一剂。⑤支气管炎：瓜蒌12g，浙贝母、苦杏仁、知母各9g，桔梗、黄芩各6g。水煎服，日服一剂。⑥乳腺增生：瓜蒌30g，橘核20g，荔枝核18g，当归、香附各12g，柴胡、没药、郁金各10g，甘草9g。水煎服，日服一剂。⑦慢性胃炎：瓜蒌20g，清半夏10g，黄连、甘草各5g，淡附片6g(先煎)，蒲公英12g，党参15g。水煎服，日服一剂。

瓜蒌皮 Pericarpium Trichosanthis

【基源】 为葫芦科植物栝楼 *Trichosanthes kirilowii* Maxim. 或双边栝楼*T. rosthornii* Harms的干燥成熟果皮。

【饮片鉴别】 为长条形片块，边缘向内卷曲，长6~12cm，外表面橙红色或橙黄色，皱缩，有的有残存果梗；内表面黄白色。质较脆，易折断。具焦糖气，味淡、微酸(图45-3)。

【成分】 含挥发油，其中挥发性有机酸有壬酸，癸酸，月桂酸，肉豆蔻酸，棕榈酸，亚油酸，亚麻酸和硬脂酸，栝蒌酯碱、蜂蜜酸、氯化钾和苏氨酸，丝氨酸，天冬氨酸，谷氨酸，脯氨酸，甘氨酸，丙氨酸，半胱氨酸，缬氨酸，蛋氨酸，异亮氨酸，亮氨酸，酪氨酸，苯丙氨酸，赖氨酸，组氨酸，精氨酸等17种氨基酸及钾、钠、钙、镁、铜、锌、铁、锰、钴、镍、锶等11种元素。

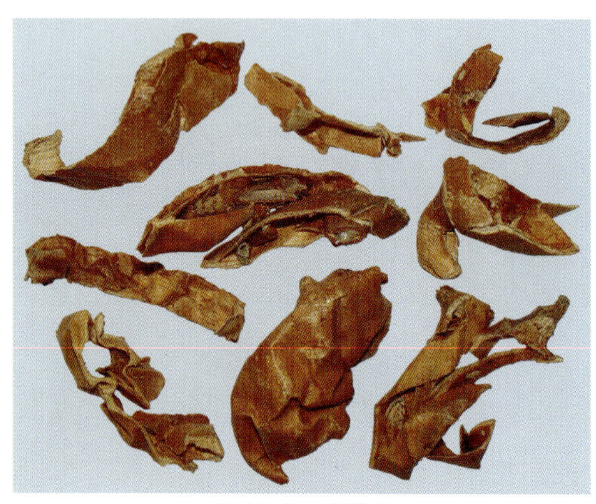

图 45-3 瓜蒌皮

【药理】 ①扩张冠脉：瓜蒌注射液(用瓜蒌皮提取制成)能显著扩张豚鼠离体心脏的冠脉。每1ml灌注液中含生药量为2.5mg或5.0mg时，可使冠脉流量分别增加55%或71%。②抗心肌缺血：瓜蒌注射液对垂体后叶素引起的大鼠心肌缺血有保护作用；对异丙肾上腺素所致大鼠心肌缺血也有保护作用。可降低心肌脂质过氧化程度，提高SOD活性，减少心肌游离脂肪酸(FFA)的产生，并可提高Ca_2+Mg_2+ATPase活性以降低细胞内Ca^{2+}超载。瓜蒌注射液对家兔心肌缺血再灌注损伤有保护作用，它能减轻缺血再灌区丙二醛(MAD)的升高反应，提高SOD活性。缩小梗死范围，降低再灌注性出血等作用。③改善微循环：静注瓜蒌液10g(生药)/kg时，能使正常家兔肠系膜微动脉口径显著增大，15分钟后尚未恢复，提示有扩张微血管作用。瓜蒌可对抗去甲肾上腺素、氯化钾引起的大鼠主动脉条收缩反应。瓜蒌注射液能明显延缓缺氧家兔微循环障碍的发生，其机制可能与增加红细胞的表面电荷有关。④抗血小板聚集：瓜蒌注射液体外能明显抑制ADP或AA诱导的家兔血小板聚集性和TXA_2合成释放反应。对ADP或胶原诱导的大白鼠血小板聚集也有明显抑制作用，能明显抑制家兔结扎冠脉所致的血小板聚集和TXB_2的变化，显著缩小梗死范围。⑤抗缺氧：瓜蒌注射液能明显提高小鼠对常压、低压缺氧的耐受力；对预先皮下注射异丙肾上腺素的小鼠，在低压缺氧下也能提高存活率。⑥抗心律失常：腹腔注射瓜蒌皮水煎剂2.5g（生药）/kg可明显延长正常大鼠心电图的P-R、Q-T、R-R间期，对氯化钙诱发的大鼠室颤和毒毛花苷G所致的豚鼠心律失常有明显的预防作用，对由乌头碱所致的大鼠心律失常有使心律失常潜伏期延长的趋势。⑦祛痰：动物实验证明，自瓜蒌皮分离的总氨基酸有良好的祛痰作用。⑧泻下：瓜蒌皮中一种酸性醇不溶物是强烈的致泻物质。⑨抗癌：瓜蒌皮的体外抗癌效果比瓜蒌仁好，且以60%乙醇提取物的作用最强。自瓜蒌皮的醚浸出液中得到的类白色非晶体性粉末，也有体外抗癌作用。⑩毒性：瓜蒌皮煎液给小鼠灌胃的LD_{50}为80.18g/kg。

【性味、归经与效用】 性寒，味甘。归肺、胃经。有清热化痰，利气宽胸的功效。用于痰热咳嗽，胸闷胁痛，咽喉肿痛和乳癖、乳痈。

【临床应用】 ①肺炎：瓜蒌皮、生石膏各20g，大黄10g，苦杏仁9g。水煎服，日服一剂。②肺脓肿：瓜蒌皮、冬瓜子各15g，薏苡仁、鱼腥草各30g。水煎服，日服一剂。③慢性支气管炎：瓜蒌皮15g，陈皮、枇杷叶各9g，冰糖为引。水煎服，日服一剂。④肋间神经痛：瓜蒌皮15g，丝瓜络12g，柴胡、郁金、枳壳各9g。水煎服，日服一剂。⑤咽喉肿痛：瓜蒌皮、僵蚕、甘草各等份。共研细末。口服，一次3~6g，一日2~3次，用温酒调下。

【按语】 瓜蒌为常用中药，以“栝楼”名始载于《神农本草经》中品。性寒，味甘、微苦。归肺、胃、大肠经。甘寒滑润，以清润和导痰浊下行为特长，能上清肺胃之热而涤痰导滞，下润大肠以通便泻热，并可利气宽胸，消肿散结，用于胸痹证、结胸证、肠燥便秘证效果显著。

瓜蒌皮亦为常用中药，性寒，味甘。归肺、胃经。有化痰清热，利气宽胸的功效，用于痰热咳嗽，胸闷胁痛，咽喉肿痛，乳癖、乳痛效果可靠[4]。

瓜蒌、瓜蒌皮二药源于同一植物，但药用部位有别，前者为瓜蒌的果实，后者为瓜蒌的果皮，其化学成分、药理作用同中有异，功效相近，但各有特长，瓜蒌上清肺胃之热化痰散结，下润大肠之燥滑肠通便；瓜蒌皮长于清肺化痰，宽中行气，临床应用各有侧重，需认真辨证，斟酌下药，合理应用。

（马金娥　周海平　徐晶颖）

参考文献

[1]国家药典委员会. 中华人民共和国药典(2005年版一部).北京：化学工业出版社，2005.73

[2]吴玛琍，孔增科.中药饮片鉴别(上册).天津：天津科学技术出版社，1993.357

[3]孔增科，等.常用中药药理与临床应用.赤峰：内蒙古科学技术出版社，2005.299

[4]肖培根.新编中药志.第二卷.北京：化学工业出版社，2002.195

46　冬虫夏草与香棒虫草、亚香棒虫草、凉山虫草、北冬虫夏草、新疆虫草

● 冬虫夏草 Cordyceps

【基源】 为麦角菌科真菌冬虫夏草菌 *Cordyceps sinensis* (Berk.) Sacc. 寄生在蝙蝠蛾科昆虫幼虫上的子座及幼虫尸体的复合体。

【饮片鉴别】 虫体呈蚕状，长3~5cm，直径3~8mm。表面深黄色至黄棕色，有环纹20~30个，近头部的环纹较细。头部红棕色，腹部有足8对，中部4对较明显。质脆，易折断，断面略平坦，淡黄白色。子座呈长棒状，长4~7cm，直径约3mm，头部稍膨大，表面深棕色至棕褐色，折断面类白色。柄部有细纵皱纹，灰褐色。质柔韧。气微腥，味微酸(图46-1)。

【成分】 含甾醇类：麦角甾醇，麦角甾醇过氧化物，胆甾醇，胆甾醇棕榈酸酯，β-谷甾醇，菜油甾醇[1]；核苷类：腺嘌呤，腺苷，尿嘧啶，尿苷，鸟嘌呤，鸟苷，次黄嘌呤，胸腺嘧啶，次黄嘌呤核苷；氨基酸和肽类：天门冬氨酸、苏氨酸、丝氨酸、苯丙氨酸、脯氨酸等15种氨基酸和L-甘-L-脯环二肽、L-苏-L-亮环二肽等6个环二肽类化合物；单糖和多糖：蕈糖、D-甘露糖和D-半乳糖；有机酸和维生素：软脂酸，硬脂酸，油酸，亚油酸，维生素B_{12}和C，及磷、镁、铁、钙、钠、钾、锰、铜、铝、硅、锌、镍、锶、钛、铬、硒等微量元素[2]。

【药理】 ①调节免疫：冬虫夏草菌水提液能明显提高小鼠血中胶体炭粒廓清程度，增加小鼠腹腔吞噬细胞吞噬指数和百分率；使小鼠脾脏增重，对强的松

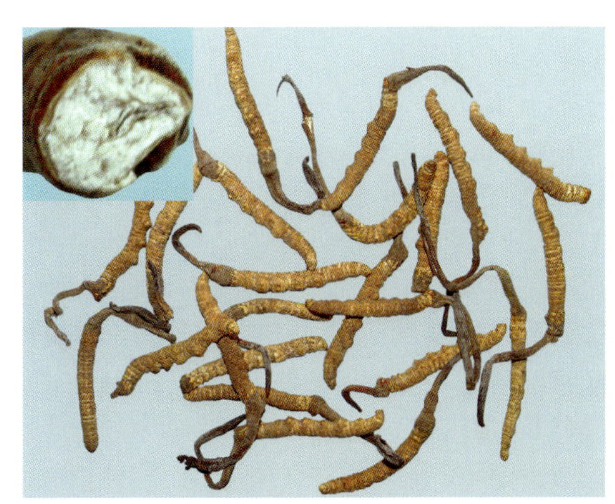

图 46-1　冬虫夏草

龙和环磷酰胺引起的脾重减轻有明显的拮抗作用。煎剂能明显提高病毒性心肌炎小鼠模型血清IFN-γ、CD^{3+}、CD^{8+}、降低CD^{4+} /CD^{8+}。增加小鼠脾细胞NK细胞的活性，增加脾重和吞噬细胞数及吞噬细胞百分率。②中枢镇静：冬虫夏草煎剂5g/kg给小鼠腹腔注射，光电管法记录自主活动显著减少，能延长小鼠戊巴比妥钠睡眠时间。醇提物（或发酵液）5~20g/kg皮下注射可抗烟碱所致小鼠惊厥及死亡率和戊四氮惊厥，使正常体温明显下降。③抗衰老：冬虫夏草煎剂3g/kg能提高小鼠肝SOD及抑制LPO生成；虫草菌能抑制大鼠、小鼠脑内MAO。④激素样作用：冬虫夏草煎剂灌胃10g/kg，6天，可使去势幼年雄性大鼠精囊增重，有雄激素样作用。给小鼠灌胃可使雄鼠血浆皮质醇含量增加，使肾上腺胆固醇增加，肾上腺增重，对氢化可的松所致"阳虚型"有防治作用，对性功能紊乱有调节和恢复作用。⑤抗心肌缺血、抗心率失常：冬虫夏草水提液0.66mg/ml能明显减慢离体大鼠心肌细胞搏动率，使离体豚鼠及兔心心率减慢、心输出量和冠脉流量增加。菌丝醇提物可增加麻醉犬冠脉血流量，降低冠脉、脑及外周血管阻力。虫草菌发酵液0.15g/kg静注及灌胃对神经垂体素所致兔心肌缺血、甲状腺素加去甲肾上腺素所致大鼠应激性心肌梗死都有保护作用。虫草菌醇提物能明显对抗乌头碱、$BaCl_2$诱发的大鼠心率失常及哇巴因中毒的耐受量。⑥对血小板的作用：冬虫夏草菌丝能抑制人血小板聚集，能促使小鼠血中血小板数量升高。可抑制γ射线所致小鼠血小板减少和超微结构损伤。⑦平喘祛痰：冬虫夏草水提液对离体豚鼠支气管平滑肌有明显扩张作用；能明显增强肾上腺素的作用，有平喘作用。⑧抗肿瘤：冬虫夏草水、醇提物可明显抑制小鼠S_{180}肉瘤、Lewis肺癌、MA737乳腺癌等生长。菌丝对小鼠S_{180}、S_{37}、ECA及P_{388}有显著抑制作用，能增强环磷酰胺的抗癌作用。⑨抗炎：冬虫夏草水提液腹腔注射对大鼠甲醛性、蛋清性足肿胀，对二甲苯、巴豆油耳肿胀及大鼠棉球肉芽肿均有明显的抑制作用。⑩抗菌：冬虫夏草煎剂对须疮癣菌、絮状表皮癣菌、石膏样小芽孢癣菌、羊毛状小芽孢癣菌等真菌均有抑制作用。⑪保护肾功能：冬虫夏草水提液对庆大霉素、卡那霉素所致大鼠急性肾衰有保护作用，可明显改善肾衰患者的肾功能状态和提高细胞免疫功能。⑫毒性：冬虫夏草、冬虫夏草菌、冬虫夏草菌丝体水提液给小鼠腹腔注射的LD_{50}分别为27.8g/kg，(17.9±1.7)g/kg，(35.2±1.8)g/kg。

【性味、归经与效用】 性平，味甘。归肺、肾经。有补肺益肾，止血，化痰的功效。用于虚喘久咳，劳嗽咯血，阳痿遗精，腰膝酸痛。

【临床应用】 ①结核性胸膜炎：冬虫夏草1g（冲），紫苑、川贝母、款冬花、旋覆花、白芥子各10g，白薇15g，地骨皮20g，防己9g。水煎服，日服一剂。②肺结核：冬虫夏草1g（冲），苦杏仁10g，川贝母、麦冬、白及各15g，阿胶珠25g，百部20g。水煎服，日服一剂。咳重者加蛤蚧末5g（冲服）；咯血重者加三七粉5g（冲服）。③阳痿、遗精：冬虫夏草1g（冲），芡实、酸枣仁、枸杞子各30g，金樱子、山茱萸、牡蛎各15g，巴戟天、淫羊霍各10g，龙骨18g。水煎服，日服一剂。④支气管扩张：冬虫夏草、白果各10g，太子参15g，百合30g，蜜紫苑、川贝母各20g，烫蛤蚧1对，共研细粉。口服，一次10g，一日2~3次[3]。

香棒虫草 Cordyceps Bamesii

【基源】 为麦角菌科真菌香棒虫草菌*Cordyceps barnesii* Thwaites寄生在鳞翅目昆虫幼虫上的子座及幼虫尸体的复合体。

【饮片鉴别】 虫体呈弯曲的扁肾形，长1.5~2cm，直径约5mm；表面棕黄色，头较小，棕褐色，具一对螯牙，体部有致密环纹，胸部有足3对。子座呈线状，长2~6cm，直径约2m；头部稍膨大，表面灰褐色，有棕褐色的细纵皱纹，质柔韧。气微臭（图46-2）。

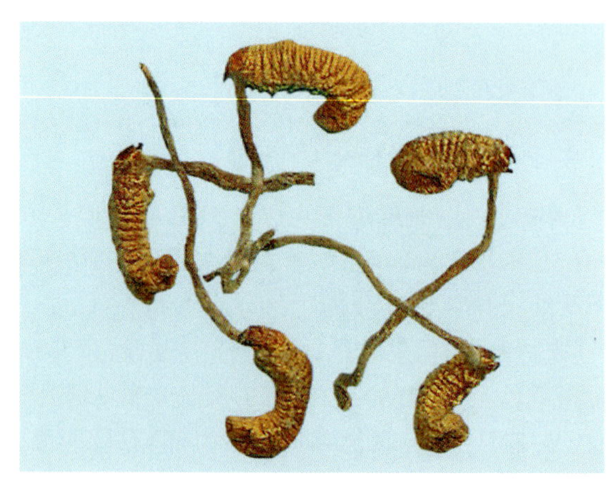

图 46-2 香棒虫草

【成分】 含蛋白质43.56%，天门冬氨基酸、谷氨酸、组氨酸、精氨酸、赖氨酸、亮氨酸等17种氨基酸，甘露醇8.73%，虫草素（3′-脱氧腺苷）39.2ng/100g和虫草多糖及钙、硒、锰元素等[4]。

亚香棒虫草 Cordyeps Hawkesii

【基源】 为麦角菌科真菌亚香棒虫草菌*Cordyceps hawkesii* Gray寄生在鳞翅目昆虫幼虫上的子座及幼虫尸体的复合体。

【饮片鉴别】 虫体似蚕，长3~5cm，直径3~7mm。表面近白色，除去外层菌膜后，露出棕褐色或褐色的虫体的虫体角皮，有环纹20~30条，可见黑点状气门，头部红褐色或紫黑色；腹部有足8对。质脆易折，断面黄白色。子座圆柱状，单生或2~3个，自头部上面或侧面长出，表面灰色或灰褐色，有纵皱纹或棱，顶部稍膨大，有时顶端有分支，断面黄棕色。气微、腥，味微苦(图46-3)。

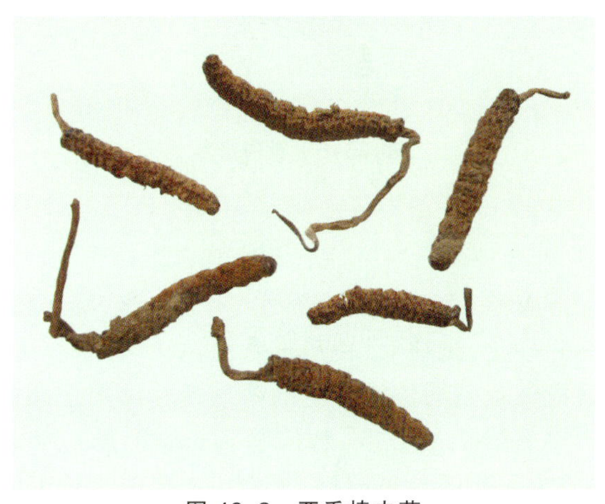

图 46-3 亚香棒虫草

【成分】 含蛋白质，甘露醇，天门冬氨酸、苏氨酸、丝氨酸、脯氨酸、甘氨酸等18种氨基酸和镁、铁、磷、铝、锌、锰元素等[5]。

【药理】 ①抗衰老：亚香棒虫草水煎液能明显增加雄性幼小鼠肾上腺重量，可使"肾阳虚"小鼠免疫低下、雄性大鼠和去势雄性大鼠的免疫、生殖器官的重量下降；并能明显提高大鼠的生育能力，提示其有滋补强壮作用[6]。亚香棒虫草能降低小白鼠血和肝中MAD的含量，预防实验性"阴虚"症，提示有延缓衰老和"滋阴补虚"作用。②镇静：能减少正常及"多动症"小鼠的活动，加强戊巴比妥钠阈下催眠量的作用，强度可与酸枣仁相媲美。③抗缺氧：亚香棒虫草可增强小鼠的游泳耐力和正常缺氧能力；增强正常小鼠和改善由东莨菪碱、亚硝酸钠等引起的学习记忆障碍，改善中枢胆碱能神经突触的信息传递及提高脑组织的缺氧能力[7]。④毒性：亚香棒虫草溶液小鼠腹腔注射的LD_{50}为22.59g/kg。

【性味、归经与效用】 性温，味甘。归肾、肺经。有止血、化痰，明目，补肺、益肾、补精填髓的功效。用于虚劳咳嗽，阳痿遗精，肺结核，咯血[8]。

凉山虫草 Cordyceps Liangshanenesis

【基源】 为麦角菌科真菌凉山虫草*Cordyceps liangshanensis* Zang. 寄生在鳞翅目昆虫幼虫上的子座及幼虫尸体的复合体。

【饮片鉴别】 虫体外形似蚕，稍弯曲，长2.5~5cm，直径5~9mm。表面棕褐色，有环纹9~12条，头部红褐色，腹足9~10对。子座单生或有分支，细长圆柱状，长10~15cm，直径2~4mm，表面褐色或黑褐色，顶端不膨大。质尖脆，易折断，断面黄白色。气微腥，味淡(图46-4)。

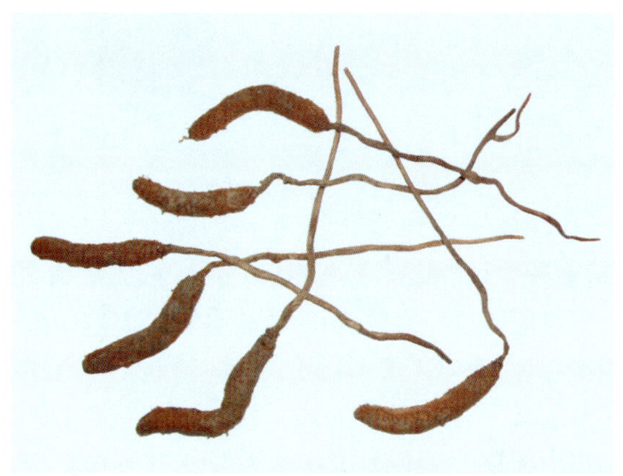

图 46-4 凉山虫草

【成分】 含甘露醇，麦角甾醇，硬脂酸，有机酸，生物碱及天门冬氨酸，苏氨酸，丝氨酸，赖氨酸，甘氨酸等多种氨基酸等。

【药理】 ①镇静：凉山虫草水煎剂腹腔注射对阈下催眠剂量的戊巴比妥钠具有协同作用，能明显延长戊巴比妥钠的睡眠时间。②抗缺氧：腹腔注射凉山虫草水浸剂8g/kg，共3次，每次间隔2小时，能显著提高小鼠常压耐缺氧能力，并延长存活时间。③毒性：小鼠腹腔注射凉山虫草水浸剂的LD_{50}为24.26g/kg[9]。

【性味、归经与效用】 性平，味甘。归肺、肾经。有补肺益肾的功效。用于肺肾两虚之咳喘。

北冬虫夏草(北蛹草) Cordyceps Martialis

【基源】 为麦角菌科真菌蛹虫草菌*Cordyceps martialis* Speg. 的菌核及子座的复合体。

【饮片鉴别】 虫体长椭圆形，表面黄棕色，有5~7条环纹；子座单生，有时数个从寄主头部发出，有时生于节间缝上，长2~5cm，极少分支，紫红色或橘红色；头部棒形，长1~1.5cm，直径1.5~5mm，柄长2.5~3cm，直径2~3mm。质脆，易折断，子座断面淡黄色，蛹体断面灰白色。气腥，味淡(图46-5)。

【成分】 含虫草素，甘露醇，麦角甾醇，β-谷甾醇，腺嘌呤，腺苷，甲基腺苷，乙酰基虫草素，麦角甾醇过氧化物，虫草环肽A[10]，等。

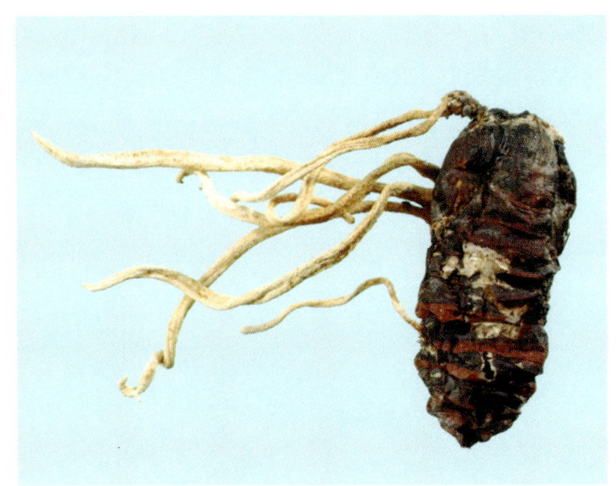

图 46-5 北冬虫夏草

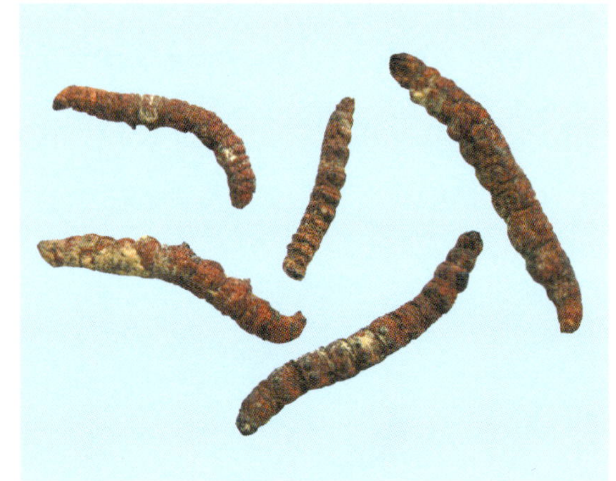

图 46-6 新疆虫草

【药理】 ①镇静、抗惊厥：水煎剂5g/kg灌胃，能减少小鼠活动次数，协同戊巴比妥钠催眠作用，对抗戊四唑型惊厥，降低小鼠惊厥发生率。②抗心率失常：静注北冬虫夏草水浸液0.1g/kg，可拮抗氧化钡诱发的大鼠心率失常。③抗肿瘤：北冬虫夏草水煎剂5g/kg灌胃，连续10天，有明显抑制小鼠肉瘤S_{180}生长的作用，延长荷瘤小鼠寿命，降低小鼠荷瘤率。北冬虫夏草中虫草素(3′-脱氧腺苷)含量为冬虫夏草的3~5倍，能激活巨噬细胞产生细胞毒直接杀伤癌细胞。对胃癌、肝癌、鼻咽癌等多种癌症有一定的疗效[11]。④抗氧化：北冬虫夏草有拮抗氧自由基的作用。其提取液对小鼠心、肝、脑、肾组织均将在荡孵育下产生的脂质过氧化物有显著的拮抗作用。⑤抗菌：虫草素对链球菌、葡萄球菌、癣菌等有抑制作用。⑥性激素样作用：5g/kg水煎剂灌胃给药可使正常大鼠血浆睾丸酮含量增加，10g/kg可使血浆皮质酮含量增高，具有雄性激素样作用。

【性味、归经与效用】 性温，味甘。归肾、肺经。有补肺益肾的功效。用于肺痨，痰血，盗汗，贫血，腰痛。

新疆虫草 Cordyceps Gracilis

【基源】 为麦角菌科细虫草*Cordyceps gracilis* (Grar.) Dur. et Mont. 的子座及幼虫尸体的复合体。

【饮片鉴别】 虫体似蚕，长2~5cm，直径2~5mm。表面土黄色至紫褐色，环纹20~30条，足8对，质脆易断，断面黄白色。子座偶见，细圆柱形，长1~2cm，直径约1mm。表面棕褐色，前端膨大呈圆球形，直径约6mm。气微，味稍苦(图46-6)。

【按语】 冬虫夏草为我国特有的名贵中药，始载于《本草从新》。《本草纲目拾遗》名夏草冬虫，赵学敏曰："夏为草，冬为虫，……功与人参同。""保肺益肾，补精髓，止血化痰，已劳嗽，治膈症皆良。味甘性温，秘精益气，专补命门"[12]。现代研究其含蛋白质，虫草素，D-甘露醇和多种氨基酸等成分，有抗衰老，降血脂，防治动脉硬化，抗缺氧，镇静催眠，抗炎，抗菌，抗肿瘤，增强机体免疫功能等广泛的药理活性。用于高脂血症，急、慢性支气管炎，肺气肿，肺结核，肺心病和阳痿、遗精等病证效果理想，与中医药经典理论和临床实践相符合。

由于需求量大，资源短缺，冬虫夏草的价格日升，其混淆品，充伪品也越来越多，久禁不绝[13]。常见的为虫草属(Cordyceps)亚香棒虫草、凉山虫草、香棒虫草、新疆虫草和北冬虫草，其含有与冬虫夏草相近的化学成分，也有与冬虫夏草抗衰老、镇静等相近的某方面的功效，是冬虫夏草的混淆品。因基源不同，化学成分，性状，药理和临床效用不甚一致[14~17]，应加强研究，探讨各药突出的活性成分与临床应用的重点，各以其名正确药用，合理利用药物资源，不可以其混称或代冬虫夏草药用。

除此以外，麦角菌科真菌金针虫草*Cordyceps barnesii* Thwaites.、蜣螂虫草*C. geotrupis* Teng.、蟋蟀虫草*C. grilli* Teng.、亨利虫草*C. henlegae* (Lebert) Maink.、蚁虫草*C. myrmecophila* Les. 在贵州，珊瑚虫草*C. martialis* speg. 在浙江、福建民间药用，各药功效于冬虫夏草有别，应予注意；山西虫草*C. shanxiensis* Liu, Rong et Jin, 在山西民间亦名金棒棒虫草，甘肃虫草*C. gansuensis* sp. nov.、细虫草*C. gracilis* (Grev.) Duy. et Mont. 在新疆阿勒泰地区作冬虫夏草使用，应予纠正。

(李利军　郭　明　宋俊骊　孔增科)

参考文献

[1]国家药典委员会.中华人民共和国药典(2005年版一部).北京:化学工业出版社,2005.

[2]中国医学科学院药物研究所.中草药现代研究.第一卷.北京:北京医科大学、中国协和医科大学联合出版社,1995.99

[3]孔增科,等.常用中药药理与临床应用.赤峰:内蒙古科学技术出版社,2005.418

[4]常泓,等.中草药,2001,32(10):897

[5]雒敏,等.山西大学学报(自然科学版),1999,22(2):174

[6]朱令元,等.江西医学院学报,1997,37(3):1

[7]吴德龙,等.江西农业大学学报,1997,19(2):31

[8]江纪武.药用植物辞典.天津:天津科学技术出版社,2005.207

[9]国家中医药管理局《中华本草》编委会.中华本草.上海:上海科学技术出版社,1999.1·0171

[10]王尊生,等.中草药,2004,35(10):附8

[11]杨企震,等.中成药,1995,17(5):22

[12]清·赵学敏辑.本草纲目拾遗.北京:人民卫生出版社,1983.138

[13]中华人民共和国卫生部药政管理局,等.中药材手册.北京:人民卫生出版社,1990.767

[14]林海伦.药物分析杂志,1994,14(1):58

[15]傅道珍.中国医院药学杂志,2000,20(8):487

[16]谢敏,等.海峡药学,2002,14(6):58

[17]殷仁亭,基层中药杂志,2000,14(2):19

47 冬葵子、冬葵果与苘麻子

冬葵子 Semen Malvae Crispae

【基源】 为锦葵科植物冬葵*Malva crispa* L. 的干燥成熟种子[1]。

【饮片鉴别】 分果橘瓣形,表面浅黄色至黄棕色。种子呈类扁圆形或类肾形,直径1.5~2mm。表面棕黄色、棕褐色至黑褐色,较薄的一面中部凹下,具微隆起的环向细脉纹。质坚硬。气微,味涩(图47–1)。

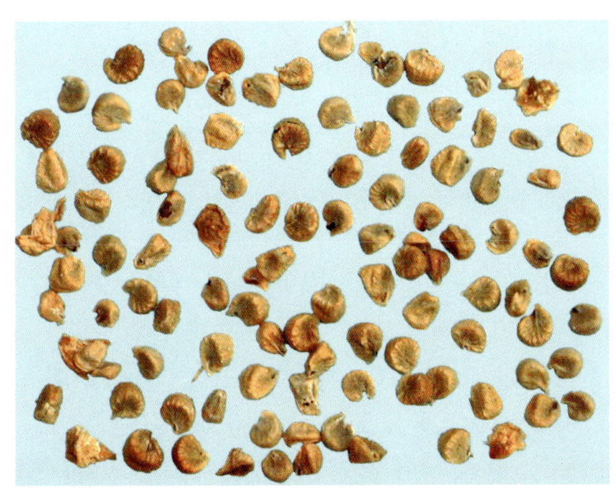

图 47–1 冬葵子

【成分】 含脂肪油、蛋白质、多糖、芦丁、胆甾醇、天门冬氨酸、苏氨酸、谷氨酸、精氨酸等12种氨基酸和Cu、Fe、Zn、Ca、Mn元素等。

【药理】 抗菌 冬葵子70%的乙醇提取物对痢疾杆菌有抑制作用。

【性味、归经与效用】 性微寒,味甘、涩。归大肠、小肠、膀胱经。有利水通淋,下乳润肠的功效。用于淋病,水肿,大便燥结,乳汁不通,乳房肿胀。

【临床应用】 ①子淋:冬葵子、滑石、木通各等份,共研细末。每服15g,加葱白30g。水煎服,日服一剂。②乳汁不通:冬葵子、王不留行、通草各10g,烫穿山甲6g。水煎服,日服一剂。

冬葵果 Fructus Malvae

【基源】 为锦葵科植物冬野葵*Malva verticillata* L. 的干燥成熟果实[2]。

【饮片鉴别】 果实呈扁球状盘形,由10~12个小分果组成,直径4~7mm;外被膜质宿萼,钟形,先端5齿裂,裂片内卷,其外有披针状小苞片3枚。果梗细短。分果类扁圆形,直径1.4~2.5mm。表面黄白色或黄棕色,具隆起的环状细脉纹。种子肾形,棕黄色或黑褐色。质坚硬。气微,味涩(图47–2)。

【成分】 含β-谷甾醇、油酸甲酯、亚油酸甲酯、中性多糖、酸性多糖及肽聚糖[3],天门冬氨酸、苏氨酸、丝氨酸、谷氨酸、甘氨酸、亮氨酸、组氨酸及Cu、Zn、Fe、Ca、Mn等元素。

【药理】 ①抗菌:70%冬葵果醇提物、水提物300mg/ml,体外对痢疾杆菌有明显抑制作用。②增强免疫:冬葵果对网状内皮系统有激活和抗补体活性作用。③其他:给大鼠灌服冬葵果水提取物,有一定的利尿和预防肾结石形成的作用。

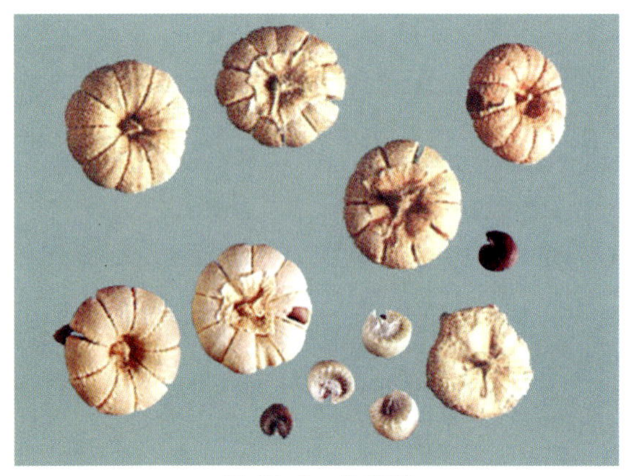

图 47-2 冬葵果

【性味、归经与效用】 性凉，味甘、涩。有清热利尿，消肿的功效。用于尿闭，水肿，口渴；尿路感染。

【临床应用】 ①石淋：冬葵果，滑石粉（包）各10g，牛膝、芒硝（兑）各6g，地龙3g，沉香2g（后下）。水煎服，日服一剂。②尿路感染：冬葵果、车前子、萹蓄、蒲黄各12g。水煎服，日服一剂。③水肿：冬葵果、茯苓各15g。水煎服，日服一剂。④遗精：冬葵果9g，栀子、苦参各6g，枇杷叶、茜草、紫草茸各3g，制成煮散剂。一次5g，水煎服，每日2次。

苘麻子 Semen Abutili

【基源】 为锦葵科植物苘麻*Abutilon theophrastii* Medic. 的干燥成熟种子[4]。

【饮片鉴别】 呈三角状肾形，长3.5~6mm，宽2.5~4.5mm，厚1~2mm。表面灰黑色或暗褐色，有白色稀疏绒毛，凹陷处有类椭圆状种脐，淡棕色，四周有放射状细纹。种皮坚硬，子叶2，重叠折曲呈"W"字形，富油性。气微，味淡（图47-3）。

【成分】 含蛋白质、脂肪油、谷胱甘肽、高谷胱甘肽、棉酚、绿原酸、氨基酸，多糖类，胆甾醇，β-谷甾醇，以及Ca、Zn、Mn、Cu等元素。

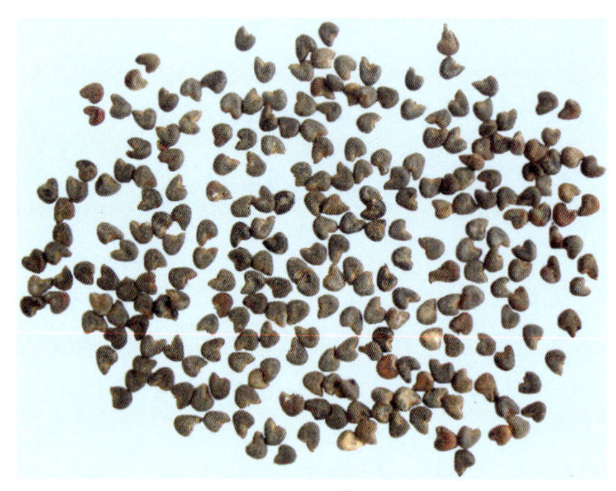

图 47-3 苘麻子

【药理】 ①抗菌：苘麻子水提物或醇提物300mg/ml对痢疾杆菌有明显的抑制作用。②利尿：水提物67.8g/kg灌胃对小鼠呈明显的利尿作用；但醇提物却有明显的抗利尿作用[5]。

【性味、归经与效用】 性平，味苦。归大肠、小肠、膀胱经。有清热利湿，解毒，退翳的功效。用于赤白痢疾，淋病涩痛，痈肿，目翳。

【临床应用】 ①痢疾：苘麻子30g，炒令香熟，为末。口服，一次5g，用蜜浆水送服，一日2~3次。②陶赖，协日乌素症：白云香35g，五灵脂25g，决明子、苘麻子、川楝子各15g，瞿麦、诃子、栀子各5g，木香、苦参各10g，制成散剂。口服，一次3g，一日2次[6]。

【按语】 冬葵子为常用中药，始载于《神农本草经》上品，曰："冬葵子，味甘，寒，无毒。治五脏六腑寒热，羸瘦，五癃，利小便。久服坚骨，长肌肉，轻身，延年[7]。"

冬葵果为蒙古族习用药品。始载于《认药白晶鉴》，称："生于低矮处，茎细，叶圆，花白色，种子味甘、涩。"《无误蒙药鉴》载："……占巴类的种子具细纹，排列成圆形串珠状。"有清热利尿通脉消肿，止泻，止渴的功效。

苘麻子为少常用中药，以"苘实"之名始载于唐《新修本草》。苏敬曰："苘实，味苦，平，无毒。主赤白冷热痢。散服饮之，吞一枚破痈肿[8]。"有清热利湿，解毒，退翳的功效。

由上可见，冬葵子，冬葵果，苘麻子为三种基源不同，功效各异的药物，但长期以来，全国大部分地区药用的冬葵子商品为苘麻子[9-11]，许多文献将冬葵子的原植物学名书写为*Malva verticillata* L.[12,13]，《中华人民共和国药典》1977年版、1985年版收载了苘麻子（原植物名为*Abutilon theophrastii*），其后的括号内注以附名（冬葵子），还收载了冬葵果（原植物名为*Malva verticillata* L.）[14,15]，《中华人民共和国药典》1990年版收载了冬葵果，苘麻子去掉了括号附名冬葵子[16]。从基源、名称上使原本存在品种混淆的三种药物愈加混乱，形成苘麻子误作冬葵子充斥市场，正品冬葵子商品难觅的状况，这种同名异物，原植物品种混乱的现象在冬葵子，冬葵果，苘麻子三药上尤为突出，须予重视。

冬葵子，冬葵果，苘麻子基源各异，化学成分、药理作用和功能效用均不一致，是三种不同的药物，应注意其鉴别特征，各以其名、其效正确药用。不可以苘麻子作或代冬葵子，也不可以冬葵果作或代冬葵子药用。

笔者认为[10]并赞成袁毓湘等的观点[1]，冬葵子的原植物为锦葵科植物冬葵*Malva crispa* L.，冬葵果的原

冬葵子及其易混品性状检索表

1.分果呈扁平橘瓣状或类肾形
  2.分果呈扁平橘瓣状，表面浅黄色至棕黄色；种子类扁圆形或扁肾形，直径1.5~2mm ………………………… 冬葵子
  2.分果类肾形，表面浅棕黄色，直径1~1.5mm ………………………………………………………… 冬(野)葵根
1.种子三角状扁肾形，表面灰黑色或棕褐色，直径3.5~6mm ………………………………………………………… 苘麻子

植物为锦葵科植物野葵*Malva verticillata* L.，无论从本草考证和现代研究的结果上讲，苘麻子、冬葵子、冬葵果均是各自独立的药物，应各自为名，在一种药物的后面加附名的做法是不恰当的，应予纠正。为避免药物同名异物现象，冬葵果以称野葵果为宜，且名实相符。

(孔增科　刘伯宁　李芹格)

参考文献

[1]楼之岑，秦波.常用中药材品种整理和质量研究(北方编·第二册).北京：北京医科大学、中国协和医科大学联合出版社，1995.535
[2]国家药典委员会.中华人民共和国药典(2005年版一部).北京：化学工业出版社，2005.76
[3]王本祥.现代中药药理与临床.天津：天津科技翻译出版公司，2004.896
[4]国家药典委员会.中华人民共和国药典(2005年版一部).北京：化学工业出版社，2005.142
[5]肖培根.新编中药志.第三卷.北京：化学工业出版社，2002.375
[6]国家中医药管理局《中华本草》编委会.中华本草(蒙药卷).上海：上海科学技术出版社，2004.147
[7]马继兴.神农本草经辑注.北京：人民卫生出版社，1995.142
[8]唐·苏敬等撰.尚志钧辑校.新修本草.合肥：安徽科学技术出版社，1981.293
[9]中国医学科学院药物研究所，等.中药志(第三册).北京：人民卫生出版社，1984.453
[10]孔增科.光明中医杂志，1995.(1)：50
[11]王飞燕.新疆中医药，2003，21(6)：35
[12]《广东中药志》编委会.广东中药志.第二卷.广州：广东科学技术出版社，1996.723
[13]北京药品生物制品检定所.等，中药鉴别手册(第一册).北京：科学出版社，1981.142
[14]中华人民共和国卫生部药典委员会.中华人民共和国药典(1977年版一部).北京：人民卫生出版社、化学工业出版社，1977.187，328
[15]中华人民共和国卫生部药典委员会.中华人民共和国药典(1985年版一部).北京：人民卫生出版社、化学工业出版社，1985.79，875
[16]中华人民共和国卫生部药典委员会.中华人民共和国药典(1990年版一部).北京：人民卫生出版社、化学工业出版社，1990.82，178

48　半夏、水半夏及狗爪半夏

半夏 Rhizoma Pinelliae

【基源】　为天南星科植物半夏*Pinellia ternata* (Thunb.) Breit. 的干燥根茎[1]。

【饮片鉴别】　①生半夏：呈类球形或扁圆球形，有的稍偏斜，直径1~1.5cm，表面类白色或淡黄白色，上端多圆平，中央有一圆形凹陷芽痕，其内残留有黄棕色芽鳞，周围密布小麻点状须根痕，底部钝圆而光滑。质坚实，断面白色，富粉性。气微，味辛辣，麻舌刺喉[2](图48-1)。②清半夏：为类圆形或肾形片，直径0.5~1.8cm，厚约0.2~2mm。切面乳白色或浅黄白色，隐显黄白色筋脉点；周边淡黄棕色。质硬脆。气微弱，味微涩(图48-2)。③姜半夏：为圆形或类圆形薄片，直径0.8~1.5cm。切面类白色，粉性，洁白细腻；周边类白色至淡黄色，有的可见小凹点状的棕色根痕。质坚。气微，味淡(图48-3)。④法半夏：形如生半夏，内外皆呈黄色或淡黄色，粉性，质较疏松(图48-4)。

【成分】　含β-谷甾醇及-D葡萄糖苷，半夏蛋白，生物碱，黑尿酸，及天门冬氨酸、谷氨酸、精氨酸等多种氨基酸；胆碱，微量挥发油，原儿茶醛等。

【药理】　①镇咳：半夏具有明显的镇咳作用，与可待因相似但作用稍弱。动物实验证明生半夏、姜半夏、明矾半夏的煎剂灌服，对轻度麻醉猫电刺激喉上部神经，或胸腔注入碘液引起的咳嗽，具有明显的抑制作用。给药后30分钟生效，可维持5小时以上。②祛痰：半夏具有祛痰作用，且储存时间越长，祛痰作用越强。③镇吐：生半夏或制半夏煎剂3~6g/kg灌胃，均能降低洋地黄酊0.3ml/kg静脉注射对鸽的催吐作用；煎剂4g/kg灌胃能抑

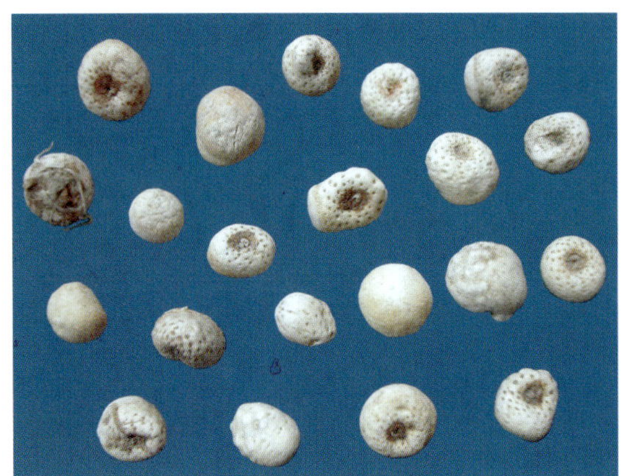
图 48-1 生半夏

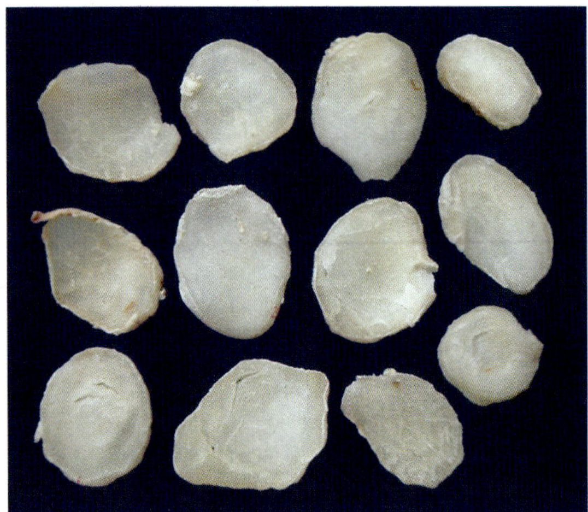
图 48-2 清半夏

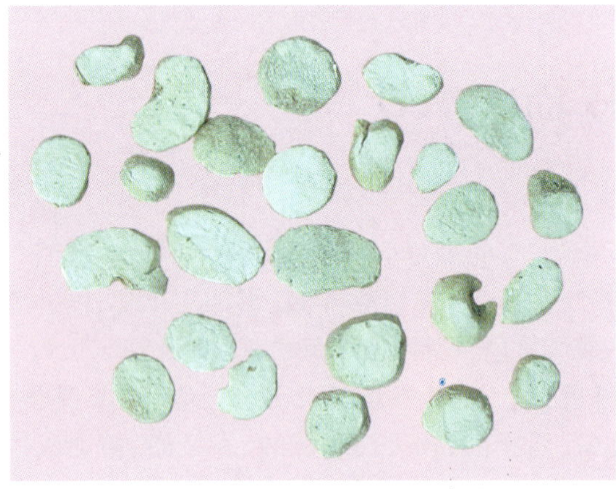
图 48-3 姜半夏

制阿扑吗啡0.03mg/kg皮下注射对狗引起的呕吐。煎剂灌胃也有一定的止吐作用，其有效成分是生物碱。④对消化系统的作用：对胃肠道的影响：半夏水煎醇沉液肌肉注射饥饿小鼠，能抑制胃液分泌和胃蛋白酶的活性，降低胃液总酸度和游离酸度，对急性黏膜损伤有保护和促进修复作用。生半夏能明显促进胃肠运动，还能抑

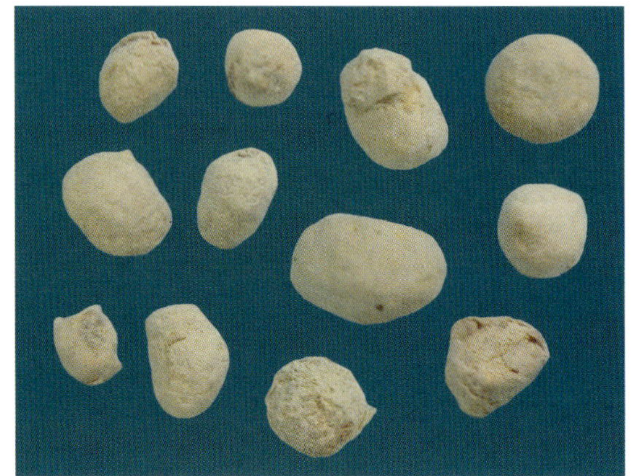
图 48-4 法半夏

制胃液中PGE_2的含量；姜矾半夏、姜煮半夏都可减缓胃肠运动，对PGE_2的含量亦无明显的影响。对肝胆的影响：半夏能作用于小鼠肾上腺，使血中皮质酮上升，增强皮质酮对肝脏内酪氨酸转氨酶的诱导作用，从而升高肝脏内酪氨酸转氨酶的活性。半夏对家兔的胆汁分泌有促进作用[3]。⑤抗肿瘤：半夏各炮制品、总生物碱对慢性髓性白血病细胞(k_{562})有抑制作用，能损伤悬浮生长的k_{562}细胞形态，抑制其增殖。动物试验证明，对HeLa细胞、S_{180}、HCA实体型及U_{14}均有抑制作用。半夏多糖具有较强的网状内皮系统激活活性，能增强网状内皮系统吞噬功能和分泌作用，抑制肿瘤的发生和增殖。⑥抗矽肺：给大鼠气管内注入含石英尘40mg的生理盐水混悬液1ml以产生矽肺模型，每天或隔天腹腔注射姜半夏1.5‰盐酸提取的混悬液或60%酒精提取液一个月，对矽肺的进展有抑制作用，表现在肺干重、湿重较低，全肺胶元素蛋白含量较少，病理改变较轻。⑦抗早孕：半夏蛋白具有抗早孕活性，给怀孕小鼠皮下注射250ug/kg，50%小鼠发生流产，当剂量达到30mg/kg时，100%小鼠发生流产。⑧降血脂：半夏有显著的降血脂作用，可阻止或延缓高脂血症的形成。⑨解毒：半夏中所含葡萄糖醛酸的衍化物有显著的解毒作用，可使士的宁对小鼠半数致死量的值升高，对乙酰胆碱也有解毒作用。⑩其他：用20%乙醇制成的浸膏，静脉注射可使麻醉犬血压短暂下降，重复应用有急速耐受现象，肌肉注射则无影响。半夏煎剂对犬室性心动过速及室性早搏有拮抗作用。半夏能抑制中枢神经系统，具有一定程度的镇痛、镇静催眠作用，还有抗炎、抗真菌的作用。⑪毒性：给小鼠腹腔注射半夏浸膏的LD_{50}为131.42mg /kg。生半夏对黏膜有强烈刺激性，刺激声带水肿而失音，亦可致吐泻[4]。

【性味、归经与效用】 性温，味辛；有毒。归脾、胃、肺经。有燥湿化痰，降逆止呕，消痞散结的功效。用

于痰多咳喘，痰饮眩悸，风痰眩晕，痰厥头痛，呕吐反胃，胸脘痞闷，梅核气；生用外治痈肿痰核。姜半夏多用于降逆止呕。

【临床应用】 ①梅核气：法半夏、厚朴、紫苏叶各9g，茯苓12g，生姜15g。水煎服，日服一剂。②感冒咳嗽：柴胡24g，人参、炙甘草、麦冬、黄芩各9g，白术6g，法半夏8g，生姜10g，大枣2枚。水煎服，日服一剂。③反胃：姜半夏12g，黄连、干姜、炙甘草各6g，黄芩、人参各9g，大枣12枚。水煎服，日服一剂。④慢性胃炎、胃溃疡：姜半夏12g，黄芩、干姜、党参各9g，炙甘草6g，黄连3g，大枣4枚。水煎服，日服一剂。⑤妊娠恶阻：姜半夏20g，茯苓、党参各15g，黄芩、炙甘草各6g，黄连、干姜各3g，大枣4枚。水煎服，日服一剂。⑥高血压：法半夏、白术各12g，陈皮、天麻各10g，茯苓15g，甘草3g，生姜1片，大枣2枚。水煎服，日服一剂。⑦梅尼埃病：清半夏、陈皮、竹茹、白术、天麻各10g，黄芩、泽泻、钩藤各6g。水煎服，日服一剂。⑧心悸、不寐：二夏清心片（清半夏、麸炒白术、茯苓、陈皮、石菖蒲、麸炒枳实、葛根、麸炒竹茹、冬虫夏草、干姜、炙甘草），口服，1次3片，1日3次[5]。

水半夏 Rhizoma Typhoniim Flagelliformis

【基源】 为天南星科植物鞭檐犁头尖*Typhonium flagelliforme*（Lodd.）Blume的干燥块茎[6]。

【饮片鉴别】 ①水半夏：块茎呈椭圆形、类圆形或长三角形，直径0.2~1.6cm，高1~3cm，表面类白色或淡黄色，不平滑，具棕黄色麻点状根痕。上端类圆形，有的呈偏斜而突起的叶痕或芽痕，呈黄棕色。有的下端略尖。质坚实，断面白色，粉性，气微，味辛辣，麻舌而刺喉（图48-5）。饮片呈长三角形或类三角形及类圆形片，厚约1mm，切面淡黄棕色或类白色，粗糙，略呈角质，具类白色筋脉点。周边淡棕色。气微，味辛辣，麻舌而刺喉（图48-6）。②姜水半夏：形同水半夏片，表面淡黄色至黄褐色，质硬。断面角质性（图48-7）。

【成分】 含有机酸，酚类化合物，鞣质，甾醇及水溶性生物碱和谷氨酸、甘氨酸、丙氨酸等16种氨基酸。

【药理】 ①镇吐：水半夏生品煎剂50g/kg灌胃，能显著减少鸽子因硫酸铜刺激诱发的呕吐次数，减少率为50%，其镇吐作用较半夏弱。②止咳：水半夏生品、制品的25%混悬液，给小鼠灌服10g/kg，对氨水所致咳嗽均有明显止咳作用，生品和制品的止咳率分别为25.5%和20.4%。③祛痰：小鼠酚红法测定，水半夏生品及制品的醇提取液，灌服300g/kg，制品有一定的祛痰作用，而生品未见明显祛痰作用。水半夏的祛痰作用

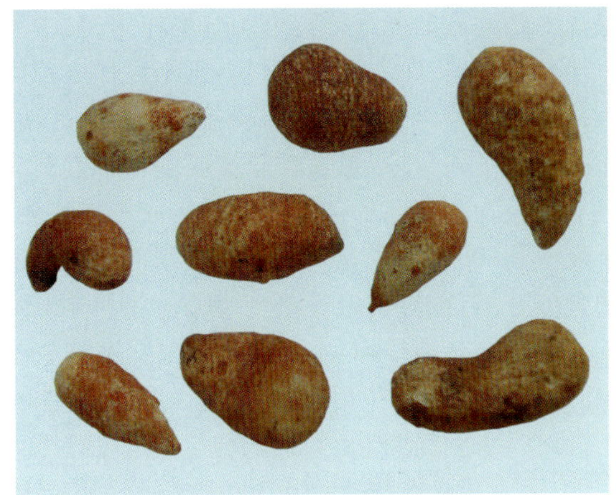

图 48-5 水半夏（药材）

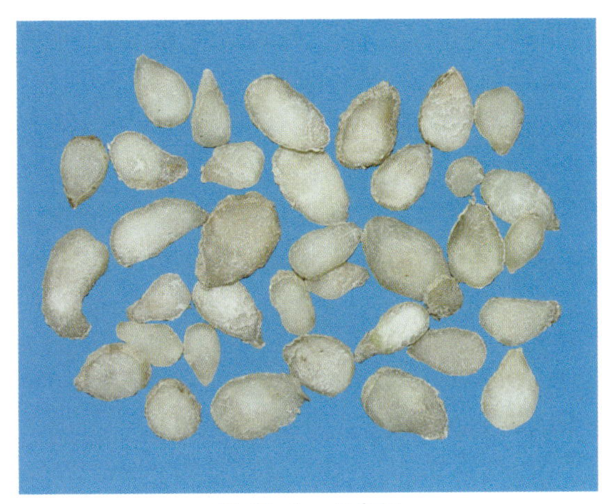

图 48-6 水半夏

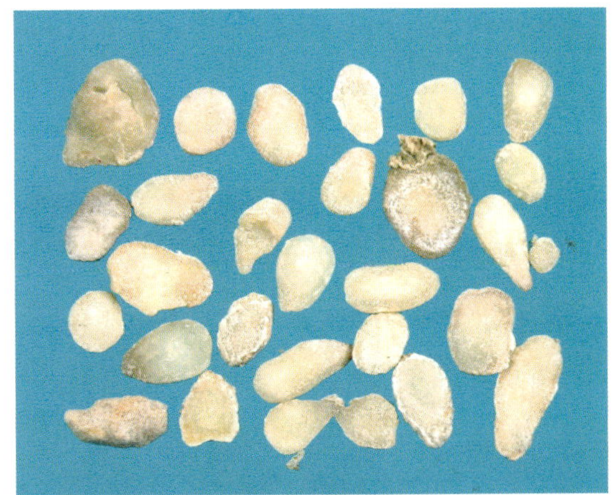

图 48-7 姜水半夏

略强于半夏。④抗心律失常：水半夏煎剂给大鼠灌胃53g/kg，对氯化钡诱发的室性心律失常有对抗作用，室性早搏持续时间缩短，其作用强度与半夏无明显差异。⑤中枢抑制：水半夏煎剂腹腔注射60g/kg，对小鼠的自发活动有明显的抑制作用。大剂量时有轻度增加

戊巴比妥钠睡眠时间及对抗电惊厥的作用，其中枢抑制作用比半夏弱。⑥抗炎、抗过敏：水半夏提取物能减轻小鼠棉球肉芽组织重量和抑制毛细血管通透性；对组织胺所致过敏反应、迟发型超敏反应和小鼠被动皮肤过敏反应均有明显的抑制作用。⑦抑制唾液分泌：水半夏煎剂60g/kg给大鼠灌胃，可抑制毛果芸香碱所致的唾液分泌，减轻流泪现象及缩瞳程度。类似阿托品的作用。⑧其他作用：水半夏醇提取物有抗氧化作用，还有催吐及泻下作用，炮制品未见明显的催吐作用。⑨毒性：水半夏60%乙醇提取物给小鼠腹腔注射的LD_{50}为41g/kg。生品有刺激作用，40%混悬液给家兔滴眼，对眼结膜刺激的阳性率为100%，甚至出现水肿，强度小于半夏。炮制品的刺激性较低，毒性也较低。

【性味、归经及效用】 性温，味辛；有毒。有燥湿，化痰，解毒消肿，止血的功效。用于咳嗽痰多，支气管炎，痈疮肿毒，外伤出血。

【临床应用】 ①痈疮肿毒：水半夏适量研粉，加雄黄粉少许，用米醋调成糊状，外敷患处。②毒蛇咬伤：水半夏、重楼、天南星各适量。用75%乙醇浸渍一周。取液外涂患处。

狗爪半夏（母猪半夏）Rhizoma Pinelliae Pedatisectae

【基源】 为天南星科植物象头花*Arisaema franchetianum* Engl. 的干燥块茎。

【饮片鉴别】 呈弧状长条形片，长4~7cm，宽2~4cm，有的一侧或双侧具0.5~1.0cm凸出部分。切面黄白色，具麻点状筋脉点；周边浅棕黄色，具纵皱纹。质硬脆。无臭，味微麻而粘牙[7]（图48-8）。

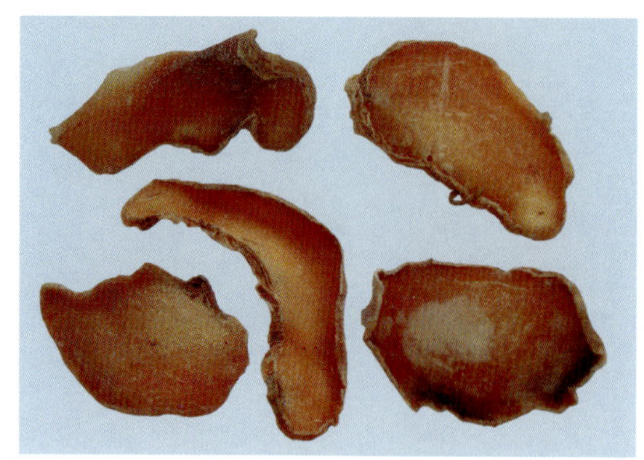

图 48-8 狗爪半夏

【成分】 含多糖，蛋白质及赖氨酸、精氨酸、脯氨酸、丙氨酸、γ-丁基氨酸、亮氨酸、缬氨酸等[8]。

【药理】 狗爪半夏水浸液20g/Kg给小鼠腹腔注射可因抽搐死亡，氯仿或甲醇提取部分也有毒性。

【性味、归经与效用】 性温，味辛；有大毒。有散瘀解毒，消肿止痛的功效。用于治疗食积胃痛，乳痈，无名肿痛，毒蛇咬伤。

【临床应用】 ①局部麻醉：狗爪半夏（母猪半夏）、闹羊花、雪上一枝蒿，金铁锁、九子不离母，狗核桃各等份。用酒浸渍。外用，取液适量外涂。②食积胃痛：象头花（狗爪半夏）60g，食用白酒1 000g，浸渍7天。口服，一次15~20ml，一天1次。

【按语】 半夏为常用中药，始载于《神农本草经》下品。《礼记·月令》曰："五月半夏生，盖当夏之半。"故名。入药首见于《五十二病方》第376号方，处方用名冶半夏（即半夏粉）[9]，与牛脂、醋合煎服用。张仲景《金匮要略》创建的大半夏汤、小半夏汤、半夏泻心汤、半夏厚朴汤、干姜人参半夏汤、小青龙汤、温胆汤、温经汤和中药成方制剂复方川贝精片、二陈合剂、通宣理肺丸、香砂养胃丸，保和丸，复方半夏片、半夏露糖浆等在临床上广泛应用。据胡世林教授等调查，对国内558个处方微机分析，半夏出现频率位于22位，日本210个汉方中，含有半夏者有46个，占22%。由此可见半夏在国内外防治疾病和中药市场上所处的重要位置。现代研究证明，半夏及其制品有镇吐、镇咳、祛痰、抗溃疡、抗炎、抗真菌、抗早孕、抗肿瘤、降血脂、利胆、解毒、镇静等广泛的药理活性，与中医经典药理半夏有燥湿化痰，降逆止呕，消痞散结的功效基本相符。

20世纪70年代以来，全国半夏的用量渐增，加上化肥、农药的大量使用，使半夏的生存环境遭到严重的破坏，产量骤减，需求紧张。水半夏（Rhizoma Typhonii Flagelliformis）大行于市，形成与半夏混用的普遍现象，狗爪半夏（Rhizoma Pinelliae Pedatisectae）在河北、山东、河南、云南等地也充斥其中。据调查，全国药材市场有半夏属（Pinelliae）大半夏*Pinellia polyphylla* S. L. Hu、盾叶半夏*P. peltata* Pei、滴水珠*P. cordata* N. E. Broun，天南星属（Arisaemae）象头花*Arisaema franchetianum* Engl.、山珠半夏*A. yunnanenses* Buchet和犁头尖属（Typhoni）三叶犁头尖*Typhonium trifoliatum* Wang et Lo H. Li et al.、犁头尖*T. divaricatum* (L.) Decne、三裂犁头尖*T. trilobatum* (L.) Schott等18种植物的块茎混称"半夏"药用，尤其是水半夏，因资源丰富，价格低廉，《中华人民共和国药典》1977年版曾以单独品种予以收载[10]，1992年卫生部部颁中药材标准仍以独立品种收载，加上半夏与水半夏仅一字之差，将水半夏混充作半夏应用，不仅存在于药品市场的销售或医疗单位的配方调剂之中，也存在于个别药品生产企业在中成药生产的投料之中[11]，情况十分严重，必须予以重视。

水半夏原为广西、四川、宁夏、贵州的地方习用药品[12]，有燥湿，化痰，解毒消肿，止血的功效。现代研究有止咳，祛痰，镇静，抗炎，抗过敏和镇吐的药理活性，但其镇吐、止咳的作用较半夏弱，而毒性为半夏的3倍多（半夏腹腔注射的LD_{50}为130g/kg，水半夏为41g/kg），无半夏降逆止呕的功效。化学成分也与半夏不同，因此，绝不能将水半夏混称或代为半夏药用，而应以其名、其效正确应用。

狗爪半夏亦名象头花、红南星、狗爪南星，在贵州、云南等地曾作为山珠半夏药用[13]，其基源、性状、化学成分、药理作用和功效应用与半夏迥异。充作半夏药用，纯属人为原因，应予以杜绝。

需要强调的是半夏作为传统常用的治疗性中药，有清半夏、法半夏、姜半夏、青盐半夏、竹沥半夏、宋半夏、仙半夏等不同规格、多种品别的炮制品，临床应用应对症用药，处方名称需正确书写，不可一味以半夏称之，以避免发生同一品种药物的品别混乱，贻误病情治疗和影响中医药的良好信誉。

（周素娟　孔增科　王玲玲　李永平）

参考文献

[1]国家药典委员会.中华人民共和国药典(2005年版一部).北京:化学工业出版社,2005.78

[2]吴玛琍,孔增科.中药饮片鉴别(上册).天津:天津科学技术出版社,1993.193

[3]徐萍,等.中国药业.2003,12(3):76

[4]肖培根.新编中药志.第一卷.北京:化学工业出版社,2002.375

[5]孔增科,等.常用中药药理与临床应用.赤峰:内蒙古科学技术出版社,2005.288

[6]卫生部药典委员会.中华人民共和国卫生部药品标准(中药材·第一册).1992.23

[7]孔增科,陈静岐.中药调剂手册.天津:天津科学技术出版社,1994

[8]楼之岑,秦波.常用中药材品种整理和方法研究(北方编·第一册).北京:北京医科大学、中国协和医科大学联合出版社,1995.1012

[9]张振年.山东中医学院学报,1979,(1):30

[10]卫生部药典委员会. 中华人民共和国药典(1977年版一部).北京:人民卫生出版社、化学工业出版社,1977.96

[11]孔增科.中药通报,1986,11(5):56

[12]四川省卫生厅.四川省中药材标准(1987年版增补本).成都:成都科技大学出版社,1991.18

[13]云南省卫生局.云南省药品标准(1974年版).1974.35

49　地肤子、灰菜子及岗松果

地肤子 Fructus Kochiae

【基源】　为藜科植物地肤*Kochia scoparia* (L.) Schrad. 的干燥成熟果实。

【饮片鉴别】　呈扁球状五角星形，直径1~3mm。外被宿存花被，表面灰绿色或浅棕色，周围具膜质小翅5枚，背面中心有微突起的点状果梗痕及放射状脉纹5~10条；剥离花被，可见膜质果皮，半透明。种子扁卵形，长约1mm，黑色。气微，味微苦[1]（图49-1）。

【成分】　含三萜类化合物齐墩果酸，地肤子皂苷A、B、C及正三十烷醇，脂肪油，黄酮类化合物，挥发油哈尔满碱、哈尔明碱及维生素A、蜕皮甾醇类，微量元素等。

【药理】　①抗菌：水浸剂(1:3)对许兰黄癣菌、奥杜盎小芽孢癣菌、铁锈色小芽孢癣菌、羊毛状小芽孢癣菌、星形奴卡菌等皮肤真菌，均有抑制作用。50%煎剂对伤寒杆菌有较弱抑制作用。地肤子皂苷、黄酮对

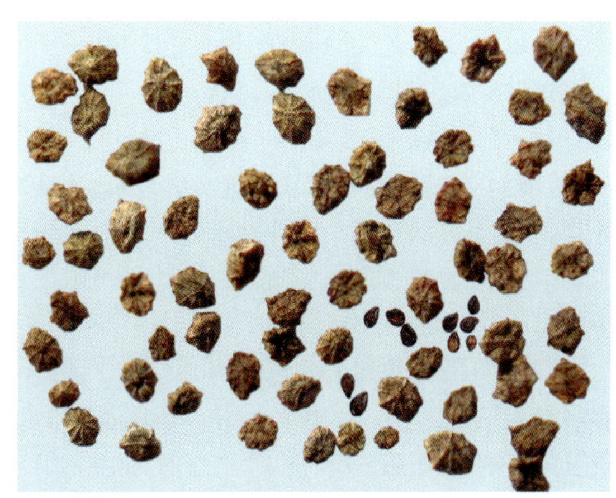

图 49-1　地肤子

于浅部真菌(铁锈色小芽孢,石膏样小芽孢,许兰、絮状表皮,石膏样毛癣菌及红色毛癣菌)均有抑制作用[2]。②抗炎:水煎剂15g/kg灌服给药,对0.2%巴豆油所致小鼠耳肿胀有明显抑制作用。③调节免疫力:水提取物500mg/kg可使肝脾的炭粒摄取量显著减少,100mg/kg,500mg/kg均可使腹腔巨噬细胞对鸡红细胞的吞噬百分率及吞噬指数下降。水提取物500mg/kg对PC或鸡红细胞(GRBC)诱发小鼠迟发型变态反应有显著抑制作用。使胸腺、脾脏重量增加。④利尿:能增加大鼠尿钠排出及增多尿量。煎剂2g/kg给雄性兔灌胃,观察 6 小时,尿中氯化钠增加127.1%~131.6%。⑤毒性:地肤子煎剂给小鼠灌胃的LD_{50}为(7.15±0.03)g/kg。

【性味、归经与效用】 性寒,味苦。归肾、膀胱经。有清热利湿,祛风止痒的功效。用于小便涩痛,阴痒带下,风疹、湿疹,皮肤瘙痒。

【临床应用】 ①湿疹:地肤子、冬葵子各15g,黄柏、知母、瞿麦、猪苓各10g,通草、枳实、甘草各6g。水煎服,日服一剂。②脚癣:地肤子、蛇床子、苦参、白鲜皮、黄柏各20g。每日一剂,水煎后泡患足约30分钟。③荨麻疹:地肤子50~100g。水煎服,日服一剂。④多形性红斑:地肤子30g,槐花12g,菊花、款冬花、夜交藤各9g。水煎服,日服一剂[3]。

灰菜子 Fructus Seu Semen Chenopodii Albui

【基源】 为藜科植物藜*Chenopodium album* L. 的干燥成熟果实和种子。

【饮片鉴别】 胞果呈扁平五角形,直径1~2mm,宿成花被呈灰黄棕色紧包果实。顶端五裂,裂片近三角形,边缘稍向外反卷,基部中央有果梗痕,可见放射状排列的5条棱线,无翅。内含果实1枚,果皮薄膜状,易剥离。种子扁圆形,黑色有光泽;内有环状弯曲的黄白色胚,包围着乳白色的胚乳。气微弱,味稍苦[4](图49-2)。

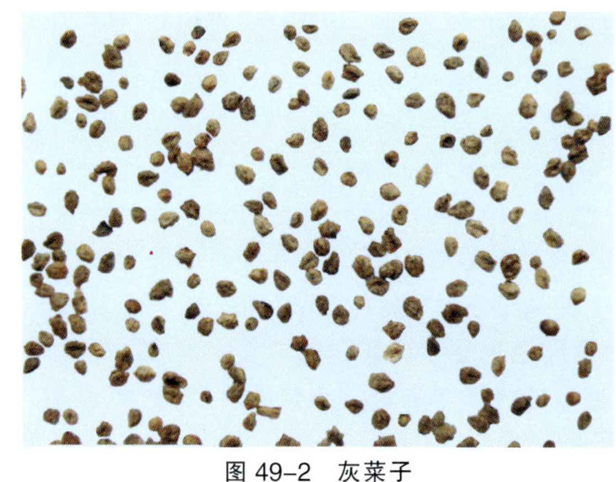

图 49-2 灰菜子

【成分】 含柳杉二醇,8-α-乙酰柳杉二醇和阿魏酸、齐墩果酸,谷甾醇等[5]。

【药理】 ①抗炎:灰菜子水煎剂3ml/kg,5ml/kg给小鼠灌胃,对巴豆油所致小鼠耳肿胀的抑制率为29.1%,提示有抗炎作用。②毒性:灰菜子水煎剂小鼠尾静脉给药的LD_{50}为(5.08±0.10)g/kg。

【性味、归经与效用】 性寒,味苦、微甘;有小毒。有清热祛湿,杀虫止庠的功效。用于小便不利,水肿,皮肤湿疮,头疮,耳聋。

【临床应用】 ①小便不利,水肿:灰菜子3~9g,水煎服。②皮肤瘙痒:灰菜子、雪见草、阴行草、紫参各9g,水煎熏洗患处。③耳聋:鲜藜种子15~18g,胡桃肉,花生适量,猪耳朵一个,同煮服。日服一剂。

岗松果 Fructus Baeckeae Frutescentis

【基源】 为桃金娘科植物岗松*Baeckea frutescens* L. 的干燥成熟果实。

【饮片鉴别】 蒴果呈钟形,具果柄,萼筒直径约2mm,表面具多数小点油腺,下部黄绿色或绿褐色,上部为红棕色,先端五齿裂,裂片常向内卷。萼筒内蒴果多开裂,花柱细长,宿存。种子细小,扁卵形,红黄色,常脱落。蒴果质硬而脆,用手搓之发出特殊香气,味涩而辛凉(图49-3)。

【成分】 含挥发油,小茴香醇和岗松醇等。

【性味、归经与效用】 性凉,味苦、辛。有化瘀止痛,清热解毒,利尿通淋,杀虫止痒的功效。用于跌打瘀肿,肝硬化,热泻,热淋,小便不利,阴痒,脚气,湿疹,皮肤瘙痒,疥癣,水火烫伤,虫蛇咬伤。

【临床应用】 ①肝硬化:岗松、地耳草、娃儿藤、葫芦茶各9g。水煎服,日服一剂。②小便不利:岗松果、车前草各30g。水煎服,日服一剂。

【按语】 地肤子为少常用中药,始载于《神农本

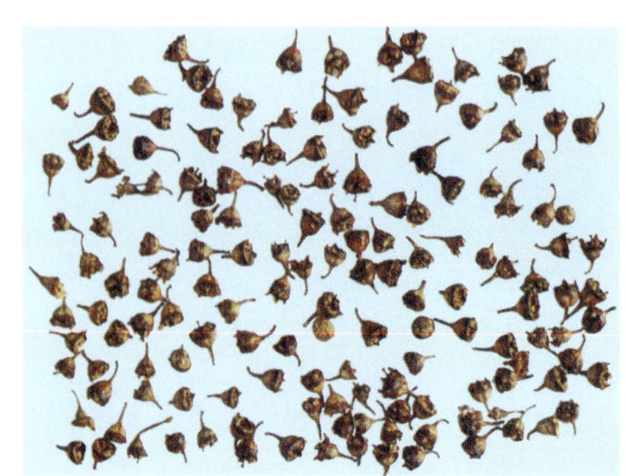

图 49-3 岗松果

草经》上品。有清利湿热，祛风止痒的功效。用于小便涩痛，阴痒带下，风疹，湿疹和皮肤瘙痒等症。

据资料记载[6,7]，全国大多数地区用的地肤子为藜科植物地肤的胞果，但在华东、辽宁、河北、山东、湖南、湖北等省的个别地区或民间尚用同科植物灰菜子误作地肤子，广西、广东等地统以岗松的蒴果（亦名广西地肤子）作地肤子药用，商品地肤子中常见以灰菜子与地肤子掺杂或整批充伪[8]，除此以外，在四川、重庆、云南等地有以豆科植物草木樨*Melilotus suaveolens* Ledeb. 的果实作地肤子药用[9]，其性状特征是扁平倒卵形荚果，长约3mm，宽约2mm，表面灰黄褐色，具网状纹理，顶端渐尖呈鸟喙状，基部常有宿存的杯状花萼，裂片5，披针形，果柄弯钩状。荚果不开裂，果皮薄脆，易剥离，内有浅棕色种子1枚，呈卵圆形，子叶2枚，黄色。气微，味微苦（图49-4）。

为纠正地肤子等药品品种混乱的问题，国家卫生部、医药管理总局在20世纪80年代曾发文查处其伪品（易混品），起到了积极的作用，但商品市场上仍有以假地肤子充地肤子的情况，需注意鉴别。灰菜子、岗松果，草木樨子在功效上与地肤子虽有相近之处，但其基源、化学成分和药理作用与地肤子迥异，绝不可混充地肤子药用。

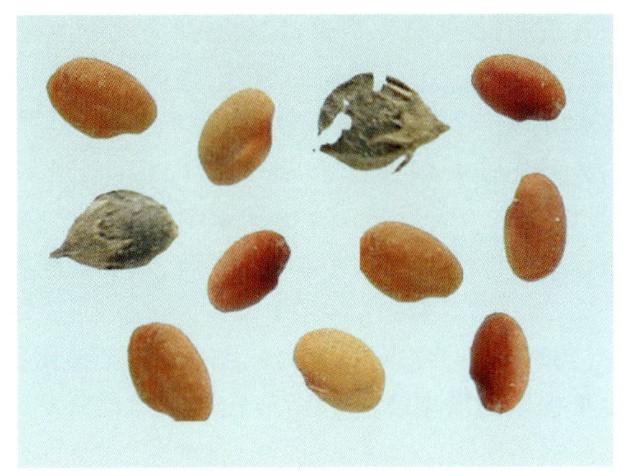

图 49-4　草木樨子

（李永平　郭　明　孔增科）

参考文献

[1]国家药典委员会.中华人民共和国药典（2005年版一部）.北京：化学工业出版社，2005.81

[2]王玉洁，等.现代应用药学，1995，12（4）：10

[3]孔增科，等.常用中药药理与临床应用.赤峰：内蒙古科学技术出版社，2005.182

[4]吴玛琍，孔增科.中药饮片鉴别.天津：天津科学技术出版社，1993.360

[5]哈丽达，等.中国民族民间医药杂志，2004，（总66）：50

[6]北京药品生物制品检定所，等.中药鉴别手册（第一册）.北京：科学出版社，1981.207

[7]吴淑荣，孔增科.实用中药材鉴别手册.天津：天津科学技术出版社，1988.155

[8]刘广河，等.河南大学学报.2004，23（3）：28

[9]楼之岑，秦波.常用中药材品种整理和质量研究（北方编·第一册）.北京：北京医科大学，中国协和医科大学联合出版社，1995.174

50　地骨皮及茎皮

地骨皮 Cortex Lycii

【基源】 为茄科植物枸杞*Lycium chinense* Mill. 或宁夏枸杞*Lycium barbarum* L. 的干燥根皮。

【饮片鉴别】 呈筒状、槽状，长3~10cm，宽0.5~1.5cm，厚1~3mm。外表面棕黄色或灰黄色，粗糙，有不规则纵裂纹，易成鳞片状剥落；内表面黄白色至灰黄色，较平坦，有细纵纹。体轻，质脆，易折断，断面不平坦，外层黄棕色，内层灰白色。气微香，味微甘而后苦（图50-1）。

【成分】 含蜂花酸、亚麻酸、亚油酸、油酸、棕榈

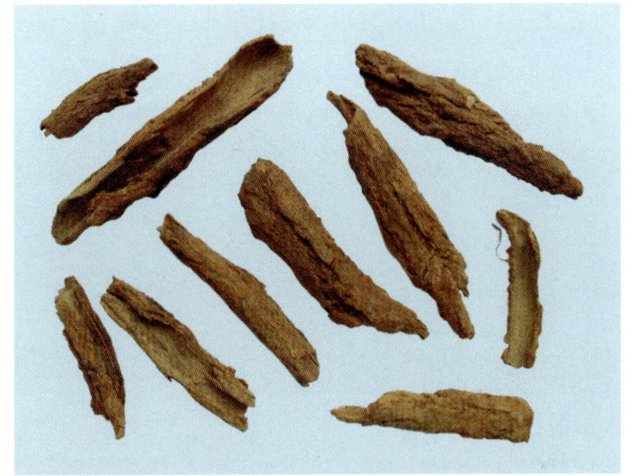

图 50-1　地骨皮

酸等有机酸，苦柯胺A、甜菜碱、盐酸甜菜碱等生物碱；枸杞酰胺，枸杞苷，木糖葡萄糖苷，类固醇糖苷，β-谷甾醇葡萄糖苷，桂皮酸和维生素B_1，芦丁[1]，二-甲基-1,3,6-三羟基-9,10-蒽醌，二-甲基-1,3,6-三羟基-9,10-蒽醌-3-O-(6′-O-乙酰基)-α-鼠李糖基(1→2)-β-葡萄糖苷，咖啡酰酪胺，二氢咖啡酰酪胺，莨菪亭和香草酸[2]等。

【药理】①解热：乙醇提取物、水提取物及乙醚残渣水提取物灌服或注射0.75~7.5g/kg对人工发热兔有显著解热作用。②降压：浸剂、煎剂、酊剂及注射剂对麻醉犬、猫、兔，静注、肌注和不麻醉大鼠灌胃均有明显降压作用。从甲醇提取物分出的降压生物碱苦柯胺A给大鼠静注5mg/kg，具有显著降压作用，枸杞素A、B亦有降压作用。③降血糖：给兔灌服或皮下注射煎剂或浸膏6g/kg，可使血糖1小时下降14%。煎剂对四氧嘧啶糖尿病胰岛β细胞损害有一定的减轻作用。④调血脂：给饲喂胆固醇兔灌服地骨皮浸膏10g/kg，3周，可使其血清总胆固醇下降36.9%。⑤抗菌、抗病毒：煎剂对伤寒杆菌、甲型副伤寒杆菌、福氏痢疾杆菌有较强抑制作用，对结核杆菌有抑制作用，对亚洲甲型流感(京科68-1)病毒株有抑制其致细胞病变作用。⑥兴奋子宫：100%地骨皮注射剂对未孕大鼠、小鼠子宫有明显的兴奋作用。其1ml相当于0.054单位的神经垂体素。⑦毒性：地骨皮煎剂与注射剂给小鼠腹腔注射的LD_{50}分别为12.83g/kg和10.73g/kg。

【性味、归经与效用】性寒，味甘。归肺、肝、肾经。有凉血除蒸，清肺降火的功效。用于阴虚潮热，骨蒸盗汗，肺热喘咳，咯血，衄血，内热消渴等症。

【临床应用】①肺结核盗汗：地骨皮、桑白皮各30g，甘草10g，浮小麦50g。水煎服，日服一剂。②骨蒸潮热：地骨皮、青蒿、秦艽、炙鳖甲、银柴胡、知母各10g，甘草、胡黄连各6g。水煎服，日服一剂。③高血压：地骨皮30g。水煎服，日服一剂。④糖尿病：地骨皮30g，山药、麦冬、石膏(先煎)各15g，甘草6g。水煎服，日服一剂。⑤皮肤过敏：地骨皮、徐长卿、首乌藤各30g，乌梅15g，丁香3g，白芍12g。水煎服，日服一剂[2]。

荃皮 Cortex Tasmini Floridi

【基源】为木樨科植物黄素馨*Jasminum floridum* Bunge. 的干燥根皮。

【饮片鉴别】呈筒状、半卷筒状或槽状，长3~8cm，厚1~3mm。表面灰黄色至棕黄色，粗糙有不规则裂纹，裂纹处有黄色粉状物；内表面棕黄色，有细纵纹。质硬而脆。气微，味微苦而涩[3](图50-2)。

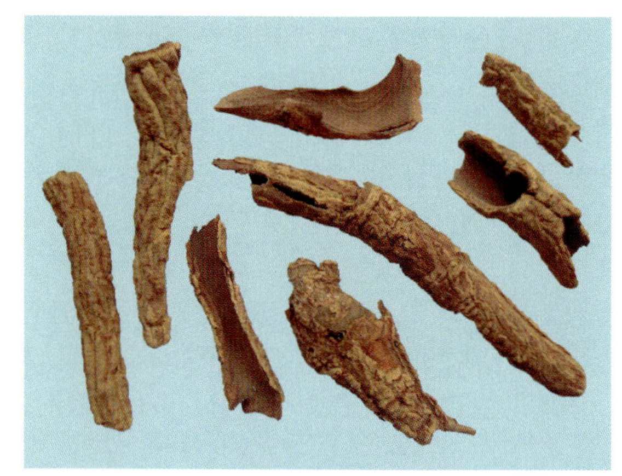

图 50-2 荃皮

【性味、归经与效用】性温，味微苦、涩。有散瘀止痛的功效。用于跌打瘀痛，骨折，刀伤。

【临床应用】跌打瘀痛：荃皮10g，当归、红花各12g，制川乌3g(先煎)。水煎服，日服一剂。

【按语】地骨皮为常用中药，始载于《神农本草经》上品。有凉血除蒸，清肺降火的功效。现代研究有解热、降压、降血糖、调血脂、抗菌、抗病毒等广泛的药理活性，是中医治疗结核性疾病，糖尿病和眼科疾病的首选药物。

因地骨皮临床应用广泛，货源供不应求等原因，20世纪80年代以来，有以荃皮混充地骨皮应用的情况[4,5]，这是错误的，必须纠正。荃皮与地骨皮基源不同，化学成分、性味、归经与功效均与地骨皮迥异，决不可混称地骨皮药用，而应以其名正确应用。

（李永平　宋俊骊　傅彩文）

参考文献

[1]肖培根.新编中药志·第三卷.北京：化学工业出版社，2002.568

[2]孔增科，等.常用中药药理与临床应用.赤峰：内蒙古科学技术出版社，2005.131

[3]吴淑荣，孔增科.实用中药材鉴别手册.天津：天津科学技术出版社，1988.152

[4]孔增科，等.基层中药杂志，1990，4(3)：11

[5]王风芝，等.中医药学报，1994，(2)：26

51 西红花与红花

西红花 Stigma Croci

【基源】 为鸢尾科植物番红花*Crocus sativus* L. 的干燥柱头。

【饮片鉴别】 干燥柱头为弯曲的细丝状,长2~3cm,暗红色,上部顶端较宽而略扁平,边缘显不整齐的齿状,向下渐细似喇叭状,下端为残留的黄色花柱。体轻,质松软,干燥后质脆易断,气特异,味微苦。浸入水中可见柱头膨胀,橙黄色色素散出成直线下降,逐渐扩散。柱头扩大膨胀呈长喇叭状,在短时间内用针拨不破碎(图51-1)。

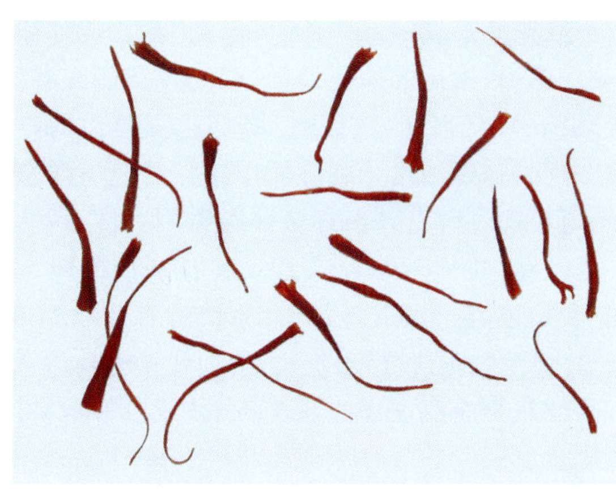

图 51-1 西红花

【成分】 含西红花苷,西红花酸,杧果苷-6′-O-藏红花酰1″-O-β-D-葡萄糖苷脂;菜油甾醇,豆甾醇,β-谷甾醇,熊果酸,齐墩果酸,西红花苦素,α、β胡萝卜素,西红花醛,维生素B_2,天门冬氨酸、丙氨酸、缬氨酸、甘氨酸、谷氨酸等[1]。

【药理】 ①抗血小板聚集:西红花热水提取物具有显著的抗血凝作用。能延长血浆凝血酶原时间及活化部分凝血活酶时间(aPTT),抑制ADP和胶原诱导的血小板聚集,加速尿激酶及纤维蛋白溶酶的纤溶活性。②兴奋子宫:煎剂对小鼠、豚鼠、兔、犬及猫的离体子宫及在体子宫均有兴奋作用。小剂量可引起子宫节律性收缩,提高子宫的紧张与兴奋性;大剂量时可出现痉挛性收缩,已孕子宫更为敏感。③对心血管的作用:水煎剂0.24g/kg静脉注射,可使麻醉狗、猫血压维持较长时间不下降,并有兴奋呼吸的作用。对蟾蜍血管有明显收缩作用。对蟾蜍离体心脏有较显著的抑制作用。水浸剂能使蟾蜍、大鼠离体心脏,猫急性在位心脏迅速完全停跳于舒张期。④抗炎:西红花总苷灌胃给药能明显抑制二甲苯所致小鼠急性耳郭肿胀、醋酸所致小鼠腹腔毛细血管通透性增高及蛋清、角叉菜胶所致大鼠足跖肿胀,并有一定的镇痛效应。⑤抗肿瘤:西红花提取物200mg/kg灌胃,对小鼠移植性S_{180}肉瘤、埃氏腹水癌(EAC)和道氏淋巴腹水型(DLA)均有显著的抑制作用,带瘤小鼠寿命延长率分别为111.0%,83.5%和112.5%。番红花提取物能明显延长顺铂处理的小鼠寿命,柱头提取物能部分预防顺铂引起小鼠体重和血象的降低。⑥改善记忆:乙醇提取物(CSE)对乙醇诱发的学习和记忆障碍有改善作用,能改善30%乙醇处理小鼠记忆获得障碍和40%乙醇处理小鼠记忆再现缺失。⑦其他:西红花多糖有增强免疫应答的作用,花瓣多糖15、45、135mg/kg腹腔注射,均有刺激绵羊红细胞致敏的小鼠空斑形成细胞(PFC)的作用,有明显的量效关系。250mg/kg在致敏前给药,能显著对抗可的松抑制PFC的作用。西红花酸有降血脂作用,肌内注射,能抑制饲喂高胆固醇饮料引起的家兔胆固醇和三酰甘油的升高。西红花酸钠盐及西红花苷均有利胆作用,静脉注射能增加兔胆汁分泌,使血中胆红素明显减少。⑧毒性:西红花水煎剂小鼠灌胃的LD_{50}为20.7g/kg。

【性味、归经与效用】 性平,味甘。归心、肝经。有活血化瘀,凉血解毒,解郁安神的功效。用于经闭,癥瘕,产后瘀阻,湿毒发斑,忧郁痞闷,惊悸发狂。

【临床应用】 ①痛经,经闭:西红花、益母草、丹参各10g,桃仁6g。水煎服,日服一剂。②内、外出血:西红花、熊胆各3g,豌豆花24g,紫檀香21g,朱砂、波棱瓜子各15g,短穗兔耳草、石斛各2g,共研细粉。口服,一次6g,一日3次③肾炎:西红花3g,人参5g。水煎服,日服一剂。④高脂血症:西红花3g,山楂10g。水泡服,日服一剂。

红花 Flos Carthami

【基源】 为菊科植物红花*Carthamus tinctorius* L. 的干燥花。

【饮片鉴别】 干燥的管状花长约1~2cm,表面红黄色或红色,花管筒细长,先端5裂,裂片呈狭条形,长

5~7mm；雄蕊5枚，花药聚合成筒状，黄白色；柱头长圆柱形，顶端微分叉。质柔软。微香，味微苦(图51-2)。

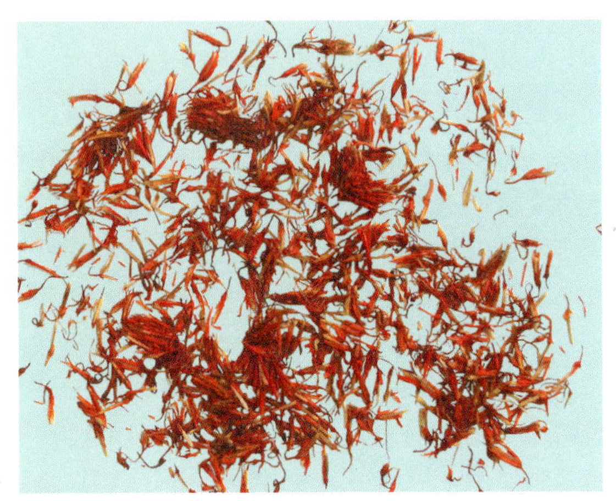

图 51-2 红花

【成分】 含红花苷、新红花苷和红花醌苷，棕榈酸、肉豆蔻酸、月桂酸、油酸、亚油酸和红花黄色素和红色素，β-谷甾醇-3-0-葡萄糖苷，腺苷，多糖等。

【药理】 ①抗心肌缺血：有轻度兴奋心脏、增加冠脉流量的作用。煎剂对神经垂体素引起的大鼠或兔及反复短暂阻断冠脉血流引起的麻醉犬等的急性心肌缺血有明显的保护作用。②抗缺氧：红花醇提物、红花黄色素能明显延长小鼠缺氧下存活时间，对抗异丙肾上腺素所致缺氧，对组织缺氧、脑缺血缺氧能明显延长其存活时间和增加冠脉流量。③抗血凝、抗血栓：红花煎剂、红花黄色素有抑制ADP和胶原诱导的兔、大鼠体外及体内的血小板聚集，增加大鼠纤维蛋白酶溶解及抑制兔、大鼠血栓形成的作用。④兴奋子宫：红花煎剂对小鼠、兔、猫、豚鼠和犬的在体、离体子宫均有兴奋作用。⑤毒性：煎剂给小鼠腹腔注射的LD_{50}为(2.4±0.35)g/kg；红花黄色素小鼠腹腔注射的LD_{50}为5.49g/kg。

【性味、归经与效用】 性甘，味平。归心、肝经。有活血化瘀，解郁安神的功效。用于经闭，痛经，恶露不行，癥瘕痞块，跌扑损伤，疮疡肿痛。

【临床应用】 ①冠心病：红花9g，郁金、丹参各12g，陈皮、甘草各6g，瓜蒌15g，薤白10g。水煎服，日服一剂。②黄褐斑：红花、桃仁各8g，柴胡、白芍、茯苓、川楝子、香附各15g，当归10g。水煎服，日服一剂。③扁平疣：红花、黄芪各15g，薏苡仁、桃仁、板蓝根各30g，大青叶、王不留行、赭石各10g，生甘草6g。水煎服，日服一剂。④梅核气：当归12g，赤芍、川芎、桃仁、红花、柴胡、射干、桔梗、薄荷、甘草各10g。水煎服，日服一剂。⑤视网膜中央静脉阻塞：桃仁、法半夏各12g，红花、当归、地龙各10g，赤芍、白术、茯苓各15g，三棱、甘草各5g，三七3g(冲服)，生地黄、昆布各20g，黄芪30g。水煎服，日服一剂[3]。

【按语】 西红花为较常用中药，以“番红花”之名始载于明·《本草品汇精要》。李时珍曰：“番红花出西番回回地面及天方国，即彼地红蓝花也。元时已入食馔用。按张华博物志言，张骞得红蓝花种于西域，则此即一种，或方域地气稍有异尔[4]。”由此推算，其实际应用的历史比明朝要早得多。

西红花性平，味甘。归心、肝经。主治心忧郁积，气闷不散，惊悸，出血等病症效果显著。现代研究有扩张冠状动脉，降低血压，抗凝血，降低胆固醇，兴奋平滑肌等广泛的药理活性。临床用于治疗月经不调、高脂血症、冠心病、肝炎、肾炎等多种疾病。

西红花主产于西班牙、意大利、德国、法国、希腊等国，我国浙江、江苏、上海、北京等地有栽培[5]，但产量极少，药源紧张，价格昂贵，历来为贵重药品之一，常见有以红花混充或误作西红花药用[6]或以禾本科植物玉蜀黍*Zea mays* L. 的柱头及花柱，莲*Nelumbo nucifera* Gaertn. 的干燥雄蕊染色及红花染色伪充者[7]，需注意鉴别。

红花亦名草红花，在兴奋子宫、抗凝血方面有与西红花相近的药理活性，但并不一致，其化学成分、基源与西红花迥异，代或混称西红花药用纯属误用，必须纠正，根据临床辨证施药，各以其名药用。

（李永平　王建华　王　昕）

参考文献

[1]孙玉华，等.中国民族民间医药杂志，2000，(总45)：216

[2]青海省药品检验所，等.中国藏药·第三卷.北京：化学工业出版社，1996.34

[3]孔增科，等.常用中药药理与临床应用.赤峰：内蒙古科学技术出版社，2005.276

[4]陈贵廷，本草纲目通释.北京：学苑出版社，1992.779

[5]周娣，等.中草药，1997，28(12)：715

[6]杨水英，等.传统医药，2004，13(8)：62

[7]魏榕，等.江苏中医药，2004，25(8)：43

52 当归及欧当归

当归 Radix Angelicae Sinensis

【基源】 为伞形科植物当归*Angelica sinensis* (Oliv.) Diels的干燥根。

【饮片鉴别】 ①当归：为圆形、长圆形或长条形薄片，长0.3~1.5cm，斜切片长达4cm，厚1~2mm。切面黄白色或淡黄棕色，皮部厚，有裂隙及多数棕色分泌腔，木部色较浅，形成层环黄棕色；周边黄棕色至棕褐色，具纵皱纹及横长皮孔样突起，根头部切片具环纹。质柔韧。气香浓郁特异，味甘、辛，微苦[1](图52–1)。②酒当归：为类圆形或不规则薄片，切面有浅棕色环纹，质柔韧，深黄色，略有焦斑。味甘、微苦，香气浓厚，有酒香气(图52–2)。

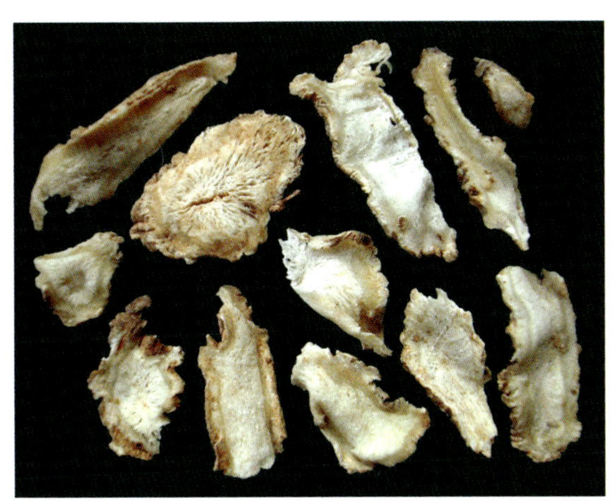
图 52–1 当归

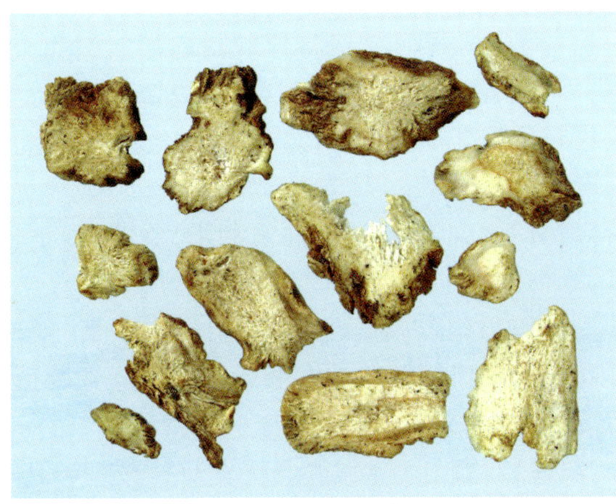
图 52–2 酒当归

【成分】 含挥发性成分，有机酸，氨基酸，阿魏酸，维生素和钙、锌、磷和硒等微量元素，6-甲氧基-7-羟基香豆素，新当归内酯和比肋菲德A，5-羟基呋喃甲醛，亚油酸，新藁本内酯，当归多糖，6-甲氧基香豆素和次黄苷[2]等。

【药理】 ①保护肾功能：给急性重症胰腺炎模型(SAP)大鼠静注注射液可明显降低TXA_2/PGI_2比值，改善血液流变学异常，明显减轻胰、肾组织学损害和改善肾功能。②保肝：给小鼠灌服当归提取物(EAS) 153.4g/kg 与白芍总苷(TGP)200 mg/kg合剂7天，可明显对抗D-半乳糖胺(D-GL)和四氯化碳(CCl_4)所致血清谷丙转氨酶(ALT)、谷草转氨酶(AST)、碱性磷酸酶(ALP)升高及还原型谷胱甘肽(GSH)降低，减轻D-GL所致肝脏病变。煎剂有保护小鼠急性四氯化碳中毒性肝炎肝功能和防止肝糖原降低的作用。③抗动脉粥样硬化：注射液有抗家兔主动脉粥样硬化形成的作用，可显著降低血清甘油三酯、丙二醛，显著减小主动脉斑块面积。④抗肿瘤：给荷瘤大鼠灌胃当归抗癌合剂(当归补血汤：莪术水煎剂3:1)15天，抑瘤率达64.32%，能显著提高荷瘤大鼠脾、胸腺指数，增强荷瘤大鼠NK细胞的杀伤能力，显著降低荷瘤大鼠TNF-a水平。⑤抗脑组织损伤、抗脑缺血：当归CO_2超临界萃取液5ml/kg十二指肠给药能明显增加犬脑血流量。当归萃取液对急性阻断大脑中动脉所致脑缺血造成的急性脑梗死模型大鼠行为障碍有明显的缓解作用，对脑缺血造成的脑部病理损害有保护和减轻作用。⑥中枢抑制：水煎剂对醋酸引起的小鼠扭体反应有明显的抑制作用(镇痛)，对家兔有镇静作用，对乙酰胆碱引起的回肠平滑肌有解痉作用，对维生素E所致的睾丸退化有防治效果。⑦抗心律失常：有奎尼丁样作用，能降低心肌兴奋性，延长离体兔心的不应期，对乙酰胆碱、肾上腺素引起的心律失常有拮抗作用。注射剂0.68g/kg对大鼠心肌缺血再灌注的心律失常有明显的保护作用，其作用与维拉帕米0.5mg/kg相当。在豚鼠心室肌条的离体实验中，加入当归醇提液560mg或阿魏酸钠4.8mg可对抗羊角拗苷及哇巴因所致的心律不齐，有效率100%。静注2mg/kg醇提液对哇巴因所引起的室颤有明显效果。⑧扩张血管、保护心肌：2%当归液能显著扩张离体豚鼠冠脉，增加其血流量。给麻醉犬静注当归2g/kg，可使冠状动脉、脑和股动脉血流量均明显增加，各动脉血管阻力和心肌氧耗量明显降低。静滴注射液2g/kg，能显著减少麻醉犬因阻断冠状动脉时的实验性心肌梗死范围，对抗实验性兔心肌缺血。给肾型高血压犬或正常血压的麻醉犬静注 2g/kg当归液或当归挥发油饱和水溶液时均可使血压下降[3]。⑨抗血小板聚集、抗血栓：当归水提醇沉剂在试管内对二磷酸腺苷诱导的大鼠血小板板聚集有显著的抑制作用。当归水剂500mg/ml和阿魏酸钠2mg/kg对凝血酶诱导的血小板最大聚集率92.0±0.7%分别降为17.0±2.8%和11.0±2.0%；均有明显的抗血栓作用，静注给药5分钟后血栓重量明显减轻，抑制率分别为30%和50%。⑩调节血流变：当归多糖（AP-O）及其硫酸酯（APS）能显著延长凝血时间，缩短出血时间，显著延长凝血酶时间（TT）和活化部分凝血活酶时间（APTT），而对凝血酶原时间（PT）影响较小；显著升高5分钟血小板聚集率；AP-O显著升高低切全血黏度（ηb），增强红细胞（RBC）的聚集性（AI）；APS显著降低高、低切变率ηb、血浆黏度（PV）和AI。APS对家兔血流变的改善作用强于AP-O。⑪促进造血功能：当归多糖能增加外周血红细胞、白细胞、血红蛋白及骨髓有核细胞数，在外周血细胞减少和骨髓受抑制时尤明显。预先给小鼠腹腔注射当归多糖，再注射苯肼或^{60}Co γ-射线照射，对贫血小鼠的造血功能的恢复均有显著的促进作用。⑫抗炎：当归煎剂对多种致炎剂所致所致炎症毛细血管通透性增高、组织水肿及肉芽组织增生均有显著抑制作用，能降低大鼠炎症组织前列腺素（PGE_2）的释放，能降低补体结合试验豚鼠补体旁路溶血活性，减轻某些补体参与的炎症反应。阿魏酸钠对Ⅰ~Ⅳ型变态反应均有抑制作用，有益于调整机体免疫功能。⑬抑制肺纤维化、防治呼吸窘迫综合征（RDS）：给肺纤维化模型大鼠腹腔注射当归提取液，能使肺泡炎及肺间质纤维化明显减轻。对兔RDS模型能明显减轻肺大体及光镜下瘀血、水肿等病理及生理变化。⑭调节机体免疫：当归多糖、阿魏酸钠对非特异免疫功能、细胞免疫功能、体液免疫反应以及细胞因子均有显著的促进作用，对免疫功能处于抑制状态的机体也有调节和恢复作用。⑮毒性：小鼠静脉注射当归的LD_{50}为100.6g/kg。

【性味、归经与效用】 性温，味甘、辛。归肝、心、脾经。有补血活血，调经止痛，润肠通便的功效。用于血虚萎黄，眩晕心悸，月经不调，经闭痛经，虚寒腹痛，肠燥便秘，风湿痹痛，跌打损伤，痈疽疮疡。酒当归活血通经。用于经闭痛经，风湿痹痛，跌扑损伤。

【临床应用】 ①血卟啉病：黄芪15~30g，桂枝10g，白芍30g，当归12g，大枣15g，饴糖30~50g（冲）。水煎服，日服一剂。②急性肠梗阻：当归50g，木香、赤小豆各15g。水煎服，日服一剂。③颅内血肿：当归20g，川芎、红花、桃仁、延胡索、赤芍、茜草、远志、炒酸枣仁各15g，郁金10g，三七粉10g（冲）。水煎服，日服一剂。④崩漏：酒当归、黄芪、桑叶、生地黄各30g，三七粉9g（冲）。水煎服，日服一剂[4]。⑤股骨头缺血性坏死：独活、桑寄生各15g，杜仲、牛膝各12g，秦艽、防风、当归、川芎、茯苓、透骨草各10g，红花6g，细辛5g。水煎服，日服一剂[5]。⑥月经不调：酒当归、川芎各6g，白芍、熟地黄各10g。水煎服，日服一剂。⑦胆囊炎：当归、桂枝、白芍各10g，木通4.5g，细辛、吴茱萸、花椒、炙甘草各3g，生姜2片，大枣3枚。水煎服，日服一剂。⑧痛经：当归、川芎各6g，白芍、茯苓、白术、泽泻各10g。随症加减：腹痛明显者加大白芍用量；水湿明显者加大白术、茯苓、泽泻用量；气虚水泛者加黄芪10g，桂枝10g。水煎服，日服一剂。⑨脑外伤：水蛭、虻虫、红花、郁金、地龙各10g，桃仁12g，当归18g，大黄、川芎各6g，石菖蒲15g。随症加减：昏迷重者加麝香0.15g，至宝丹2粒（吞）；发热者加黄连3g，牡丹皮10g；痰涎壅盛者加橘红、法半夏各10g，竹沥12g，瓜蒌15g。水煎服，日服一剂。⑩风湿性关节炎：炙甘草6g，淡附片12g（先煎），桂枝10g，白术、当归、白芍各12g。随症加减：风邪偏胜者加防风6g；寒邪偏胜者加重附子剂量，并加细辛3g；湿邪偏胜者加防己6g，茯苓10g。水煎服，日服一剂。

欧当归 Radix Levistic Officinalis

【基源】 为伞形科植物欧当归*Levisticum officinale* Koch的干燥根[6]。

【饮片鉴别】 为圆形或类圆形薄片，直径0.8~2cm，厚1.5~3mm。切面皮部灰黄色或黄白色，质较疏松，有裂隙，靠形成层环周围棕色射线与黄白色皮部相间排列成放射状，棕色油点散在，较少，木部金黄色，导管群与棕黄色射线相间排列成车轮状。形成层环明显，棕色；周边灰棕黄色至棕黄褐色，有纵皱纹、横长皮孔与支根痕。质柔略脆，干枯无油润性。气清香而浊，味甜而麻舌（图52-3）。

【成分】 含藁本内酯，β-水芹烯，香茅醛，正丁基苯酞，伞形花内酯，补骨脂素，香柑内酯，镰叶芹二醇，当归二内酯，洋川芎内酯，芸香苷，异槲皮素，紫云英苷，阿魏酸，苯甲酸，丁二酸，腺嘌呤，蔗糖，葡萄糖，果糖，烟酸和氨基酸等。

【药理】 欧当归水浸膏及挥发油具有抑制子宫节律性收缩，对抗乙酰胆碱对子宫和肠道平滑肌痉挛的

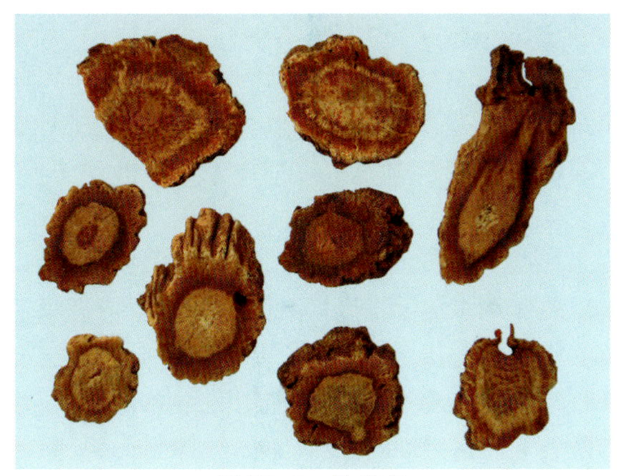

图 52-3 欧当归

作用。欧当归的乙醇提取物有雌激素样作用[7]。

【性味、归经与效用】 性微温，味辛、微甘。有活血调经，利尿的功效。用于经闭，痛经，头晕，头痛，肢体麻木，水肿。

【临床应用】 ①闭经：欧当归30g。水煎服，日服一剂。②痛经：川芎、赤芍、红花、欧当归各10g，益母草15g，五灵脂9g，甘草6g。水煎服，日服一剂。③头晕：欧当归、野菊花、川芎、白芍、藁木各10g，蝉蜕12g，葛根6g。水煎服，日服一剂。④肢体麻木：杜仲15g，秦艽、赤芍、桑寄生、牛膝、茯苓、甘草各10g，防风、欧当归各12g。水煎服，日服一剂。

【按语】 当归为常用中药，始载于《神农本草经》中品。有补血活血，调经止痛，润肠通便的功效。现代研究其有扩张血管、保护心肌、镇静、解痉、保肝、抗炎、抗血小板聚集、抗动脉粥样硬化、抗脑组织损伤、抗脑缺血、抗心律失常、调节机体免疫和促进造血功能等广泛的药理活性，是内科、妇科、产科、外科多种病证的常用药品，有"十方九归"之称。

当归为我国特产药品之一，主产于甘肃、云南、四川，以甘肃岷山山脉所产者为佳品[8]。20世纪50年代中期，我国从欧洲成功引种欧当归，其适应性强，产量大于当归10倍，曾在华北等地大量种植并代当归药用。由于对其缺乏系统的研究和作当归代用品的充分依据，有关部门曾明文规定不能以欧当归充当归药用的通知，但市场商品中仍偶有以其充作当归或将其饮片掺入正品当归中应用的情况[9,10]，须予注意。欧当归与当归基源不同，化学成分不一，药理作用(国外报道有兴奋、发汗、利尿等作用)和功能主治差异较大，要认真鉴别，区分药用，不可混称或代当归药用。

(傅正良 牛广斌 马金娥)

参考文献

[1]吴玛琍，孔增科.中药饮片鉴别(上册).天津：天津科学技术出版社，1993.202

[2]黄伟晖，等.药学学报，2003，38(9)：680

[3]谢玲，等.中医药研究，2000，16(6)：56

[4]孔增科，等.常用中药药理与临床应用.赤峰：内蒙古科学技术出版社，2005.431

[5]叶建红.天津中医，2002，19(4)：54

[6]国家中医药管理局《中华本草》编委会.中华本草.上海：上海科学技术出版社，1999.5·5157

[7]中国医学科学院药物研究所，等.中药志(第一册).北京：人民卫生出版社，1979.422

[8]胡世林.中国道地药材.哈尔滨：黑龙江科学技术出版社，1989.461

[9]李仪儒.中草药，1996，27(5)：302

[10]李明.中药材，2000，23(4)：200

53 肉桂、桂皮及阴香皮

肉桂 Cortex Cinnamomi

【基源】 为樟科植物肉桂*Cinnamomum cassia* Presl的干燥树皮。

【饮片鉴别】 呈弧形或卷筒状丝片，长3~6cm，直径3~5mm。切面两层间有一条黄棕色线纹，外表面灰棕色，有不规则的细皱纹及横向突起的皮孔，内表面红棕色，有细纵纹，划之显油痕。质硬而脆，易折断。气香浓烈，味辛辣微甜(图53-1)。

【成分】 含挥发油1.98%~2.06%，主要成分为桂皮醛，占52.92%~61.20%，还有2'-羟基桂皮醛、醋酸桂皮酯、桂皮酸乙酯、桂皮酸、桂皮醇，桂皮醇葡萄糖苷、肉桂苷及多种二萜类化合物肉桂醇A、B、C_1、C_2、C_3、D_1、D_2、D_3、D_4、E，黄烷醇及其多聚体，多聚体C-糖苷，

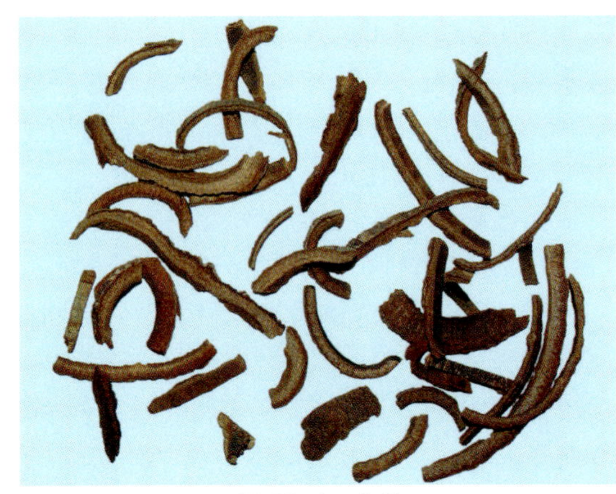

图 53-1 肉桂

黏液质,β-谷甾醇,胆碱,原儿茶碱,香荚兰酸和肉桂多糖AX等[1]。

【药理】 ①助阳:肉桂水提取物0.5g/kg、2.5g/kg给小鼠灌胃6天,能明显抑制地塞米松致阳虚小鼠胸腺萎缩,抑制率75%和50%,并对肾上腺皮质功能有保护作用。肉桂挥发油有相似作用,提示肉桂挥发油是影响阳虚症的主要成分。②抗溃疡:灌服肉桂水提取物0.5g/kg、2.5g/kg,3天,对水浸应激性胃溃疡小鼠有抑制溃疡形成作用。给大鼠腹腔注射肉桂水提取物25、50、100mg/kg,对寒冷或水浸应激性胃溃疡有显著抑制作用,100mg/kg时能抑制胃液及胃蛋白酶分泌,胃黏膜氨基已糖含量和血流量增加。③解热,镇痛:水煎剂10g/kg、20g/kg或桂皮醛125mg/kg给小鼠灌胃,对热板法、醋酸扭体反应均有抑制效果;桂皮醛对伤寒混合疫苗所致小鼠发热有解热作用。④升高白细胞:桂皮酸钠1.5mg/kg,给兔皮下注射3天,白细胞升高200%~250%。⑤镇静:肉桂油及其主要成分桂皮醛对小鼠有明显的镇静作用,表现为自发活动减少对抗甲基苯丙胺或阿扑吗啡引起的过度活动。⑥抗惊厥:肉桂油及其主要成分桂皮醛能延迟士的宁引起的强直性惊厥及死亡时间,降低烟碱引起的强直性惊厥及死亡率。⑦平喘:桂皮醛能松弛离体豚鼠气管平滑肌,ED_{50}为(180±10)μmol/L[2]。⑧影响胃肠运动:桂皮油对肠胃有缓和刺激的作用,可促进唾液和胃液分泌,增强消化功能;解除胃肠平滑肌痉挛,缓解肠道痉挛性疼痛。⑨抗血小板聚集:肉桂甲醇提取物、桂皮醛能抑制血小板聚集,有抗凝血酶作用,桂皮酸也有抗凝血酶作用。这是由于桂皮醛能抑制花生四烯酸(AA)的释放,使血小板中血栓烷A_2的产生下降所致。⑩扩张血管:肉桂能使离体豚鼠心脏冠脉流量和麻醉犬冠脉流量和脑血流量增加,外周血管扩张。使舒张压得到较充分提高,冠状动脉和脑动脉灌注相应增高,促进心肌侧支循环开放,从而改变其血液供应,对心肌有保护作用。⑪抗炎:肉桂对急、慢性炎症均有一定的抑制作用。对角叉菜胶所致大鼠足跖肿、毛细血管通透性增加均有抑制作用,对佐剂性关节炎有预防作用,可防止其全身的继发症状(耳部充血、浮肿、胃肠胀气等)。⑫抗菌:桂皮醛具有强大的杀真菌作用,尤以对皮肤癣菌作用最强;对革兰阳性和阴性菌均有抑制其生长的作用。⑬抗肿瘤:给小鼠注射桂皮醛,对SV_{40}病毒所致的肿瘤能完全抑制。肉桂以饮水方式给予对小鼠感染埃利希肿瘤的生长有明显的抑制作用,且发现肉桂还能诱发肿瘤坏死因子的产生。⑭抗突变:桂皮醛、香豆素和香草醛可使经UV或X线照射后培养的中国大鼠细胞存活数量增加[3]。⑮调节内分泌:肉桂酸体外能显著抑制酪氨酸酶的活性。地塞米松10mg/kg给小鼠注射6天,可使胸腺明显萎缩,萎缩率达67.6%,肾上腺胆固醇增高48.4%。水提取物0.5g/kg、2.5g/kg同时给小鼠灌胃6天,能明显抑制地塞米松阳虚小鼠胸腺萎缩,抑制率为75%和50%,并对肾上腺皮质功能有保护作用。使胆固醇降41.3%和45.7%。并能显著降低甲基硫氧嘧啶大鼠升高的环磷酸鸟苷(cGMP),提高血浆皮质酮水平。⑯调节子宫平滑肌:与黄芩合用具有扩张子宫韧带口径,增加毛细血管网变点,加快血流,从而改善子宫微循环的作用。桂皮油可引起子宫充血[4]。⑰毒性:桂皮醛给小鼠灌胃的LD_{50}为2 225mg/kg。

【性味、归经与效用】 性大热,味辛,甘。归肾,脾,心,肝经。有补火助阳,引火归源,散寒止痛,活血通经的功效。用于阳痿宫冷,腰膝酸痛,肾虚作喘,阳虚眩晕,目赤咽痛,心腹冷痛,虚寒吐泻,寒疝,奔豚,经闭,痛经。

【临床应用】 ①骨结核:生地黄90g,巴戟天、山萸肉、炮附片、肉桂、茯苓、麦冬、石菖蒲、远志、石斛、肉苁蓉各30g,五味子15g。共研细粉,一次10g。水煎服,日服一剂。②痛经:肉桂10g,吴茱萸、小茴香各20g,共研细粉,用白酒适量炒热,取适量涂敷脐部,并用胶布固定,冷后再炒熨敷。③痰饮:肉桂3g,茯苓30g,桂枝、白术、甘草、淡附片(先煎)、吴茱萸各10g。水煎服,日服一剂。④急性细菌性痢疾:白芍30g,当归、黄芩、黄连各15g,大黄10g,槟榔、木香、炙甘草、肉桂各6g。水煎服,日服一剂[4]。⑤婴幼儿腹泻:肉桂4~6g,丁香、木香各5~10g。共研细粉,置纱布袋内,固定于小儿脐部1夜。⑥心绞痛:心痛宁喷雾剂(肉桂、川芎、醋香附),于舌下喷雾吸入,一次喷吸3~5下,痛时喷用。⑦前列腺增生:白术、枳壳、桃仁各12g,泽泻、猪苓、茯苓、乌药各15g,木香9g,牛膝、炮穿山甲各9g,肉桂、桔梗各6g。水煎服,日服一剂,1个月为1个疗程。

桂皮 Cortex Cinnamomi Japonici et Wilsonii

【基源】 为樟科植物天竺桂*Cinnamomnm japonicum* Sieb. 和川桂*Cinnamomum wilsonii* Gamble的干燥树皮。

【饮片鉴别】 为筒状或不规则的块片，厚1~4mm。外皮灰褐色、褐色或棕褐色，密生点状或椭圆形皮孔或有灰白色、灰棕色花斑；内表面红棕色、灰红色、灰棕色或棕色，光滑，有不明显的细纵纹。质硬而脆，易折断，断面浅棕色或棕色。气清香而凉略似樟脑，味甜微辛或辛凉微辣[6]（图53-2）。

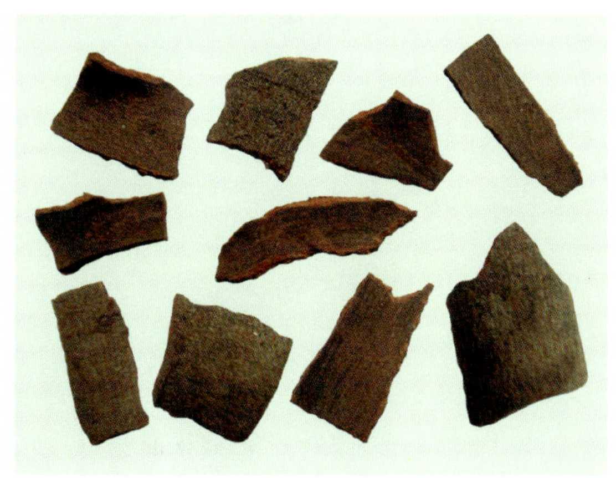

图 53-2 桂皮

【成分】 含挥发油，水芹烯、丁香油酚、甲基丁香油酚，1，8-桉叶素和桂皮醛等。

【药理】 ①解痉，止痛：桂皮油、桂皮醛给小鼠灌胃对胃肠运动有抑制作用，使胃张力降低，能解除内脏平滑肌痉挛，缓解胃肠道痉挛性疼痛，对抗ACH、组胺所致的离体肠管痉挛，有类似罂粟碱样作用；桂皮的水提取物5g/kg，20g/kg灌胃，能延迟小鼠对热刺激的痛觉反应时间，桂皮醛125mg/kg灌胃能显著抑制醋酸所致的小鼠扭体反应。②解热：桂皮醛对小鼠正常体温及伤寒、副伤寒混合疫苗引起的人工发热有降温、解热作用。③扩张血管：桂皮醛有扩张中枢和外周血管的作用，能增强血液循环。桂皮醛可使外周血管扩张，血压下降。④抗菌：桂皮煎剂、乙醚提物、醇提取物对许兰毛癣菌等多种致病皮肤真菌有抑制作用。桂皮油、桂皮醛、丁香酚等均有较强杀菌力，对革兰阳性菌的抑制作用大于对革兰阴性菌。⑤升高白细胞：兔皮下注射桂皮酸钠1.5mg/kg，3天，白细胞升高200%~250%，持续10天以上。⑥抗肿瘤：50ug/ml的桂皮醛给小鼠注射，对SV_{40}病毒引起的肿瘤的抑制率为100%。⑦抗氧化：桂皮在猪油中的抗氧化效能优于已大量研究证实有强抗氧化性的茶末。⑧毒性：桂皮醛给小鼠静脉注射的LD_{50}为132mg/kg。

【性味、归经与效用】 性温，味辛、甘。归脾，胃，肝，肾经。有温脾胃，暖肝肾，散风寒，通血脉的功效。用于脘腹冷痛，呕吐腹泻，腰膝酸冷，寒湿痹痛，跌扑瘀血，月经不调，血痢等。

【临床应用】 ①胃痛，腹痛：桂皮15~20g。水煎服，日服一剂。②胃寒恶心呕吐：桂皮、草豆蔻、藿香各等份，共研细末。口服，一次4.5g，一日2次。③产后小腹冷痛：桂皮6g，当归、延胡索各9g，小茴香4.5g，川芎6g。水煎服，日服一剂。④跌打损伤：桂皮研末，取适量水或酒调敷患处。

阴香皮 Cortex Cinnamomi Burmannii

【基源】 为樟科植物阴香*Cinnamomum burmannii* (C. G. et Th. Nees) Bl. 的干燥茎皮。

【饮片鉴别】 为不规则形槽状、片状或块状，厚1~3mm。切面或断面内外不分层，棕色或浅棕色；外表面棕灰色，粗糙，有圆形突起的皮孔和灰白色地衣斑块，内表面棕色，平滑。具樟脑气，味微甘、涩[7]（图53-3）。

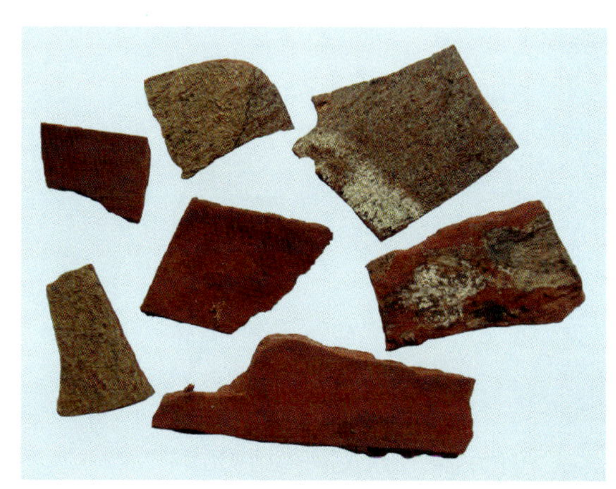

图 53-3 阴香皮

【成分】 含挥发油0.2%~0.4%，其中主要为桂皮醛，约含77%；还含丁香油酚，黄樟醚等。

【药理】①抗溃疡：阴香皮水提取物0.5g（生药）/kg和2.5g（生药）/kg灌服，对小鼠水浸应激性溃疡的形成有抑制作用。②对阳虚模型的影响：阴香皮水提取物0.5g（生药）/kg和2.5g（生药）/kg灌服，连服6天，能抑制大剂量糖皮质激素氟美松所致阳虚小鼠的胸腺萎缩，抑制率为16.7%~50%。③毒性：阴香皮水提取物给小鼠灌服的LD_{50}为(46.6±3.49)g/kg[8]。

【性味、归经与效用】 性温，味辛，微甘。有温中止痛，祛风散寒，解毒消肿，止血的功效。用于寒性胃痛，腹痛泄泻，食欲不振，风寒湿痹，腰腿疼痛，跌打损伤，创伤出血，疮疖肿毒。

【临床应用】 ①寒性胃痛：阴香皮9g。水煎服，日服一剂。②风湿关节痛：阴香皮6g，五指毛桃根30g。水煎服，日服一剂。③跌打损伤：阴香皮、杨梅树皮各等量。共研细粉，酒调敷患处。

【按语】 肉桂为常用中药，以"牡桂"、"菌桂"之名始载于《神农本草经》上品。具有补火助阳，引火归源，散寒止痛，活血通经的功效。现代研究有镇静，抗惊厥，双向调节体温，镇痛，抗菌，抗炎，抗胃溃疡，抗腹泻，抗血小板聚集，抗糖皮质激素，促进胆汁分泌，扩张血管等广泛的药理活性。临床用于肾阳衰弱的阳痿宫冷，虚喘心悸，心腹冷痛，寒疝作痛，胸痹，痛经等病症疗效理想。

商品肉桂品别繁多，有企边桂、官桂、板桂、桂心、桂碎等，皆源于肉桂的树皮。由于古本草记述不清，地方用品不一和临床用量较大等原因，肉桂品种混乱情况的历史较长，范围较广[9-12]。作者及黄捷等认为《神农本草经》收载的"菌桂"可能为樟属植物肉桂组Sect. Cinnamomum中多种植物的树皮，习称桂皮，官桂皮[13]的分析是有道理的。这也许就是商品肉桂品种长期混乱的原因所在。

肉桂、桂皮、阴香皮虽源于同科植物，但品种不同，化学成分，药理作用和功效虽有相似之处，但也有较大差异，应注意鉴别，各以其名正确药用，不可混或代肉桂药用，也不可以阴香皮作桂皮药用

（郝　睿　张丽君　孔增科）

参考文献

[1]肖培根.新编中药志·第三卷.北京：化学工业出版社，2002.575

[2]张明发，等.陕西中医，1995，16(1)：39

[3]黄敬群，等.中国新医药，2004，3(9)：61

[4]孔增科，周海平，等.常用中药药理与临床应用.赤峰：内蒙古科学技术出版社，2005.198

[5]戴安伟.山东中医杂志，1999，18(4)：155

[6]国家中医药管理局《中华本草》编委会.中华本草.上海：上海科学技术出版社，1999.3·1630

[7]陈秀莲.海峡药学，2002，14(5)：74

[8]国家中医药管理局《中华本草》编委会.中华本草.上海：上海科学技术出版社，1999.3·1614

[9]王兴青，等.中药天地，2001，10(8)：47

[10]庞运同，等.中国医院药学杂志，2004，24(12)：788

[11]宋利捷，等.吉林中医药，1997，(5)：33

[12]吴淑荣，孔增科.实用中药材鉴别手册.天津：天津科学技术出版社，1990.222

[13]中华人民共和国卫生部药政管理局，等.现代实用本草(下册).北京：人民卫生出版社，2000，124

54　肉桂与桂枝

肉桂 Cortex Cinnamomi

【基源】 为樟科植物肉桂 *Cinnamomum cassia* Presl的干燥树皮[1]。

【饮片鉴别】 呈薄片状，稍弯曲，厚2~8mm。外表面棕色至红棕色或带灰褐色，有的尚可见粗糙的外皮及裂隙。内表面棕色至暗棕色，具细纵皱纹。断面黄棕色至棕色，有的中间尚可见1条色浅的线带。质坚脆。断面显油润。气香特异，味甜、微辣(图54-1)。

【成分】 含挥发油、二萜类化合物、黄烷醇及其多聚体、多聚体C-糖苷β-谷甾醇、胆碱、原儿茶碱、香荚兰酸、紫丁香酸、D-葡萄糖等。

【药理】 ①调节免疫：肉桂提取物对特异性和非特异性免疫功能均有一定的抑制作用，能减轻幼年动

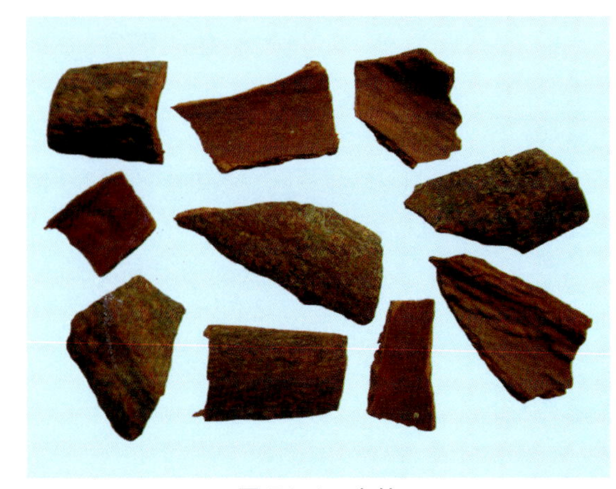

图 54-1　肉桂

物脾脏重量,抑制网状内皮系统的吞噬功能,降低半数溶血指数,抑制抗体的形成。②升高白细胞:桂皮酸钠1.5mg/kg给兔皮下注射3天,白细胞升高200%~250%。③抗菌:煎剂对黄曲霉素和部分皮肤真菌有抑制作用。④解热、镇痛:水煎剂10g/kg、20g/kg或桂皮醛125mg/kg给小鼠灌胃,对热板法、醋酸扭体反应均有抑制效果。桂皮醛对伤寒混合疫苗所致小鼠发热有解热作用。⑤镇静催眠:桂皮油、桂皮醛有抗痉厥和镇静的作用。⑥调节胃肠运动:煎剂20g/kg给小鼠灌服,可显著抑制胃肠运动和化学刺激性泻药的腹泻。桂皮油对胃肠有缓和的刺激作用,使分泌增加,蠕动增强;能解除内脏平滑肌痉挛,缓解肠道痉挛性疼痛;能刺激嗅觉,促使唾液分泌,反射地促进胃功能。⑦抗溃疡:水提取物0.5g/kg、2.5g/kg 灌服3天,对水浸应激性胃溃疡小鼠有抑制溃疡形成作用(抑制率为57.0%和42.7%)。水提取物10g/kg、20g/kg和醚提取物10g/kg、20g/kg灌胃,明显抑制小鼠水浸应激性溃疡、吲哚美辛加乙醇溃疡,幽门结扎和盐酸大鼠胃溃疡等。水提取物105g/kg、210mg/kg灌胃,对大鼠应激性5-HT胃溃疡和半胱氨酸诱发的十二指肠溃疡有显著抑制作用。给大鼠腹腔注射肉桂水提物25、50、100mg/kg,对寒冷或水浸应激性大鼠胃溃疡有显著抑制作用,100mg/kg时能抑制胃液及胃蛋白酶分泌,使胃黏膜氨基己糖含量和血流量增加。给大鼠灌服桂皮苷可使多种胃溃疡模型的胃血流量增加及胃黏膜电位差降低。水提取物体外能刺激前列腺素PGE_2的生物合成。⑧降血压、扩张血管:煎剂及桂皮醛使外周血管扩张,血压下降。煎剂、桂皮酸、香豆素可增加血管血液灌流量,预防血栓形成及抗缺氧。煎剂有对抗前列腺素的缩血管作用,能降低肾上腺再生性高血压模型大鼠的血压及尿醛固酮排出,显著增加纹状体和下丘脑的脑啡呔含量,改善主动脉内膜的高血压性损害。⑨抗心肌缺血:水提取物、挥发油对异丙肾上腺素引起的心功能及血流动力学的改变有对抗作用,对心肌损伤有保护作用,能使心肌细胞膜结合酶的异常变化得到显著恢复。⑩抗凝血:水煎剂及水溶甲醇部分体内、外试验,均有较强的抗凝血作用,能明显抑制二磷酸腺苷(ADP)诱导的血小板聚集。⑪抗肿瘤:肉桂酸(cinnamicacid,CINN)和α-干扰素(alpha-interferon,α-IFN)能明显抑制肺腺癌A_{549}细胞增殖,促进细胞分化。α-IFN和CINN联合应用时抑制作用较二者单独作用时强。⑫调节内分泌:肉桂酸体外能显著抑制酪氨酸酶的活性。地塞米松10mg/kg给小鼠注射6天,使胸腺明显萎缩,萎缩率达67.6%,肾上腺胆固醇增高48.4%。水提取物0.5g/kg、2.5g/kg同时给小鼠灌胃6天,能明显抑制地塞米松阳虚小鼠胸腺萎缩,抑制率为75%和50%,并对肾上腺皮质功能有保护作用,使胆固醇降41.3%和45.7%。并能显著降低甲基硫氧嘧啶大鼠升高的环磷酸鸟苷(cGMP),提高血浆皮质酮水平。肉桂与附子合用能加快甲状腺低减动物模型脑内M受体更新速率常数,使异常升高的脑M受体数降低,这一温肾阳作用需较长时间服药才能见效,这与中医治"虚证"需较长时间的调理是一致的。⑬调节子宫平滑肌:与黄芩合用具有扩张子宫韧带口径,增加毛细血管网变点,加快血流,从而改善子宫微循环的作用。桂皮油可引起子宫充血。⑭毒性:桂皮醛小鼠灌胃的LD_{50}为2 225mg/kg[2]。

【性味、归经与效用】 性大热,味辛、甘。归肾、脾、心、肝经。有补火助阳,引火归源,散寒止痛,活血通经的功效。用于阳痿,宫冷,腰膝冷痛,肾虚作喘,阳虚眩晕,夜尿频多,滑精遗尿,目赤咽痛,心腹冷痛,虚寒吐泻,寒疝,奔豚,经闭,痛经。

【临床应用】 ①骨结核:生地黄90g,巴戟天、山萸肉、炮附片、肉桂、茯苓、麦冬、石菖蒲、远志、石斛、肉苁蓉各30g,五味子15g。共研细粉,一次10g。水煎服,日服一剂。②内伤发热:肉桂2g,桂枝、淡附片(先煎)、党参、白术、炙甘草、大枣、山萸肉各10g,熟地黄15g,茯苓12g。随症加减:阳虚盛者重用炮附片30g(先煎),加黄芪30~60g。水煎服,日服一剂。③痛经:肉桂10g,吴茱萸、小茴香各20g,共研细粉,用白酒适量炒热,取适量涂敷脐部,并用胶布固定,冷后再炒熨敷。④痰饮:肉桂3g,茯苓30g,桂枝、白术、甘草、淡附片(先煎)、吴茱萸各10g。随症加减:药后中阳渐复,寒饮渐化,改用桂附八味丸以温养下元;呕吐、眩晕甚者,加姜半夏10g,生姜5g以和胃降逆。水煎服,日服一剂。⑤急性细菌性痢疾:白芍30g,当归、黄芩、黄连各15g,大黄10g,槟榔、木香、炙甘草、肉桂各6g。水煎服,日服一剂。⑥心绞痛:心痛宁喷雾剂(肉桂、川芎、醋香附),舌下喷雾吸入,一次喷吸3~5下,痛时喷用。⑦肾阳虚腰痛:肉桂、山药、山茱萸各15g,淡附片10g(先煎),熟地黄30g,茯苓、泽泻各9g,牡丹皮6g。水煎服,日服一剂。⑧脘腹虚寒痛:淡附片10g(先煎),肉桂、党参、白术各12g,干姜9g,甘草6g。水煎服,日服一剂。

● 桂枝 Ramulus Cinnamomi

【基源】 为樟科植物肉桂*Cinnamomum cassia* presl的干燥嫩枝。

【饮片鉴别】 为圆形切片,直径0.3~1cm。切面皮部薄,红棕色,木部宽广,黄白色至棕黄色,中央有色较深的髓部。周边红棕色至红褐色，具纵棱线，外皮易脱落。质坚。气香特异，味微甜而辛(图54-2)。

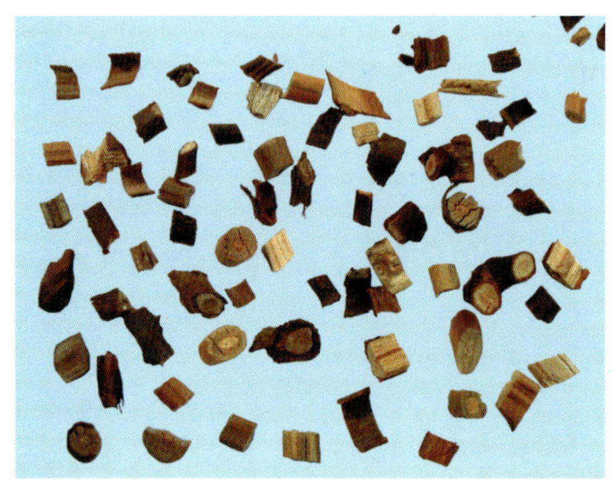

图 54-2 桂枝

【成分】 含桂皮醛、β-榄香烯、苯甲醛、醋酸肉桂醇酯、香豆素和反式桂皮酸、β-豆甾醇、原儿茶酸和葡萄糖苷。

【药理】 ①抗病原体：乙醇浸液体外对金黄色葡萄球菌、肺炎链球菌、大肠杆菌、变形杆菌、痢疾杆菌、伤寒杆菌均有一定抑制作用；水煎液(1:20)对流感病毒亚甲京科68-1株和埃可病毒($ECHO_{11}$)均有抑制作用。②解热降温：桂枝煎剂，桂皮醛125mg/kg，250mg/kg腹腔注射和500mg/kg灌胃，对小鼠正常体温和伤寒、副伤寒疫苗所致小鼠及兔发热均有降温解热作用。③镇痛：桂枝醇、水提物和桂皮醛125mg/kg，250mg/kg，500mg/kg灌胃，对小鼠醋酸扭体反应均有抑制作用。④镇静：桂枝醛250mg/kg、500mg/kg灌胃，镇静作用明显，可使小鼠自主活动减少，被动活动(转棒法)失调，有拮抗中枢兴奋药、延长巴比妥麻醉时间的作用；腹腔给药50mg/kg，脑电图低幅快波略增加及对声刺激的惊醒波略延长，呈中枢镇静作用。④抗惊厥：桂皮醛腹腔注射500mg/kg或灌服1g/kg可延长小鼠士的宁惊厥及死亡时间，减少烟碱惊厥及死亡发生率。⑥扩张血管：桂枝和桂皮醛有罂粟碱样作用，使外周血管扩张，增加冠脉血流量。⑦抗炎：对角叉菜胶足肿胀有很强的抑制作用，长达4小时以上，有影响前列腺素合成作用。桂枝挥发油部分从呼吸道排出有消除炎症作用。⑧毒性：桂皮醛小鼠腹腔注射的LD_{50}为610mg/kg。

【性味、归经与效用】 性温，味辛、甘。归心、肺、膀胱经。有发汗解肌，温通经脉，助阳化气，平冲降气的功效。用于风寒感冒，脘腹冷痛，血寒经闭，关节痹痛，痰饮，水肿，心悸，奔豚。

【临床应用】 ①流行性感冒：桂枝、赤芍、生姜、厚扑花、法半夏各10g，茯苓、白术12g，大枣10枚，炙甘草6g。水煎服，日服一剂。②皮肤瘙痒：桂枝、白芍、当归、防风各10g，鸡血藤30g，炙甘草、生姜各6g，大枣6枚。水煎服，日服一剂。③坐骨神经痛：桂枝、牛膝各15g，白芍30~60g，秦艽、当归、片姜黄各10g，淡附片、炙甘草各6g，苍术20g，防风18g。水煎服，日服一剂。④胃、十二指肠溃疡：桂枝12g，人参、干姜、炙甘草各10g，白术15g。水煎服，日服一剂。⑤类风湿性关节炎：桂枝12g，淡附片15g(先煎)，甘草、麻黄、知母、白术、防风、生姜各10g。水煎服，日服一剂。⑥荨麻疹：桂枝、白芍、生姜各10g，炙甘草6g，大枣12枚。随症加减：痒甚者加蝉蜕、防风、蒺藜各10g；皮疹鲜红者加生地黄15g，赤芍10g；皮疹苍白者加当归10g，三七粉3g(冲服)。水煎服，日服一剂。⑦冻疮：桂枝60g，加水1 000ml，武火煎10分钟后待温，浸洗患处，每次10~15分钟，每日早晚各1次[3]。

【按语】 肉桂为常用中药，以“牡桂”与“菌桂”之名载入《神农本草经》上品。性大热，味辛、甘。归肾、脾、心、肝经。功可补火助阳，引火归源，散寒止痛，活血通经，为气厚纯阳之品。用于阳气虚衰，阴寒里盛之阳痿，宫冷，腰膝冷痛，肾虚作喘，阳虚眩晕，夜尿频多，滑精遗精等证。现代药理研究有调节机体内分泌，调节胃肠运动功能，解热，镇痛，抗心肌缺血，抗肿瘤等药理作用，与中医药经典药理作用相一致。

桂枝为常用中药，始载于《新修本草》。《本草纲目》列入牡桂条下，曰：“其嫩枝皮半卷多紫，而肉中皱起，肌里虚弱，谓之桂枝。”该药性温，味辛、甘。归心、肺、膀胱经。有发汗解肌，温通经脉，助阳化气，平冲逆气的功效。用于外感表证，脘腹冷痛，关节痹痛和血寒经闭，水肿，心悸等症。现代药理研究有解热降温，抗

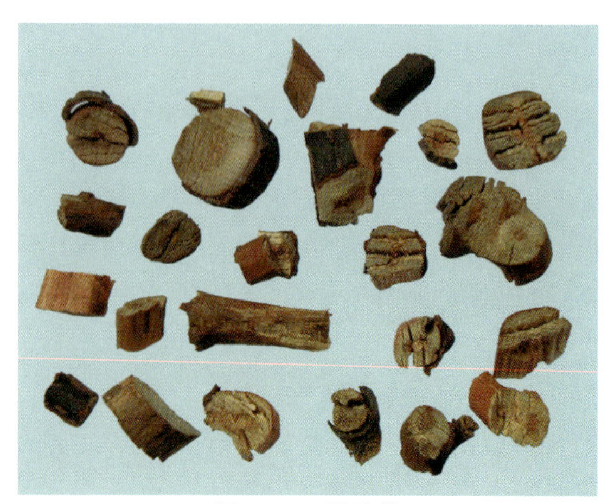

图 54-3 阴香枝

菌、抗炎，抗惊厥，镇痛，镇静，扩张外周血管的作用，与中医药经典药理作用一致。

肉桂、桂枝源于同一植物、不同的药用部位，成分、药理同中有异，性状差别明显。二药均可温通经脉，但肉桂主里，长于补火助阳，温里散寒，只宜于里证；桂枝主表，长于发表，又可通阳化气，用于里证，临床处方应仔细辨证，正确使用。

值得注意的是近年来有以樟科植物阴香*Cinnamomum burmannii* (Ness.) BL. 的干燥嫩枝——阴香枝切片充桂枝药用的情况，需予注意。阴香枝为圆形切片，直径0.5~3cm，厚2~4mm。切面皮部红棕色至红褐色，木部黄白色至灰黄色，髓部圆形；周边红棕色至红褐色，有时可见椭圆形皮孔。质较疏松，强纤维性。气微香，味淡而辛[4]（图54-3）。需注意鉴别，防止误用、错用。

（马金娥　赵学红　李彩霞）

参考文献

[1]国家药典委员会.中华人民共和国药典(2005年版一部).北京：化学工业出版社，2005.91

[2]孔增科，等.常用中药药理与临床应用.赤峰：内蒙古科学技术出版社，2005.197

[3]贺兴东，等.临床应用手册.北京：人民卫生出版社，1998.162

[4]孔增科，等.时珍国医国药，1999，10(11)：831

55　延胡索、东北延胡索及夏天无

延胡索 Rhizoma Corydalis

【基源】 为罂粟科植物延胡索*Corydalis yanhusuo* W. T. Wang的干燥块茎。

【饮片鉴别】 ①延胡索：为不规则的扁球形，直径0.5~1.5cm，或呈不规则的碎颗粒。表面黄棕色或灰黄褐色，有不规则的网状皱纹及裂隙，顶端有微凹陷的茎痕，底部常有疙瘩状凸起。质硬而脆，断面黄色或鲜黄色，角质样，具蜡样光泽。气微，味苦[1]（图55-1）。②醋延胡索：形如延胡索，表面颜色加深，有醋酸味，味微苦、酸（图55-2）。③酒延胡索：形如延胡索，表面深黄色或黄褐色，略有酒气（图55-3）。

【成分】 含延胡索甲素、延胡索乙素、延胡索丙素、延胡索丁素、去氢延胡索甲素、去氢延胡索胺及非

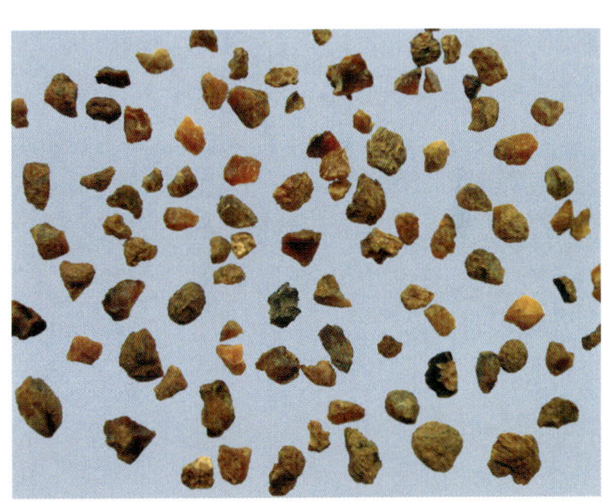
图 55-2　醋延胡索

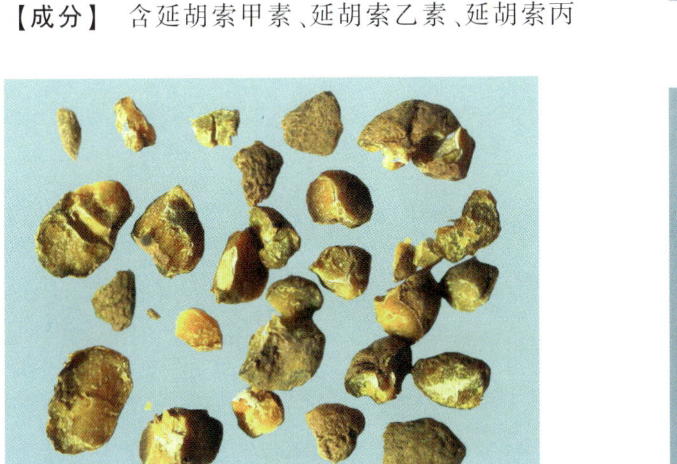
图 55-1　延胡索

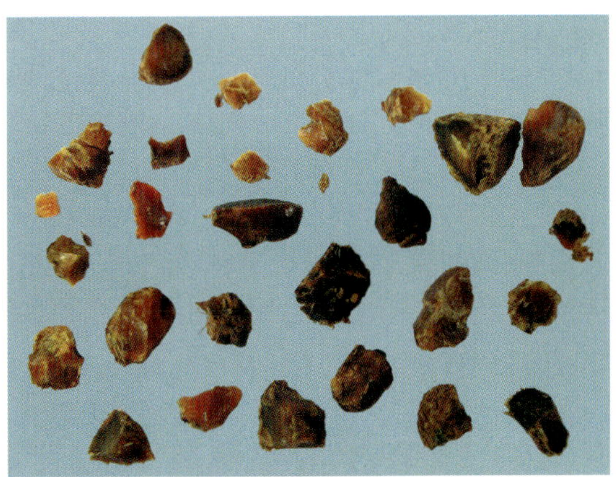
图 55-3　酒延胡索

洲防己碱、d-海罂粟碱、四氢小檗碱及Fe、Mg、Zn、Ca、Mn等元素。

【药理】 ①镇痛：延胡索多种制剂均有很强的镇痛作用，均在半小时内达峰值，维持时间约2小时。延胡索中总碱的镇痛效价约为吗啡的40%。②镇静催眠：延胡索及其有效成分左旋四氢巴马汀，对兔、犬及猴均有镇静催眠作用。并具有一定的镇吐和降低体温作用，能对抗苯丙胺的中枢兴奋作用和毒性作用。③抗癫痫、抗惊厥：在电刺激前的30分钟对SD大鼠腹腔注射20mg/kg或30mg/kg左旋四氢巴马汀(THP)，可抑制电刺激致惊厥的发展，抓举行为分数和在电刺激运动显著减少。④抗溃疡：延胡索有保护实验性胃溃疡的作用，如去氢延胡索甲素皮下注射时，对大鼠实验性胃溃疡，特别是幽门结扎或者是阿司匹林诱发的胃溃疡，有明显保护作用。四氢巴马汀对饥饿诱发的胃溃疡也有一定的保护作用。⑤增加冠脉流量，保护心肌：延胡索可增加离体兔的冠脉流量(21.4%)，提高小白鼠耐缺氧能力，对异丙肾上腺素诱导大鼠心肌坏死有一定的保护作用，还有扩张外周血管，降低血压和血脂作用。延胡索的季胺碱类，特别是去氧延胡索甲素，可增加冠脉流量和心肌营养血流量，具有保护心肌缺血，对冠心病有治疗作用。延胡索碱注射液对大鼠红细胞功能有明显的改善作用，并能减小以N-BT染色所显示的心肌梗死范围，对肌酸磷酸激酶(CPK)、丙氨酸氨基转移酶(ALT)等心肌酶有一定的降低作用。⑥抑制心肌：钙离子内流左旋四氢巴马汀和消旋四氢巴马汀对KCl、$CaCl_2$、去甲肾上腺(NE)等所致兔动脉条收缩，呈非竞争性拮抗作用。初步认为对NE的拮抗作用主要是通过抑制细胞内Ca^{2+}释放来实现，而对受体控制性Ca^{2+}通道抑制性作用较弱。此外，本品还有抗心律失常及抑制心肌收缩力的作用，初步认为与拮抗Ca^{2+}有关。⑦保护脑缺血再灌注损伤：采用非开颅可逆性大鼠大脑中动脉栓塞法造成脑缺血再灌注损伤，延胡索乙素 (dl-THP)10、20mg/kg在缺血前2分钟静注，可剂量依赖性缩小脑梗死范围，减轻缺血再灌注脑电活动抑制，明显减轻脑水肿，降低缺血再灌注引起的脑Ca^{2+}聚集。⑧毒性：总碱小鼠肌肉注射的LD_{50}为2 840mg/kg，乙素小鼠静脉注射的LD_{50}为146mg/kg。

【性味、归经与效用】 性温，味苦、辛。归肝、脾经。有活血，理气，止痛，消肿生肌的功效。用于胸胁、脘腹疼痛，经闭痛经，产后瘀阻，跌扑肿痛。

【临床应用】 ①产后腹痛：延胡索、赤芍、川楝子、莪术、三棱、厚朴、当归、黄芩、川芎、桔梗、槟榔各3g，木香、肉桂、甘草各1.5g，大黄6g。水煎服，日服一剂。②痛经：醋延胡索、香附各12g，桃仁、红花、当归、川芎、赤芍各15g，益母草18g，蒲黄(包煎)、五灵脂、牛膝各9g，三七粉3g(冲服)，甘草6g。水煎服，日服一剂。③慢性盆腔炎：当归、延胡索、酒大黄、赤芍、桃仁各15g，败酱草20g，香附12g。水煎服，日服一剂。④心绞痛：玉竹、丹参、葛根、灵芝各30g，川芎、赤芍、白芍、红花、延胡索各15g，降香20g，桂枝、薤白各10g，三七6g(研冲)，炙甘草9g。水煎服，日服一剂。⑤跌打肿痛：延胡索、续断各9g，乳香、没药各6g，三七粉(冲服)2g。水煎服，日服一剂。⑥类风湿性关节炎：苍术、黄柏、牛膝、延胡索、当归各9g，薏苡仁、木瓜各12g，独活6g，细辛1.5g，甘草3g。水煎服，日服一剂。⑦疝气：小茴香、木香、青皮、川楝子、淡附片、香橼、延胡索各10g，肉桂、甘草各3g，橘核、熟地黄各15g。水煎服，日服一剂。⑧胃溃疡：延胡索、香附、枳实、蒲公英各20g，海螵蛸、黄芪各30g，白及、白芍、柴胡10g，黄连、白术、佛手、白芷、陈皮、甘草各10g，三七粉6g(吞服)。水煎服，日服一剂。⑨返流性食管炎：厚朴20g，制大黄3g，炒枳实12g，柴胡9g，白芍、高良姜、党参、茯苓各15g，延胡索12g，甘草8g。水煎服，日服一剂。

东北延胡索 Rhizoma Corydalis Ambiguae et Repentis

【基源】 为罂粟科植物东北延胡索*Corydalis arabigua* Cham. et Schlecht. 或全叶延胡索*Corydalis repens* Mandl. et Mühld. 的干燥块茎[2]。

【饮片鉴别】 块茎球形、扁球形或长球形，直径5~10mm。表面浅黄白色、黄色或黄棕色，无明显皱纹；上端微凹处有茎痕，底部可见不定根痕。质较硬，断面白色或黄白色。气微，味较苦(图55-4，图55-5)。

【成分】 含左旋紫堇碱，紫堇达明碱，消旋四氢掌叶防己碱，原阿片碱，去氢紫堇碱，白元胡碱，左旋

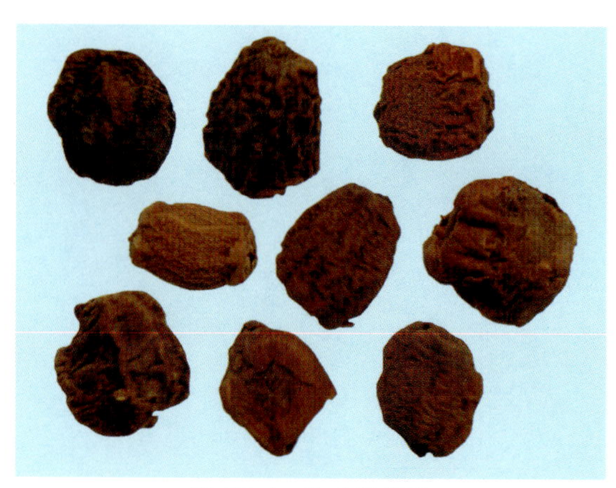

图 55-4 东北延胡索

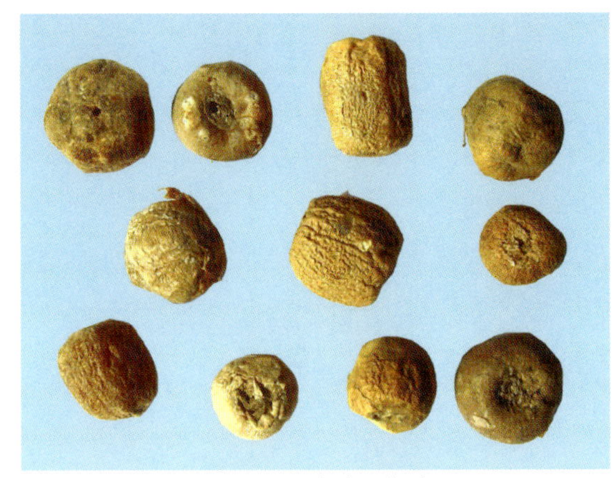

图 55-5 全叶延胡索

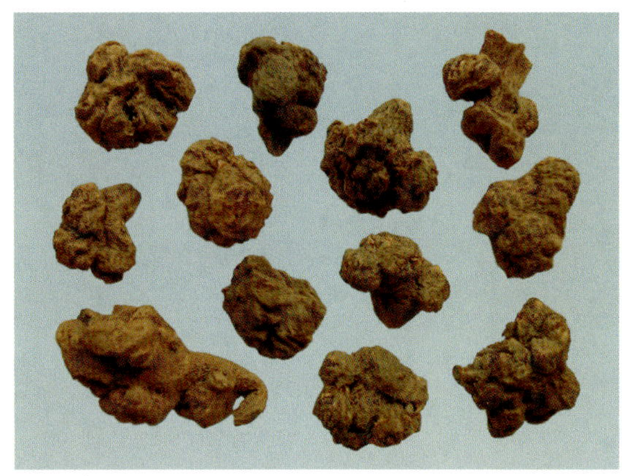

图 55-6 夏天无

四氢非洲防己碱,消旋四氢黄连碱,左旋四氢黄连碱,黄连碱,去氢紫茧达明碱和海罂粟碱等。

【药理】 ①抗溃疡:东北延胡索全碱对幽门结扎性溃疡、应激性溃疡、阿司匹林性溃疡、ACTH性溃疡的抑制率分别为60%、40.7%、43.3%、51.5%,能非常显著的抑制胃液分泌,降低胃液游离酸度。对胃蛋白酶活性也有降低趋势。②镇痛、镇静及抗惊厥:东北延胡索粗提取物9g/kg灌胃,对小鼠无显著镇痛(甩尾法、热板法)、镇静和抗惊厥(电刺激)作用($P>0.05$)。

【性味、归经与效用】 性温,味辛、苦。归肝、胃经。有活血,散瘀,理气,止痛的功效。用于痛经,月经不调,产后瘀滞腹痛,崩漏,跌打损伤。

【临床应用】 ①胃痛:东北延胡索15g,川楝子12g。共研细末,口服,一次6g,一日2次。②胃溃疡:东北延胡索15g,丁香6g,砂仁9g。共研细末,口服,一次6g,一日2次。③痛经:东北延胡索15g,牡丹皮、槐花各10g,仙鹤草12g。水煎服,日服一剂。④跌打损伤:东北延胡索、续断各10g,乳香、没药各6g。水煎服,日服一剂。

夏天无 Rhizoma Corydalis Decumbentis

【基源】 为罂粟科植物伏生紫堇*Corydalis decumbens* (Thunb.)pers. 的干燥块茎[3]。

【饮片鉴别】 呈类球形、长圆形或不规则形,长0.5~3cm,直径0.5~2.5cm。表面灰黄色、暗绿色或黑褐色,有瘤状突起和不明显的细皱纹,顶端钝圆,可见茎痕,四周偶见点状叶痕及须根痕。质硬,断面黄白色或黄色,颗粒状或角质样,有的略带粉性。气微,味苦(图55-6)。

【成分】 含原阿片碱、夏天无碱、小檗碱、掌叶防己碱、夏天无新碱、空褐鳞碱等多种生物碱。

【药理】 空褐鳞碱能对动物产生所谓"强直性昏厥"样现象,动物表现木僵、嗜睡,肌肉僵硬,如随意改变其位置,即可保持于此种姿势上。空褐鳞碱可扩张血管,消除血管收缩性反射,对肾上腺素、乙酰甲胆碱有对抗作用;它还抑制离体小肠的运动、兴奋豚鼠及兔子宫,对血凝无影响。

【性味、归经与效用】 性温,味苦、微辛。归肝经。有活血通络,行气止痛的功效。用于中风偏瘫,跌打损伤,风湿性关节炎,坐骨神经痛。

【临床应用】 ①高血压:夏天无12g,钩藤、桑白皮各30g,夏枯草15g。水煎服,日服一剂。②风湿性关节炎:夏天无研粉。口服,一次10g,一日2次。③跌打损伤:苏木、桃仁、红花各10g,夏天无、乳香、没药各6g。水煎服,日服一剂。

【按语】 延胡索为常用中药,始载于唐《本草拾遗》。性温,味苦、辛。归肝、脾经。有活血,理气,止痛,消肿生肌的功效。用于心腹及肢体疼痛,跌扑肿痛,筋骨疼痛等病症。现代药理研究证实,延胡索有镇痛,催眠,镇静,安定,扩张冠状动脉,抗心律失常,抗溃疡等药理作用。与中医药经典理论和临床实践相一致。

东北延胡索(Rhizoma Corydalis Ambiguae et Repentis)与延胡索为同科、同属,不同种。部分省区和民间也作延胡索药用,这是错误的,必须纠正。因其来源不同,成分异中有同,药理作用和功效也有区别,应各以其名药用为宜。

夏天无性状与延胡索有相似之处,偶见误作延胡索药用的情况,其品种、成分、药理和性味效用均与延胡索不同。要仔细鉴别,正确应用。

(张利军 姜彩娥 靳文军)

参考文献

[1]吴玛琍,孔增科.中药饮片鉴别(上册). 天津:天津科学技术出版社,1994.219

[2]国家中医药管理局《中华本草》编委会.中华本草.上海:上海科学技术出版社,1999.3·2233

[3]国家药典委员会.中华人民共和国药典(2005年版一部).北京:化学工业出版社,2005.197

56 合欢花、北合欢花及广东合欢花

合欢花 Flos Albiziae

【基源】 为豆科植物合欢*Albizia julibrissin* Durazz.的干燥花序[1]。

【饮片鉴别】 头状花序皱缩成团,总花梗长3~4cm,有时与花序脱离,黄绿色,有纵纹,被稀疏毛茸,花长0.7~1cm,弯曲,淡黄棕色至黄褐色,无梗或几乎无梗。花萼筒状,先端有5小齿;花冠筒长约为萼筒的2倍,先端5裂,裂片披针形,雄蕊多数,花丝细长,黄棕色至黄褐色,下部合生,上部分离,伸出花冠筒外。花蕾棒槌状,长0.2~1cm,雄蕊包被于花冠内。气微香,味淡(图56-1)。

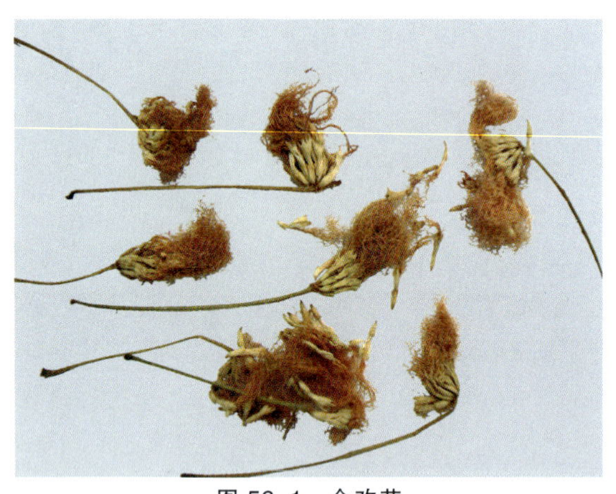

图 56-1 合欢花

【成分】 含反-芳樟醇氧化物,芳樟醇,α-罗勒烯,异戊醇,顺-芳樟醇氧化物和4-戊烯-2-酮,槲皮素及挥发油,二十四烷酸,矢车菊素-3-葡萄糖苷和槲皮苷[2]等。

【药理】 ①镇静:给小鼠灌胃200%合欢花水煎剂0.37ml/只,对自发活动有显著抑制作用。②催眠:给小鼠灌胃合欢花水煎剂20g/kg,可显著延长戊巴比妥钠的睡眠时间。③抗抑郁:合欢花水提取物2~18g(生药)/kg对"行为绝望"动物模型有明显的抗抑郁作用[3]。④毒性:给小鼠灌服合欢花水煎浓缩液的LD_{50}为(79.39±6.65)g/kg。

【性味、归经与效用】 性平,味甘。归心、肝经。有解郁,安神的功效。用于心神不安,忧郁,失眠。

【临床应用】 ①失眠:合欢花、肉桂、黄连各10g,夜交藤12g。水煎服,日服一剂。②跌打损伤:合欢花15g,红花、伸筋草、当归、续断各10g。水煎服,日服一剂。③神经官能症:合欢花、炒酸枣仁各15g,黄芪20g,茯苓、防风各10g。水煎服,日服一剂。④咽痛:合欢花15g,黄芩20g,玄参10g。水煎服,日服一剂。

北合欢花(南蛇藤果) Fructus Celastri Orbiculati

【基源】 为卫矛科植物南蛇藤*Celastrus orbiculatus* Thunb. 的干燥成熟果实[4]。

【饮片鉴别】 蒴果呈圆球形或裂成3瓣,完整果实直径5~8mm,果皮稍革质,单瓣果皮呈圆匙形,橙黄色,干后呈黄棕色,中央有突起的隔膜,基部有细小果柄;种子每室1~2枚,卵形或卵圆形,棕褐色,表面光滑,被有暗褐色膜质假种皮。略有异臭,味甘、酸而带腥[5](图56-2)。

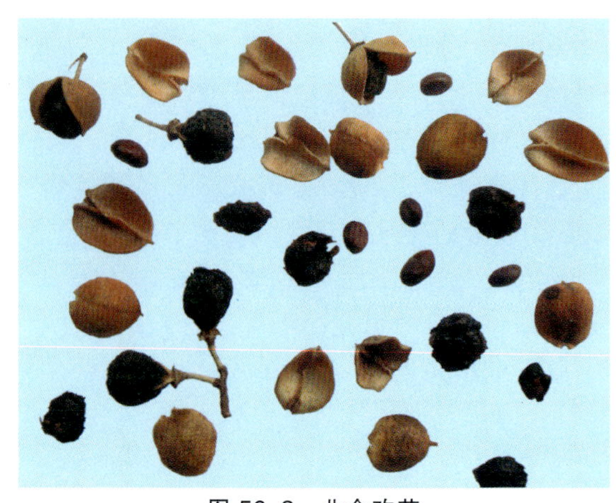

图 56-2 北合欢花

【成分】 含脂肪油，β-二氢沉香呋喃倍半萜多醇酯，生物碱和黄酮类成分等。

【药理】 北合欢花（南蛇藤果实）水煎液45g/kg给小鼠灌胃有镇静催眠作用[6]。

【性味、归经与效用】 性平，味甘、微苦。有养心安神，活血止痛的功效。用于心悸失眠，健忘多梦，牙痛，筋骨痛，腰腿麻木，跌打伤痛。

【临床应用】 ①神经衰弱：北合欢花9g。水煎服，日服一剂。②心悸：北合欢花、丹参各9g。水煎服，日服一剂。

广东合欢花 Flos Magnoliae Cocinis

【基源】 为木兰科植物夜合花*Magnolia coco*（Lour.）DC. 的干燥花[7]。

【饮片鉴别】 花朵略呈伞形、倒挂钟形或不规则的球形，长2~3cm，直径1~2cm。外面暗红色至棕紫色。萼片3片，长倒卵形，长约1.5cm，宽约8mm，两面有颗粒状突起。花瓣6片，倒卵形，卷缩，外列3片较大，长约2cm，宽约1.2cm，外表面基部显颗粒状突起，内表面光滑。质厚，坚脆。雄蕊多数，螺旋状排列，呈莲座状。雌蕊心皮7~8个，离生，心皮狭长棱状，紫褐色或棕褐色，有小瘤状体。留存的花柄黑褐色。气极芳香，味淡（图56-3）。

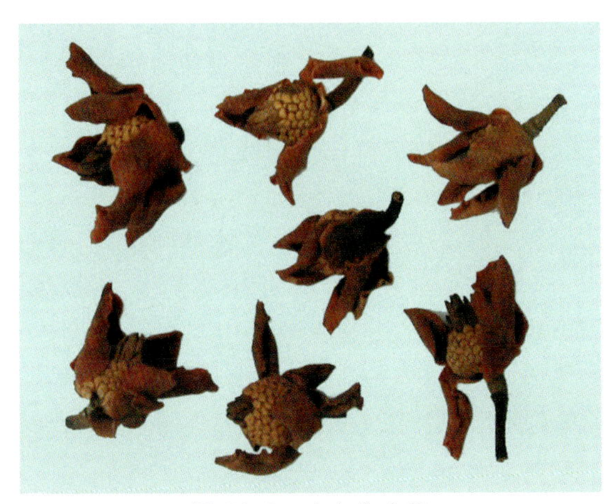

图 56-3 广东合欢花

【成分】 含氧黄心树宁碱，柳叶木兰碱，木兰花碱，千金藤碱，夜合花碱，光千金藤碱，10-羟基番荔枝碱和挥发油：橙花叔醇、十六酸、亚油酸、油酸[8]等。

【性味、归经与效用】 性温，味辛。有行气祛瘀，止咳止带的功效。用于胁肋胀痛，乳房胀痛，疝气痛，癥瘕，跌打损伤，失眠，咳嗽气喘，白带过多。

【临床应用】 ①乳腺增生：广东合欢花15g，木香、延胡索、香附、甘草各10g。水煎服，日服一剂。②跌打损伤：广东合欢花、桃仁、红花各12g，乳香、没药各10g。水煎服，日服一剂。③失眠：广东合欢花15g，首乌藤、酸枣仁、生龙骨、生牡蛎各30g，石菖蒲、远志各10g。水煎服，日服一剂。④白带：龙骨15g，茯苓、当归各10g，广东合欢花12g。水煎服，日服一剂。

【按语】 合欢花为常用中药，以“合欢”之名始载于《神农本草经》中品。谓：“合欢，一名蠲忿。味甘，平，无毒。主安五脏，和心志，令人欢乐无忧。久服轻身，明目，得所欲。生山谷[9]。”合欢花名始见于《本草衍义》，寇宗奭曰：“合欢花，其色如今之醮晕线，上半白，下半肉红。散垂如丝，为花之异。其绿叶至夜则合，又谓之夜合花[10]。”该药有解郁，安神的功效，现代研究其有镇静、催眠、抗抑郁的药理活性，与经典中医药理论和实践符合。

据文献记载[11~14]和笔者调查[15]，全国主流商品为合欢花，但在河北、山东、北京、辽宁、内蒙古、山西部分地区以北合欢花（Fructus Celastri Orbiculati）误或充作“合欢花”药用，在广东、广西、福建等部分地区和香港则以木兰科植物夜合的干燥花——广东合欢花作“合欢花”药用，且有较长的历史，这是不对的。北合欢花亦名南蛇藤果、藤合欢；广东合欢花以夜合花之名始载于《植物名实图考》谓：“夜合花产广东，木本长叶，花青白色，晓开夜合。”并有附图，但未言其功效。其临床疗效见于《广东中药志》、《福建药物志》及《广西药用植物名录》中。北合欢花、广东合欢花与合欢花植物来源与正品合欢花相差甚远，成分有别，文献记载其有养心安神的功效[4]，但缺乏系统的药理、临床研究，故不可混称合欢花药用，而应认真鉴别，各以其名、其效药用。

除此以外，在市售合欢花药品中有以同科植物山合欢*Albizia kalkora*（Roxb.）Prain的花序混充合欢花的情况[16,17]，其特征是：头状花序皱缩成团，长0.7~1cm，单个小花长5~8mm，淡黄色至淡黄棕色，小花梗长2~3mm。萼筒及花冠筒先端5~6裂，裂片三角形或长三角形。花蕾棒槌状，长0.2~1cm。气微，味淡（图56-4）。该

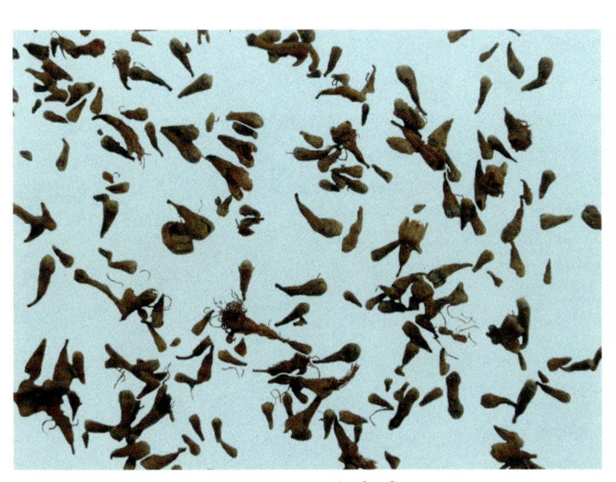

图 56-4 山合欢

品与合欢花性状相似，极易混淆，须注意鉴别，予以杜绝。

（张利军　孔增科　张　玲）

参考文献

[1]国家药典委员会.中华人民共和国药典(2005年版一部).北京：化学工业出版社，2005.97

[2]李作平，等.中国中药杂志，2000，25(2)：103

[3]李作平，等.河北医科大学学报，2003，24(4)：214

[4]国家中医药管理局《中华本草》编委会.中华本草.上海：上海科学技术出版社，1999.5·4070

[5]吴淑荣，孔增科.实用中药材鉴别手册.天津：天津科学技术出版社，1988.223

[6]阎克里，等.西北药学杂志，2003，18(4)：187

[7]冯耀南，等.中药材商品规格质量鉴别.广州：暨南大学出版社，1995.312

[8]赵敏华.时珍国医国药，2000，11(7)：585

[9]马继兴.神农本草经辑注.北京：人民卫生出版社，1995.282

[10]宋·寇宗奭撰.本草衍义，北京：人民卫生出版社，1990.88

[11]宋淑娜.浙江临床医学，2000，2(5)：359

[12]刁春华，等.基层中药杂志，1997，11(2)：19

[13]中国药品生物制品检定所，等.中药鉴别手册(第二册).北京：科学出版社，1981.160

[14]黄洁媚，等.中药材，2005，28(3)：186

[15]孔增科，王胜利.中药鉴别资料(第一集).河北省邯郸地区卫生局，1982.281

[16]周风琴，等.时珍国医国药，1999，10(3)：196

[17]林善士.中国药业，2001，10(10)：66

57　刘寄奴、阴行草及湖南连翘、元宝草

● 刘寄奴 Herba Artemisiae Anomalae

【基源】 为菊科植物奇蒿 *Artemisia anomala* S. Moore的干燥全草[1]。

【饮片鉴别】 为茎、叶、花、果混合的段片。茎片圆形，直径2~4mm，切面黄白色，中央有疏松的髓；周边棕黄色或棕褐色，有纵条纹。叶互生，多干枯皱缩，上表面暗绿色，下表面灰绿色，均密被白毛。黄色小花密集成穗状花序。质脆。气稍芳香，味淡(图57-1)。

【成分】 含奇蒿黄酮，香豆精，5，7-二羟基 -6，3′，4′-甲氧基黄酮，7-甲氧基香豆素，小麦黄素，脱肠草素，东莨菪素，伞形花内酯，奇蒿内酯，刘寄奴酰胺和挥发油等。

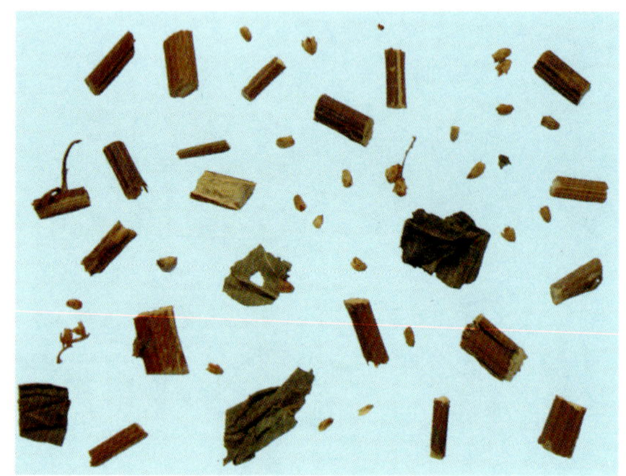

图 57-1　刘寄奴

【药理】 ①抗缺氧：水煎醇沉剂5g(生药)/kg腹腔注射，对由氰化钾或亚硝酸钠所致小鼠组织性缺氧和结扎颈总动脉所致脑循环障碍性缺氧有明显的保护作用。②抗菌：对金黄色葡萄球菌、绿脓杆菌、宋氏痢疾杆菌、伤寒杆菌、大肠杆菌、变形杆菌的生长有抑制作用。③抗血小板聚集：水煎剂14.4g(生药)/kg给大鼠灌胃，对血小板聚集的抑制率为42.9 %。7-甲氧基香豆素300mg/kg灌胃能显著抑制由胶原诱导的大鼠血小板聚集，抑制率为50.2 %。对家兔血小板释放血栓素A_2(TXA_2)的影响，实验结果表明，7-甲氧基香豆素具有抑制血小板释放TXA_2活性，且优于阿司匹林。④毒性：水煎剂灌胃小鼠的LD_{50}为(83.86±19.4)g/kg[2]。

【性味、归经与效用】 性温，味辛、微苦。归心、肝、脾经。有破瘀通经，止血消肿，消食化积的功效。用于经闭，痛经，产后瘀滞腹痛，恶露不尽，癥瘕，跌打损伤，风湿痹痛，便血，尿血，痈疮肿毒，食积腹痛，泄泻痢疾，烫伤。

【临床应用】 ①恶露不尽：刘寄奴、炙甘草各10g，当归6g，生姜3片。水煎服，日服一剂。②跌打损伤：刘寄奴、延胡索、骨碎补各10g，红花、没药各8g，甘草3g。水煎服，日服一剂。③痢疾：刘寄奴、延胡索、五味子各10g。随证加减：赤痢加乌梅10g；白痢加干姜10g。水煎服，日服一剂。④痔疮：刘寄奴、荆芥各12g，蝉蜕3g，加水3 000ml，

煎煮至沸后30分钟去药渣取液。外用，熏蒸患部5分钟，再坐浴30分钟，1~2日一剂，每剂熏蒸坐浴各2次。

阴行草 Herba Siphonostegiae Chinensis

【基源】 为玄参科植物阴行草 *Siphonostegia chinensis* Benth. 的干燥全草。

【饮片鉴别】 为茎、叶、花、果混合的段片。茎圆形，直径2~5mm。切面黄白色，边缘显纤维性，中央为疏松的髓；周边灰棕色或棕黑色，节部稍膨大，密被锈色短绒毛；叶多脱落。枝鞘有多数筒状花萼，长约1.5cm，表面有明显的10条隆起的纵棱，顶端5裂，有时可见唇形花冠残留，呈棕黄色。花萼内大多包有长椭圆形而坚的果实，果实表面黑色，有纵棱，长0.5~1cm，内藏多数细小长形的种子。质脆。气微，味淡(图57–2)。

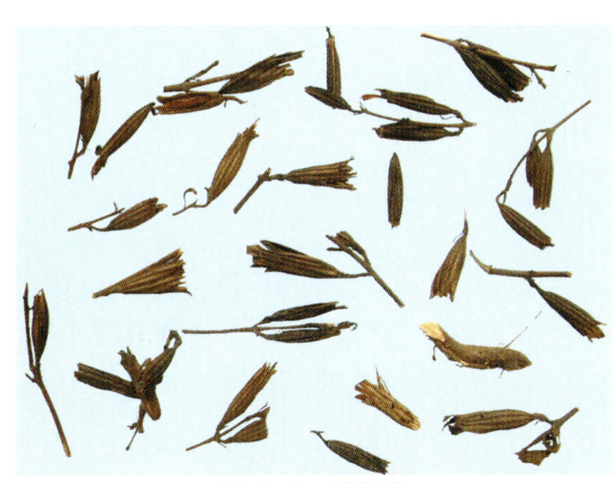

图 57–2 阴行草

【成分】 含D-甘露醇、对-香豆酸、芹菜素，木犀草素、β-谷甾醇等。

【药理】 ①保肝：阴行草煎剂6g/kg给大鼠灌胃，连续18天，对醋酸棉酚引起的高血清丙氨酸转氨酶(ALT)有显著的降低作用；对CCl_4引起的肝损伤大鼠有降低SGPT的作用。②利胆：煎剂由十二指肠给药，大鼠1.8g/只，狗30g/kg，可使大鼠及狗的胆汁排泌增加，有明显的利胆作用。③抗血小板聚集：阴行草乙醇提取物、乙酸乙酯提取物能明显抑制血小板聚集；而水提取物却有明显促血小板聚集的作用。④降低胆固醇：实验证明，阴行草能降低正常小鼠的血清胆固醇[3]。⑤毒性：水煎剂的LD_{50}为(85.11±19.04)g/kg[4]。

【性味、归经与效用】 性寒，味苦。有破血通经，敛疮消肿的功效。用于经闭癥瘕，产后瘀血，跌打损伤，金疮出血，水火烫伤，痈肿。

【临床应用】 ①产后血瘀腹痛：阴行草、当归、赤芍各15g，牛膝10g。水煎服，日服一剂。②胆囊炎：阴行草、地耳草、大青叶、海金沙、白花蛇舌草、穿破石各15g。水煎服，日服一剂。③黄疸型肝炎：阴行草、金丝桃、地柏枝各30g，老萝卜根10g。水煎服，日服一剂。

湖南连翘(红旱莲)Herba Hyperici Ascyri

为藤黄科植物黄海棠 *Hypericum ascyron* L .的干燥全草。

详见369页红旱莲项下。

元宝草 Herba Hyperici Sampsonii

【基源】 为藤黄科植物元宝草 *Hypericum sampsonii* Hance的干燥全草。

【饮片鉴别】 为茎、叶、花、果混合的段片。茎片圆形，直径2~8mm，中空；周边光滑，棕黄色至深棕色，叶对生于节上，两叶基部相连略呈元宝状，茎贯串其中。叶片多破碎，灰绿色至棕褐色，背面可见黑色圆形腺点。有的茎枝顶端有黄色小花或果实，蒴果卵圆形，长0.5~1cm。种子多数，细小，黄棕色。气微，味淡(图57–3)。

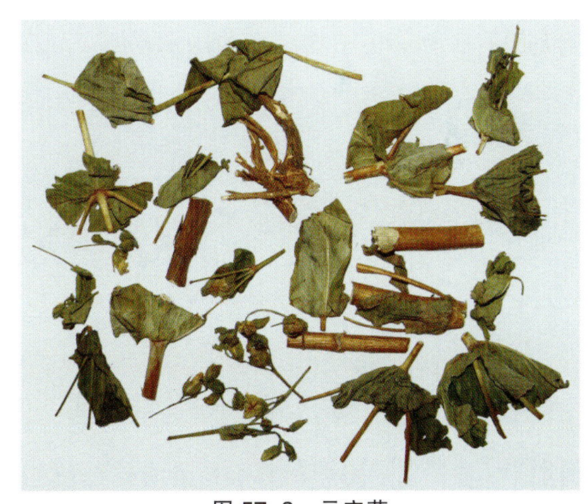

图 57–3 元宝草

【成分】 含金丝桃素等。

【性味、归经与效用】 性寒，味苦、辛。归肝、脾经。有凉血止血，清热解毒，活血调经，祛风通络的功效。用于吐血，咯血，衄血，血淋，创伤出血，肠炎，痢疾，乳痈，痈肿疔疮，月经不调，痛经，跌打损伤和风湿痹痛。

【临床应用】 ①吐血、衄血：元宝草30g，金银花15g。水煎服，日服一剂。②肺结核咯血：元宝草15~30g，百部12g，仙鹤草、紫金牛、牯岭勾儿茶各15g。水煎服，日服一剂。③痛经：元宝草15g，桃仁、延胡索各6g。水煎服，日服一剂[5]。

【按语】 刘寄奴为较常用中药，始载于《新修本草》。全国以刘寄奴为名或作为刘寄奴流通的药物多达9科32种。目前，刘寄奴在安徽、浙江、上海、广西、福建和贵州等省区的主流商品为菊科植物奇蒿，习称南刘寄奴；在东北三省、河北、天津、北京、山西、山东、河南、福建等省的主流商品为玄参科植物阴行草，习称北刘寄奴；在湖南、湖北等省区的主流商品为藤黄科植物湖南连翘和元宝草。除此以外，广西、广东的部分地区也曾把菊科植物白苞蒿*Artemisia lactiflora* Wall.、华泽兰*Eupatorium chinese* L. 和唇形科植物牛尾草*Rabdosia ternifolia*（D.Don.） Hara的全草作刘寄奴药用。

明·李中立《本草原始》中刘寄奴条下有阴行草图，并注明为“市卖干刘寄奴草形”，这说明在明代市场上就存在阴行草作刘寄奴药用的情况；阴行草之名始载于《植物名实图考》，自宋代《图经本草》即以“山茵陈”之名记载；《植物名实图考》曰：“湖南连翘，生山坡，独茎方棱，长叶对生，极似刘寄奴，枝端叶迹开五瓣黄花，大如杯，长须进露，中有绿心，如葫芦形，一枝三花，亦有一枝一花，土人即呼为黄花刘寄奴，以治损伤，败毒。”元宝草形似湖南连翘，即以此混为黄花刘寄奴药用。可见其品种应用的混乱由来已久，必须引起医药科技工作者的注意。

刘寄奴、阴行草、湖南连翘、元宝草基源不同，性状特征区别明显，容易鉴别。性味、归经、功效和成分、药理作用有别。刘寄奴有抗缺氧、抗菌、抗血小板聚集的药理活性，主破血下胀，破瘀通经，止血消肿效著；阴行草有保肝、利胆，抗血小板聚集，降低胆固醇的药理作用，清热利湿，活血祛瘀擅长；湖南连翘药品正名为红旱莲，有凉血止血，活血调经，清热解毒的功效；元宝草可解毒清热，通经活络，凉血止血，活血调经。以上四药出处各有所源，功效各有特长，应各以其名药用为宜。

（白正学　孔增科　李彩霞　王文兰）

参考文献

[1]国家药典委员会.中华人民共和国药典(2005年版一部).北京：化学工业出版社，2005.附录：22

[2]楼之岑，等.常用中药材品种整理和质量研究(北方编·第一册).北京：北京医科大学，中国协和医科大学联合出版社，1995.759

[3]刘焱文，等.中药材，1994，17(6)：38

[4]国家中医药管理局《中华本草》编委会.中华本草.上海：上海科学技术出版社，1999.6·2217

[5]肖培根.新编中药志·第三卷.北京：化学工业出版社，2002.121

58　决明子与望江南

决明子 Semen Cassiae

【基源】 为豆科植物决明*Cassia obtusifolia* L. 或小决明Cassia tora L. 的干燥成熟种子。

【饮片鉴别】 ①决明子：呈棱方形或短圆柱形，两端平行倾斜，长3~7mm，宽2~4mm。表面绿棕色或黄褐色，平滑有光泽。一端较平坦，另一端斜尖，背腹面各有一条深棕色突起的棱线，棱线两侧各有1条斜向对称，颜色较深的线形凹纹。质坚硬，不易破碎。横切面可见灰白色胚乳，子叶呈“S”形折曲。气微，味微苦(图58–1)。②小决明子：呈短圆柱形，长3~5mm，宽2~3mm。表面黄绿色，棱线两侧各有一片宽广的棕色环带。气微，味微苦(图58–2)。③炒决明子：形似决明子，微鼓起，色泽加深，质稍松脆，微有香气[1](图58–3)。

【成分】 含蒽醌类衍生物[1]大黄素、芦荟大黄素、大黄酚、大黄素甲醚、决明素、橙黄决明素、甲基决明素、大黄酚-9-蒽酮、胡萝卜素和决明子苷A、B、C等[2]。

【药理】 ①降压：决明子水浸液、水醇浸液和乙醇浸出液，对麻醉犬、猫、兔及大鼠均有降压作用，其降压作用显著强于利血平。②降血脂：决明子水煎剂7g/kg给实验性高脂血症大鼠灌胃，能明显降低血清中三酰甘油的浓度，还能降低总胆固醇、抑制主动脉粥样硬化斑块的形成。③抗菌：决明子醇提取物对葡萄球菌、白喉杆菌、伤寒、副伤寒、大肠杆菌均有抑制作用。水煎剂及大黄酚-9-蒽酮对深红色毛癣菌、须发癣菌、大小孢子菌、石膏样小孢子菌和地丝菌均有较强抑制作用。④抗血小板聚集：决明子具有抗二磷酸腺苷(ADP)、花生四烯酸(AA)、胶原(Collagen)诱导的血

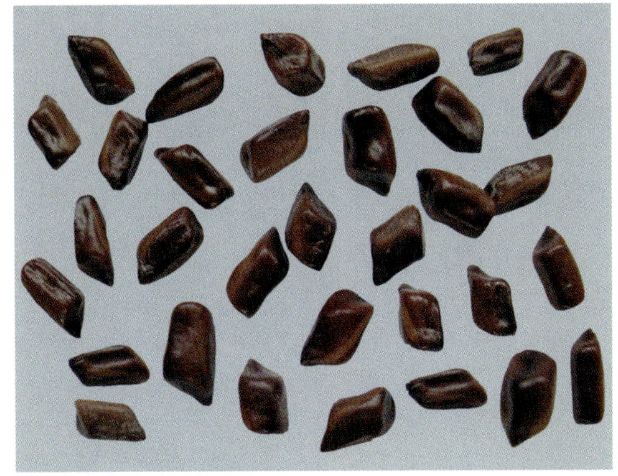
图 58-1　决明子

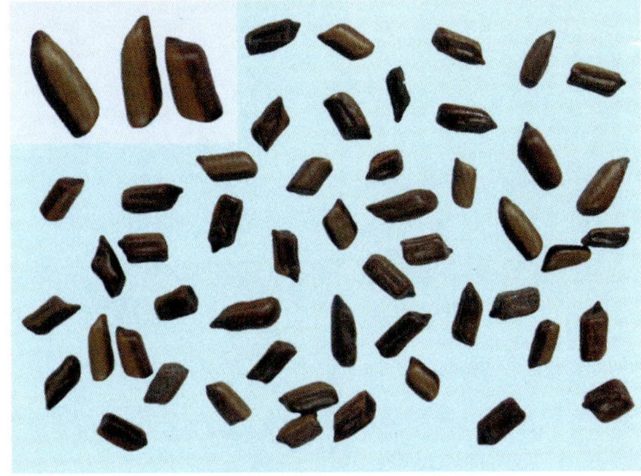
图 58-2　小决明子

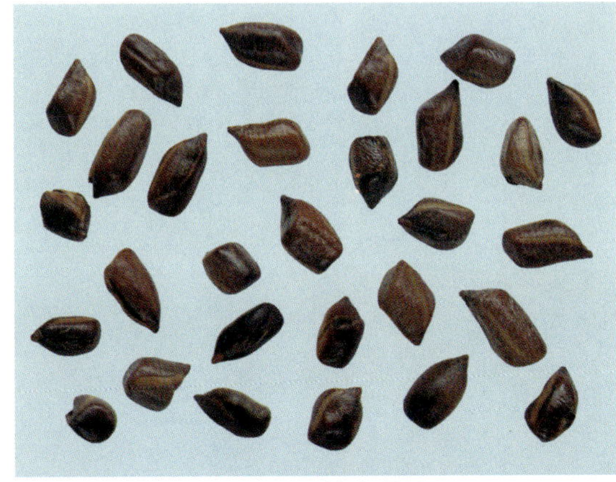
图 58-3　炒决明子

小板聚集作用。⑤保肝:决明子水煎剂1.45g/kg,2.90g/kg皮下给药6天，对CCL_4肝损伤大鼠有显著降低ALT的作用。⑥润肠通便:决明子水煎剂13.8g/kg可使小鼠排便次数明显增加,具有缓泻作用。⑦调节免疫功能:决明子注射液15g/kg,7天可使小鼠胸腺萎缩，外周血淋巴细胞ANAE染色阳性率下降,DNCB迟发型超敏反应受抑,表明对细胞免疫有抑制作用,但可使小鼠腹腔巨噬细胞吞噬率升高,使血清溶菌酶增高,增强小鼠非特异免疫功能。⑧其他:决明子有促进胃液分泌和宫缩催产作用。⑨毒性:决明子水煎剂小鼠腹腔注射的LD_{50}为(36.35±2.38)g/kg。

【性味、归经与效用】 性微寒,味苦、甘、咸。归肝、大肠经。有清肝明目,润肠通便的功效。用于目赤涩痛,羞明多泪,头痛眩晕,目暗不明,大便秘结。

【临床应用】 ①高脂血症:a.决明子、何首乌、山楂、金银花、菊花各15g,共研粗粒,每次10~20g,泡茶饮用;b.血脂宁冲剂(决明子、荷叶、制何首乌、山楂),口服,一次10g,一日3次。②高血压:决明子、夏枯草、钩藤各15g,蒺藜、菊花各10g,石决明20g。水煎服,日服一剂。③习惯性便秘:决明子30g,莱菔子12g,黄精、当归、火麻仁各15g。水煎服,日服一剂。④急性结膜炎:决明子15g,菊花12g,木贼6g,蝉蜕、青葙子各10g。水煎服,日服一剂[3]。

望江南 Semen Cassiae Occdentalis

【基源】 为豆科植物望江南*Cassia occdentalis* L.的干燥成熟种子。

【饮片鉴别】 种子呈扁平状圆形,一端稍尖,长3~4mm,宽2~3mm,厚1~1.5mm。表面暗绿色、灰绿色或灰棕色,中央有淡褐色椭圆形斑点,微凹,有的四周有白色细网纹,贮藏后渐脱落而平滑,先端具斜生黑色条状的种脐。质地坚硬。气香,有豆腥味,富黏液(图58-4)。

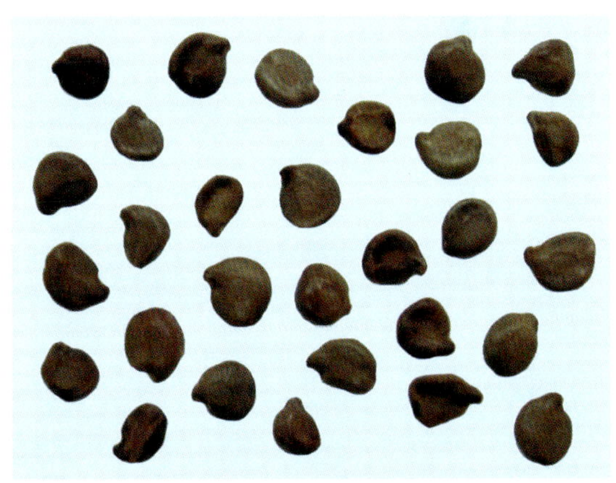
图 58-4　望江南

【成分】 含大黄素甲醚,大黄素甲醚-1-葡萄糖苷,1,8-二羟基-2-甲基蒽醌,6-二甲基黄酮-7-鼠李糖苷大黄酚等。

【药理】 ①抗菌:望江南挥发油对多种细菌有抑制作用。②致泻:望江南水煎剂对豚鼠回肠有兴奋作用,有缓和导泻的作用。

【性味、归经与效用】 性凉,味甘、苦;有毒。归肝、胃、大肠经，有清肝健胃，通便，解毒的功效。用于目赤肿痛，头晕头胀，消化不良，胃痛，痢疾，便秘，痈肿疔毒[4]。

【临床应用】 ①目赤肿痛：望江南15~30g，冰糖30g，酌冲开水炖服，日服一剂。②高血压：炒望江南研粉，口服，一次3g，一日3次，酌加冰糖代茶服。③乳腺炎、蜂窝组织炎：望江南15~30g，水煎服，日服一剂。

【按语】 决明子为常用中药，始载于《神农本草经》上品。有清肝明目，润肠通便的功效。现代研究其主要成分为蒽醌类衍生物和萘并-γ-吡酮类衍生物及蛋白质、谷甾醇、脂肪油与多种氨基酸；有缓泻，降压，降血脂，保肝和抗菌，抗血小板聚集等广泛的药理活性。临床用于治疗高脂血症、高血压、习惯性便秘等病证效果理想。

历史上即存在决明子品种混乱的记述，李时珍曰："决明有两种，一种马蹄决明，……结角如初生细豇豆，长五、六寸，角中子数十粒，参差相连，状如马蹄，青绿色，入眼目药最良。一种茳芒决明。《救荒本草》所谓山扁豆是也。苗茎似马蹄决明，……结角大小如小指，长二寸许。角中子成数列，状如黄葵子而扁，其色褐，味甘滑[5]。"此处所说的茳芒决明即是至今在广东乃至全国个别地区仍误作决明子药用的望江南及茳芒*Cassia sopheral* L.的种子。

望江南、茳芒种子与决明子虽为同属植物，药用部位亦均为种子，但并非同种，而是三种不同的药物。茳芒种子药品名为茳芒决明（Semen Cassiae Sophera e），种子呈广卵形而扁，直径3~4mm。表面黄绿色或

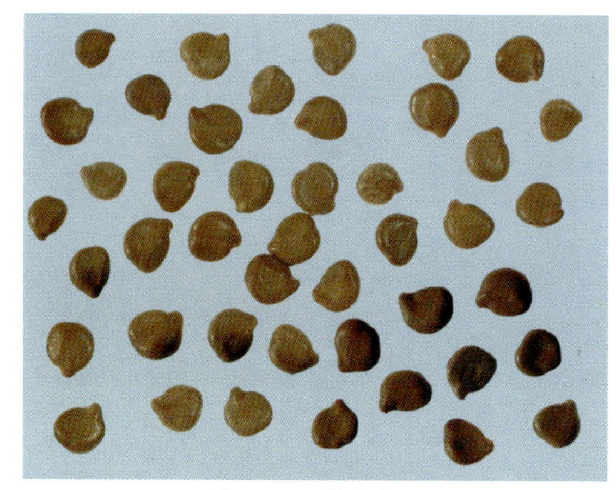

图 58-5 茳芒决明

绿褐色，微有光泽，两表面中央有椭圆形凹斑，偏斜，一端略尖，旁有种脐。质坚硬。气微，味微苦（图58-5）。含抗坏血酸和去氢抗坏血酸等成分；性平，味甘、苦。归肝、胃、大肠经。有清肝明目，健胃调中，润肠解毒的功效。用于目赤肿痛，头晕头胀，口腔糜烂，习惯性便秘，小儿疳积，痢疾，疟疾。与决明子、望江南有所不同，其化学成分，药理作用各异[6]，功能主治各有所长，应注意鉴别，各以其名、其效正确应用，不可以望江南、茳芒决明混或代决明子药用。

（王建华 魏勇军 李芹格）

参考文献

[1]吴玛琍，孔增科.中药饮片鉴别（上册）.天津：天津科学技术出版社，1993.363

[2]肖培根.新编中药志·第二卷.北京：化学工业出版社，2002.236

[3]孔增科，等.常用中药药理与临床应用.赤峰：内蒙古科学技术出版社，2005.338

[4]国家中医药管理局《中华本草》编委会.中华本草.上海：上海科学技术出版社，1999.4·3059

[5]陈贵廷.本草纲目通释.北京：学苑出版社，1992.869

[6]张闺芳.天津药学，1996，8（3）：69

59 防己、广防己、木防己及汉中防己

防己 Radix Stephaniae Tetrandrae

【基源】 为防己科植物粉防己*Stephania tetrandra* S. Moore的干燥根。

【饮片鉴别】 为圆形、半圆形或不规则形的厚片，直径1~5cm，厚2~5mm。切面黄白色或浅灰白色，富粉性，皮部薄，形成层环明显，木部占大部分，导管束浅棕色，与灰白色射线相间排列呈放射状或弯曲的筋脉状纹理；周边淡灰黄色，具细皱纹和横向深陷的横沟，偶有淡灰黄色栓皮残留。质硬，粉性。气微，味苦（图59-1）。

【成分】 含粉防己碱，去甲基粉防己碱，防己诺林碱，轮环藤酚碱，氧化防己碱，防己菲碱，小檗胺，氯甲基防己碱，粉防己碱A、B、C、D等。

【药理】 ①抗菌：对志贺痢疾杆菌有较强抑制作

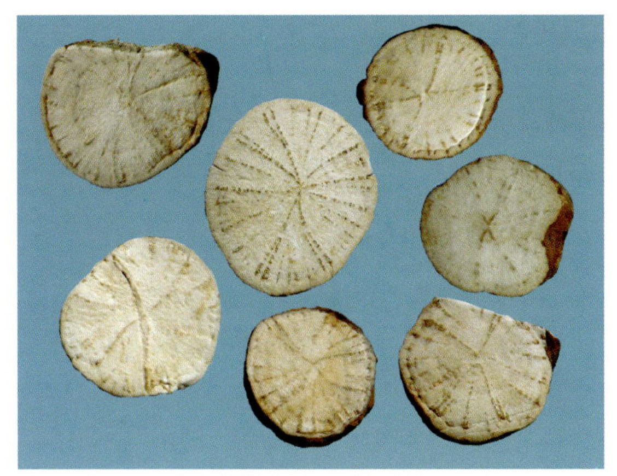

图 59-1 防己

用。对羊毛状小芽孢癣菌也有抑制作用。在体外能有效地杀灭小鼠泡球蚴原头节，对小鼠泡球蚴有明显抑制作用(抑制率为44.55%)。有抗阿米巴原虫作用。②抗炎：粉防己碱3mg/kg，去甲基粉防己碱15mg/kg皮下注射对大鼠甲醛性关节炎有明显消肿作用。粉防己碱20~100mg/kg腹腔注射，可降低大鼠背部气囊角叉菜胶的血管通透性，抑制嗜中性白细胞游出和β-葡萄糖醛酸酶的释放、升高中性粒细胞内SOD及c-AMP水平。在牛血清白蛋白诱发的家兔实验性葡萄膜炎模型上，粉防己碱50mg/kg治疗8天，能显著降低眼部炎症反应，房水蛋白含量，血清免疫复合物和外周T淋巴细胞转化率，并明显减轻脉络膜炎症[1]。③抗过敏：能抑制Ⅰ型变态反应模型、粉防己碱、组胺、Ach引起的豚鼠哮喘及慢反应物质SRS-A性喘息；也能抑制天花粉、右旋糖酐、卡西霉素诱导的大鼠腹腔肥大细胞组胺释放、肥大细胞脱颗粒、肥大细胞Ca^{2+}内流。抑制细胞内Ca^{2+}而发挥抗过敏作用。④抗矽肺：粉防己碱每天20mg/kg灌服，可预防和治疗大鼠实验性矽肺，完全抑制矽肺纤维化形成，对形成的矽肺胶原纤维有一定逆转作用。⑤抗血小板聚集：防己醇提物1.8g/kg给大鼠连续灌胃3天，对ADP诱导的血小板聚集有不同程度的抑制作用[2]；粉防己碱对花生四烯酸(AA)，ADP和血小板活化因子(PAF)诱导的兔血小板聚集反应和AA、ADP诱导的猪离体血小板聚集反应均有抑制作用。⑥降血压：粉防己碱和防己诺林碱3mg/kg静脉注射、肌肉注射或灌胃，均可使麻醉猫的血压下降。粉防己碱对缺氧性肺动脉高血压有降低作用，能使外周阻力下降，减弱缺氧性肺血管收缩。⑦抗心肌缺血：再灌注损伤粉防己碱(Tet)具有抗心肌缺血再灌注损伤作用，对高K^+去极性、哇巴因加电刺激等所致冠脉收缩有明显松弛作用，并能增加心肌营养性血流量，对缺血心肌具有明显保护作用。⑧抗心律失常：粉防己碱7.5、18mg/kg静注能对抗强心苷、乌头碱、Ca^{2+}、Ba^{2+}及氯仿加肾上腺素所致的动物离体和整体(猫、兔)心律失常。⑨抗肿瘤：0.62μg/ml汉防己甲素(Tet)、1.94μg/ml屈洛昔芬(Drol)均能增加柔红霉素(DNR)对K_{562}/A02的细胞毒作用，其半数抑制量IC_{50}分别为(7.28±2.06)μg/ml和(7.58±3.44)μg/ml，逆转倍数分别为2.94倍和2.82倍。两药联合作用明显增强，其IC_{50}为(1.66±0.41)μg/ml，逆转倍数达12.9倍。提示单独应用Tet、Drol可部分逆转K_{562}细胞的耐药性，两药联用具有明显协同效应。⑩解热镇痛：粉防己总碱(50mg/kg)、粉防己碱(30mg/kg)和防己诺林碱(60mg/kg)经电刺激小鼠尾部法及热板法实验证明均有镇痛作用，粉防己碱最小镇痛剂量为吗啡的10倍，甲素、乙素还有解热作用。⑪抗糖尿病：粉防己碱对四氧嘧啶引起的胰岛β-细胞急性损伤有保护作用。⑫毒性：粉防己碱小鼠腹腔注射的LD_{50}为(37.5±3.6)mg/kg。粉防己碱15mg/kg给家兔静脉注射后，平均动脉压(MAP)立即急剧下降，心率明显变慢，心电图出现异常改变。多数家兔出现抽搐，心脏停搏，继而呼吸停止而死亡。高剂量(45mg/kg以上)静脉给药后，小鼠迅速出现兴奋、惊厥而死亡。剂量减少(35mg/kg以下)小鼠兴奋后安静，活动减少，伏而不动[3]。

【性味、归经与效用】 性寒，味苦。归膀胱、肺经。有利水消肿，祛风止痛的功效。用于水肿脚气，小便不利，湿疹疮毒，风湿痹痛；高血压。

【临床应用】 ①皮水：防己、黄芪、桂枝各9g，茯苓18g，甘草6g。水煎服，日服一剂。②慢性肾小球肾炎：防己、生姜、炙甘草各10g，黄芪20g，白术15g，大枣6g。水煎服，日服一剂[4]。③矽肺：防己、黄芪各10g，青木香6g。水煎服，日服一剂。④急性肾炎：防己、浮萍各15g，蝉蜕、僵蚕、地龙、白鲜皮、地肤子各10g。水煎服，日服一剂。⑤急性胰腺炎：椒目6g，防己、葶苈子、大黄各10g。水煎服，日服一剂。⑥静脉炎：防己、甘草10g，玄参20g，忍冬藤、牛膝各15g，薏苡仁30g，当归12g。水煎服，日服一剂[5]。

广防己 Radix Aristolochiae Fangchi

【基源】 为马兜铃科植物广防己*Aristolochia fangchi* Y. C. Wu ex L. D. Chou et S. M. Hwang的干燥根。

【饮片鉴别】 呈圆形或半圆形厚片，直径1.5~4.5cm。切面有灰棕色与类白色相间连续排列的放射状纹理，中央可见类圆形环纹；周边灰棕色，粗糙，有凹陷的轮线痕及横缺裂；刮去栓皮者表面淡黄色。质硬。无臭，味苦(图59-2)。

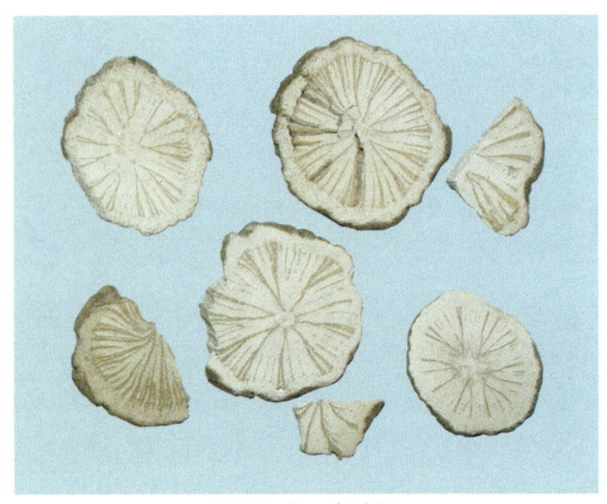

图 59–2 广防己

【成分】 含马兜铃酸,马兜铃内酰胺,尿囊素,木兰碱和β-谷甾醇等。

【药理】 ①抗菌:马兜铃酸50ug/kg皮下注射,对金黄色葡萄球菌、肺炎双球菌和酿脓性链球菌等感染的小鼠有保护作用;体外对多种细菌、真菌和酵母有抑制作用[6]。②抗肿瘤:马兜铃酸可抑制大鼠腹水型癌的生长。对小鼠腺癌-775,肉瘤37,肉瘤-AK的生长有抑制作用;给小鼠移植S-37瘤细胞后,注射马兜铃酸2.5~5mg/(kg·d),共3天,肿瘤抑制率为40%~50%[7]。③降血压:马兜铃酸可扩张血管,有明显的降压作用。④镇痛:广防己水提物10g/kg灌胃,可显著提高小鼠热板法所致痛阈(痛阈提高152.23%)[8]。⑤提高免疫力:给小鼠皮下注射10~100μg/kg马兜铃酸,能明显提高网状内皮细胞的吞噬活性;也能提高人体吞噬细胞活性,增强人体的防御功能。马兜铃酸不仅可以增强吞噬细胞的吞噬功能,还有提高细胞免疫的作用,且急性病免疫力越低下的病人,其疗效越显著[9]。⑥毒性:A.肾毒性:马兜铃酸是强力肾毒性物质,并在体内有蓄积。静脉滴注30mg/kg可降低肾小球滤过率,引起肾衰竭。B.急性毒性:给小鼠静脉注射马兜铃酸的LD_{50}为60mg/kg[10];广防己70%的乙醇提取液给小鼠灌胃的LD_{50}为(258.8±20.33)g/kg[11]。C.致癌性:马兜铃酸是一种化学致突变剂,对啮齿类动物有致癌性。

【性味、归经与效用】 性寒,味苦、辛。归膀胱、肺经。有祛风止痛,清热利水的功效。用于湿热身痛,风湿痹痛,下肢水肿,小便不利,脚气肿痛。

【临床应用】 ①水肿:广防己、陈皮、生姜皮各10g,茯苓皮、大腹皮各9g。水煎服,日服一剂。②风湿痹痛:广防己9g,威灵仙12g,鸡血藤15g。水煎服,日服一剂。③小便不利:萹蓄15g,瞿麦、车前子、广防己、益母草各10g,黄柏12g,甘草6g。水煎服,日服一剂。

木防己 Radix Cocculi Orbiulati

【基源】 为防己科植物木防己*Cocculus orbiculatus* (L.) DC. 和毛木防己*Cocculus orbiculatus* (L.) DC. var. mollis(wall. ex Hook. f. et Thoms.) Hara的干燥根[12]。

【饮片鉴别】 为类圆形或不规则形厚片,直径1~2.5cm。切面淡棕色至黄褐色,皮部极薄,木部具细疏的不达中心的放射状纹理;周边棕褐色,有弯曲的纵沟和少数支根痕。质坚而韧。气微。味微苦(图59–3)。

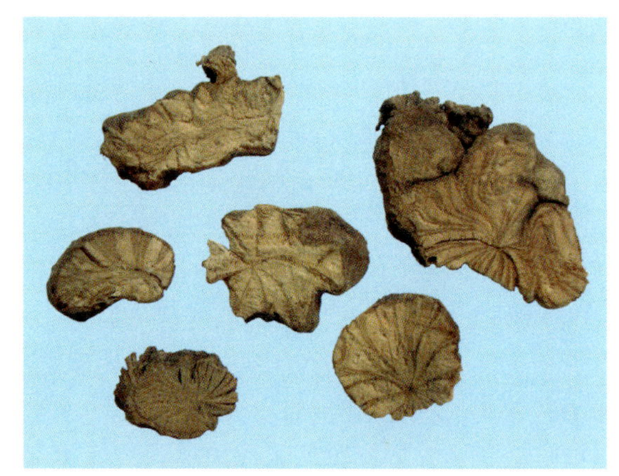

图 59–3 木防己

【成分】 含木防己碱,异木防己碱,木兰花碱,木防己胺,去甲毛木防己碱,毛木防己碱,表千金藤碱,木防己宾碱等。

【药理】 ①镇痛:用小鼠热板法、扭体法和大鼠光热甩尾法测试,均证实木防己碱有镇痛作用。连续应用不产生耐受性。对吗啡成瘾动物停吗啡后的戒断症状,无取消替代作用,为非麻醉性镇痛药。②解热:木防己碱80mg/kg、100mg/kg腹腔注射对酵母发热大鼠有明显的退热作用。③抗炎:木防己碱对早期渗出性炎症及晚期增殖性炎症都有明显的抑制作用。④肌肉松弛:碘化二甲基木防己碱(DTI)对大鼠、家兔、猫均有明显的肌松作用。⑤降压:猫静脉注射木防己碱1.25~20mg/kg有降压作用,并有剂量依赖关系。⑥抗心律失常:盐酸木防己碱5mg/kg、10mg/kg静脉注射或腹腔注射,对氯仿、毒毛花苷G、氯仿-肾上腺索、氯化钙乙酰胆碱、氯化钡所诱发的心律失常均有对抗作用。⑦抗血小板聚集:木防己碱体内与体外给药均能抑制ADP诱导大鼠血小板聚集;对血小板血栓烷A_2(TXA_2)的生成与活性也有明显的抑制作用。⑧其他:木防己总碱对去甲肾上腺素诱发的兔主动脉条收缩有明显拮抗作用,使去甲肾上腺素量效曲线平行右移，呈竞争性拮抗，提示木防己总碱具有α受体阻断作用。木防己碱小剂量兴奋兔小肠、子宫；大剂量使之麻醉。木防己碱可使蛙的瞳孔缩小，蛙、小鼠、兔的呼吸麻痹。⑨毒性：盐酸木防己碱小鼠腹腔注射的LD_{50}为52mg/kg，大鼠为162mg/kg。

【性味、归经与效用性】 寒，味苦、辛。归膀胱、肾、脾经。有祛风除湿，通经活络，解毒消肿的功效。用于风湿痹痛，水肿，小便淋痛，闭经，跌打损伤，咽喉肿痛，疮疡肿毒，湿疹，蛇毒咬伤。

【临床应用】 ①风湿痛、肋间神经痛：木防己、牛膝各15g。水煎服，日服一剂。②水肿：木防己、黄芪、茯苓各9g，桂枝6g，甘草3g。水煎服，日服一剂。③尿路感染：木防己9~15g，车前子30g。水煎服，日服一剂。④肾病水肿及心脏性水肿：木防己21g，车前草、薏苡仁各30g，瞿麦15g。水煎服，日服一剂。⑤湿疹：木防己30g，土茯苓、仙鹤草各15~18g，土大黄12~15g，甘草6~9g。水煎服，日服一剂。

汉中防己 Radix Aristolochiae Heterophyllae

【基源】 为马兜铃科植物异叶马兜铃*Aristolochia heterophylla* Hemsl. [*A. kaempferi* Willd. f. *heterophylla* (Hemsl.) S. M. Hwang] 的干燥根。

【饮片鉴别】 为圆形或类圆形厚片，直径1.5~3cm。切面黄白色，粉性，皮部较厚。木部可见放射状纹理，从中央向外作二歧或三歧分叉；周边浅棕黄色，残存的栓皮灰褐色。质硬，粉性。气微弱，味微苦(图59-4)。

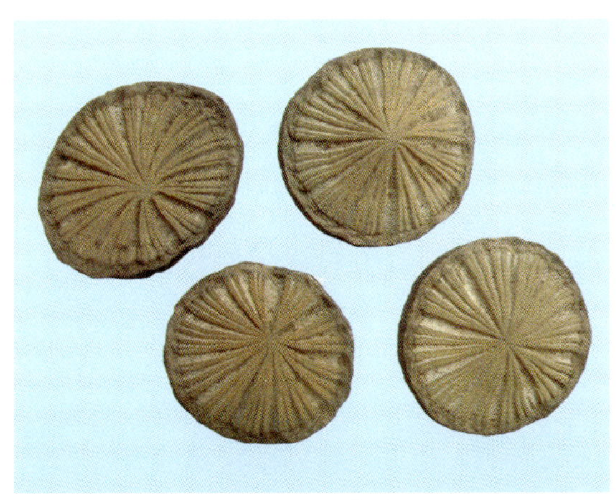

图 59-4 汉中防己

【成分】 含*β*-谷甾醇，尿囊素，马兜铃酸A和木兰花碱。

【性味、归经与效用】 性寒，味苦、辛。归膀胱、肾、脾经。有祛风止痛，清热利水的功效。用于风湿关节疼痛，湿热肢体疼痛，水肿，小便不利，脚气湿肿。

【临床应用】 ①风湿关节痛：延胡索15g，桂枝、汉中防己、当归、独活各10g，木瓜12g，细辛1.5g，甘草6g。水煎服，日服一剂。②小便不利：蒲黄、白芍、汉中防己、冬葵子、当归各10g，石韦12g。水煎服，日服一剂。③水肿：汉中防己15g，车前草、白术各12g，黄芪10g，大枣6g。水煎服，日服一剂

【按语】 防己为常用中药，始载于《神农本草经》中品，为祛风湿类中药，临床广泛用于风湿、类风湿、水肿、高血压等病症的治疗，效果理想。

据王汉章等考证[13]，《神农本草经》收载的防己应为汉中防己；因药源供不应求，又以集散于汉口的防己作为汉防己，而实物则是粉防己的根[14]，以后又有木防己、广防己出现，形成了防己类药材品种混乱的复杂局面。《中华人民共和国药典》1995年版、2000年版收载粉防己*Stephania tetrandra* S. Moore的根为防己，而有的地方标准收载的"防己"却为异叶马兜铃*Aristolochia Heterophylla* Hemsl、穆坪马兜铃*A. moupinensis* Franch. 和川南马兜铃*A. austroszechuanica* Chien et C.Y. Cheng. 的根[15]，这种有典不遵，各行其是的做法加重了防己商品药材品种的混乱[16]，应予纠正。

据陈浩桉等市场调查[8]和文献报道[17,18]，防己药用的品种全国主流商品是防己、广防己，汉中防己在陕西、四川、山西，木防己在陕西混称防己使用，另外，耳叶马兜铃*Aristolochia tagala* Champ.的根在陕西、四川、山西，穆坪马兜铃*A. moupinensis* Franch. 的根在四川、云南、贵州部分地区混称防己使用。河北、湖北等地还有以茶茱萸科植物小果微花藤*Iodes vitiginea* (Hance.) Hemsl. 与瘤枝微花藤*I. sequini* (Lvl.) Rehd. 的根充防己药用[19,20]，临床配方中常见数种防己类饮片混合作防己药用的情况。

广防己、木防己、汉中防己与防己基源不同，化学成分也大不相同，广防己、汉中防己含有马兜铃酸，防己、木防己却不含马兜铃酸，药理作用也有很大差异，虽均具祛除风湿的功效，但各有特点：防己利水消肿力强，广防己清热止痛效优，木防己通经活络、解毒消肿并能止痛，汉中防己行气止痛见长，临床应用必须明确品种，辨证施药，切不可统称"防己"或代防己药用。同时还须注意含肾毒害成分马兜铃酸的广防己、汉中防己不要超量、长期使用以避免较大剂量和较长时间应用导致肾功能异常。世人注目的"中草药肾病(Chinese herbs nephropathy，CHN)"事件(比利时学者Vanherweghem等报道2例青年女性长期服用含有中药

广防己、厚朴的减肥药"苗条丸",出现急性肾间质纤维化)用药品种混乱和长期应用是其主要原因。分析发生在比利时的减肥药肾毒性案发现,原处方中本应该应用不含马兜铃酸的防己,却被错用为广防己是主要原因;该制剂的应用没有在中医药理论指导下,在一定配伍、常规剂量(《中华人民共和国药典》规定广防己内服剂量为4.5~9g)和常规疗程的条件下应用[21]也是其源因之一。叶志斌等分别给予正常大鼠《中华人民共和国药典》剂量广防己水提液1g/kg 56天,大剂量5g/kg和10g/kg 4周,结果:给予《中华人民共和国药典》剂量56天的大鼠肾脏形态和功能无改变;给予5g/kg 28天的大鼠24小时尿蛋白增多并出现肾小管细胞变性、间质水肿等改变;给予10g/kg 28天的大鼠BUN和Scr均显著提高,肾小管细胞变性明显并有间质轻度纤维化[22]。这也从一个侧面提示了中药必须在中医药理论指导下,按规定剂量应用、辨证施药的重要性。

(傅正良　张利军　孔增科　王丽芳)

参考文献

[1]肖继皋,等.中华眼底病杂志,1994,10(3):149

[2]朱萱萱,等.中医药研究,2000,16(3):44

[3]刘月盈,等.中国医院药学杂志.1990,10(5):204

[4]孔增科,等.常用中药药理与临床应用.赤峰:内蒙古科学技术科学出版社,2005.140

[5]王会平,河北中医药学报,2003,18(1):22

[6]朱大元,等.国外医学,药学分册.1979,6(2):83

[7]中国医学科学院药物研究所,等.中药志(Ⅱ).北京:人民卫生出版社,1982.410

[8]徐国钧,徐珞珊.常用中药材品种整理和质量研究(南方协作组·第一册).福州:福建科学技术出版社,1994.236

[9]陈仲良,等.中草药通讯,1978,9(10):8

[10]杜贵友,方文贤.有毒中药现代研究与合理应用.北京:人民卫生出版社,2003.302

[11]胡世林,等.中药材,2003,26(4):274

[12]国家中医药管理局《中华本草》编委会.中华本草.上海:上海科学技术出版社,1999.3·1945

[13]王汉章,等.江西中医学院学报,1995,(增刊):18

[14]王社利,等.中西药学刊,2005,23(7):1320

[15]四川省卫生厅.四川省中药材标准.1987,89

[16]张浩,等.天然产物研究与开发,1996,8(2):17

[17]罗琼.湖南中医杂志,2003,19(3):52

[18]屠梅芳,等.中草药,2005,36(2):286

[19]吴宪.河北中医,2003,25(3):206

[20]李全红,等.湖北中医杂志,2001,23(5):49

[21]夏丽英.现代中药毒理学.天津:天津科技翻译出版公司,2005.238

[22]叶志斌,等.中国药理学通报,2002,18(3):285

60　防风、云防风、水防风及小防风

防风 Radix Saposhnikoviae

【基源】 为伞形科植物防风*Saposhnikovia divaricata* (Turcz.) Schischk. 的干燥根。

【饮片鉴别】 ①防风:为圆形或长圆形的厚片。直径0.5~2cm,厚2~4mm。切面皮部棕黄色,疏松多裂隙,散布黄棕色油点,木部浅黄色,形成层环棕色。有的中央有髓;周边灰棕色至棕色,粗糙,有的可见环节及棕褐色毛须。气芳香,味甘[1](图60–1)。②防风炭:为圆形或长圆形片,直径0.5~1.5cm。切面皮部黑褐色,木部棕褐色;周边暗棕褐色。质松脆,折断面木部焦黄色。有焦香气,味苦(图60–2)。

【成分】 含挥发油:主为人参醇、十六酸、辛酸和邻苯二甲酸二丁酯,色原酮苷,3′-0-当归酰亥茅酚,5-0-甲基维斯阿米醇苷,升麻苷,β-谷甾醇,防风多糖A、B、C,防风多糖XC-1、XC-2,及锰、铬、镍、铜、锌、锶、钒、铁等微量元素[2]。

【药理】 ①解热:防风煎剂或醇浸剂2g/kg给小鼠腹腔注射,对伤寒混合菌苗所致发热半小时即有中等解热作用,可持续2.5~4小时,效果强于安乃近150mg/kg。②抗炎、抗血小板聚集:色原酮苷类成分有明显的抗炎及抗血小板聚集作用,酵母致热法、醋酸致痛法及二甲苯致炎法证明:防风可降低大鼠体温,减轻二甲苯引起的耳肿胀,对ADP诱导的血小板聚集有明显的抑制作用。③镇痛:小鼠灌服或腹腔注射防风煎剂,对电刺激鼠尾法、鼠尾温浴法及醋酸扭体反应均有明显镇痛效果。④降低血液黏稠度:肌注防风正丁醇提取物5.6g/kg,可使大鼠全血高切黏度、低切黏度、血浆黏度、纤维蛋白原含量、血球压积及全血还原黏度明显降低。⑤抗过敏:防风醇有抑制2,4-二硝基氯苯所致迟发型过

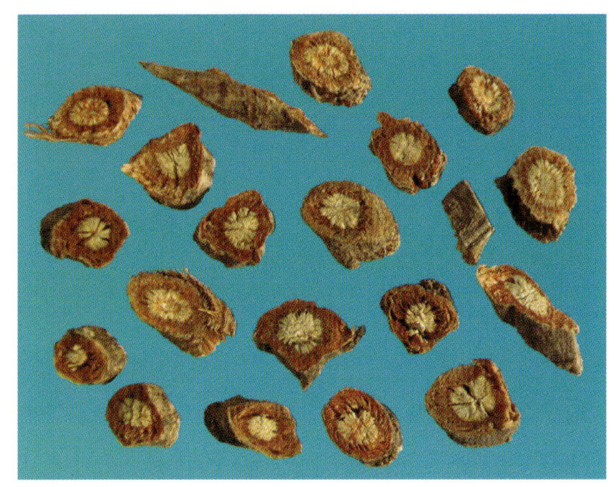
图 60-1 防风

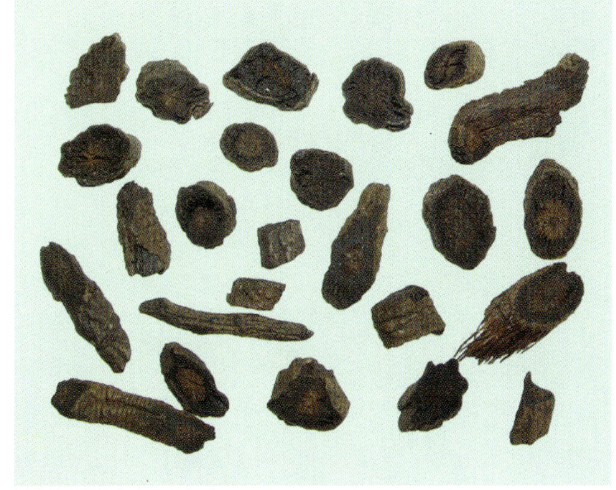
图 60-2 防风炭

敏反应的作用，使致敏豚鼠离体气管、回肠平滑肌过敏性收缩明显减弱。⑥抗菌：防风煎剂对痢疾杆菌、溶血性链球菌、枯草杆菌、某些皮肤病真菌及流感病毒等有一定抑制作用，防风鲜汁对绿脓杆菌、金黄色葡萄球菌有一定抑制作用，对羊毛样小芽孢癣菌也有抑制作用。⑦增强免疫：防风煎剂、醇浸剂灌服或腹腔给药能提高小鼠巨噬细胞吞噬百分数和吞噬指数，水提取液能明显增强机体的免疫力。⑧抗肿瘤：防风煎剂可明显抑制肿瘤细胞的生长。⑨毒性：防风醇浸剂给小鼠腹腔注射的LD_{50}为(26.8±6.78)g/kg[3]。

【性味、归经与效用】 性温，味甘、辛。归膀胱、肝、脾经。有解表祛风，除湿，止痉的功效。用于感冒头痛，风寒湿痹，风疹瘙痒，破伤风。

【临床应用】 ①感冒：防风、荆芥、黄芩、天花粉、川芎、当归、桔梗、蔓荆子、菊花各10g，大黄、芒硝（冲）各12g，石膏15g（先煎），连翘20g，甘草3g。水煎服，日服一剂。②头痛：防风、荆芥、连翘、黄芩、川芎、当归、白术、炒白芍、栀子各15g，麻黄、大黄、芒硝、薄荷（后下）、滑石各10g，生石膏15g（先煎）。水煎服，日服一剂[4]。③破伤风：防风15g，制天南星、白芷、制白附子、全蝎各10g。水煎服，日服一剂。④面神经麻痹：防风20g，川芎、当归各15g，将蜈蚣两条研成细末，防风等3味煎汤送服，每日一剂，分2次服。⑤慢性肠炎：防风、白芍各15g，补骨脂、五味子各10g，乌梅6g。水煎服，日服一剂。⑥砷中毒：防风、绿豆、红糖各10g，甘草6g。水煎服，日服一剂。14天为1个疗程。⑦老年性瘙痒症：防风、薄荷、川芎、当归各10g，连翘、白芍、石膏、桔梗、滑石各15g，麻黄、栀子、大黄、芒硝、甘草各6g，黄芩12g。随症加减：夜卧不宁者，加合欢皮12g，夜交藤15g，珍珠母15g（先煎）；肠胃湿热偏热者，去石膏，减大黄、芒硝用量，加土茯苓30g，苍术、白术、苦参各15g，白藓皮20g。水煎服，日服一剂。外用三合粉（滑石粉、炉甘石、氧化锌各等份）擦局部，每晚一次，2周为1个疗程[5]。⑧急性结膜炎：防风、荆芥、连翘各15g，滑石、石膏各30g，薄荷、当归、赤芍、川芎、白术、栀子、黄芩、桔梗、甘草各12g，麻黄、大黄、芒硝各9g。随症加减：白睛赤甚，加红花；痒甚，加蒺藜、蝉蜕、蔓荆子；痛甚，加白芷、羌活、没药；眼眵多，加薏苡仁、泽泻；眼胞肿甚，加蒲公英、金银花、鱼腥草。水煎服，日服一剂。

云防风 Radix Ligustici et Seselis

【基源】 为伞形科植物短片藁本*Ligusticum brachylobum* Franch.、竹叶西风芹*Seseli mairei* Wolff、松叶西风芹*Seseli yunnanensis* Franch. 和多毛西风芹*Seseli delavayi* Franch. 的干燥根。

【饮片鉴别】 为长圆形的厚片。直径0.8~1.3cm，厚2~5mm。切面皮部棕黄色至黄棕色，有黄棕色油点，木部浅黄色，形成层环棕色至棕褐色。有的中央有髓；周边棕褐色至棕色，粗糙，有纵皱纹，根头部可见棕褐色毛须。气微，味微甘（图60-3）。

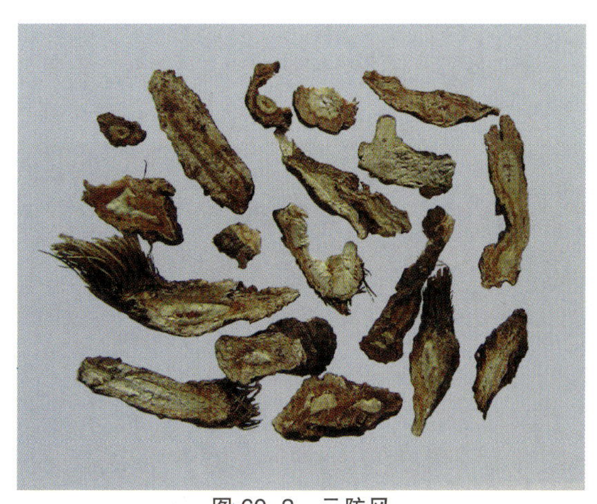
图 60-3 云防风

【成分】 含香豆素类成分：异爱得尔庭，前明亭，哥伦比亚内酯，补骨脂素，乙酰伞形花内酯；β-谷甾醇，邪蒿二醇，佛手柑内酯，欧前胡素，5-甲氧基补骨脂素，表紫花前胡醇和棕榈酸等。

【药理】 哥伦比亚内酯、5-甲氧基补骨脂素、补骨脂素和乙酰伞形花内酯在剂量10μm时，有一定的抑制DNA拓扑异构酶的作用，邪蒿二醇有抑制多种肿瘤细胞生长和抑制异构酚Ⅱ的作用[6]。

【性味、归经与效用】 性微温，味辛、微甘。归肺、肝、脾经。有祛风胜湿，止痛解痉的功效。用于感冒，头痛，牙痛，胃脘胀痛，泄泻，风湿痹痛，瘫痪，破伤风，惊风，风疹，湿疹，疮肿。

【临床应用】 ①感冒、头痛，咳嗽：云防风15g，五叶草、防风、甘草、炒苦杏仁各6g，生姜3片。水煎服，日服一剂。②慢性肺炎：云防风15g，一棵松10g，夏枯草6g。水煎服，日服一剂。③风湿骨痛：云防风、法罗海各9g，桑枝、苎麻根各15g。水煎服，日服一剂。④附子中毒：云防风12g，红糖为引。水煎服，日服一剂。

水防风 Radix Libanotis Laticalycinae Seu Lancifoliae Spodotrichomatais

【基源】 为伞形科植物宽萼岩风*Libanotis laticalycina* Shan et Sheh、条叶岩风*Libanotis lancifolia* K. T. Fu、灰毛岩风*Libanotis spodotrichoma* K. T. Fu的干燥根。

【饮片鉴别】 药材呈长圆锥形，饮片为圆形或长圆形厚片。直径0.5~1cm。切面皮部淡黄色至棕黄色，有黄棕色油点，木部黄白色，形成层环棕色至棕褐色；周边淡黄色至棕褐色，稍粗糙，有纵皱纹。气微，味微甘（图60-4）。

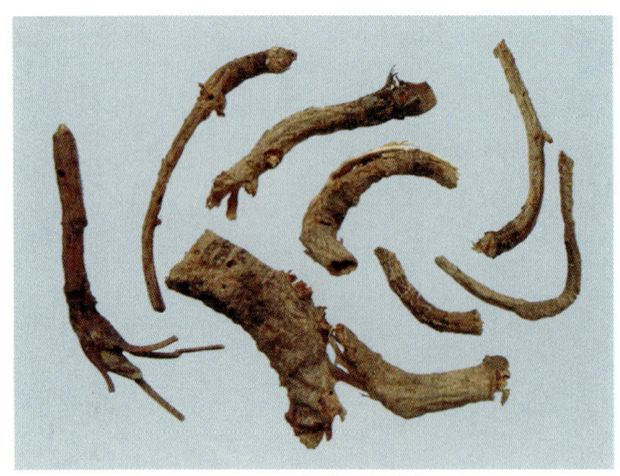

图 60-4 水防风（药材）

【成分】 含挥发油：主要为辛醛、己醛、花侧柏烯、β-蒎烯和镰叶芹酮，异欧前胡素，香柑内酯，黄芹加醇，岩风素，反式对羟基桂皮醛等。

【药理】 有一定的活血祛瘀、抗炎、镇痛作用。

【性味、归经与效用】 性温，味辛、甘。有发表散寒，祛风 除湿，消肿止痛功效。用于风寒感冒，头痛，牙痛，风湿痹痛，筋骨麻木，跌打伤肿。

【临床应用】 ①风寒感冒：水防风9g，防风6g。水煎服，日服一剂。②牙痛：水防风9g，细辛2.4g，桃儿七3g，铁棒锤1.5g，八爪龙3g。粉碎为细粉，每次1.5g，用棉花包裹口含，勿咽下。③跌打损伤：水防风9g，金牛七0.03g，童便2盅为引。水煎放凉服，每3小时服2盅。

小防风 Radix Cari Buriatici Seu Carvi

【基源】 为伞形科植物葛缕子*Carum carvi* L.或田葛缕子*Carum buriaticum* Turcz. 的干燥根。

【饮片鉴别】 为圆形或长圆形薄片，直径0.2~1.5cm。切面皮部土黄色或浅棕色，木部黄色；周边棕灰色，稍粗糙，具纵皱纹、沟纹及多数疣状凸起。质硬脆。气微，味辛、微甘而略苦（图60-5）。

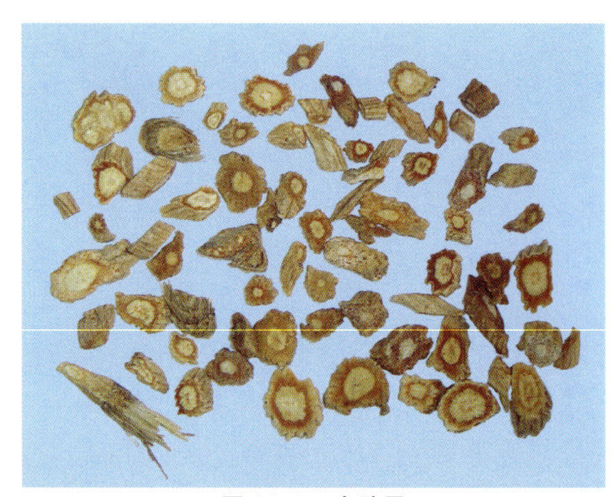

图 60-5 小防风

【性味、归经与效用】 性温，味辛、微甘。归肝经。有发表祛风，胜湿止痛，降气化痰的功效。用于风寒感冒，头痛身痛，风湿痹痛，咳嗽，破伤风。

【临床应用】 ①风寒感冒：小防风、荆芥各9g，紫苏叶、生姜各6g。水煎服，日服一剂。②风寒头痛：小防风、白芷、川芎各9g，荆芥6g。水煎服，日服一剂。③风湿性关节炎：小防风、黄芪、苍术、独活各9g，羌活5g。水煎服，日服一剂。④风热咳嗽：小防风、桑白皮、麦冬、苦杏仁各9g，浙贝母6g，甘草、生姜各3g。水煎服，日服一剂。⑤头痛、失眠：小防风250g，大蒜150g，蔷薇花、喜马拉雅紫茉莉、野胡萝卜各200g，鲜当归225g，共研细粉。口服，一次3g，一日3次。

【按语】 防风为常用中药，始载于《神农本草经》上品。李时珍谓："防者，御也，其功疗风最要，故名。[7]"

该药有解表祛风，胜湿，止痉的功效。现代研究有解热，镇痛，抗炎，抗血小板聚集，抗菌，抗过敏，抗肿瘤和降低血液黏度，增强免疫的广泛药理活性。

防风药效肯定，用途较广，用量较大，历史上即存在品种混乱的状况，李时珍在《本草纲目》中记载苏颂曰："……又有石防风，出河中府，根如蒿根而黄，叶青花白，五月开花，六月采根暴干，亦疗头风眩痛。"据文献记载[8~10]，全国多数地区所用的防风为伞形科植物防风（Radix Saposhnikoviae），但在四川、云南、湖南有用云防风（Radix Ligustici et Seselis）（河南、四川东部亦称川防风），东北、华北和青海、甘肃有用小防风（Radix Cari Buriatici Seu Carvi），新疆、陕西用水防风（Radix Libanotis Laticalycinae Seu Lancifoliae Spodotrichomatais）作防风或混作防风使用的情况。

云防风、水防风、小防风与防风成分有别，不含有升麻苷和5-0-甲基维斯阿米醇苷[11]，虽均含挥发油，但成分不完全相同，且人参醇含量明显低于防风[12]，性味、归经与效用亦有所不同，不可作或代防风使用；其性状与防风虽有相似之处，但仍有区别，防风体轻质松，切面皮部浅棕色，有裂隙，木部浅黄色；气特异，味微甘；云防风质较硬，切面周边红棕色或棕褐色，气香，味微辛而涩；水防风切面皮部浅棕色，纤维性强，木部淡黄色，气特异，味淡，嚼后有微麻感；小防风切面皮部类白色，木部浅黄色，气微香，味微甜。应注意鉴别，各以其名正确药用。

（周素娟　李芹格　魏勇军　孔增科）

参考文献

[1]孔增科，陈静岐.中药调剂手册.天津：天津科学技术出版社，1994.36

[2]肖永庆，等.中国中药杂志，2001，26(2)：117

[3]肖培根.新编中药志·第一卷.北京：化学工业出版社，2002.469

[4]孔增科，等.常用中药药理与临床应用.赤峰：内蒙古科学技术出版社，2005.36

[5]周海平，孔增科，等.常用方剂药理与临床应用.赤峰：内蒙古科学技术出版社，2005.133

[6]胡昌奇，等.天然产物研究与开发，1992，4(1)：6

[7]陈贵廷.本草纲目通释.北京：学苑出版社，1992.566

[8]北京药品生物制品检定所，等.中药鉴别手册（第一册）.北京：科学出版社，1972.230

[9]谢宗万.中药材品种论述（中册）.上海：上海科学技术出版社，1984.73

[10]王小平.时珍国医国药，2001，12(2)：135

[11]郑颖霞，等.海峡药学，2004，16(1)：65

[12]吉力，等.中国中药杂志，1999，24(11)：678

61　麦冬、山麦冬及竹叶麦冬

麦冬 Radix Ophiopogonis

【基源】 为百合科植物麦冬*Ophiopogon japonicus* (Tnunb.)ker-Gawl. 的干燥块根。

【饮片鉴别】 ①麦冬：呈纺锤形，两端略尖，长1~3cm，直径3~6mm。表面黄白色、淡黄色或淡黄棕色，具细纵皱纹。质柔韧，断面黄白色或淡棕色，角质，半透明，中柱细小。气微香，味甘，微苦，嚼之发黏[1]（图61-1）。②朱麦冬：形如麦冬，外被朱砂细粉。味甘（图61-2）。

【成分】 含麦冬总皂苷，二氢黄酮及高异黄酮类，萜苷化合物，挥发油，β-谷甾醇，低聚糖（A、B、C）、葡萄糖、果糖，维生素A等。

【药理】 ①抗心肌缺血：麦冬提取物有明显的抗心肌缺血作用，并呈现一定的量效关系。麦冬注射液对蟾蜍、大鼠和兔离体或在体及体外培养的乳鼠心肌细胞均有改善心肌缺血、增强心肌收缩力和减慢心率

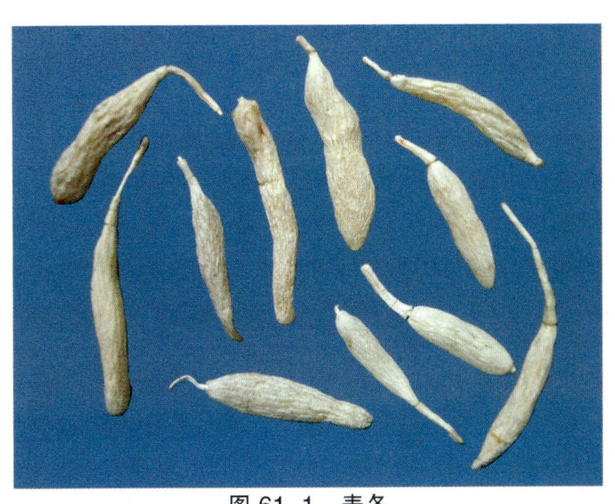

图 61-1　麦冬

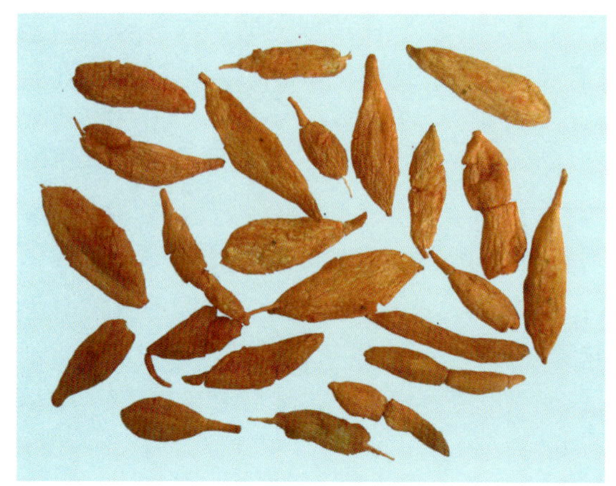

图 61-2 朱麦冬

的作用[2]。②抗心率失常：静脉注射10mg/kg麦冬总皂苷能预防或对抗由氯仿-肾上腺素（兔）、$BaCl_2$（大鼠）和乌头碱（大鼠）所诱发的心率失常，并使结扎犬冠状动脉24小时后的室型心律失常发生率由87%降至57%[3]。③调节免疫：能增加小鼠脾脏重量，增强巨噬细胞吞噬功能及对抗环磷酰胺所致小鼠白细胞减少。对小鼠肥大细胞脱颗粒及组胺释放有显著抑制作用。④抗缺氧：水煎剂有扩张实验小鼠外周血管的作用。注射液能显著增强小白鼠在低压缺氧条件下的耐缺氧能力。⑤降血糖：麦冬多糖能明显降低正常、实验性糖尿病小鼠的血糖及Ⅱ型糖尿病病人空腹血糖（FBG）、餐后2小时血糖（PBG）、空腹血浆胰岛素（FINS）。明显改善胰岛素抵抗，使周围组织对胰岛素抵抗降低。⑥抗菌：麦冬粉在平皿上对白色葡萄球菌、枯草杆菌、大肠杆菌及伤寒杆菌等的生长有显著的抑制作用。⑦平喘：给豚鼠灌胃麦冬多糖200mg/kg，连续3天，对组胺和乙酰胆碱混合液喷雾诱发的哮喘有极显著的抑制作用。⑧抗过敏：麦冬多糖对小鼠耳异种被动皮肤过敏反应的抑制率为32.7%，且可显著延长卵白蛋白所致的致敏豚鼠呼吸困难、抽搐和跌倒的潜伏期。⑨中枢抑制：麦冬煎剂有镇静作用，亦能加强氯丙嗪的镇静作用。对戊巴比妥钠的催眠有协同作用，对咖啡因的兴奋有拮抗作用，并能推迟回苏灵引起的小鼠抽搐、强直性惊厥及死亡发生时间[4]。⑩抗血栓：麦冬水提取液、乙醇提取液、石油醚提取液均可显著降低大鼠血小板聚集率；麦冬水煎剂6g/kg灌服给药，还具有降低D-半乳糖衰老大鼠血液黏度的作用[5]，提示麦冬有活血化瘀的功能，可有效的防治血栓性疾病。

【性味、归经与效用】 性微寒，味甘、微苦。归心、肺、胃经。有养阴生津，润肺清心的功效。用于肺燥干咳，虚劳咳嗽，津伤口渴，心烦失眠，内热消渴，肠燥便秘，咽白喉。

【临床应用】 ①慢性咽炎：麦冬、炙甘草各3g，大枣3枚。泡茶饮，日服一剂。②病毒性心肌炎：麦冬、丹参、黄芪、大青叶各15g，地黄30g，桂枝、苦参各12g，炙甘草、茯苓各10g，大枣5枚。水煎服，日服一剂[6]。③糖尿病：麦冬、天花粉、鸡内金各10g，山药30g，黄芪、党参、知母各15g，葛根、五味子各5g。水煎服，日服一剂[7]。④便秘：麦冬、枳实、桃仁、玄参、厚朴、乌药、火麻仁、当归、鸡内金各15g，槟榔、瓜蒌各30g，肉苁蓉20g。水煎服，日服一剂。⑤高血压：麦冬、知母、黄芩各15g、北沙参30g，生石决明30g（先煎），益母草10g。水煎服，日服一剂[8]。⑥低血压：麦冬、火麻仁、桂枝各10g，党参15g，阿胶10g（冲），当归、神曲、炙甘草、白术各12g，炒酸枣仁20g，生姜3片，大枣6枚。水煎服，日服一剂[9]。⑦心力衰竭：麦冬、丹参、炒酸枣仁各30g，葛根25g，降香10g，黄芪20g，人参、五味子、桑寄生各15g。水煎服，日服一剂[10]。⑧慢性萎缩性胃炎：麦冬、焦山楂、乌梅、三棱、莪术各15g，黄芪、蒲公英各20g，党参18g，香橼、佛手各12g，花椒、炙甘草各6g。水煎服，二日一剂[11]。

山麦冬 Radix Liriopes

【基源】 为百合科植物湖北麦冬*Liriope spicata*（Thunb.）Lour. var. *prolifera* Y. T. Ma或短葶山麦冬*Liriope muscari*（Decne.）Baily的干燥块根。

【饮片鉴别】 ①湖北麦冬：呈纺锤形，两端略尖，长1.2~3cm，直径4~7mm。表面淡黄色至黄棕色，具不规则纵皱纹。质柔韧，干后质硬脆，易折断，断面淡黄色至黄棕色，角质样，中柱细小。气微，味甜，嚼之发黏（图61-3）。②短葶山麦冬：稍扁，长2~5cm，直径3~8mm，具粗纵纹。味甘，微苦（图61-4）。

【成分】 ①湖北麦冬：含11种甾体皂苷（Ls2~12），Ls2为阔叶山麦冬苷B、Ls2~Ls6和Ls8~Ls11的皂苷元均为鲁斯可皂苷元，Ls7和Ls12的皂苷元为亚莱

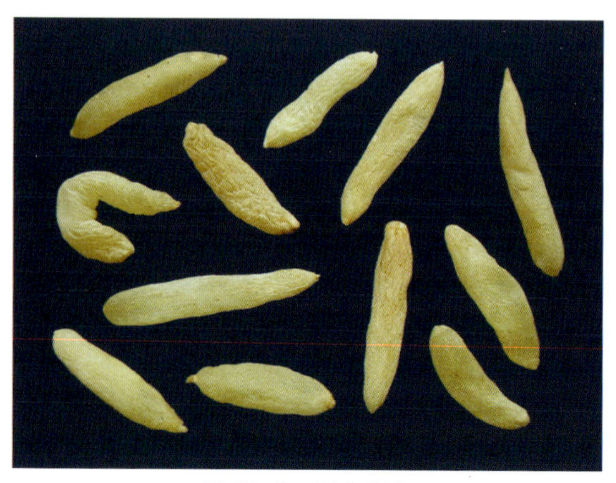

图 61-3 湖北麦冬

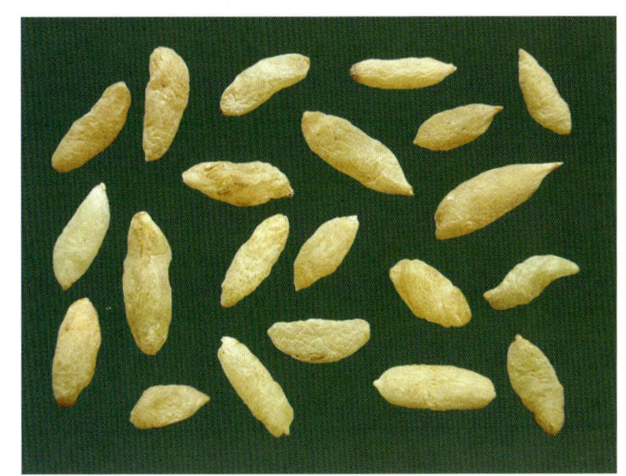

图 61-4 短葶山麦冬

皂苷元，还含β-谷甾醇、豆甾醇及菜油甾醇的β-葡萄糖苷及多糖。②短葶山麦冬：含甾体皂苷，β-谷甾醇，豆甾醇及菜油甾醇的β-葡萄糖苷及多糖。

【药理】 ①免疫促进作用：短葶山麦冬皂苷C能明显增加小鼠存活时间，显著增加小鼠脾脏、胸腺的重量，增强小鼠的碳粒廓清作用；极显著的对抗由环磷酰胺引起的小鼠白细胞数下降，并能抑制淋巴细胞黏附于细胞外基质，改善由淋巴细胞浸润所致肝功能障碍而引起的肝损伤。②抗缺氧：给小鼠腹腔注射山麦冬注射液12.5g/kg及25g/kg，常压下小鼠耐缺氧时间分别延长15.4%和31.7%。③保护心肌和抗心律失常：山麦冬总皂苷在适当剂量下可明显降低大鼠心肌缺血血清CPK水平和心电图ST段变化，对心肌缺血有保护作用。山麦冬总氨基酸对垂体后叶素致大鼠心电图急性缺血性改变有明显的预防作用。④抗心肌梗死：山麦冬总氨基酸和总皂苷可抑制心肌梗死心肌中磷酸肌酸肌酶(CPK)的释放和保护缺血性心肌的超氧化物歧化酶(SDD)的活性。减少脂质过氧化产物心肌丙二醛(MDA)的合成，显著降低心肌梗死血清中乳酸脱氢酶(LDH)的升高。⑤抗肿瘤：短葶山麦冬皂苷C在腹腔给药量20mg/kg的情况下对S_{180}肉瘤和艾氏腹水瘤有抑瘤活性，能显著延长生存时间[12]。

【性味、归经与效用】 性微寒，味甘、微苦。归心、肺、胃经。有养阴生津，润肺清心的功效。用于肺燥干咳，虚劳咳嗽，津伤口渴，心烦失眠，肠燥便秘。

● 竹叶麦冬（淡竹米） Radix Lophatheri Gracilis

【基源】 为禾本科植物淡竹叶*Lophatherum gracilie* Brongn. 的干燥块根。

【饮片鉴别】 呈纺锤形，稍弯曲，长2~4.5cm，直径2~5mm。表面黄白色至灰黄色，有细纵皱纹或较深陷的沟槽。质硬，不易折断，折断面淡黄白色。气无，味淡、微甘，久嚼有黏滑感(图61-5)。

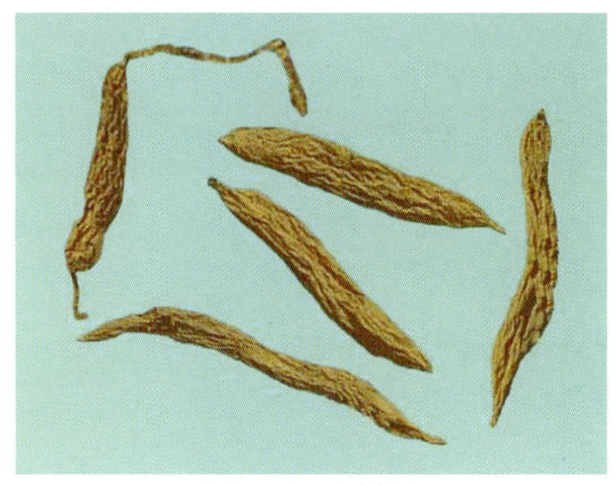

图 61-5 竹叶麦冬

【成分】 含芦竹素、白茅素、无羁萜、β-谷甾醇、豆甾醇、菜油甾醇、蒲公英甾醇等。

【药理】 有解热利尿的作用。

【性味、归经与效用】 性寒，味甘。有清热利尿的功效。用于发热，口渴，心烦，小便不利。

【临床应用】 ①发热心烦口渴：竹叶麦冬9~15g。水煎服，日服一剂。②胃炎：淡竹米、地稔各15g。水煎服，日服一剂[13]。

【按语】 麦冬为常用中药，始载于《神农本草经》上品。李时珍释其名曰："此草根似麦而有须，其叶如韭，凌冬不凋，故谓之虋冬。"该药有养阴生津，润肺清心的功效。现代研究其含麦门冬皂苷A、B、B′、C、C′、D、D′等多种甾体皂苷，甲基麦冬二氢黄酮A、B，甲基麦冬黄酮A、B等19个高异黄酮类成分和挥发油，β-谷甾醇-3-O-β-D葡萄糖苷，龙脑苷和28种微量元素等[14]；有抗心率失常，抗心肌缺血，抗血栓，抗肿瘤，抗过敏，抗菌，降低血糖，平喘，镇静等广泛的药理活性。

由于其临床需求量大，长期以来麦冬的商品品种复杂，除《中华人民共和国药典》收载的麦冬(Radix Ophiopogonis)为主流商品外，全国各地以麦冬为名药用的有沿阶草属植物沿阶草*Ophiopogoni bodinieri* Levl、矮小沿阶草*O. bodinieri* Levl. var. *pygmaeus* Wang et Dai、四川沿阶草*O. szechuanensis Wang* et Tang、间型沿阶草*O. intermedium* D. Don、连药沿阶草*O. bockianus* Diels、短药沿阶草*O. bockianus* Diels var. *angutifoliatus* Wang et Tang、狭叶沿阶草*O. steneophyllus* (Merr.) Rrodrg、西南沿阶草*O. maireri* Levl. 等18种和山麦冬属植物山麦冬*Liriope spicata* (Thunb.) Lour、湖北山麦冬*L. spicata* (Thunb.) Lour var *prolif-*

era Y. T. Ma、阔叶山麦冬*L. platyphylla* Wang et Tang、甘肃山麦冬*L. kansuensis*(Batal) C. H. Wright、禾叶山麦冬*L. graminifolia* (L.)Baker、矮小山麦冬*L. minor* (maxim) Makino等16种的块根并有商品[15]，并有以淡竹叶的块根——竹叶麦冬、萱草根伪充麦冬药用的情况[16,17]，必须引起充分的重视。

值得注意的是，商品市场上将山麦冬(Radix Liriopes)作为麦冬的代用品或混充麦冬销售药用，医师处方为麦冬，调剂应付却给山麦冬的情况普遍存在，这是不对的，因山麦冬与麦冬基源虽为同科，但品种不同，化学成分、药理作用也有区别[18]，功效虽与麦冬相近，但《中华人民共和国药典》并未将二者列为一药，故应各以其名药用，不可以山麦冬代或混充麦冬药用。除正品麦冬外的沿阶草属沿阶草和山麦冬属阔叶山麦冬等植物的块根在不同地区的民间作麦冬应用，应予纠正，并应加强对其成分、药理、临床应用方面的研究。各以其名、其效正确药用，不可称麦冬药用。

至于竹叶麦冬，《中华本草》称其为"碎骨子"，谢宗万研究员称其为"淡竹米"，其与麦冬基源、成分、药理、功效迥异，纯属麦冬伪品，应注意鉴别，予以杜绝。

(郭丽芳　郭红艳　章新建　孔增科)

参考文献

[1]吴玛琍，孔增科.中药饮片鉴别(上册).天津：天津科学技术出版社，1993.212

[2]田友清，等.中国医学生物技术应用杂志，2004，5(2)：1

[3]韦德蕙，等.中草药，1982，13(9)：27

[4]李秀挺，等.广州中医学院学报，1986，(3)：29

[5]林晓，等.上海中医药杂志，2004，38(6)：60

[6]孔增科，等.常用中药药理与临床应用.赤峰：内蒙古科学技术出版社，2004.443

[7]汤善国，等.陕西中医，2004，25(1)：22

[8]张治祥，等.现代中医药，2004，3：25

[9]李瑞芝，等. 河北中医药学报，2003，18(3)：17

[10]王长洲，等.陕西中医，2003，23(8)：681

[11]王钢，等. 四川中医，2003，21(12)：36

[12]余伯阳，等. 中国药科大学学报，1994，25(5)：286

[13]国家中医药管理局《中华本草》编委会.中华本草.上海：上海科学技术出版社，1999.8·7459

[14]陈屏，等.长春中医学院学报，2004，20(1)：35

[15]余伯阳，等. 中国药科大学学报，1991，22(3)：153

[16]谢宗万. 中药材品种论述(中册). 上海：上海科学技术出版社，1984.190

[17]姜慧祯，等.中国医院药学杂志，2002，22(3)：191

[18]熊银鹰，等. 湖南中医杂志，2003，19(1)：53

62　芫花及黄芫花

芫花 Flos Genkwa

【基源】 为瑞香科植物芫花*Daphne genkwa* Sieb. et Zucc. 的干燥花蕾。

【饮片鉴别】 ①芫花：常3~7朵簇生于短花轴上，基部有卵形苞片1~2片，多脱落为单朵。单朵呈棒槌状，多弯曲，长1~1.7cm，直径约1.5mm；花被筒表面淡紫色或灰绿色，密被短柔毛，先端4裂，裂片淡紫色或黄棕色。质软。气微，味甘、微辛(图62-1)。②醋芫花：形如芫花，表面微黄色，微有醋气，味微酸而微麻辣[1](图62-2)。

【成分】 含黄酮及其糖苷：芫花酯甲，芫花酯乙，芫花酯丙，芫花瑞香宁，芫花酯丁，芫花酯戊，芫花素、羟基芫花素、芫花瑞香素、芹菜素和挥发油等。

【药理】 ①抗生育：芫花萜及其单体芫花酯甲、乙、丙、丁均为抗生育的有效成分，能使大鼠、豚鼠离体子宫收缩幅度加大，频率增快，明显增加动情期及早孕期子宫的张力；羊膜腔内注入芫花酯甲0.2~8mg，可使孕猴在1~3天内完全流产，娩出的猴仔均已死亡。

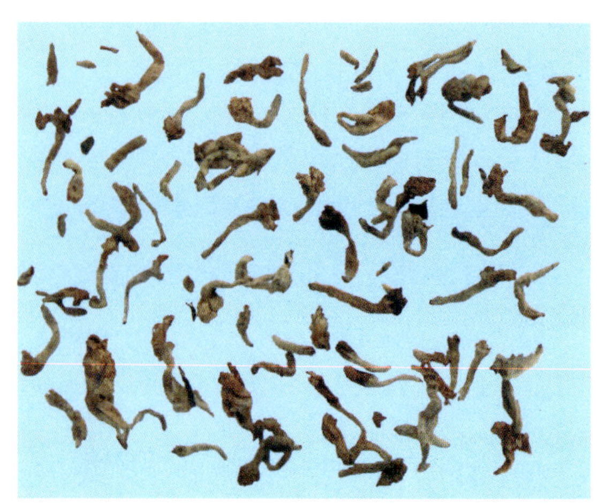

图 62-1　芫花

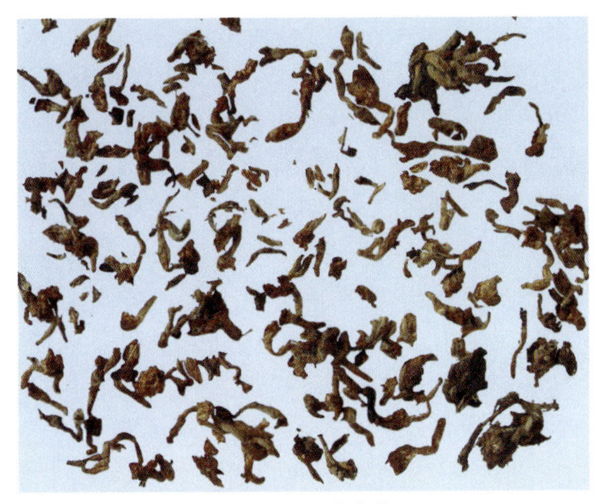

图 62-2　醋芫花

②致泻：芫花煎剂、水浸剂或醇浸剂均能兴奋小肠，使肠蠕动增加而致泻。③抗心律失常：芫花总黄酮可使离体鼠心脏冠脉流量增加，有扩张冠脉作用，能显著提高小鼠耐缺氧能力，明显降低血压；对心律失常有一定的对抗作用。芫花总黄酮2mg/kg静脉注射对乌头碱诱发大鼠心律失常有显著对抗作用，20mg/kg静脉注射对$BaCl_2$引起的心律失常有明显预防作用[2]。④利尿：芫花浸剂或醇浸剂均能增加尿量，产生利尿作用，并可使Na^+、K^+离子排出率明显增加。麻醉犬静脉注射50%的芫花煎剂0.4~1.0g/kg，可使尿量增加1倍以上，约维持20分钟。⑤抗痛风：芫花中黄酮类成分及分离的芫花素、芹菜素、木樨草素-7-甲醚及木樨草素具有抑制黄嘌呤氧化酶的作用，从而减少尿酸在血中的积蓄和引起痛风，其中芹菜素和木樨草素的作用最强。⑥抗肿瘤：芫花酯甲20μg/kg对小鼠P_{388}白血病有显著的抑制作用，其作用机制是抑制P_{388}癌细胞核酸与蛋白质的合成。⑦镇痛、镇静：芫花乙醇提取物500mg/kg对热、电及化学刺激致痛均有镇痛作用，可使痛阈值提高；并有延长异戊巴比妥钠麻醉时间的作用。⑧镇咳、祛痰：醋制芫花醇提取液和水提取液、羟基芫花素均有止咳及祛痰作用。芫花叶中的木樨草素，异柏皮苷等亦有镇咳、祛痰作用。⑨抗菌：芫花煎剂对肺炎球菌、溶血性链球菌、流行性感冒杆菌有抑制作用。1:4芫花水浸剂对许兰氏黄癣菌、奥杜盎氏小孢子菌、星形奴卡氏菌等均有一定的抑制作用。⑩毒性：芫花煎剂给大鼠腹腔注射的LD_{50}为9.25g/kg。醋芫花醇水提取液小鼠灌服的LD_{50}为(8.48±1.18)g/kg。

【性味、归经与效用】 性温，味辛、苦，有毒。归肺、脾、肾经。有泻水逐饮，解毒杀虫，祛痰止咳的效用。用于水肿胀满，胸腹积水，痰饮积聚，气逆喘咳，二便不利；外治疥癣秃疮，冻疮。

【临床应用】 ①胸腔积液：芫花、大戟各6g，醋甘遂3g，大枣10枚，茯苓、葶苈子各10g，桂枝9g，白术12g。水煎服，日服一剂。咳喘甚者加紫苏子、紫苑、款冬花、清半夏各9g，桑白皮10g；胸胁疼痛者加桃仁、郁金各10g，红花、白芥子各9g；痰多咯之不爽者加瓜蒌5g，冬瓜子、芦根、鱼腥草各15g，川贝母6g(冲服)。水煎服，日服一剂。②腹水：大戟、芫花、醋甘遂各7.5g，大腹皮10g，醋商陆6g，茯苓皮30g，猪苓18g，陈皮9g。水煎服，日服一剂[3]。③恶性肿瘤：醋芫花、醋甘遂、醋大戟、甘草、鹅不食草各等分，共研细粉。口服，一次3g，一日2次。④悬饮：芫花、甘遂、大戟各3g，共研细粉，取党参30g，大枣20g，煎汤冲服，日服一剂。再用葶苈子10g，大枣15g。水煎服，日服一剂[4]。⑤面神经麻痹：醋芫花50g，胆南星8g，白胡椒6g，雄黄3g，制马钱子1g，共研细粉。取适量，水调为糊敷脐部，一日1次。

黄芫花 Flos Wikstroemiae Chmaedaphnes

【基源】 为瑞香科植物河朔荛花*Wikstroemia chamaedaphne* Meissn. 的干燥花蕾及花序。

【饮片鉴别】 呈棒状或细长筒状，多散在聚集成束，萼圆筒状而细，少弯曲，长3~8mm，表面浅灰绿色或灰黄色，密被短柔毛，先端裂片为全长的1/6~1/4。质松脆，气微，味甘而辣，久嚼麻舌而稍凉(图62-3)。

【成分】 含芫花酯甲等。

【药理】 ①引产：黄芫花醇注射液0.4~0.8ml(1g生药/ml)羊膜腔或宫腔(羊膜腔外)注射一次即可引产，可使胎盘血管内皮细胞增生、肥大，胎儿营养物质供应受影响，使胎儿死于腹中，与此同时，前列腺素水平增高，促进子宫收缩。在引产过程出现宫缩时PGE_2浓度增加1.3倍，$PGF_{2}\alpha$增加1倍，临产时PGE_2增加6.7

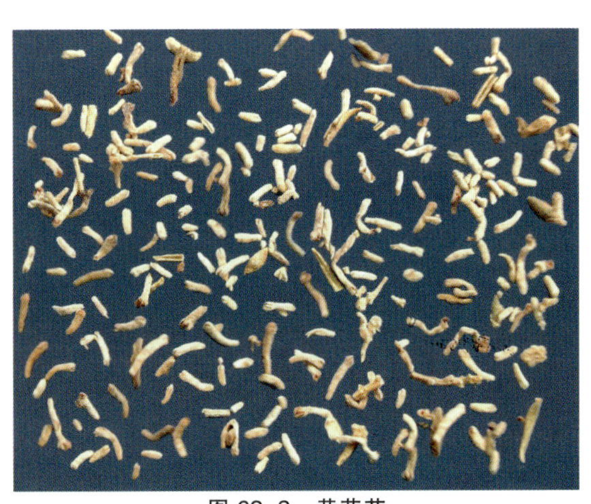

图 62-3　黄芫花

倍，$PGF_{2}\alpha$增加11.4倍，而羊水中绒毛膜促性腺激素基本恒定。②促癌：黄芫花提取物能促使Ⅱ型单纯疱疹病毒(HSV-2)诱发小鼠宫颈癌的发生率增加到21.1%(单纯给HSV-2仅为7.4%)，有促癌作用。③镇静：黄芫花水提取物有明显的镇静作用；还有与氯丙嗪相似的降低体温作用。④毒性：黄芫花提取物给小鼠腹腔注射的LD_{50}为(16.69~34.28)g/kg。

【性味、归经与效用】 性温，味辛；有小毒。归肺、大肠经。有泻下逐水，涤痰的功效。用于水肿，脘腹胀满，痰饮，咳逆喘满；传染性肝炎，精神分裂症，癫痫。

【临床应用】 ①中、晚期妊娠引产：黄芫花醇注射液（每1ml含生药1g），羊膜腔内注射，一次0.4~0.6ml。②传染性肝炎：黄芫花水浸膏片(每片含黄芫花黄酮12.5mg)，口服，一次4~5片，一日3次，儿童酌减，一个月为1个疗程。③精神病：黄芫花晒干研粉。口服，一次4~10g，饭前顿服，连服3~7天。

【按语】 芫花为常用中药，以"芫华"之名始载于《神农本草经》下品。该药有泻水逐饮，解毒杀虫，祛痰止咳的功效，是古老的峻水逐下药，并早知其毒性强而常用醋制品。李时珍曰："芫花留数年陈久者良，用时以好醋煮十数沸，去醋，以水浸一宿，晒干用，则毒减也，或以醋炒者次之[5]。"可见适宜的炮制方法对有毒药物减毒的效果。同时，李时珍还阐述了张仲景治伤寒太阳证，表已解，有时头痛出汗，不恶寒，心下有水气，干呕，痛引两胁，或喘或咳者，用以芫花为主药之一的十枣汤主之的方药。近代运用该药治疗恶性肿瘤，精神病及抗早孕，均取得较好的疗效。

黄芫花以"荛花"之名始载于《神农本草经》下品，黄芫花一名始见于宋·《本草图经》。苏颂在芫花项下曰："今绛州出者花黄，谓之黄芫花[6]。"李时珍谓黄芫花为荛花。因黄芫花性状、功效近似芫花，自古以来即存在品种混乱，以黄芫花充芫花药用的情况。李时珍谓："荛花盖亦芫花之类，气味主治，大略相近。"黄宫绣在《本草求真》荛花项下曰："荛花专入肠、胃。虽与芫花形色相同，而究绝不相似。盖芫花叶尖如柳，花紫似荆；荛花苗茎无刺，花细色黄。至其性味，芫花辛苦而温；此则辛苦而寒。若论主治则芫花辛温，多有达表行水之力；此则气寒，多有入里走泄之效，故书载能治利[7]。"上述经验与现代研究实践基本一致。

芫花、黄芫花为同科不同属、种的植物，药用部位均为花蕾，在逐水泻下方面有相似的功效，但在其他功效和药理、成分上均有区别。因此，不可混用或以黄芫花代芫花药用，而应据证各以其名、其效药用。

（周海平　李永平　赵玲玲）

参考文献

[1]孔增科.光明中药杂志，1995，(1)：52
[2]肖培根.新编中药志·第二卷.北京：化学工业出版社，2002.698
[3]周海平，孔增科，等.常用方剂药理与临床应用.赤峰：内蒙古科学技术出版社，2005.432
[4]杜贵友，方文贤.有毒中药现代研究与合理应用.北京：人民卫生出版社，2003.585
[5]陈贵廷.本草纲目通释.北京：学苑出版社，1992.1003
[6]宋·苏颂撰.胡乃长，等.辑注.图经本草.福州：福建科学技术出版社，1988.231
[7]清·黄宫绣纂.本草求真.北京：人民卫生出版社，1987.149

63　杜仲及红杜仲、白杜仲、山杜仲、紫花络石

杜仲 Cortex Eucommiae

【基源】 为杜仲科植物杜仲*Eucommia ulmoides* Oliv. 的干燥树皮。

【饮片鉴别】 ①杜仲：呈10~15mm的小方块或丝状。切面质地细密，有银白色、富弹性的橡胶丝相连。外表面淡棕色或灰褐色，有明显的皱纹或纵裂的槽纹，内表面暗紫色，光滑。质脆，易折断，断面有细密银白色、富弹性的橡胶丝相连。气微，味稍苦(图63-1)。②盐杜仲：形如杜仲，表面呈焦黑色，折断时橡胶丝弹性较差，略具咸味[1](图63-2)。

【成分】 含木脂素类：丁香树脂素二糖苷、丁香素、1-羟基松脂素、表松脂素、橄榄素二糖苷等27种；右旋环醚萜类：杜仲醇、桃叶珊瑚苷、杜仲醇苷、京尼平苷、酸三聚体乙酸酯等15种；苯丙素类：二氢咖啡酸、松柏酸、咖啡酸、绿原酸、绿原酸甲酯、香草酸等；氨基酸，脂肪酸，锗、硒等15种微量元素，杜仲抗真菌蛋白，杜仲胶，杜仲糖A、B，槲皮苷，芦丁和维生素E、

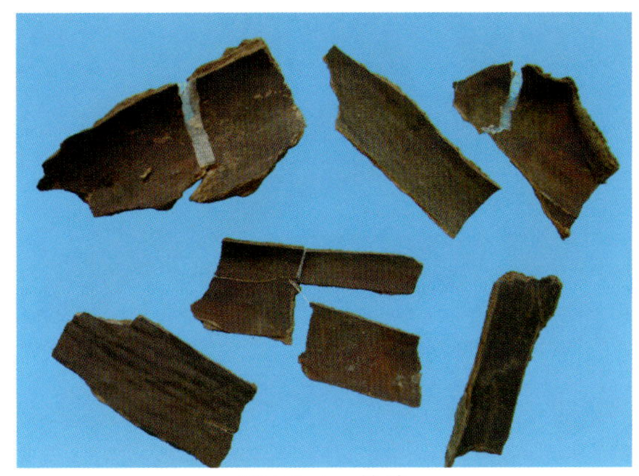
图 63-1 杜仲

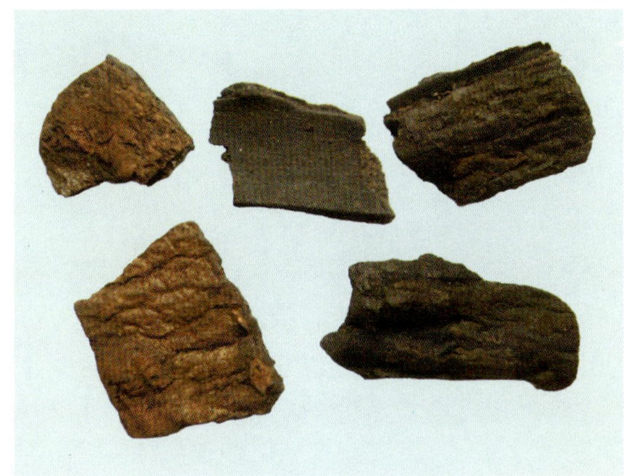
图 63-2 盐杜仲

β-胡萝卜素、胡萝卜苷、β-谷甾醇等[2]。

【药理】 ①降血压：给肾型高血压犬灌服5g/kg、8g/kg煎剂，1日3次，28天后，有一定的降压作用。给麻醉犬静注 0.4g/kg煎剂，血压下降维持5分钟。静注1g/kg有显著降压作用，持续2~3小时。②抗炎：给大鼠灌服煎剂6g/kg，3天；或醇提取物10g/kg，3天；对蛋清性足肿胀有显著抑制作用。给小鼠灌服水煎醇沉液10g/kg，10天，能抑制二硝基氯苯(DNCB)所致的迟发性超敏反应。③补肾、增强机体免疫力：杜仲有兴奋垂体-肾上腺皮质系统，增强肾上腺皮质功能的作用。肌注杜仲水煎醇沉液10g/kg，8天，能明显抑制小鼠血清溶血素形成；灌服10g/kg，10天，可对抗氢化可的松所致T淋巴细胞比增多及吞噬细胞吞噬功能增强。④抗应激、抗氧化：给小鼠灌胃水煎醇沉液10g/kg，15g/kg，21天，能延长小鼠游泳时间及常压缺氧存活时间和抗低温(-3℃)的能力。煎剂10g/kg灌胃，可提高小鼠血浆cAMP和cGMP含量，抑制磷酸二酯酶。水煎液5g/kg，10g/kg灌胃，可使(可的松)阳虚小鼠红细胞SOD活力增强，对大鼠肝脏及肌肉脂质过氧化有保护作用和抑制丙二醛生成。⑤利尿：煎剂对麻醉犬及急性降压耐受犬有持久的利尿作用。对狗、大鼠、小鼠均有利尿作用；而且无“快速耐受”现象[3]。⑥安胎：煎剂、醇提取物能拮抗神经垂体素、Ach、肾上腺素引起的大鼠和兔离体、在体子宫收缩，使之恢复正常，具有抗垂体后叶素收缩子宫的作用，对垂体后叶素所致的孕中期小鼠有收缩作用。⑦抗肿瘤：杜仲所含的桃叶珊瑚苷、京尼平苷酸甲酯等均有抗癌活性；丁香脂素双糖苷有抑制淋巴细胞白血病P_{388}的作用。⑧抗菌、抗病毒：煎剂对金黄色葡萄球菌、福氏痢疾杆菌、大肠杆菌、绿脓杆菌、炭疽杆菌、肺炎杆菌、白喉杆菌、肺炎链球菌、乙型溶血性链球菌等均有显著的抑制作用。桃叶珊瑚苷与葡萄糖苷酶共同培养时，能明显抑制乙肝病毒的复制；杜仲茶碱性提取物有抗HIV作用。⑨镇静、镇痛：灌服煎剂10、15、20g/kg，3小时内小鼠自主活动减少，10g/kg腹腔注射，能延长巴比妥睡眠时间。给犬灌服20~25g/kg，5天出现安静、嗜睡及反应迟钝现象。小鼠经皮下或腹腔注射煎剂10、12g/kg，能对抗醋酸扭体反应及提高热板法痛阈。⑩抗衰老：灌服煎剂0.1g/kg，15天，能增强D-半乳糖衰老小鼠GSH-Px、SOD、NOS的活性。⑪毒性：煎剂给小鼠腹腔注射的LD_{50}为(17.30±0.52)g/kg。

【性味、归经与效用】 性温，味甘。归肝、肾经。有补肝肾，强筋骨，安胎的功效。用于肾虚腰痛，筋骨无力，妊娠漏血，胎动不安；高血压。

【临床应用】 ①腰痛：A.杜仲、山药、山萸肉、枸杞子各10g，淡附片(先煎)6g，熟地黄12g，炙甘草5g，肉桂3g。水煎服，日服一剂。B.强肾壮骨膏(杜仲、续断、胡卢巴、木瓜、牛膝、三七、桂枝、松节)，外用，贴患处，一次1片，隔日1次[4]。②高血压：A.杜仲、黄芩、当归、川芎、黄芪、钩藤、地黄各45g，夏枯草、益母草各30g，槐花25g，龙眼肉、藁本各12g，水煎2次，合并煎液为1 000ml。口服，一次100ml，一日2次，2个月为1个疗程[5]。B.杜仲9g，黄芩、夏枯草、牛膝各6g。水煎服，日服一剂。③中风：杜仲30g，川芎、淡附片各10g，共研细粉。口服，一次15g，以生姜10g，大枣10枚煎汤送服，日服一剂。④骨质疏松症：骨松康合剂(鸡子壳、大叶骨碎补、杜仲、广山药、蜂王浆、蜂蜜)，口服，一次30ml，一日3次。

红杜仲(杜仲藤) Cortex Parabarii

【基源】 为夹竹桃科杜仲藤*Parabarium micranthum* (A. DC.) Pierre.、红杜仲藤*P. chunianum* Tsiang、毛杜仲藤 *P. huaitingii* Chun et Tsiang的干燥茎皮和根皮[6]。

【饮片鉴别】 ①杜仲藤：呈卷筒状或槽状，厚1~2.5mm。折断面有白色胶丝相连，稍有弹性。外表面灰棕色或灰黄色，有皱纹及横长皮孔，黄白色，刮去栓皮显红棕色，较平坦。内表面红棕色或黄棕色，有细纵纹。质脆，易折断。气微，味微苦、涩(图63-3)。②红杜仲藤：外表面棕红色，粗糙，有皱纹及横向裂纹，皮孔稀疏，刮去栓皮显紫红色或红褐色；内表面浅红褐色，有细纵纹。质脆，易折断，断面有白色胶丝相连。气微，味涩(图63-4)。③毛杜仲藤：外表面灰棕色，稍粗糙，皮孔稀疏，灰白色，无横向细裂纹，刮去栓皮呈棕红色；内表面浅棕色或黄棕色。质硬而脆，易折断，断面有白色胶丝相连。气微，味涩(图63-5)。

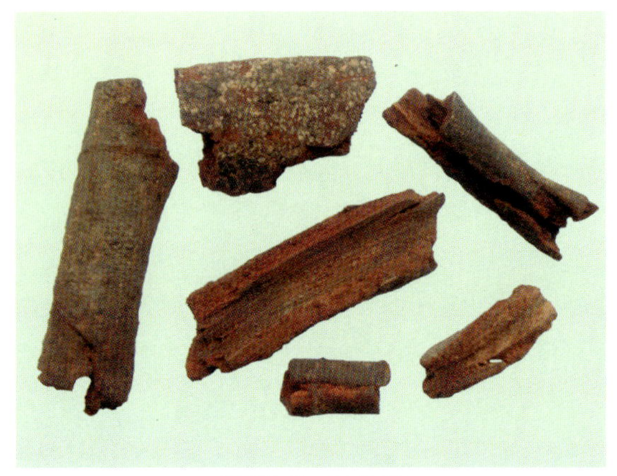

图 63-3 杜仲藤

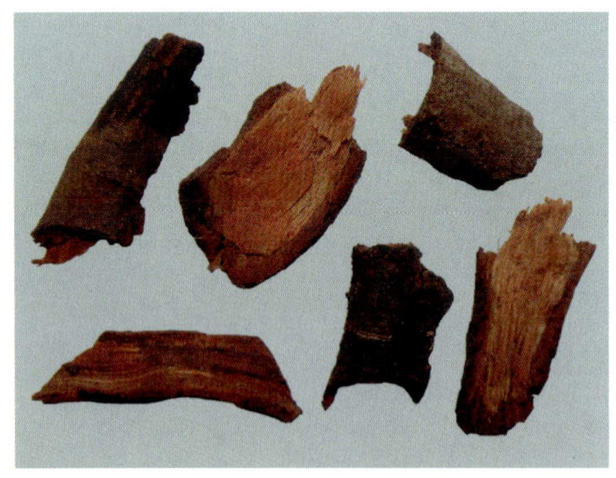

图 63-4 红杜仲藤

【性味、归经与效用】 性微温，味苦、微辛；有小毒。归肝、肾经。有祛风湿，强筋骨的功效。用于风湿痹痛，腰膝酸软，跌打损伤。

【临床应用】 ①风湿关节痛：红杜仲9~15g。水煎服，日服一剂。②扭、挫伤，骨折：红杜仲15~30g。水煎服，日服一剂；另用其鲜根皮捣烂外敷患处。

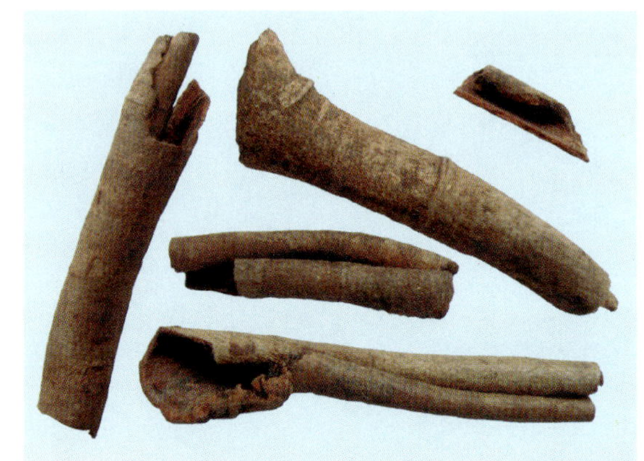

图 63-5 毛杜仲藤

白杜仲（丝棉木） Cortex Euonymii Maackii

【基源】 为卫矛科植物白杜仲*Euonymus maackii* Rupr. 的干燥树皮。

【饮片鉴别】 呈板块状或半卷筒状，厚2~8mm；切面有白色胶丝，几无弹性，拉之即断。外表面灰褐色或灰黑色相间，粗糙，有细纵皱纹或微凸起的横纹；内表面黄白色或浅黄棕色，有细纵纹。质脆。气微，味微甘(图63-6)。

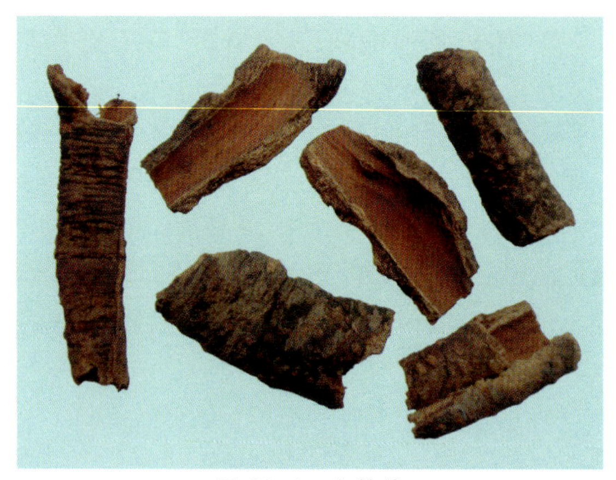

图 63-6 白杜仲

【成分】 含雷公藤内酯，没食子酸，齐墩果酸，模绕酮酸，丝木棉酸等。

【性味、归经与效用】 性寒，味苦、涩；有小毒。有祛风除湿，活血通络，解毒止血的功效。用于风湿性关节炎，腰痛，跌打伤肿，血栓闭塞性脉管炎，肺痈，衄血，疔疮肿毒。

【临床应用】 ①风湿性关节炎：白杜仲、牛膝、老鹳草各9g。水煎服，日服一剂。②血栓闭塞性脉管炎：白杜仲、牛膝各15g。水煎服，以黄酒适量冲服。

山杜仲 Cortex Euonymi Laxiflorii

【基源】 为卫矛科植物疏花杜仲*Euonymus laxiflorus* Champ. 的干燥树皮[7]。

【饮片鉴别】 呈卷筒状、槽状或块状，厚2~6mm；切面有白色胶丝，疏而较脆，拉之即断。外表面灰白色至灰棕色，有细纵纹；内表面黄白色或浅黄棕色，有细纵纹。质脆。气微，味淡、微甘(图63-7)。

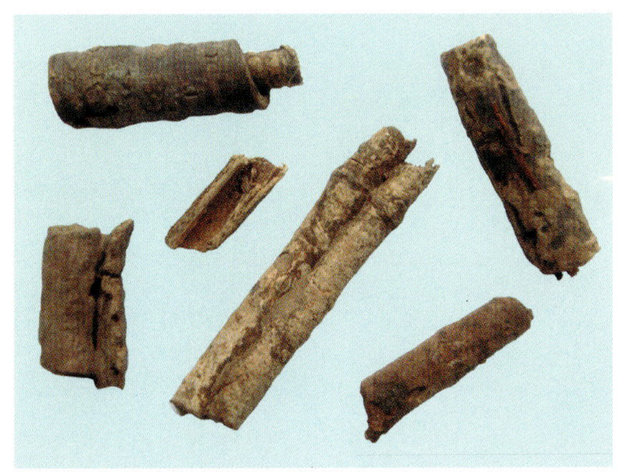

图 63-7 山杜仲

【性味、归经与效用】 性微温，味甘、辛。归肝、肾、脾经。有祛风湿，强筋骨，活血解毒，利水的功效。用于风湿痹痛，腰膝酸软，跌打骨折，疮疡肿毒，慢性肝炎，慢性肾炎，水肿。

【临床应用】 ①风湿腰痛：山杜仲、藤杜仲、五色花根各30g。水煎服，日服一剂。②慢性肝炎：山杜仲12g，水扁柏、小田基黄、狗则藤、茵陈各9g，黄牛茶15g。水煎服，日服一剂。

紫花络石 Cortex Trachelospermi

【基源】 为夹竹桃科植物紫花络石*Trachelospermum axillare* Hook. f. 的干燥茎皮。

【饮片鉴别】 为片块状、卷筒状或槽状，大小不一，厚2~5mm。外表面灰褐色，有明显突起的横长皮孔；内表面黄白色或黄棕色，具细纵纹。质硬而脆，易折断，断面时有稀疏白色胶丝，无弹性，拉之即断。气微，味微苦[8](图63-7)。

【性味、归经与效用】 性温，味辛、微苦；归肺、肝经。有祛风解表，活络止痛的功效。用于感冒头痛、咳嗽，风湿痹痛，跌打损伤。

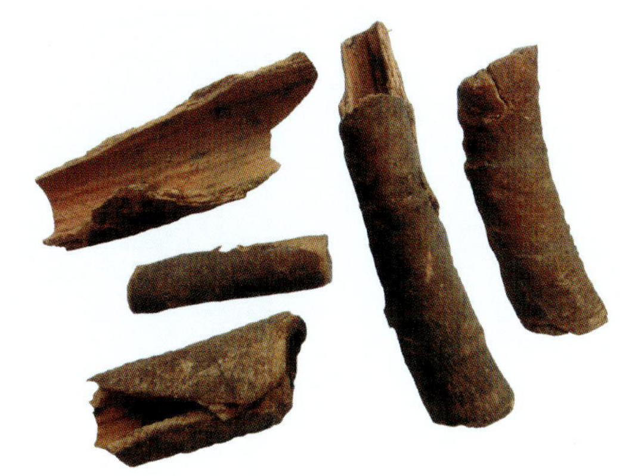

图 63-8 紫花络石

【临床应用】 ①风湿关节痛：紫花络石15g，桑枝、桂枝、紫苏梗各10g。水煎服，日服一剂。②高血压：紫花络石15g，桑寄生20g。水煎服，日服一剂。

【按语】 杜仲为常用中药，始载于《神农本草经》上品，谓其“主治腰膝痛，补中，益精气，坚精骨，除阴下湿痒，小便余沥。久服，轻身耐劳[9]”。现代研究其含木脂素类、苯丙素类、环烯醚萜类、多糖类、黄酮类、杜仲抗真菌蛋白和氨基酸、脂肪酸、维生素和微量元素等成分；有降压、降血脂、抗肿瘤、补肾、增强机体免疫、抗菌、抗病毒、抗氧化、抗衰老、抗肌肉骨骼老化和利尿、保胎等广泛的药理活性，与中医药学经典理论与实践符合。

杜仲系我国特有的植物，为国家二级保护树种，其树皮折断时有极多的橡胶纤细弹丝，银白如棉，富有弹性，因此又有“丝棉皮”之别称。由于其广泛的药理活性和可靠的临床疗效，是内科、外科、妇科等科诸多疾病的常用药，需用量较大，药源供不应求等原因，20世纪70年代以来，杜仲商品中常有伪品充斥，以紫花络石、白杜仲、山杜仲混称杜仲有之，以红杜仲、藤杜仲代用杜仲有之[10~12]，这是不对的，应予纠正。

红杜仲、白杜仲、山杜仲及紫花络石均与杜仲基源不一，成分有别，功效主治有异，药理作用有待研究，应注意鉴别，各以其名、其效药用，绝不可以其混作或代杜仲药用。

（胡双丰　李永平　陈建钢　孔增科）

参考文献

[1]吴淑荣，孔增科.实用中药材鉴别手册.天津：天津科学技术出版社，1988.121

[2]管淑玉，等.中药材，26(2)：124

[3]杜红岩.经济林研究.2003，21(2)：58

[4]孔增科,等.常用中药药理与临床应用.赤峰:内蒙古科学技术出版社,2005.408
[5]刘宁,等.西南国防医药,2002,12(5):450
[6]国家中医药管理局《中华本草》编委会.中华本草.上海:上海科学技术出版社,1999.6·5618
[7]国家中医药管理局《中华本草》编委会.中华本草.上海:上海科学技术出版社,1999.5·4102
[8]孔增科,陈静歧.中药调剂手册.天津:天津科学技术出版社,1994.126
[9]周光玉.中药通报,1985,10(1):48
[10]孔增科.中成药研究,1985,(4):43
[11]陈俊华,等.中草药,1991,14(7):19

64 豆蔻、红豆蔻、草豆蔻与肉豆蔻

豆蔻 Fructus Amomi Rotundus et Compacti

【基源】 为姜科植物白豆蔻*Amomum kravanh* Pierre ex Gagnep. 或爪哇白豆蔻*Amomum compactum* Soland ex Maton的干燥成熟果实。按产地不同分为"原豆蔻"和"印尼白蔻"。

【饮片鉴别】 ①原豆蔻:呈类球形,长1.1~2cm,直径1.2~1.8cm。具3条钝棱,表面黄白色至淡黄棕色。有3条较深的纵向沟槽,顶端有突起的柱基,基部有凹下的果柄痕,两端均具浅棕色绒毛。果皮薄,质脆,易纵向裂开,内分3室,每室含种子7~10粒。种子呈不规则多面体,背面略隆起,直径3~4mm。表面暗棕色或灰棕色,有稍规则的颗粒状突起,并被有类白色膜状假种皮,较窄端有圆形窝点状种脐,另端有合点,种脊位于腹面,凹陷为一浅纵沟。气芳香,味辛凉略似樟脑[1](图64–1)。②印尼白蔻:个略小。表面黄白色,有的略带紫棕色。果皮较薄,种子较瘦。气味较弱(图64–2)。

【成分】 含1,8-桉叶素,β-蒎烯,α-蒎烯,丁香烯,龙脑乙酸酯,α-松油醇,芳樟醇, 4-松油烯醇,香橙烯,γ-广藿香烯,α-榄香烯,γ-荜澄茄油烯,甜没药烯,樟烯及葛缕酮,对-聚伞花素等。

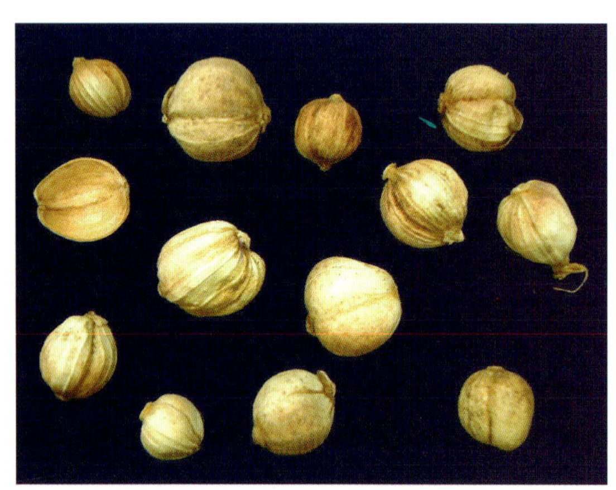

图 64–1 原豆蔻

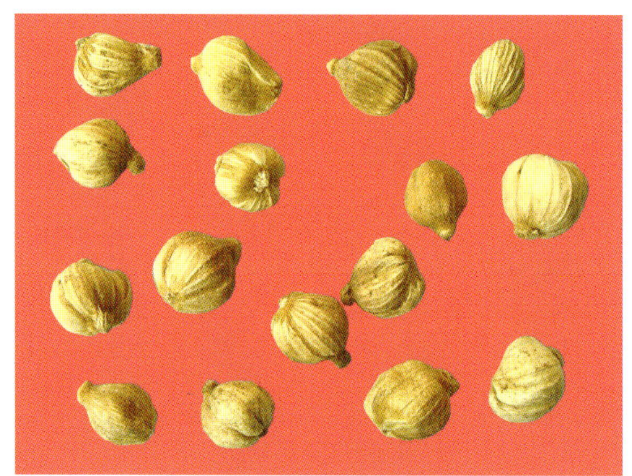

图64–2 印尼白蔻

【药理】 ①抗菌:豆蔻水煎液对大肠杆菌、伤寒杆菌、痢疾杆菌有抑制作用。②促进消化:豆蔻水煎液5g/kg给小鼠灌服,有显著促进肠管运动的作用[2]。

【性味、归经与效用】 性温,味辛。归肺、脾、胃经。有化湿消痞,行气温中,开胃消食的功效。用于湿浊中阻,不思饮食,湿温初起,胸闷不饥,寒湿呕逆,胸腹胀痛,食积不消。

【临床应用】 ①消化不良:豆蔻12g,藿香、生姜各6g,姜半夏、陈皮各10g。水煎服,日服一剂。②胃痛:沉香、豆蔻、紫苏叶各12g,姜半夏10g,白术、甘草各6g。水煎服,日服一剂。③妊娠呕吐:豆蔻3g,竹茹9g,大枣3枚,生姜6g。水煎服,日服一剂。④产后呃逆:豆蔻、丁香各10g,竹茹6g。水煎液加生姜汁5ml送服,日服一剂。⑤胃炎:白芷、黄连、焦三仙、豆蔻各12g,共研细末。饭前口服,一次10g,一日3次。

红豆蔻 Fructus Alpiniae Galangae

【基源】 为姜科植物大高良姜*Alpinia galanga* Willd.的干燥成熟果实。

【饮片鉴别】 呈椭圆形,中间稍收缩,长0.8~1.5cm,直径0.7~1cm。表面红棕色或淡红棕色,光滑或有皱纹,顶部有淡黄色残留花被,长2~5mm,基部有果柄痕。果皮薄脆，易破碎，内面淡黄色。子房3室，每室有种子2枚，种子呈扁圆四面体形，背面稍隆起，长4~5mm；表面黑棕色或红棕色，微有光泽，外被浅棕色膜质假种皮，胚乳灰白色。气香，味辛辣[3]（图64-3）。

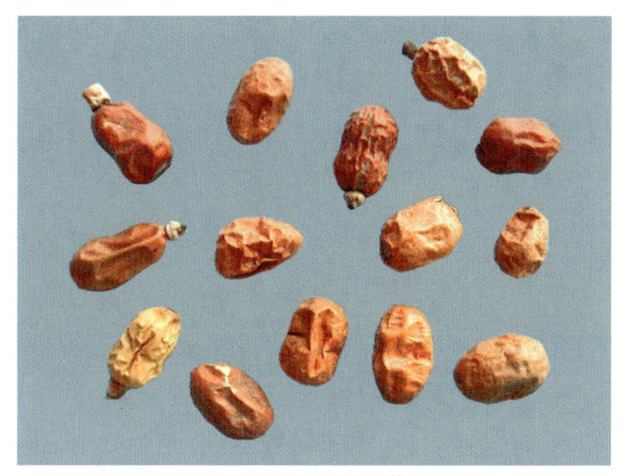

图 64-3　红豆蔻

【成分】　含0.2%~0.3%精油，主要成分为α-蒎烯，β-蒎烯，1，8-桉叶油素，芳樟醇，柏木脑和1′-乙酰氧基胡椒酚乙酸酯等。

【药理】　①抗肿瘤：1′-乙酰氧基胡椒酚乙酸酯5~10mg/天给药，对S_{180}腹水型及肉瘤型均有抗癌作用。②抗菌：1′-乙酰氧基胡椒酚乙酸酯对须发癣菌、深红发癣菌、同心发癣菌、絮状表皮癣菌、黑曲毒菌等7种皮肤真菌均有抑制作用。③抗溃疡：1′-乙酰氧基胡椒酚乙酸酯和1′-乙酰氧基丁香酚乙酸酯具有抗溃疡作用[4]。

【性味、归经与效用】　性温，味辛。归脾、肺经。有燥湿散寒，醒脾消食的功效。用于腹脘冷痛，食积胀满，呕吐泄泻，饮酒过多。

【临床应用】　①腹痛：红豆蔻12g，白术、当归各10g，人参、陈皮、干姜各6g。水煎服，日服一剂。②消化不良：陈皮、白术各12g，姜半夏、枳壳、红豆蔻各10g。水煎服，日服一剂。③饮酒过多：红豆蔻、野菊花各15g，葛根、石菖蒲各10g，茯苓9g。水煎服，日服一剂。④呕吐：红豆蔻15g，陈皮、白术各12g，丁香10g，法半夏9g，竹茹6g。水煎服，日服一剂。

草豆蔻 Semen Alpiniae Katsumadai

【基源】　为姜科植物草豆蔻*Alpinia Katsumadai* Hayata的干燥近成熟种子。

【饮片鉴别】　为类圆球形的种子团，直径1.5~2.7cm。表面灰褐色或灰棕色，中间有黄白色的隔膜将种子团分成3瓣，每瓣有种子多数，粘连紧密，种子团略光滑。种子呈卵圆状多面体形，长3~5mm，直径约3mm，外被淡棕色膜质假种皮；种脊为一条纵沟，一端有种脐；质硬，将种子沿种脊纵剖两瓣，纵断面观呈斜心形，种皮沿种脊向内伸入部分约占整个表面积的1/2；胚乳灰白色。气香，味辛、微苦（图64-4）。

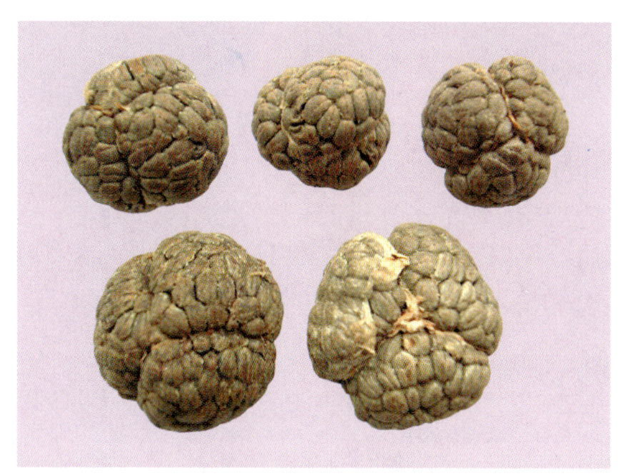

图 64-4　草豆蔻

【成分】　含挥发油，黄酮类，皂苷，松属素，山姜素，小豆蔻明，7，4′-二羟基-5-甲氧基双氢黄酮[5]及锌等微量元素。

【药理】　①抗溃疡：草豆蔻乙醇提取物1g/kg灌服，对消炎痛型、利血平型和幽门结扎型胃溃疡有显著抑制作用。②镇痛：草豆蔻醇提物2g/kg灌服，可减少醋酸致小鼠扭体次数，有显著的镇痛效果。

【性味、归经与效用】　性温，味辛。归脾、胃经。有燥湿健脾，温胃止呕的功效。用于寒湿内阻，脘腹胀满疼痛，嗳气呕逆，不思饮食。

【临床应用】　①腹胀：草豆蔻、白术、茯苓各12g，山药、枳壳、黄柏各10g，白扁豆6g。水煎服，日服一剂。②胃溃疡：草豆蔻、白术、黄芪各15g，党参、陈皮各10g，干姜9g。水煎服，日服一剂。③腹泻：党参15g，白术12g，陈皮、木香、草豆蔻各10g，甘草6g。水煎服，日服一剂。

肉豆蔻 Semen Myristicae

【基源】　为肉豆蔻科植物肉豆蔻*Myristica fragrans* Houtt. 的干燥成熟种仁。

【饮片鉴别】　①肉豆蔻：呈卵圆形或椭圆形，长2~3.5cm，宽1.5~2cm。表面灰黄色或灰棕色，粗糙，有网状沟纹，常被白色石灰粉。种脐位于宽端，呈浅色圆形突起，合点呈凹陷。种脊呈纵沟纹，连接两端。质坚硬，难碎断。碎断面可见棕黄色相间的大理石样纹理。中间发白。宽端可见干燥皱缩的胚。具油性。气芳香浓烈，味辛辣而微苦（图64-5）。②煨肉豆蔻：为圆形或类圆形薄片，直径1~1.8cm。切面有淡棕色与棕色交错的大理石样花纹；周边棕褐色至黑棕色，粗糙，具网状沟纹。质坚脆。气香，味辛辣、微苦（图64-6）。

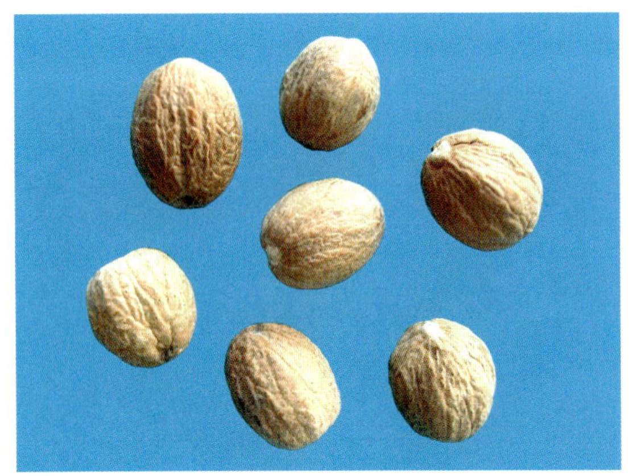

图 64-5　肉豆蔻

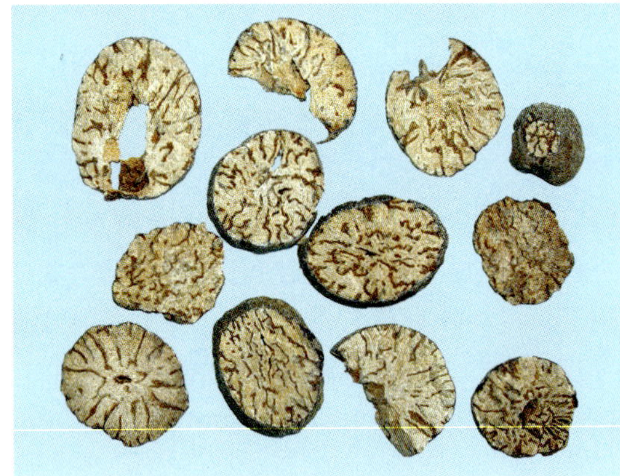

图 64-6　煨肉豆蔻

【成分】 含挥发油5%~15%，脂肪油15%~40%，淀粉23%~32%。挥发油中60%~80%为蒎烯、桧烯和莰烯。肉豆蔻醚约含4%及丁香酚，异丁香酚，甲基丁香酚，甲氧基丁香酚，甲氧基异丁香酚，黄樟醚，榄香脂素，香叶醇，齐墩果酸，龙脑、松油脑，三肉豆蔻精和肉豆蔻酸甘油酯等。

【药理】 ①对胃肠功能的影响：少量服用可增加胃液分泌，刺激胃肠蠕动，增进食欲，促进消化，并有轻度制酵作用，但大量则对胃肠道有抑制作用。②抗菌：肉豆蔻乙醇浸膏有较强的抗菌作用。③中枢抑制：肉豆蔻挥发油对中枢神经系统有明显的抑制作用，可引起步态不稳，呼吸变慢，瞳孔散大，随之导致睡眠，量大则可引起反射消失，具有麻醉作用。④抗血小板聚集：肉豆蔻油有抑制前列腺素合成的作用，能明显对抗由花生四烯酸诱导的兔血小板聚集。⑤毒性：肉豆蔻挥发油麻醉剂量可引起猫肝脂肪变性，随后可引起死亡。肉豆蔻醚口服对猫的致死量为0.5~1ml/kg。猫内服肉豆蔻粉1.8g/kg可引起半昏睡状态，并于24小时内死亡。

【性味、归经与效用】 性温，味辛。归脾、胃、大肠经。有温中行气，涩肠止泻的功效。用于脾胃虚寒，久泻不止，脘腹胀痛，食少呕吐。

【临床应用】 ①腹泻（脾胃虚寒）：党参12g，白术、肉桂各10g，肉豆蔻9g。水煎服，日服一剂。②五更泄四神丸（肉豆蔻、补骨脂、吴茱萸、五味子等），口服，一次1丸，一日2次。③胃脘痛：高良姜、肉豆蔻各10g，生姜、厚朴、当归各6g。水煎服，日服一剂。④腹痛：肉豆蔻、白术、陈皮、白芍、枳壳各10g，当归9g，木香6g。水煎服，日服一剂。

【按语】 豆蔻为常用中药，以“白豆蔻”之名始见于宋·《开宝本草》。在此之前的历代本草书中，将其与草豆蔻混在一起列入“豆蔻”名下，至《开宝本草》始将白豆蔻、草豆蔻分列；红豆蔻始载于《开宝本草》；肉豆蔻始载于《本草拾遗》。四药虽均有“豆蔻”二字，但是四种不同的药品，它们不仅基源不同，功效相异，化学成分有别，药理作用不一，性状特征也大有区别，本不应发生品种混淆的情况，但笔者发现和文献报道[6]，因有的执业医师药名书写不规范，把冠以“豆蔻”的药品均书为豆蔻，处方应付出现随意付给豆蔻、肉豆蔻、草豆蔻或红豆蔻的事情偶有发生，需予注意，执业医师要书写药品正名，不可将药物名称简写，药师要注意鉴别，辨方付药，不可盲目应付。

（张利军　傅正良　傅彩文　张　玲）

参考文献

[1]国家中医药管理局《中华本草》编委会.中华本草.上海：上海科学技术出版社，1999.8·7745

[2]徐国钧，等.常用中药材品种整理和质量研究（南方协作组·第三册）.福州：福建科学技术出版社，1999.446

[3]吴玛琍，孔增科.中药饮片鉴别（上册）.天津：天津科学技术出版社，1993.366

[4]王本祥.现代中药药理与临床.天津：天津科技翻译出版公司，2004.666

[5]丁杏苞，等.中草药，1997，28（6）：333

[6]郭全兴，等.青海医药杂志，2000，30（3）：63

65 何首乌、白首乌及红药子、翼蓼、薯莨

何首乌 Radix Polygoni Multiflori

【基源】 为蓼科植物何首乌*Polygonum multiflorum* Thunb. 的干燥块根。

【饮片鉴别】 ①何首乌：为横切或纵切的圆形、类圆形、长卵形厚片或块，厚0.3~2.0cm，直径2~12cm。切面浅黄棕色或浅红棕色，皮部有4~11个类圆形异型维管束环列，形成云锦样花纹；中央木部较大，有的呈木心，凸出平面，周边红棕色或红褐色，皱缩，凹凸不平，具不规则浅沟或皱纹，并有横长皮孔和细根痕，栓皮脱落处呈浅红棕色。质坚实而硬。气微，味微苦而甘、涩[1]（图65–1）。②制何首乌：呈圆形、长圆形、类圆形厚片或不规则皱缩状的块片。表面黑褐色或棕褐色，凹凸不平，云锦样花纹略可察见。质坚硬。断面角质样，棕褐色或黑色。气微，味微甘而苦涩（图65–2）。

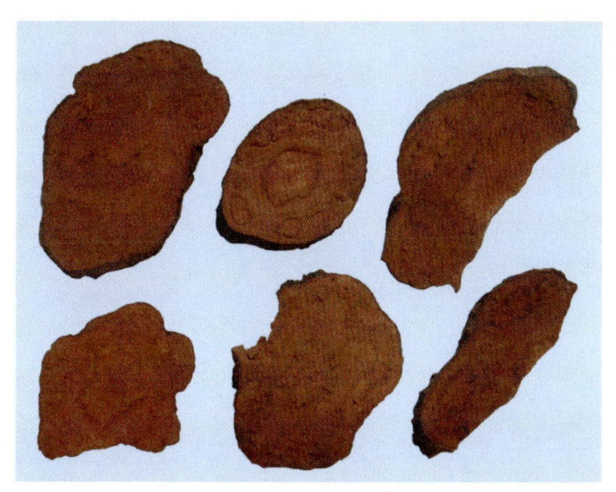

图 65–1 何首乌

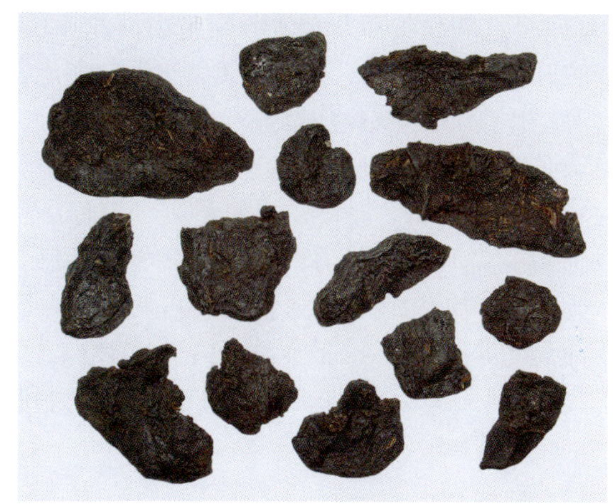

图 65–2 制何首乌

【成分】 含蒽醌类化合物：大黄素、大黄酚、大黄酸、大黄素甲醚、大黄酚蒽酮、大黄素-1,6-二甲醚、6-羟基大黄素、6-羟基芦荟大黄素-8-甲醚、2-乙酰基大黄素、大黄素甲醚-8-O-β-D-葡萄糖苷、大黄素-8-O-β-D-葡萄糖苷，醌类化合物：2-甲氧基-6-乙酰基-7-甲基胡桃醌、决明萘乙酮-8-O-β-D-葡萄糖苷，二苯乙烯苷：2,3,5,4′-四羟基二苯乙烯-2-O-β-D-葡萄糖苷、2,3,5,4′-四羟基二苯乙烯-2,3,二-O-β-D-葡萄糖苷（何首乌丙素），酰胺化合物：穆坪马兜铃酰胺、N-反式阿魏酰基-3-甲基多巴胺、何首乌甲素，色原酮类化合物：7-羟基-2,5-二甲基色原酮，首乌乙酰苯苷、槲皮素-3-阿拉伯糖苷、金丝桃苷、土大黄苷、3-O-没食子酰原矢车菊素B-1、3-O-没食子酰左旋儿茶精、3-O-没食子酰左旋表儿茶精、儿茶精、表儿茶精、卵磷脂及锌、锰、铜、锶等多种微量元素。

【药理】 ①抗衰老：可降低小鼠脑组织和肾组织的脂褐质（LPF）含量，升高心肌Na^+/K^+-ATP酶（Na^+/K^+-ATPase）活性和肝脏超氧化物歧化酶（SOD）活性。能促进细胞分裂与增殖，延长大鼠二倍体成纤维细胞的传代数。能明显增加小鼠脑、肝蛋白质含量及脑组织单胺递质（5-HT、NE、DA）含量。增加老龄大、小鼠心、肝、脑、血SOD活性。给老年小鼠灌服水煎剂，可使脑、肝、血中SOD随机体衰老下降趋势变平或含量增加以及对抗药物引起的SOD含量降低。能明显抑制脑和肝单胺氧化酶-B（MAO-B）的活性而达到抗衰老的效果[2]。②调节免疫：能提高小鼠腹腔巨噬细胞的吞噬功能，增强机体非特异免疫功能，增强机体T、B淋巴细胞功能，增强机体特异性免疫功能。显著抑制老年小鼠胸腺萎缩。③促进肾上腺皮质功能：能兴奋肾上腺皮质功能，对摘除双侧肾上腺饥饿小鼠，能显著增高肝糖原含量，能显著减少冷冻所致小鼠死亡率，显著增加老年小鼠肾上腺重量。能对抗柴胡、氢化可的松所致肾上腺反馈性萎缩。④对造血功能及血糖的影响：所含卵磷脂、铁有促进血细胞新生和发育的作用，提取物PM_2（水提醇沉部分）可提高实验中植入的小鼠粒-单系祖细胞产率，促进分化幼稚和分化较成熟的红系祖细胞以及造血干细胞的增殖，可使外周血网织红细

胞比例上升。给兔灌服煎剂，能使血糖降低，肝糖原升高。⑤调血脂、抗动脉粥样硬化：对大鼠、兔、鸽、鹌鹑等高脂血症模型均有降低胆固醇（TC），甘油三酯（TG），β-脂蛋白含量，减少动脉粥样硬化斑块形成、脂质沉积及增加高密度脂蛋白-C（HDL-C）的作用。⑥保肝：有抑制过氧化脂质及稳定肝细胞膜的作用，对大鼠脂肪肝和肝功能损害、肝脏过氧化脂质升高均有显著的对抗作用。⑦抗神经损伤：对海人藻酸（KA）所致大鼠脑胆碱能神经纤维损伤有保护作用。⑧抗氧化：制何首乌多糖能显著提高D-半乳糖衰老模型小鼠血SOD、CAT及GSH-Px活力，降低血浆、脑匀浆及肝匀浆LPO水平。⑨抗炎：何首乌乙醇提物可明显抑制致炎动物的局部肿胀程度，降低血管通透性。⑩毒性：制何首乌腹腔注射LD_{50}为169.4g/kg，生何首乌灌服、腹腔注射的LD_{50}分别为50g/kg、2.7g/kg。

【性味、归经与效用】 ①何首乌：性温，味苦、甘、涩。归肝、心、肾经。有解毒，消痈，润肠通便的功效。用于瘰疬疮痈，风疹瘙痒，肠燥便秘，高血脂。②制何首乌：性温，味苦、甘、涩。有补肝肾，益精血，乌须发，强筋骨的功效。用于血虚萎黄，眩晕耳鸣，须发早白，腰膝酸软，肢体麻木，崩漏带下，久疟体虚；高血脂。

【临床应用】 ①头发早白：制何首乌10g，桑椹、夏枯草各9g。水煎服，日服一剂。②高脂血症：何首乌30g，枸杞子、桑寄生、黄精、决明子、泽泻、丹参各15g。水煎服，日服一剂。③精神分裂症：何首乌、夜交藤各90g，大枣2~6枚。水煎服，日服一剂。④斑秃：a.制何首乌、当归、柏子仁各等份，共研细粉。炼蜜为丸，丸重9g，口服，一次1丸，一日3次。b.益肾生发丸（制何首乌、酒女贞子、熟地黄、桑椹、炙黄芪、黑豆衣、地黄、羌活、菟丝子、菊花、当归、白芍、大枣），口服，一次9g，一日2次。⑤遗精、腰痛：制何首乌30g，枸杞子、菟丝子、茯苓、牛膝、当归各10g，补骨脂6g。水煎服，日服一剂。⑥健忘：制何首乌、菟丝子各10g，桑椹、黑芝麻各30g，墨旱莲、金樱子、杜仲、牛膝、女贞子、生地黄各15g，桑叶、金银花各10g。水煎服，日服一剂[3]。

白首乌 Radix Cynanchi Auriculati et Bungei

【基源】 为萝藦科植物牛皮消 *Cynanchum auriculatum* Royle ex Wight和戟叶牛皮消*Cynanchum bungei* Decne. 的干燥块根[4]。

【饮片鉴别】 为不规则的厚片，直径1~4cm。切面白色或类白色，具浅黄色放射状纹理；周边褐色或浅棕色，有明显的纵皱纹及横长皮孔，栓皮脱落处显土黄色或浅黄棕色，具网状纹理。质坚硬，粉性。气微，味苦、甘、涩（图65-3，图65-4）。

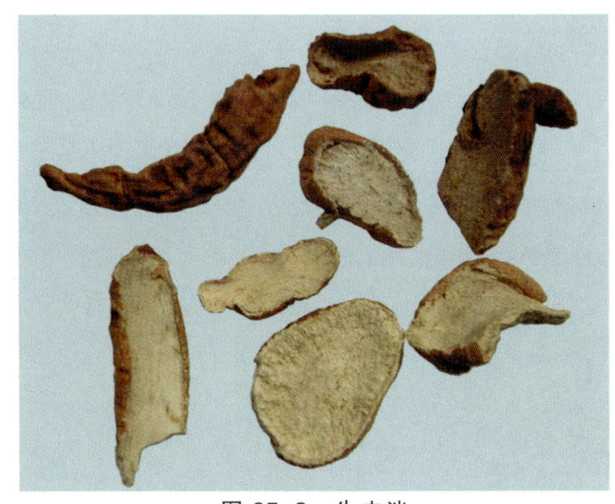

图 65-3 牛皮消

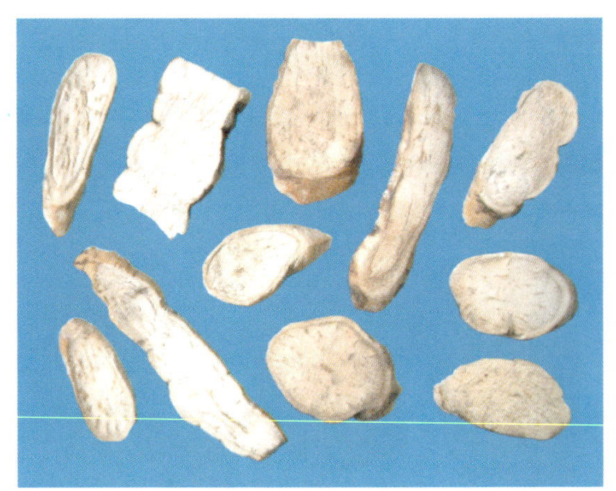

图 65-4 戟叶牛皮消

【成分】 含磷脂成分和C_{21}甾体酯苷，白首乌二苯酮和人体所需的全部氨基酸，其中谷氨酸、天冬氨酸和精氨酸的含量最高以及维生素B和磷、钾、铜、锆、硒元素等。

【药理】 ①抗氧化：白首乌灌饲小鼠，可改善动物因吸臭氧（O_3）造成的体重减轻、体温降低、体力减弱、御寒能力下降等一系列生理功能减退的变化，并降低肝、脑、肺过氧化脂质含量和脑单胺氧化酶（MAO-B）活性，升高红细胞超氧化物歧化酶（SOD）活性，使之接近对照组水平。②调节免疫：白首乌总磷脂200mg/kg灌胃，连续10天可明显提高正常小鼠末梢血外周血酸性萘酯酶（MqAE）阳性淋巴细胞（即T淋巴细胞）的比值和绝对值。对因环磷酰胺引起的免疫抑制现象有一定的预防和治疗作用。③抗肿瘤：白首乌甾体苷25、125、250mg/kg腹腔注射，对小鼠艾氏腹水癌有显著治疗作用，抑瘤率分别为34%、40%、42%。白首乌甾体苷125mg/kg腹腔注射，可使EAC小鼠生命延长33%。④强心：含白首乌总磷脂0.1g的任氏液在八木氏离体蛙心上呈明显的强心作用。⑤降血脂：大鼠高脂血症模型试验证明，白首乌总苷及原生药粉均能显著降低血清总胆固醇，总苷剂量200mg/kg或原生药粉5g/kg时降脂作用更明显。⑥毒性：白首乌总苷灌胃、腹腔注射的LD_{50}分别为(4.897±0.066)g/kg和(0.749±0.072)g/kg；总苷元灌胃、腹腔注射的LD_{50}分别为(6.878±1.366)g/kg和(0.288±0.034)g/kg。

【性味、归经与效用】 性平，味甘、微苦。归肝、肾、脾、胃经。有补肝肾，强筋骨，益精血，健脾消食，解毒疗疮的功效。用于腰膝酸痛，阳痿遗精，头晕耳鸣，心悸失眠，食欲不振，小儿疳积，产后乳汁稀少，疮痈肿痛，毒蛇咬伤。

【临床应用】 ①腰腿疼痛：白首乌15g，牛膝、补骨脂各6g，菟丝子、枸杞子各9g。水煎服，日服一剂。②阳痿：白首乌、淫羊藿、山药、党参各9~12g。水煎服，日服一剂。③神经衰弱：白首乌15g，酸枣仁、太子参各9g，枸杞子12g。水煎服，日服一剂。④消化不良：白首乌、土当归(杏叶防风)、马兰各30g。水煎服，日服一剂。

红药子 Radix Polygoni Cillinervis

【基源】 为蓼科植物毛脉蓼*Polygonum cillinerve* (Narkai) Ohwi 的干燥块根。

【饮片鉴别】 为类圆形或不规则形块片，直径3~7cm。切面深黄色、红棕色或浅棕红色，木质部浅黄色，呈环状，近髓部有分散的木质束；周边凹凸不平，粗糙，棕黄色、棕红色至棕色，栓皮脱落处显红棕色或浅红棕色。质硬实，粉性。气微，味苦(图65-5)。

【成分】 含有大黄素，大黄素甲醚，大黄素-8-β-D-葡萄糖苷和大黄素甲醚-8-β-D-吡喃葡萄糖苷及鞣质[5]。

【药理】 ①抗菌：煎剂在试管内对金黄色葡萄球菌、白色葡萄球菌、大肠杆菌、绿脓杆菌、变形杆菌、伤寒杆菌、副伤寒杆菌、痢疾杆菌、肺炎杆菌、卡他奈球菌和乙型链球菌等有不同程度的抗菌作用。②抗病毒：水浸液对多种呼吸道及肠道病毒有广谱抗病毒作用。

【性味、归经与效用】 性凉，味苦、微涩。归肺、大肠、肝经。有清热解毒，凉血，活血的功效。用于上呼吸道感染，扁桃体炎，急性菌痢，急性肠炎，泌尿系感染，多种出血，跌打损伤，月经不调，风湿痹痛，热毒疮疡。

【临床应用】 ①胃痛：红药子12g，五灵脂、延胡索、茯苓、白术各10g，甘草6g。水煎服，日服一剂。②痢疾：黄芩15g，白头翁、秦皮各12g，马齿苋、红药子各10g。水煎服，日服一剂。③衄血：红药子、白茅根、桑白皮、地骨皮各12g，黄酒煎服。④月经不调：当归、生地黄、醋红药子各12g，黄芪、桑叶各10g。水煎服，日服一剂。

翼蓼(荞麦七) Radix Pteroxygoni Girialdii

【基源】 为蓼科植物翼蓼*Pteroxygonum girialdii* Dammer et Diels的干燥块根。

【饮片鉴别】 为类圆形或不规则形块片，厚0.5~1.5cm，直径2~8cm。切面红棕色或浅棕红色，维管束密集呈“朱砂点”状；周边凹凸不平，棕红色至棕色，光滑或皱缩。质坚硬，难折断。气微，味苦(图65-6)。

【成分】 含蒽醌：大黄素、大黄素甲醚及鞣质等。

【药理】 翼蓼水煎剂在试管内对金黄色葡萄球菌有较强的抗菌作用。

【性味、归经与效用】 性凉，味苦、涩、辛。有清热解毒，凉血止血，除湿止痛的功效。用于咽喉肿痛，疮疖肿毒，烧伤，吐血，衄血，便血，崩漏，痢疾，泄泻，风湿痹痛。

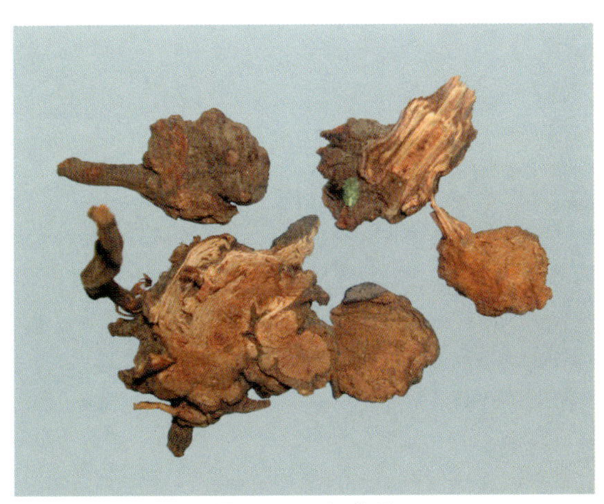
图 65-5 红药子

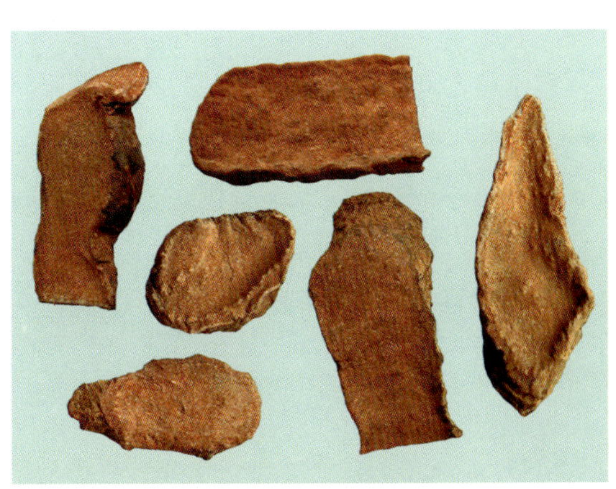
图 65-6 翼蓼

【临床应用】 ①痢疾：翼蓼、蝎子七各6g，虎杖、金银花根各10g，白头翁8g。水煎服，日服一剂。②胃肠道出血、崩漏：荞麦七、地榆各8g，虎杖、大血藤各10g，土大黄5g，参叶1.5g。水煎服，日服一剂。③腰痛：翼蓼、芋儿七、桃儿七各6g，共研细粉。口服，一次3g，一日2次，以白酒送服。

薯莨 Rhizoma Dioscoreae Cirrhosae

【基源】 为薯蓣科植物薯莨*Dioscorea cirrhosa* Lour. 的干燥块茎[6]。

【饮片鉴别】为圆形、长卵形或不规则形块片，厚2~7mm，直径3~10cm。切面暗红色或棕红色，类白色点状或短线状维管束呈放射状，与皮层相间排列成红黄相间的花纹，边缘多凸出；周边深棕色或深褐色，粗糙，凹凸不平，有瘤状突起、凹陷间纹与点状须根痕。质硬而实，断面颗粒性。气微，味涩、苦(图65-6)。

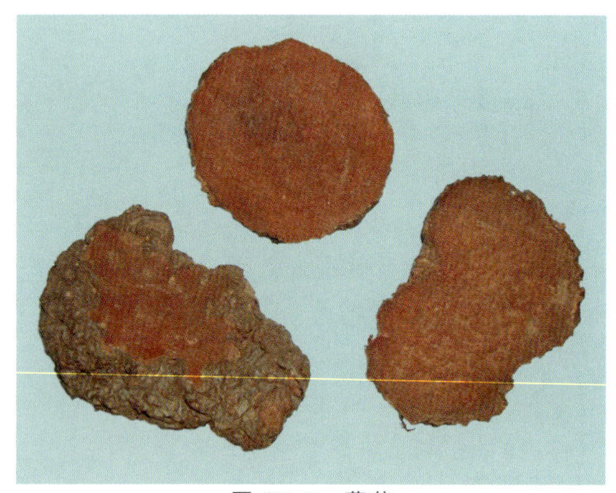

图 65-7 薯莨

【成分】 含酚性糖苷：3,4-二羟基苯乙醇葡萄糖苷，根皮酚葡萄糖苷，鞣质，原矢车菊素，维生素C及糖、淀粉等。

【药理】 ①止血：薯莨煎剂1.5g/kg灌胃能显著缩短家兔出血时间与凝血时间。②抗菌：薯莨酊剂或煎剂体外对金黄色葡萄球菌有中等程度的抑菌作用，对甲型副伤寒杆菌与宋内痢疾杆菌有较弱的抑菌作用。③兴奋子宫：薯莨酊剂或煎剂对小鼠离体子宫有明显兴奋作用，可增强子宫平滑肌张力，收缩振幅和频率。④毒性：薯莨煎剂小鼠皮下注射的LD_{50}为(68.8±9.1)g/kg。

【性味、归经与效用】 性凉，味苦；有小毒。有活血止血，理气止痛，清热解毒的功效。用于咳血，咯血，呕血，衄血，尿血，便血，崩漏，月经不调，痛经，经闭，产后腹痛，脘腹胀痛，痧胀腹痛，热毒血痢，水泻，关节痛，跌打肿痛，疮疖，带状疱疹，外伤出血。

【临床应用】 ①心胃气痛：薯莨6g，万年荞、木姜子各9g，刺梨根15g。水煎服，日服一剂。②跌打损伤：薯莨、丹参、朱砂根各9g，茜草15g，紫金牛6g。水煎服，日服一剂。③血痢：薯莨6g，青藤香、木姜子各3g。水煎服，日服一剂。

【按语】 何首乌为常用中药，始载于宋《开宝本草》。相传在古代有何姓叟，因服本药而白首转黑，故名。苏颂曰："春生苗……茎紫色……结子有棱。似荞麦而细小……秋冬取根，大者如拳……有赤、白二种。"其中赤者为何首乌，白者为白首乌。何首乌药理作用广泛，有抗衰老，调血脂，保肝，抗炎和增强造血功能，增强机体免疫力等，临床用于眩晕，失眠，高脂血症，遗精，健忘，腰膝酸软和头发早白等病证疗效理想。

据文献记载[7-9]和笔者调查[10,11]，全国所用何首乌商品主流为何首乌，但在河北、河南、山东、陕西的部分地区或民间误用白首乌或错把红药子、翼蓼、薯莨的块根作何首乌药用，这显然是错误的。究其源因一是用药名称不规范造成品种的混淆，如处方应书写何首乌或白首乌，却书写为"首乌"，造成医意与调剂的不符；二是饮片真伪鉴别知识不足，把与何首乌某些性状(颜色、气味等)相似的药品(如红药子、翼蓼、薯莨)错或混作何首乌药用。有鉴于此，临床医师要养成书写药名用正品的作风，药师调剂要认真鉴别，提高业务技术素质，做到药名对，药品真，辨证施药，正确用药。

(牛广斌　张利军　张丽君　孔增科)

参考文献

[1]吴玛琍，孔增科.中药饮片鉴别(上册). 天津：天津科学技术出版社，1993.221

[2]王本详.现代中药药理与临床.天津：天津科技翻译出版公司，2004.753

[3]孔增科，等.常用中药药理与临床应用.赤峰：内蒙古科学技术出版社，2005.434

[4]国家中医药管理局《中华本草》编委会.中华本草.上海：上海科学技术出版社，1999.6·5653

[5]国家中医药管理局《中华本草》编委会.中华本草.上海：上海科学技术出版社，1999.2·1294

[6]国家中医药管理局《中华本草》编委会.中华本草.上海：上海科学技术出版社，1999.8·7281

[7]河北省药品检验药物研究所,等.河北中药材鉴别资料,1978,28

[8]谢宗万.中药材品种论述(上册)·第二版.上海:上海科学技术出版社,1990.267

[9]管金发.浙江中医杂志,2005.(4):176

[10]孔增科,陈静岐.中药调剂手册.天津:天津科学技术出版社,1994.119

[11]河北省邯郸地区行署卫生局等.中药鉴别资料(第一集).1983.136

66 伸筋草、小伸筋草及大伸筋草

伸筋草 Herba Lycopodii

【基源】 为石松科植物石松*Lycopodium Japonicum* Thunb. 的干燥全草[1]。

【饮片鉴别】 为不规则的段片,匍匐茎呈细圆柱形,直径1~3mm;表面浅绿色或黄绿色,密生细长鳞叶。质柔而不易折断,断面浅黄色,中央有白色木心。气微,味淡[2](图66-1)。

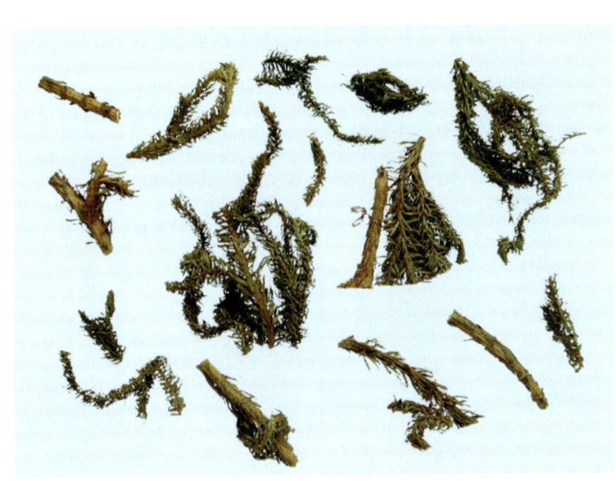

图 66-1 伸筋草

【成分】 含石松碱,石松宁碱,石松宁,千层塔萜烯二醇,伸筋草萜宁醇,伸筋草萜酮四醇,α-芒柄花萜醇,正三十烷醇、β-谷甾醇、豆甾醇和菜油甾醇-β-D-葡萄糖苷和香草酸、阿魏酸、棕榈酸、软脂酸、大黄素-6-甲醚等。

【药理】 ①抗菌:对福氏痢疾杆菌、宋内氏痢疾杆菌高度敏感,对志贺氏痢疾杆菌中度敏感。②解热:水浸液及乙醇提取物皮下注射对实验性发热兔有明显降温作用。③镇静、镇痛:伸筋草能显著延长戊巴比妥钠催眠小鼠的睡眠时间,但作用强度弱。其醇提物(1g/ml)喂饲小鼠0.5ml/只,有持久缓和的镇痛作用[3]。④影响心血管:石松碱有增强蛙心收缩力及升高猫血压作用。⑤兴奋平滑肌:石松碱对离体大鼠和豚鼠小肠有兴奋作用,对豚鼠离体子宫也有兴奋作用。⑥毒性:石松碱对小鼠腹腔注射的LD_{50}为78mg/kg。

【性味、归经与效用】 性温,味微苦、辛。归肝、脾、肾经。有祛风除湿,舒筋活血的功效。用于关节酸痛,屈伸不利。

【临床应用】 ①腰腿疼痛:伸筋草、威灵仙、海风藤、丹参各10g,丝瓜络15g。水煎服,日服一剂。②颈椎骨质增生:生地黄、当归、桑皮各10g,伸筋草12g,血竭3g(研粉吞服)。水煎服,日服一剂。③关节韧带损伤:伸筋草、海桐皮、秦艽、独活各10g,没药6g。水煎服,日服一剂。④脑卒中后手足拘挛:伸筋草、透骨草、红花各10g,加水煮沸10分钟,以汤液浸泡患处,日用一剂,泡3次[4]。⑤带状疱疹:炒伸筋草适量,研细粉,加冰片少许,以麻油调敷患处。

小伸筋草(灯笼草) Herba Phalhinhaeae Cemuae

【基源】 为石松科植物垂穗石松*Phalhinhaea cemua* (L.) Franco et Vasc. (*Lycopodium cernum* L.)的干燥全草。

【饮片鉴别】 为不规则的段片,茎纤细,叶密生,线状钻形,质薄,易脱落,孢子囊穗短小,单生于小枝顶端(图66-2)。

【成分】 含垂穗石松碱,羟基垂穗石松碱,千层

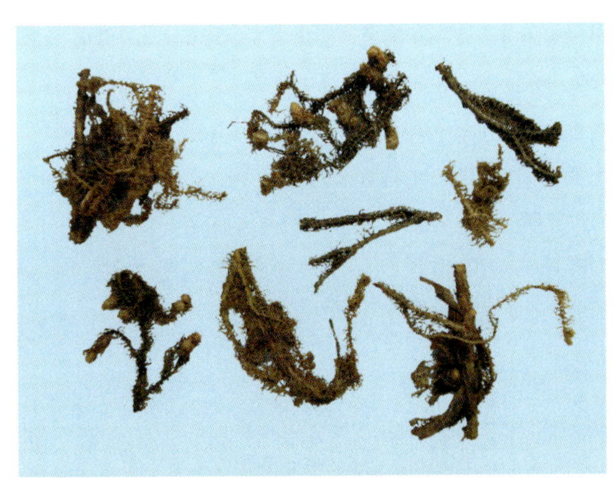

图 66-2 小伸筋草

塔萜烯二醇,21-表千层塔萜烯二醇,伸筋草萜三醇,β-谷甾醇,豆甾醇等。

【性味、归经与效用】 性温,味苦,涩。有疏经活络,温肾止痛的功效。用于治疗风湿痹痛,跌打损伤,胃寒痛。

【临床应用】 ①风湿痹痛:小伸筋草50g,白酒200ml,浸渍5天。口服,一次30ml,一天2次。②胃寒痛:小伸筋草30g,研细末。口服,一次6g,一天2次。③跌打损伤:小伸筋草适量,研粉醋调糊敷患处。

大伸筋草(牛尾菜) Radix et Rhizoma Smilacis Ripariae

【基源】 为百合科植物牛尾菜*Smilax riparia* A. DC. 的干燥根及根茎[5]。

【饮片鉴别】 根茎呈不规则形厚片,直径4~8mm。切面黄白色,木质;周边灰棕色,可见圆形凹陷的茎痕。根直径1~3mm。切面皮部黄白色,木部黄色;周边灰黄色或灰棕色,有纵皱纹及细小稀疏的侧根,皮部易与木部分离,露出黄白色木部。质硬而韧。气微,味微甘、微辛,嚼之稍具黏液性(图66–3)。

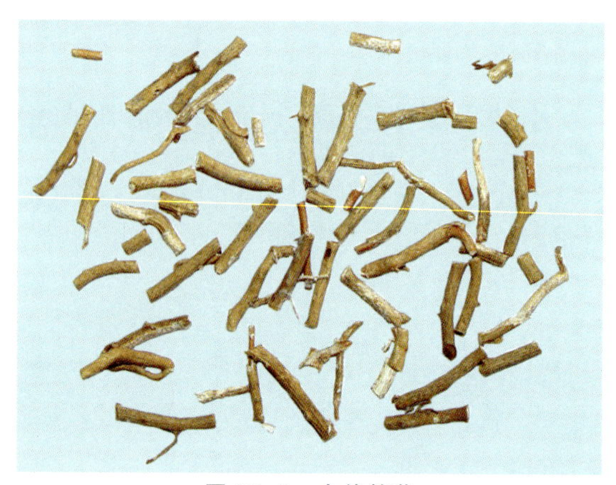

图 66–3 大伸筋草

【成分】 含新替告皂苷元-3-0-a-l-吡喃鼠李糖基-(1→6)-β-D-吡喃葡萄糖苷,新替告皂苷元-3-0-β-D-吡喃葡萄糖基-(1→4)-0-[a-L-吡喃鼠李糖基-(1→6)]-β-D-吡喃葡萄糖苷和多种氨基酸等。

【性味、归经与效用】 性平,味甘,微苦。归肝、肺经。有祛风湿,通经络,祛痰止咳的功效。用于风湿痹证,劳伤腰痛,跌打损伤,咳嗽气喘。

【临床应用】 ①风湿关节痛:大伸筋草30g,虎刺、水龙骨、八角枫各15g,朱砂根10g,制草乌3g,用白酒500ml浸渍7天,过滤,口服。一次20ml,一日2次。②慢性气管炎:大伸筋草、牛大力各10g,五指牛奶6g。水煎服,日服一剂。③坐骨神经痛:牛尾菜15g,排钱草根10g,接骨金粟兰10g。水煎服,日服一剂。

【按语】 伸筋草为少常用中药,以"石松"之名始载于《本草拾遗》,《滇南本草》以"过山龙"和"穿山藤"之名收载,谓:"过山龙味苦、辣,性微寒。有小毒。降也。下气,消胸中痞满横膈之气,推胃中隔宿之食,去年久腹中之坚积,消水肿。其性走而不守,其用沉而不浮,得槟榔良。""过山龙,……味苦、辛,性寒。有小毒。降也,主治下气,消腹中痞积,推胃中之宿食,年久腹中坚积。消水肿血肿,亦治筋骨疼痛,四肢不仁。……熬水,治风癞疔疮立愈[6]。"有祛风除湿,舒筋活血的功效。现代研究有镇静,镇痛,解热,抗菌和兴奋小肠、子宫平滑肌的药理活性。临床应用疗效确实,为中成药舒筋活血片组方的主要药品。

小伸筋草 (Herba phalhinhaeae) 亦名灯笼草,以"风尾草"之名载于《滇南本草》,谓:"风尾草,生山中有水处,软梗。味辛,无毒。……主治跌打损伤,筋骨碎断,敷患处。又治脱肛,敷囟门即入,随后换药,神效。"《植物名实图考》名筋骨草,曰其:"绿蔓绒毛,就茎生杈,长至数尺,著地生根,头绪繁絮,如入筋络,俚医以为调和筋骨之药,名为小伸筋。"

大伸筋草(Radix et Rhizoma Smilacis Ripariae)以"牛尾菜"之名始载于《救荒本草》,有祛风湿,通经络,祛痰止咳的功效。

上述三药,因均有"伸筋草"三字和祛风通络的功效,加之小伸筋草性状与伸筋草相似,常见混淆应用的情况[7]。三药来源不同,成分、药理作用和功效各有特长[8,9],不可混淆而用,应注意鉴别,各以其名药用。

据文献记载[10],小伸筋草在四川,湖南、河南等省区也曾作伸筋草药用,这是不对的,尽管有研究报道其成分、功效与伸筋草近似,仍应进一步加强研究,另立药物名称,以其名应用为宜。

(张 玲 郝 睿 孔增科)

参考文献

[1]国家药典委员会.中华人民共和国药典(2005年版一部).北京:化学工业出版社,2005.123

[2]张贵君,孔增科,等.现代中药材商品通鉴.北京:中国中医药出版社,2001.1895

[3]肖培根.新编中药志·第三卷.北京.化学工业出版社,2002.134
[4]国家中医药管理局《中华本草》编委会.中华本草.上海:上海科学技术出版社,1999.2·0368
[5]国家中医药管理局《中华本草》编委会.中华本草.上海:上海科学技术出版社,1999.2·7222
[6]兰茂原著.于乃义,于兰馥整理.滇南本草.昆明:云南科学技术出版社,2004.312
[7]徐国钧,徐珞珊.常用中药材品种整理和质量研究(南方协作组·第二册).福州:福建科学技术出版社,1997.875
[8]张兰桐,孔增科,等.时珍国药研究,1996,7(2):124
[9]广西壮族自治区卫生厅.广西中药材标准.1990年版.南宁:广西科学技术出版社,1992.32
[10]黎跃成.药材标准品种大全.成都:四川科学技术出版社,2001.94

67 谷精草、谷精珠及蚤缀

谷精草 Flos Eriocauli

【基源】 为谷精草科植物谷精草*Eriocaulon buergerianum* Koern. 的干燥带花茎的头状花序[1]。

【饮片鉴别】 为带花茎的头状花序切成的段。头状花序半球形,直径4~5mm;底部有黄白色总苞,总苞片膜质.倒卵形,紧密排列成盘状。小花数十朵,灰白色,排列甚密,表面附有白粉。用手搓碎花序,可见多数黑色花药及黄绿色未成熟的果实。花茎纤细,长短不一,直径不及1mm,表面淡黄绿色。有4~5条扭曲棱线。质柔软。气微,味淡[1](图67-1)。

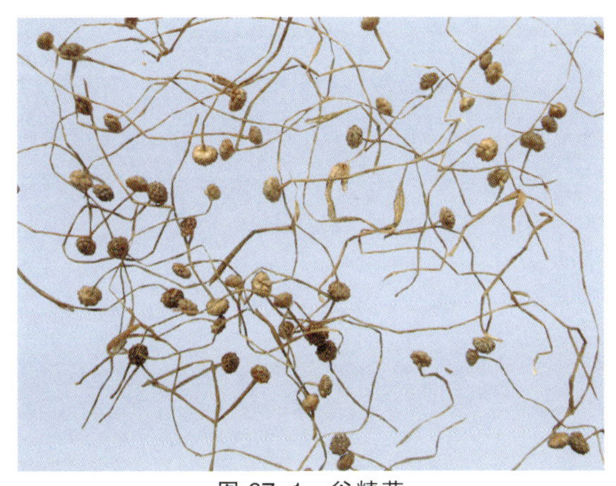

图 67-1 谷精草

【成分】 含谷精草素等。

【药理】 ①抗菌:100%谷精草煎剂对绿脓杆菌、肺炎球菌和大肠杆菌有抑制作用。②抗真菌:谷精草水浸剂(1:6)在试管内对奥杜盎小芽孢癣菌、铁锈色小芽孢癣菌等均有不同程度的抑制作用。水浸剂试管内双倍稀释法对絮状表皮癣菌,羊毛状小芽孢癣菌,须庖癣菌,石膏样小芽孢癣菌等皮肤真菌有效[2]。

【性味、归经与效用】 性平,味辛、甘。归肝、肺经。有疏散风热,明目退翳的功效。用于风热目赤,肿痛羞明,眼生翳膜,风热头痛。

【临床应用】 ①目赤肿痛:谷精草、荠菜、紫金牛各15g。水煎服,日服一剂。②目中翳膜:谷精草、防风各等分,共研细末。口服,一次6g,一日2次。③头痛:谷精草15g,地龙、乳香各10g。水煎服,日服一剂。④小儿吐泻:谷精草30~60g,鱼脑石9~15g。水煎服,日服一剂。

谷精珠 Flos Eriocauli Sexangularis

【基源】 为石竹科植物华南谷精草*Eriocaulon sexangulare* L.或毛谷精草*Eriocaulon australe* R. Br的头状花序[3]。

【饮片鉴别】 为短矩圆形或扁圆球形花序,直径4~8mm,灰白色、灰棕色或暗棕色,顶端及底部的中央微凹陷,苞片层层紧密排列,上部密生短毛,质坚实。手搓碎花序可见多数黑色花药及黄绿色未成熟果实。气微,味淡(图67-2)。

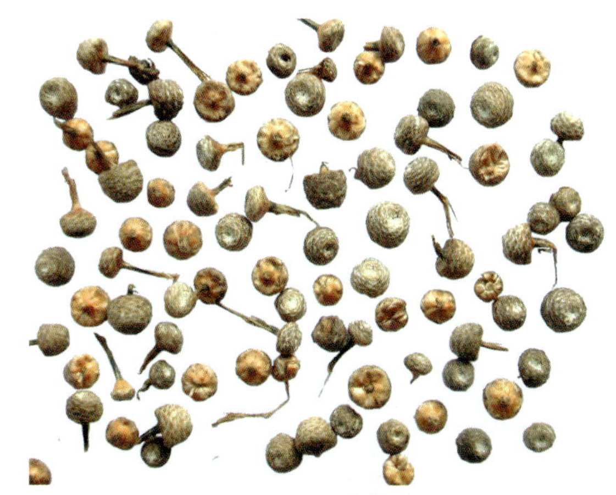

图 67-2 谷精珠

【性味、归经与效用】 临床应用同谷精草,习惯认为其质量较谷精草为佳。

蚤缀 Herba Arenariae Serpyllifoliae

【基源】 为石竹科植物无心菜*Arenaria serpyllifolia* L. 的干燥全草[4]。

【饮片鉴别】 为茎、叶、花、果混合的段片。茎圆形，直径约2mm，切面中空；周边黄绿色，具枝痕和叶痕，节膨大，密被白色短柔毛。叶皱缩，对生，完整叶片卵圆形，先端渐尖，基部钝圆，全缘，无柄，长0.4~1.2cm，宽2~3mm，两面有稀疏毛茸。茎顶疏生白色小花，花瓣5。蒴果卵圆形，萼片5，果皮卵球形，上端6裂，种子肾形，淡棕褐色。质脆，手摸有刺手感。气微，味淡（图67-3）。

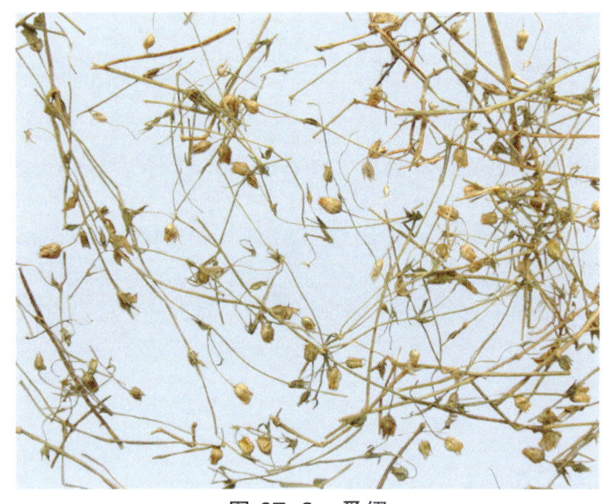

图 67-3 蚤缀

【成分】 含牡荆素，异牡荆素，荭草素，异荭草素，棕榈酸、硬脂酸、油酸、亚油酸等。

【性味、归经与效用】 性凉，味苦、辛。归肝、肺经。有清热，明目，止咳的功效。用于肝热目赤，翳膜遮睛，肺痨咳嗽，咽喉肿痛，牙龈炎。

【临床应用】 ①急性结膜炎：蚤缀15~30g。水煎服，每日1次。②咽喉肿痛：黄芩、穿心莲、金银花各10g，薄荷、蚤缀各6g。水煎服，日服一剂。③牙龈炎：黄芩、黄连、丹皮、蚤缀各10g，升麻6g。水煎服，日服一剂。④病毒性肝炎：黄芩、黄连、黄柏、秦皮、蚤缀各12g，茵陈、栀子各10g，山楂6g。水煎服，日服一剂。

【按语】 谷精草为常用中药，始载于《本草拾遗》。据文献记载和笔者调查[5,6]，全国大部分地区药用的为正品谷精草，但因货源不足，地方用药习惯等原因，广东、广西和福建、四川等地习用谷精珠作谷精草，并认为其功效胜于谷精草；在河南、河北、陕西、湖北等地，还有以石竹科植物蚤缀混称谷精草使用的情况[7]，须予注意。

谷精珠与谷精草基源不同，药用部位有别，其化学成分、药理作用和功效均应加强研究，以其名、其效药用；蚤缀与谷精草基源、化学成分、药理作用和功效迥异[8]，是谷精草的伪品之一，应仔细鉴别，予以杜绝，绝不可混充谷精草药用。

另外，据张志翔等报道[9]，谷精草属（Eriocaulon L.）植物在我国有10多种，除《中华人民共和国药典》收载的谷精草外，小谷精草*Eriocaulon luzulaefolium* Mart.、长苞谷精草*Eriocaulon decemflorum* Maxim.、滇谷精草*Eriocaulon schochianum* Hand. -Mazz.、西藏谷精草*Eriocaulon nepalense* Presc. ex Bong. 和白药谷精草*Eriocaulon sieboldianum* Sieb. et Zucc. 的带叶全草在产地和全国部分地区称“谷精草”药用，须注意鉴别，与谷精草区别使用。

（沈保安 傅正良 王建华 王文兰）

参考文献

[1]国家药典委员会.中华人民共和国药典（2005年版一部）.北京：化学工业出版社，2005.125

[2]肖培根.新编中药志·第二卷.北京：化学工业出版社，2002.704

[3]谢宗万.汉拉英对照中药材正名词典.北京：北京科学技术出版社，2004.535

[4]国家中医药管理局《中华本草》编委会.中华本草.上海：上海科学技术出版社，1999.2·1407

[5]卫生部药品生物制品检定所，等.中药鉴别手册（第二册）.北京：科学出版社，1979.204

[6]吴淑荣，孔增科.实用中药材鉴别手册.天津：天津科学技术出版社，1988.229

[7]肖永忠.时珍国医国药，1999，9（6）：552

[8]张兰桐，等.时珍国医国药，1996，7（2）：124

[9]张志翔，等.北京林业大学学报，2001，23（1）：11

68 羌活与独活

羌活 Rhizoma et Rdaix Notopterygii

【基源】 为伞形科植物羌活*Notopterygium incisum* Ting ex H. T. Chang或宽叶羌活*Notopterygium forbesii* Boiss. 的干燥根茎及根[1]。

【饮片鉴别】 为不规则类圆形厚片。直径0.5~2cm，厚2~4mm。切面边缘棕褐色至棕黑色，皮部棕黄色至暗棕色，有多数黄棕色油点(朱砂点)；木部黄白色，放射状；髓部黄色至黄棕色。周边暗棕色或黑棕色，有隆起的环节及须根痕。体轻质脆。气香，味微苦而辛(图68-1)。

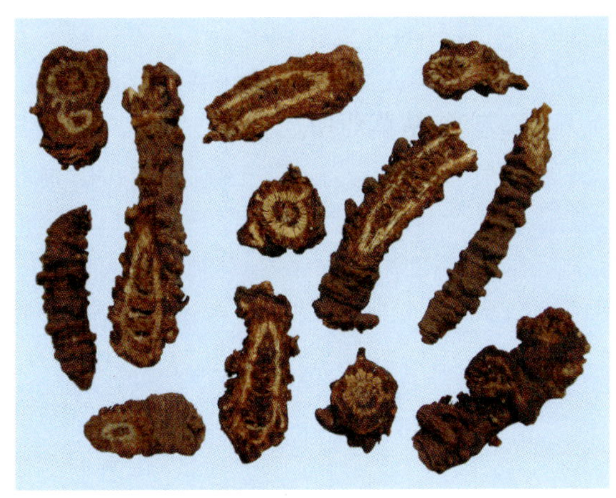

图 68-1 羌活

【成分】 含挥发油：柠檬烯、乙酸龙脑酯、β-蒎烯。有机酸：十四烷酸、阿魏酸，佛手柑内酯、欧前胡素、羌活醇、羌活酚、花椒毒酚、欧前胡素酚、β-谷甾醇、胡萝卜苷、亚油酸和油酸、赖氨酸、精氨酸、谷氨酸、天冬氨酸、缬氨酸、α-氨基丁酸、亮氨酸和鼠李糖、果糖、葡萄糖等。

【药理】 ①解热、镇痛：羌活挥发油0.133ml/kg和2%注射剂2ml/kg腹腔注射对酵母发热的兔及大鼠有明显解热作用。羌活挥发油0.133ml/kg和2%注射剂10ml/kg对小鼠热板法及醋酸扭体反应均有镇痛作用。②抗炎：羌活挥发油灌胃或腹腔给药，对小鼠二甲苯耳水肿、大鼠角叉莱胶和右旋糖酐足肿胀均有抗炎作用。③抗过敏：羌活挥发油1.328ml/kg灌胃或0.133ml/kg腹腔给药对2,4-二硝基氯苯所致小鼠迟发型过敏反应有一定抑制作用。④抗心律失常、抗心肌缺血：羌活水溶部分10g/kg可对抗乌头碱所致小鼠、大鼠心律失常，使潜伏期延长并缩短其持续时间。给小鼠灌胃3~12g/kg，其作用随剂量递增。5g/kg 给兔灌服，也明显缩短氯仿-肾上腺素所致的心律失常的持续时间。羌活挥发油0.3~0.6g/kg灌胃，对神经垂体素所致大鼠心肌缺血心电图有明显拮抗作用；羌活挥发油0.75g/kg灌服还能对抗小鼠急性心肌缺血，改善心肌血流量。⑤抗氧化：羌活甲醇提取物0.5~2.0g/kg灌胃，能明显抑制因四氯化碳所致肝脏组织中丙二醛(MDA)、硫代巴比土酚反应物质(TBA-Rs)，有抗脂质过氧化作用。⑥抗菌：羌活油、挥发油、水煎剂及注射剂对多种细菌及蜡样芽孢杆菌有明显抑制作用。⑦抗癫痫：羌活煎剂0.5g/只连续给小鼠灌服，每天2次，共6天，有抗休克发作作用。⑧毒性：羌活挥发油给小鼠灌胃的LD_{50}为(6.64±0.872)ml/kg。

【性味、归经与效用】 性温，味辛、苦。归膀胱、肾经。有散寒，祛风，除湿，止痛的功效。用于风寒感冒，肩背酸痛，风湿痹痛和风水浮肿，疮疡肿痛。

【临床应用】 ①流行性感冒：羌活6g，防风8g，苍术5~10g，川芎、白芷、甘草各3~5g，细辛1~3g，生地黄、黄芩各3~10g。水煎服，日服一剂。②功能性水肿：羌活、独活各3g，藁本、防风、川芎、炙甘草各1.5g。蔓荆子1g。随症加减：气虚加党参、炒白术；尿少加茯苓皮、泽泻、车前子、木通；食积加谷芽、麦芽、炒莱菔子、山楂；肾阳虚加巴戟天、补骨脂。水煎服，日服一剂。③风湿性关节炎：羌活、防风、苍术、白芷、秦艽、五加皮、独活、薏苡仁各10g，生地黄15g，细辛、炙甘草各5g，川芎8g，生地黄3~10g。水煎服，日服一剂。④早搏：脉齐液(每ml相当于羌活生药1g)，口服，每日60~105ml，分3~4次服，7~14天为1个疗程。⑤角膜炎：羌活、蔓荆子、川芎、酸枣仁、牛蒡子各10g，菊花15g。水煎服，日服一剂[2]。

独活 Radix Angelicae Pubescentis

【基源】 为伞形科植物重齿毛当归*Angelica pubescens* Maxim. f. *biserrata* Shan et Yuan的干燥根。

【饮片鉴别】 为类圆形或类长方形薄片，直径0.5~1.5cm。切面皮部灰白色至灰褐色，有黄棕色或棕色细小油点，木部约占直径的2/3，灰棕色至黄棕色，形成层环深棕色；周边灰褐色或棕褐色，粗糙。质地柔韧。有特异香气，味苦辛，微麻舌(图68-2)。

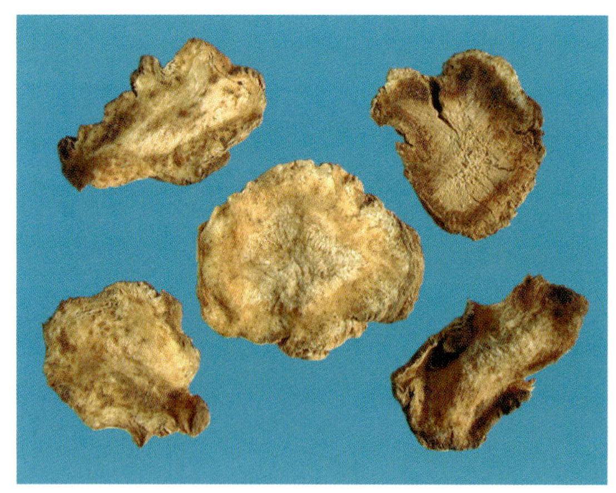

图 68-2 独活

【成分】 含挥发油、香豆素、胡萝卜素、腺苷、巴豆酸等。

【药理】 ①抗菌：煎剂对大肠杆菌、痢疾杆菌、变形杆菌、伤寒杆菌、绿脓杆菌、霍乱弧菌、人型结核杆菌等均有抑制作用。②抗炎：可抑制角叉菜胶所致大鼠足趾肿胀及醋酸引起的小鼠扭体发应。抗炎作用强于10mg/kg吲哚美辛。③镇痛：煎剂或流浸膏给大鼠口服或腹腔注射，均可产生镇痛和催眠作用，甚至可防止士的宁对蛙的惊厥作用。镇痛作用与100mg/kg阿司匹林相等。④抗肿瘤：所含花椒毒素、佛手柑内酯等对艾氏腹水癌细胞有杀灭作用。东莨菪素对化学物质引起的大鼠乳腺肿瘤有一定的抑制作用。⑤抗胃溃疡：所含佛手柑内酯、虎耳草素对大鼠胃溃疡有保护作用。⑥抗心肌缺血：所含当归素、异虎耳草素、5-甲氧基-8-羟基补骨脂等均有扩张冠状动脉作用。⑦抗心律失常：所含γ-氨基丁酸（GABA）静注10mg/kg可对抗乌头碱诱发的小鼠室性心率失常，降低室速发生率，缩短室速持续时间，降低室颤发生率和死亡率，还能使心室肌动作电位振幅减小，动作电位时程缩短。⑧抗血小板聚集、抗血栓：水浸物、甲醇和乙醇浸出物，能抑制ADP诱导的大鼠体外血小板聚集，且呈量效关系。给大鼠腹腔注射0.4g/kg，1.0g/kg独活醇提取物对血栓形成有显著抑制作用，抑制率可达38.4%、51.1%。独活体外还有部分溶解纤维蛋白的作用。⑨毒性：大鼠肌注花椒毒素、欧芹属素乙、佛手柑内酯的LD_{50}分别为160、335、945mg/kg。长期给药或给致死量均可引起肝损伤或坏死。

【性味、归经与效用】 性微温，味辛、苦。归肾、膀胱经。有祛风除湿，通痹止痛的功效。用于风寒湿痹，腰膝疼痛，少阴伏风头痛，外感风寒夹湿，恶寒发热，无汗，头痛身疼。

【临床应用】 ①头痛：独活、羌活、防风、麦冬、蔓荆子、菊花各12g，黄芩8g，苍术10g，白芷15g，细辛、甘草各5g，当归30g，川芎10~30g。随症加减：伴头痛失眠者加柴胡、远志；伴疲倦乏力者加党参、黄芪；左侧痛加柴胡、红花；右侧痛加葛根。水煎服，日服一剂。②关节炎：独活、杜仲、秦艽、防风、川芎、赤芍各10g，桑寄生、牛膝各2g，细辛3g，当归、茯苓、熟地黄、生牡蛎各15g，蜈蚣2条。水煎服，日服一剂。③坐骨神经痛：独活、秦艽、茯苓、防风各15g，桑寄生、杜仲、熟地黄各20g，木瓜、续断、人参、炙甘草各10g，土鳖虫、桂枝各6g，牛膝、白芍各30g，川芎10~30g，三七粉（冲）3g。水煎服，日服一剂。

【按语】 羌活为常用中药。始见于《神农本草经》独活项下，视为独活的别名，直至唐代的《药性本草》始将独活、羌活分名列之。该药性温，味辛、苦，归膀胱、肾经，散寒，祛风，除湿，止痛功强。有解热，镇痛，抗炎，抗过敏，抗心律失常，抗心肌缺血等药理作用。用于风寒感冒，头痛，身痛，四肢酸痛，风湿痹痛等病证疗效显著。

独活亦为常用中药。始载于《神农本草经》上品，性微温，味辛、苦，归肾、膀胱经，有祛风除湿，通痹止痛的功效。现代药理研究证实有抗菌，抗炎，镇痛，抗肿瘤，抗心肌缺血，抗心律失常，抗血栓的药理作用。用于治疗风寒湿痹，腰膝疼痛，少阴伏风头痛和外感风寒挟湿，恶寒发热，无汗，头痛身痛等病证。

羌活、独活二药基源不同，成分不一，药品性状差别较大，虽均为辛、苦、温之品，均归膀胱、肾经和有祛风解表，胜湿止痛的功效，但同中有异，各有特点：羌活气味雄厚燥烈，发散之力较强，长于上行发散风寒湿表邪，用于外感风寒或风寒挟湿的头痛头重，身痛身重及腰以上风湿痹痛和肌肉关节游走性疼痛；独活气味较细缓，发散表邪之力弱于羌活，长于腰以下筋骨间风寒湿痹，腰膝酸痛，屈伸不利，正如《汤液本草》所言："羌活气雄，独活气细，故雄者治足太阳风湿相搏，头痛、肢节痛、一身尽痛，非此不能除。""细者治足少阴头风头痛，两足寒湿痹，不能动止，非此不能治[3]。"临床须仔细辨证，对症下药，合理应用，不可混用。

（马金娥　沈保安　郭丽芳）

参考文献

[1]国家药典委员会.中华人民共和国药典(2005年版一部).北京:化学工业出版社,2005.127

[2]孔增科,等.常用中药药理与临床应用.赤峰:内蒙古科学技术出版社,2005.43

[3]元·王好古撰.汤液本草.北京:人民卫生出版社,1987.58

69 沙苑子、华黄芪子及紫云英子

沙苑子 Semen Astragali Complanati

【基源】 为豆科植物扁茎黄芪*Astragalus complanatus* R. Br.的干燥成熟种子。

【饮片鉴别】 ①沙苑子:呈肾形而稍扁,长2~2.5mm,宽1.5~2mm,厚约1mm。表面光滑,灰褐色或褐绿色,种脊明显,边缘一侧微凹处有圆形种脐。质坚硬,不易破碎。破开后可见淡黄色子叶2枚及弯曲的胚根。气无臭,味淡,嚼之有豆腥味(图69-1)。②盐沙苑子:呈圆肾形,表面深灰褐色,微有咸味(图69-2)。

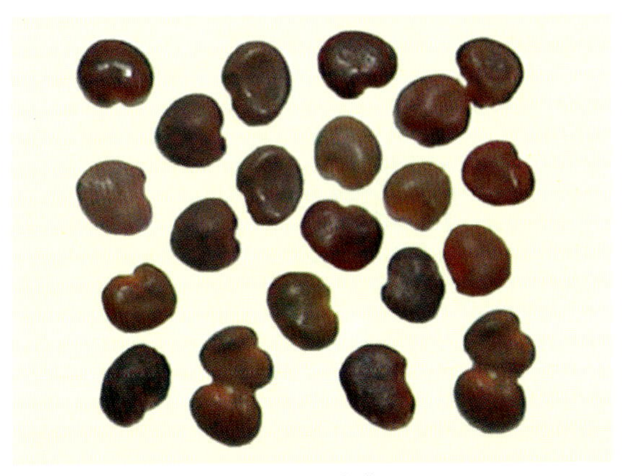

图 69-1 沙苑子

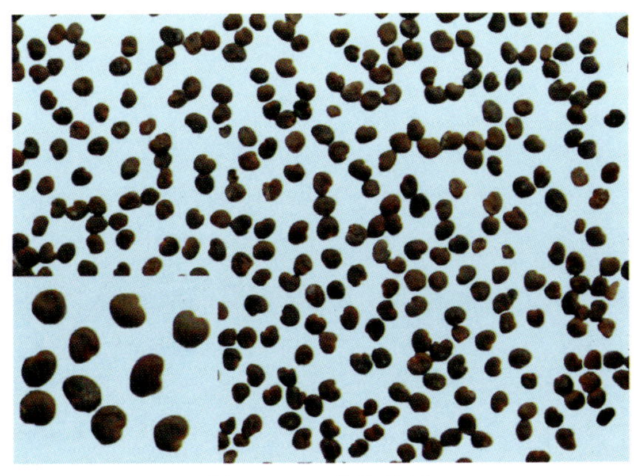

图 69-2 盐沙苑子

【成分】 含紫云英苷Ⅷ,大豆苷甲,黄芪苷,杨梅树皮素,杨梅沙苑子苷,沙苑子杨梅苷,沙苑子苷,山柰素,新沙苑子苷,芒柄花苷,天冬氨酸、丝氨酸、苏氨酸、丙氨酸、亮氨酸、谷氨酸、酪氨酸和多种脂肪酸类化合物:庚烯酸、十五烷酸、十六烷酸、十八烷酸、十八烯酸、二十烷酸与亚麻酸,钴、硒、铁、锌、锰、铜、镍、钼、钾等微量元素和β-谷甾醇[1]。

【药理】 ①降血压:沙苑子总黄酮100mg/kg、200mg/kg灌胃可使清醒自发性高血压大鼠(SHR)血压下降7.1%、9.3%,可使麻醉SHR总外周阻力下降20%,使SHR收缩压、舒张压显著下降。总黄酮25、50mg/kg使麻醉大鼠血压下降,舒张压尤甚。总黄酮对离体大鼠主动脉条还有直接松弛作用。②适应原样作用:能显著提高小鼠自主活动,增加小鼠体重及提高小鼠耐寒能力,能延长小鼠游泳时间及去肾上腺大鼠生存时间,有抗疲劳作用。③镇静、镇痛、解热:沙苑子与硫喷妥钠协同应用有镇静作用。可延长热板法潜伏期及减少0.05%酒石酸锑钾小鼠扭体反应。对伤寒-副伤寒混合疫苗兔及小鼠发热有解热作用。④缩尿:给小鼠灌服煎剂5、10g/kg,均可使尿量减少10%,持续4小时以上。⑤增强免疫:煎剂5g/kg给小鼠灌服10天,可明显提高溶菌酶和脾脏淋巴细胞转化率。醇提物5、10g/kg给小鼠灌服10天,可增加脾脏、胸腺重量,增加小鼠巨噬细胞吞噬墨汁能力。⑥抗炎:腹腔注射水提醇沉物5g/kg 6~7天,能抑制大鼠棉球肉芽肿、甲醛、角叉莱胶所致大鼠足肿胀及组胺所致毛细血管通透性增加。⑦改善血液流变性、抗血小板聚集:总黄酮给实验性高脂血症大鼠灌服,可使全血比黏度和还原度明显下降,使红细胞压积升高和电泳加快,血沉变慢。总黄酮1.25、2.5、5mg/ml,灌服1g/kg,2小时后,能明显抑制ADP和胶原诱导的大鼠血小板聚集。⑧增加脑血流量:给犬静注水提醇沉剂0.125g/kg,可使脑血流量明显增加,脑血管阻力现象下降。⑨调节血脂:总黄酮30g/kg给实验性高脂血大鼠灌服14天,有降低血清胆固醇及甘油三酯，升高HDL-C的作用。⑩保肝：灌服水煎剂5g/kg能显著降低CCl_4急性肝损伤模型小鼠血清谷丙转氨酶（ALT）谷草转氨酶（AST）活性和肝组织MDA含量，显著减轻肝细胞炎症反应和碎屑样坏死。⑪毒性：水提醇沉剂小鼠腹腔注射的LD_{50}为（37.75±1.05）g/kg[2]。

【性味、归经与效用】 性温，味甘。归肝、肾经。有温补肝肾，固精，缩尿，明目的功效。用于肾虚腰痛，遗精早泄，白浊带下，小便余沥，眩晕目昏。

【临床应用】 ①白内障：沙苑子、熟地黄、山茱萸、山药、茯苓、牡丹皮、青葙子、茺蔚子、菟丝子、覆盆子、车前子（包）、泽泻、五味子、枸杞子各10g，决明子12g，龟甲15g，磁石30g，沉香、桃仁各6g。水煎服，日服一剂。②肾虚遗精：金锁固精丸（盐沙苑子、芡实、莲须、煅龙骨、煅牡蛎、莲子）。口服，一次1丸，一日2次。③视神经炎：沙苑子、青葙子各10g，茺蔚子6g，共研细粉。口服，一次5g，一日2次。④肾虚腰痛：沙苑子15g，杜仲、地黄、续断、肉桂各10g。水煎服，日服一剂。

华黄芪子 Semen Astragali Chinensis

【基源】 为豆科植物华黄芪*Astragalus chinensis* L. f. 的干燥成熟种子。

【饮片鉴别】 呈较规则的肾形，饱满，长2~2.8mm，宽1.8~2mm，厚1~1.2mm。表面黄绿色、棕绿色或棕色，光滑，有光泽，腹面内凹处具圆形种脐。气微，味淡，嚼之有豆腥气[3]（图69-3）。

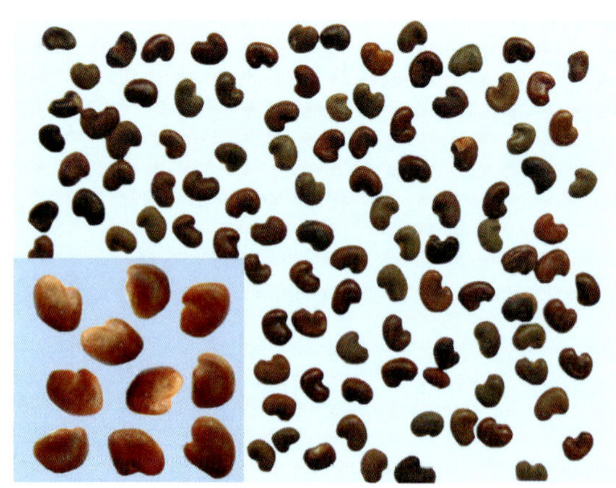

图 69-3 华黄芪子

【成分】 含黄酮类成分和天门冬氨酸、谷氨酸、苏氨酸、异亮氨酸等17种氨基酸[4]等。

【药理】 ①抗血小板聚集：华黄芪子乙酸乙酯提取物体外实验能明显抑制ADP诱导的大鼠血小板聚集，抑制率为94%。②毒性：华黄芪子水浸膏小鼠腹腔给药的LD_{50}为（34.04±0.34）g/kg。

【性味、归经与效用】 有强壮补肾，清肝明目的功效。用于肝肾不足，腰膝酸痛，遗精早泄，小便频数，尿血，白带[5]。

紫云英子 Semen Astragali Sinici

【基源】 为豆科植物紫云英*Astragalus sinicus* L. 的干燥成熟种子。

【饮片鉴别】 呈扁长肾形或斜方状肾形，两面明显内凹，长2.5~3.5mm，宽2~2.5mm，厚0.5~0.8mm。表面红棕色、棕黄色或黄绿色，光滑，有光泽，一侧中央深凹成钩状，条形种脐有灰棕色。质坚硬，不易破碎。破开后可见淡黄色子叶2片。气微，味淡，嚼之有豆腥味（图69-4）。

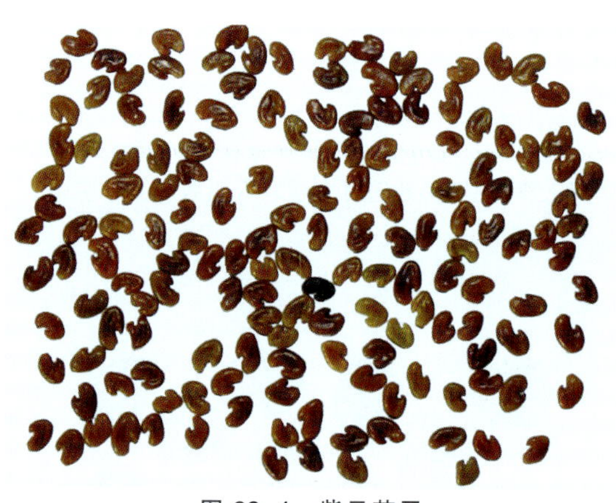

图 69-4 紫云英子

【成分】 含刀豆胺，精氨酸，壳质酶，β-谷甾醇及Zn、Cu、Fe、Mn元素等。

【性味、归经与效用】 性凉，味辛。有祛风明目的功效。用于目赤肿痛[6]。

【临床应用】 目赤肿痛：紫云英子、菊花、蒺藜、木贼、蝉蜕各10g。水煎服，日服一剂。

【按语】 沙苑子为常用中药，始载于《图经本草》蒺藜子项下。苏颂曰："蒺藜子……七、八月采实，暴干。又冬采，黄白色，类军家铁蒺藜……子有三角刺人是也。有一种白蒺藜，今生同州，沙苑牧马草地最多，而近道亦有之……七月开花黄紫色，如豌豆花而小。九月结实作荚，子便可采。其实味甘而微腥。褐绿色与蚕种子相类而差大，又与马薸子酷相类，但马薸子微大不堪入药须细辨之，今人多用。然古方云：蒺藜子皆用有刺者，治风明目最良[7]。"此处所述的白蒺藜即是沙苑子。李时珍曰："白蒺藜结荚长寸许，内子大如脂麻，状如羊肾而带绿色，今人谓之沙苑蒺藜……古方补肾治风皆用刺蒺藜,后世补肾多用沙苑蒺藜。”沙苑子之名始见于《临证指南医案》卷八目(疾)项下治“脉濇,瞆痛,右目当风泪多,当治肝肾”;“制首乌、枸杞子、炒归身、桑椹子、沙苑子、茯神”[8]方中。历版《中华人民共和国药典》以沙苑子为扁茎黄芪种子的正名。有的文献中将沙苑子的别名称为沙苑蒺藜、白蒺藜、潼蒺藜。

因沙苑子种子较小,临床应用较广泛,药源较紧缺,常见有以华黄芪子、紫云英子混称沙苑子药用的情况,且波及范围较广,虽经卫生部明文查处[9],但商品市场上仍久禁不绝[10~14],需认真鉴别,各以其名、其效正确药用。

除上述外,在河北、陕西、北京、天津、山东、河南、广东、广西等地,还有以豆科植物直立黄芪*Astragalus adsuragens* Pall.[15]、猪屎豆*Crotalaria mucronata* Desv.、凹叶野百合*C. retusa* L.、崖州野百合*C. yaihsienensis* T. Chen和田皂角*Aeschynomene indica* L.的干燥成熟种子混称沙苑子药用。这些均是沙苑子的伪品,要注意鉴别,予以杜绝。

(张 玲 傅正良 冯艳红 孔增科)

参考文献

[1]肖培根.新编中药志·第二卷.北京:化学工业出版社,2002.316

[2]孔增科,等.常用中药药理与临床应用.赤峰:内蒙古科学技术出版社,2005.422

[3]吴玛琍,孔增科.中药饮片鉴别(上册). 天津:天津科学技术出版社,1993.381

[4]楼之岑,秦波.常用中药材品种整理和质量研究.北京:北京医科大学,中国协和医科大学联合出版社,1996.305

[5]江纪武.药用植物辞典.天津:天津科学技术出版社,2005.87

[6]国家中医药管理局《中华本草》编委会.中华本草.上海:上海科学技术出版社,1999.4·2976

[7]宋·苏颂撰.胡乃长,等辑注.图经本草.福州:福建科学技术出版社,1988.114

[8]清·叶天士著.临证指南医案.上海:上海科学技术出版社,1959.628

[9]吴淑荣,孔增科.实用中药材鉴别手册.天津:天津科学技术出版社,1988.91

[10]朱维晨.浙江中医学院学报,1996,20(2):51

[11]朱从法,等.基层中药杂志,1995,9(5):7

[12]曹炯,等.基层中药杂志,1997,11(2):18

[13]刘健,等.包头医学,2003,27(3):22

[14]刘传玲,等.中国药业,2004,7(9):744

[15]孔增科,等.中药材.1997,17(1):19

70 诃子与毛诃子

诃子 Fructus Chebulae

【基源】 为使君子科植物诃子*Terminalia chebula* Retz.或绒毛诃子*Terminalia chebula* Retz. var. *tomentella* Kurt. 的干燥成熟果实。

【饮片鉴别】 ①诃子:为长圆形或卵圆形,长2~4cm,直径2~2.5cm。表面黄棕色或暗棕色,略带光泽,有5~6条纵棱线及不规则的皱纹,基部有圆形果梗痕。质坚实。果肉厚2~4mm,黄棕色或黄褐色。果核长1.5~2.5cm,直径1~1.5cm,浅黄色,粗糙,坚硬,种子狭长纺锤形,长约1cm,直径2~4mm,种皮黄棕色,子叶2,白色,相互重叠卷旋。气微,味酸涩后甜(图70-1)。②诃子肉:呈不规则粒块状,为深褐色或黄褐色,肉厚2~4mm。稍有酸气,味酸涩而后甜(图70-2)。

【成分】 含鞣质,诃子素,原诃子酸,没食子酸,没食子酸乙酯,莽草酸,莽草酸甲酯,苯甲酸,胡萝卜苷,β-谷甾醇,天门冬氨酸,谷氨酸,精氨酸等和阿拉伯糖,果糖,葡萄糖,番泻苷A,维生素C,甘露醇等[1]。

【药理】 ①抗菌:诃子水煎剂对痢疾杆菌、绿脓杆菌、白喉杆菌有较强的抑制作用,对金黄色葡萄球

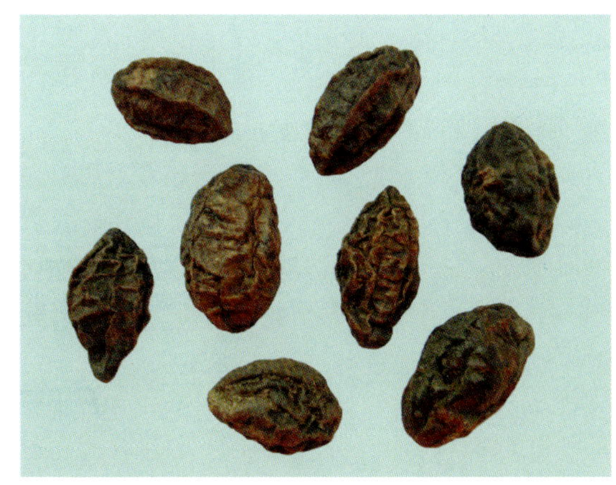

图 70-1 诃子

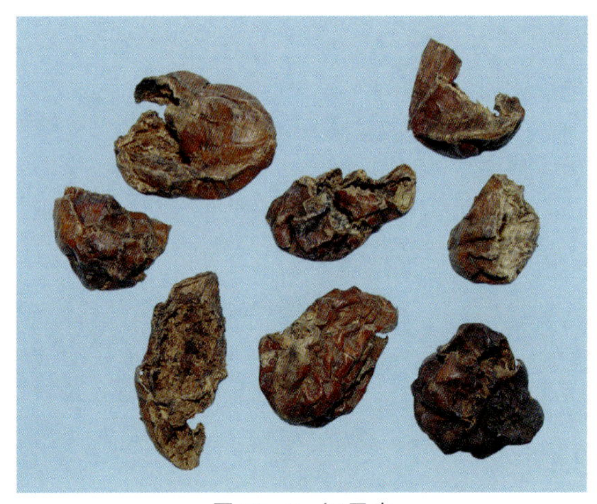

图 70-2 诃子肉

菌、肺炎链球菌、大肠杆菌、溶血性链球菌和鼠伤寒杆菌也有抑制作用。诃子提取物对流感病毒有灭活作用。②解痉:诃子素对平滑肌有罂素碱样的解痉作用。③止泻:诃子对离体兔肠收缩有明显抑制作用,对小鼠腹泻有较好的止泻作用。④强心:诃子的水、乙酸乙酯丁酮和正丁醇提取物具有很强的强心作用。醋酸乙酯提取物100、300、500μg使心脏收缩力增加3%~20%,心输出量增加2%~10%,而心率不变[2]。⑤抗氧化:对活性氧有清除作用。诃子鞣质2.5μg/ml即有明显消除O^{2-}离子的作用,10~20μg/ml能显著抑制维生素C合并硫酸亚铁诱发的小鼠肝及肺脏匀浆及线粒体膜脂质过氧化;诃子醇提取物25μg/ml,水提取物100μg/ml能显著清除核黄素加光引起的过氧阴离子和对抗H_2O_2引起的溶血。⑥抗肿瘤:诃子对小鼠艾氏腹水癌、梭形细胞瘤的生长有抑制作用。⑦毒性:诃子素的LD_{50}为550mg/kg。

【性味、归经与效用】 性平,味苦、酸、涩。归肺、大肠经。有涩肠敛肺,降火利咽的功效。用于久泻久痢,便血脱肛,肺虚喘咳,久嗽不止,咽痛音哑。

【临床应用】 ①脱肛:煨诃子、炮姜各6g,蜜罂粟壳3g。水煎服,日服一剂。②咽痛音哑:诃子、桔梗、金银花各10g,炙甘草3g。水煎服,日服一剂[3]。③口舌生疮:煨诃子10,冰片3g,共研细粉,撒敷患处,一日3~4次。④急、慢性肾盂肾炎:桂浦肾清胶囊(诃子、蒲公英、泽泻、菥蓂子、人工牛黄、三七、肉桂、琥珀、菟丝子、鸡内金、阿胶、莲子),口服,一次4粒,一日3~4次。⑤大叶性肺炎:诃子肉、瓜蒌各15g,百部9g。水煎服,日服一剂。⑥婴幼儿腹泻:诃子、炒白术、茯苓、葛根各6g,通草3g,炒山药、炒白芍各9g,炙甘草4.5g。脾虚型加用炒山药5g,炒白术12g,苏梗6g。伤食型加炒麦芽、炒谷芽各9g,鸡内金6g。风寒型加防风、鸡内金各6g。水煎服,日服一剂。⑦慢性咽喉炎:诃子、南沙参各10g,青蒿8g,甘草5g,共研细末。口服,一次3g,一日2~3次,15天为1个疗程。⑧慢性甲沟炎:诃子、丹参、天花粉各10g,大黄20g。水煎服,日服一剂。

毛诃子 Fructus Terminaliae Billericae

【基源】 为使君子科植物毗黎勒*Terminalia billerica* (Gaertn.) Roxb. 的干燥成熟果实。

【饮片鉴别】 呈卵形或椭圆形,长2~3.8cm,直径1.5~3cm。表面棕褐色,被红棕色绒毛,较细密,具5棱脊,棱脊间平滑或有不规则皱纹。质坚硬。果肉厚2~5mm,暗棕色或浅绿黄色,果核淡棕黄色。种子1枚,种皮棕黄色,种仁黄白色,有油性。气微,味涩、苦(图70-3)。

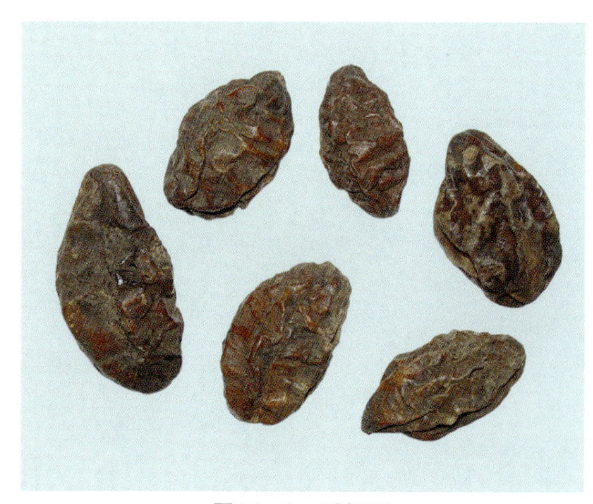

图 70-3 毛诃子

【成分】 含七羟基联苯二酸-5-0-六羟基联苯二酸酯,正三十三烷,三十四烷,2-三十二烷醇,9-三十三烷酮和β-谷甾醇,没食子酸,甘露醇,葡萄糖,鼠李糖和磷脂等[4]。

【药理】 ①利胆:毛诃子乙醇提取物10~40mg/kg给犬注射,胆汁分泌增加,胆汁内总固体含量亦有明显增加。②抗菌:体外对金黄色葡萄球菌有较弱的抑制作用。③毒性:醇提取物给小鼠灌服的LD_{50}为4.25g/kg[5]。

【性味、归经与效用】 性平,味甘、涩。有清热解毒,收敛养血,调和诸药的功效。用于各种热症,泻痢,黄水病,肝胆病,病后虚弱。

【临床应用】 ①风寒感冒:毛诃子、、余甘子,诃子,藏木香各100g,悬钩木200g,朵加35g,宽筋藤125g,共研细粉。口服,一次3g,一日2~3次。②黄水病:巴如拉、小檗皮、糖茶藨,西藏猫乳各等量,共研细粉。口服,一次1.5g,一日2次。③血热、协日热:诃子、川楝子或毛诃子、栀子各等量,共研粗粒。一次3~5g,一日

1~3次。水煎服[6]。

【按语】 诃子原名诃黎勒，始载于《金匮要略》“诃黎勒散”方中。《唐·新修本草》谓“诃黎勒，味苦，温，无毒。主冷气，心腹胀满，下宿物[7]”。现代研究其有抗菌，解痉，强心，止泻和抗氧化抗肿瘤的药理活性，用于久泻久痢，便血，脱肛，肺虚喘咳，咽痛音哑等病症效果理想。

毛诃子以毗黎勒之名始载于《唐·新修本草》，谓其“味苦、寒，无毒……出西藏及岭南交、爱等州，戎人谓之三果。树似胡桃，子形亦似胡桃，核似诃黎勒而圆短无棱”。此处明确指出了毛诃子(毗黎勒)和诃子(诃黎勒)形状上的区别，但又指出了“戎人谓之三果”的模糊概念，据周予等考证认为，此处云“戎人谓之三果”是诃子、毛诃子、余甘子三药相混淆的见证[8]。

诃子、毛诃子、余甘子是藏医药中的常用药，三种药物配伍使用称为“三果”或“大三果”，其中诃子被视为药中之王。《晶珠本草》将诃子列于树类诸药首位，并曰：“诃子对诸病均有疗效。无论祁愿的威力、性味、功能都能对治诸病，成为众药之王，在诸种药和歌诀中，都称佳品药王为诃子[9]。”藏族供奉的药王佛右手中即持一枚诃子，其使用频率几与汉医方剂中的甘草相等。

诃子、毛诃子品种混淆的情况历史上即有记载，因品种不同、化学成分、药理作用和功能效用有异，需注意鉴别，各以其名正确药用。据报道，银叶诃子*Terminalia argrophylla* Pott. et Prain的果实，又名小诃子，在云南、广西、缅甸代诃子入药[10]，这是不对的，需予注意并区分药用。

(赵学红　王　昕　孔增科)

参考文献

[1]张海龙，等.沈阳药科大学学报，2001，18(6)：417

[2]张海龙，等.沈阳药科大学学报，2001，18(6)：453

[3]孔增科，等.常用中药药理与临床应用.赤峰.内蒙古科学技术出版社，2005.498

[4]国家中医药管理局《中华本草》编委会.中华本草·藏药卷.上海：上海科学技术出版社，2002.232

[5]青海省药品检验所，等.中国藏药·第一卷.上海：上海科学技术出版社，1996.306

[6]国家中医药管理局《中华本草》编委会.中华本草·蒙药卷.2004.128

[7]唐.苏敬，等撰.尚志钧辑校.唐·新修本草.合肥：安徽科学技术出版社，1981.458

[8]周予，等.中草药，2001，32(4)：356

[9]罗达尚.新修晶珠本草.成都：四川科学技术出版社，2004.466

[10]钟永楚，等.广东药学，1995，(3)：26

71　鸡血藤、丰城鸡血藤、山鸡血藤、牛马藤、白花油麻藤及大血藤

鸡血藤 Caulis Spatholobi

【基源】 为豆科植物密花豆*Spatholobus suberectus* Dunn的干燥藤茎。

【饮片鉴别】 为椭圆形、长矩圆形或不规则形的斜切片。厚0.3~1cm，直径2~6cm，长达15cm。切面皮部窄，棕褐色，木部红棕色或棕色，有多数小孔(导管)，树脂状分泌物红棕色至黑棕色，与木部相间排列呈3~8个偏心形半圆形环，髓部偏向一侧；周边灰棕色，粗糙，具不规则纵沟与多数突出表面的横向皮孔，栓皮脱落处显红棕色。质坚硬，易掰断，断面纤维性。气微，味涩(图 71-1)。

【成分】 含多种异黄酮，二氢黄酮，拟雌内酯类，三萜类和甾醇等成分[1]。崔艳君等从鸡血藤70%的乙醇浸膏的乙酸乙酯部分分离鉴定了8个化合物，分别

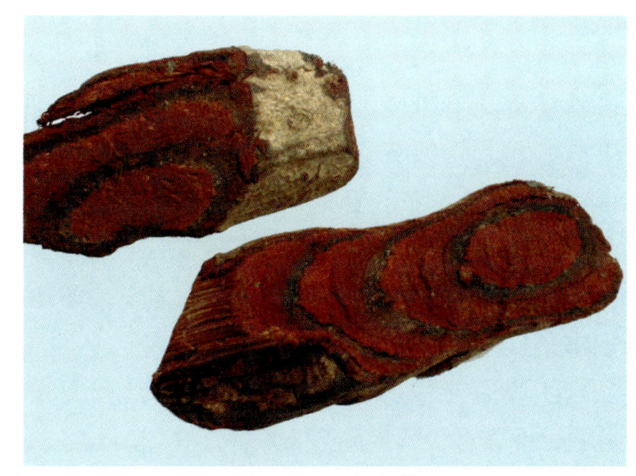

图 71-1　鸡血藤

为密花豆素、芒柄花素、大豆苷元、毛蕊异黄酮、胶性黏液酸、间苯三酚、琥珀酸和β-谷甾醇[2]；严启新等从鸡血藤醋酸乙酯和正丁醇部位中分得6个化合物，分别为7-酮基谷甾醇、大黄素、大黄酸、芦荟大黄素、胡萝卜苷和麦儿茶精[3]。

【药理】 ①抗血小板聚集：注射剂可显著抑制ADP诱导的血小板聚集，并有一定浓度依赖性。有明显的体外抑制血小板聚集作用。②扩张血管：能扩张外周血管，增加器官血流量，对犬股动脉有明显的扩张作用，还具有降低血管阻力的作用。鸡血藤水提醇沉剂20mg/kg注入股动脉，注射后10分钟内股动脉血流量增加42.7%，峰值时增加值达133%；血管阻力减少45.3%。③抗动脉粥样硬化：给高脂血症鹌鹑灌服鸡血藤水煎剂8g/kg，连续14天，可降低血清胆固醇(TC)，升高高密度脂蛋白(HDL-C)/ TC比值和HDL_2-C/HDL_3-C比值，并显著降低HDL_3-C水平。④对造血系统的影响：水煎液可使环磷酰胺致贫血小鼠的红细胞值、血红蛋白值和白细胞值显著地上升，减少环磷酰胺引起的嗜多染红细胞微核率。⑤抗炎：用2%巴豆油涂搽致炎，1:1水煎液醇沉液腹腔注射后30分钟，结果表明有较强的抑制作用。水提物500mg/kg给小鼠灌胃10天，对2、4-二硝基苯(DNCB)所致的接触性皮炎有显著抑制作用。⑥收缩子宫：煎剂能加强子宫的节律性收缩，加大剂量则可引起子宫平滑肌痉挛。⑦抗早孕：鸡血藤注射液8g/kg灌胃或13g/kg膀胱注射，对小鼠有明显的抗早孕作用。⑧镇静：大鼠腹腔注射酊剂有镇静催眠作用。⑨双向调节免疫功能：鸡血藤水煎剂1mg/ml，对正常小鼠脾细胞、白细胞介素Ⅱ(IL-2)的产生有促进作用，对IL-2产生降低的环磷酰胺模型有显著增强作用，但对IL-2产生超常的硫唑嘌呤模型呈显著抑制作用，表明鸡血藤有双向调节免疫功能的作用。⑩毒性：鸡血藤注射液小鼠腹腔注射的LD_{50}为101.5g/kg。

【性味、归经与效用】 性温，味苦、甘。归肝、肾经。有补血、活血、通络的功效。用于月经不调，血虚萎黄，麻木瘫痪，风湿痹痛。

【临床应用】 ①白细胞减少症：鸡血藤、制何首乌、山药各30g，熟地黄、黄精各20g，人参、白术、川芎、当归、茯苓、甘草、白芍、骨碎补各10g。水煎服，日服一剂。②类风湿性关节炎：鸡血藤30g，钩藤、络石藤、海风藤、木瓜、牛膝各15g，威灵仙、桂枝、防风、独活、海桐皮、地龙、川芎各10g。水煎服，日服一剂[4]。③腰椎间盘突出症：鸡血藤30g，乳香、没药、甘草各6g，丹参、续断、杜仲、桑寄生、菟丝子、伸筋草、炒麦芽各15g，红花、地龙各10g。水煎服，日服一剂[5]。④颈椎骨质增生：鸡血藤、葛根、忍冬藤各30g，桂枝、赤芍、地龙、威灵仙、透骨草、千年健各10g。水煎服，日服一剂[6]。⑤乳腺增生：鸡血藤、生牡蛎(先煎)各30g，柴胡、白芥子、三棱、莪术各10g，橘红6g，薏苡仁20g，浙贝母、夏枯草、山慈姑各15g，蜈蚣2条，皂角刺12g。水煎服，日服一剂[7]。⑥心律失常：鸡血藤、桂枝、柴胡、牡蛎各10g，赤芍、石菖蒲、郁金、龙骨、炙甘草，赭石、磁石各15g，丹参、当归、炙黄芪各30g，生姜5g，大枣3枚。水煎服，日服一剂[8]。

丰城鸡血藤 Radix Seu Caulis Millettiae Hirsutissimae

【基源】 为豆科植物丰城鸡血藤*Millettia nitida* Benth. var. *hirsutissima* Z. Wei的干燥根及藤茎。

【饮片鉴别】 为圆形或长圆形厚片，直径0.5~3.5cm。切面皮部占半径的1/4~1/3，密布红棕色的胶状斑点，向外渐疏，木部黄色，导管呈孔状放射状排列，无髓部；周边灰褐色，有纵纹。藤茎的切片髓小居中。质坚硬。气微，味微苦、涩(图71-2)。

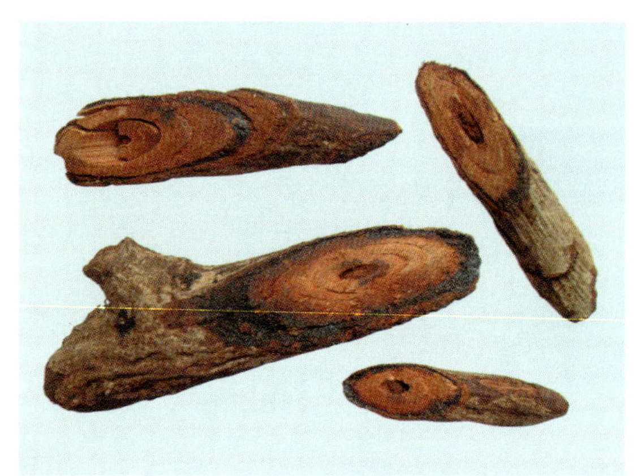

图 71-2 丰城鸡血藤

【成分】 含芒柄花素、异甘草素等。

【药理】 ①抗血小板聚集：丰城鸡血藤乙醇提取物能抑制由胶原诱导的兔血小板聚集，抑制率为27.3~74.2%；对兔血红细胞凝聚作用的影响与浓度有关，即高浓度时抑制血红细胞凝聚，低浓度时则促进其凝集。②抗炎：酊剂2g/kg给大鼠灌胃，对甲醛性“关节炎”有明显抑制作用。③镇静、催眠：大鼠腹腔注射酊剂有镇静催眠作用。④保肝：丰城鸡血藤单味注射液体外试验有促进DNA合成的作用，实验证明能促进肝细胞DNA复制，促进肝细胞再生，恢复肝功能。

【性味、归经与效用】 性温，味苦、微甘。有补血活血，舒筋活络的功效。用于血虚体弱，月经不调，风湿痹痛，跌打损伤，小儿麻痹症。

【临床应用】 ①月经不调：鸡血藤膏10g，冰糖15g。调服，日服一剂。②遗精：丰城鸡血藤、巴戟天、石斛各10g，益智仁3g。水煎服，日服一剂。③小儿麻痹症：丰城鸡血藤、钩藤根、爬山虎、五加皮、淫羊藿根各6g，砂糖、米汤为引。水煎服，日服一剂。

山鸡血藤（昆明鸡血藤）Caulis Millettiae Dielsianae

【基源】 为豆科植物香花崖豆藤*Millettlia dielsiana* Harms的干燥藤茎。

【饮片鉴别】 为长圆形片，厚0.4~1.5cm，直径0.5~3.5cm。切面皮部浅黄白色，约为半径的1/8~1/6，具散在点状红棕色树脂状分泌物，向内渐密，木部白色或淡黄色，导管密集呈多层环状纹状，皮部与木部间红棕色树脂状分泌物层状相隔；周边灰褐色，较粗糙，具众多突出表面的红棕色点状皮孔，有不规则细纵纹与纵沟。质坚实，易掰断，断面强纤维性。气微，味微苦涩（图71-3）。

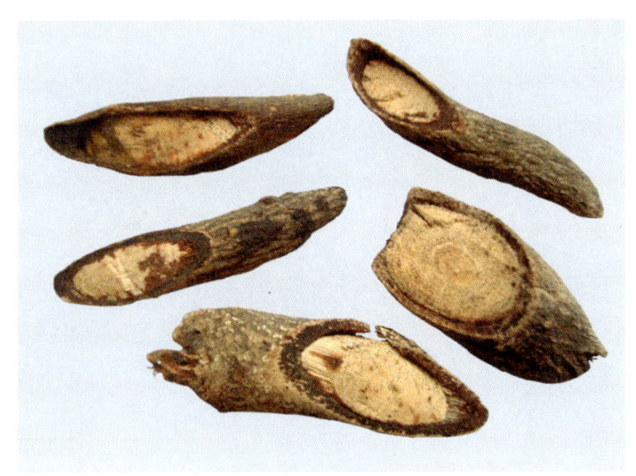

图 71-3 山鸡血藤

【成分】 含刺芒柄花素，阿弗洛莫生，飞机草素，毛蕊异黄酮，大豆素，异甘草苷元和鸡血藤醇，无羁萜-3β-醇和芸苔甾醇、豆甾醇、谷甾醇等。

【药理】 山鸡血藤体外试验具有抗凝血酶、促进纤维蛋白溶解、延长优球蛋白溶解时间等作用。体内试验使全血凝固时间缩短，纤维蛋白减少，纤维蛋白裂解产物增加[9]。

【性味、归经与效用】 性温，味苦、涩，微甘。有补血止血，活血通络的功效。用于血虚体弱，劳伤筋骨，月经不调，闭经，产后腹痛，恶露不尽，各种出血，风湿痹痛，跌打损伤。

【临床应用】 ①贫血：山鸡血藤、土党参、黄花稔各30g。水煎服，日服一剂。②痨伤：山鸡血藤30g，白酒500ml，浸泡3天。口服，一次10ml，一日2次。③风湿性关节炎：山鸡血藤15g，石楠藤、山乌龟各9g，五加皮12g，小蛇参6g，白酒1 000ml，浸泡2天。口服，一次30ml，一日3次。

牛马藤 Caulis Mucunae Sempervirentis

【基源】 为豆科植物常春油麻藤*Mucuna sempervirens* Hemsl. 的干燥藤茎[10]。

【饮片鉴别】 为圆形或长圆形片，多皱缩不平，直径1.6~3.5cm。切面皮部薄，具棕褐色树脂状分泌物，木部暗棕色，导管呈孔洞状，放射状整齐排列，皮部与木部相间排列呈数层同心环，髓部细小；周边灰褐色，有纵纹。质坚体重，断面纤维性。气微，味涩而微甜（图71-4）。

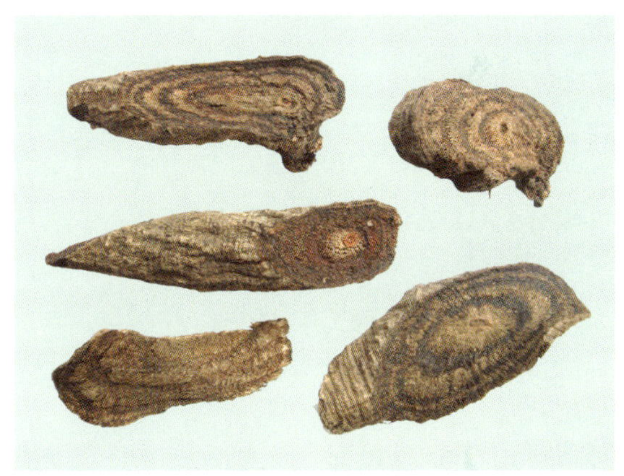

图 71-4 牛马藤

【成分】 含甾醇类化合物：β-谷甾醇、胡萝卜苷、豆甾醇和左旋多巴、黄酮类成分及氨基酸等。

【性味、归经与效用】 性温，味甘、微苦。有活血调经，补血舒筋的功效。用于月经不调，痛经，闭经，产后血虚，贫血，风湿痹痛，四肢麻木，跌打损伤。

【临床应用】 ①闭经、月经不调：牛马藤15g，熟地黄、当归各10g。水煎服，日服一剂。②再生障碍性贫血：牛马藤30~60g，黄芪30g，龟板、鳖甲各15g（先煎）。水煎服，日服一剂。③风湿麻木：牛马藤、黎豆各15g，刺楸树皮、钩藤各10g，艾叶6g。水煎服，日服一剂。④风湿关节疼：牛马藤30g，穿根藤、白勒花根、阿利藤各15g。水煎，酌加黄酒服，日服一剂。

白花油麻藤 Caulis Mucunae Birdwoodianae

【基源】 为豆科植物白花油麻藤*Mucuna birdwoodiana* Tutcher的干燥藤茎。

【饮片鉴别】 为圆形或类圆形厚片，直径1.7~2.5cm。切面木质部淡红色，密布针眼状导管孔，有2~5圈红褐色的同心性环纹，纹上渗出红棕色树脂，中央有偏心性的髓；周边灰褐色或灰棕色，有明显的纵沟及疣状突起皮孔。质坚韧。气微，味微涩而甜(图71-5)。

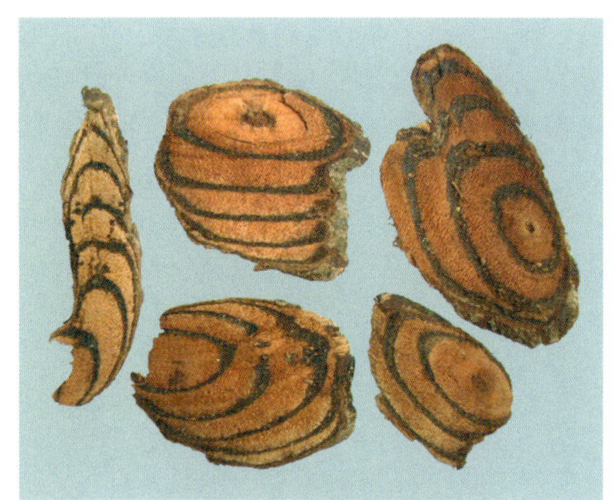

图 71-5 白花油麻藤

【成分】 含2,6-二甲氧基苯酚，丁香酸，香草酸，N-(反式-阿魏酰基) 酪胺；3-0-(6-0-甲基-β-D-吡喃葡萄糖醛酸基) 积雪草酸甲酯，3-0-[a-L-阿拉伯吡喃糖基 (1→2)]-6-D-甲基-β-D-吡喃葡萄糖醛酸基马斯里酸甲酯和积雪草酸-28-D-β-D-吡喃葡萄糖苷等[11]。

【药理】 ①抗凝：能显著延长血凝时间，有抗凝的作用。②抗血小板聚集：白花油麻藤提取物能抑制前列腺素的生物合成，体外对血小板聚集有很强的抑制作用。

【性味、归经与效用】 性平，味苦、甘。有补血活血，通经活络的功效。用于贫血，白细胞减少症，月经不调，腰酸腿痛，麻木瘫痪。

【临床应用】 ①白细胞减少症：白花油麻藤30g。水煎服，日服一剂[12]。②贫血：白花油麻藤15g，当归、白芍、熟地黄、太子参各10g，阿胶珠3g。水煎服，日服一剂。

大血藤 Caulis Sargentodoxae

【基源】 为木通科植物大血藤*Sargentodoxa cuneata* (Oliv.) Rehd. et Wils的干燥藤茎。

【饮片鉴别】 呈圆形或长圆形的横切或斜切片，厚1~3mm，直径0.5~3cm。切面皮部棕红色，有6处向内嵌入木部，木部黄白色，被红棕色射线隔开呈菊花形放射状，有明显清晰的众多小孔(导管)，髓居中部；周边栓皮灰棕色，粗糙，常呈鳞片状剥落，剥落处显暗棕红色。质坚体轻。气微，味微涩(图71-6)。

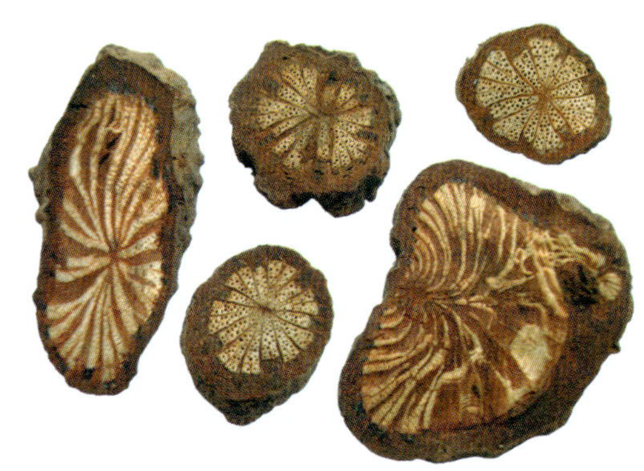

图 71-6 大血藤

【成分】 含鞣质、糖苷类、环多酚类、三萜皂苷类、木质素类、粗黄酮类、毛柳苷、鹅掌楸苷及β-谷甾醇类，β-胡萝卜苷，无梗五加苷和红藤苷等[13]。

【药理】 ①抗辐射：注射液能显著增加小鼠心肌对(86铷)的摄取量，大血藤50g/天长期服用可治疗放化疗所导致的放射性白血病。②抗缺氧：小鼠腹腔注射大血藤水提醇沉物(2g/kg)，能明显提高小鼠耐缺氧能力；注射液能显著提高小鼠常压缺氧或者减压缺氧存活时间。③抗菌：25%大血藤煎剂对金黄色葡萄球菌及乙型链球菌均有较强的抑制作用。对大肠杆菌，白色葡萄球菌、卡他球菌甲型链球菌及绿脓杆菌亦有一定的抑制作用。这可能与鞣质含量较高有关。④抗血栓：水溶提取物能抑制血小板聚集及血栓形成，增加冠脉流量，提高血浆CAMS水平，扩张冠状动脉，缩小心肌梗死范围。⑤对胃肠道平滑肌作用：1%及5%水提醇沉液对小鼠肠段有明显的抑制作用，而对豚鼠离体肠段只需0.5%及2.5%即表现先兴奋后抑制作用。⑥镇静：注射液能明显降低小鼠的自主活动，增强戊巴比妥钠的催眠作用。⑦抗急性过敏：大血藤的二氯甲烷提取物能抑制PAF(血小板活化因子)与受体相结合，有抗药物性过敏的作用。⑧抗炎：糖苷类物质能明显抑制绵羊生殖腺前列腺素合成酶的活性，也有明显的抗炎活性。

【性味、归经与效用】 性平、味苦。归大肠、肝经。有清热解毒，活血，祛风的功效。用于肠痈腹痛，经闭痛经，风湿痹痛，跌扑肿痛。

【临床应用】 ①慢性盆腔炎：大血藤、马齿苋各30g，鸡冠花、益母草各15g，狗脊18g。水煎服，日服一剂[14]。②神经根型颈椎病：大血藤、泽兰、当归尾、九节风、炙甘草、全蝎各15g，黄芪50g，桂枝、白芍、白术、茯苓各10g，蜈蚣2条。水煎服，日服一剂[15]。③慢性前列腺炎：大血藤、枸骨根、虎杖、土牛膝、穿破石、石苇各

20g,大蓟根、珍珠草、楤柏皮、柴胡各10g,土茯苓30g,青木香(后下)8g。水煎服,日服一剂[16]。

【按语】 鸡血藤为常用中药。始载于《本草备要》。《本草纲目拾遗》载有鸡血藤胶。该药为木质藤本,老茎砍断时鸡血状汁液从偏心环处渗出,故名。《中华人民共和国药典》1977年版及以后历版药典收载密花豆的藤茎(Caulis Spatholobi)为正品鸡血藤。

据调查,鸡血藤的植物来源一直比较复杂,品种严重混乱,除正品鸡血藤外,有6科30种含有红色树脂的藤茎在不同省区乃至全国混淆或误作鸡血藤应用[17],较常见的有:牛马藤(Caulis Mucunae Sempervirentis)在福建,白花油麻藤(Caulis Mucunae Birdwoodianae)在浙江、广东、广西,山鸡血藤(Caulis Millettiae Dielsianae)在江西、福建、广东、广西、四川等省的个别地区,丰城鸡血藤(Radix Seu Caulis Millettiae Hirsutissimae)在江西、福建、广东混作鸡血藤药用,在东北、内蒙古、北京和河北、河南、四川等地甚至曾有以大血藤(Caulis Sargentodoxae)误作或充作鸡血藤药用的情况,这是错误的,必须予以纠正。

鸡血藤作为内科、妇科的常用药物,抗血小板聚集、抗动脉硬化、扩张血管、抗炎和收缩子宫的药理作用确切,补血、活血、通络的功效可靠。牛马藤、白花油麻藤、山鸡血藤、丰城鸡血藤和大血藤与其基源不同,化学成分、药理作用和功效虽有相近之处,但不完全一致,不可混或代鸡血藤药用,而应各以其名正确应用。

(郭红艳　张丽君　孔增科　李彩霞)

参考文献

[1]肖培根.新编中药志·第三卷.北京:化学工业出版社,2002.756

[2]崔艳君,等.药学学报,2002,37(10):784

[3]严启新,等.中草药,2003,34(10):876

[4]孔增科,等.常用中药药理与临床应用.赤峰:内蒙古科学技术出版社,2004.272

[5]李建华,等.陕西中医,2004,25(8):709

[6]马祝高,等.陕西中医,2004,25(3):227

[7]凌展翅,等.陕西中医,2003,24(11):983

[8]张景义,等.陕西中医,2003,24(2):108

[9]崔艳君,等.天然产物研究与开发,(15):72

[10]国家中医药管理局《中华本草》编委会.中华本草.上海:上海科学技术出版社,1999.4·3304

[11]国家中医药管理局《中华本草》编委会.中华本草.上海:上海科学技术出版社,1999.4·3301

[12]《全国中草药汇编》编写组.全国中草药汇编(下册).北京:人民卫生出版社,1978.203

[13]倪士峰,等.中国野生植物资源,2004,23(4):8

[14]林英香,等.四川中医,2001,19(3):59

[15]王海鸥,等.湖南中医药导报,2001,7(12):12

[16]祝明星,等.新中医,2003,35(12):57

[17]方石林.湖南中医药学报,1997,3(4):38

72 青木香与土木香

青木香 Radix Aristolochiae

【基源】 为马兜铃科植物马兜铃*Aristolochia debilis* Sieb. et Zucc. 的干燥根。

【饮片鉴别】 为圆形或长圆形的厚片,直径5~15mm,切面黄白色,有类白色与黄棕色相间排列的放射状纹理,皮部与木部间有明显的黄棕色形成层环纹,木部可见明显的导管细孔;周边黄棕色、灰棕色或棕褐色,略粗糙,有纵皱纹与须根痕。质硬脆。气香特异,味苦(图72-1)。

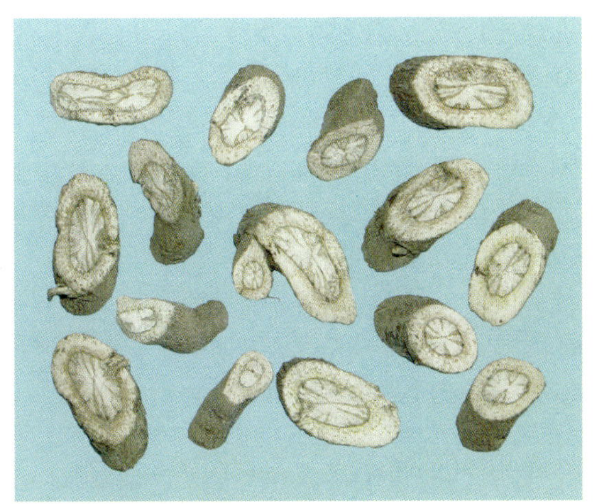

图 72-1　青木香

【成分】 含马兜铃酸A、B、C,马兜铃内酰胺,7-羟基马兜铃酸A、青木香酸、尿囊素和7-甲氧基马兜铃酸A、6-甲氧基马兜铃酸-C等[1]。

【药理】 ①降血压：多种动物静脉注射或口服青木香粗制剂均有一定的降压效果，煎剂作用较强，对麻醉动物静脉注射常引起血压骤降，肌肉注射和口服降压较慢。②抗癌：马兜铃酸对小鼠腹水癌及小鼠腺癌-775均有抑制作用。③抗菌：青木香50%煎剂对金黄色葡萄球菌等有抑制作用。马兜铃酸50mg/kg皮下注射对金黄色葡萄球菌性胸膜炎、肺炎链球菌和化脓性链球菌等感染的小鼠有保护作用。④解痉止痛：小鼠肠蠕动、兔离体回肠运动及小鼠扭体实验证实，青木香有明显的解痉止痛作用[2]。⑤抗血小板聚集：青木香1.5g/ml加10μl于200μl体外的反应体系中，能显著降低人血体外血小板聚集，聚集抑制率为57.7%。⑥增强免疫功能：马兜铃酸50μg/kg皮内注射能明显地增强腹腔巨噬细胞的吞噬活性，并能使因注射氯霉素、氢泼尼松或环磷酰胺所致的豚鼠吞噬细胞活性下降恢复正常。⑦毒性：青木香醇提物给小鼠腹腔注射的LD_{50}为92.85g/kg（先煎）；马兜铃酸灌胃和静脉注射的LD_{50}分别为48.7mg/kg和24.4mg/kg。

【性味、归经与效用】 性寒，味辛、苦。归肝、胃经。有平肝止痛，解毒消肿的功效。用于眩晕头痛，胸腹胀痛，痈肿疔疮，蛇虫咬伤。

【临床应用】 ①高血压：青木香30g。水煎服，日服一剂。②肠炎：青木香9g，槟榔、黄连各4.5g，共研细末。口服。一次1~2g，一日3次。③中暑腹痛：青木香1.5~2g，研末，开水冲服[3]。④心绞痛：冠心苏合丸（苏合香、冰片、乳香、檀香、青木香），口服。一次1丸，一日1~3次。

土木香 Radix Inulae Helenii

【基源】 菊科植物土木香*Inula helenium* L. 的干燥根。

【饮片鉴别】 为类圆形厚片，直径0.5~2cm。切面浅黄棕色，略呈角质样，形成层环纹明显，木部略显放射状纹理；周边深棕色，有纵皱纹。质坚硬。气微香，味苦而灼辣（图72-2）。

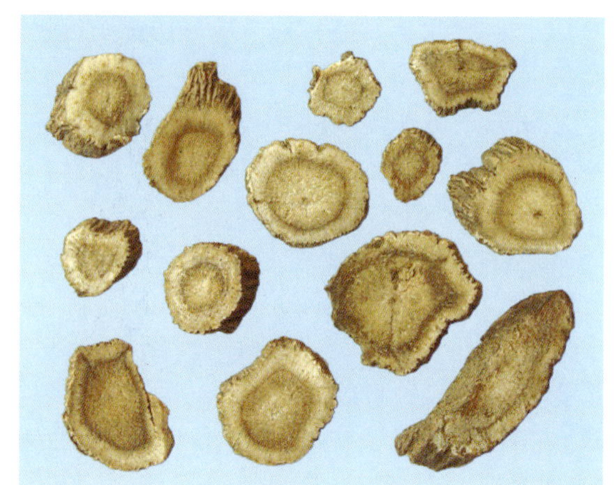

图 72-2 土木香

【成分】 含菊糖，挥发油等成分。油中主成分是土木香内酯，异土木香内酯，土木香酸等。

【药理】 ①驱虫：土木香内酯、二氢土木香内酯有驱虫作用。②抗菌：体外实验表明，土木香内酯在0.1μg/ml 浓度时，即能抑制结核杆菌的生长。土木香对金黄色葡萄球菌、痢疾杆菌与绿脓杆菌及皮肤真菌有抑制作用。③镇痛：小鼠扭体法实验证实有一定的镇痛作用。④对子宫作用：土木香对离体兔子宫有抑制作用，但在极低浓度时对子宫有兴奋作用。⑤对心脏作用：土木香内酯低浓度兴奋，较高浓度抑制离体蛙心，使心脏停止于舒张期。⑥毒性：土木香醇提物小鼠腹腔注射的LD_{50}为121.57g/kg。

【性味、归经与效用】 性温，味辛、苦。归胃、肝、脾经。有健脾和胃，行气止痛、驱虫的功效。用于胃脘、胸腹胀痛，呕吐腹泻，痢疾、食积、虫积[4]。

【临床应用】 ①胃痛：土木香（祁木香）3g，延胡索15g，共研细末。口服，一次6g，一日2次。②细菌性痢疾：土木香（祁木香）、黄连各9g。水煎服，日服一剂。③肋间神经痛：土木香（祁木香）、郁金各9g。水煎服，日服一剂。④牙痛：土木香适量，捣烂或嚼烂，含患处或纳入虫牙孔内[5]。

【按语】 青木香为较常用中药，其名首见于《名医别录》，列于木香项下作为别名，宋·苏颂《图经本草》所载的涂州青木香、海洲青木香与现时的青木香相符。由此可见，宋代以前本草所述的青木香皆为菊科的木香。因此，青木香历来存在异物同名的混淆情况，其中最主要的是青木香、土木香（祁木香）的混淆，必须予以注意。

青木香源于马兜铃科植物马兜铃的根（Radix Aristolochiae）。饮片切面黄白色，有类白色与黄棕色相间排列的放射状纹理；气香特异，味苦。有降低血压，解痉止痛，抗菌，抗肿瘤，抗血小板聚集和增加吞噬细胞活性等药理作用，临床主要用于眩晕头痛，胸腹胀痛，痈肿疔疮和蛇虫咬伤。

土木香源于菊科植物土木香的根（Radix Inulae Helenii）。饮片切面浅黄棕色，木部略显放射状纹理；气微香，味苦而灼辣。有驱虫，抗菌，镇痛和兴奋（低浓度）、抑制（高浓度）心脏的药理作用。临床主要用于胃脘、胸腹胀痛，呕吐腹泻，痢疾，食积、虫积等病症。

青木香、土木香基源不一,化学成分各异,药理作用迥然不同,功效也有明显差异,性状特征区别明显,应注意鉴别,正确应用,不可混用或代用。

(熊南燕　郭红艳　章新建)

参考文献

[1]王本祥,等.现代中药药理与临床.天津:天津科技翻译出版公司,2004.851

[2]楼之岑,等.常用中药材品种整理和质量研究(第三册).北京:中国医科大学联合出版社,1996.41

[3]沈保安,等.中国常用中草药.合肥:安徽科学技术出版社,1998.2080

[4]国家中医药管理局《中华本草》编委会.中华本草.上海:上海科学技术出版社,1999.8·6913

[5]江苏新医学院.中药大辞典.上海:上海科学技术出版社,1997.2250

73　青风藤、木防己、鸡矢藤及称钩风

青风藤 Caulis Sinomenii

【基源】 为防己科植物青藤*Sinomenium acutum* (Thunb.) Rehd. et Wils .及毛青藤*Sinomenium acutum* (Thunb.) Rehd .et Wils var. *cinereum* Rehd.et Wils. 的干燥藤茎。

【饮片鉴别】 为圆形或长圆形厚片,直径0.5~2cm。切面皮部窄,灰黄色或淡灰棕色,可见深色小点沿边缘呈环状,木部宽广,黄白色至淡棕黄色,具多数细密小孔,放射状纹理明显,中央有髓;周边绿褐色至棕褐色。质硬而脆。气微,味苦(图73-1)。

【成分】 含青藤碱,青风藤碱,青藤防己碱,去甲基尖防己碱,白兰花碱,千金藤碱,蝙蝠葛宁,青风藤定碱等。

【药理】 ①镇痛、镇静:青风藤对小鼠热板法、电刺激鼠尾法、醋酸扭体反应及免光热刺激法有镇痛作用。青藤碱20~40mg/kg腹腔给药可减少小鼠自主活动;青藤水提液可延长巴比妥睡眠时间,对电刺激引起的“激怒”反应有抑制作用。②抗炎:青藤碱50~100mg/kg腹腔注射对大鼠甲醛性、蛋清性及角叉菜胶关节炎均有抑制作用。毛青藤和青藤碱对醋酸所致小鼠腹膜炎有抗炎作用。青风藤有抗超氧负离子的活性,青藤碱含量越高,其作用越强,抗炎效果也就越好[1]。③抗心律失常:青藤碱能对抗多种药物诱发的心律失常并缩短心律失常的持续时间,有明显的临床及实验性抗心律失常作用。④降压:青藤碱有抗去甲肾上腺素和抑制中枢参与的功效,对猫、犬、大鼠有降压作用。⑤免疫抑制:青藤碱有对非特异免疫、体液免疫和细胞免疫的抑制作用,50~100mg/kg能显著降低小鼠腹腔巨噬细胞吞噬百分率及吞噬指数,降低碳粒廓清率及胸腺、脾重,抑制溶血素反应和以心脏移植及肿瘤相伴的免疫抑制剂作用,强度与环磷酰胺相似[2]。⑥毒性:毛青藤水煎剂小鼠灌服的LD_{50}为(66.7±2.4)g/kg;青藤碱小鼠灌服的LD_{50}为(580±51)mg/kg。

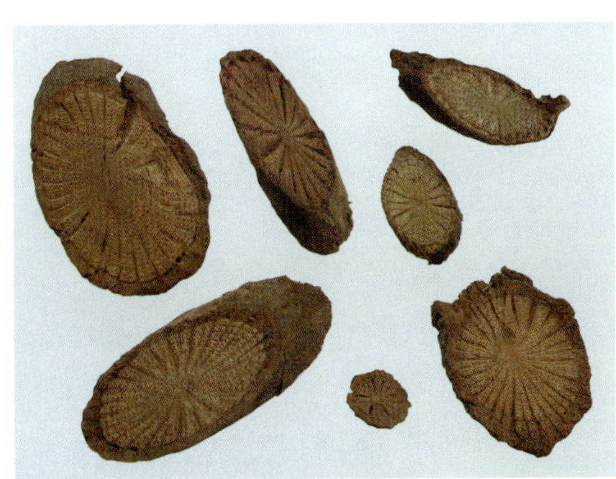

图 73-1　青风藤

【性味,归经与效用】 性平,味苦、辛。归肝、脾经。有祛风湿,通经络,利小便的功效。用于风湿痹痛,关节肿胀,麻痹瘙痒。

【临床应用】 ①风湿痹痛:青风藤、红藤各15g,上肢痹痛加桂枝3g,下肢痹痛加牛膝6g。水煎服,日服一剂。②脚气肿痛:青风藤15g,牛膝、茯苓、益母草各10g。水煎服,日服一剂。

木防己 Rodix Coculi Orbiulati

为防己科植物木防己*Cocculus orbiculatus*(L.)DC.或毛木防己C. *orbiculatus*(L.)DC. var. *mollis*(Wall.ex Hook. f. et Thoms.)Hara的干燥根。

详见188页木防己项下。

鸡矢藤 Caulis Paederiae

【基源】 为茜草科植物鸡矢藤*Paedria scandens* (Lour.) Merr. 的干燥藤茎。

【饮片鉴别】 为圆形或长圆形厚片，直径0.5~1cm。切面呈“8”字形，木部导管小孔清晰，髓扁圆形，约占直茎的1/3；周边黄棕色，具扭曲状纵纹，无光泽，中央部位的相对两侧常内凹。质硬，具特异臭气(图73–2)。

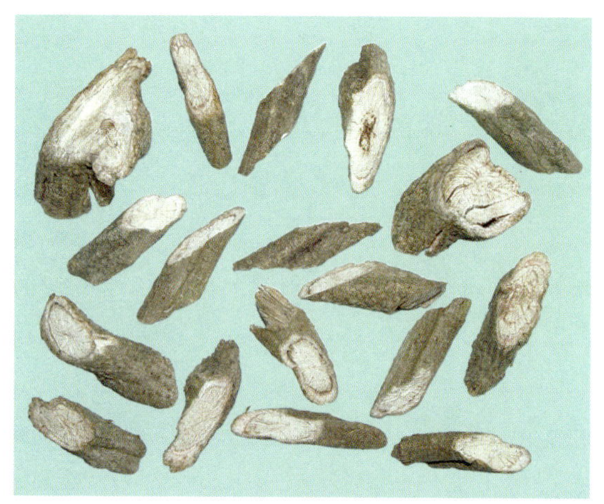

图 73–2 鸡矢藤

【成分】 含鸡矢藤苷，鸡矢藤次苷，鸡矢藤苷酸，车前草苷，矢车菊素糖苷，表无羁萜醇，β-谷甾醇及γ-谷甾醇等。

【药理】 ①镇静、抗惊厥：鸡矢藤总生物碱腹腔注射能抑制小鼠自发性活动，延长戊巴比妥睡眠时间，有一定的镇静作用。对戊四唑诱发的小鼠惊厥有较强的保护作用，可显著提高小鼠存活率。②镇痛：小鼠腹腔注射鸡矢藤注射液50~150g/kg后，痛阈提高1.5~2.8倍，比吗啡起效较慢而维持较久。500%鸡矢藤注射液0.32，1.6和9.0ml/kg对大鼠足底皮下化学组织损伤诱致自发痛反应具有剂量依赖性抑制作用[3]，提示鸡矢藤注射液能预防和缓解临床持续性自发痛。③抗菌：0.5g/ml鸡矢藤煎剂体外对金黄色葡萄球菌和福氏痢疾杆菌的生长有抑制作用。④解痉：鸡矢藤总生物碱能抑制肠肌收缩，并能拮抗乙酰胆碱所致肠肌挛缩[4]。⑤降酶：鸡矢藤浸膏灌胃，对CCl_4肝损伤小鼠的COT有降低作用[5]。⑥降压：鸡矢藤水煎剂、醇提剂对麻醉猫有较强的降压作用，在0.5g/kg剂量时，分别下降34%和54%，反复注射醇提剂，表现出持久的降压作用，且与剂量成正比[6]。

【性味、归经与效用】 性平，味甘，微苦。归肝、脾经。有祛风除湿，消食化积，解毒消肿，活血止痛的功效。用于风湿痹痛，食积腹胀，小儿疳积，腹泻，痢疾，中暑，黄疸，肝炎，肝脾肿大，咳嗽，瘰疬，肠痈，跌打损伤，湿疹和无名肿毒，蛇咬蝎螫。

【临床应用】 ①风湿关节痛：鸡矢藤、络石藤各30g。水煎服，日服一剂。②慢性气管炎：鸡矢藤30g，蜜百部15g，炙枇杷叶12g。水煎服。日服一剂。③慢性骨髓炎：鸡矢藤30g，大枣10枚。水煎服，日服一剂。④类风湿性关节炎：鸡矢藤注射液2~4ml加1%利多卡因注射液痛点封闭，7天一次，5次为一个疗程；外用中药雾化剂(雷公藤、生草乌、黄芪、独活、桑寄生，秦艽、防风、白芍、当归、杜仲、桃仁各50g，细辛30g，红花20g，乌梢蛇100g。水煎取液对入陈醋500g)用专制药垫浸药液。外敷患部，打开中药雾化仪，进行治疗，一日1次，一次30分钟，15天为1个疗程[7]。⑤慢性胆囊炎：鸡矢藤20g，虎杖10g，延胡索12g，木香、大黄各6g，芒硝(兑)3g。水煎服，日服一次[8]。⑥疥疮：鸡矢藤200g，加水1 000ml，浸渍20分钟，水煎30分钟。外用，取药液擦洗患处，日用一剂，擦2次，5天为1个疗程[9]。

称钩风 Caulis Diploclisiae Affinidis

【基源】 为防己科植物称钩风*Diploclisia affinis* (Oliv.) Diels的干燥茎。

【饮片鉴别】 为圆形厚片，直径2~3cm，切面黄白色或灰黄色，有2~7轮偏心性环纹及放射状纹理，髓小；周边灰棕色至深棕色，有不规则纵沟和横裂纹。质硬。气微，味微苦(图73–3)。

【成分】 含生物碱：去甲基汉防己碱，粉防己碱，木兰花碱等。

【药理】 有利尿作用。

【性味、归经与效用】 性凉，味苦。归肝、膀胱经。有祛风除湿，活血止痛，利尿解毒的功效。用于风湿痹

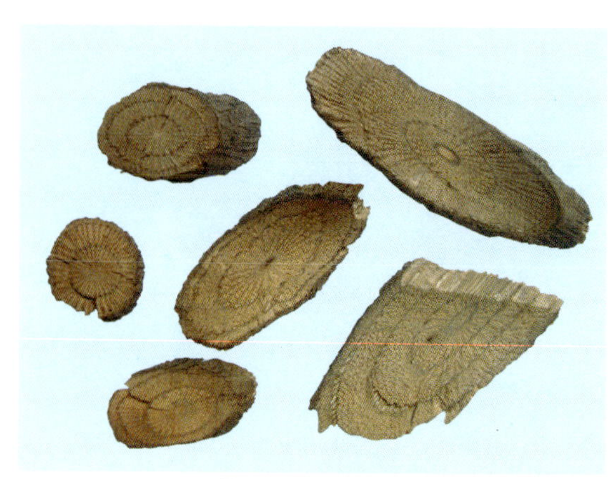

图 73–3 称钩风

痛，跌扑损伤，小便淋沥，毒蛇咬伤。

【临床应用】 ①筋骨疼痛：称钩风、大血藤、川芎各10g，徐长卿、麻口皮子药，白芍，熟地黄、当归各6g。水煎服，日服一剂。②小便淋沥：称钩风、茯苓皮、扁蓄各10g，海金沙6g。水煎服，日服一剂。

【按语】 青风藤为少常用中药，始载于《图经本草》，谓："治风有效。"《本草纲目》释名青藤、寻风藤，李时珍曰："主治风疾，治风湿流注，历节鹤膝，麻痹瘙痒，损伤疮肿……[10]"现代研究青风藤含青藤碱、青藤防己碱等生物碱，有镇痛，抗炎，镇静，降压，抗心律失常等药理作用。临床主要用于治疗风湿痹痛，关节肿胀和麻痹瘙痒等症。

据谢宗万、楼之岑等教授的调查，全国所用青风藤主流商品为青风藤(Camlis Sinomenii)，但在民间和部分地区使用的非正品青风藤有5科9种之多[11]。较多见的混淆品为木防己(Rodix Coculi Orbiulati)，鸡矢藤(Caulis Paederiae)和称钩风(Caulis Pipclisiae Affinidis)[12]。这些药物与青风藤基源不同，化学成分、药理作用和功能主治均有区别，有其本名和各自特有的功能效用，应注意鉴别，各以其名正确药用，不可混称青风藤药用。

(胡双丰　孔增科　陈建钢)

参考文献

[1]楼之岑，秦波.常用中药材品种和研究(北方编·第三册).北京：北京医科大学.中国和医科大学联合出版社，1996.138

[2]肖培根.新编中药志·第三卷，北京：化学工业出版社，2002.770

[3]彭小莉，等.Actaphysiologicasinica，october 25，2003，55(5)：516

[4]国家中医药管理局《中华本草》编委会.中华本草.上海：上海科学技术出版社，1998.6·5818

[5]魏玉，等.中华肝胆外科，2003.9(4)：238

[6]王本祥.现代中药管理与临床.天津：天津科技翻译出版公司，2004.836

[7]孙义军，等.陕西中医学院学报，2005，28(3)：23

[8]冯怀新，等.陕西中医，1999，20(9)：394

[9]邱惠连.民族医学院学报，2000，22(6)：960

[10]陈贵廷.本草纲目通释.北京：学苑出版社，1993.1136

[11]谢宗万.中药材品种论述(中册).上海：上海科学技术出版社，1984.221

[12]江苏省植物研究所，等.新华本草纲要(第一册).上海：上海科学技术出版社，1988.172

74　青果及西青果

青果 Fructus Canarii

【基源】 为橄榄科植物橄榄*Canarium album* (Lour.) Raeusch. 的干燥成熟果实。

【饮片鉴别】 呈纺锤形，两端钝尖，长2.5~4厘米，直径1~1.5厘米。表面棕黄色或黑褐色，有不规则深皱纹。果肉灰棕色或棕褐色。果核梭形，暗红棕色，表面具纵棱3条，其间各有2条弧形弯曲的沟；破开后，内分3室，各含种子1枚，通常1或2室不发育。种子细长梭形，种皮为棕红色，子叶2片，富油性。无臭，果肉味初涩，久嚼微甜(图74-1)。

【成份】 含蛋白质，脂肪，碳水化合物，复合维生素，滨蒿内酯，莨菪亭，没食子酸，香树脂醇，金丝桃苷，并没食子酸和钙、磷、铁等元素。

【药理】 ①保肝：青果中的三萜化合物对半乳糖胺引起的鼠肝细胞中毒有保护作用；其水提液有抗乙肝表面抗原的作用。②助消化：青果能兴奋唾液腺，增加唾液分泌，有促进消化的作用[1]。③抗病毒：水提取液有抗乙肝病毒的作用。

【性味、归经与效用】 性平，味甘、酸。归肺、胃经。有清热，利咽，生津，解毒功效。用于咽喉肿痛，咳

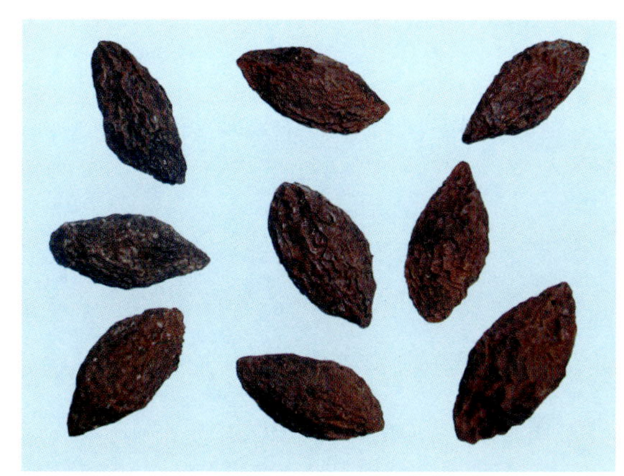

图 74-1　青果

嗽，烦渴，鱼蟹中毒。

【临床应用】 ①细菌性痢疾：青果30g。水煎服，日服一剂。②干咳：少痰青果12g，栀子、瓜蒌、浙贝母各10g，浮石6g。水煎服，日服一剂。③咽喉肿痛：青果12g，生地黄、玄参、麦冬各10g，蝉蜕6g，甘草3g。水煎服，日服一剂。④湿疹：青果50g，冰片1g，青果水煎取浓汁，对入冰片溶解后，外用。以棉签涂患处，一日3次。

西青果 Fructus Chebulae Immaturus

【基源】 为使君子科植物诃子*Terminalia chebula* Retz. 的干燥幼果[2]。

【饮片鉴别】 呈长卵形，略扁，一端渐狭，多稍弯曲。渐狭端微凹，具淡黄棕色至棕色圆形果柄痕。长1.5~3cm，直径0.5~1.2cm。表面黑褐色或棕褐色，具明显的纵皱纹与沟纹，有的具细微的横环纹。质坚硬，碎断面果肉棕褐色或黄褐色，具角质样光泽；果核梭形，表面棕黄色，具不规则纵沟，破开后一室，中空，内表面光滑。无臭，味苦涩、微甘(图74-2)。

【成分】 含脂肪酸，分子硫[3]，鞣质，原诃子酸、没食子酸、氨基酸、番泻苷和维生素等。

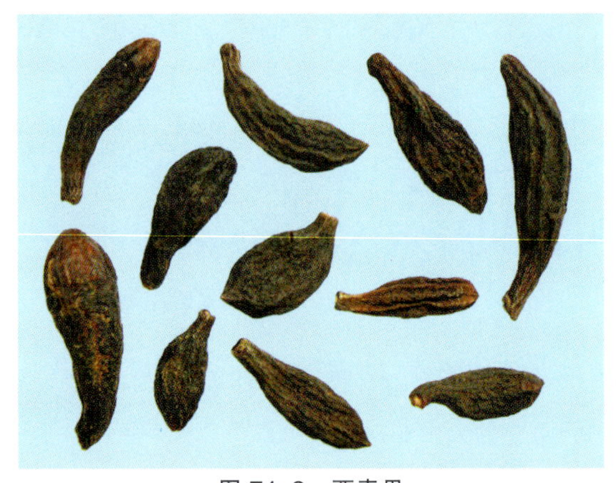

图 74-2 西青果

【药理】 清除羟自由基(·OH)及抗DNA氧化损伤：阿不都热依木等采用现代生物化学发光分析技术，以$CuSo_4$-Vitc-H_2O_2-酵母菌发光体系测定了西青果等药材对羟自由基(·OH)的清除作用，结果表明西青果醇提物对(·OH)有清除作用；对羟自由基(·OH)引发的DNA氧化损伤有不同程度的保护作用[4]。

【性味、归经与效用】 性平，味苦、酸、涩。归肺、大肠经。有清热生津，利咽解毒的功效。用于阴虚白喉，扁桃体炎、咽炎、痢疾、肠炎。

【临床应用】 ①咽喉肿痛：西青果6g，金银花10g，甘草3g。水煎服，日服一剂。②急、慢性咽喉炎：藏青果颗粒(主要成分：西青果)，口服，一次15g，一日3次。

【按语】 青果为较常用中药，原名橄榄，始载于《食疗本草》，为药、食两用物品。该药口尝初则味苦而涩，稍久回甘，颇有"忠言逆耳，乱仍思之"之意，故有"谏果"之偏名。有诗赞曰："饷郎橄榄两头尖，上口些些涩莫嫌，好处由来过后见，待郎回味自知甜。"现代药理研究有保肝，助消化，抗病毒的药理作用，临床用于咽喉肿痛，失音，烦渴，鱼蟹中毒和湿疹疗效理想。

西青果亦名藏青果，为诃子的幼果，主要成分为鞣质，原诃子酸和分子硫等，有清除羟自由基及抗DNA氧化损伤的药理作用，临床用于治疗阴虚白喉和急、慢性咽炎等病症。

青果、西青果二药因均有"青果"二字，常见有以西青果误作青果应用的情况[5]，这是错误的，必须纠正。二药基源不同，成分和药理作用，性味功效均有区别，应注意鉴别，各以其名药用。

(熊南燕 孔增科 张 伟)

参考文献

[1]肖培根.新编中药志·第二卷.北京：化学工业出版社，2002.357
[2]国家食品药品监督管理局.进口药材质量标准.北京：2004.38
[3]张鑫.解放军广州医高专学报，1998，21(2)：100
[4]阿不都热依木，等.中草药，2001，32(3)：236
[5]孔增科，等.时珍国药研究，1993，4(3)：22

75 青葙子、鸡冠花子及苋菜子

青葙子 Semen Celosiae

【基源】 为苋科植物青葙*Celosia argentea* L.的干燥成熟种子。

【饮片鉴别】 ①青葙子：呈扁圆形，少数呈圆肾形，直径1~1.5mm。表面黑色或红黑色，光亮。中间微隆起，侧边微凹处有种脐。种皮薄而脆。气微，无味(图75-1)。②炒青葙子：形如青葙子，表面膨胀，露出蓬松的白色胚乳，种皮焦黑色，有香气(图75-2)。

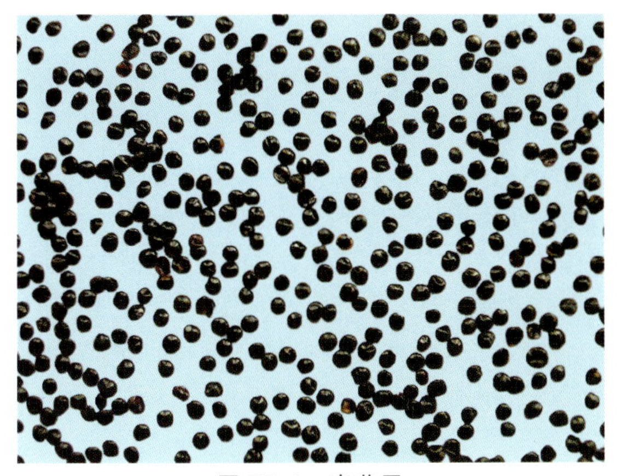
图 75-1 青葙子

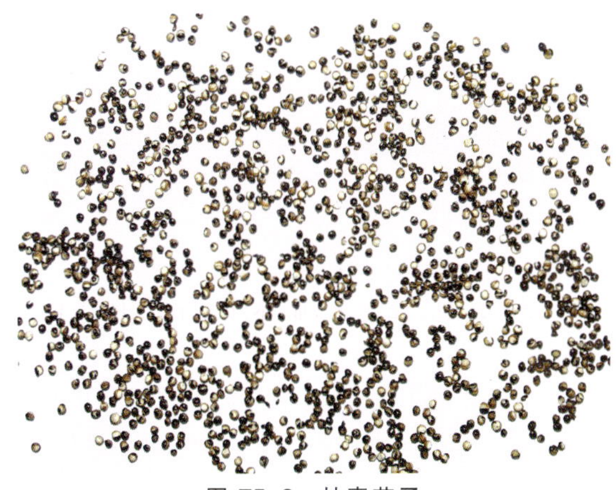
图 75-2 炒青葙子

【成分】 含棕榈酸胆甾烯酯、3,4-二羟基苯甲醛、对羟基苯甲酸、3,4-二羟基苯甲酸、正丁基-β-D-果糖苷、蔗糖和β-谷甾醇、十六碳酸甲酯、十八碳酸甲酯等5种脂肪酸，天冬氨酸、苏氨酸、丝氨酸等19种游离氨基酸，鸡冠花多糖和铜、锌、磷、铁、镍等16种微量元素[1]。

【药理】 ①降眼压：青葙子煎剂2.5g/(kg·d)灌胃，连续6天，对家兔瞳孔变化无明显影响，用药6天后眼压有轻度下降，但降眼压作用温和，起效较慢，且不能阻止水负荷所致兔眼压升高。其降眼压机制可能与利尿及促进房水回流有关[2]。②扩瞳：青葙子油有扩瞳作用。③抗菌：青葙子对绿脓杆菌有较强抑制作用，感染伤口用10%青葙子煎液后，绿脓杆菌不再生长，对伤口无明显刺激。④保肝：鸡冠花多糖对CCL_4损伤的大鼠及半乳糖胺/脂多糖肝损伤的小鼠有显著保护作用。

【性味、归经与效用】 性微寒，味苦。归肝经。有清肝，明目，退翳的功效。用于肝热目赤，眼生翳膜，视物昏花，肝火眩晕。

【临床应用】 ①肝热目赤：青葙子9g，菊花、金银花各10g，夏枯草6g。水煎服，日服一剂。②夜盲：青葙子10g，大枣2枚，饭前开水冲服，一日3次。③头痛：青葙子15g。水煎服，日服一剂。④高血压病：青葙子20g，菊花、决明子、夏枯草各10g。水煎服，日服一剂。

鸡冠花子 Semen Celosia Cristatae

【基源】 为苋科植物鸡冠花*Celosia cristata* L.的干燥成熟种子。

【饮片鉴别】 呈扁卵圆球形，直径1~1.5mm。表面平滑，黑色，有光泽；放大镜下观察，有细密网纹和小的凹点。种皮薄而脆，种仁黄白色。无臭，味淡(图75-3)。

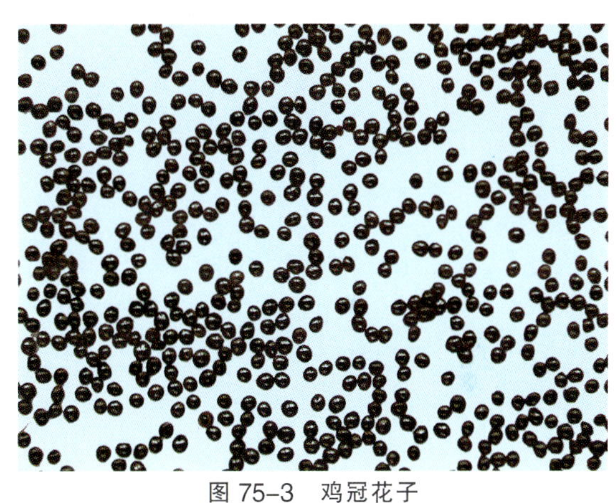
图 75-3 鸡冠花子

【成分】 含月桂酸、肉豆蔻酸、棕榈酸、硬脂酸、油酸、亚油酸、亚麻酸，蛋白质，β-胡萝卜素，视黄醇，维生素B_1、B_2、C、E，18种氨基酸和22种无机元素[3]。

【药理】 煎剂对人阴道毛滴虫有良好作用，与药液接触后5~10分钟，虫体即趋消失。

【性味、归经与效用】 性凉，味甘。归肝经。有凉血，止血的功效。用于肠风便血，赤白痢疾，崩漏带下，淋浊。

【临床应用】 ①痢疾：白芍、黄芩、黄连各12g，鸡冠花子、木香各6g，当归9g。水煎服，日服一剂。②带下：巴戟天、羌活、牛膝、黄柏各10g，鸡冠花子6g，当归9g，杜仲12g。水煎服，日服一剂。③崩漏：党参12g，五灵脂、蒲黄各9g，黄芪、白术、茯苓各10g，鸡冠花子、当归各6g。水煎服，日服一剂。

苋菜子 Semen Amaranthi Lividi et Retroffexi

【基源】 为苋科植物凹头苋*Amaranthus lividus* L.或反枝苋*Amaranthus retroflexus* L.的干燥成熟种子[4]。

【饮片鉴别】 呈环形(凹头苋)或近球形(反枝苋),直径0.8~1.5mm。前者表面红黑色至黑褐色,具环状边缘。后者棕色或黑色,边缘钝,略有光泽。气微,味淡(图75-4)。

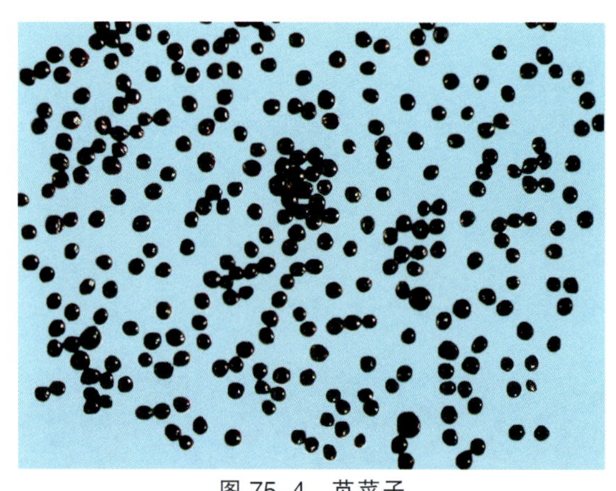

图 75-4 苋菜子

【成分】 含肉豆蔻酸、棕榈酸、硬脂酸、花生酸、油酸和亚油酸。

【性味、归经与效用】 性凉,味甘。归肝、膀胱经。有清肝明目,利尿的功效。用于肝热目赤,翳障,小便不利。

【临床应用】 ①风热目痛:苋菜子10g,菊花15g,龙胆9g。水煎服,日服一剂。②高血压:苋菜子15g。水煎服,日服一剂。

【按语】 青葙子为较常用中药,以"草决明"之名始载于《神农本草经》下品。为眼科常用药品,近年来也用于高血压病,有抑肝阳,降血压的作用。

鸡冠花子以"鸡冠子"之名载于《本草拾遗》,有凉血,止血的功效。苋菜子有清肝明目,利尿的功效。

青葙子种子细小,较难辨识,以鸡冠花子,苋菜子混称"青葙子"药用自古即有,李时珍曰:"青葙生田野间……苗叶花实与鸡冠花一样无别,但鸡冠花穗或有大而扁或团者。此则梢间出花穗,尖长四五寸,状如兔尾,水红色,亦有黄白色者。子在穗中,与鸡冠子及苋子一样难辩[5]。"据文献记载,东北、华北、西北、华中等省区以鸡冠花子,北京、天津、山西、甘肃、新疆等省区以苋菜子误作"青葙子"药用[6],这是不对的,应予纠正。

青葙子、鸡冠花子、苋菜子基源不同,化学成分,药理作用和功效均不一致,程存归等做了青葙子及其5种混、伪品的红外光谱实验[7],证明各品种间红外光谱差别较大,故决不可以鸡冠花子、苋菜子混作青葙子药用,而应注意鉴别,各以其名正确应用。

(王文兰 傅彩文 郑素霞)

参考文献

[1]肖培根.新编中药志·第二卷.北京:化学工业出版社,2001.361

[2]国家中医药管理局《中华本草》编委会.中华本草.上海:上海科学技术出版社,1999.2·1501

[3]国家中医药管理局《中华本草》编委会.中华本草.上海:上海科学技术出版社,1999.2·1505

[4]国家中医药管理局《中华本草》编委会.中华本草.上海:上海科学技术出版社,1999.2·1493

[5]陈贵廷.本草纲目通释.北京:学苑出版社,1992.773

[6]北京药品生物制品检定所,等.中药鉴别手册(第一册).北京:科学出版社,1981.291

[7]程存归.中药材,2003,26(2):95

76 玫瑰花与月季花

玫瑰花 Flos Rosae Rugosae

【基源】 为蔷薇科植物玫瑰 *Rosa rugosa* Thunb.的干燥花蕾。

【饮片鉴别】 略呈球形或不规则团状,直径1~2.5cm。花托半球形,与花萼基部合生;萼片5,披针形,黄绿色或棕绿色,被有细柔毛;花瓣多皱缩,展平后宽卵形,呈覆瓦状排列,紫红色,有的黄棕色;雄蕊多数,黄褐色。体轻,质脆。气芳香浓郁,味微苦涩(图76-1)。

【成分】 含挥发油:左旋香茅醇、牻牛儿醇及其脂类,橙花醇、丁香油酚、苯乙醇、壬醛、苯甲醇、芳樟醇、乙酸苯乙脂、1-对-孟烯及微量的枸橼酸和槲皮苷、

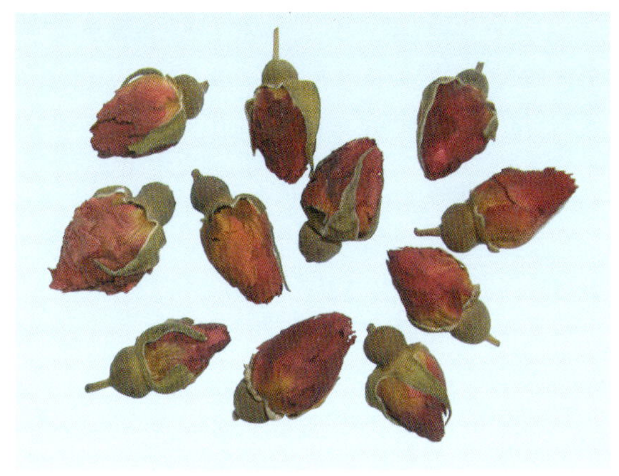

图 76-1　玫瑰花

苦味质、鞣质、脂肪油、没食子酸、矢车菊苷、黄色素、β-胡萝卜素及17种氨基酸。

【药理】 ①解毒：玫瑰花水煎剂能解除小鼠口服锑剂的毒性。②利胆：玫瑰油有促进大鼠胆汁分泌作用。③保护心肌：玫瑰花、肉苁蓉水煎液溶度分别为5.2g/kg和2.6g/kg可使缺血大鼠心电图抬高的ST段分别降低57%和38%，使缺血心肌SOD活性分别升高25.6%和16.8%，肌酸激酶（CPK）活性分别增加38.4%和27.8%。以玫瑰花为主的玫瑰舒心口服液，在结扎冠状动脉后即刻给药1次及结扎后24小时大鼠灌胃给药1次，剂量为3ml/kg和6ml/kg，能明显减少心梗范围，对梗死心肌有保护作用。

【性味、归经与效用】 性温，味甘、微苦。归肝、脾经。有行气解郁，和血，止痛的功效。用于肝胃气痛，食少呕恶，月经不调，跌扑伤痛。

【临床应用】 ①慢性肝炎：玫瑰花6g，柴胡、枳壳、陈皮各10g，茵陈、茯苓各15g，炒白术9g。水煎服，日服一剂。②痢疾：玫瑰花6g，炒槐花、薏苡仁各10g，木香、黄连、茯苓各9g。水煎服，日服一剂。③痛经：玫瑰花6g，香附、益母草各15g，当归、延胡索、乌药、艾叶各10g。水煎服，日服一剂。④冠心病：玫瑰舒心口服液（玫瑰花、柴胡、川芎、枳壳、香附、白芍等），口服，一次2支，一日2次。一个月为1个疗程，每疗程间隔3~5天。⑤玫瑰糠疹：玫瑰花6g，生地黄、金银花各15g，牡丹皮、紫花地丁、板蓝根各10g。水煎服，日服一剂。

月季花 Flos Rosae Chinensis

【基源】 为蔷薇科植物月季 *Rosa Chinensis* Jacq. 的干燥花。

【饮片鉴别】 呈类球形，直径1.5~2.5cm。花托长圆形，萼片5，暗绿色，先端尾尖；花瓣呈覆瓦状排列，有的散落，长圆形，紫红色或淡紫红色；雄蕊多数，黄色。体轻，质脆。气清香，味淡、微苦（图76-2）。

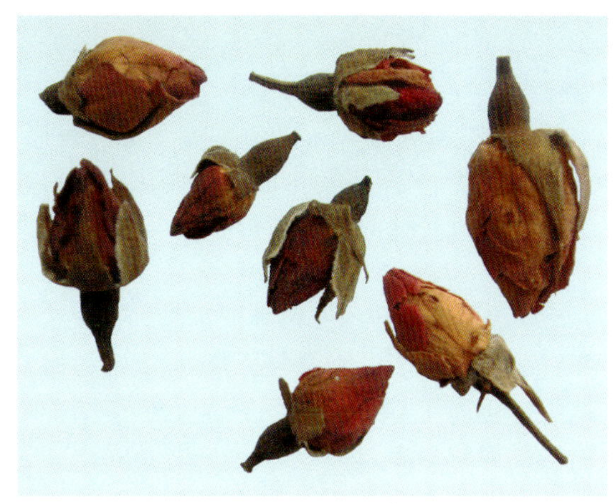

图 76-2　月季花

【成分】 含挥发油，主要为牻牛儿醇、橙花醇、香茅醇及其葡萄苷和没食子酸，槲皮苷及山柰黄素等[1]。

【药理】 ①抗菌、抗病毒：月季花所含酚类物质没食子酸体外抗菌作用的抑菌浓度为5mg/ml；槲皮苷具有较强的抗病毒作用。②抗氧化：月季花瓣提取物有清除DPPH自由基的作用，抗氧化作用随提取物浓度增加而逐渐增强[2]。③其他：月季花所含的槲皮素能增强血管内皮覆盖血小板血栓处的PGI_2的生物合成，抑制血小板聚集，产生舒血管作用，对抗血栓形成。

【性味归经与效用】 性温，味甘。归肝经。有活血调经，解毒消肿的功效。用于月经不调，痛经，闭经，瘰疬痰核，痈肿。

【临床应用】 ①月经不调：月季花、香附各10g，丹参、益母草各15g，当归12g。水煎服，日服一剂。②瘰疬：月季花9g，夏枯草15g，浙贝母10g，牡蛎30g。水煎服，日服一剂。③痈疖肿毒：月季花、垂盆草各等量，外用，捣烂敷患处，干则更换。④外伤肿痛：月季花、地鳖虫各等量，共研细末。口服一次5g，一日2次，用温酒少许冲服；另用鲜月季花捣烂敷患处。⑤闭经：月季花18g，鸡冠花15g，益母草10g。水煎服，日服一剂。

【按语】 玫瑰花为少常用中药，始载于《本草纲目拾遗》，赵学敏曰："有紫白二种，紫者入血分，白者入气分，茎有刺，叶如月季而多锯齿。"有行气解郁，和血止痛的功效。现代研究有抗心肌梗死，调血脂，解毒，利胆的药理活性，与经典中医药理论和实践相符合。

月季花（Flos Rosae Chinensis）始载于《本草纲目》。有活血调经，解毒消肿的功效，现代研究有抗菌，抗病毒，抗血栓，抗氧化的药理活性。

玫瑰花、月季花二药基源均为蔷薇科蔷薇属（Rosae）植物，药用部位均为花，其性状相似，较难鉴别，历来就有互代、互混现象[3]，混淆应用情况较普遍。除月季花外，同属植物野月季*Rosae multiflora* R. chinensis、月季的杂种*Rosae chinensis* x R. sp.、美蔷薇*R. bella* Rebd. et Wils.、钝叶蔷薇*R. sertate* Rolfe 和月季的栽培品种“墨红”*R. chinensis* ‘*mohong*’ 的花，在河北、四川、安徽、甘肃等地也混作玫瑰花或月季花药用，造成了药品品种的混乱和影响用药的正确有效。薛祥骥等作了“7种‘玫瑰花’的性状（纵剖）鉴别检索表[4]”，可有效的鉴别玫瑰花及其混淆品种：

同时薛祥骥等还对玫瑰花及其6种混淆品做了显微特征观察和理化鉴别。其形态性状、显微结构和理化反应结果均不一样。这些不同的特征反映出它们之间均有质的区别；且其化学成分，药理作用和功效也均不同，所以，玫瑰花的各种混淆品不可混作玫瑰花药用，同样，除月季花外，玫瑰花及其混淆品也不可作为月季花药用，而应各以其名正确应用。

7 种“玫瑰花”的性状（纵剖）鉴别检索表

1. 萼片内表（上表）面具中脉 ………………………… 玫瑰花
1. 萼片内表面不具中脉
  2. 花术短于雄蕊
    3. 花托倒圆锥形或倒卵形，萼片常羽裂 …… 月季花
    3. 花托椭圆形，萼片不羽裂 ………………… 美蔷薇
  2. 花柱高出雄蕊或几与雄蕊等长
    4. 花柱高出雄蕊；花托不收口 …………… 钝叶蔷薇
    4. 花柱几与雄蕊等长
      5. 花托收口 …………………………………… 野月季
      5. 花托不收口或几不收口
        6. 花托倒圆锥形，不收口 ………………… 墨红
        6. 花托倒卵形至椭圆形，几不收口 … 月季杂种

（魏勇军　张利军　孔增科）

参考文献

[1]徐文昭.南京中医药大学学报（自然科学版），2000，16（4）：252
[2]张曦，等.吉林中医药，2004，24（4）：48
[3]江菊仙，李水福.中草药，2003，34（7）：667
[4]薛祥骥，等.中国药学杂志，1994，29（8）：459

77　苦杏仁、甜杏仁及桃仁

苦杏仁 Semen Armeniacae Amarum

【基源】 为蔷薇科植物山杏 *Prunus armeniaca* L. var. ansu Maxim.、西伯利亚杏*Prunus sibirica* L.东北杏 *Prunus mandshurica*（Maxim）Koehne 或杏 *Prunus armeniaca* L. 的干燥成熟种子。

【饮片鉴别】 ①苦杏仁：呈扁心脏形，长1~1.9cm，宽0.8~1.5cm，厚5~8mm。表面黄棕色至深棕色，有微细纵皱，顶端略尖，基部钝圆。肥厚，左右不对称，尖端一侧有短线形种脐，自基部合点处向上具多数深棕色的脉纹。种皮薄，子叶2，乳白色，富油性。气微，味苦。有特殊香气（图77-1）。②燀苦杏仁：形如苦杏仁，或分离为单瓣，无种皮。表面乳白色，有特殊的香气，味苦（图77-2）。③炒苦杏仁：形如燀苦杏仁，表面微黄色，偶带焦斑，有香气（图77-3）。

【成分】 含苦杏仁苷，苦杏仁酶及脂肪油。

【药理】 ①镇咳平喘：苦杏仁苷灌胃1ml/kg~100ml/kg对SO_2致咳小鼠有止咳效果，苦杏仁的提取物作用更强。苦杏仁苷体内分解成氢氰酸，能抑制呼吸中枢，达到镇咳平喘作用，还能促进肺表面活性物质的合成，有利于呼吸功能[1]。②保肝：水溶部分的水解产物500mg/kg对四氯化碳中毒大鼠的转氨酶及转肽酶、羟脯氨酸的升高有抑制作用，并能抑制优球蛋白溶解时间和抑制肝结缔组织的增生。③抗炎、镇痛：小鼠热板

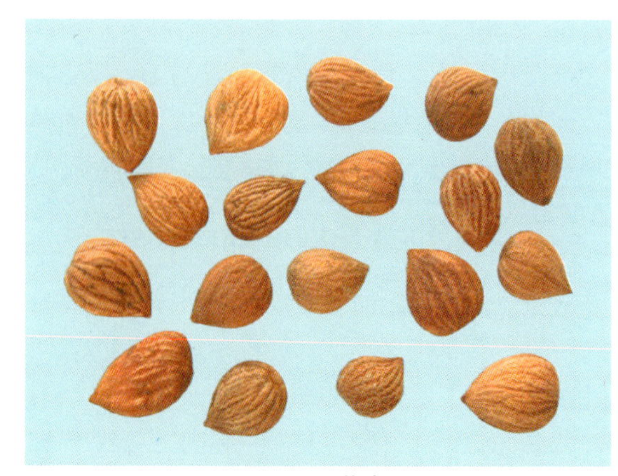

图 77-1　苦杏仁

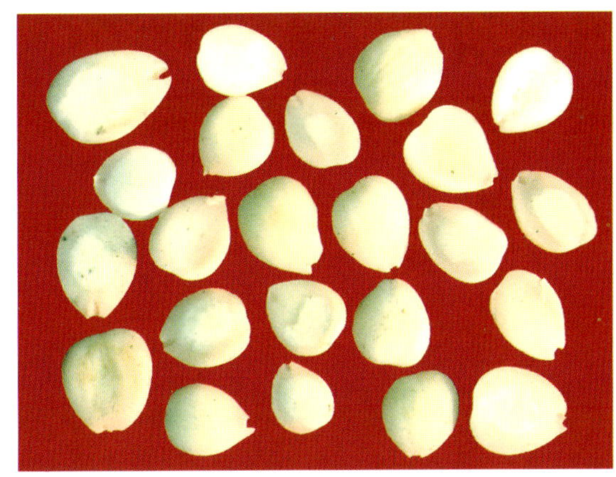
图 77-2 燀苦杏仁

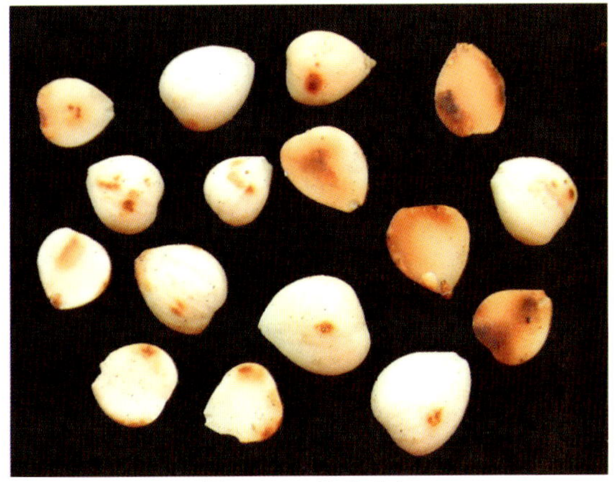
图 77-3 炒苦杏仁

法和醋酸扭体法证实，苦杏仁苷有镇痛作用且无耐受性。苦杏仁脱脂水提物能明显抑制醋酸所致小鼠扭体反应和大鼠棉球肉芽肿的形成。苦杏仁苷口服有抗炎作用，静注则无活性。④抗肿瘤：苦杏仁苷及其水解生成的氢氰酸和苯甲醛对癌细胞呈现协同性杀伤作用，苦杏仁苷能帮助体内胰蛋白酶消化癌细胞的黏蛋白膜，使体内白细胞更易接近癌细胞并吞噬之。苦杏仁热水提取物粗制剂对子宫颈癌JTC-26株的抑制率为50%~70%，给小鼠自由摄食苦杏仁，可抑制艾氏腹水癌的生长，并使生存期延长。⑤美容：所含脂肪油可使皮肤角质层软化，有润燥护肤、保护神经末梢血管和组织器官的作用，并可抑杀细菌。此外，被酶水解生成的氢氰酸能够抑制体内的活性酶酪氨酸酶，消除色素沉着、雀斑、黑斑等[2]。⑥通便：苦杏仁所含脂肪油能提高肠内容物对黏膜的润滑作用，而易于排便。⑦驱虫：临床应用对蛔虫、钩虫及蛲虫均有效。⑧降血糖：有预防和治疗糖尿病作用。⑨毒性：小鼠灌服苦杏仁苷的LD_{50}为88.7g/kg。

【性味 归经与效用】 性微温，味苦；有小毒。归肺、大肠经。有降气止咳，平喘，润肠通便的功效。用于咳嗽气喘，胸满痰多，血虚津枯，肠燥便秘。

【临床应用】 ①呼吸道感染：苦杏仁、法半夏、茯苓各9g，陈皮、前胡、枳壳各6g，桔梗、甘草各3g，生姜3片，大枣3枚。水煎服，日服一剂。②急性气管炎：苦杏仁9g，麻黄、甘草各6g，石膏30g。水煎服，日服一剂。③前列腺增生：乌药、益智仁、桑螵蛸、烫穿山甲各15g，桂枝、苦杏仁各12g，黄芪、萹蓄各30g，三棱、莪术、石菖蒲、车前子（包）各20g，泽兰25g。水煎服，日服一剂[3]。④便秘：苦杏仁、生地黄各9g，当归、火麻仁各12g，枳壳、桃仁各6g。水煎服，日服一剂[4]。

甜杏仁 Semen Armeniacae Dulce

【基源】 为蔷薇科植物杏*Prunus armeniaca* L. 或山杏*Prunus armeniaca* var. *ansu* Maxim. 的部分栽培品种的味甜干燥种子。

【饮片鉴别】 呈扁心脏形，长1~2cm，宽1.2~1.6cm，厚4~6mm。表面淡黄棕色，顶端尖，基部圆，左右对称，种脊明显，自合点处分散出许多深棕色的脉纹，形成纵向凹纹。断面白色，子叶2枚，结合面常见空隙。气微、味微甜（图77-4）。

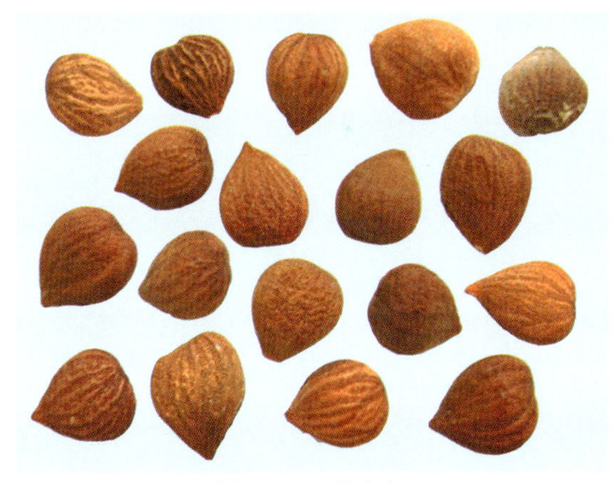
图 77-4 甜杏仁

【成分】 含苦杏仁苷、脂肪油、糖分、蛋白质、树脂等。

【药理】 ①降血脂：可使血清总胆固醇（TC）、血清甘油三酯（TG）、低密度脂蛋白（LDL-C）均有不同程度的降低[5]。②抗氧化：使大鼠血清中MDA明显降低，SOD活力明显提高，红细胞脂质流动性明显增强，提示有延缓衰老的作用[6]。

【性味 归经与效用】 性平，味甘。归肺、大肠经。有止咳化痰，润肺补虚，润肠通便，益气和中的功效。用于燥热伤肺所致干咳无痰，虚劳咳喘，肠燥便秘，脾胃气虚。

【临床应用】 ①喘息兼便秘：桃仁30g，甜杏仁

15g，生姜6g捣碎，蜂蜜30g。水煎服，日服一剂。②肺肾气虚咳嗽：甜杏仁，胡桃肉各等份。共研细末，口服，一次6g，一日3次，用蜂蜜少许送服[7]。

桃仁 Semen Persicae

【基源】 为蔷薇科植物桃*Prunus persica* (L.) Batsch或山桃*Prunus davidiana* (Carr.) Franch. 的干燥成熟种子。

【饮片鉴别】 呈扁长卵形，长1.2~1.8cm，宽0.8~1.2cm，厚2~4mm。表面黄棕色或红棕色，密布颗粒状突起。一端尖，中部膨大，基部钝圆，稍偏斜，边缘较薄。尖端一侧有短线性种脐，圆端有颜色略深不甚明显的合点。自合点向上散出多数纵向脉纹。种皮薄，子叶2片，类白色，富油性。气微，味微苦（图77-5）。

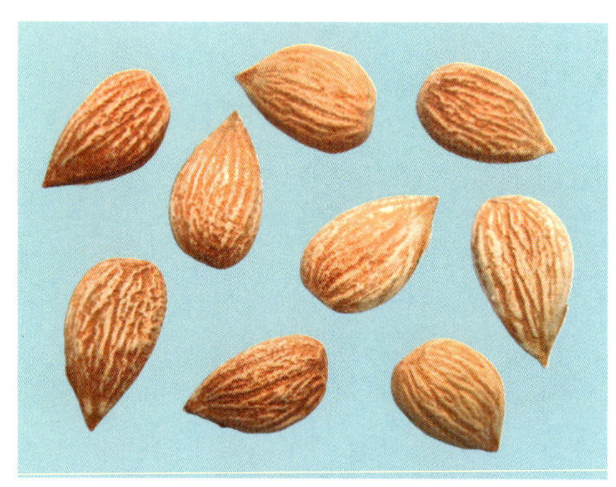

图 77-5 桃仁

【成分】 含苦杏仁苷、苦杏仁酶，尿囊素酶、乳糖酶、维生素B，挥发油，脂肪油，油酸，软脂酸，硬脂酸和甘油酯。

【药理】 ①扩张血管：桃仁提取液给家兔静脉注射，可使脑血管及外周血流量增加；给小鼠腹腔注射，也能使血管扩张。②增加脑血流量及外周血流量：50%桃仁提取液给兔静脉注射2ml后可明显增加脑血流量，降低脑血管阻力。能增加犬股动脉血流量、增加离体兔耳灌流量和消除去甲肾上腺素的收缩血管作用。③改善微循环：经大鼠脾动脉注入桃仁提取液100mg/kg，对肝脏表面微循环有改善作用，并能促进胆汁分泌。④抗血栓：桃仁煎剂2.57 g/kg，一天2次，给鸡灌服3~4天，可明显抑制试验性体外血栓形成，抑制血小板聚集，使小鼠出血时间和凝血时间延长[8]。⑤润肠通便：脂肪油有润滑肠道，促进排便的作用。⑥抗过敏：桃仁水提物具有抑制小鼠血清中皮肤过敏抗体和鼷鼠脾溶血性细胞的产生，醇提物灌服可抑制小鼠PCA反应的色素渗出量。⑦抗纤维化：桃仁提取物抗CCl_4所致大鼠肝纤维化作用明显，通过促进Ⅰ、Ⅱ、Ⅲ、Ⅳ型胶原和FN的降解，显著减少了纤维肝内的纤维间隔，使肝组织结构修复；可使已形成的日本血吸虫性肝纤维化有明显的逆转[9]。⑧毒性：桃仁水煎剂小鼠腹腔注射的LD_{50}为(222.5±7.5)g/kg，灌胃的LD_{50}为(42.81±0.02)g/kg。

【性味、归经与效用】 性平，味苦、甘。归心、肝、大肠经。有活血祛瘀，润肠通便的功效。用于经闭，痛经，癥瘕痞块，跌扑损伤，肠燥便秘。

【临床应用】 ①月经不调：桃仁、地黄、白芍、当归、红花各9g，川芎6g。水煎服，日服一剂。②中风后遗症：黄芪80g，当归尾、地龙各15g，川芎6g，赤芍、桃仁、红花、水蛭、桂枝各10g，牛膝30g。水煎服，日服一剂[10]。③风湿性关节炎：桃仁、川芎各10g，红花8g，当归12g，威灵仙9g。水煎服，日服一剂。④慢性盆腔炎：丹参20g，赤芍，乌药、桃仁各15g，牡丹皮、川楝子各10g，香附、当归各9g，延胡索12g，败酱草30g。水煎服，日服一剂[11]。⑤脑血栓：大黄（后下）、地龙各12g，桃仁、僵蚕各10g，桂枝、芒硝（冲）、红花、甘草各8g，赤芍、川牛膝各15g，丹参25g。水煎服，日服一剂。⑥肝硬化：桃仁、红花、蒲黄、赤芍、烫穿山甲（先煎）各10g，冬虫夏草6g（研粉吞服），丹参20g，甘草3g。水煎服，日服一剂。

【按语】苦杏仁为常用中药，以“杏”之名始载于《名医别录》下品。性微温，味苦；有小毒。归肺、大肠经。有降气止咳，平喘，润肠通便的功效。临床用于风热咳嗽，咳逆喘促，大肠气秘，皮肤瘙痒和脓疮等病症，疗效可靠。

甜杏仁古时与苦杏仁不分，亦为常用中药。性平，味甘。归肺、大肠经。有止咳化痰，润肺补益，润肠通便，益气和中的功效。用于燥热伤肺所致干咳无痰，虚痨咳喘，肠燥便秘和脾胃气虚诸证。

桃仁为较常用中药，以“桃核仁”之名始载于《神农本草经》下品。性平，味苦、甘。归心、肝、大肠经。有活血祛瘀，润肠通便的功效。临床用于经闭，痛经，癥瘕痞块，跌扑损伤和肠燥便秘；脑血栓，冠心病，肝硬化等病症效果理想。

苦杏仁、甜杏仁、桃仁性状相似，商品混淆情况严重，须认真鉴别。苦杏仁呈扁心脏形，气微，味苦；甜杏仁状如苦杏仁，气微，味微甜；桃仁呈扁长卵形，气微，味微苦，可资区别。功效上，苦、甜杏仁均可止咳。但苦杏仁味苦主降，归肺与大肠经，长于下气止咳定喘，适用于肺寒咳嗽之证；甜杏仁润肺益气，适用于肺燥干咳无痰，虚劳咳喘；桃仁性平，味苦、甘。归心、肝、大肠经。长于活血祛瘀，擅疗经闭，癥瘕，瘀血肿痛。功兼润肠燥通便秘。李杲曰:“杏仁下喘,治气也;桃仁疗狂,治血也。”颇为确切。临床用药,需辨证施药,正确应用。

(郭红艳 潘 嫦 赵玲玲)

参考文献

[1]孔增科,等.常用中药药理与临床应用.赤峰:内蒙古科学技术出版社,2004.305

[2]王道芳,等.基层中药杂志,2002,16(6):61

[3]魏道祥,等.新中医,2003,35(11):33

[4]邹长英,等.福建中医药,2000:31(2):45

[5]王晖,等.首都医科大学学报,2004,25(1):23

[6]王晖,等.卫生研究,2003,33(2):222

[7]李科友,等.浙江中西医结合杂志,2003,13(9)

[8]王本祥,等.现代中药药理与临床.天津:天津科技翻译出版公司,2004.1207

[9]徐列明,等.中国中药杂志,1994,19(8):491

[10]纪大松,等.陕西中医,2004,25(2):118

[11]李小球,等.新中医,2004,36(3):19

78 板蓝根与南板蓝根

板蓝根 Radix Isatidis

【基源】 为十字花科植物菘蓝*Isatis indigotica* Fort.的干燥根[1]。

【饮片鉴别】 为圆形或类圆形厚片,直径0.3~1cm。切面皮部黄白色至淡棕黄色,木部黄白色至淡棕黄色,有放射状裂隙,形成层环明显,色较深;周边淡灰黄色至淡棕黄色,可见纵沟纹、横长皮孔样突起及根痕。质稍实。气微,味微甜后苦涩(图78-1)。

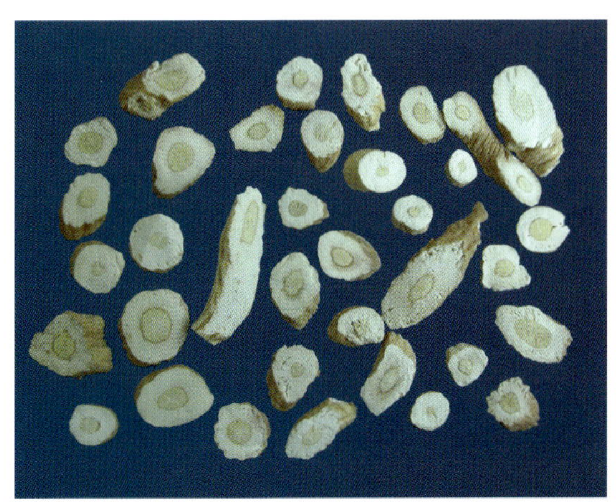

图 78-1 板蓝根

【成分】 含靛玉红,靛蓝,靛苷,尿苷,次黄嘌呤,尿嘧啶,新橙皮苷,甲酸铵,β-正丁基-D-塔格糖苷,水杨酸,苯甲酸[3],青黛酮,胡萝卜苷和精氨酸、胱氨酸、酪氨酸等18种氨基酸及微量元素,β-谷甾醇、γ-谷甾醇。

【药理】 ①解热和抗炎:板蓝根煎剂20g/kg对大白鼠有退热作用及抗炎作用。②抗菌:板蓝根煎剂对金黄色葡萄球菌、肺炎双球菌、甲型链球菌、流感杆菌、大肠杆菌、伤寒杆菌、痢疾杆菌、八联球菌等多种致病菌以及钩端螺旋体均有抑制作用。③抗病毒:体外试验和鸡胚试验表明,50%板蓝根注射剂对流感病毒-3株和京科68-1株有明显的抑制作用。试管试验表明,板蓝根对肝炎病毒(HBV及HAV)、甲型流感病毒、乙型流感病毒、乙型脑炎病毒、肾病出血热病毒(HFRSV)、单疱病毒(HSV-2)、人巨细胞病毒(HCMV)、柯萨奇病毒(CVB3)均有中度抑制作用[4],对肾病综合征出血热病毒有明显的杀灭或抑制作用[5]。④免疫增强:板蓝根多糖(HP)可显著增加二硝基氯苯所致小鼠迟发超敏反应,明显诱导体内淋巴细胞转化,明显增强小鼠脾细胞的自然杀伤活性。腹腔注射HP50mg/kg可显著促进小鼠免疫功能,明显增加小鼠正常脾重,并使氢化可的松所致脾重减轻恢复到正常水平,对小鼠外周白细胞及淋巴细胞数均有增多作用。⑤抗内毒素:板蓝根注射液有较强抗内毒素作用,可明显抑制内毒素所致小鼠TNFα和IL-6的生成。⑥抗肿瘤:板蓝根注射液有显著的抗白血病作用,还可抑制肝癌细胞、卵巢癌细胞,并具有诱导分化作用,可降低端粒酶活性的表达。⑦抗血小板聚集:板蓝根对ADP诱导的家兔血小板聚集有显著的抑制作用。⑧抗氧化:板蓝根多糖灌服,能明显降低高脂饲料大鼠血清胆固醇及甘油三酯水平,并降低MDA含量。⑨毒性:小鼠按20g体重灌服1:1浓度的板蓝根煎剂1ml,2小时后按同量再给药1次,未见中毒症状,一周后亦未见死亡。故小鼠灌服板蓝根煎剂的LD_{50}至少大于100g/kg,但煎剂能明显诱发小鼠嗜多染红细胞微核和小鼠精子畸形,具有致突变作用。

【性味、归经与效用】 性寒,味苦。归心、胃经。有清热解毒,凉血利咽的功效。用于温毒发斑,风热感冒,咽喉肿痛,流行性脑膜炎、肝炎、腮腺炎,痈肿,舌绛紫暗。

【临床应用】 ①流行性腮腺炎:黄芩、黄连、板蓝根各15g,玄参、浙贝母、橘红、连翘、牛蒡子、柴胡、桔梗、知母各10g,升麻、生石膏20g(先煎)。水煎服,日服一剂。②急性胆囊炎:板蓝根、蒲公英、金银花、赤芍各30g,黄芪、生大黄各5g,茵陈10g。水煎服,日服一剂。③扁平疣:板蓝根30g,大青叶20g,半支莲、赤芍、木贼、薏苡仁、马齿苋、龙胆各15g,皂角刺、僵蚕、桑叶、甘草各6g。水煎服,日服一剂。④上呼吸道感染:忍冬感冒颗粒(忍冬藤、板蓝根、鱼腥草、山豆根、贯众、重楼、青蒿、白芷),口服,一次12~24g,一日3次。⑤痛风:板蓝根注射液,肌肉注射,一次4ml,一日1次,30天为1个疗程。⑥咽喉肿痛:复方金莲颗粒(板蓝根、金银花、连翘),口服,一次5g,一日3次[6]。⑦病毒性心肌炎:感冒退热颗粒(板蓝根、大青叶、连翘、拳参),口服,一次2袋,一日2次。

南板蓝根 Rhizoma et Radix Baphicacanthis Cusiae

【基源】 为爵床科植物马蓝*Baphicacanthus cusia* (Ness) Bremek. 的干燥根茎及根。

【饮片鉴别】 为长圆形或类方形厚片,大小不一。切面浅黄白色至灰绿色,具放射状纹理,有的中央可见白色海绵状的髓;周边蓝灰色至暗灰色。质硬而韧,纤维性。气微,味淡、微苦(图78-2)。

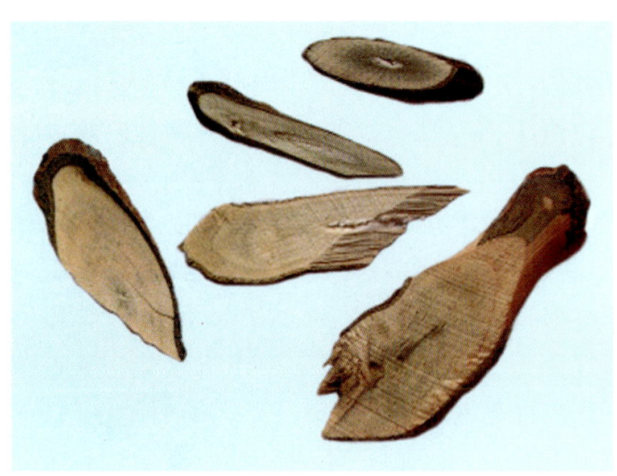

图 78-2 南板蓝根

【成分】 含大黄酚,靛蓝,靛玉红,β-谷甾醇及18种氨基酸,羽扇豆醇,白桦脂醇,羽扇酮,4(3H)-喹唑酮,2,4(1H,3H)-喹唑二酮和精氨酸等[7]。

【药理】 ①抗菌:试管法表明,南板蓝根水煎剂有一定的抑菌作用,对金黄色葡萄球菌的作用优于板蓝根。②解热:煎剂在40g/kg时对大鼠灌服有明显的退热作用。③抗病毒:对病毒增殖有抑制作用。④抗炎:煎剂每日灌服8.8g/kg时,连续7天,有明显的抗炎作用[8]。⑤毒性:小鼠灌服1:1南板蓝根水煎剂1ml/20g,两小时后再按同量给一次,未见中毒症状及死亡,说明其毒性很低(大于100g/kg,LD_{50}未测出)。

【性味、归经与效用】 性寒,味苦。归心、胃经。有清热解毒,凉血的功效。用于温病发斑,丹毒,流感,流脑。

【临床应用】 ①乙型脑炎:南板蓝根30g,大青叶、金银花、连翘、玄参各15g,黄芩12g,地龙10g,地黄、生石膏(先煎)各30g。水煎服,日服一剂。②流行性腮腺炎:南板蓝根30g,金银花、蒲公英各15g。水煎服,日服一剂[9]。③急性传染性肝炎:南板蓝根30g,栀子、茵陈、阴行草各10g,大黄12g。水煎服,日服一剂。④风丹痒毒:土茯苓30g,南板蓝根、蛇泡草、老君须、金银花各15g,甘草6g。水煎服,日服一剂。⑤病毒性肺炎:南板蓝根60g,生石膏(先煎)30g,大青叶25g,苦杏仁、炙麻黄各10g。水煎服,日服一剂。

【按语】 板蓝根为常用中药,有清热解毒,凉血利咽的功效,广泛应用于温毒发斑,痄腮,喉痹,丹毒,痈肿等病症中。李时珍曰:"蓝凡五种……蓼蓝:叶如蓼……菘蓝:叶如血菘。马蓝:叶如苦荬,即郭璞所谓大叶冬蓝,俗中所谓板蓝者。吴蓝:长茎如蒿而花白,吴人种之。木蓝:长茎如决明……诸蓝不同,而作淀则一也……苏恭以马蓝为木蓝,苏颂以菘蓝为马蓝,宗奭以蓝实为大叶蓝之实,皆非也[10]。"李氏所说一是阐述了蓝的品种,二是诸蓝均可作淀,三是说明菘蓝与马蓝是两种不同的药物。据夏光成、王士贤等研究考证[11]:板蓝根一词首先出现在清·《本草述钩元》中,指出板蓝根即马蓝根,产于今长江以南。根据产地、药用部位、药理及疗效等特点,认为其为爵床科植物马蓝的根——南板蓝根。清光绪年间(1887年),张秉成的《本草便读》将板蓝根列为专栏记述,曰:"板蓝根即靛青根,其功用性味与靛叶相同……"《中药大辞典》指出"板蓝根又名大蓝根即为菘蓝的干燥根"。

由上述可见,历史上药用板蓝根的品种即非止一种。据调查,目前全国所用的板蓝根分为两种:一种为十字花科植物菘蓝根,全国多数省区,尤其是北方地区广泛使用,习称"北板蓝根";另一种为爵床科植物马蓝的根及根茎,华南及西南部分地区习惯应用,习称"南板蓝根"。为了避免混淆,正确用药,《中华人民共和国药典》1995年版将二药分别单列。

板蓝根、南板蓝根名称上虽只差一字，但其基源、性状、化学成分、药理作用和功能效用均有异同之处，化学成分上相差甚大，板蓝根中游离氨基酸和水解氨基酸的总量(8.75%)高于南板蓝根(水解氨基酸总量为2.69%)；南板蓝根靛玉红的含量高达360μg/g，而板蓝根仅为7μg/g，二者相差几十倍；板蓝根抗炎，利咽效果可靠，南板蓝根抗病毒效优；临床上板蓝根多用于治疗喉痹，咽炎和上呼吸道感染，南板蓝根多用于防治流感、流脑和肝炎。应用二药时，应注意鉴别，辨证施药，正确应用，不可混淆。

另外，在云南、广东等地发现有以爵床科植物球花马蓝*Strobilanthes pentstemonides* (Ness) T. Ander、疏花马蓝*S. divaricatus* (Ness) T. Anders.、少花马蓝*S. oliganthus* Miq.、广西马蓝*S. guangxiensis* S. Z. Huang的干燥根及根茎及马鞭草科植物大青*Clerodendrum cyrtophyllum* Turcz. 的根作南板蓝根或板蓝根药用的情况[12,13]，应注意鉴别，防止错用。

（赵学红　孔增科　陈建钢）

参考文献

[1]孔增科，陈静岐.中药调剂手册.天津：天津科学技术出版社，1994.55

[2]何铁，等.中草药，2003，34(9)：777

[3]方建国，等.中草药，2004，35(8)：845

[4]陈民，等.中国野生植物资源，2002，21(2)：4

[5]周海燕，等.北京中医药大学学报，2000，23(增刊)：122

[6]孔增科，等.常用中药药理与临床应用.赤峰：内蒙古科学技术出版社，2005.110

[7]王丽霞，等.开封医药学报，1999，18(3)：52

[8]肖培根.新编中药志·第一卷.北京：化学工业出版社，2002.676

[9]国家中医药药理局《中华本草》编委会.中华本草.上海：上海科学技术出版社，1993.7·6456

[10]陈贵廷.本草纲目通释.北京：学苑出版社，1992.897

[11]楼之岑，秦波.常用中药材品种整理和质量研究(北方编·第一册).北京：北京医科大学，中国协和医科大学联合出版社，1995.338

[12]许华，等.现代中药研究与实践.2003，17(6)：54

[13]北京药品生物制品检定所，等.北京：科学出版社，1981.264

79　昆布、裙带菜及石莼

● 昆布 Thallus Laminarilae Thallus Eckloniae

【基源】 为海带科植物海带*Laminaria japonica* Aresch. 或翅藻科植物昆布Ecklonia kurome Okam. 的干燥叶状体。

【饮片鉴别】 ①海带：呈短段状，多皱缩和卷曲，体宽10cm以上。黄棕色至黑棕色或绿褐色。中部较厚，边缘较薄。遇水膨胀，手捻之不分层。体轻，质稍坚。气微腥，味微咸(图79-1)。②昆布：呈短段状，多皱缩和卷曲，体宽约2cm。黑褐色至黑色，边缘具稀疏小齿，不透明。遇水膨胀，手捻之可分层。体轻，质稍坚。气微腥，味微咸(图79-2)。

【成分】 含碘、褐藻酸、褐藻素、褐藻多糖硫酸酯，褐藻淀粉，褐藻氨酸和钙、铁、蛋白质、脂肪等。

【药理】 ①对甲状腺的作用：可用于纠正因缺碘引起的甲状腺肿大，甲状腺机能减退，预防小儿痴呆症[1]。②抗肿瘤：海带提取物体外对人肺癌细胞有抑制作用。海带的热水抽提液腹腔注射10天，对于背部皮下接种肉瘤$_{180}$的小鼠，可使瘤重减轻，抑制率为90%；预先注射预防S_{180}，有效率为80%。热水提取物对小鼠白血病$_{1210}$(l_{1210})有抑制作用。③降血脂及抗动脉粥样硬化：昆布所含褐藻酸、甘露醇及其衍生物对高脂饲料喂养造成的动物高脂血症及动脉粥样硬化，有预防或

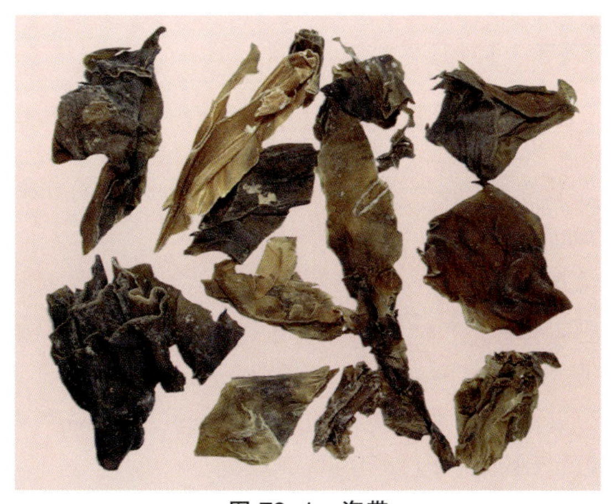

图 79-1　海带

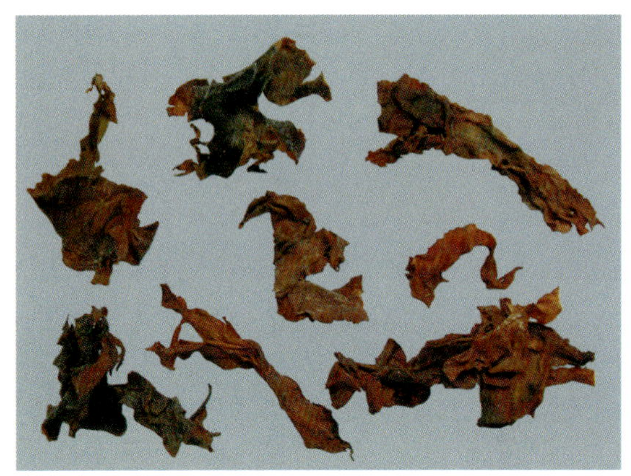

图 79-2 昆布

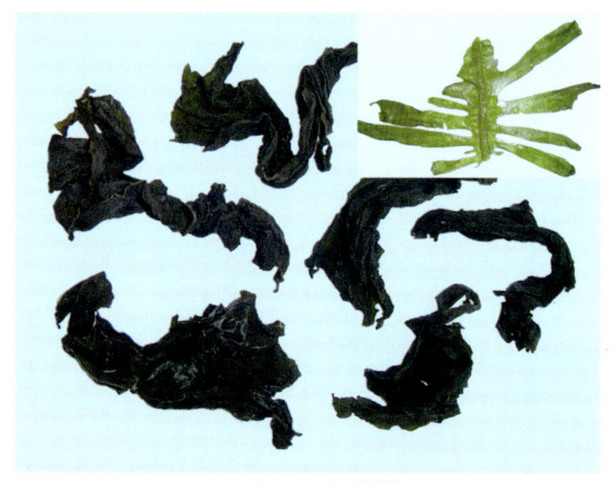

图 79-3 裙带菜

治疗作用。④降血压：动物实验用褐藻氨酸静脉注射于麻醉兔，血压明显下降；静脉注射于大鼠，低剂量时作用不稳定，高剂量有持久的降压作用；剂量再增大则降压过猛，可导致呼吸停止。⑤强心：昆布浸出液对离体蛙心有兴奋作用；50%甲醇提取物可使豚鼠的离体心房收缩加强。⑥毒性：小鼠腹腔注射的LD_{50}为(158.5±67.0)mg/kg。

【性味、归经与效用】 性寒，味咸。归肝、胃、肾经。有软坚散结，消痰，利水的功效。用于瘿瘤、瘰疬，睾丸肿痛，痰饮水肿。

【临床应用】 ①慢性颈淋巴腺炎：昆布、白芍、海藻各9g，夏枯草75g，牡蛎30g，柴胡、陈皮各6g。水煎服，日服一剂[2]。②乳腺增生：海藻、昆布、当归、白芍、黄芩各10g，土贝母30g，牡蛎25g，柴胡、郁金、香附各20g。水煎服，日服一剂[3]。③慢性盆腔炎：昆布、丹参、鸡血藤各15g，桃仁、柴胡、枳壳、木香各10g，红花12g，败酱草30g，水蛭、大黄(后下)各3g。水煎服，日服一剂[4]。④冠心病：昆布、海藻各15g，陈皮、清半夏、茯苓、川芎、当归、枸杞子各10g，白术12g，水蛭粉6g(冲)。水煎服，日服一剂[5]。⑤甲状腺肿大：昆布、海蜇、牡蛎各30g，夏枯草15g。水煎服，日服一剂。⑥高血压：海带30g，决明子15g。水煎服，日服一剂。

裙带菜 Thallus Undariae Pinnatifidae

【基源】 为赤藻科植物裙带菜*Undaria pinnatifida* (Harv.) Sur. 的干燥叶状体。

【饮片鉴别】 为不规则团块状，棕褐色或绿褐色。质薄脆。水浸软展开后中间肥厚呈带状，两侧菲薄。叶片狭长，两端渐尖。全缘或有波状皱纹，表面平滑，有鼓起的水泡和褐色的斑点，质薄柔滑，易剥离成两层。气腥，味咸(图79-3)。

【成分】 含蛋白质，核黄素，维生素，丙氨酸、甘氨酸、异亮氨酸等19种氨基酸及甘露醇，海藻甾醇，岩藻甾醇，钙、镁、锌等元素。

【药理】 ①降低胆固醇：裙带菜提取物岩藻甾醇喂饲雏鸡，能明显降低莱克亨雏鸡的血胆固醇。②抗凝血：水提物中所含多糖的硫酸酯A、B、C的抗凝血酶活性分别相当于肝素的1/27、1/3和2倍。③抗肿瘤：提取物“Viva-natural”对 AKRT细胞白血病有抗癌作用。水溶性提取液在体外对K_{562}细胞，SK-OV_3，TE-13细胞有明显的抑制作用，且有剂量依赖关系[6]。④抗氧化：提取物类脂类能抑制亚油酸氧化，有较强的抗氧化作用。⑤降血脂：裙带菜可降低肝脏脂肪酸的合成酶活性，增加肝脏脂肪酸的β氧化活性和线粒体中脂肪酸氧化酶的活性，降低血清和肝脏中甘油三酯的浓度，起到降血脂作用[7]。

石莼 Thallus Ulvae Lactucae

【基源】 为石莼科植物石莼*Ulva lactuca* L.、孔石莼*Ulva pertusa* Kjellm、裂片石莼*Ulva fasciata* Delile的叶状体。

【饮片鉴别】 ①石莼：藻体淡绿色或绿色，呈不规则的团块状。水浸展平后，叶状体近卵形，边缘常略有波状皱褶，表面稍有白霜，质极松软，膜质，极易破碎。气微，味淡。②孔石莼：叶状体卵形，披针形或近圆形，有多数大小不等的孔，或不规则的裂片，边缘皱缩，略呈波状。③裂片石莼：叶状体不规则，二叉分裂形成或多或少的舌状或线状裂片，边缘平滑或具不规则齿状突起，有时亦呈波状(图79-4)。

【成分】 ①石莼：含杂多糖、糖蛋白、蛋白质、脂肪、粗纤维，甘露糖。28-异岩藻甾醇，环木菠萝烯醇，还含多种元素，如碳、钠、钾、钙等。②孔石莼：含硫酸多糖、蛋白质、戊聚糖、氨基酸、乙酸、丙酸。另含挥发性成分糖醛、苯甲醛等。③裂片石莼：含异岩藻甾醇，

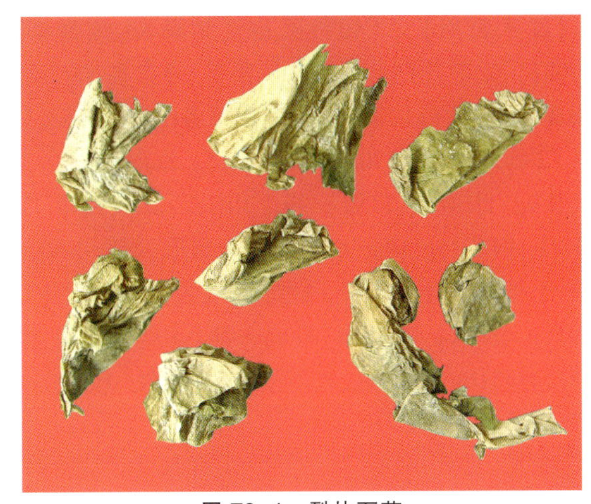

图 79-4 裂片石莼

β-谷甾醇，大褐马尾藻甾醇等。

【药理】 ①凝血：石莼提取物对番木瓜蛋白酶处理过的人红细胞有凝血作用。该凝血作用能被L-岩藻糖及乙二胺四乙酸所抑制。②对心肌作用：孔石莼提取物腺苷，具负性肌力作用，减弱心肌收缩的作用不受β-阻滞剂普萘洛尔和α-阻滞剂酚妥拉明的影响。

【性味、归经与效用】 性寒，味甘、咸。有利水消肿、软坚化痰、清热解毒的功效。用于水肿，颈淋巴结肿大，瘿瘤，高血压，喉炎，疮疖，急慢性肠胃炎，痄疾。

【临床应用】 ①水肿：石莼、蛎菜、车前子各15g。水煎服，日服一剂。②喉炎：石莼、大青叶各15g，蛇莓12g。水煎服，日服一剂。③高血压：石莼、海蒿子、决明子各15g，炒山楂、玉米须各30g。水煎服，日服一剂。④甲状腺肿：石莼15g，昆布、海藻各12g。水煎服，日服一剂。

【按语】 昆布为较常用中药，始载于《名医别录》中品。有软坚散结，消痰，利水的功效。现代研究其有降血脂，降血压，防治甲状腺肿大和抗肿瘤等药理活性，与经典中医药理论和实践相符合。

据文献记载[8,9]，全国各地所用昆布不止一种，主流商品为昆布，在浙江、江苏、上海、吉林、辽宁、天津、广东、福建等省的个别地区有用裙带菜、石莼混称或充作昆布药用的情况，应予纠正。

裙带菜、石莼与昆布功效相近但不一致，化学成分、药理作用有别，应注意鉴别，各以其名、其效正确应用。

（郭红艳 周海平 陈建钢）

参考文献

[1]王本祥.现代中药药理与临床.天津：天津科技翻译出版公司，2004.911

[2]孔增科.实用中药手册.天津：天津科学技术出版社，1991.111

[3]张晓琳，等.中医药信息，2002，19(3)：45

[4]张清龙.实用医技，2000，7(11)：877

[5]黄学敏.陕西中医，1999，20(1)：1

[6]高淑清.营养学报，2004，26(1)：79

[7]付小梅，等.癌变·畸变·突变.2004，16(4)：254

[8]北京药品生物制品检定所，等.中药鉴别手册(第一册).北京：北京科学技术出版社，1981.328

[9]谢宗万.中药材品种论述(中册).上海：上海科学技术出版社，1984.445

80 败酱草、北败酱与苏败酱

败酱草 Herba Patriniae

【基源】 为败酱科植物黄花败酱*Patrinia scabiosaefolia* Fisch.、糙叶败酱*Pratrinia rupestris* Juss.和白花败酱*Patrinia villosa* Juss.的干燥全草。

【饮片鉴别】 ①黄花败酱：为根、茎、叶、花混合的不规则段片。根茎呈圆柱形，表面暗棕色至暗紫色，有节，节上有细根；茎呈细圆柱形，具纵棱及节，表面黄绿色或黄棕色，有时被有粗毛。质脆，断面中部有髓或有小空洞。叶多皱缩，完整者为长卵形，羽状深裂或全裂，顶端裂片较大，椭圆状披针形，边缘有粗锯齿；上表面黄棕色，下表面灰棕色，两面疏生白毛；叶柄短或近无柄。有的枝端有伞房聚伞圆锥花序，花黄色，瘦果长方椭圆形，长0.3~0.4cm。气特异，味微苦(图80-1)。②白花败酱：为根、茎、叶、花混合的不规则段片。根茎有节，节上有较粗的根；茎圆柱形，切面中空，周边有纵棱及倒生的白长毛。茎生叶多不分裂，叶柄长1~4cm，有翼。瘦果倒卵形，苞片近圆形，膜质，脉网明显(图80-2)。

【成分】 ①黄花败酱：含齐墩果酸，常春藤皂苷元，β-谷甾醇-D-葡萄糖苷，黄花败酱皂苷A、B、C、D、E、F、G，败酱皂甙A、B、C、D、E、F、G、H、I、J、K、L、M等。

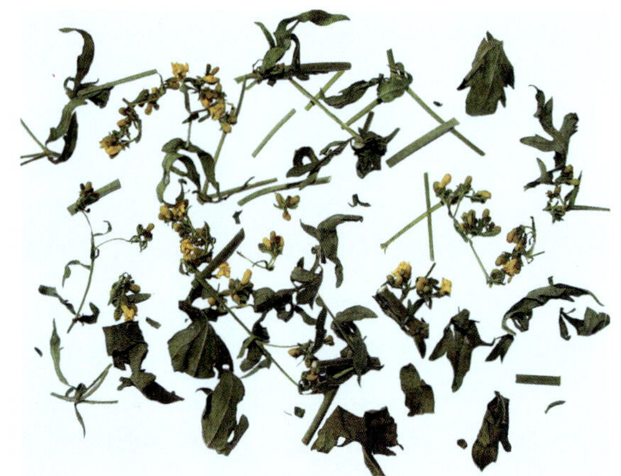
图 80-1 黄花败酱

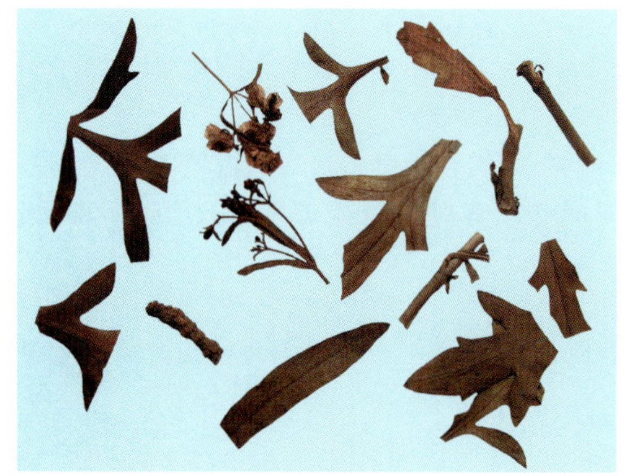
图 80-2 白花败酱

②白花败酱：含黑芥子苷、莫诺苷、番木鳖苷、白花败酱苷、齐墩果酸、棕榈酸、肌醇等[1]。

【药理】 ①抗菌：黄花败酱对金黄色葡萄球菌、福氏痢疾杆菌、宋氏痢疾杆菌、伤寒杆菌、绿脓杆菌、大肠杆菌、炭疽杆菌、白喉杆菌、乙型溶血型链球菌均有抑制作用。白花败酱对金黄色葡萄球菌、白色葡萄球菌、伤寒杆菌、链球菌、枯草杆菌、大肠杆菌、变形杆菌等亦有抑制作用[2]。②抗病毒：白花败酱及其制剂常用于治疗流感和流行性腮腺炎。③镇静：败酱草的醇提物有明显的镇静催眠作用，镇静作用比缬草强1倍以上。④镇痛：复方败酱草注射液进行小鼠扭体反应、热板致痛法试验，有明显的镇痛作用。⑤止血：糙叶败酱草对大鼠、家兔体外创伤性出血有明显止血作用，强度与云南白药相当。⑥抗肿瘤：体外实验表明有强烈的抗癌作用，局部注射可使肿瘤逐渐变硬，脱落，溃疡面修复，治愈。其水提物瘤内注射，对艾氏腹水癌细胞有明显作用，对小鼠S_{180}肉瘤抑制率达62.5%。

【性味、归经与效用】 性凉，味辛、苦。归肝、胃、大肠经。有清热解毒，祛瘀排脓的功效。用于阑尾炎、肠炎、痢疾、肝炎、结膜炎、产后瘀血腹痛、痈肿疔疮。

【临床应用】 ①慢性溃疡性结肠炎：败酱草30~60g，黄芪、党参各15g，白术10g，茯苓、丹参各20g，黄连、吴茱萸各5g，薏苡仁30g，木香、甘草各6g。水煎服，日服一剂。②肠痈：败酱草30g，紫花地丁15g，丹皮、桃仁各12g，生大黄9g。水煎服，日服一剂。③痢疾：a. 败酱草、马齿苋各30g，槟榔15g，枳壳9g。水煎服，日服一剂。b.败酱草100g，冰糖15g，开水炖服。④肺炎：败酱草30g，黄芩15g，桔梗12g，甘草6g。水煎服，日服一剂。⑤产后腹痛：败酱草30g，当归10g，川芎6g。水煎服，日服一剂。⑥急性胆囊炎：败酱草、茵陈各30g，黄芩、栀子各15g，木香12g，黄连9g。水煎服，日服一剂。⑦产后腰痛：败酱草、续断各15g，川芎、白芍、当归各12g，肉桂6g。水煎服，日服一剂。⑧急性化脓性扁桃体炎：败酱草30g，紫花地丁、蒲公英各18g，金银花、赤芍各15g，甘草6g。水煎服，日服一剂[3]。⑨伤寒、副伤寒：败酱草、红藤、马齿苋各15g，三叶青、淡豆豉各10g，荆芥6g，薄荷5g。水煎服，日服一剂。⑩前列腺炎：败酱草50g，生地黄、山药、白茅根各20g，连翘、红藤各15g，黄柏、龟甲各10g，牡丹皮、栀子各9g，灯心草3g。水煎服，日服一剂。

北败酱 Herba Soncbi Arvensis

【基源】 为菊科植物苣荬菜*Sonchus arvensis* L.的干燥幼苗[4]。

【饮片鉴别】 为根、茎、叶、花混合的不规则段片。根茎圆柱形，直径2~5mm，表面浅黄棕色，有纵皱纹或突起的根痕。叶多卷缩或破碎，完整者展平后，呈长圆状披针形或广披针形，长4~16cm，宽0.5~3.5cm，先端多圆钝或短尖，有小尖刺，叶缘具稀疏的缺刻或不整齐羽状分裂，或不分裂，上表面灰绿色，下表面色较浅。质脆。气微，味微咸[5]（图80-3）。

【成分】 含槲皮素、异鼠李素、柯伊利素、异鼠李素-3β-D-葡萄糖苷、异木犀草苷、木犀草苷、蒙花苷、金

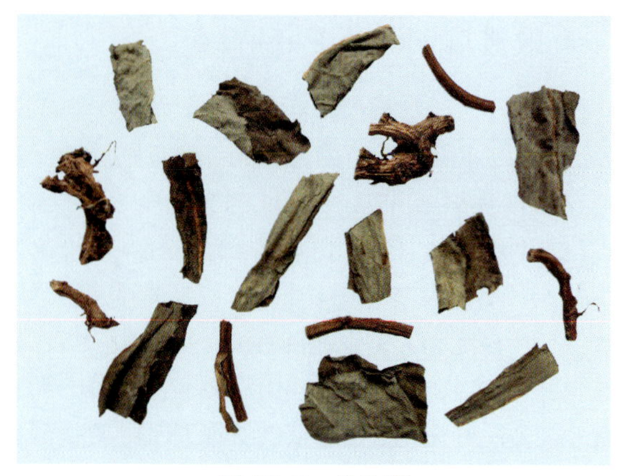
图 80-3 北败酱

丝桃苷、芹菜素、山柰素、木犀草素、苣荬菜苷、黄酮醇、秦皮乙素、胡萝卜素、蒲公英甾醇乙酸酯、挥发油、D-甘露醇、肌醇和缬氨酸、亮氨酸、苏氨酸、蛋氨酸、赖氨酸等17种氨基酸及Zn、Fe、Cu、Co、Ni元素[6]等。

【药理】 ①抗菌：水提醇沉物对金黄色葡萄球菌、大肠杆菌、变形杆菌和绿脓杆菌的最小抑菌浓度(MIC)分别为0.228g（生药）/100ml，0.457g（生药）/100ml，均显示有一定的抑菌作用。②抗白血病：水煎醇沉物对急性淋巴细胞型白血病、急性和慢性粒细胞型白血病患者的白细胞脱氢酶有明显的抑制作用。③镇静：挥发油部分有较好的镇静作用。

【性味、归经与效用】 性寒，味苦。归肝、脾、大肠经。有清热解毒，消肿排脓化瘀的功效。用于阑尾炎，肠炎，痢疾，喉炎，疔疮痈肿，痔疮和产后瘀血腹痛等。

【临床应用】 ①阑尾炎：北败酱15~30g，红藤60g。水煎服，日服一剂。②痢疾：北败酱30g。水煎服，日服一剂。③急性咽炎：鲜北败酱30g（切碎），灯心草3g。水煎服，日服一剂[7]。④痈肿：北败酱、紫花地丁各50g。水煎服，日服一剂。

苏败酱 Herba Thlaspi

【基源】 为十字花科植物菥蓂 *Thlaspi arvenses* L.的干燥带果全草。

【饮片鉴别】 为茎、叶、花、果混合的不规则段片。茎圆柱形，直径1.5~5mm。切面淡黄色，可见疏松髓部或中空；周边黄绿色至淡棕黄色，具纵棱线，有的可见互生叶痕。叶较少，多皱缩和破碎，展平后，完整者呈长圆披针形，褐绿色。果实众多，大多已切碎，完整者呈扁平卵圆形，顶端凹入，长约1.3cm，宽约1cm，黄绿色至淡棕黄色。种子细小，棕褐色，长约1.5cm。质坚脆。气微，味淡（图80-4）。

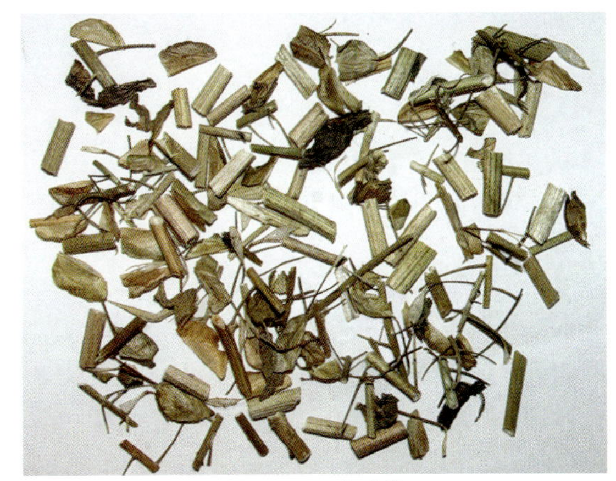

图 80-4 苏败酱

【成分】 含黑芥子苷、芥子酶、吲哚和多种维生素C；种子含脂肪油、蛋白质，油酸、亚油酸、亚麻酸、芥子酸、氨基酸等。

【药理】 ①抗菌：水提醇沉物对金黄色葡萄球菌、大肠杆菌、变形杆菌和绿脓杆菌有一定的抑制作用。②促进尿酸的排出：苏败酱有调节尿酸代谢，促进尿酸排出的作用。可用于痛风的治疗。

【性味、归经与效用】 性平，味甘。归肝、脾经。具有清肝明目，和中解毒，利水消肿的功效。用于目赤肿痛，消化不良，脘腹胀痛，阑尾炎，肾炎，子宫内膜炎及疮疥痈肿。

【临床应用】 ①肾炎：苏败酱鲜全草30~60g。水煎服，日服一剂。②子宫内膜炎：苏败酱15g。水煎服，日服一剂，调红糖服。③脘腹胀痛：苏败酱15g，水煎煮液，冲失笑散（五灵脂、蒲黄）10g，日服1~2剂。

【按语】 败酱草为少常用中药，以“败酱”之名始载于《神农本草经》中品。《金匮要略》薏苡附子败酱散中所用败酱即指本品。长期以来，商品败酱草的应用较为混乱，华北和西北地区多使用菊科植物苣荬菜的带根全草；华中及东南地区多使用十字花科植物菥蓂的全草；吉林、辽宁、宁夏、山东等地使用菊科苦荬菜属(Ixeris)中华苦荬菜*Ixeris chinensis* (Thunb.) Nakai、变色苦荬菜*Ixeris versicoluy* DC.、苦荬菜*Ixeris denticulata* (Houtt.) Steb.、抱茎苦荬*Ixeris sonchifolia* Hance的全草；四川成都地区使用菊科山莴苣属(Lactuca)山莴苣*Lactuca indica* L. 等的全草[8,9]。而败酱科败酱属(Patrinia)黄花败酱、白花败酱等正品败酱草多在民间使用，药材流通市场很难见到。这种本末倒置、真伪混淆的情况值得引起广大医药技术工作者的注意。

败酱草清热解毒，祛瘀排毒功效显著，现代研究证实其抗菌作用广泛，并具有抗病毒、镇静、镇痛和保肝利胆、抗肿瘤、止血的活性；北败酱和苏败酱虽也有抗菌作用，但抗菌范围和强度均不能与败酱草相比，也不具备败酱草所具有的其他药理活性，且其来源、成分和功效、性状特征（败酱草有特异臭味，北败酱味苦，苏败酱味淡）均与败酱草有别，绝不能充或代败酱草药用，而应各以其名药用为宜，临床必须注意区分，不可混淆。

（郭红艳 傅正良 杨 阳 孔增科）

参考文献

[1]缪寿平,等.海峡药学,2002,14(6):60

[2]王本祥.现代中药药理与临床.天津:天津科技翻译出版公司2004.907

[3]邓理有,等.家庭中医药,2001,(10):55

[4]孙新芳,等.中国中医药信息杂志,2000,7(8):52

[5]吕桂兰,等.开卷有益·求医问药,2003,9:1290

[6]肖培根.新编中药志·第三卷.北京:化学工业出版社,2002.55

[7]江苏新中医学院.中药大辞典.上海:上海科学技术出版社,1975.1054

[8]北京药品生物制品检定所,等.中药鉴别手册(第一册).北京:科学出版社,1981.320

[9]边振考,等.时珍国医国药,1998,9(4):356

81 金钱草、广金钱草、连钱草及风寒草

金钱草 Herba Lysimachiae

【基源】 为报春花科植物过路黄 *Lysimachia christinae* Hance 的干燥全草。

【饮片鉴别】 为根、茎、叶、花混合的不规则段片。根纤细,淡黄色。茎呈圆柱形,直径约1mm,切面灰黄绿色,实心;周边棕色或暗红棕,有纵纹。叶对生,多皱缩,湿润展平后,完整者呈宽卵形或心形,长1~4cm,宽1~5cm,基部微凹,全缘;上表面灰绿色或棕褐色,下表面色浅,主脉明显突起;叶片对光透视可见密集的黑色或褐色条纹;叶柄长1~4cm。花单生叶腋,具长梗,棕色。蒴果球形。气微,味淡(图81-1)。

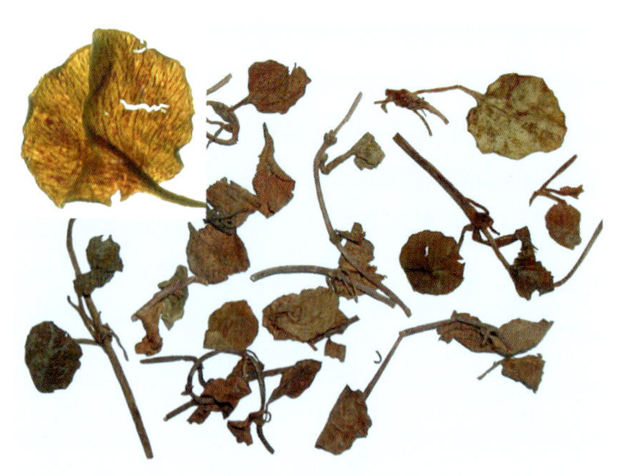

图 81-1 金钱草

【成分】 含黄酮苷,鞣质,甾醇,胆碱,氨基酸,氯化钾,内酯类[1]和挥发油:α-蒎烯、樟脑、乙酸冰片酶、石竹烯氧化物、桉油烯醇、山柰素、山柰酚[2]等。

【药理】 ①利胆、排石:煎剂能明显促进胆汁分泌和排泄,使胆管泥沙状结石排出,胆道阻塞和疼痛减轻,黄疸消除。能引起输尿管上端腔内压力增高,促使输尿管蠕动频率增加,引起尿量增加。②利尿排石:麻醉犬静脉注射金钱草提取液0.5g/kg(生药),可引起尿量增多,输尿管蠕动频率增加,同时可见输尿管上端腔内压力升高[3]。③抗炎:金钱草注射液、金钱草黄酮及酚性物有抗炎作用。④调节尿酸代谢:水提物对高尿酸血症小鼠具有降低血清尿酸水平作用[4]。⑤镇痛:冲剂对扭体法试验小鼠疼痛有拮抗作用;用热板法对雌性小鼠进行实验表明,冲剂可提高小鼠疼痛阈值,对福氏完全左剂处理的小鼠有镇痛作用。⑥影响免疫功能:煎剂能降低脾细胞玫瑰花结形成百分率,延迟皮肤移植排斥反应。⑦抗病毒:金钱草50%乙醇提取物对乙型肝炎病毒表面抗原(HBsAg)有抑制作用。⑧抗菌:对肺炎链球菌、金黄色葡萄球菌有抑制作用。⑨保肝:能使CCL_4中毒性小鼠血清ATL活性明显降低,肝脏病理变化显示肝细胞坏死减轻、空泡变性、嗜酸性变、炎性细胞浸润明显减少,血清及肝组织MDA含量明显降低,对小鼠急性肝损伤有防护作用。⑩抗心肌、脑缺血:所含黄酮可明显增加心肌营养性血流量,增加在体动脉、冠脉及脑血流量,使脑血管阻力和血压下降。

【性味、归经与效用】 性微寒,味甘、咸。归肝、胆、肾、膀胱经。有清利湿热、通淋、消肿的功效。用于热淋,沙淋,尿涩作痛,黄疸尿赤,痈肿疔疮,毒蛇咬伤,肝胆结石,尿路结石。

【临床应用】 ①胆结石:a.金钱草30g,柴胡、枳壳、白芍、海螵蛸、浙贝母各10g,郁金6g,甘草3g。水煎服,日服一剂;b.金钱草25g,虎杖、木香、枳壳、栀子、大黄、延胡索各10g。水煎服,日服一剂。②黄疸性肝炎:茵陈45g,虎杖20g,板蓝根、金钱草、白花蛇舌草各30g,栀子、五味子各10g,车前子(包)18g。水煎服,日服一剂[5]。③痛风:金钱草、薏苡仁、海金沙各30g,海

藻20g，山慈姑、露蜂房各15g，甘草10g。水煎服，每天一剂，早晚温服[6]。④肾结石：金钱草、海金沙(包)、滑石(包)、王不留行各30g，车前子(包)、川牛膝、冬葵子各20g，白芍、鸡内金、石韦、泽泻、丹参、莪术、延胡索、三棱各15g。水煎服，日服一剂[7]。⑤输尿管结石：金钱草30g，三棱、莪术、川牛膝、车前子各15g，炮穿山甲、皂角刺、青皮、黄柏各10g，薏苡仁、鸡内金(研粉吞服)各20g，枳实、桃仁各12g。水煎服，日服一剂[8]。⑥石淋：金钱草30~50g，海金沙15~30g(包)，鸡内金6~9g(研粉吞)，冬葵子、石韦、瞿麦各9~12g。水煎服，日服一剂[9]。⑦盗汗：藿香、佩兰各15g，茵陈15~20g，龙胆6~10g，金钱草、龟甲(先煎)、鳖甲(先煎)各20~30g，地骨皮20g。水煎服，日服一剂[10]。⑧肾盂积水：金钱草50g，海金沙15g(包)，黄柏、茯苓各12g，通草、当归、续断、蒲黄(包)各10g，红花6g，甘草3g。水煎服，日服一剂[11]。

广金钱草 Herba Desmodii Styracifolii

【基源】 为豆科植物广金钱草*Desmodium styracifolium* (Osb.) Merr. 的干燥地上部分。

【饮片鉴别】 为茎、叶、花、混合的不规则切段。茎呈圆柱形，切面黄白色，中部有髓；周边密被黄色伸展的短柔毛。叶略呈革质，完整者圆形或矩圆形，先端微凹，基部心形，全缘；叶上表面黄绿色或灰绿色，无毛，下表面密具灰白色紧贴的绒毛，侧脉羽状。气微香，味微甘(图81-2)。

【成分】 含黄酮类成分：5.7.8.4′-四羟基-6-c-葡萄糖黄酮，三萜醇配糖体和黄酮苷配糖体；广金钱草碱，广金钱草内酯，羽扇豆酮，羽扇豆醇，硬脂酸，花生酸，花生醇酯和β-谷甾醇等[12]。

【药理】 ①利尿：煎剂(20g/kg)给大鼠灌胃，有明显的利尿、利钠作用。②尿石的预防：广金钱草的多糖部分可以延缓一水草酸钙的成核，即延长结晶的诱导期，对尿石中最常见的一草酸钙的结晶生长有抑制作用[13]。③抗血小板聚集：所含黄酮在体外能显著抑制血小板聚集和血栓形成。④抗菌：醇浸物对白色念珠球菌有抑制作用。⑤利胆：注射剂8g/kg给犬静滴15~20分钟后，胆汁流量逐渐显著增加。⑥抗心肌、脑缺血：煎剂8g/kg静注，使犬冠状脉流量增加197.4%，对神经垂体素急性心肌缺血有保护作用。总黄酮200mg/kg使脑血流量增加173.15%±68.35%，降低脑血管阻力及颈总动脉血压，冠脉血流量增加126.91%±10.4%，增加心肌营养性血流量和常压缺氧耐受力，拮抗主动脉痉挛，抗急性心肌缺血。⑦改善脑功能：煎剂对樟柳碱、氯霉素引起的小鼠记忆障碍有改善作用。⑧抗炎：50g/kg生药注射剂及黄酮3.75g/kg腹腔给药，对小鼠组胺血管通透性增加及巴豆油耳部炎症有明显的抑制作用，对大鼠蛋清关节炎呈非常显著的抑制作用[12]。⑨毒性：广金钱黄酮小鼠腹腔注射的LD_{50}为(1583±251)mg/kg。

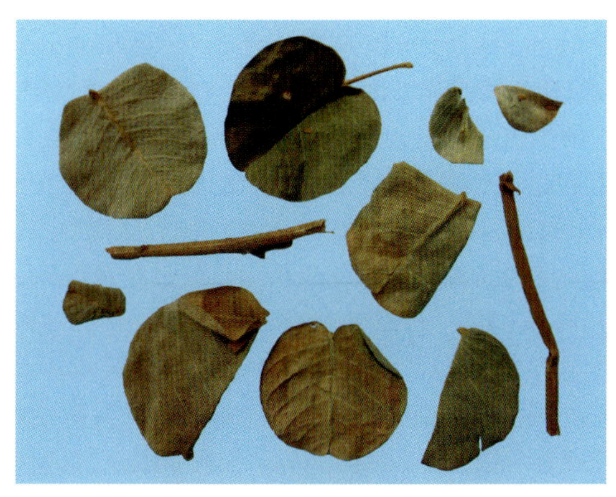

图 81-2 广金钱草

【性味、归经与效用】 性凉，味甘、淡。归肝、肾、膀胱经。清热除湿、利尿通淋。用于热淋、砂淋、石淋、小便涩痛、水肿尿少、黄疸尿赤、尿路结石。

【临床应用】 ①慢性胆囊炎：广金钱草300g，荷包草150g，乌梅250g，延胡索、柴胡各100g，制大黄60g，黄芩50g，制成合剂1 000ml。口服，一次30ml，一日3次[14]。②肾结石：广金钱草、石苇、海金沙、白茅根各30g，炒杜仲、制狗脊、川牛膝、王不留行、瞿麦、枳壳各15g，鸡内金、川黄柏各10g，甘草5g。水煎服，日服一剂[15]。③输尿管结石：广金钱草、鸡内金、石韦各30g，枸杞子、车前子(包)15g，木通、生甘草各6g，萹蓄、牛膝、地龙、白芍各10g，海金沙(包)、黄芪、滑石(包)各20g。水煎服，日服一剂[16]。④膀胱结石：广金钱草30g、石韦、瞿麦、冬葵子、牛膝、金银花各12g，车前子(包)、茯苓、海金沙(包)、炒白芍各15g，木通、地龙各10g，滑石(包)30g，甘草梢5g。水煎服，日服一剂[17]。

连钱草 Herba Glechomae

【基源】 为唇形科植物活血丹*Glechoma longituba* (NaKai) kupr. 的干燥地上部分。

【饮片鉴别】 为茎、叶、花混合的切段。茎呈方柱形，细而扭曲，表面黄绿色或紫红色，节上有不定根；质脆，易折断，断面常中空。叶对生，叶片多皱缩，展平后呈肾形或近心形，长1~3cm，宽1.5~3cm，灰绿色或绿褐色，边缘具圆齿；叶柄纤细，长4~7cm。轮伞花序腋生，花冠二唇形，长达2cm。搓之气芳香，味微苦(图81-3)。

【成分】 含多量单萜酮：左旋松樟酮、胡薄荷酮、α-蒎烯、β-蒎烯、柠檬烯、薄荷醇等及欧亚活血丹呋

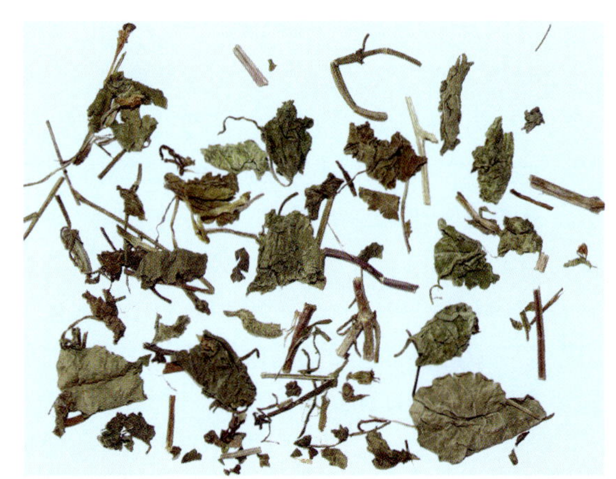

图 81-3 连钱草

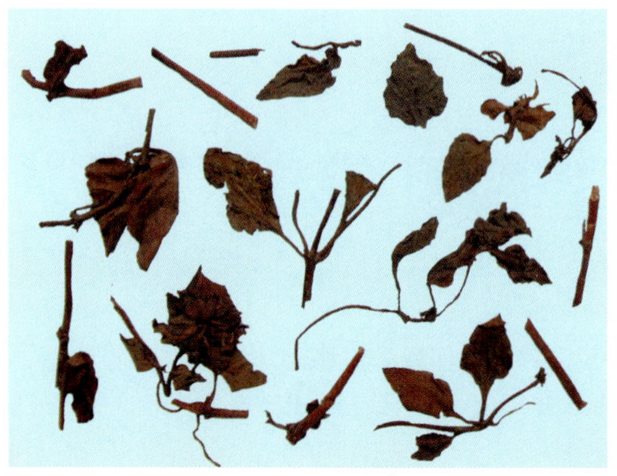

图 81-4 风寒草

喃、欧亚活血丹内酯、熊果酸、β-谷甾醇、棕榈酸、琥珀酸、咖啡碱、阿魏酸、胆碱、维生素C、水苏糖等。

【药理】 ①抗溃疡：甲醇提取液中氯仿可溶部分1000mg/kg给小鼠腹腔注射，溃疡抑制率为83%。②抗菌：对金黄色葡萄球菌、伤寒杆菌、痢疾杆菌、绿脓杆菌均有抑制作用。③抗病毒：水提液能部分阻断促癌物巴豆油、正丁酸联合作用激活Epstein -Barr病毒(EBV)，连钱草阻断Rajj细胞表达早期抗原(EA)，阻断率高达49.58%；阻断B95-8细胞表达病毒壳抗原(VCA)最高达74.71%。④利尿：煎剂20g(生药)/kg给兔灌服，有明显的利尿作用。⑤利胆：能促进肝细胞的胆汁分泌，松弛胆道括约肌，有利胆汁排出。

【临床应用】 ①胆石症：连钱草、炙鸡内金、瓜蒌皮、瓜蒌仁、金钱草、枳壳、制大黄、炒白芍各15g，青皮9g，甘草6g，浙贝母、广木香各12g，蒲公英、郁李仁各30g。水煎服，日服一剂[18]。②膀胱结石：连钱草、龙须草、车前草各15g。水煎服，日服一剂。③肾炎：连钱草、萹蓄各30g，荠菜花15g。水煎服，日服一剂[19]。④流行性腮腺炎：鲜天花粉、连钱草各30g，加入少量食盐，捣烂敷于腮腺两肿侧[20]。

风寒草 Herba Lysimachia Congestiflorae

【基源】 为报春花科植物聚花过路黄*Lysimachia congestiflora* Hemsl 的干燥全草。

【饮片鉴别】 为茎、叶、花混合的切段。茎呈圆形或扁圆形，直径约1mm，切面中空。表面红棕色或紫棕色。叶纸质，多破碎，对生，湿润展平后呈卵形或宽卵形，两面疏生紧贴的短柔毛，全缘。花黄棕色，常2~4朵集生于茎端或叶腋。气微，味淡(图81-4)。

【性味、归经与效用】 性微温，味辛，微苦。有祛风散寒，化痰止咳，解毒利湿，消积排石的功效。用于风寒头痛，咳嗽痰多，咽喉肿痛，黄疸，胆道结石，尿路结石，小儿疳积，痈疽疔疮，毒蛇咬伤。

【临床应用】 ①痈肿溃疡：风寒草、钩藤适量煎水，外洗患处。②咽喉肿痛、咳嗽痰多：风寒草9~30g。水煎服，日服一剂[21]。

【按语】 金钱草为常用中药，有利胆排石、抗炎、抗菌、保肝、镇痛等广泛的药理活性。尤以治疗肝胆结石、黄疸、淋证、痛风效果显著。清代乾隆年间百草堂验方记述该药治疗"黄痧走胆"的民谚曰：黄痧走胆周身黄，金钱草是救命王，炕干为末冲甜酒，草药更比官药强。形象地说明了金钱草的疗效。

金钱草之名始见于明·《滇南本草》，兰茂曰："金钱草，味酸；无毒。生山，滇中甚多。叶似虎掌草，花似栗文，软枝，三年生叶一台，分一桠，桠上生花，采服延年。[22]"由上所述，从性状、功效上显然与当前正品金钱草不符。正品金钱草以"神仙对座草"之名始载于《本草纲目拾遗》，赵学敏曰："神仙对座草一名蜈蚣草。山中道旁皆有之，蔓生，两叶对生，青圆似佛耳草，夏开小黄花，每节间有二朵，故名。[23]"其后吴其濬在《植物名实图考》中又以"过路黄"之名收载，《中华人民共和国药典》1977年版及其以后历版药典收载的金钱草均为报春花科植物金钱草*Lysimachia christinae* Hance.的干燥全草。

由于古本草中记载金钱草的形态欠详，名称不一，该药自古以来即存在同名异物、同物异名的品种混淆情况。据谢宗万研究员调查，全国不同省区以"金钱草"为名药用的品种有报春花科植物点腺过路黄*Lyimachia hemsleyana* Maxim.、聚花过路黄*L. congestiflora* Hemsl.(药品名称风寒草)、唇形科植物活血丹*Glechoma longituba* (Nakai) Kupy.(药品名称连钱草)、豆科植物广金钱草*Desmodium styracifolium* (osb.) Merr.、伞形科植物积雪草*Centella asiatica* (L.)Urb.、天胡荽*Hydrocotyle* *sibthorpiodes* Lam.、肾叶天胡荽H. *wilfordii* Maxim.和旋花科植物马蹄金*Dichondra repens* Forst. 的全草等8科11种之多[24],尤以广金钱草、连钱草和风寒草混称金钱草药用的情况范围较广[25-30],必须予以充分的注意。

广金钱草始载于《岭南草药志》,并附文献考证:"现代廖永祺谓金钱草(两广地区称广金钱草为金钱草)治疗膀胱结石为奇效[31]。"并列举了治疗病案。《中华人民共和国药典》1977年版及其以后历版药典收载的广金钱草均为豆科植物广金钱草*Desmadium styracifolium* (Osb.) Merr的干燥地上部分。

连钱草始载于《本草纲目拾遗》,赵学敏取名为金钱草,曰:"一名遍地金佛儿草……,其叶对生,圆如钱,钹儿草叶形圆,二瓣对生,象铙钹,……开淡紫花,间一二寸,节布地生根,叶四周有小缺痕,皱面,以叶大者力胜,干者清香者真。"吴其濬《植物名实图考》又取名为活血丹。《中华人民共和国药典》1977年版及其以后历版药典将唇形科植物活血丹*Glechoma longituba* (NaKai)kupr. 的干燥地上部分作为连钱草收载。

广金钱草原为两广地区常用草药,有利尿、防溶尿结石、抗心肌缺血,抗脑缺血,抑制血小板聚集和抗菌、抗炎的药理活性。尤以治疗膀胱、尿路结石而见奇效;连钱草有利尿、利胆、抗溃疡、抗菌的药理作用,性微寒,味微苦、辛。有利湿通淋,清热解毒,散瘀消肿的功效,尤以治疗肾结石、流行性腮腺炎疗效极佳。以上三药在抗菌,溶石,清利湿热方面有相近之处,但各有特长,且基源不同,成分有别,性状特征容易鉴别,《中华人民共和国药典》2005年版分别收载,应各以其名药用,不可混淆应用。

风寒草与金钱草源于同科、同属,但品种不同,功效有别,因其性状与金钱草有相近之处,又有大叶金钱草之名相混淆,商品药材和临床用药中多有误作金钱草药用的情况,须认真加以鉴别,抓住金钱草茎为实心,叶较小,叶和茎有黑色或棕褐色线纹,花单生叶腋;而风寒草茎为空心,叶较大,叶和茎的表面无黑色或褐色条纹,花2~4朵集生于叶腋或茎端的特征[32],即可鉴别真伪,正确用药。

(郭红艳 陈建钢 孔增科 郑素霞)

参考文献

[1]王本祥.现代中药药理与临床.天津:天津科技翻译出版公司,2004.939
[2]侯冬岩,等.鞍山师范学院学报,2004,6(2):36
[3]刘隽,等.唐山师范学院学报,2002,24(2):8
[4]王海东,等.中国中药杂志,2002,27(12):939
[5]郝书书,等.陕西中医,2002,23(7):592
[6]王蔼平,等.陕西中医,2002,23(3):222
[7]信景兰,等.实用中药杂志,2004,(1):28
[8]王荣国,等.实用中药杂志,2004,(2):63
[9]孙乌枝,等.实用中药杂志,2004,(2):74
[10]张青,等.陕西中医,1999,20(9):398
[11]辛军喜,等.现代中医药,2004,(5):78
[12]高瑞英,等.中药材,2001,24(10):724
[13]孔增科,等.常用中药药理与临床应用.赤峰:内蒙古科学技术出版社,2004.184
[14]钟拥军,等.现代中药研究与实践,1999,13(1):56
[15]姚芳,等.中国中医科技,2004,11(3):183
[16]李亚萍,等.中国民间疗法,2004,12(8):41
[17]徐建新,等.实用中医内科杂志,2001,15(4):17
[18]李官火,等.浙江中医杂志,2000,7:287
[19]国家中医药管理局《中华本草》编委会.中华本草.上海:上海科学技术出版社,1999.7·6058
[20]杨秀花,等.中国民间疗法,2000,8(4):49
[21]国家中医药管理局《中华本草》编委会.中华本草·上海:上海科学技术出版社,1999.6·5360
[22]兰茂原著.于乃义,等整理.滇南本草.昆明:云南科学技术出版社,2004.946
[23]清·赵学敏.本草纲目拾遗.北京:人民卫生出版社,1983.151
[24]谢宗万.中药材品种论述(中册).上海:上海科学技术出版社,1984.389
[25]孔增科,等.河北中医,1991,(专辑):67
[26]范燕燕,等.湖北中医杂志,2002,24(2):51
[27]杨小苹,等.时珍国医国药,2000,11(8):717
[28]赵淑红,等.宁夏医学杂志,2000,22(8):506
[29]孙会丽,现代中医药,2004,(6):60
[30]曹苹,等.江西医学院学报,2005,45(1):110
[31]金淑琴.首都医药,2001,8(11),54
[32]吴淑荣,孔增科.实用中药材鉴别手册.天津:天津科学技术出版社,1990.250

82 金银花、小金银花及素馨花

金银花 Flos Lonicerae Japonicae

【基源】 为忍冬科植物忍冬*Lonicera japonica* Thunb. 的干燥花蕾或带初开的花。

【饮片鉴别】 花蕾呈短棒状，上粗下细，略弯曲，长2~3cm，上部直径约3mm，下部直径约1.5mm。表面黄白色或绿白色(贮久色较深)，密被短柔毛。偶见叶状苞片。花萼绿色，先端5裂，裂片有毛，长约2mm。开放者花冠筒状，先端二唇形，雄蕊5个，附于筒壁，黄色，雌蕊1个，子房无毛。气清香，味淡，微苦(图82-1)。

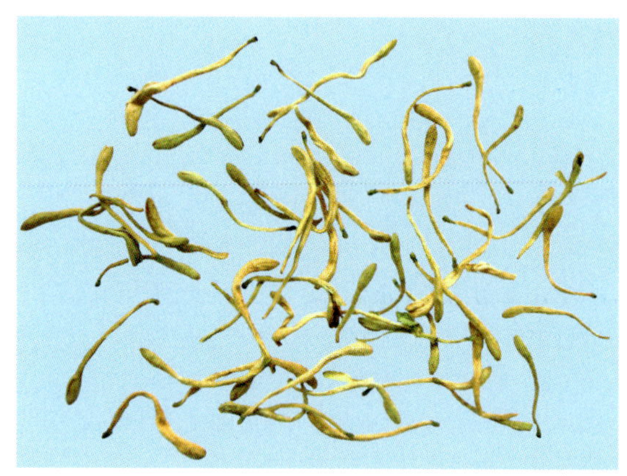

图 82-1 金银花

【成分】 含挥发油、黄酮、三萜、有机酸和多种氯原酸类化合物：氯原酸、异氯原酸、新氯原酸及咖啡酸等。

【药理】 ①抗菌：水浸剂对伤寒杆菌、副伤寒杆菌、变形杆菌、百日咳杆菌、金黄色葡萄球菌、溶血性链球菌、霍乱弧菌、痢疾杆菌、绿脓杆菌、肺炎链球菌、脑膜炎双球菌、结核杆菌等均有一定的抑菌作用。水浸剂在体外对铁锈小芽孢癣菌、星形奴卡菌等皮肤真菌有不同程度的抑制作用[1]。②抗病毒：体内、体外实验表明，煎剂对流感病毒京科68-1，$ECHO_{11}$疱疹病毒在人胚肾、鸡胚培养中均有预防和治疗效果；对小鼠感染流感病毒有降低死亡率和抑制肺部炎症的作用[2]。③解热抗炎：对致热原所致兔发热有解热作用。注射给药能明显抑制蛋清性、角叉菜胶等大鼠足肿胀及巴豆油性肉芽肿炎性渗出和增生。④降血脂：大鼠灌服煎剂2.5g/kg能减少肠内胆固醇吸收，降低血浆中胆固醇的含量。⑤抗生育：金银花醇提水煎浸膏对小鼠、犬、猴均有较好抗早孕作用，且随剂量增加而增强。腹腔注射金银花提取物(660mg/kg)可使血浆孕酮降低，终止小鼠早、中、晚期妊娠。⑥保肝：金银花水溶性部分中3个具有保肝活性的三萜皂苷，对CCL_4引起的小鼠肝损伤有明显的保护作用。⑦抗氧化：水提物在体外对H_2O_2具有直接的清除作用，且呈线性量效关系。金银花对烫伤小鼠中性粒细胞释放H_2O_2有一定程度的改善作用，能使烫伤小鼠中性粒细胞合成和释放溶酶体酶的能力相应减少。⑧调节免疫功能：小鼠腹腔注射金银花注射液有明显促进炎性细胞吞噬功能的作用。水煎剂250mg/kg能降低豚鼠T细胞2-醋酸萘酯酶(ANAE)阳性百分率，提示对细胞免疫可能有抑制作用。⑨止血：煎剂20g/kg给小鼠灌胃，有显著止血作用。⑩毒性：小鼠皮下注射金银花浸膏的LD_{50}为53g/kg。

【性味、归经与效用】 性寒，味甘。归肺、心、胃经。有清热解毒，凉散风热的功效。用于痈肿疔疮，喉痹，丹毒，热毒血痢，风热感冒，温病发热。

【临床应用】 ①风热感冒：金银花、连翘各30g，淡竹叶、荆芥穗各12g，生甘草15g，桔梗、薄荷、淡豆豉、牛蒡子各18g，芦根10g。水煎服，日服一剂。②痈肿疔疮：金银花20g，蒲公英15g，连翘、陈皮各10g，甘草6g。水煎服，日服一剂。③扁桃腺炎：金银花20g，薄荷15g，桔梗、生甘草各6g，牛蒡子、玄参各10g。水煎服，日服一剂。④急性胰腺炎：金银花、瓜蒌、白芍、枳实、莱菔子、蒲公英、槟榔、大黄(后下)各30g，柴胡12g，黄芩、木香、川楝子、牵牛子、芒硝(烊化)各10g，姜半夏、延胡索各15g，黄连、甘草各5g。水煎服，日服一剂[3]。⑤下肢深静脉炎：金银花30g，黄柏20g，牛膝、三棱各10g，大黄5g。水煎服，日服一剂。⑥热淋：金银花、白茅根、赤小豆各30g。水煎服，日服一剂[4]。⑦口腔溃疡：金银花15g，青黛10g。水煎取汁，频频含漱。⑧小儿支原体肺炎：金银花、连翘、板蓝根各10g，黄芪、太子参、桔梗、半枝莲各6g，芦根、浙贝母、鱼腥草各8g，麻黄3g。水煎服，日服一剂。适宜8~12岁儿童[5]。

小金银花 Flos Lonicerae Pampaninii

【基源】 为忍冬科植物短柄忍冬*Lonicera pampaninii* Levl.的干燥花蕾。

【饮片鉴别】 呈弯曲的短棒状，长1.5~2cm，上部直径1.5~2 mm。绿黄色，密被倒伏毛。萼筒类筒形，灰棕色。气微，味苦(图82-2)。

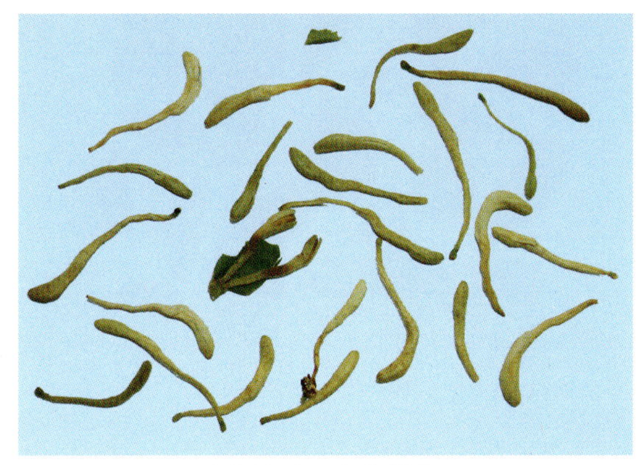

图 82-2 小金银花

素馨花 Flos Jasminis Grandiflori

【基源】 为木犀科植物素馨花 *Jasminum grandiflorum* L.的干燥花蕾。

【饮片鉴别】 花萼具5条突起的肋，疏被短柔毛，萼管深绿色，长1~3mm，裂片锥状线形；花冠黄色，高脚蝶状，花冠管细长，长1.7~3.5cm，裂片4~5枚，卵形或长圆形，长4~6mm，齿端钝或微尖。质松脆。气香，味苦微涩[6](图82-3)。

【性味、归经与效用】 性温，味微苦、涩。有散瘀止痛的功效。用于跌打瘀痛，骨折，刀伤。

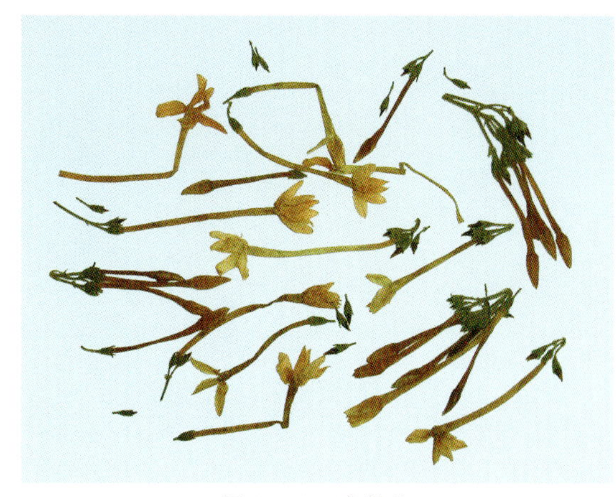

图 82-3 素馨花

【按语】 金银花为常用中药，有清热解毒，凉散风热的卓越功效。临床以其内可清热解毒，外可发散表邪的特点广泛用于温病发热，痈肿疔疮，风热感冒等常见病症中。该药以“忍冬”之名始载于《名医别录》上品，金银花一名始见于《本草纲目》忍冬项下。据文献[7]统计，全国商品金银花来源较复杂，其源植物有20种(亚种、变种)之多，虽均为忍冬属植物的花蕾，但主要成分氯原酸的含量差别较大，性状特征、功效作用也有所不同，应区别应用。素馨花与金银花来源迥异，成分、性状和功效不同，为金银花的伪品，应注意鉴别，杜绝充作金银花药用。

(郭红艳 赵学红 李彩霞)

参考文献

[1]王发国，等.生物学通报，2004，39(5)：17
[2]孔增科.常用中药药理与临床应用.赤峰：内蒙古科学技术出版社，2005.105
[3]郭恩景，等.陕西中医，2004，25(1)：23
[4]尹丽书，等.中医药信息，2004，21(1)：28
[5]吴水盛，等.新中医，2004，36(1)：19
[6]国家中医药管理局《中华本草》编委会.中华本草.上海：上海科学技术出版社，1999.6·5473
[7]吴淑荣，孔增科.实用中药材鉴别手册.天津：天津科学技术出版社，1988.252

83 京大戟、红大戟及绵大戟

京大戟 Radix Euphorbiae Pekinensis

【基源】 为大戟科植物大戟*Euphorbia pekinensis* Rupr. 的干燥根。

【饮片鉴别】 为不规则长圆形或圆形厚片，直径1.5~3cm。切面类白色或淡黄色，纤维性，形成层明显，皮部与木部易分离；周边灰棕色或棕褐色，粗糙，有纵皱纹、横向皮孔与支根痕。质硬。气微，味微苦涩(图83-1)。

【成分】 含大戟苷，大戟酮，大戟色素A、B、C，大戟酸，树脂胶，有机酸，鞣质，糖和多糖等。

【药理】 ①致泻：煎剂能刺激回肠，引起肠蠕动增加，平滑肌张力增高，产生泻下作用。②利尿：灌服京大戟煎剂或醇浸液，对实验性大鼠腹水有明显的利

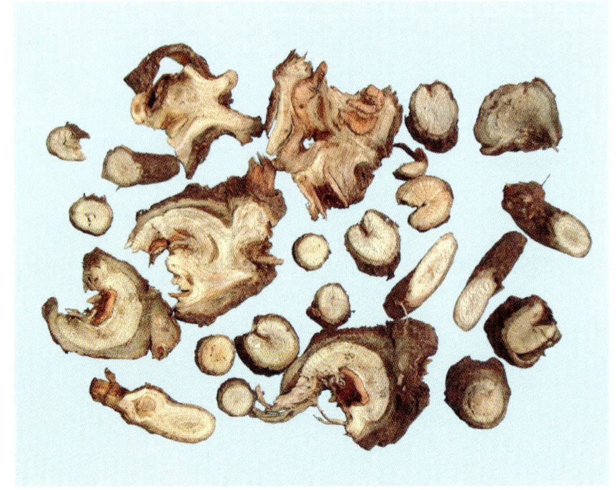

图 83-1 京大戟

尿作用。③降压：京大戟提取液对末梢血管有扩张作用，拮抗肾上腺素的升压作用。离体蛙心灌注法实验表明，炙京大戟煎液对离体蛙心呈明显抑制作用[1]。

【性味、归经与效用】 性寒、味苦；有毒。归肺、脾、肾经。有泻水逐饮的功效。用于水肿胀满，胸腹积水，痰饮积聚，气逆喘咳，二便不利。

【临床应用】 ①肝硬化腹水：京大戟粉装胶囊，一次0.6~0.9g，清晨空腹口服，隔日或隔2日服药一次。②胸腔积液：芫花、京大戟、甘遂各3g，大枣10枚，桂枝9g，白术12g，茯苓、葶苈子各10g。水煎服，日服一剂。③流行性出血热少尿期：芫花、甘遂、大戟等量研末，视病情轻重服用本方药每次1~2.5g，用大枣10枚煎水送服，一日1次，至尿多停用。

红大戟 Radix Knoxiae

【基源】 为茜草科植物红大戟*Knoxia valerianoides* Thorel et Pitard的干燥块根。

【饮片鉴别】 为类圆形或长圆形厚片，直径0.6~1.2cm。切面木部棕黄色，具放射状纹理；皮部红褐色；周边粗糙，红褐色或红棕色，有扭曲的纵向纹理。质地坚韧。气微，味甘、微辛(图83-2)。

【成分】 含大戟素、3-羟基巴戟醌、虎刺醛、甲基异茜草素、丁香酸和红大戟素等。

【药理】 ①抑菌：50%乙醇提取物体外对金黄色葡萄球菌及绿脓杆菌有抑制作用。②利尿：水煎浓缩液小鼠灌胃80mg/kg，2~3小时后，尿量明显增加。③毒性：50%乙醇浸剂小鼠腹腔注射的LD_{50}为(40.6±1.8)g/kg。

【性味、归经与效用】 性寒，味苦；有毒。归肺、脾、肾经。有泻水逐饮、攻毒消肿散结的功效。用于胸腹积水，二便不利，痈肿疮毒，瘰疬痰核。

【临床应用】 ①慢性咽喉炎：红大戟3g含服，一日2次。②淋巴结核：红大戟、甘遂、白芥子、朱砂制成黄豆大蜜丸，成人每次服1~2丸，一日3次。饭后服[2]。③扁桃体炎：红大戟1.5g，含服。

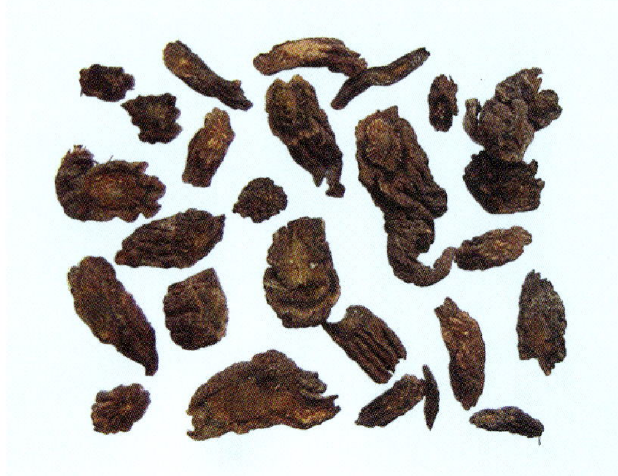

图 83-2 红大戟

绵大戟 Radix Stetlera Chamae Jasmis

【基源】 为瑞香科植物瑞香狼毒*Stellera chamaejasme* L. 的干燥根。

【饮片鉴别】 为圆形或长圆形厚片。直径3~5cm。切面木质部黄白色，韧皮部白色，呈绵毛样纤维状；周边棕黄色或棕红色。体轻，质韧。无臭，味淡(图83-3)。

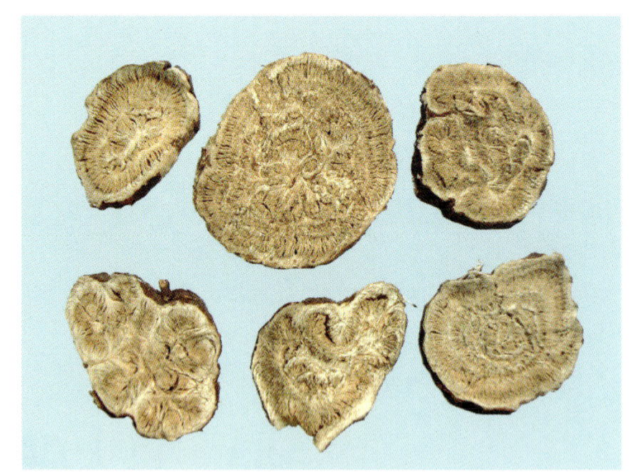

图 83-3 绵大戟

【成分】 含狼毒素，格尼迪木 ，异狼毒素，新狼毒素，狼毒色酮，二氢山柰酚，挥发油，木脂素和有机酸[3]。

【药理】 ①镇痛：煎剂灌服0.6g/kg，可提高小鼠痛阈20%~50%。②抗肿瘤：醇提取物80.66mg/kg和水提取物10.48mg/kg，腹腔注射对Lewis肺癌的抑制率分别为70.2%和59.91%。水提取物1.5g/kg腹腔注射对肝癌的抑制率为36.77%，对子宫颈癌U_{14}的抑制率为50.5%。

【性味、归经与效用】 性平，味苦、辛；有毒。归肺、脾、肝经。有泻水逐饮，破积杀虫的功效。用于水肿腹胀，痰食虫积，心腹疼痛，瘰疬，疥癣。

【临床应用】 ①淋巴结核：醋绵大戟3g，莪术8g，当归、红花、香附各10g。水煎服，日服一剂。②外伤出血：茜草10g，绵大戟8g，共研细粉。外用适量，撒敷患处[4]。

【按语】 京大戟为少常用中药，以“大戟”之名始载于《神农本草经》下品。泻水逐饮疗效确实，用于胸腹积水，气逆喘咳等病症。

红大戟亦名红芽大戟，为较常用中药，始载于《药物出产辨》。有泻水逐饮，功毒消肿的功效。现代研究有抑菌、利尿的药理作用，常用于瘰疬痰核，胸腹积水，痈肿疮毒和二便不利。

绵大戟亦名红狼毒，以“狼毒”之名始载于《神农本草经》下品。有泻水逐饮，破积杀虫的功效。现代研究有镇痛，抗肿瘤和增强小肠蠕动的药理作用。常用于虫积心腹疼痛，痰饮，结核，癥瘕积聚等病症。

京大戟、红大戟、绵大戟均有“大戟”之名造成同名异物的混淆，为便于区别和保证用药的正确性，《中华人民共和国药典》自1977年版始将京大戟、红大戟分列，但仍未能杜绝二药混淆使用的情况，概其源因，除历史上名称混淆的因素外，鉴别技术不精，临床医生处方不写药名全称，只写“大戟”二字，也是混淆情况长久不能解决的原因之一。上述三药均有泻下逐饮的功效，强度以京大戟>绵大戟>红大戟为序；除此以外红大戟长于解毒疗疮，绵大戟长于破积杀虫，功效有所不同，且来源各异，成分、药理有别，决不可混淆使用，须仔细识别，正确应用。

（郭丽芳　郭红艳　周海平　孔增科）

参考文献

[1]王本祥，等. 现代中药药理与临床.天津：天津科技翻译出版公司，2004.123

[2]孔增科，等.实用中药手册.天津：天津科学技术出版社，1991.176

[3]钱云川，等.中国药业，1998，7(9)：44

[4]刘清凯，等.亚热带植物科学，2004，33(1)：57

84　细辛、土细辛及杜衡

细辛 Radix et Rhizoma Asari

【基源】 本品为马兜铃科植物北细辛*Asarum heterotropoides* Fr. Schmidt vsr. *mandshuricum* (Maxim.) Kitag.、汉城细辛*Asarum sieboldii* Miq. var. *seoulense* Nakai或华细辛*Asarum sieboldii* Miq. 的根及根茎[1]。

【饮片鉴别】 ①北细辛：为根与根茎的段片，长1~1.5cm，根茎直径2~4mm，不规则结节状或圆柱形结节状，切面类白色；周边灰褐色或灰棕色，有环形的节，节间长2~3mm，可见叶柄痕及根痕。根细长圆柱形，直径约1mm，切面类白色或黄白色；周边灰黄色至灰褐色，可见常须根及须根痕。质脆。气辛香，味辛辣、麻舌（图84-1）。②汉城细辛：根茎直径1~5mm，节间长0.1~1cm。③华细辛：根茎直径1~2mm，节间长0.2~1cm。气味较弱。

【成分】 含挥发油：a-蒎烯，樟烯，8-蒎烯，月桂烯，香桧烯，柠檬烯，1，8-桉叶素，对-聚伞花素，γ-松油烯，异松油烯，龙脑，优葛缕酮，爱草脑，2-异丙基-5-甲基茴香醚，3，5-二甲氧基甲苯，黄樟醚，甲基丁香油酚，细辛醚，肉豆蔻醚，榄香脂素，β-水芹烯等。

【药理】 ①解热，镇痛：细辛挥发油灌胃，对由温热刺激、伤寒菌苗和四氢β-萘胺所致的家兔发热模型有解热作用。并能使正常动物体温降至正常以下。细辛挥发油0.5ml/kg给家兔灌胃，对家兔由电刺激齿髓神经所致疼痛有镇痛作用，镇痛强度与安替比林0.5g/

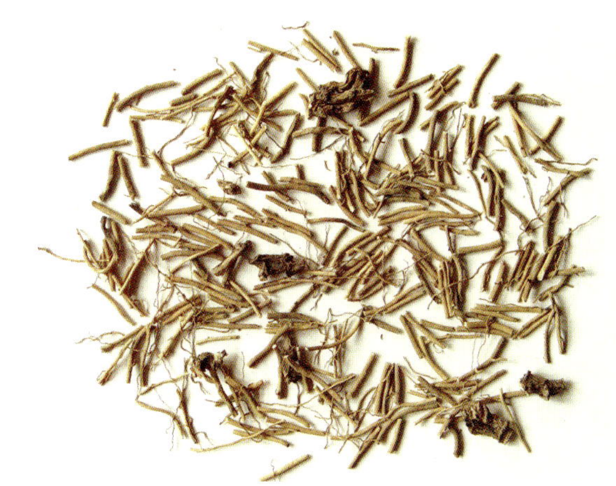

图84-1　细辛

kg相当。细辛煎剂给小鼠灌胃也有镇痛作用。②抗惊厥:细辛挥发油抗电惊厥和戊四氮惊厥作用以辽细辛挥发油最强,可完全对抗电惊厥,可显著延长戊四氮惊厥潜伏期及死亡时间。③抗炎:细辛挥发油腹腔注射有明显抗炎作用,能显著抑制酵母、甲醛、角叉菜胶引起的大鼠足趾肿胀。④免疫抑制:细辛挥发油腹腔注射对细胞免疫及体液免疫都有明显的抑制作用。能显著抑制植物血凝素(PHA)诱发的小鼠体内淋巴细胞转化,明显抑制小鼠溶血素抗体的生成。细辛挥发油尚有明显的抗排异作用,小鼠预防用药几日,能延长小鼠耳后移植心肌的存活时间和成活率。⑤抗肾病变作用:给5星期龄雄性大鼠氨基核苷造成肾病变,再腹腔注射细辛素,可抑制尿蛋白排泄增加,并能改善血清生化指标。⑥局部麻醉:50%的细辛煎剂能阻滞蟾蜍坐骨神经的冲动传导,且具有可逆性,其麻醉效价与1%普鲁卡因接近。⑦对呼吸系统的作用:细辛挥发油对组胺或乙酰胆碱致痉的气管平滑肌有显著的松弛作用,且其抗组胺作用较抗乙酰胆碱强。⑧对心血管系统的作用:细辛挥发油能明显增加豚鼠离体心脏的冠脉流量,细辛乙醇提取物可使狗左室泵功能和心肌收缩性能明显改善。对心源性收缩的狗有降低中心静脉压(CVP),增加冠状血窦流量(SCBF),降低左室前负荷,升高平均动脉压(mAP)的作用。其心血管活性(强心、扩张血管、降低外周血管阻力、增加心排出量)与去甲乌药碱相似[2]。⑨抗组胺和抗变态反应:细辛甲醇浸出液的水下不溶部分所含的甲基丁香油酚、和乌胺、卡枯醇、N-异丁基十二碳四烯酰胺等四种成分,均可抑制组胺所致豚鼠离体回肠的收缩。细辛挥发油抗组胺所致支气管平滑肌痉挛较抗乙酰胆碱所致的痉挛强。⑩抗菌:细辛挥发油、醇浸剂对金黄色葡萄球菌、枯草杆菌、痢疾杆菌、伤寒杆菌、结核杆菌均有抑制作用[3]。⑪对平滑肌的作用:细辛挥发油能松弛组胺、乙酰胆碱以及氯化钡引起的离体豚鼠回肠痉挛。对大鼠离体子宫呈抑制作用。对兔离体子宫、肠管低浓度时使张力先增加后下降。振幅增加;高浓度时呈抑制。⑫毒性:细辛挥发油小鼠腹腔注射的LD_{50}为(0.55±0.01)ml/kg;灌胃的LD_{50}为(1.34±0.13)ml/kg。

【性味、归经与效用】 性温,味辛。归心、肺、肾经。有祛风散寒,通窍止痛,温肺化饮的功效。用于风寒感冒,头痛,牙痛,鼻塞鼻渊,风湿痹痛,痰饮喘咳。

【临床应用】 ①类风湿性关节炎:独活、当归、白芍、川芎、人参、茯苓、炙甘草、僵蚕、秦艽、防风各10g,细辛3g,生地黄、杜仲、牛膝各15g,桂心、全蝎各6g。水煎服,日服一剂。②痰饮:茯苓、炙甘草、干姜各9g,细辛3g,五味子5g。水煎服,日服一剂。③头痛:细辛、麻黄各3g,川芎10g,制附子6g(先煎)。水煎服,日服一剂。④支气管哮喘:麻黄、干姜、法半夏各10g,细辛3g,炙甘草、五味子、桂枝、白芍各6g。水煎服,日服一剂。

土细辛 Herba Asari Himalaici

【基源】 为马兜铃科植物单叶细辛*Asarum himalaicum* Hook. f. et Thoms. ex Klotzsch. 的干燥全草。

【饮片鉴别】 为根茎、根、茎、叶、花、果的混合段片。根茎圆柱形,直径1~2mm。切面黄白色;周边浅黄色至黄褐色,具稀疏的节和纤细的根。根直径约0.5mm,切面棕褐色;周边黄褐色或棕褐色。叶多皱缩、破碎,黄绿色、黑绿色或绿褐色,叶两面散生棕黄色或棕褐色长毛,完整叶片展平后,呈心形,长4~13cm,宽5~13cm,先端短渐尖,基部心形,叶柄细长。偶见花、果,花被裂片上部反折,外折部分三角形。果近球形。气微辛香,稍似茶叶,味辛、凉、麻(图84-2)。

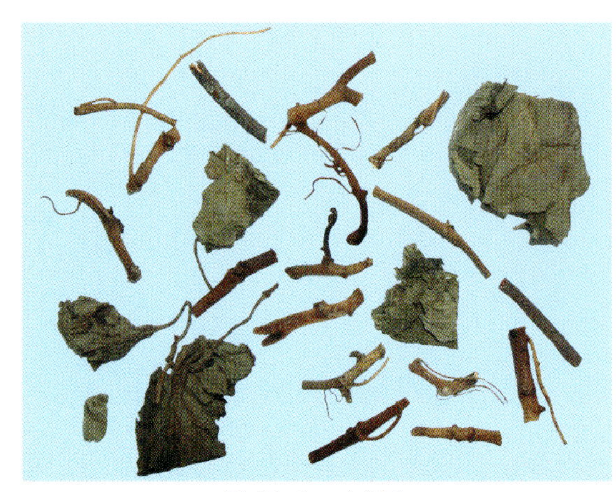

图 84-2 土细辛

【成分】 含挥发油0.5%,其中主要成分为:乙酸龙脑酯,榄香素和长松叶烯[4],α-蒎烯,β-蒎烯,芳樟醇,龙脑,甲基丁香酚,2,4,5-三甲氧基丙烯基苯等。

【药理】 ①解痉:单叶细辛中含有的榄香素有解除组织胺、乙酰胆碱所致豚鼠支气管痉挛的作用。②镇痛:单叶细辛水提物29.2g/kg给小鼠灌胃,对醋酸诱发扭体反应的抑制率为53.4%。

【性味、归经与效用】 性温,味辛。归心、肺、肾经。有祛风散寒,止痛,温肺化饮的功效。用于风寒感冒,头痛,牙痛,风湿痹痛,痰饮喘咳。

【临床应用】 ①中暑头晕:土细辛1~3g。水煎服,日服一剂。②胃痛:土细辛研细末,早晚各1次,每次服1g,酒或开水吞服。③急性胃肠炎:土细辛、紫金沙各60g,血三七30g。共研细末,日服2次,每次3g,温开水送服。④跌打损伤、风湿疼痛：土细辛1.5g，石菖蒲15g，白酒100ml，浸泡1天，日服 2次，每次10~40ml。

杜衡 Herba Asari Forbesii

【基源】 为马兜铃科植物杜衡*Asarum forbesii* Maxim.的干燥全草。

【饮片鉴别】 为根茎、根、茎、叶的混合段片。根茎呈不规则结节状或圆柱形结节状，切面黄白色；周边灰褐色，节明显，可见叶柄痕及根痕。根细长圆柱形，直径约1.5mm，切面黄白色；周边灰黄色至灰褐色。叶多皱缩、破碎，灰绿色至褐绿色，完整者呈宽心形，顶端钝或圆，叶柄细长，灰褐色至黑褐色，具纵皱纹。质脆。气芳香，味微辛、辣（图84-3）。

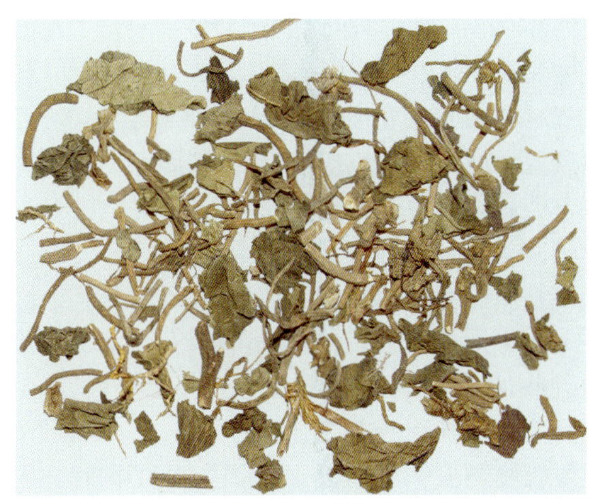

图 84-3 杜衡

【成分】 含杜衡素A、B、C、D，榄香脂素，细辛脑，亚油酸，挥发油：甲基丁香油酚，异甲基丁香油酚，α-蒎烯，樟烯，β-蒎烯，月桂烯，香桧烯，柠檬烯，1，8-桉叶素，对-聚伞花素，γ-松油烯，异松油烯，樟脑，龙脑，α-松油醇，3，5-二甲氧基甲苯，黄樟醚，广藿香醇，细辛素，黄樟油素，卡古醇及β-谷甾醇[5]等。

【药理】 ①镇静：杜衡挥发油腹腔注射可使小鼠自发活动明显减少，并能明显协同戊巴比妥钠的作用，延长硫喷妥钠的小鼠睡眠时间。②抗惊厥：挥发油腹腔注射对小鼠戊四氮惊厥和电惊厥都有明显的对抗作用。③镇痛：小鼠热板法实验证明挥发油腹腔注射有较弱的镇痛作用。水提物小鼠灌胃50g/kg对醋酸诱发的扭体反应的抑制率为50%。④降脂：实验证明杜衡挥发油低浓度时即有较强的降脂反应，其降脂有效成分为卡枯醇。⑤抗过敏：杜衡素A、B、C和亚油酸对大鼠被动皮肤过敏反应具有抑制作用。⑥毒性：杜衡挥发油小鼠灌胃的LD_{50}为（1.96±0.11）ml/kg。

【性味、归经与效用】 性温，味辛；有小毒。归肺、肾经。有祛风，散寒，祛痰止痛的功效。用于风寒头痛，痰饮喘咳，关节疼痛，牙痛。

【临床应用】 ①风寒头痛：杜衡3g，川芎6g，葱白3根。水煎服，日服一剂。②肋间神经痛：杜衡3g，枳壳9g。水煎服，日服一剂。③跌打损伤：杜衡9g，蓍草15g，共捣烂敷患处，一日更换一次。

【按语】 细辛为常用中药，始载于《神农本草经》上品。有祛风散寒，通窍止痛，温肺化饮的功效，临床需求量大。因药材生长缓慢，药源供不应求等原因，自古至今，各地有多种近缘植物非正品细辛混称或代细辛药用的品种达30多种[6]。据蔡少青等调查，1990~1995年全国细辛商品药材的主流为北细辛在全国28个省市使用，单叶细辛在四川、云南等10个省区使用，杜衡在江苏、浙江、安徽和江西个别地区使用[7]。细辛商品品种混乱的状况仍较严重，据黄世佐2004年报道，单叶细辛（也称西南细辛）在甘肃各地及其周边多个省区普遍作为细辛代用品广泛使用，除西北地区外，西南地区的四川、云南、贵州、西藏以及湖北、河南等省也有临床使用；据笔者调查，单叶细辛在河北乃至京、津、山东、山西部分地区混充细辛药用的情况时有发生，几十年来一直不同程度的存在[8]，须予注意并认真鉴别，区分药用。同时，应加强对单叶细辛、杜衡化学成分、药理作用和功能效用的系统研究，以其名、其效合理应用，绝不可代或混称细辛药用。

（傅正良 张利军 郝 睿 孔增科）

参考文献

[1]国家药典委员会.中华人民共和国药典（2005年版一部）.北京：化学工业出版社，2005.159

[2]陈振中，等.药学学报，1981，16（10）：721

[3]孔增科，等.常用中药药理与临床应用.赤峰：内蒙古科学技术出版社，2005.202

[4]黄世佐.甘肃中医学院学报，2004，21（2）：50

[5]丁智慧，等.化学研究与应用.1999，11（5）：513

[6]杨兆起，封秀娥.中药鉴别手册（第三册）.北京：科学出版社，1994.258

[7]蔡少青，李军.常用中药材品种整理和质量研究（北方编·第五册）.北京：北京医科大学出版社，2001.102

[8]河北省中医学会.中药鉴别资料（第一集）.1983，257

85 栀子及水栀子

栀子 Fructus Gardeniae

【基源】 为茜草科植物栀子*Gardenia jasminoides* Ellis的干燥成熟果实[1]。

【饮片鉴别】 ①栀子：果实呈长卵圆形或长椭圆形，长1.4~3.5cm，直径1~1.5cm。表面棕红色或红黄色，具6条翅状纵棱，棱间常有1条明显的纵脉纹，并有分支。顶端残存萼片，基部稍尖，有残留果梗。果皮薄而脆，略有光泽；内表面色较浅，有光泽，具2~3条隆起的假隔膜。种子多数，扁卵圆形，集结成团，深红色或红黄色，表面密具细小疣状突起。气微，味微酸而苦（图85-1）。②焦栀子：形状同栀子或为不规则的碎块，表面焦褐色或焦黑色。果皮薄而脆，内表面棕色，种子团棕色或棕褐色。气微，味微酸而苦（图85-2）。

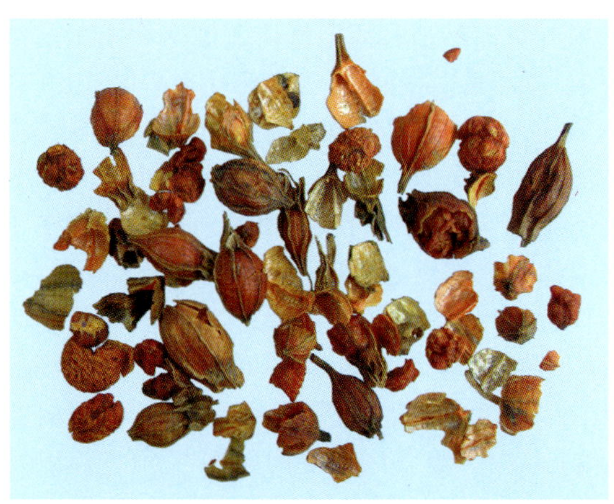

图 85-1 栀子

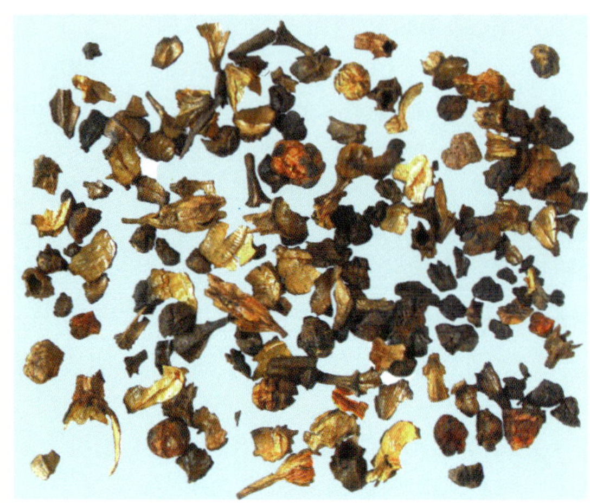

图 85-2 焦栀子

【成分】 含栀子苷、羟异栀子苷、栀子新苷、熊果酸、氯原酸、芸香苷、D-甘露醇、β-谷甾醇、京尼平-1-β-D龙胆双糖苷和山栀苷及铁、锰、锌、铜、钴、铬、镍等20多种微量元素。

【药理】 ①保肝利胆：栀子提取物按2.5ml含量为150mg的浓度给大鼠灌胃，对急性黄疸模型大鼠的血清胆红素（SB）、血清谷丙转氨酶（SGPT）和谷草转氨酶（SGOT）均有明显降低作用，对肝细胞有一定的保护作用。栀子50~100g加水煎至50~70g，给患者口服，于服药前、后分别拍摄胆囊X片，结果说明栀子水煎液有收缩胆囊加速其排空的作用。②利胰、降胰酶：栀子及其提取物有明显的利胰、利胆及降胰酶作用，可提高患胰腺炎时机体的抗病能力，减轻胰腺炎症程度并有稳定胰腺炎时腺泡细胞膜的作用。③抗炎：对二甲苯和巴豆油所致小鼠耳郭肿胀和甲醛所致大鼠亚急性足趾肿胀有明显抑制作用，对小鼠和家兔软组织损伤有治疗作用。④抗菌：煎剂对白喉杆菌、金黄色葡萄球菌、伤寒杆菌、脑膜炎双球菌和许兰黄癣菌、腹股沟表皮癣菌等多种皮肤真菌有抑制作用。⑤镇静催眠：栀子醇提物具有镇静作用，且与环巴比妥钠有协同作用，能延长睡眠时间近12小时，其有效成分熊果酸具有明显的抗惊厥作用。⑥降温：给小鼠腹腔注射栀子醇提取物5.69g/kg，体温可平均降低3℃；大鼠腹腔注射200mg/kg，体温下降可持续7小时以上。⑦镇痛：栀子水提取物、羟异栀子苷能抑制醋酸所致扭体反应，具有镇痛作用。⑧降压、调脂：栀子煎剂和醇提取物口服、腹腔或静脉给药，有降低血压的作用，并可减少高脂血兔动脉硬化发生率。⑨凝血：炒栀子、焦栀子水煎液可缩短小鼠的凝血时间。⑩致泻：栀子中所含的栀子苷和羟异栀子苷有明显致泻作用。⑪毒性：给小鼠皮下注射栀子流浸膏的LD_{50}为31.79g/kg[2]。

【性味、归经与效用】 性寒，味苦。归心、肺、三焦经。有泻火除烦，清热利尿，凉血解毒的功效。用于热病心烦，黄疸尿赤，血淋涩痛，血热吐衄。目赤肿痛，火毒疮疡；外治扭挫伤痛。

【临床应用】 ①慢性胃炎：炒栀子、淡豆豉各10g。水煎服，日服一剂。②口腔溃疡：栀子10g，大黄6g，黄芩12g。水煎服，日服一剂。③细菌性痢疾：黄连、黄柏、黄芩、栀子、白芍、地榆、木香、马齿苋各10g。水煎服，日服一剂。④黄疸：a.湿热黄疸：栀子、泽泻各15g，黄柏10g。水煎服，日服一剂；b.急性黄疸型肝炎：茵陈、栀子、生地各15g，赤芍24g，黄芩12g，虎杖、龙胆、败酱草各10g。水煎服，日服一剂。⑤血小板减少性紫癜：焦栀子15g，生地黄30g，赤芍、白茅根各10g，炙甘草3g。水煎服，日服一剂。⑥胎动不安：孕妇金花丸（栀子、金银花、当归、白芍、川芎、地黄、黄芩、黄柏、黄连等），口服，一次9g，一日2次。

水栀子 Fructus Gardeniae Longicarpae

【基源】 为茜草科植物长果栀子*Gardenia jasminoides* Ellis f. longicarpa Z. W. Xie et Okada的干燥成熟果实[3]。

【饮片鉴别】 果实呈长椭圆形，长2~4.5cm，直径1.2~1.7cm。表面棕黄色至棕褐色，具6条明显突起的翅状纵棱。顶端残存萼片，基部稍尖，有残留果梗。果皮稍厚，较硬脆；内表面浅黄色或棕黄色，有光泽。种子多数，扁圆形或扁长卵形，长3~5mm，宽2.5~3mm，厚0.7~1mm，一端钝圆，一端略小，腹面边缘略翘，中间呈凹坑状，反面略鼓，中间或外2/3处具棱状脊。气微，味微酸、涩（图85-3）。

【性味、归经与效用】 性寒，味苦。有清热解毒，消肿止痛的功效。用于热毒，黄疸，鼻衄，挫伤扭伤；肾炎水肿。

【临床应用】 ①扭伤：水栀子30g，研为细粉，与面粉30g，生姜15g，黄酒60g，混合均匀，研为糊状，敷于伤部，一日1次。②腱鞘炎：水栀子15g，石膏30g，桃仁、红花各10g，土鳖虫6g，冰片1g。上药除冰片外，混合研为粗粉，用75%乙醇200ml浸渍24小时，滤过弃渣，加入冰片混匀。外用，擦于患处，一日数次。

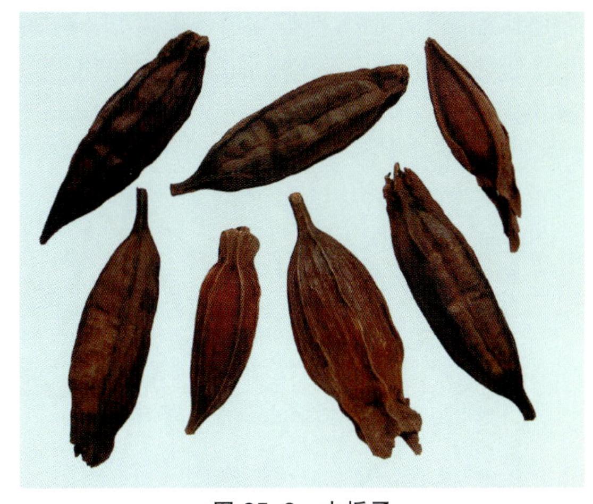

图 85-3 水栀子

【按语】 栀子为常用中药。以栀子之名始载于《神农本草经》中品。该药性寒，味苦，归心、肺、三焦经。有泻火除烦，清热利尿，凉血解毒的功效。临床用于热病心烦，实热火证，肝胆郁火，胃中郁热，湿热蕴结肝胆所致黄疸和实火伤络，血热妄行所致的鼻衄、咯血、吐血、血痢、便血、尿血等热证效如桴鼓。现代药理研究证实有保肝、利胆、促进胰腺分泌、抗炎镇痛、降血压、调血脂、镇静和抗菌的药理作用，与经典的中医药理论和临床应用相一致。

水栀子又名伏尸栀子，系栀子的变种，始见于《雷公炮炙论》。其形状与栀子近似，但个体较大，果皮较厚；有清热解毒，消肿止痛的功效。多外用治疗关节扭伤、挫伤和跌打损伤，一般不作内服。须注意鉴别，不可混或代栀子药用。

（王玲玲　郑素霞　沈保安）

参考文献

[1]国家药典委员会.中华人民共和国药典(2005年版一部).北京：化学工业出版社，2005.173

[2]孔增科，等.常用中药药理与临床应用.赤峰：内蒙古科学技术出版社，2005.78

[3]国家中医药管理局《中华本草》编委会.中华本草.上海：上海科学技术出版社，1999.6·5768

86　威灵仙、铁丝灵仙与云南威灵仙

威灵仙 Radix et Rhizoma Clematidis

【基源】 为毛茛科植物威灵仙*Clematis chinensis* Osbeck、棉团铁线莲 *Clematis hexapetala* Pall.或东北铁线莲*Clematis manshurica* Rupr.的干燥根及根茎。

【饮片鉴别】 ①威灵仙：为圆柱形或不规则形厚片，根直径1~3mm，根茎直径0.3~1.5cm。切面黄白色，平坦，皮部易与木部分离，木部小，略呈方形，周边褐色至黑褐色，有细纵纹。外皮易脱落而露出黄白色木部。质硬。气微，味淡（图86-1）。②棉团铁线莲：根片

直径1~2mm。切面木部近圆形。味咸(图86-2)。③东北铁线莲:根片直径可达4mm。切面木部近圆形,较细小。味辛、辣。

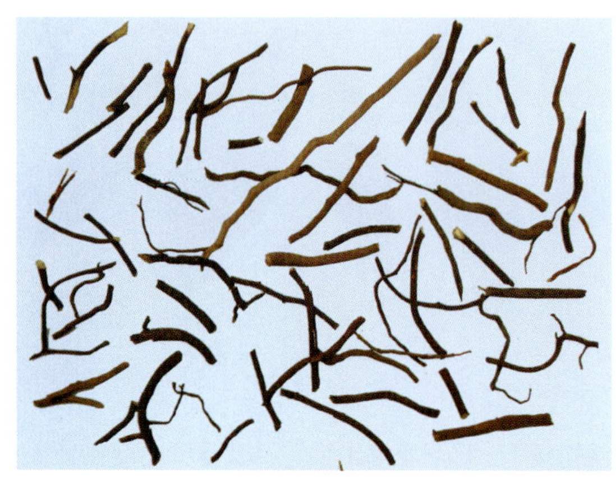
图 86-1 威灵仙

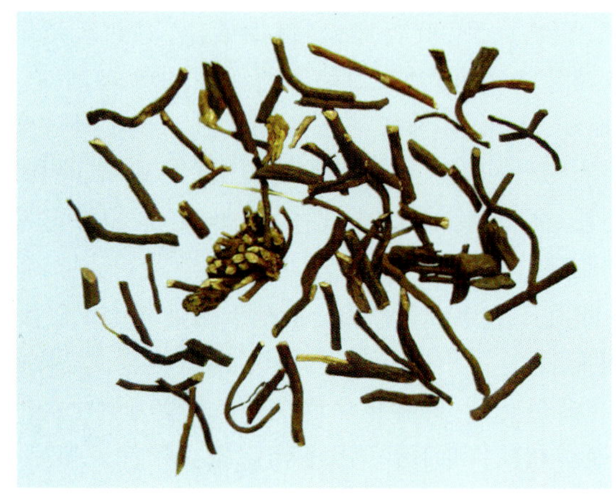
图 86-2 棉团铁线莲

【成分】 含原白头翁素,常春藤皂苷元,表常春藤皂苷元和威灵仙-23-O-阿拉伯糖皂苷, 威灵仙单糖皂苷等。

【药理】 ①镇痛:热板法实验表明,腹腔注射威灵仙煎剂2.5g/kg,能提高小鼠痛阈。②利胆:100%威灵仙煎剂、200%醇提取物3~4ml/kg灌胃,均能促进大鼠胆汁分泌。200%醇提取物0.5~lml/kg静脉注射能迅速促进麻醉犬胆汁分泌及松弛胆总管末端的括约肌,更有利于胆汁分泌。③兴奋平滑肌:麻醉犬灌服威灵仙煎剂,可使食管蠕动节律增强,频率加快,幅度增大。对离体兔肠平滑肌,有对抗组胺的兴奋作用。④引产:稀醇提取物15g(生药)/kg肌内注射,连续5天,对小鼠中期妊娠有引产作用, 完全产出者占80%以上。⑤抗菌:威灵仙100%煎剂对金黄色葡萄球菌、志贺痢疾杆菌有抑制作用。原白头翁素对革兰阳性及阴性细菌和真菌都具有较强的抑制作用,对链球菌的有效浓度为1:60 000;对大肠杆菌为 1:83 000~1:33 000;对白色念珠菌为1:10 000。⑥毒性:原白头翁素具刺激性,接触过久可使皮肤发泡,黏膜充血。原白头翁素易聚合成白头翁素,白头翁素为威灵仙有毒成分,服用过量可引起中毒。

【性味、归经与效用】 性温,味辛、咸。归膀胱经。有祛风除湿,通络止痛的功效。用于风湿痹痛,肢体麻木,筋脉拘挛,屈伸不利,骨鲠咽喉。

【临床应用】 ①骨鲠咽喉:威灵仙30g,水煎取液,于30分钟内慢慢饮完。②风湿性关节炎:威灵仙15g,木瓜、赤芍、川芎、羌活各10g,桂枝9g。水煎服,日服一剂。③消化道肿瘤:威灵仙60g,板蓝根30g,人工牛黄6g,制天南星9g,制成浸膏干粉。口服,1次1.5g,1日4次。④急性乳腺炎:威灵仙适量研末,以米醋拌成糊状,外敷患乳,随干随换。⑤肾结石:威灵仙30g,白茅根20g。水煎服,日服一剂。⑥胆结石:威灵仙30g,金钱草25g,桃仁、枳壳各15g。水煎服,日服一剂。⑦慢性胆囊炎:威灵仙15g,柴胡12g,青蒿10g,枳实、茯苓、陈皮、清半夏、白芍各9g,甘草6g。水煎服,日服一剂[1]。⑧足跟痛:威灵仙5~10g,捣烂,用陈醋调成膏状备用。先将患足浸泡热水中5~10分钟, 擦干后将药膏敷于足跟,外用纱布绷带包扎。每日换药1次。

● 铁丝灵仙 Radix et Rhizoma Smilacis Sobinicaulis et Sieboldii

【基源】 为百合科植物短梗菝葜*Smilax scobinicaulis* C. H. Wright、华东菝葜*Smilax sieboldii* Miq. 的干燥根及根茎[2]。

【饮片鉴别】 根茎为不规则的厚片。切面灰白色;周边灰棕褐色,有须根、须根痕及小针状刺。根为类圆形厚片或小段,稍弯曲,切面类白色,有一圈排列均匀的小孔;周边灰褐色或灰棕色,平滑,有细小的钩状刺及须根。质坚韧,有弹性,不易折断。气微,味淡(图86-3)。

【成分】 含替告皂苷元,新替告皂苷,拉肖皂苷,菝葜皂苷A,菝葜皂苷B,菝葜皂苷C,华东菝葜皂苷A,华东菝葜皂苷B等。

【药理】 铁丝灵仙水煎剂给小鼠灌胃0.1ml/10g体重,连续给药8天,小鼠体重增加,电刺激阈降低,提示有一定镇痛作用[3]。

【性味、归经与效用】 性平,味辛、微苦。有祛风除湿,活血通络,解毒散结的功效。用于风湿痹痛,关节不利,疮疖,肿毒,瘰疬。

【临床应用】 ①风湿性关节痛,风湿腰痛:铁丝威灵仙、桂枝、当归各等分为丸,每丸重6g。口服,1次1

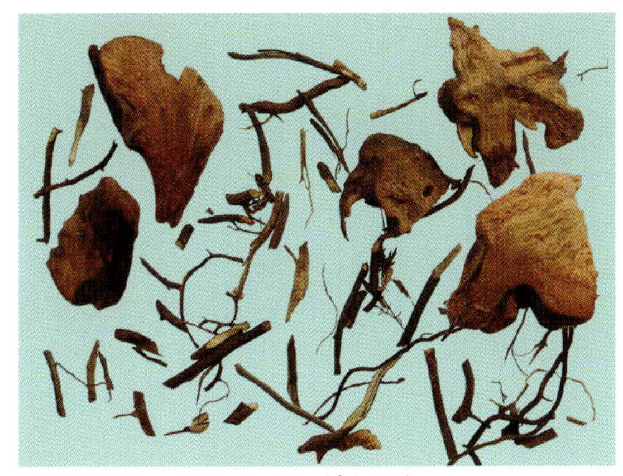

图 86-3 铁丝灵仙

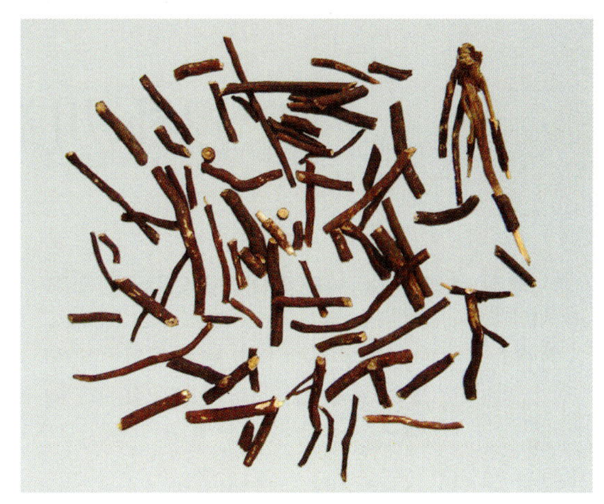

图 86-4 云南威灵仙

丸，1日2次。②手足麻木：铁丝威灵仙、红花、防风各6g。水煎服，日服一剂。

云南威灵仙 Radix Inulae Nervosae

【基源】 为菊科植物显脉旋覆花*Inula nervosa* Wall.的干燥根[4]。

【饮片鉴别】 根茎为圆形或类圆形厚片，直径0.8~1.5cm，切面灰黄色，栓皮较薄，棕褐色，木部占大部分，异形维管束1~3个，中心灰褐色，略凹陷，裂隙众多，呈菊花心状排列，周边粗糙，棕色至棕褐色，残留细根或根痕，并有众多黄棕色鳞毛。根呈类圆柱形段片，直径1~5mm。切面类白色或灰黄色，周边红棕色或棕色，略粗糙，具细皱纹；栓皮易与木部分离。质硬脆，易折断。气特异，味香略苦(图86-4)。

【性味、归经与效用】 性温，味辛、苦。有祛风湿，通经络，消积止痛的功效。用于风湿疼痛，脘腹冷痛，食积腹胀，噎膈，风湿脚气[4]。

【临床应用】 ①风湿性关节炎：独活、羌活、防风、云南威灵仙、赤芍各10g，桑寄生、牛膝、当归各9g。水煎服，日服一剂。②胃炎：云南威灵仙、白芷各10g，地榆9g，杏叶防风、吴茱萸各6g，茶匙草15g，过山龙3g。水煎服，日服一剂[5]。③消化不良：人参、白术、陈皮、云南威灵仙各12g，姜半夏10g，砂仁9g，甘草6g。水煎服，日服一剂。④溃疡性结肠炎：秦艽、苍术、防风、云南威灵仙各10g。水煎服，日服一剂。

【按语】 威灵仙为常用中药，始载于宋·《开宝本草》。黄宫绣云：“威喻其性，灵喻其效，仙喻其神耳，气壮者服之神效。”该药有祛风除湿，通络止痛的功效。古今处方应用较多，用量较大，历史上即存在品种混乱的情况。据文献记载及调查，在全国不同地区以“威灵仙”之名药用的有8科50多种植物[6,7]。商品威灵仙的混淆品在东北、华北主要为铁丝威灵仙，在云南、贵州、四川主要为云南威灵仙，因其基源、成分、性状与威灵仙不同，功效虽与威灵仙有相近之处，但并不一致[8]，需注意鉴别，区分药用，不可混称或代威灵仙药用。

除上述外，鞘柄菝葜*Smilax stans* Maxim.、黑叶菝葜*S. nigrescens* Wang et Tang ex P. L. Li的根和根茎，在东北、华东、华北称“铁脚灵仙”，金粟兰科植物草珊瑚*Sarcandra glabra* (Thunb.)Nakai的根在四川、湖南和广西部分地区称“铜灵仙”或“铁脚灵仙”，在湖南、浙江以毛茛科植物山木通*Clematis finetiana* Levl. et Vant. 的根与根茎混称威灵仙药用[9]，都是不对的，应注意鉴别，各以其名、其效药用。

（张利军　牛广斌　王丽芳　白正学）

参考文献

[1]孔增科，等.常用中药药理与临床应用.赤峰：内蒙古科学技术出版社，2005.136

[2]国家中医药管理局《中华本草》编委会.中华本草.上海：上海科学技术出版社，1999.8·7223

[3]李秀山.陕西中医学院学报，2001，24(3)：47

[4]国家中医药管理局《中华本草》编委会.中华本草.上海：上海科学技术出版社，1999.7·6920

[5]黎光南.云南中药志.Ⅰ.昆明：云南科学技术出版社，1990.406

[6]徐涛，等.中草药，2001，24(4)：293

[7]杨林，等.中国中医药信息杂志，2005，12(5)：82

[8]张兰桐，孔增科，等.时珍国药研究，1996，7(2)：124

[9]谢宗万.中药材品种论述(上册)·第二版.上海：上海科学技术出版社，1990.228

87 厚朴、川姜朴及柴厚朴、川厚朴

厚朴 Cortex Magnoliae Officinalis

【基源】 为木兰科植物厚朴*Magnolia officinalis* Rehd.et Wils.或凹叶厚朴*Magnolia officinalis* Rehd. et Wils. var. biloba Rehd. et Wils. 的干燥干皮、根皮及枝皮[1]。

【饮片鉴别】 ①厚朴：干皮呈卷筒状或双卷筒状，长30~35cm.厚2~7mm，习称“筒朴”；近根部的干皮一端展开如喇叭口，习称“靴筒朴”。外表面灰棕色或灰褐色，粗糙，栓皮呈鳞片状，较易剥落，有明显的椭圆形皮孔和纵皱纹，刮去栓皮者显黄棕色；内表面紫棕色或深紫褐色，具细密纵纹，划之显油痕。质坚硬，不易折断。切面颗粒性，外层灰棕色，内层紫褐色或棕色，有油性，有的可见多数小亮星。气香，味辛辣，微苦（图87–1）。②姜厚朴：为弯曲的丝条状，断面纤维性，呈紫褐色。有姜香气，味辛辣、微苦（图87–2）。

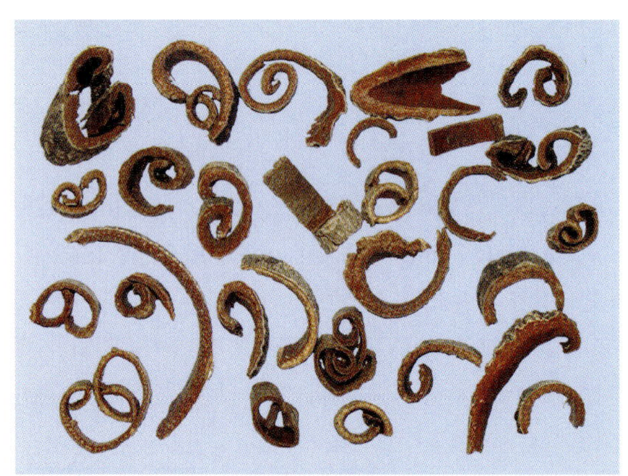

图 87–1 厚朴

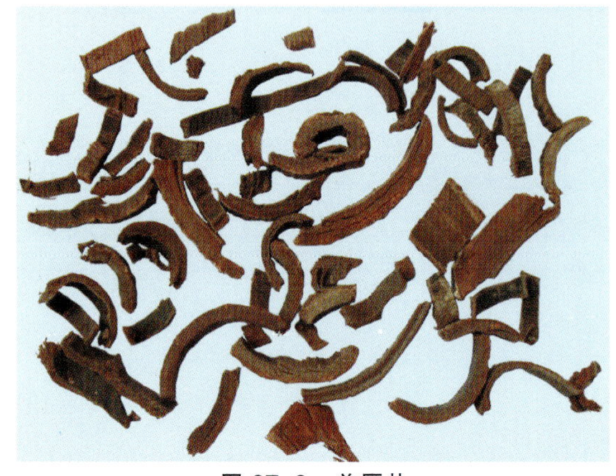

图 87–2 姜厚朴

【成分】 含厚朴酚，和厚朴酚，和厚朴新酚，厚朴醛B、C，辣薄荷基厚朴酚，辣薄荷基和厚朴酚，双辣薄荷基厚朴酚，厚朴三酚，木兰箭毒碱，柳叶木兰碱和β-桉叶醇等。

【药理】 ①肌肉松弛：厚朴的水提取物有显著的箭毒样作用，它的乙醚提取物可使握力降低，对由士的宁、印防己毒素、戊四氮等药物诱发的痉挛有强烈抑制作用；还能抑制脑干网状结构激活系统及丘脑下部激活系统。厚朴酚有较强的松弛骨骼肌作用。②健胃：厚朴及其挥发油能刺激味觉，反射性的引起唾液、胃液分泌，胃肠蠕动加快，起到健胃作用。厚朴煎剂浓度在1:166时，对小鼠离体肠管呈现兴奋作用，张力上升，振幅加大，而浓度加大至1:100时则转为抑制，并能对抗乙酰胆碱的兴奋作用。③抗溃疡：厚朴酚对幽门结扎、水浸应激性溃疡以及巯基乙胺所致的胃溃疡均有抑制作用。④中枢抑制：厚朴的乙醚浸膏腹腔注射，可抑制小鼠的自发活动，尚能对抗由甲基苯丙胺或阿扑吗啡所致的兴奋作用。⑤降血压：低于肌松剂量的厚朴生物碱注射给药即有明显降压作用。这一作用不能被抗组胺药所对抗。⑥抗菌：厚朴煎剂有广谱抗菌作用，对金黄色葡萄球菌、肺炎球菌、溶血性链球菌、白喉杆菌、炭疽杆菌、大肠杆菌、变形杆菌、痢疾杆菌、伤寒杆菌、副伤寒杆菌等均有抑制作用。⑦其他：厚朴酚与和厚朴酚有抗血小板聚集，降低血清丙氨酸转氨酶（ALT）及降血氨，防止肝纤维化及肝硬变形成，提高血浆超氧化物歧化酶（SOD）活性，降低过氧化脂质（LPO）含量和抗炎的作用。⑧毒性：厚朴煎剂小鼠腹腔注射的LD_{50}为（6.12±0.038）g/kg。尾静脉注射的LD_{50}为（8.25±0.21）g/kg（厚朴）、（13.15±0.45）g/kg（凹叶厚朴）。

【性味、归经与效用】 性温，味苦、辛。归脾、胃、肺、大肠经。有燥湿消痰，下气除满的功效。用于湿滞伤中，脘痞吐泻，食积气滞，腹胀便秘，痰饮喘咳。

【临床应用】 ①浅表性胃炎：厚朴、陈皮、茯苓各6g，木香、炙甘草、草豆蔻各3g，干姜2g。水煎服，日服一剂[2]。②胃溃疡：胃得安片（姜半夏、苍术、厚朴、白术、紫河车、砂仁、香附、黄芩、川芎、泽泻、神曲、麦芽、炙甘草），口服，一次4~5片，一日3次。③急性肠炎：厚朴、黄连各6g，大黄炭3g，共研细末。口服，一次10g，一日3次。④急性胃扩张：厚朴15g，枳实12g，大黄10g。水煎服，日服一剂。⑤习惯性便秘：厚朴、枳实各10g，大黄15g，共研细末。口服，一次3~6g，一日2次。

川姜朴(湖北野厚朴) Cortex Magnoliae Spengeri

【基源】 为木兰科植物武当木兰*Magnolia sprengeri* Pamp.的干燥树皮。

【饮片鉴别】 为条形、半卷筒形丝片，干皮厚2~8mm。切面外侧淡棕黄色或黄棕色，颗粒形，内侧纤维状；外表面灰棕黄色或灰褐色，具细纵纹，有的具灰白色斑纹，粗糙或光滑，内表面黄褐色至紫褐色，平滑，具细纵条纹。质硬。气芳香，具姜辣味、微苦(图87-3)。

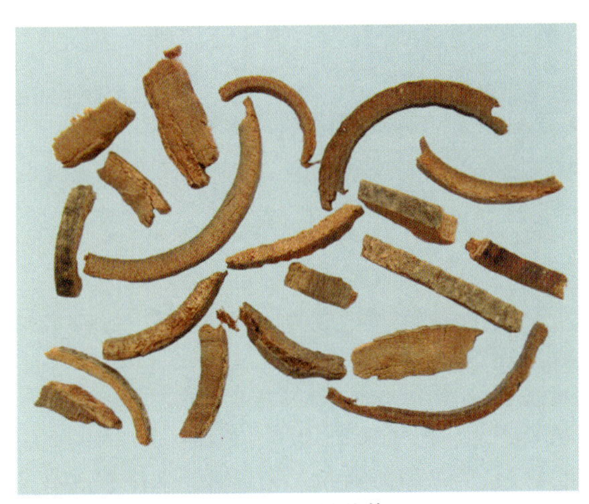

图 87-3 川姜朴

【成分】 含β-桉叶醇，柳叶木兰碱，武当木兰碱，木兰箭毒碱[3]等。

【药理】 ①抗菌：姜朴水煎剂体外对金黄色葡萄球菌、大肠杆菌、绿脓杆菌和福氏痢疾杆菌有较强的抑制作用。②其他：有一定程度的肌肉松弛作用。③毒性：水煎剂给小鼠尾静脉注射的LD_{50}为(1.85±0.07)g/kg。

【性味、归经与效用】 性温，味苦、辛。归脾、胃、肺、大肠经。有燥湿消痰，下气除满，消积导滞，降逆平喘的功效。用于湿滞伤中，脘痞吐泻，食积气滞，腹胀便秘，痰饮咳喘。

柴厚朴 Cortex Manglietiae Szechuanicae

【基源】 为木兰科植物四川木莲*Manglietia szechuamica* Hu 的干燥树皮[4]。

【饮片鉴别】 呈卷筒、弧形或条形丝片，厚3~5mm。切面浅棕色或黄棕色，外侧颗粒性，较厚，内侧纤维性。外表面灰褐色或灰黄色，内表面黄棕色至紫褐色，有明显的纵直细纹理。质硬脆，易折断。气微，味微苦(图87-4)。

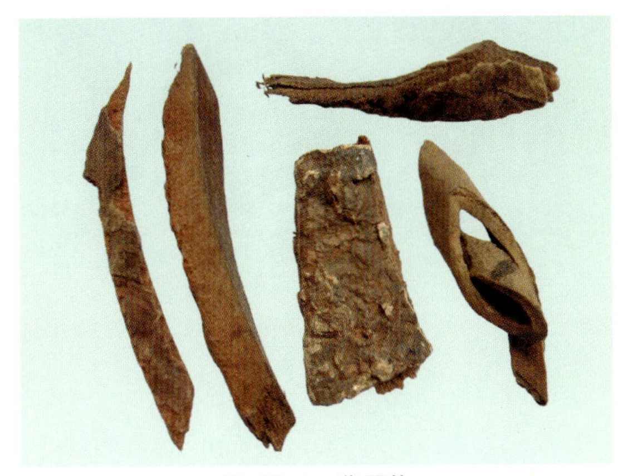

图 87-4 柴厚朴

【成分】 含厚朴酚，和厚朴酚，β-桉叶醇，木兰箭毒碱和柳叶木兰碱等。

【药理】 总酚含量远低于厚朴，但木兰箭毒碱含量高于厚朴7~8倍。有降压、肌肉松弛和神经节阻断作用。

【性味、归经与效用】 性温，味苦、辛。有理气和胃，温中止呕的功效。用于脘腹胀满疼痛，宿食不消，呕吐。

【临床应用】 ①慢性胃炎：陈皮、姜半夏、柴厚朴、茯苓、焦三仙各10g，炙甘草6g。水煎服，日服一剂。②消化不良：人参、白术、茯苓、枳壳、柴厚朴各10g，鸡内金、陈皮各6g。水煎服，日服一剂。③溃疡性结肠炎：陈皮、黄连、砂仁、柴厚朴各10g，当归6g。水煎服，日服一剂。

川厚朴 Cortex Magnoliae Wisonii

【基源】 为木兰科植物西康木兰*Magnolia wisonii* Rehd. et. Wils. 的干燥树皮。

【饮片鉴别】 为半筒状、条形丝片或板块状，厚1.5~4mm。切面棕黄色，颗粒性；外表面棕灰色、灰棕色或棕黄色，具多数椭圆形皮孔，内表面黄棕色，有明显的纵向纹理，指甲划之无油性。质硬，断面纤维性，可层层剥离。气特异似肥皂，味辛、苦[5](图87-5)。

【按语】 厚朴为常用中药，始载于《神农本草经》中品。有健胃、抗溃疡、抗菌、降低血压和松弛骨骼肌等药理活性，临床应用广泛，药源供不应求，据文献报道[6-8]，有6科30多种不同植物的树皮称厚朴药用，商品品种混乱严重。许春泉等实地调查了全国15个省、市、县商品药材的市场情况，绝大部分使用的为正品厚朴，同科植物

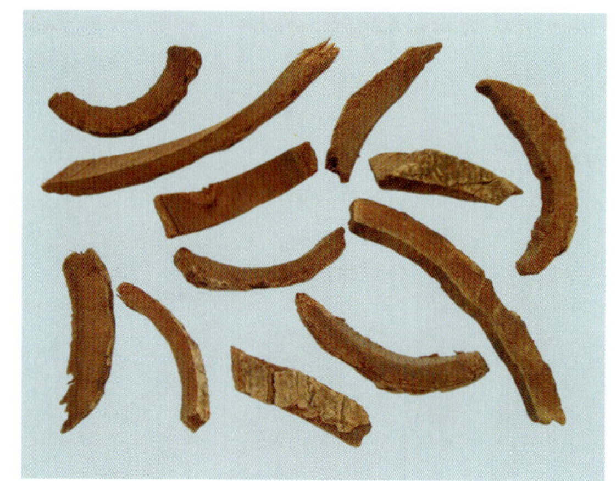
图 87-5　川厚朴

长喙厚朴*Magnolia rostrata* W. W. Smith名滕冲厚朴，武当木兰名姜朴，四川木莲名柴厚朴，西康木兰名川姜朴，曾一度作为厚朴的代用品在云南、四川、湖北、河南等地使用[9,10]，另外，滇藏木兰*Magnolia campbellii* Hook. f. et Thoms.、山玉兰*M. delavayi* Franch.、凹叶木兰*M. sargentiana* Rehd. et Wils.、桂南木莲*Manglietia chingii* Dandy、望春玉兰*M. biondii* Pamp.、玉兰*M. denudata* Desv.、紫玉兰*M. liliflora* Desr.、乳源木莲*M. yuyuanensis* Franch. 等植物的树皮也一度充或代厚朴使用[11-13]，并作为生产中药成方制剂的原料药物[14]，这种以混代正、以假充真的情况造成了药品质量的低劣，临床药效的不确切和中医药信誉的下降，必须予以充分的重视。

姜朴、柴厚朴、川厚朴是特定时期充或代厚朴药用的代名词，其与厚朴基源有别，不含有厚朴主要有效成分厚朴酚、和厚朴酚，药理作用、功效均与厚朴有异，性状特征也区别明显，是厚朴的混淆品种，需仔细鉴别，区分药用，决不可充或代厚朴药用，而应进一步加强研究，探讨其化学成分、药理作用和功效，另立名称药用，不可与厚朴混为一谈。

（王丽芳　傅正良　牛广斌　李利军）

参考文献

[1]国家药典委员会.中华人民共和国药典(2005年版一部).北京:化学工业出版社,2005.176
[2]孔增科,等.常用中药药理与临床应用.赤峰:内蒙古科学技术出版社,2005.155
[3]国家中医药管理局《中华本草》编委会.中华本草.上海:上海科学技术出版社,1999.2·1532
[4]国家中医药管理局《中华本草》编委会.中华本草.上海:上海科学技术出版社,1999.2·1543
[5]孔增科,王胜利.中药鉴别资料(第一集).河北省中医学会,1983.187
[6]孔增科.河北药学,1983,1(1):44
[7]杨兆起,封秀娥.中药鉴别手册(第三册).北京:科学出版社,1994.323
[8]章建萍.中医药临床杂志,2004,16(5):475
[9]祁振声.中药材,1999,22(5):260
[10]楼之岑,秦波.常用中药材品种整理和质量研究(北方编·第二册).北京医科大学,中国协和医科大学联合出版社,1995.217
[11]吴淑荣,孔增科.实用中药材鉴别手册.天津:天津科学技术出版社,1988.275
[12]许春泉,等.中国中药杂志,1994,19(10):579
[13]蜀天洪.中医药信息,1999,(4):17
[14]孔增科.中药通报,1986,11(5):56

88　砂仁、建砂仁及艳山姜

砂仁 Fructus Amomi

【基源】 为姜科植物阳春砂*Amomum villosu* Lour.、绿壳砂*Amomum villosum* Lour. var. *xanthiodes* T. L. Wu et Senjen或海南砂*Amomum longiligulare* T. L. Wu的干燥成熟果实。

【饮片鉴别】 ①阳春砂：呈椭圆形或卵圆形，有不明显的三棱，长1.5~2cm，直径1~1.5cm。表面棕褐色，密生刺状突起，顶端有花被残基，基部常有果柄。果皮薄而软，种子集结成团，具三钝棱，中有白色隔膜将种子团分为三瓣，每瓣有种子5~26粒。种子为不规则多面体，直径2~3mm；表面棕红色或暗褐色，有细皱纹，外被淡棕色膜质假种皮；质硬，胚乳灰白色。气芳香浓烈，味辛凉，微苦(图88-1)。②绿壳砂：果实与种子团的性状特征和阳春砂类似，仅于成熟采摘时的鲜果呈绿色，加工后的果皮略薄，刺状突起稍多(图88-2)。③海南砂：呈长椭圆形或卵圆形，有明显的三棱，长1.5~2cm，直径0.8~1.2cm。表面被片状、分支的软刺，基部有果梗痕。果皮厚而硬。种子团较小，每瓣有种子3~24粒，直径1.5~2mm。气味稍淡[1]（图88-3）。

【成分】 含挥发油、乙酸龙脑酯、醋酸龙脑酯、醋酸香叶酯、α-蛇麻烯、顺式石竹烯、樟脑、龙脑、柠檬烯、橙花叔醇、β-甜没药烯、β-蒎烯、α-侧柏烯、α-松油醇、α-依兰油烯、榧叶醇、棕榈酸等。

【药理】 ①抗胃溃疡：砂仁100%水煎液抑制胃酶消化蛋白及胃酸分泌，对幽门结扎性及应激性胃溃疡有极好的预防溃疡形成的作用。②调节胃肠平滑肌：灌服砂仁提取液1.6小时后，大鼠胃肠动力显著增强，血浆、胃窦及空肠组织中胃动素（MTL）、P物质（SP）的含量明显增加。上述变化均以灌服砂仁煎液1小时后显著。砂仁煎剂对肠管平滑肌有兴奋作用，可调节胃肠平滑肌运动，促进胃液分泌和消化吸收。煎剂2.5×10^{-3}pg/ml可使离体豚鼠、大鼠、兔的小肠肠管收缩加强，加大剂量时则对肠管有抑制作用，表现为张力降低，振幅减小。③抗血小板聚集：砂仁0.6g/kg和1.2g/kg分别给兔喂饲，于给药后15、30、60、90分钟分别从颈动脉取血离心制备PRP及PPP，以ADP为致凝剂在血小板聚集仪上测定血小板聚集率，表明砂仁能明显抑制血小板聚集。④抗血栓：砂仁粉末混悬液抗血小板聚集、扩张血管、抑制血栓素合成，有抗血栓作用。⑤对花生四烯酸等诱发小鼠急性死亡的保护：以砂仁分别给小鼠饲喂0.6g/kg和1.2g/kg，给药后1.5小时，静脉注射花生四烯酸，观察小鼠1.5分钟内死亡情况，发现砂仁对花生四烯酸诱发的小鼠急性死亡有明显保护作用。另外，分别给小鼠灌服0.6和1.2g/kg砂仁，对胶原与肾上腺素混合剂诱发小鼠急性死亡亦有明显对抗作用。⑥抗菌：砂仁水煎液对革兰阳性菌有抑制作用。⑦促进消化：砂仁水煎液有促进肠道运动作用。⑧镇痛：醋酸扭体法实验表明砂仁有明显的镇痛作用[2]。

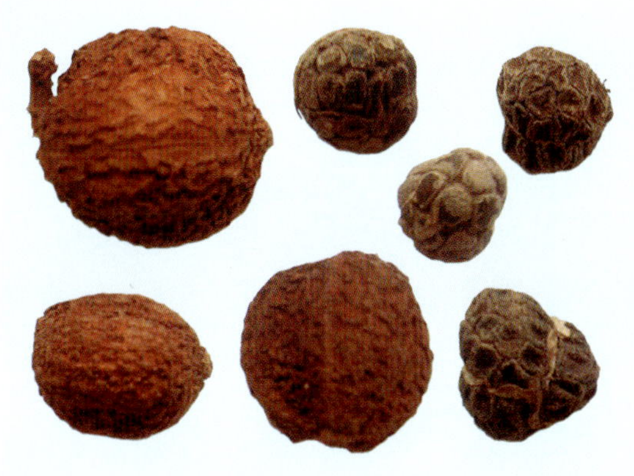
图 88-1 阳春砂

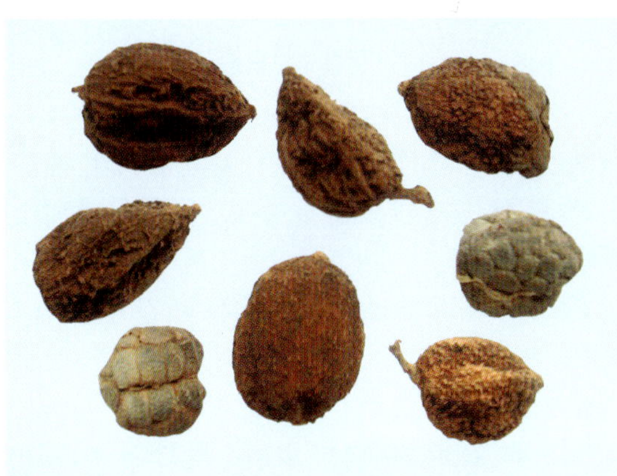
图 88-2 绿壳砂

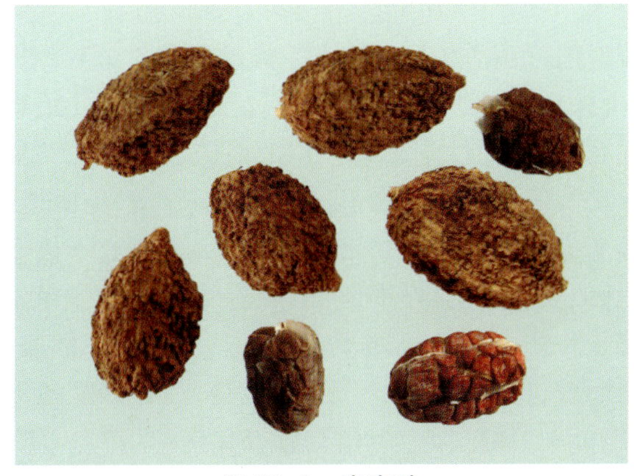
图 88-3 海南砂

【性味、归经与效用】 性温，味辛。归脾、胃、肾经。有化湿开胃，温脾止泻，理气安胎的功效。用于湿浊中焦，脘痞不饥，脾胃虚寒，呕吐泄泻，妊娠恶阻，胎动不安。

【临床应用】 ①消化不良：砂仁、木香、枳实、白术各10g。水煎服，日服一剂。②慢性胃炎：砂仁、木香、厚朴、陈皮各8g，苍术10g，甘草4g。水煎服，日服一剂。③胃下垂：砂仁、炙甘草、木香各6g，人参、白术、茯苓、陈皮、姜半夏各10g。水煎服，日服一剂。④妊娠呕吐：砂仁适量为粉，口服，1次6g，以生姜6g煎水送服[3]。⑤过敏性结肠炎：砂仁6~10g，党参15~20g，茯苓10~15g，炒白术12~18g，炒白扁豆20~30g，莲子、桔梗各10g，炒山药、薏苡仁各20g，大枣5枚，炙甘草5g。水煎服，日服一剂。⑥慢性胆囊炎：砂仁、黄连、木香各6g，柴胡、枳实、芥子、大黄各10g，虎杖12g，金银花、白芍各15g，吴茱萸、红大戟、制甘遂各7g。水煎服，日服一剂。

● 建砂仁 Fructus Alpiniae Japonica et Chinensis

【基源】 为姜科植物山姜*Alpinia japonica* (Thunb.) Miq. 或华山姜*A. chinensis* Rosc. 的干燥成熟果实。

【饮片鉴别】 ①山姜：蒴果呈卵形、球形或长卵形，直径1~1.5cm。表面光滑，黄棕色至灰绿色。脱去果皮的种子团分为不明显3室，每室有种子2~7粒。种子呈多角状圆锥形，灰绿色或土黄色，表面显突起的细皱纹，外被白色膜质假种皮。质坚硬。气微，味辛(图88-4)。②华山姜：蒴果呈球形，直径5~8mm，表皮光滑，黄棕色或灰绿色。顶端有一突起，基部有果柄痕。脱去果皮的种子团分为不明显3室，每室有种子1~5粒，灰黄色、红棕色或灰白色，表面密集疣状小点。质硬。味苦微辛(图88-5)。

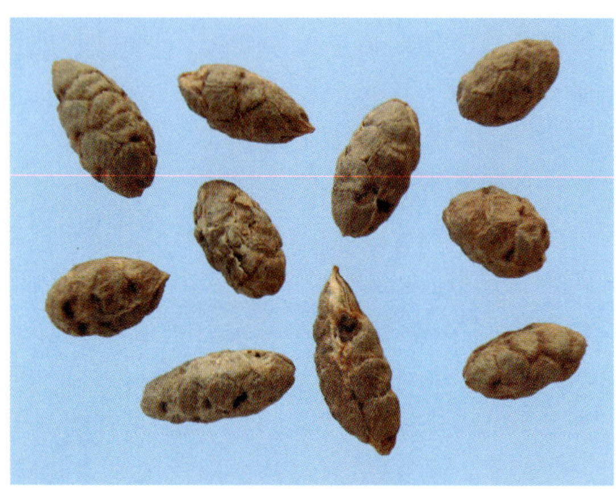

图 88-4 山姜

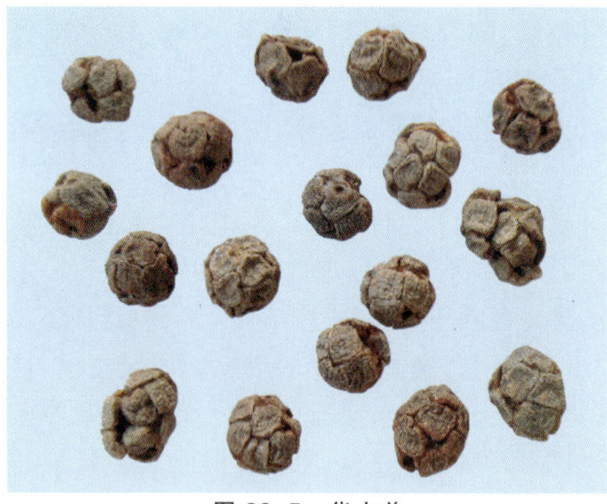

图 88-5 华山姜

【成分】 含乙酸龙脑酯、乙酸香叶酯、1,8-桉叶素，β-蒎烯，α-侧柏烯，α-萜油醇，棕榈酸，醋酸龙脑酯等。

【药理】 ①健胃：建砂仁水煎液有促进肠管运动、调节胃肠平滑肌的作用。②抗菌：水煎液对革兰阳性菌、革兰阴性菌有抑制作用。

【性味、归经与效用】 性温，味辛。有温中散寒、行气调中的功效。用于脘腹胀痛，呕吐泄泻，食欲不振。

【临床应用】 ①反胃：建砂仁9g。水煎服，日服一剂。②哮喘：建砂仁3g。水煎服，日服一剂。

艳山姜 Fructus Alpinia Zerumbet

【基源】 为姜科植物艳山姜*Alpinia zerumber* (Pers.) Burtt et Smith的干燥成熟果实。

【饮片鉴别】 蒴果呈球形，长1.5~2.5cm，直径1~1.5cm。果皮淡黄棕色，表面被有15~20条隆起的棱线，易开裂，内果皮白色。种子团被白色隔膜隔为不明显的3瓣，每瓣有种子8~12粒，为整体的多面体，直径3~4mm，黑色或灰黑色，外被白色假种皮。质较硬。气微，味微淡(图88-6)。

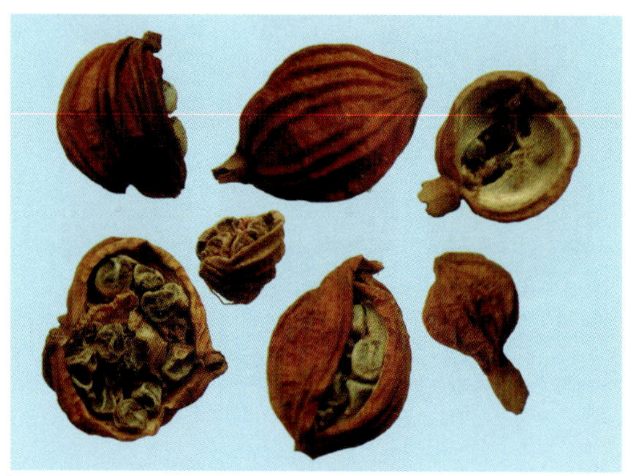

图 88-6 艳山姜

【成分】 含小豆蔻查耳酮，山姜素，4-松油醇，桉油醇，芳樟醇，γ-萜品烯，石竹烯，氧化石竹烯，β-蒎烯，艳山姜醇等[4,5]。

【药理】 醇提取物能抑制离体蛙心，收缩离体豚鼠肠管。

【性味、归经与效用】 性温，味辛、涩。有温中燥湿，行气止痛，截疟的功效。用于心腹冷痛，胸腹胀满，消化不良，呕吐腹泻，疟疾。

【临床应用】 ①胃痛：艳山姜、五灵脂各6g，共研细末。口服，一次3g，一日3次。②痈疽：艳山姜60g，生姜2片，江南香0.3g。共捣烂敷患处。

【按语】 砂仁为常用中药，原名缩砂蜜，始载于唐代甄权著《药性论》，谓："出波斯国，味苦辛。"到宋代发现我国地产缩砂蜜，苏颂曰："缩砂蜜，生南地，今惟岭南山泽间有之……五、六月成实，五、七十枚作一穗，状似益智，皮紧厚而皱如粟纹，外有刺，黄赤色。皮间细子一团，八隔，可四十余粒，如大黍米，外微黑色，内白而香，似白豆蔻仁[6]。"到了清代，缩砂蜜逐渐有了"缩砂"、"砂仁"之名，清代汪昂辑著《本草备要》云："砂仁即缩砂蜜。"

由于砂仁化湿开胃，温脾止泻，理气安胎的功效明显，药用量较大，宋代之前全靠进口，所用药品供不应求，自古砂仁就存在着混淆或代用的情况，一直延续到现代。据调查目前形成商品广泛为地方及民间使用的砂仁有豆蔻属(Amomum)植物砂仁*Amomum villosum*、绿壳砂仁*A. villosum* var. *xanthioides*，海南砂仁*A. longiligulare*和红壳砂仁*Amomum aurantiacum* H. T. Tsei et S. W. Zhao、疣果豆蔻*A. muricarpum* Elm.、九翅豆蔻*A. maximum* Roxb.、香豆蔻*A. subulatum* Roxb.、长序砂仁*A. thyrsoideum* Gagnep. 和海南假砂仁*A. chinense* Chun ex T. L. Wu等的果实或种子团；砂仁类的代用品有山姜属(Alpinia)植物山姜*Alpinia japonica*、艳山姜*A. zerumbet*、华山姜*A. chinensis*和箭杆风*A. stachyoides* Hance[7]等。据孔增科等的调查，以山姜、华山姜(建砂仁)和艳山姜(川砂仁)充或代砂仁药用较为普遍[8]，必须予以充分的注意。

建砂仁、艳山姜与砂仁基源不同，化学成分虽有相同之处，但不一致，性味、归经与功效和药理作用也不尽相同，各药性状区别明显，应加强鉴别，区分应用，不可混淆或代砂仁药用。

(王玲玲　赵学红　韩书明　孔增科)

参考文献

[1]吴玛琍，孔增科.中药饮片鉴别(上册).天津：天津科学技术出版社，1993.410

[2]肖培根.新编中药志·第二卷.北京：化学工业出版社，2002.494

[3]孔增科，等.常用中药药理与临床应用.赤峰：内蒙古科学技术出版社，2005.161

[4]吴万征，等.中国医院药学杂志，2005，25(4)：332

[5]温远影，等.植物学报，1997，39(10)：983

[6]宋·苏颂撰.胡乃长，等辑注.图经本草.福州：福建科学技术出版社，1999.212

[7]徐国钧，徐珞珊.常用中药材品种整理和质量研究(南方协作组·第一册).福州：福建科学技术出版社，1994.631

[8]孔增科.中成药，1995，(4)：42

89　香附、竹节香附及扁秆藨草

香附 Rhizoma Cyperi

【基源】 为莎草科植物莎草*Cyperus rotundus* L.的干燥根茎。

【饮片鉴别】 ①香附(药材)：呈纺锤形，有的略弯曲，长2~3.5cm，直径0.5~1cm。表面棕褐色或黑褐色，有纵皱纹并有6~10个略隆起的环节，节上有未除净的棕色毛须及须根痕；去净毛须者较光滑，环节不明显(图89-1)。②香附：为不规则碎块或薄片。质硬，经蒸煮者断(切)面为黄棕色或红棕色，角质样；生晒者断(切)面色白而显粉性。内皮层环纹明显，中柱色较深，点状维管束散在。气香，味微苦(图89-2)。③醋香附：形如香附，表面棕褐色，微有焦斑，略有醋酸气(图89-3)。

【成分】 含挥发油：香附子烯，β-芹子烯，异香附奥酮，α-香附酮，β-香附酮，广藿香酮，1，8-桉叶素，齐墩果酸型三萜皂苷和黄酮类化合物等。

【药理】 ①抗炎：给大鼠腹腔注射醇提物100mg/kg，对角叉菜胶和甲醛引起的足肿胀有明显的抑制作用，其作用比5~10mg/kg氢化可的松强。灌胃与腹腔注射效力之比为1:3。石油醚提取物也具有抗炎解热作用，其抗炎作用约为氢化可的松的8倍，有效成分可能为三萜类化合物。②解热镇痛：醇提取物对注射酵母菌引起的大鼠发热有解热作用，其效价约为水杨酸的6倍。给大鼠腹腔注射挥发油0.1ml/kg，30分钟后可明显降低大鼠正常体温，较氯丙嗪的降温作用强，但作用时间不及氯丙嗪长。20%醇提取物皮下注射25ml/kg能明显提高小鼠的痛阈，所含三萜类化合物(IV-B)5mg/kg灌胃的镇痛效果与30mg/kg乙酰水杨酸相当。

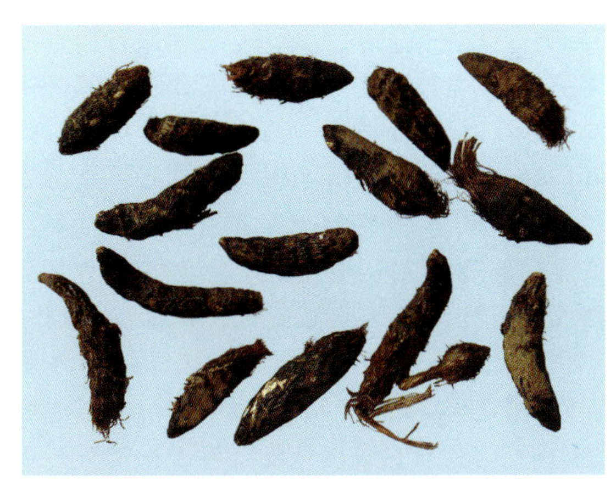

图 89–1　香附(药材)

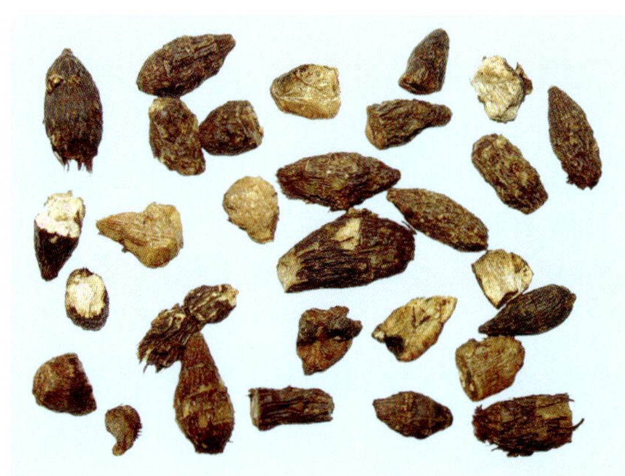
图 89-2 香附

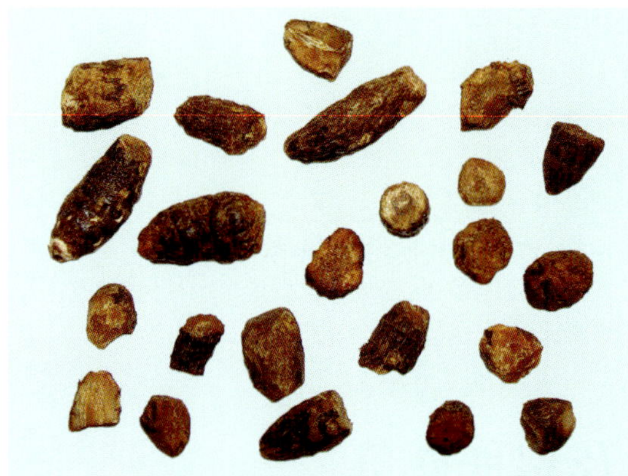
图89-3 醋香附

③抗惊厥：给小鼠腹腔注射挥发油0.03、0.06及0.1ml/kg，对腹腔注射阈下剂量的戊巴比妥钠均有协同的催眠作用（$P<0.01$）。醇提取物使小鼠自发活动减少，转笼被动活动受抑制，并能消除大鼠的条件性回避反射。对去水吗啡所致呕吐有保护作用。能增强苯巴比妥的麻醉作用。④抗菌：挥发油对金黄色葡萄球菌有抑制作用，香附子烯的抑菌作用比挥发油强，且对宋氏痢疾杆菌也有效。提取物对真菌有抑制作用。⑤麻醉：给家兔静脉注射挥发油0.05、0.075及0.1ml/kg，于给药后翻正反射迅速消失，痛反应及角膜反射迅速消失，并有四肢强直现象，约3分钟后消失。静脉注射0.035ml/kg挥发油，能明显延长脑室内注射东莨菪碱的麻醉时间。⑥活血化瘀：用肾上腺素加冰水刺激法建立大鼠"血瘀"实验模型，血液增黏、增浓、增聚。黄芪、归尾降低全血黏度，但使血浆黏度升高；理气药香附、活血药川芎、赤芍对血液流变性均具有改善作用，配伍后作用增强，使全血黏度、红细胞压积、红细胞聚集指数均显著降低，且能明显降低被黄芪、归尾增加的血浆黏度，使全血黏度恢复至接近正常对照组水平。⑦降压、强心：给麻醉猫静脉注射挥发油0.1ml/kg有明显降压作用，8分钟血压恢复正常。给麻醉犬静脉注射乙醇提取物20mg/kg血压缓慢下降，持续0.5~1小时，虽不能影响肾上腺素或乙酰胆碱对血压的作用，但能部分阻断组胺的作用。水或醇提取物皮下注射可使蛙心停止于收缩期。低浓度对离体蛙心以及在体蛙心、兔心和猫心有强心作用和减慢心率作用。其总生物碱、苷类、黄酮类和酚类化合物的水溶液也都有强心和减慢心率作用。⑧消积化滞：试验小鼠分别给予香附生品煎液、醋炒品煎液、醋蒸品煎液和生理盐水，再给予含10%炭末的各种样品溶液，观察动物开始排黑便时间和6小时内的排黑便粒数。结果表明，香附及炮制品与生理盐水相比较，都能使排便时间缩短，排便次数增多；与生香附比较，醋炒香附的开始排便时间更短（$P<0.05$），醋蒸香附的排便次数更多（$P<0.01$）。另外，试验小鼠分别给香附生品煎液、醋炒品煎液、醋蒸品煎液和生理盐水，给药1小时后，计算推进百分率。结果表明，与生理盐水组相比较，香附生品及炮制品对小鼠肠内容物推进速度都有所增加（$P<0.001$），而炮制品比生品作用更好。⑨解痉止痛：5%流浸膏对豚鼠、兔、猫或犬等动物的离体子宫均呈现收缩减弱、张力降低的抑制作用。醇提物20mg/ml浓度时对离体兔肠有抑制作用，对组胺喷雾所致豚鼠支气管痉挛有保护作用。实验证明：香附水提剂能明显抑制离体兔肠平滑肌的收缩幅度与频率，同时也能拮抗乙酰胆碱和氯化钡所致离体肠管平滑肌的兴奋作用。⑩雌激素样作用：给去卵巢大鼠皮下注射0.2ml挥发油，间隔6小时皮下注射2次，48小时后阴道上皮完全角质化。分离的成分中香附烯作用最强。⑪保肝利胆：水煎剂连续给大鼠灌胃3天，可明显促进CCl_4肝损伤大鼠的胆汁分泌，并使其转氨酶升高。⑫毒性：给小鼠腹腔注射醇提物的LD_{50}为1.5g/kg；抗炎有效成分三萜类化合物（IV-B）给小鼠腹腔注射的LD_{50}为50mg/kg；小鼠腹腔注射挥发油的LD_{50}为（0.297±0.019）ml/kg[2]。

【性味、归经与效用】 性平，味辛、微苦、微甘。归肝、脾、三焦经。有行气解郁，调经止痛的功效。用于肝郁气滞，胸、胁、脘腹胀痛，消化不良，胸脘痞闷，寒疝腹痛，乳房肿痛，月经不调，经闭，痛经。

【临床应用】 ①慢性胃炎：香附、紫苏梗、乌药、蒲黄（包）、白芍各10g，百合、五灵脂各15g，陈皮、炙甘草各6g。水煎服，日服一剂。②扁平疣：香附、木贼各90g，水煎热敷患处，一次30分钟，一日2次。③坐骨神经痛：香附12g，乌药、木瓜、独活、威灵仙、当归各15g，白芍、牛膝、鸡血藤各30g。水煎服，日服一剂。④胃痉挛：香附120g，高良姜90g，共研细粉。口服，一次3g，一日2次。⑤胸痹：醋香附、炒栀子、川芎各10g，炒苍术6g，炒神曲15g。水煎服，日服一剂。⑥痛经：醋香附12g，当归、枳实各10g，白芍、炒白术、茯苓各15g，炙甘草6g。水煎服，日服一剂。⑦链霉素中毒性眩晕、耳鸣：香附、柴胡各30g，川芎15g，共研细粉。口服，一次6g，一日2次。⑧偏头痛：醋香附30g，川芎15g，共研细粉，一次10g，一日2次，以茶调服。⑨结核性胸膜炎：香附、旋覆花、紫苏子霜各9g，陈皮6g，清半夏、薏苡仁各15g。水煎服，日服一剂。⑩慢性淋巴细胞性甲状腺炎：香附、木香、川芎、郁金、柴胡各10g。水煎服，日服一剂[3]。

竹节香附(两头尖) Rhizoma Anemones Raddeanae

【基源】 为毛茛科植物多被银莲花*Anemone raddeana* Regel的干燥根茎。

【饮片鉴别】 呈长纺锤形，两端尖细，微弯曲，近一端处较膨大，长1~3cm，直径2~7mm。表面棕褐色至棕黑色，具微细纵皱纹，膨大部位常有1~3个支根痕呈鱼鳍状突起，偶见不明显的3~5个环节。质硬而脆，易折断，断面略平坦，类白色或灰褐色，略角质样。气微，味先淡后微苦而麻辣(图89-4)。

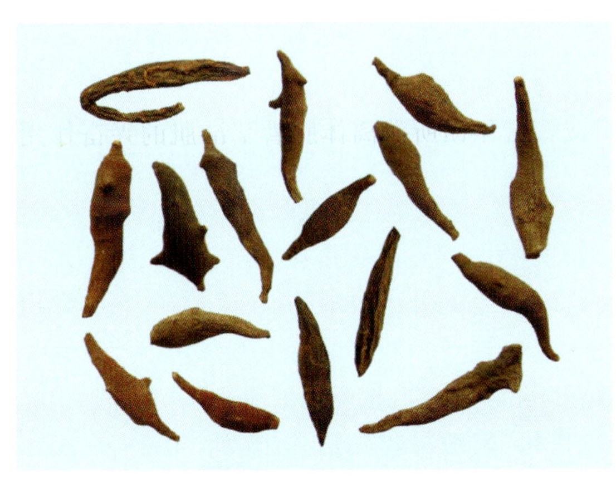

图 89-4 竹节香附

【成分】 含竹节香附皂苷Ro、竹节香附皂苷R_1、R_2、R_3、R_4、R_5、R_6、R_7、R_8、R_9和齐墩果酸、毛茛苷、白头翁素等。

【药理】 ①抗肿瘤：竹节香附能显著抑制小鼠S_{180}和腹水型肿癌细胞DNA、RNA及蛋白质的合成，抑制肿瘤细胞的增殖，防止细胞癌变，抑制细胞分裂。②溶血：竹节香附皂苷R_1~R_3均有溶血作用。③有抗炎、镇痛、镇静和一定的抑菌作用[4]。④毒性：竹节香附含齐墩果酸等成分。齐墩果酸毒性较低，亚急性毒性试验未见到明显损害；文献记载其为“有毒”之品，但现代研究其毒性较低，尚未见临床中毒的报道[5]。

【性味、归经与效用】 性热，味辛；有毒。归脾经。有祛风湿，消痈肿的功效。用于风寒湿痹，四肢拘挛，骨节疼痛，痈肿溃烂。

【临床应用】 ①乳腺囊性增生：柴胡12g，当归、川楝子、玄参、浙贝母各10g，竹节香附3g，神曲20g，牡蛎30g，甘草6g。水煎服，日服一剂。②风湿筋骨痛：舒筋活血片(络石藤、竹节香附、伸筋草等)口服，一次5片，一日3次。

扁秆藨草(扁秆荆三棱) Rhizoma Scirpi Planiculmisi

【基源】 为莎草科植物扁秆藨草*Scirpus planiculmis* Fr. Schmidt. 的干燥块茎。

【饮片鉴别】 呈类球形或卵圆形，两端略尖，长1~3cm，直径0.6~1.6cm，表面皱缩不平，具凹陷的环节及点状须根痕，一端具明显的茎基痕，周围具纤维状的鳞片，另一端为残留根茎，呈棕褐色或黑褐色，栓皮脱落处呈黄白色。体轻质硬，难折断，断面黄白色。气香，味微辛、甘[6](图89-5)。

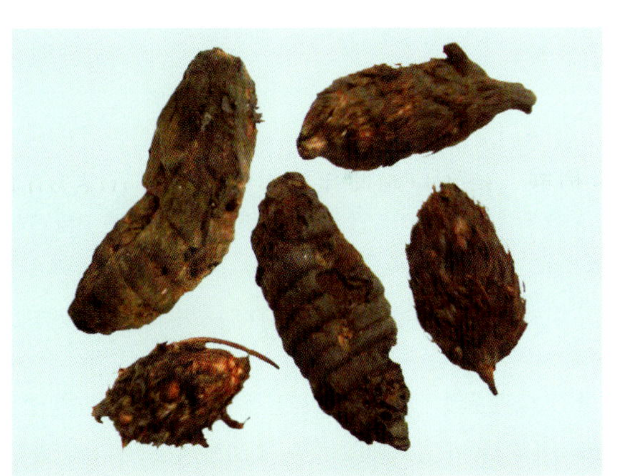

图 89-5 扁秆藨草

【药理】 有抗炎、活血化瘀、消积化滞的作用。

【性味、归经与效用】 性平，味苦。归肺、胃、肝经。有止咳、破血，通经，消积，止痛的功效。用于慢性气管炎，经闭，痛经，产后瘀阻腹痛，积聚，胸腹胁痛，消化不良[7]。

【临床应用】 慢性支气管炎：扁秆藨草45~60g。水煎服，日服一剂。

【按语】 香附为常用中药，以“莎草”之名始载于《名医别录》中品。现代研究有中枢抑制，解毒，镇痛，抗炎，解痉和保肝利胆等广泛的药理作用，与中医药经典理论有理气解郁，调经止痛的功效相一致。

竹节香附(Rhizoma Anemones Raddeanae)为少常用中药,《中华人民共和国药典》以两头尖为名收载。该药其名单独在本草中出现见于明·《本草品汇精要》:“两头尖有毒……疗风及腰腿湿痹痛[8]。”现代研究有抗肿瘤,抗炎,镇痛,镇静及抑菌的药理作用。

扁秆藨草(Rhizoma Scirpi Planiculmisi)亦名扁秆荆三棱,是近代发现的药物,有止咳,破血,祛瘀,通经,消积,止痛的功效,临床上用于慢性气管炎和闭经、消化不良等症。

香附、竹节香附因均有“香附”二字,扁秆藨草因性状与香附有相近之处,商品中常见混淆情况,需注意鉴别,从功能上,香附长于理气调经,竹节香附长于祛风湿,散寒止痛,扁秆藨草长于止咳破血和消积。且三药基源不同,化学成分、药理作用和功能效用均不一致,不得混淆应用,而应各以其名正确药用。

(王玲玲 韩书明 牛广斌 王晓丽)

参考文献

[1]吴玛琍,孔增科.中药饮片鉴别(上册).天津:天津科学技术出版社,1993.252

[2]肖培根.新编中药志·第一卷.北京:化学工业出版社,2002.702

[3]孔增科,等.常用中药药理与临床应用.赤峰:内蒙古科学技术出版社,2005.224

[4]中华人民共和国卫生部药政管理局,等.现代实用本草(上册).北京:人民卫生出版社,1997.439

[5]夏明英.现代中药毒理学.天津:天津科技翻译出版公司,2005.261

[6]孔增科,陈静歧.中药调剂手册.天津:天津科学技术出版社,1994.92

[7]江苏省植物研究所,等.新华本草纲要(第三册).上海:上海科学技术出版社,1990.569

[8]明·刘文泰,等.本草品汇精要.北京:人民卫生出版社,1982.401

90 重楼与八角莲、万年青

重楼 Rhizoma Paridis

【基源】 为百合科植物云南重楼*Paris polyphylla* Smith var. *yunnanensis* (Franch.) Hand. -Mazz. 或七叶一枝花*P. polyphylla* Smith var. *chinensis* (Franch.) Hara的干燥根茎。

【饮片鉴别】 为类圆形或不规则形切片,直径1.5~4.0cm,厚1~3mm。切面白色、灰白色或淡黄白色;周边具稀疏的点状维管束,黄白色、黄棕色或灰褐色,具凸起的环纹或凹陷的茎痕。质坚实,粉性。无臭,味微苦辛[1](图90-1)。

【成分】 含46种甾体皂苷,其苷元主要为薯蓣皂苷元(A)和偏薯蓣皂苷元(B);β-蜕皮激素[2];β-谷甾醇、豆甾醇及其衍生的苷类和胡萝卜苷,丙氨酸、γ-氨基丁酸、β-氨基异丁酸、谷氨酸等氨基酸和蔗糖[3]等。

【药理】 ①镇痛:醇提取物9.0g/kg,对小鼠热板法致痛有镇痛作用。②镇静:醇提取物给药15~60分钟,对小鼠有镇静作用,且与戊巴比妥钠有显著协同作用。③抗肿瘤:对小鼠肉瘤S_{180}及肉瘤S_{37}都有抑制作用,重楼的总皂苷对小鼠肉瘤S_{37}有抑制作用。④抗病原体:煎剂和甲醇提取物对金黄色葡萄球菌、大肠杆菌、溶血性链球菌、脑膜炎双球菌、痢疾杆菌、伤寒杆菌、副伤寒杆菌、绿脓杆菌及亚洲甲型流感病毒均有较强的抑制作用。乙醇提取物7.8mg/kg有杀灭钩端螺旋体的作用。⑤止血:醇提取物6.0g/kg给小鼠灌服有凝血作用。⑥止咳:平喘重楼煎剂、乙醇提取物或皂苷部分对二氧化硫引咳的小鼠均有明显的止咳作用。对组胺所致气管痉挛的豚鼠有保护作用。⑦毒性:给小鼠灌服60g/kg煎剂未见死亡。

【性味、归经与效用】 性微寒,味苦;有小毒。归

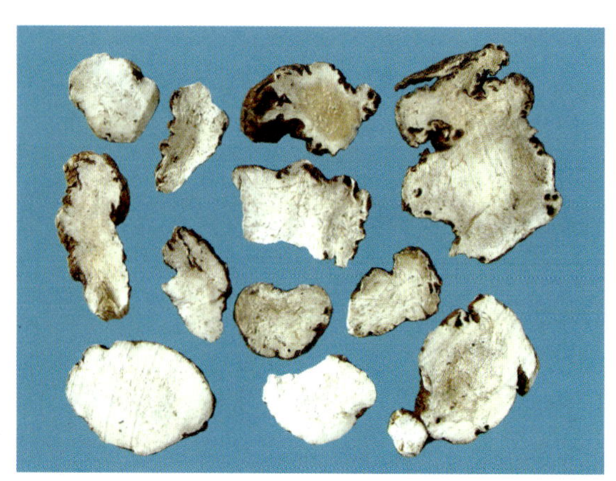

图 90-1 重楼

肝经。有清热解毒，消肿止痛，凉肝定惊的功效。用于疔疮痈肿，咽喉肿痛，毒蛇咬伤，跌扑伤痛，惊风抽搐。

【临床应用】 ①流行性乙型脑炎：重楼、菊花、麦冬各10g，金银花20g，大青叶15g，炙甘草3g。水煎服，日服一剂。②慢性支气管炎：重楼6g，地龙9g，盐肤木30g。水煎服，日服一剂。③咽喉肿痛：重楼6g，桔梗、牛蒡子各9g。水煎服，日服一剂。④乳腺炎：复方重楼酊(重楼、草乌、艾叶、蒲公英、当归、红花、大蒜、冰片)，外用，涂抹患处。一次3~4ml，一日4~5次。宜热敷乳房肿痛处后用药；有积乳者应先将淤滞乳汁排除后热敷用药。⑤流行性腮腺炎：重楼10g，用食醋磨成浓汁状涂患处，一日3次。⑥痤疮：银冰消痤酊(重楼、白果、天然冰片)，外用，一日2~3次，用棉球蘸药液少许涂于患部[4]。

八角莲 Radix et Rhizoma Dysosmae Versipellis ex Pleianthae

【基源】 为小檗科植物八角莲*Dysosma versipellis* (Hance)M. Cheng ex Ying、六角莲 *Dysosma pleiantha* (Hance) Woods. 的根及根茎。

【饮片鉴别】 为圆形或椭圆形片，厚2~4mm，直径2~3cm。切面棕黄色或浅黄色，维管束小点环列；周边黄棕色有环节及凹状茎痕。质硬而脆，易折断。断面角质样。气微，味苦(图90-2)。

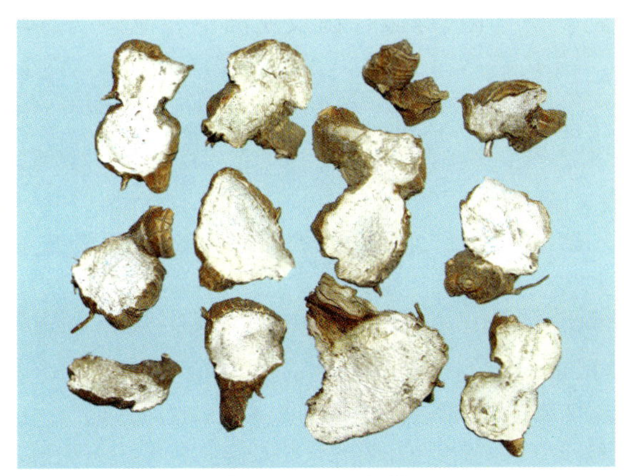

图 90-2 八角莲

【成分】 含鬼臼毒素，山荷叶素，山柰酚，大黄素甲醚，八角莲蒽醌，槲皮素及β-谷甾醇。

【药理】 ①强心：对离体蛙心有兴奋作用，可使心律不齐，最终停止于收缩期。②扩张和收缩血管：可扩张兔耳血管，轻度收缩小肠血管和肾血管。③兴奋子宫：对兔和豚鼠离体子宫有兴奋作用。

【性味、归经与效用】 性凉，味苦、辛；有毒。归肺、肝经。有化痰散结，祛瘀止痛，清热解毒的功效。用于咳嗽，咽喉肿痛，瘰疬，瘿瘤，痈肿，疔疮，痹证，毒蛇咬伤和跌打损伤。

【临床应用】 ①瘰疬：八角莲30~60g，黄酒60g。水煎服，日服一剂。②腮腺炎：八角莲适量粉碎为粉，兑白酒为糊状，外敷患处，一日2次。③带状疱疹：八角莲适量研粉，用醋调涂患处，一日2次。④乙型脑炎：八角莲注射液 (每100ml含生药40g)40ml加入10%葡萄糖注射液250ml静脉滴注，一日1次，5天为1个疗程。⑤毒蛇咬伤：八角莲9~15g，白酒50ml浸泡口服，药渣敷患处周围。

万年青 Radix et Rhizoma Rohdeae Japonicae

【基源】 为百合科植物万年青 *Rohdea japonica* (Thunb.) Roth 的根和根茎。

【饮片鉴别】 为类圆形或不规则形的薄片，直径1~2.5cm。切面类白色至淡棕黄色，有稍凸起的环纹及散在的筋脉小点；周边灰黄色至灰棕褐色，具突起的横环纹及须根痕。质坚脆。气微，味苦而辛[5](图90-3)。

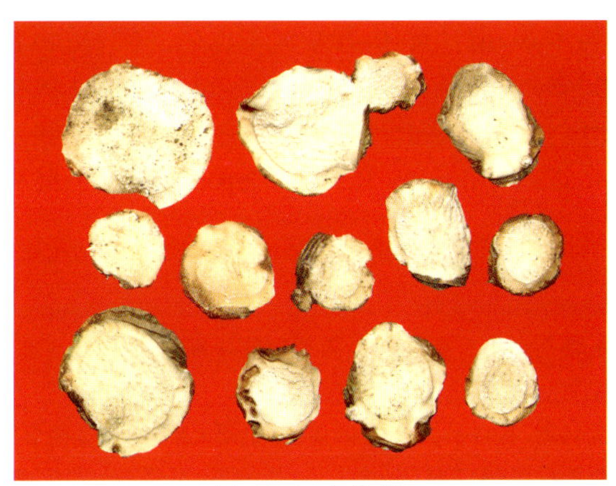

图 90-3 万年青

【成分】 含万年青苷，毕平多苷元-3-β-D-吡喃阿洛糖苷，洋地黄毒苷元，萝摩苷元和谷甾醇及脂肪酸等。

【药理】 ①强心：从万年青中分离出的苷类化合物可以增强心肌收缩力，兴奋迷走神经，使心动振幅及频率起变化，万年青苷A、B、C均有强心作用。②催吐：猫皮下注射1/3最小致死量约20mg/kg(生药)的万年青提取液，可于6小时内出现剧烈呕吐。③抗菌：酊剂用试管稀释法，1:512对白喉杆菌，1:128对金黄色葡萄球菌、乙型链球菌及枯草杆菌等均有抑制作用。④调整血压：麻醉猫静注万年青提取液(含生药0.5%)13.5ml可使血压轻度升高，19ml出现心率不规则时有血压下降，29ml引起心跳停止则血压骤降。⑤兴奋平滑肌：万年青1:10 000提取液对犬离体小肠有兴奋作用，可使肠蠕动增强；对未妊娠犬子宫有兴奋作用。

【性味、归经与效用】 性寒，味苦、微甘；有小毒。归肺、心经。有清热解毒，强心利尿，凉血止血的功效。用于咽喉肿痛，白喉，疮疡肿毒，蛇虫咬伤，心力衰竭，水肿臌胀，咯血，吐血，崩漏。

【临床应用】 ①痔疮：鲜万年青根15g，猪瘦肉250g，加水适量炖至肉烂，食肉喝汤，日服一剂，5天为1个疗程。②跌打损伤：万年青6g。水煎，酒兑服。日服一剂。③乳腺炎：鲜万年青根状茎、鲜佛甲草、鲜半边莲各等量，捣烂外敷局部。④白喉：万年青40g加醋100ml，浸渍2天后过滤去渣，再加蒸馏水100ml，使成每ml含生药0.2g的溶液。口服，一次2~3g，一日6次。首次加倍，小儿酌减。

【按语】 重楼为少常用中药，以“蚤休”之名始载于《神农本草经》下品。有清热解毒，消肿止痛，凉肝定惊的功效。现代研究有止血，抗菌，抗肿瘤，镇静，镇痛和免疫调节等药理活性，临床用于各种疮毒、痈疽，咽肿喉痹，蛇虫咬伤和跌扑损伤等疗效显著。

由于本草书籍中记载存在一物多名的情况，如：《图经本草》谓：“蚤休，即紫河车也……[6]”《植物名实图考》曰“蚤休别名为草河车[7]”，以及药材性状相似等原因，重楼药品的商品中常见有用百合科植物万年青(Radix et Rhizoma Rohdeae Japonicae)和小檗科植物八角莲 (Radix et Rhizoma Dysosmae Veysipellii ex Pleianthae)及拳参(Rhizoma Bistortae)混淆或称作“重楼”药用，这是错误的，需注意鉴别，予以纠正。

万年青主含强心类成分万年青苷和洋地黄毒苷元等。有强心、催吐和抗菌等药理活性，主要用于咽喉肿痛，心力衰竭，水肿臌胀等病症。八角莲为小檗科植物八角莲和六角莲的根及根茎，含鬼臼毒素、八角莲蒽醌等成分，有强心，扩张、收缩血管及兴奋子宫平滑肌的药理活性，用于咳嗽，咽痛，瘰疬，瘿瘤等病症。其基源、成分、药理作用、性味、归经与效用均与重楼不一致，不可混称“重楼”药用。而应各以其名正确应用。书写处方应用正名—重楼，不可用其源植物名称蚤休、七叶一枝花，更不能用其别名草河车，以避免药品混淆情况的发生。

除本文叙述的重楼混淆品万年青、八角莲、拳参外，据调查[8]商品药材中还有南重楼*Paris vietnamensis* (Takbt) H. Li、狭叶重楼*P. polyphylla* Smith var. *stenophylla* Franch.、长药隔重楼*P. polyphylla* Smith var. *pseudothibetica* H.Li、球药隔重楼*P. targesii* Franch.、黑籽重楼*P. thibetica* Fxanch. 和五指莲*P. axialis* H. Li的根茎在产地或不同地区作或代重楼药用，需注意鉴别，各以其名药用为宜。

(王玲玲 韩书明 孔增科)

参考文献

[1]国家药典委员会.中华人民共和国药典(2005年版一部).北京：化学工业出版社，2005.183
[2]吴玛琍，孔增科.中药饮片鉴别(上册).天津：天津科学技术出版社，1993.254
[3]边洪荣，等.中药材，2002，25(3)：218
[4]孔增科，等.常用中药药理与临床应用.赤峰：内蒙古科学技术出版社，2005.
[5]上海市卫生局.上海市中药炮制规范.上海：上海科学普及出版社，1994.50
[6]宋·苏颂撰.胡乃长，等辑注.图经本草(辑复本).福州：福建科学技术出版社，1988.260
[7]肖培根.新编中药学·第一卷.北京：化学工业出版社，2002.712
[8]徐国钧，徐珞珊.常用中药材品种整理和质量研究(南方协作组·第一册).福州：福建科学技术出版社，1994.423

91 独活及牛尾独活

● 独活 Radix Angelicae Pubesentis

【基源】 为伞形科植物重齿毛当归*Angelica pubescens* Maxim. f. *biserrata* Shan et Yuan 的干燥根。

【饮片鉴别】 为类圆形或类长方形薄片，直径0.5~1.5cm。切面皮部灰白色至灰褐色，有黄棕色或棕色细小油点，木部约占直径的2/3，灰棕色至黄棕色。形成层环深棕色；周边灰褐色或棕褐色，粗糙。质地柔韧。有特异香气，味苦辛，微麻舌[1](图91-1)。

【成分】 含挥发油：佛手烯、百里香酚、葎草烯、枞油烯、α-蒎烯等。香豆素：甲氧基欧芹素、二氢山芹醇、二氢山芹醇乙酸乙酯、佛手柑内酯、花椒毒素、二

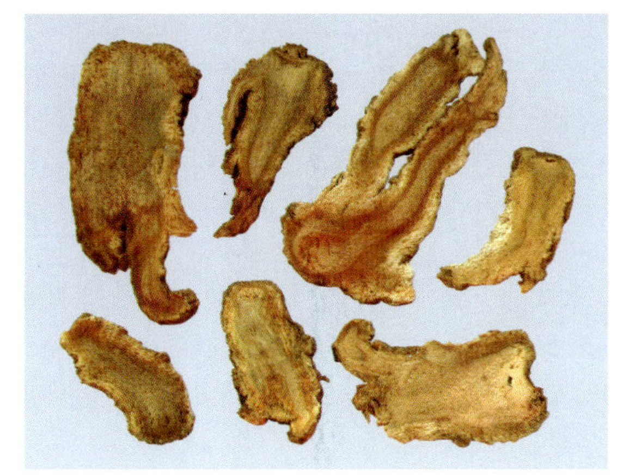

图 91-1 独活

氢山芹葡萄糖苷、异欧前胡素和当归醇、异当归醇、毛当归醇、当归醇B、伞形花内酯及蛇床素，胡萝卜素，腺苷，巴豆酸，当归酸等。

【药理】 ①抗血小板聚：集按Born氏法以ADP为诱导剂证明独活醇提物（H6F4）对血小板聚集有抑制作用，其抑制率随药物浓度增加而提高。②抗血栓：给大鼠腹腔注射0.4、1.0g/kg的独活醇提物可抑制大鼠动静脉旁路血栓形成，其抑制率分别为38.4%、51.1%。给大鼠腹腔注射H6F4每天1.0g/kg，连用5天，可抑制体外血栓形成，并延缓血小板聚集发生时间、特异性血栓形成时间、纤维蛋白血栓形成时间，并使血栓长度缩短，湿重减轻。③抗心律失常：从独活分离出γ-氨基丁酸GABA有抗心律失常作用。给动物静脉注射γ-氨基丁酸10mg/kg，可对抗乌头碱诱发的小鼠室性心律失常及大鼠结扎冠脉引起的心律失常。给动物灌服γ-氨基丁酸100μg/kg，5分钟后，动作电位幅度减小，动作电位时程缩短。④抗胶原性关节炎：独活寄生汤灌胃治疗实验性小鼠胶原诱导性关节炎（CLA），发现其不能明显抑制小鼠CLA的发生，但能显著降低关节指数和抗CII抗体水平。同时该方抑制模型小鼠内源性IL-1β的产生，提高IFN-γ水平，说明独活寄生汤对CLA的影响与对IL-1β和IFN-γ的调节有关。⑤抗炎和镇痛：甲氧基欧芹酚可抑制角叉菜胶引起的大鼠足跖肿胀及醋酸引起的小鼠扭体反应。抗炎强于10mg/kg吲哚美辛，镇痛与100mg/kg阿司匹林的作用相当。⑥抗肿瘤：给CFW小鼠腹腔注射40~50mg/kg、50~100mg/kg的β-榄香烯7~8次，分别对小鼠艾氏腹水癌（EAC）、小鼠网织细胞腹水癌有抑制作用；40、50mg/kg，连给7~8次，对小鼠肉瘤$_{180}$腹水型及Wistar大鼠吉田肉瘤腹水型（YAS）有一定疗效。伞形花内酯对鼻咽癌9KB细胞的半数有效量（ED_{50}）为33.0μg/ml。⑦对多种受体和酶的影响：独活的二氯甲烷提取物对安定受体、α受体、血管紧张素Ⅱ受体、钙通道阻滞剂受体、HMG-CoA和胆囊收缩素受体均有抑制作用。⑧解痉：挥发油有解痉作用，能抑制乙酰胆碱所致的离体豚鼠肠痉挛性收缩。⑨毒性：给大鼠肌注花椒毒素、欧芹属素乙、佛手柑内酯的LD_{50}分别为160、335、945mg/kg。长期给药或给致死量均可引起肝损伤或坏死[2]。

【性味、归经与效用】 性微温，味辛、苦。归肾、膀胱经。有祛风除湿，通痹止痛的功效。用于风寒湿痹，腰膝疼痛，少阴伏风，头痛。

【临床应用】 ①坐骨神经痛：独活10g，延胡索12g，罂粟壳6g，寻骨风、白芍各15g。水煎服，日服一剂。②风湿性关节炎：独活20g，桑寄生、秦艽、防风、川牛膝、桂枝、甘草各10g，威灵仙、当归、狗脊各15g，细辛6g，蜈蚣3条。水煎服，日服一剂。③头痛：独活、羌活、防风、麦冬、蔓荆子、菊花各12g，黄芩8g，苍术10g，白芷15g，细辛3g，甘草5g，当归30g，川芎10~30g。水煎服，日服一剂[3]。④腰腿痛：独活20g，桑寄生、秦艽、防风、川牛膝、桂枝、川芎各10g，威灵仙15g，细辛3g，甘草6g。水煎服，日服一剂。⑤自身免疫性疾病：独活20g，桑寄生、秦艽、防风、川牛膝、桂枝、川芎各10g，威灵仙15g，细辛3g，甘草6g。水煎服，日服一剂。⑥婴儿湿疹：独活、川牛膝各6g，桑寄生、秦艽、菊花各4g，防风5g。水煎服，二日服一剂。

牛尾独活 Radix Heraclei

【基源】 为伞形植物短毛独活*Heracleum moellendorffii* Hance、独活*Heracleum hemsleyanum* Diels的干燥根[4]。

【饮片鉴别】 为类圆形薄片。切面皮部黄白色，略显粉性，散在棕色油点，内心淡黄色，显菊花状纹理；周边灰黄色至灰棕色，具皱缩沟纹或密集的横环纹，质坚韧。香气特异，味微苦、麻（图91-2）。

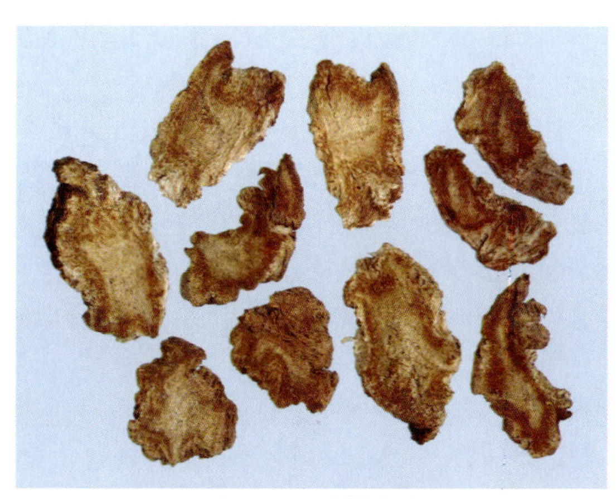

图 91-2 牛尾独活

【成分】 含虎儿草素，异虎儿草素，茴芹香豆精，佛手柑内酯，白芷素，前胡素，二氢前胡素，异佛手柑内酯，硬脂酸，阿魏酸和β-谷甾醇，胡萝卜苷等。

【药理】 ①解痉：牛尾独活挥发油有解痉作用，能抑制乙酰胆碱所致的离体豚鼠肠痉挛性收缩，但作用较独活弱。②抗血栓：能抑制小鼠试验性血栓形成，但作用较弱[5]。

【性味、归经与效用】 性微温，味辛、苦。归肺、肝经。有祛风散寒，胜湿止痛的功效。用于感冒，头痛，牙痛，风寒湿痹，腰膝疼痛，鹤膝风，痈疡漫肿。

【临床应用】 ①风寒感冒：川独活、防风、蔓荆子各4.5g、川芎3g。水煎服，日服一剂。②风寒湿痹证：川独活4.5g，桑寄生、牛膝各9g，当归6g，川芎3g，细辛2g，秦艽1.5g。水煎服，日服一剂。③牙痛：川独活9g。水煎加酒，趁热含漱。

【按语】 独活为常用中药，始载于《神农本草经》上品。将羌活与独活并述，曰："独活，一名羌活，一名羌青，一名护羌使者[6]。"《名医别录》曰："独活一名羌活，二物同一类。"《本草纲目》曰："独活羌活乃一类二种，以他地者为独活，西羌者为羌活……独活是极大羌活，有臼如鬼眼者……近时江淮山中出一种土当归，长近尺许，白肉黑皮，气亦芬香，如白芷气，人亦谓之水白芷，用充独活，解散亦或用之，不可不辨。[7]"由上可见，独活在历史上就存在异物同名和用他种药物充斥药用的混乱情况。

据调查，独活的主流商品除独活外，牛尾独活（Radix Heraclei），九眼独活（Radix et Rhizoma Araliae）在四川、湖北系地方习用品种，市场也有充独活流通的情况，需予注意。

独活祛风除湿，通痹止痛功效可靠，国内需求量较大，且有出口。现代研究有解痉，镇痛，抗炎，抗肿瘤，抗血栓和抗心律失常等广泛的药理活性；牛尾独活有祛风散寒，胜湿止痛的功效，与独活功效有别。其基源、化学成分和药理作用也与独活相差甚远，决不可混充或代独活药用，应仔细鉴别，以其名正确应用。

（王玲玲　郭红艳　韩书明）

参考文献

[1]吴玛琍，孔增科.中药饮片鉴别（上册）.天津：天津科学技术出版社，1993.225

[2]肖培根.新编中药志·第一卷.北京：化学工业出版社，2002.134

[3]孔增科，等.常用中药药理与临床应用.赤峰：内蒙古科学技术出版社，2005.134

[4]四川省药品监督管理局.四川省中药饮片炮制规范.2002，259

[5]徐国钧，徐珞珊.常用中药材品种整理和质量研究（南方协作组·第一册）.福州：福建科学技术出版社，1994.136

[6]马继兴.神农本草经辑注.北京：人民卫生出版社，1995.64

[7]陈贵廷.本草纲目通释.北京：学苑出版社，1993.568

92　姜黄与片姜黄

姜黄 Rhizoma Curcumae Longae

【基源】 为姜科植物姜黄*Curcuma longa* L.的干燥根茎。

【饮片鉴别】 为长圆形，卵圆形或长条形厚片，长2~4cm，宽0.6~2.5cm，厚2~4mm。切面呈金黄色，棕黄色或红黄色，有蜡样光泽，黄色内皮层环纹明显，维管束呈点状散在；周边深黄色，粗糙，有纵皱纹理和明显环节，并有圆形分支痕及须根痕。质坚实，断面角质状。气香特异，味苦、辛[1]（图92-1）。

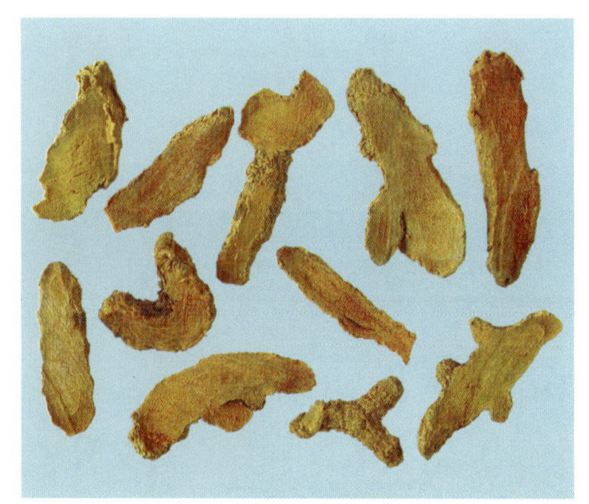

图 92-1　姜黄

【成分】 含姜黄酮，姜油烯，水芹烯，1，8-桉叶素，香桧烯，龙脑，去氢姜黄酮，姜黄素及阿拉伯糖，果糖，葡萄糖，脂肪油，淀粉和草酸盐等。

【药理】 ①利胆：姜黄煎剂及浸剂能增加犬的胆汁分泌，使胆汁成分恢复正常，并增加胆囊收缩，其作用弱而持久，可持续1~2小时。②兴奋子宫：姜黄煎剂及浸剂(2%石盐酸作溶剂)对小白鼠、豚鼠离体子宫呈兴奋作用。③降压：姜黄醇提取液，对麻醉犬表现降压作用，此作用不因注射阿托品及切除迷走神经而受影响。④抗菌：姜黄素及挥发油对金黄色葡萄球菌有较好的抗菌作用，水浸剂体外对多种皮肤真菌有抑制作用。⑤其他：姜黄煎剂有镇痛作用；姜黄素有抗肿瘤，抗艾滋病和调节血脂，抗生育的作用[1]。

【性味、归经与效用】 性温，味辛、苦。归脾、肝经。有破血行气、通经止痛的功效。用于胸胁刺痛，闭经，癥瘕，风湿肩臂疼痛，跌扑肿痛。

【临床应用】 ①风湿性关节炎：姜黄、羌活各9g，甘草6g，白术15g。水煎服，日服一剂。②心绞痛：姜黄、当归各9g，木香、乌药各6g，吴茱萸3g。水煎服，日服一剂。③胆囊炎：姜黄、金钱草各9g，黄连、炙甘草各3g，延胡索、郁金各6g。水煎服，日服一剂[2]。④跌打损伤：桃仁、牡丹皮、姜黄、苏木、当归各9g，陈皮、牛膝、川芎、生地黄各6g，肉桂10g。水煎服，日服一剂。⑤牙痛：姜黄、白芷各15g，细辛3g，共研细末。口服，一次3g，一日2次。

片姜黄 Rhizoma Wenyujin Concisum

【基源】 为姜科植物温郁金*Curcuma wenyujin* Y. H.Chen et C. Lin的干燥根茎。

【饮片鉴别】 呈长圆形或不规则的片状，长3~7cm，宽1~3cm，厚1~4mm。切面黄白色至棕黄色，有一圈环纹及多数筋脉小点；周边灰白色，粗糙，皱缩，有时可见环节及须根痕。质脆而坚实，略粉质。气香特异，味微苦而辛凉(图92-2)。

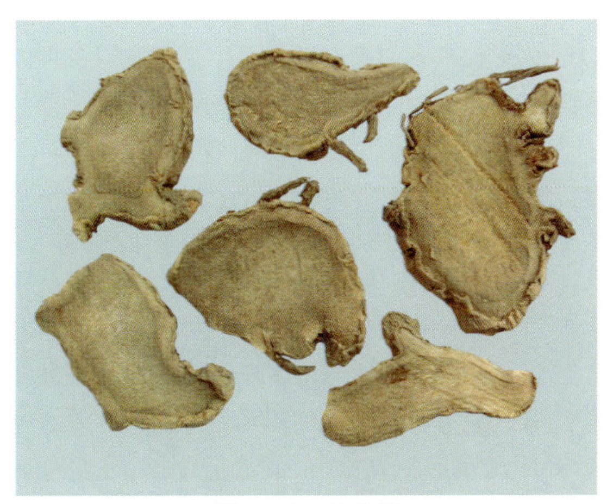

图 92-2 片姜黄

【成分】 含莪术醇，姜黄烯，姜黄素，去甲氧基姜黄素，双去甲氧基姜黄素[3]等。

【药理】 ①抗血栓：片姜黄含有的挥发油可显著抑制血小板聚集，有抗血栓形成、改善血液流变性的作用。②抗炎：挥发油对小鼠急性、亚急性炎症有抑制作用。③保肝：片姜黄能降低四氯化碳中毒大鼠血清丙氨酸转氨酶，增加血清总蛋白和清蛋白的含量，加速肝脏解毒功能，有一定程度地对抗或减轻毒物对肝脏的损害作用。④抗早孕：水煎剂和煎剂乙醇沉淀物水溶液，无论腹腔或皮下注射(小鼠5~20g/kg，家兔8~10g/kg)至小鼠早、中、晚期妊娠和家兔早期妊娠均有显著的终止作用。⑤抗菌、抗真菌：水浸剂(1:3)在试管内对多种细菌、真菌有抑制作用。

【性味、归经与效用】 性温，味辛、苦。归肝、脾经。有破血行气，通经止痛的功效。用于血滞经闭，行经腹痛，胸胁刺痛，风湿痹痛.肩臂疼痛，跌打损伤。

【临床应用】 ①病毒性肝炎：片姜黄粉，口服，1次5g，1日3次。②痛经：桃仁、红花、当归、川芎、片姜黄各12g，香附10g，五灵脂、蒲黄各6g。水煎服，日服一剂。③痛风：五灵脂15g，当归、白术、白芍、茯苓、片姜黄各10g，陈皮、砂仁各6g。水煎服，日服一剂。④跌打损伤：丹参、红花各12g，片姜黄、乳香、没药各10g。水煎服，日服一剂。

【按语】 姜黄为常用中药，始载于《唐·新修本草》。苏敬曰："姜黄，味辛、苦，大寒，无毒。主心腹结积疰忤，下气破血，除风热，消痈肿，功力列于郁金。[4]"因其形似姜色发黄，故名。现代研究其主要成分为姜黄酮、姜黄素、姜黄烯等，有保肝，利胆，抗炎，抗菌，抗肿瘤，抗生育，抗艾滋病等广泛的药理活性。有破血行气，通气止痛的功效。用于治疗风寒湿痹，胆囊炎，慢性胃炎和跌打损伤等病证。

片姜黄亦为常用中药，据谢成科等考证，清代以前皆以姜黄为名药用，而姜黄的根茎则一直作为郁金使用[5]。清代《本草正义》在论姜黄时曰："按今市肆姜黄，确有2种，名片姜黄者，是本已切为厚片，而后晒干形如姜干，色不黄质亦不坚，治风寒湿者即此。"《增订伪药条辨》曰："片姜黄与子姜黄，大小块色皆不同。片姜黄比子姜黄大六七倍，切厚片，色淡黄兼黑边有须根。"与《中华人民共和国药典》收载品种一致。

因本草记述不清和药用品种相同、部位不同及名词相近等原因，姜黄商品中存在以片姜黄误作姜黄药用的情况[6]，这是不对的，因二药基源不同，姜黄中的姜黄素类含量比片姜黄高100多倍，功能上姜黄破血行气，温经止痛，且长于温经通脉，片姜黄虽也有破血行气，温经止痛的功能,但作用较弱,有待进一步研究之必要。故二药不可混淆应用,而应注意鉴别,各以其名正确药用。

(傅彩文 熊南燕 王文兰 王丽芳)

参考文献

[1]肖培根.新编中药志·第一卷.北京:化学工业出版社,2002.740

[2]孔增科,等.常用中药药理与临床应用.赤峰:内蒙古科学技术出版社,2005.265

[3]国家中医药管理局《中华本草》编委会.中华本草.上海:上海科学技术出版社,1999.8·7768

[4]唐·苏敬,等撰.尚志钧辑校.唐·新修本草.合肥:安徽科学技术出版社,1981.245

[5]徐国钧,徐珞珊.常用中药材品种整理和质量研究(南方协作组·第一册).福州:福建科学技术出版社,1994.370

[6]熊南燕,等.中草药,1994,25(6):320

93 前胡与云前胡、毛前胡及石防风

前胡 Radix Peucedani

【基源】 为伞形科植物白花前胡*Peucedanum praeruptorum* Dunn的干燥根。

【饮片鉴别】 ①前胡:为类圆形薄片,直径1~2cm。切面淡黄白色或类白色,形成层环纹棕色,射线放射状,皮部散在多数棕黄色油点;周边黑褐色或棕黄色,粗糙,有横环纹或纵皱纹。气芳香,味微苦、辛(图93–1)。②蜜前胡:形如前胡。切面深黄色,略有光泽。味微甜,略辛(图93–2)。

【成分】 含白花前胡素,前胡香豆精A,补骨脂素,白花前胡苷Ⅰ、Ⅱ、Ⅲ、Ⅳ、Ⅴ,胡萝卜苷,D-甘露醇,*β*-谷甾醇等。

【药理】 ①祛痰:给麻醉猫灌服紫花前胡煎剂1g/kg,能显著增加动物呼吸道黏液分泌,且持续时间较长。②抗炎:紫花前胡甲醇总提取物对炎症初期反应的小鼠的血管通透性亢进有明显的抑制作用。③抗溃疡:紫花前胡甲醇总提取物对小鼠水浸溃疡可呈明显

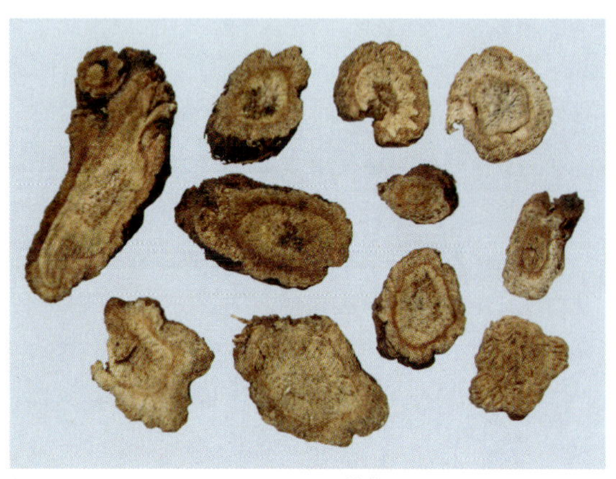

图 93–1 前胡

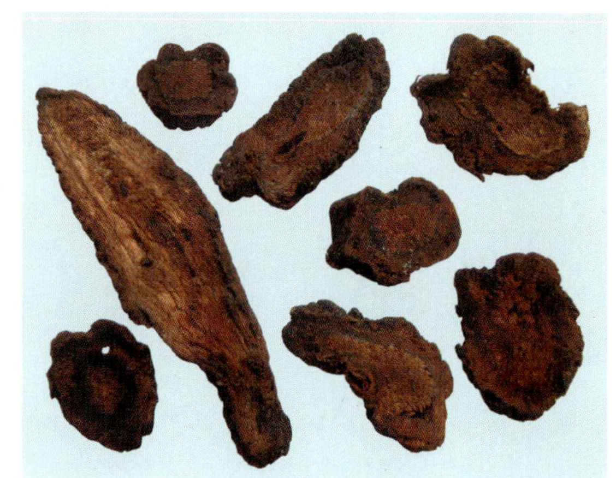

图 93–2 蜜前胡

抑制作用。④抗过敏:紫花前胡素、紫花前胡次素等对ConA所致大鼠肥大细胞释放组胺有抑制作用。⑤抗心律失常:大鼠静注白花前胡水醇提取液1g/kg(生药),对氯化钡诱发的心律失常有明显的预防和治疗作用,可使心律失常时间缩短,或立即停止心律失常的发作;静注白花前胡注射液2g/kg(生药),对乌头碱诱发的大鼠心律失常有预防作用,使88%的室性心动过速转为正常节律[1]。⑥抗菌:白花前胡挥发油在试管内对金黄色葡萄球菌的生长有较强的抑制作用,对大肠杆菌也有一定的抑制作用[2]。⑦解痉:紫花前胡甲醇提取物非竞争性抑制豚鼠小肠由乙酰胆碱(Ach)及组胺引起的收缩,并能竞争性抑制Ca^{2+}引起的平滑肌收缩。⑧对心脏的作用:大鼠腹腔注射右旋白花前胡素C15mg/kg,一日2次,连续3天,可改善离体缺血再灌注工作心脏的收缩与舒张功能,并能促进心输出量,冠脉流量及心率恢复,改善心脏的工作效率,减少肌酸激酶(CK)释放和心肌线粒体钙含量,表明对心

肌缺血有保护作用[3]。

【性味、归经与效用】 性微寒，味苦、辛。归肺经。有散风清热，降气化痰的功效。用于风热咳嗽，痰多，痰热咳满，咳痰黄稠。

【临床应用】 ①肺热咳嗽：前胡、赤芍、麻黄各6g，川贝母、白前、大黄各3g，共研细粉。每次取10g。水煎服，每日服2次。②冠心病：前胡24g，枳实4g，延胡索、郁金、木香、党参、清半夏、川芎各12g，黄芪60g，香附、石菖蒲各6g，丹参24g。水煎服，日服一剂。③支气管哮喘：前胡15g，黄芩、麦冬、吴茱萸各9g，大黄、人参、当归、清半夏、苦杏仁各10g，防风、甘草各6g，生姜3片。水煎服，日服一剂。④过敏性鼻炎：防风、乌梅、黄芪各9g，银柴胡、生甘草、白术、辛夷、前胡、白芷、五味子各6g。水煎服，日服一剂。⑤痰热咳满：前胡、紫菀、诃子肉、麸炒枳实各100g，共研细粉。口服，一次6g，一日3次。

云前胡 Radix Peucedani Rubricaudici

【基源】 为伞形科植物红前胡*Peucedanum rubricaudicum* Shan et Sheh. 的干燥根。

【饮片鉴别】 为圆形或长圆形薄片，直径0.5~1.2cm。切面皮部黄白色或棕色，木部淡黄色；周边灰黄色、棕色至褐色，有疣状突起的皮孔或须根痕及叶鞘纤维残存。质柔韧。气香特异，味甘、略辛（图93-3）。

【成分】 含角型二氢吡喃香豆素，香豆素伞形花内酯，阿魏酸，异阿魏酸，三十烷酸，β-谷甾醇，γ-谷甾醇，D-甘露醇[5]等。

【药理】 ①解痉：云前胡水醇提取液均能增加小鼠呼吸道分泌，解除多种药物引起的豚鼠支气管平滑肌和家兔小肠平滑肌的痉挛，对正常小肠的自发性收缩也有抑制作用。②平喘：云前胡水提取物对组胺喷雾致喘豚鼠能延长引喘潜伏期，提示有平喘的作用[6]。

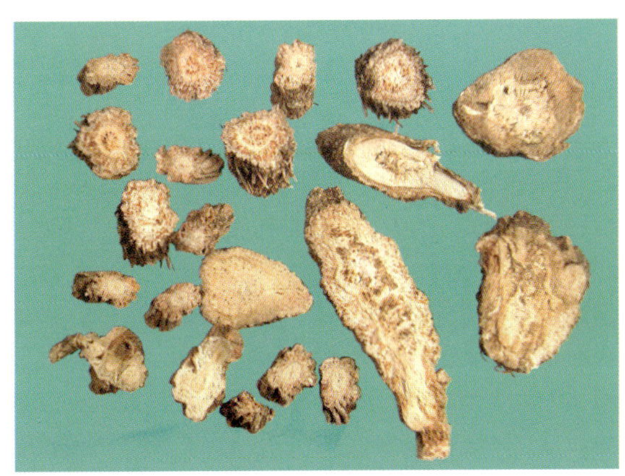

图 93-3 云前胡

【性味、归经与效用】 性微寒，味苦、辛。有散风清热，下气消痰，活血调经的功效。用于风热咳嗽，咳喘痰多，痞满呕逆，月经不调。

毛前胡 Radix Ligustici

【基源】 为伞形科植物短片藁本*Ligusticum brachylobum* Franch. 的干燥根。

【饮片鉴别】 为类圆形或长圆形厚片，直径0.6~1.6cm。切面淡黄白色，形成层环纹棕色，射线放射状，皮部有散在的棕黄色油点；周边棕黄色，粗糙，有横环纹或纵皱纹，根头部切片残留土黄色毛须状叶基。气芳香，味微苦、辛（图93-4）。

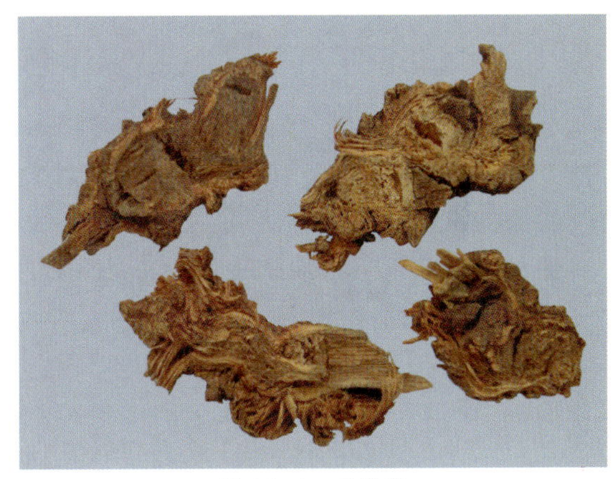

图 93-4 毛前胡

【成分】 含挥发油，香豆素类化合物。

【药理】 毛前胡水提液有较好的祛痰、排痰作用[7]。

【性味、归经与效用】 性寒，味苦、辛。有解热发汗，止咳祛痰，明目退翳的功效。用于伤风头痛，翻胃。

【临床应用】 伤风头痛：毛前胡、陈皮、甘葛、黄芩各10g，枳壳、紫苏叶、荆芥、薄荷各6g，生姜3片。水煎服，日服一剂[8]。

石防风 Radix Peucedani Terebinthacei

【基源】 为伞形科植物石防风*Peucedaxum terebinthaceum* (Fisch.)的干燥根。

【饮片鉴别】 呈类圆形或长圆形片，直径0.5~1.8cm，厚2~5cm。切面黄白色，皮部窄，淡黄色或浅灰黄色，具裂隙；木部宽阔，白色或黄白色射线与导管相间呈辐射状，中心有较疏松的髓部，形成层环浅棕色；周边黑褐色或灰黄色，具密集的横环纹、纵沟及突起的点状皮孔。质硬，纤维性。气特异，味淡、微辛（图93-5）。

【成分】 含异环氧布特雷辛等。

【性味、归经与效用】 性微寒，味苦、辛。归肺、肝

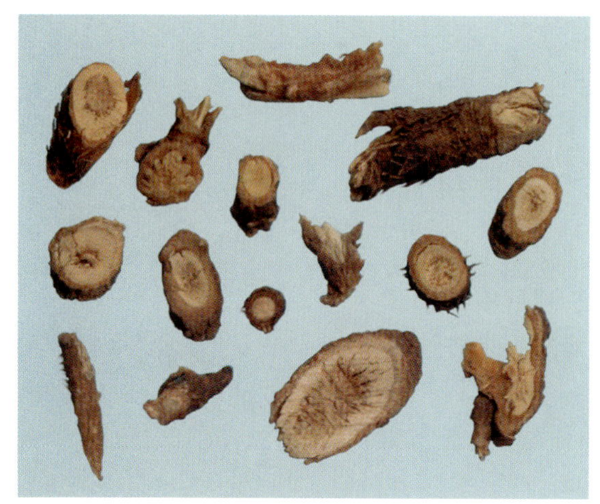

图 93–5 石防风

经。有散风清热，降气祛痰的功效。用于感冒，咳嗽，痰喘，头风眩痛[9]。

【临床应用】 ①感冒、咳嗽：石防风、苦杏仁各10g，紫苏子、桔梗各6g。水煎服，日服一剂。②痰喘：石防风、白前、麻黄绒各10g，紫苏子12g，苦杏仁3g。水煎服，日服一剂。③肺结核：石防风、紫菀、蜜百部、百合各15g。水煎服，日服一剂。

【按语】 前胡为常用中药，始载于《名医别录》中品。有散风清热，降气化痰的功效，临床用于上呼吸道感染，痰多，咳喘等症效果理想。

据文献[11]记载和市场调查情况看，前胡自古至今就有异物同名品存在，应用品种较复杂。全国多数省区所用前胡为正品，除此以外，山东、河北、陕西、甘肃等省区的个别地区有以石防风混充前胡的情况，广西、四川、福建、云南则习惯将毛前胡、云前胡以前胡为名药用。据饶高雄、吴帆等"云南药用前胡品种调查[12]"的结果证实：云南地产前胡与《中华人民共和国药典》收载的正品不同，有自己特有的品种和鉴别标准，短片藁本*Ligusticum brachylobum* Franch.、羽胞藁本*L. daucoides* (Franch.) Franch.、美脉藁本*L. calophlebicum* Wolff.、云前胡*Peucedanum rubricaule* shan et Shen.、亮蛇床*Selimum vaginatum* DC.、二色棱子芹*Pleurospermum govanianum* var. *bicolor*等6种为各地区长期习惯使用，药材收购行业公认是药用前胡的植物；姨妈菜*Conioselinum vaginatum* (Spreng.) Thell.、蕨叶藁本*L. pteridophyllum* Franch.、拟囊果芹*Physospermopsis delavayi* (Franch.) Wolff.、滇芹*Sinodidsia yannanensis* Wolff和橄榄色阿魏*Ferula olivacea* (Diels) Wolff ex Hand. -Mazz. 等10多种植物作为前胡的类似品为民间所用，也偶有作前胡混收、混用的情况；云南有将药用前胡以旱前胡、毛前胡、前胡为处方名称调剂入药的习惯。

不论国家药品标准收载品种如何，以地方习惯为由各行其是，上述前胡一药在云南省的情况可谓明显。这种情况绝非前胡一药或云南一省仅有。以姜厚朴作厚朴，以夜合花作合欢花，以山银柴胡作银柴胡，以平贝母作川贝母，以软蒺藜作蒺藜……，在其他省区与其他药物上可谓举不胜举，比比皆是。这种有典不遵，各行其是的做法是导致品种混乱的主要原因之一，必须大力加以纠正。

云前胡、毛前胡文献[13]记述虽与前胡有相近的功效，祛痰、排痰的药理作用几乎相同，但品种不一，化学成分和药理作用差异较大，不可以前胡为名药用或代用，而应注意鉴别，并应加强研究，确证其客观的功能效用，各以其名、其效药用。云南省长期习惯应用，药材收购行业公认是药用前胡的短片藁本、亮蛇床等品种，应加强其化学成分、药理作用和功效的科学研究，寻找其突出的药理活性和功效，正确应用，不论是民间应用还是作为商品流通均不可以前胡为名药用。

至于石防风与前胡基源、成分、药理和功效均相差迴异，是前胡的伪品之一，应加强鉴别能力，予以杜绝。

（王　昕　章新建　孔增科）

参考文献

[1]常天辉等.中药药理与临床，1994，(4)：9

[2]孔令义.沈阳药学院学报，1994，11(2)：20

[3]杨解人，等.药学学报，1992，27(10)：729

[4]孔增科，等.常用中药药理及临床应用.赤峰：内蒙古科学技术出版社，2005.298

[5]戴万生，等.云南中医学院学报.1995.18(2)：1

[6]淤则溥，等.云南中医学院学报.1995.18(1)：7

[7]徐国钧，等.常用中药材品种整理和质量研究(南方协作组·第四册). 福州：福建科学技术出版社，2001.53

[8]兰茂原著.于乃义，于兰馥整理.滇南本草.昆明：云南科学技术出版社.2004.744

[9]吴玛琍，孔增科.中药饮片鉴别(上册).天津：天津科学技术出版社，1993，258

[10]国家中医药管理局《中华本草》编委会.中华本草.上海：上海科学技术出版社.1999.5·5195

[11]谢宗万.中药材品种论述(上册)·第二版.上海：上海科学技术出版，1990.333

[12]饶高雄，等.中药材.1996.19(4)：178

[13]四川省卫生厅.四川省中药材标准,1987.50

94 绞股蓝与乌蔹莓

绞股蓝 Herba Gynostemmae Pentaphylli

【基源】 为葫芦科植物绞股蓝*Gynostemmae pentaphyllum* (Thunb.) Makino的干燥全草。

【饮片鉴别】 为茎、叶、花、果混合的绿色段片。茎细,直径约1mm,切面黄绿色,周边有棱。卷须生于叶腋,完整叶为鸟足状复叶,小叶5~7;小叶片椭圆状披针形至卵形,边缘有锯齿。花序圆锥状,花冠5裂。浆果球形,黄绿色至黑色。质脆。气微,味苦、淡或甘(图94-1)。

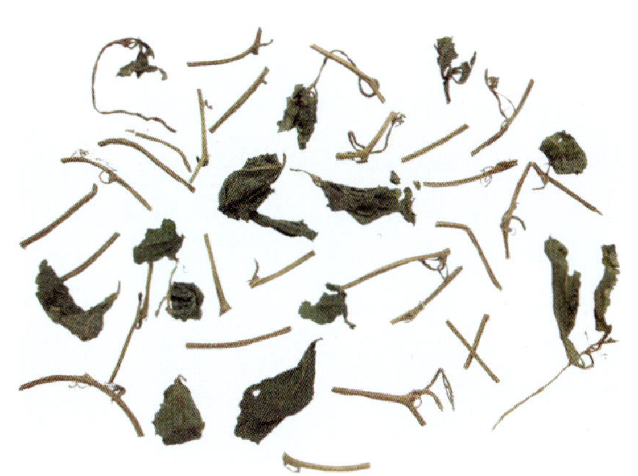

图 94-1 绞股蓝

【成分】 含绞股蓝糖苷,绞股蓝苷,人参二醇,5,24-葫芦二烯醇,菠菜甾醇,α-菠菜甾醇,芸香苷,丙二酸,维生素C,天冬氨酸、苏氨酸、丝氨酸、谷氨酸等17种氨基酸和铁、锌、铜、锰、镍等18种元素。

【药理】 ①抗衰老:能降低老龄NH小鼠血、肝、脑中过氧化脂质(LPO)水平,提高超氧化歧化酶(SOD)活性;以10%绞股蓝皂苷喂养家蚕,对其幼虫生长期、蚕蛹的羽化期和蚕蛾生长期均有明显延长作用。②抗血栓:能明显抑制二磷酸腺苷、花生四烯酸和胶原诱导的血小板聚集,抑制5-羟色氨的释放;升高血小板内cAMP水平,明显抑制小鼠和血小板血栓及静脉血栓形成。③抗应激:能提高小鼠的常压耐缺氧作用,使生存时间明显延长;延长小鼠在低温(12℃)水中负重游泳时间;显著延长小鼠在高温(42℃)环境中的存活时间,并有明显的抗紧张作用。④抗肿瘤:对胃、直肠、乳腺、子宫、口腔、食道、胆囊、胆管、胰腺、肝、脑、肺、肾、胸腺、甲状腺、前列腺和皮肤癌有抑制作用,抑制率为20%~80%。绞股蓝总皂苷与阿霉素、5-氟尿嘧啶联用有增效作用,并可减轻后者对骨髓的抑制作用。⑤抗溃疡:对大鼠醋酸性胃溃疡、应激性胃溃疡有明显保护作用。绞股蓝总皂苷每天100mg/kg连续用15天,对大鼠醋酸性胃溃疡的治愈率达56.7%。⑥降血压:绞股蓝总皂苷50mg/kg静脉注射对麻醉猫有显著降压作用,维持时间30分钟,降压程度与剂量呈依赖关系。⑦降血脂:能降低高脂血症大鼠血脂,使全血黏度、血浆黏度下降、红细胞电泳时间缩短,减轻动脉粥样硬化的形成。⑧抗心肌缺血:绞股蓝总皂苷5mg/只,静脉注射对垂体后叶素造成的蟾蜍心肌缺血有较好的保护作用;小鼠腹腔注射绞股蓝总皂苷20mg/kg、40mg/kg,安定5mg/kg,可预防利多卡因的毒性,延长小鼠存活时间并降低其死亡率;逆转内毒素所致心功能损伤。⑨调节免疫功能:呈双向调节作用,在一定范围内(100~200mg/ml)能促进NK活性,而在400mg/kg灌胃,对NK都有抑制作用。绞股蓝总皂苷能降低溶血素含量,能恢复环磷酰胺所致的血清溶血素下降,显著提高小鼠血清IgG和IgM含量;皮下注射可促进脾细胞IL-2的生成。⑩保肝:绞股蓝总皂苷50mg/kg能明显抑制由CCL_4引起的血清谷丙转氨酶活力的升高,在降脂的同时使GPT下降,减轻大鼠肝细胞的损伤,保护肝细胞DNA的合成。⑪防治糖皮质激素的副作用:对地塞米松所致的肾上腺囊状带质薄、外囊状带细胞萎缩、囊衣固缩、细胞素间的窦样毛细血管扩张和胞质内脂滴含量减少均有明显的抑制作用,而且还可以阻止这种作用的出现。⑫毒性:绞股蓝总皂苷浸膏小鼠灌胃的LD_{50}为4.5g/kg;大鼠腹腔注射的LD_{50}为1.85mg/kg。

【性味、归经与效用】 性凉,味苦、微甘。归肺、脾、肾经。有清热,补虚,解毒的功效。用于体虚乏力,虚劳失精,白细胞减少症,高脂血症,病毒性肝炎,慢性胃肠炎,慢性气管炎。

【临床应用】 ①慢性气管炎:绞股蓝适量研粉,口服,一次3~6g,一日3次。②高脂血症:a.绞股蓝、山楂、决明子各10g,菊花6g,一次用10g,泡茶饮,一日2次。b.绞股蓝总皂苷片(绞股蓝),口服,一次1~2片,一日

3次。③子宫肌瘤：绞股蓝、荔枝核各15g，鸡内金、穿山甲各12g，大黄、三七各6g。水煎服，日服一剂。④虚劳：绞股蓝口服液（绞股蓝总皂苷），口服，一次20ml（含总皂苷30mg），一日3次（对神疲乏力、心悸胸闷、失眠、多梦，自汗、盗汗、久咳、便溏，形寒肢冷，夜尿频多等虚证有较好的改善作用，单项有效率达60%以上）。

乌蔹莓 Herba Cayratiae Japonicae

【基源】 为葡萄科植物乌蔹莓*Cayratia japonica* (Thunb.) Gagnep. 的干燥地上部分。

【饮片鉴别】 为茎、叶、花、果混合的绿色段片。茎圆柱形，有纵棱，直径1~2mm，黄绿色或浅黄绿色。卷须与叶对生。叶多皱缩卷曲，完整叶片为鸟足状复叶，叶柄长3~8cm，小叶5，中间小叶较大，椭圆状卵形，两侧小叶较小，成对生于同一叶柄上；小叶片顶端急尖或渐尖，基部楔形，边缘具疏锯齿。聚伞花序腋生，具长柄。果实卵形，长约7mm，灰黑色。气微，味淡（图94-2）。

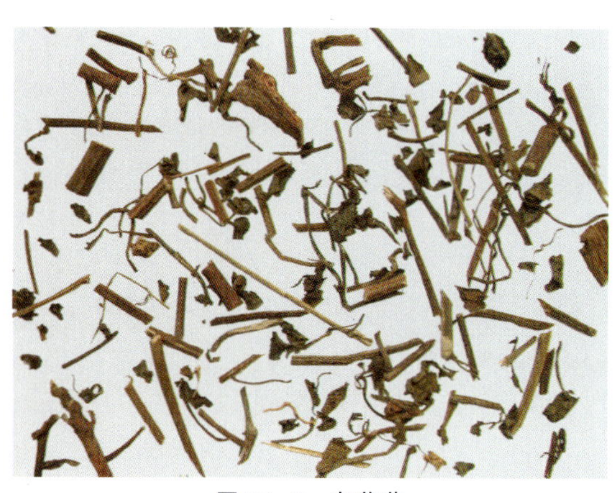

图 94-2 乌蔹莓

【成分】 含樟脑，香桧烯，β-波旁烯，β-榄香烯，棕榈酸甲脂，乙酸龙脑酯，芹菜素，木樨草素，木樨草素-7-0-葡萄糖苷，β-谷甾醇，棕榈酸，硝酸钾，氨基酸等。

【药理】 ①抗菌、抗病毒：乌蔹莓水提液对金黄色葡萄球菌、表皮葡萄球菌、腐生球菌、福氏痢疾杆菌、宋内痢疾杆菌、变形杆菌、绿脓杆菌、伤寒杆菌、大肠杆菌均有抑制作用，且强于板蓝根、鱼腥草[2]。1%与10%的乌蔹莓注射液对肺炎链球菌、金黄色球菌、流感杆菌等致病性细菌有不同程度的抑制作用；乌蔹莓挥发油对小鼠感染病毒A3型和细胞感染单纯疱疹病毒I型具明显抗病毒活性。②抗炎：乌蔹莓水煎醇沉液28g/kg和乌蔹莓醇提取液25g/kg灌胃，对二甲苯所致小鼠耳郭炎症，对大鼠蛋清性、角叉菜胶足肿胀和以渗出及肉芽组织增生为主的炎症过程均有抑制作用。③抗血小板聚集：乌蔹莓醇提取液能使血栓长度和血栓干重明显减少及血小板黏附率明显降低；显著抑制ADP、胶原诱导的大鼠血小板聚集，同时也明显抑制白陶土部分凝血活酶时间（KPTT）和凝血酶时间（TT）。④增强细胞免疫：乌蔹莓能显著增强小鼠腹腔巨噬细胞吞噬功能，对B淋巴细胞有增强作用，说明其有增强细胞免疫的作用。⑤毒性：乌蔹莓水煎醇沉液小鼠腹腔注射的LD_{50}为51.12g/kg；乌蔹莓醇提取液的LD_{50}为102.8g/kg[3]。

【性味、归经与效用】 性寒，味苦、酸。归心、肝、胃经。有清热利湿，解毒消肿的功效。用于热毒痈肿，疔疮，丹毒，咽喉肿痛，蛇虫咬伤，水火烫伤，风湿痹痛，黄疸，泻痢，白浊，尿血。

【临床应用】 ①喉痹：乌蔹莓20g，马兰葡、车前草各10g。水煎服，日服一剂。②白浊：乌蔹莓30g，土茯苓，牛膝各15g。水煎服，日服一剂。③蜂蜇伤：乌蔹莓、紫花地丁、葎草、野菊花各30g。水煎服，日服一剂。

【按语】 绞股蓝为较常用中药，始载于明朝《救荒本草》，谓："绞股蓝生田野中，延蔓而生，叶似小蓝叶，短小软薄，边有锯齿……五叶攒生一处，开小黄花，又有开白花者。结子如豌豆大，生则青色，熟则紫黑色，叶味甜。"该药亦名七叶胆，最早是作为救荒的野菜食用，后逐渐成为我国长江以南野生的草药之一。随着20世纪70年代群众性中草药运动的开展和研究的深入，发现其具有双向调节 机体功能，抗衰老，抗血栓，抗肿瘤，抗溃疡，抗心肌缺血，降血压，降血脂，保肝等广泛的药理活性而扩大了临床应用，成为较常用的中药之一。

乌蔹莓为少常用中药，《重修政和经史证类备用本草》载其"味酸苦寒，主风毒热肿，游丹蛇伤捣敷并饮汁"。《中药大词典》中载乌蔹莓异名为"绞股蓝[4]"，加之其性状与绞股蓝有相似之处，历史上和现代均有将其混或充作绞股蓝药用的情况[5-7]，需予注意。因其与绞股蓝基源不一，成分、药理、功能效用和鉴别特征[8-9]均有很大区别，故应各以其名、其效正确药用。

（张丽君　孔增科　潘　嫣）

参考文献

[1]孔增科,等.常用中药药理与临床应用. 赤峰:内蒙古科学技术出版社,2005.392

[2]赵曼莉.中国冶金工业医学杂志,1995,12(2):75

[3]国家中医药管理局《中华本草》编委会.中华本草.上海:上海科学技术出版社,1999.5·4239

[4]江苏新医学院.中药大词典(上册).上海:上海人民出版社,1977.962

[5]姚福玉. 时珍国医国药,2000,11(1):53

[6]孙蕾.江苏中医,1999,20(2):48

[7]丰素娟.浙江中医学院学报,1999,23(4):11

[8]王太霞,等.中草药,2003,34(5):465

[9]陆大忠,等.时珍国医国药研究,1997,8(3):236

95 络石藤、薜荔藤及穿根藤

● 络石藤 Caulis Trachelospermi

【基源】 为夹竹桃科植物络石 *Trachelospermum jasminoides* (Lindl.) Lem. 的干燥带叶藤茎。

【饮片鉴别】 茎呈圆柱形段片,直径1~5mm。切面淡黄白色,常中空。周边红褐色,有点状皮孔及不定根,质硬。叶对生,有短柄,展平后叶片呈椭圆形或卵状披针形,长1~8cm,宽0.7~3.5cm,全缘,略反卷,上表面暗绿色或棕绿色,下表面色较淡;革质。气微,味微苦[1](图95–1)。

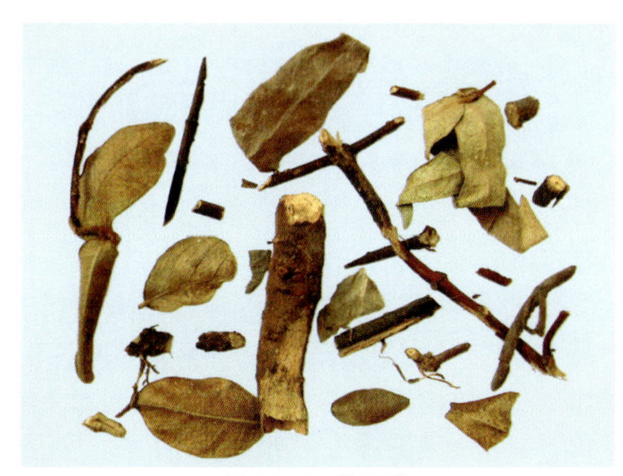

图 95–1 络石藤

【成分】 含牛蒡子苷、络石苷、罗汉松脂素苷、去甲络石藤苷和冠狗牙花定、伏康京碱、伏康碱、伊波加因碱和山辣椒碱、芹菜素、芹菜素-7-O-葡萄糖苷、芹菜素-7-O-龙胆二糖苷、木犀草素-7-O-龙胆二糖苷、木犀草素-4′-O-葡萄糖苷和三萜及甾醇等。

【药理】 ①抗菌:络石藤50%煎剂对金黄色葡萄球菌、福氏痢疾杆菌及伤寒杆菌等有抑制作用。②抗炎:能抑制角叉菜胶所致大鼠足浮肿,并能抑制活性氧的形成。③对血管、呼吸系统的影响:牛蒡子苷(Arctiin)对心脏作用较弱,可引起血管扩张、血压下降,能刺激冷血和温血动物中枢神经系统使呼吸显著加快,大剂量可引起呼吸衰竭。④抗痛风:络石藤所含黄酮苷具有抗痛风作用,对尿酸合成酶、黄嘌呤氧化酶有显著的抑制作用。⑤其他:有镇痛,抑制肿瘤细胞,阻止小鼠受孕和较强的抑制黄嘌呤氧化酶的作用。

【性味、归经与效用】 性微寒,味苦。归心、肝、肾经。有祛风通络,凉血消肿的功效。用于风湿热痹,筋脉拘挛,腰膝酸痛,喉痹,痈肿,跌扑损伤。

【临床应用】 ①风湿性关节炎:络石藤30g,香加皮、牛膝各10g。水煎服,日服一剂。②风湿筋骨痛:络石藤、桑寄生各30g,牛膝、独活各10g。水煎服,日服一剂。③尿血、血淋:络石藤30g,川牛膝15g,韭菜籽、炒栀子各6g。水煎服,日服一剂。④急性咽喉炎:络石藤、赤茯苓各12g,射干、紫菀各9g,木通6g,桔梗4g。水煎服,日服一剂[2]。

● 薜荔藤 Caulis Fici Pumilae

【基源】 为桑科植物薜荔 *Ficus pumila* L. 干燥带叶的不育枝。

【饮片鉴别】 茎枝呈圆柱形段片,直径1~5mm。切面黄白色至黄绿色,髓部呈圆点状,偏于一侧;周边棕褐色,可见攀缘根及点状突起的根痕,质坚韧或脆。叶互生;叶片椭圆形,常卷折,棕绿色或黄褐色,全缘,下表面叶脉网状凸起,形成许多小凹窝,革质。气微,味淡(图95–2)。

【成分】 含脱肠草素,香柑内酯,内消旋肌醇,芸香苷,β-谷甾醇,蒲公英赛醇乙酸酯,β-香树脂醇乙酸脂等。

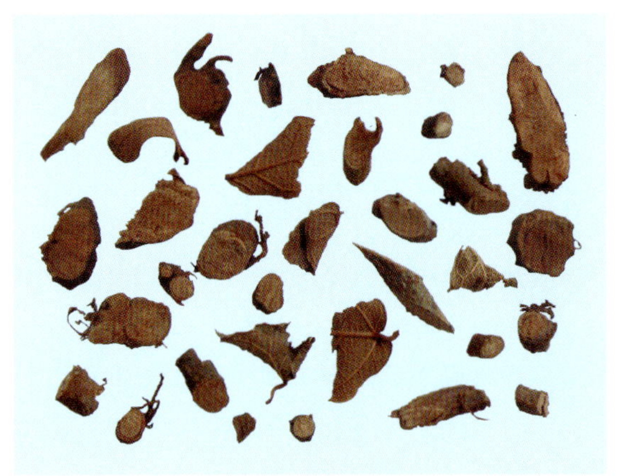

图 95-2 薜荔藤

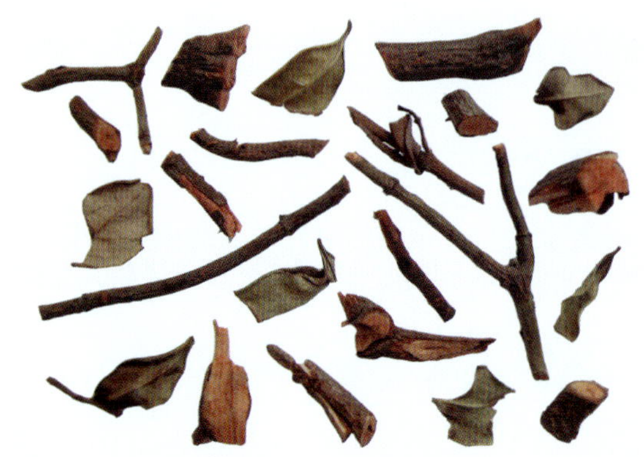

图 95-3 穿根藤

【药理】 ①抗菌：对伤寒杆菌、志贺痢疾杆菌有抑制作用。②抗肿瘤：对大鼠、小鼠实体型肿瘤、腹水瘤有明显抑制作用。③镇痛：薜荔藤水煎剂热板法、醋酸扭体法试验，对小鼠痛阈有明显提高作用。

【性味、归经与效用】 性凉，味酸。有祛风除湿，活血通络，解毒消肿的功效。用于风湿痹痛，坐骨神经痛，泻痢，尿淋，水肿，疟疾，闭经，产后瘀血腹痛，咽喉肿痛，睾丸炎，漆疮，痈疮肿毒，跌打损伤[3]。

【临床应用】 ①坐骨神经痛：薜荔藤、柘树根各30g，南蛇藤根9~15g。水煎服，日服一剂。②跌打损伤：薜荔藤60g，变叶榕根30g，酌加酒水煎服；另取薜荔藤1 000g，酌加酒水煎汤熏洗，或炒焦研末调酒敷伤部。③疟疾：薜荔藤60g，香附、叶下珠各30g。水煎服，日服一剂。④顽固性关节炎：薜荔藤50g，海风藤25g。水煎服，日服一剂[4]。

穿根藤 Herba Psychotriae Serpentis

【基源】 为茜草科植物蔓九节*Psychotria serpens* L. 的全株。

【饮片鉴别】 为茎、叶、花、果混合的段片。茎呈圆柱形，直径1~5mm，切面淡红色，中心有髓；周边暗棕色或红棕色，节明显，节处常生不定根。叶对生或已脱落，叶片多卷曲，湿润展平后，完整叶片卵状短圆形，长1.5~3cm，宽0.5~2cm，全缘，主脉明显，表面草绿色或黄绿色，纸质。果实近球形，表面棕褐色，有棱腺5~6条，顶端具宿萼。气微，味淡（图95-3）。

【成分】 含熊果酸，豆甾醇，β-谷甾醇，高级脂肪酮，乌楠醌等。

【药理】 全草对肝细胞瘤有显著的细胞毒性，作用强于长春新碱；对人鼻咽癌（KB）细胞的ED_{50}为6.6μg/ml，对淋巴白血病细胞L_{1210}的ED_{50}为4.0μg/ml，对回盲肠癌HCT-8的ED_{50}为4.5μg/ml，对乳腺癌MCF-7的ED_{50}为4.9μg/ml。

【性味、归经与效用】 性平，味苦、辛。有祛风除湿，舒筋活络，消肿止痛的功效。用于风湿关节痛，手足麻木，腰肌劳损，坐骨神经痛，多发性痈肿，骨结核，跌打损伤，骨折，毒蛇咬伤。

【临床应用】 ①腰肌劳损：穿根藤、黄胆草各15g，谷精草3g。水煎服，日服一剂。②风湿关节痛：穿根藤60g，白葡萄根45g。水煎服，日服一剂。③骨结核：穿根藤60~125g，了哥王9g，山芝麻鲜根15g，用黄酒250ml浸渍3天后，口服，一次30ml，一日2次。④毒蛇咬伤：穿根藤120g，白酒500ml，浸渍7天，每次1小杯罨伤口。

【按语】 络石藤为常用中药，始载于《神农本草经》上品。有祛风通络、活血消肿的功效。现代研究有抗菌、抗炎、抗痛风和显著镇痛的药理活性，与中医药经典理论和临床实践相符合。

据谢宗万研究员调查[5]，药用络石藤的品种古今均有异物同名的情况，在全国不同省区，以络石藤之名药用的有7科8种不同的植物。全国大部分省区所用络石藤为夹竹桃科植物络石*Trachospermum jasminoides*的藤茎，而在江西、天津、浙江、北京则用桑科植物薜荔*Ficus pumila*的藤茎。河北石家庄、浙江宁波和湖北武昌则把络石、薜荔均作络石藤。在广州、广西、福建等地则以茜草科植物穿根藤*Psydrodria serpens*作络石藤药用。除此以外，在江苏、福建、山东、贵州等省的部分地区，还有以紫花络石*Trachlospermum axillare*.短柱络石*T. brevistylum* Hand. -Mazz.、细梗络石*T. gracilipes* Hook. f. var. *hupehense* Tsiang et P. O. Li.和卫矛科扶芳藤*Euonymis fortunei* (Turca.) Hand. –Mazz.、豆科香花崖豆藤*Milletia dielsiana*及葡萄科爬山虎*Parthenocissus tricuspidata* Planch的藤茎混或误作络石藤药用[6]，品种混乱十分严重，甚至有将薜荔藤作络石藤原料生产中药成方制剂的情况[7]，必须引起足够的重视。

薜荔藤以"木莲"之名始载于《本草拾遗》；穿根藤之名始载于《福建中草药》，广东大部分地区称"广络石藤"。二药与络石藤基源不同，成分不一，性状区别明显，虽均有镇痛的药理活性，但程度有别，应注意鉴别，各以其名药用，不可混称络石藤应用。

至于在部分省区或民间以紫花络石、扶芳藤、香花崖豆藤、爬山虎等的藤茎以络石藤为名药用，纯属误用，应予纠正。

（王玲玲　王建华　熊南燕）

参考文献

[1]孔增科，陈静歧.中药调剂手册.天津：天津科学技术出版社，1994.155

[2]孔增科，等.常用中药药理与临床应用.赤峰：内蒙古科学技术出版社，2005.144

[3]国家中医药药理局《中华本草》编委会.中华本草.上海：上海科学技术出版社，1999.2·1059

[4]卫生部药品生物制品检定所，等.中国民族药志·第一卷.北京：人民卫生出版社，1984.591

[5]谢宗万.中药材品种论述（中册）.上海：上海科学技术出版社，1984.245

[6]徐国钧，等.常用中药材品种整理和质量研究（南方协作组·第三册）.福州：福建科学技术出版社，2001.582

[7]孔增科.中成药，1985，(4)：12

96　秦皮及北秦皮

秦皮 Cortes Fraxinx

【基源】 为木樨科植物苦枥白蜡树 *Fraxinus rhynchophylla* Hance、白蜡树 *Fraxinus chinensis* Roxb. 、尖叶白蜡树 *Fraxinus szaboana* Lingelsh. 或宿柱白蜡树 *Fraxinus stylosa* Lingelsh.的干燥枝皮或干皮。

【饮片鉴别】 呈条状、卷筒状或槽状，长短不一，枝皮厚0.5~2mm；干皮厚3~6mm。切面黄棕色或黄绿色。外表面灰绿色、灰黄色、灰棕色、褐绿色至黑棕色，稍平坦或粗糙，有的具有灰白色圆点状皮孔及龟裂状沟纹；内表面黄白色至褐棕色，平滑，具细纵皱纹。质硬而脆。无臭，味苦（图96-1，图96-2）。

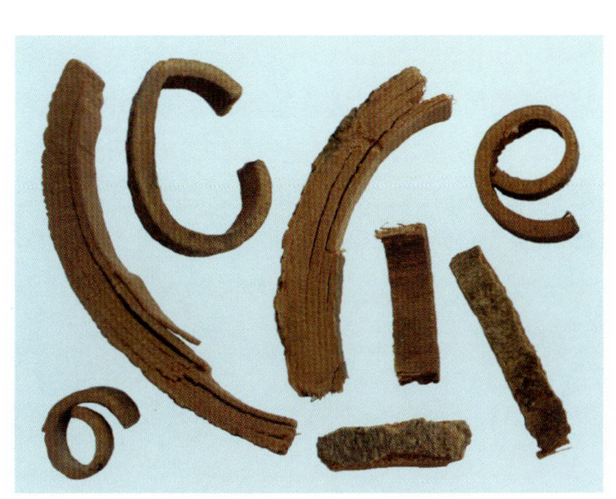

图 96-1　秦皮（干皮）

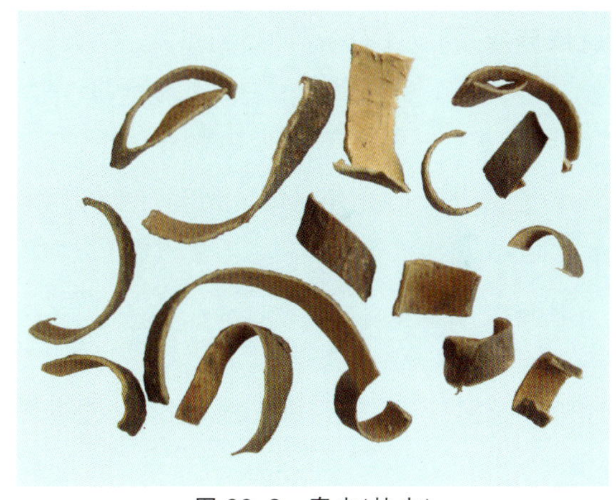

图 96-2　秦皮（枝皮）

【成分】 含七叶苷，七叶素，白蜡树苷，白蜡树内酯，6，7-二甲氧基-8-羟基香豆素，秦皮苷[2]，丁香醛，丁香苷，咖啡酸，芥子醛葡萄糖苷，β-谷甾醇，胡萝卜苷，熊果酸[3]等。

【药理】 ①抗菌：煎剂对痢疾杆菌、绿脓杆菌、金黄色葡萄球菌、大肠杆菌均有抑制作用。②抗炎：秦皮甲素、秦皮乙素、秦皮苷对豚鼠紫外线照射引起的红斑有明显的抑制作用，而以乙素最强。其水溶液能吸收紫外光，保护皮肤免受灼伤，七叶苷10mg/kg腹腔注射，能抑制大鼠角叉菜胶、右旋糖酐、5-HT、组胺、甲醛性足肿及棉球肉芽肿。秦皮乙素100mg/kg、200mg/kg腹腔注射对大鼠蛋清、右旋糖酐足趾肿胀有抑制作用[4]。③利尿：秦皮甲素对小鼠有显著的利尿作用，多种给药途径均能显著增加兔、大鼠尿酸的排泄；秦皮苷也有利尿作用，能促进兔及风湿病患者尿酸的排泄。④抗凝和抗过敏：秦皮乙素和2，6-二甲基对苯醌有抗血凝及抗血小板聚集作用。秦皮乙素对过敏反应释放白三烯(LTS)引起的血管收缩有保护作用。⑤止咳、祛痰、平喘：腹腔注射秦皮甲素及秦皮乙素320mg/kg对小鼠氨雾法致咳均有显著镇咳作用。秦皮乙素12.5g/kg有显著平喘作用，乙素(0.25%)对豚鼠离体气管平滑肌有松弛作用。⑥镇静、镇痛：秦皮甲素及秦皮乙素100mg/kg腹腔注射或灌服能延长小鼠戊巴比妥睡眠时间，乙素有抗小鼠电惊厥、戊四氮、士的宁惊厥及镇痛作用。⑦毒性：秦皮甲素、乙素小鼠灌服的LD_{50}分别为11.5g/kg和2.39g/kg。

【性味、归经与效用】 性寒，味苦、涩。归肝、胆、大肠经。有清热燥湿，收涩明目的功效。用于热痢，泄泻，赤白带下，目赤肿痛，目生翳膜。

【临床应用】 ①急性细菌性菌痢：秦皮、苦参各12g，木香6g。水煎服，日服一剂。②结膜炎：秦皮、滑石各30g，黄连、淡竹叶各15g。水煎取汁1500ml，趁热熏洗，一日2次[5]。③麦粒肿：秦皮10g，大黄6g。水煎服，日服一剂。④湿热带下：苍术、秦皮各10g。水煎服，日服一剂。

北秦皮 Cortex Juglantis Mandshuricae

【基源】 为胡桃科植物核桃楸*Juglans mandshurica* Maxim. 的干燥枝皮。

【饮片鉴别】 呈弧形、扭曲的单卷筒或双卷筒状。长短不一，厚1~2mm。切面黄棕色至棕色。外表面浅灰棕色或灰棕色，有细纵纹及圆形突起的皮孔，有的有三角形叶痕，习称“猴脸”；内表面暗棕色，平滑，有细纵纹。质坚韧。气微，味微苦(图96-3)。

【成分】 含胡桃醌、鞣质等。

【药理】 抗肿瘤胡桃醌8mg/kg和10mg/kg腹腔注射，连续7天，对小鼠肉瘤有明显抑制作用，并呈剂量依赖关系。鞣花酸胡桃醌及强酸提取物对小鼠自发性乳腺癌及移植性乳腺癌也有明显的抗癌活性[3]。

【性味、归经与效用】 性微寒，味苦、辛。有清热解毒，止泻，明目的功效。用于泄泻，白带，骨结核。

【临床应用】 ①慢性细菌性痢疾：北秦皮12g，地榆、椿皮各9g。水煎服，日服一剂。②急性结膜炎：北秦皮、淡竹叶各15g，黄连6g。水煎服，日服一剂。

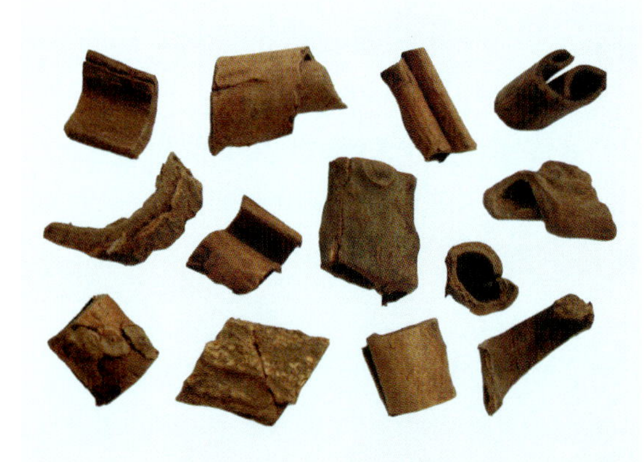

图 96-3 北秦皮

【按语】 秦皮为清热燥湿的常用药物，始载于《神农本草经》中品。其药材来源有多种，《中华人民共和国药典》收载木樨科梣属(Fraxini)植物苦枥白蜡树、白蜡树、尖叶白蜡树或宿柱白蜡树的枝皮或干皮为正品，现代研究秦皮中的主要成分为香豆素类：秦皮甲素、秦皮乙素、秦皮苷、秦皮素、6，7-二甲氧基-8-羟基香豆素等。《中华人民共和国药典》2005年版一部规定，秦皮按干燥品计含秦皮甲素($C_{15}H_{16}O_9$)和秦皮乙素($C_9H_6O_4$)总量不得少于1.0%。据作者多年实践证实，秦皮中秦皮甲素和乙素的含量有如下顺序：细枝皮>粗枝皮>干皮。秦皮的定性鉴别方法简单、可靠，即取药品少许，加热水浸泡，浸出液在日光下可见碧蓝色荧光[6]。该方法早在梁代《本草经集注》中即有：“水渍以和墨书，色不脱，微青。”唐代《新修本草》中“取皮水渍便碧色，书纸看皆青色者是[7]”的记载是历史上荧光鉴别法最早的记述，是对世界药物分析史的贡献和发明，直到现在仍在广泛应用。

据调查，商品秦皮有两类：正品秦皮和核桃揪皮[8]。近年来有以木樨科植物女贞*Ligustrum lucidum* Ait. 的干燥树皮误作秦皮药用的报道[9]。核桃揪皮主产东北、华北等地。20世纪下半叶以“北秦皮”之名充斥药材市场，混称秦皮药用多年，这是错误的，其与秦皮基源不同，成分不一，功效有别，容易鉴别(性状不同，荧光鉴别其水浸液不显碧蓝色荧光可资区别)，不可混称或代秦皮药用，而应以其名正确应用。

至于女贞皮作为秦皮药用纯属误用，应注意鉴别，予以纠正。

(赵玲玲 张 玲 孔增科)

参考文献

[1]孔增科,陈静歧.中药调剂手册,天津:天津科学技术出版社,1994.58

[2]刘丽梅,等.中草药,2003,34(10):889

[3]魏秀丽,等.中国天然药物,2005,3(4):229

[4]李存红,等.焦作大学学报,2004,(4):34

[5]孔增科,等.常用中药药理与临床应用.赤峰:内蒙古科学技术出版社,2005.124

[6]国家药典委员会.中华人民共和国药典(2005年版一部).北京:化学工业出版社,2005.191

[7]唐·苏敬,等.尚志钧辑校.唐·新修本草(辑复本).合肥:安徽科学技术出版社,1981.328

[8]北京药品生物制品检定所,等.中药鉴别手册(第一册).北京:科学出版社,1981.409

[9]程志清,等.时珍国医国药,2000,11(6):516

97 莲子、石莲子及苦石莲

莲子 Semen Nelumbinis

【基源】 为睡莲科植物莲*Nelumbo nucifera* Gaertn.的干燥成熟种子。

【饮片鉴别】 种子略呈椭圆形或类球形,长1.2~1.7cm,直径0.8~1.5cm。表面浅黄棕色至红棕色,有细纵纹和较宽的脉纹;先端中央呈乳头状突起,深棕色,常有裂口,其周围及下方略下陷。种皮菲薄,紧贴子叶,不易剥离。质硬,破开后可见黄白色肥厚子叶2枚,中心凹入成槽形,具绿色莲子心。气无,味甘、涩;莲子心味极苦(图97-1)。

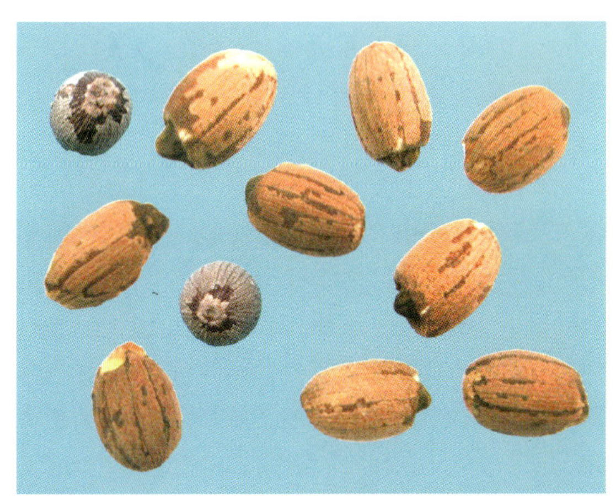

图 97-1 莲子

【成分】 含碳水化合物,蛋白质,脂肪,钙、磷、铁、锌、镁、硒。多聚糖及槲皮素,金丝桃苷[1]和超氧化物歧化酶等[2]。

【药理】 ①降血压:莲子碱和甲基莲心碱具有一定的降压作用。②抗衰老:莲子丰富的蛋白质可以促进体质,强壮机体并有清除自由基、抗衰老的作用。

【性味、归经与效用】 性平,味甘、涩。归脾、肾、心经。有补脾止泻,益肾固精,养心安神的功效。用于脾虚久泻、遗精、带下,心悸失眠。

【临床应用】 ①梦遗滑精:莲肉、石斛各30g,远志10g,盐黄柏12g。水煎服,日服一剂。②脾虚腹泻:莲子、茯苓、补骨脂、神曲各10g,山药15g。水煎服,日服一剂。③心烦不眠:莲子9g,莲子心3g,柏子仁、茯神各12g,炒酸枣仁、丹参、夜交藤各15g。水煎服,日服一剂。

石莲子 Fructus Nelumbinis

【基源】 为睡莲科植物莲*Nelumbo nucifera* Gaertn.成熟的果实。

【饮片鉴别】 果实卵圆状椭圆形,两端略尖,长1.5~2cm,直径0.8~1.3cm。表面灰棕至黑棕色,平滑,有白色霜粉,先端有圆孔状柱迹或有残留柱基,基部有果柄痕。质坚硬,不易破开,破开后内有1颗种子,卵形,种皮黄棕或红棕色,不易剥离,子叶2枚,淡黄白色,粉性,中心有一暗绿色的莲子心。气微,味微甘,胚芽苦(图97-2)。

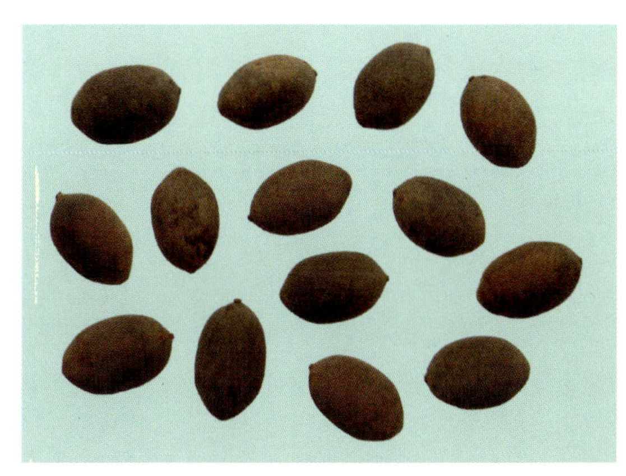

图 97-2 石莲子

【成分】 含淀粉棉子糖，莲心碱、甲基莲心碱、甲基可里帕林等生物碱和钙、磷、铁等元素。

【药理】 ①抗心律失常：甲基莲心碱有较广泛的抗心律失常作用。5mg/kg静脉注射入药能对抗肾上腺素引起的心律失常，提高家兔心室电致颤阈，效果与奎尼丁相似。②降低血压：莲子心水煎剂对麻醉猫有降压作用。③毒性：甲基莲心碱静脉注射对小鼠的LD_{50}为(26±2.3)mg/kg。

【性味、归经与效用】 性寒，味甘、涩、微苦。归脾、胃、心经。有清湿热，开胃进食，清心宁神，涩精止泻的功效。用于噤口痢，呕吐不食，心烦失眠，遗精，尿浊，带下。

【临床应用】 ①噤口痢：石莲子25g，石菖蒲、人参各10g，共研细末，口服，一次15g，一日3次，用陈米汤送服。②小便赤浊：石莲肉30g，灯心草6g，炙甘草5g。水煎服，日服一剂。③产后胃寒咳逆：石莲肉25g，白茯苓50g，丁香10g，共研细末。口服，一次10g，一日3次，米汤调下。

苦石莲 Semen Caesalpiniae

【基源】 为豆科植物喙荚云实*Caesalpinia minax* Hance的干燥成熟种子。

【饮片鉴别】 种子呈椭圆形，两端钝圆，长1.2~2.2cm，直径0.7~1.2cm。表面乌黑色，有光泽，有时可见横环纹或横裂纹。基部有珠柄残基，其旁为小圆形的合点。质坚硬，极难破开。种皮厚约1mm，内表面灰黄色，平滑而有光泽；除去种皮后，内为2片棕色肥厚的子叶，富油质，中央有空隙。气微弱，味极苦(图97-3)。

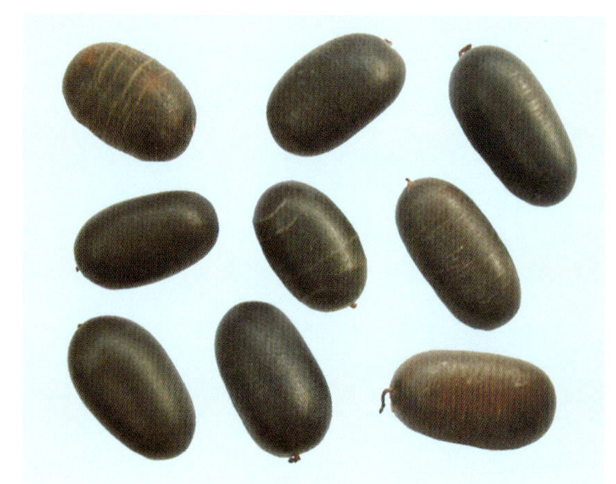

图 97-3 苦石莲

【成分】 主含蒽醌类化合物，蛋白质，三萜皂苷，生物碱和香豆精类[3]。

【药理】 有抗菌、健胃、利尿和泻下的作用。

【性味、归经与效用】 性凉，味苦。有清热化湿，散瘀止痛的功效。用于风热感冒，痢疾，淋浊，哕逆，痈肿，疮癣，跌打损伤，毒蛇咬伤。

【临床应用】 ①水肿：苦石莲3g(研碎)，玉米须、薏苡仁各30g，接骨木花6g。水煎服，日服一剂[4]。②口舌生疮：苦石莲3~5枚，火烧种皮至焦，剥去种皮，内服种仁，一日1次。

【按语】 莲子为常用中药，以"藕实"之名始载于《神农本草经》上品。有补脾止泻，益肾固精，养心安神的功效。现代研究其有抗衰老、抗心律失常等药理作用。并为药、食两用物质。

石莲子为莲落于淤泥中之莲实，或莲子成熟时割下莲蓬，取出果实晒干的带壳莲子(果实)，与莲子药用部分有别。苏颂《图经本草》始称其为"石莲子"；李时珍释其名曰："至秋，房枯子黑。其坚如石，谓之石莲子。"

苦石莲一名见于《增订伪药条辨》，曹炳章云："今市肆有一种苦石莲，状似土石，味极苦涩[5]。"为豆科植物喙荚云实的种子，作石莲子药用纯属伪充。

据文献[6]记述，石莲子的商品有两种：一种系莲的果实，习称甜石莲；一种系喙荚云实的种子，习称苦石莲。二药本是风马牛不相及的两种药品，但因名称相近，在全国大部分省区混淆使用[7]；甚至有以苦石莲伪充莲子应用[8]的情况，必须予以纠正。

莲子能补脾止泻，益肾固精，养心安神，是药、食两用的物质；石莲子清湿热，健脾胃，涩精止泻，功重补涩；苦石莲清热化湿，散瘀止痛，功重清散，三药性味、归经、功效皆不同，化学成分、药理作用均不一致，性状特征区别明显，是三种完全不同的药物。应注意区别，各以其名、其效正确药用，不可以苦石莲混称"石莲子"，更不可以石莲子或苦石莲混称或代莲子药用。

(赵玲玲　杨　阳　傅正良)

参考文献

[1]肖培根.新编中药志.第三卷.北京：化学工业出版社，2002.537
[2]郑宝东，等.营养学报，2004，26(2)：158
[3]蒲有能，等.中国民族民间医学杂志，1998，(总31)：20
[4]国家中医药管理局《中华本草》编委会.中华本草.上海：上海科学技术出版社，1999.4·3010
[5]郑肖严辑注，曹丙章增订.增订伪药条辨.上海：上海科学技

术出版社，1959，43

[6]北京药品生物制品检定所，等.中药鉴制手册（第一册）.北京：科学出版社.1981，138

[7]陈庆辉，等.海峡药学，1998，10(4)：56

[8]孔增科.实用中药手册.天津：天津科学技术出版社，1990.354

98 桔梗及羊乳、荠苨、丝石竹

桔梗 Radix Platycodonis

【基源】 为桔梗科植物桔梗*Platycodon grandiflorum* (Jacp.) A. DC. 的干燥根。

【饮片鉴别】 为横切或斜切的圆形、类圆形或长条形薄片，直径0.5~1.5cm，厚1~3mm。切面皮部类白色，木部淡黄白色，形成层环棕色；周边白色或淡黄白色，具纵皱沟及横长皮孔，偶有圆点状支根痕及黄棕色栓皮残留。质脆。气微，味微甜后苦[1]（图98-1）。

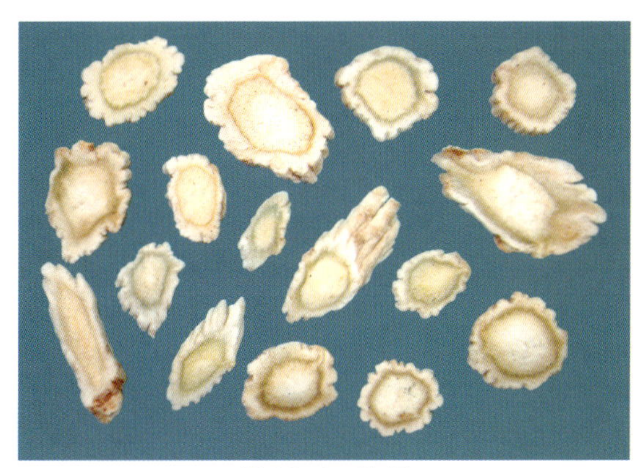

图 98-1 桔梗

【成分】 含桔梗皂苷元，远志酸，葡萄糖[2]，桔梗酸A、B、C和甾醇，菠菜甾醇和天冬氨酸、蛋氨酸、苯丙氨酸等多种氨基酸[2]，还含有胡萝卜素，维生素B1、C及Cu、Zn、Ni、Mn、Cr、Sr等17种微量元素等[3]。

【药理】 ①祛痰：麻醉犬灌服桔梗煎剂1g/kg，呼吸道黏液分泌量显著增加，有明显祛痰作用，其强度可与氯化铵相比。②镇咳：桔梗提取物及桔梗皂苷，给大鼠或豚鼠腹腔注射均有镇咳作用。③抗炎：桔梗粗皂苷有抗炎作用。对大鼠角叉菜胶性足肿胀与醋酸性肿胀均有抑制作用；对大鼠棉球肉芽肿也有显著抑制作用，并且对大鼠佐剂性关节炎亦有效。④镇痛：桔梗粗皂苷能延长小鼠痛阈潜伏期，有明显的镇痛作用。⑤抗溃疡：桔梗粗皂苷可抑制大鼠胃液分泌，有防治消化道溃疡的作用。⑥抗肿瘤：桔梗70%乙醇提取物有抗丝裂霉素C诱变的保护功能；用桔梗组培愈伤组织或分化根为原料制成的菊粉型肿瘤抑制剂，给接种艾氏腹水癌细胞的ICR-SLC小鼠口服12.5mg/(kg·d)，可延长寿命142.5%，癌细胞抑制率达28%[4]。⑦其他：桔梗提取物能促进胸促胰酶肽的分泌，用于治疗胰腺炎；还具有降低烟草毒性，控制血液酒精含量提高降低血糖等作用。⑧毒性：A.急性毒性：小鼠灌服桔梗煎剂的LD_{50}为24mg/kg。B.溶血：桔梗皂苷有很强的溶血作用。溶血指数为1:10 000，故不宜注射给药。口服后在消化道破坏即无溶血作用。但灌服大剂量桔梗皂苷，呕吐中枢反射性兴奋，可引起恶心呕吐。

【性味、归经与效用】 性平，味苦、辛。归肺经。有宣肺，利咽，祛痰，排脓的功效。用于咳嗽痰多，胸闷不畅，咽痛，音哑，肺痈吐脓，疮疡脓成不溃。

【临床应用】 ①肺脓肿：桔梗、桑白皮、川贝母、当归、瓜蒌仁、防己、百合、薏苡仁、五味子、地骨皮、知母、苦杏仁、葶苈子各9g，黄芪15g，枳壳6g，甘草3g。水煎服，日服一剂。②急性咽喉炎：桔梗、牛蒡子各9g，薄荷、甘草各6g。水煎服，日服一剂。③外感咳嗽：桔梗、远志、蜜款冬花各9g，炙甘草6g。水煎服，日服一剂。④乳腺增生症：桔梗15g，川芎、枳实、皂角刺、白芍各10g，茯苓、夏枯草各12g，甘草5g。月经干净3天开始服药，水煎服，日服一剂[5]。⑤鼻窦炎：桔梗20g，葛根、薏苡仁、连翘、菊花各15g，苍耳子、辛夷、白芷、茜草各10g，薄荷6g。水煎服，日服一剂。⑥喘息性支气管炎：桔梗、五味子、石膏各15g，麻黄8g，细辛3g，法半夏、桂枝各10g，水煎浓液，分3~5次服，日服一剂。⑦食管炎：桔梗、栝楼各12g，甘草6g，黄芩、陈皮、薤白、延胡索各10g，金银花15g，乳香8g。水煎服，日服一剂。⑧急性扁桃体炎：桔梗10g，生地黄30g，麦冬12g，甘草5g。水煎服，日服一剂。⑨声带小结：生、炒桔梗各5g，生、煨诃子各5g，生、炙甘草各2g，生、熟地黄各6g。水煎服，日服一剂。⑩失音：桔梗、甘草、当归、赤芍、枳壳各9g，柴胡、玄参、生地黄各12g，桃仁、红花各15g。水煎服，日服一剂。

羊乳 Radix Codonopsis Lanceolatae

【基源】 为桔梗科植物羊乳*Codonopsis lanceolata*

(Sieb. et Zucc.) Tratv. 的干燥根[5]。

【饮片鉴别】 为类圆形或不规则形的厚片，直径1~3cm。切面黄白色，具裂隙，中间有深色环纹；周边淡棕黄色至黄褐色，具横环纹，有的可见须根痕及疣状突起。质酥松。气微，味微甜(图98-2)。

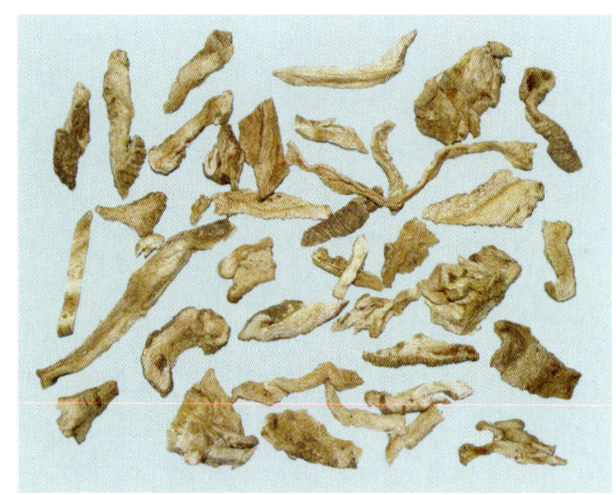

图 98-2 羊乳

【成分】 含三萜皂苷，羊乳皂苷A、B和C，生物碱N-9-甲酰基哈尔满，黑麦草碱，去甲基哈尔满，己醛，反式-2-己烯醛，1-己醇，顺-3-己烯-1-醇和反-2-己烯-1-醇[6]。

【药理】 ①抗疲劳：对小鼠游泳疲劳后灌服羊乳煎剂0.25g/只，继续游泳的时间较对照组延长47.72%。②镇静：羊乳提取物100mg/kg腹腔注射能显著延长小鼠注射戊巴比妥钠所致睡眠时间，增加小鼠阈下剂量戊巴比妥钠引起的睡眠率，并能明显减少小鼠自主活动的次数，表明有镇静作用。③抗惊厥：羊乳提取物100mg/kg腹腔注射，每日1次，连续3天，末次给药后30分钟皮下注射士的宁1.5mg/kg或咖啡因500mg/kg，羊乳提取物能明显延长士的宁和咖啡因诱发小鼠惊厥的死亡时间，表明有一定的抗惊厥作用。④对小鼠记忆的影响：羊乳提取物25mg/kg、50mg/kg和100mg/kg腹腔注射，每日1次，连续3天，对樟柳碱(A)、乙醇(B)和环己酰亚胺(C)所致记忆障碍有明显抑制作用，能改善药物所造成的记忆获得、记忆再现和记忆巩固的障碍，使其错误次数明显少于各模型组；在A和B两模型组，羊乳提取物的小剂量组(25mg/kg)效果好。⑤镇痛：羊乳提取物50mg/kg和100mg/kg腹腔注射，每日1次，连续3天，能明显减少腹腔注射醋酸所致小鼠扭体次数，也能使热刺激所引起的疼痛潜伏期有延长的趋势，尤其在100mg/kg剂量组给药后1.5小时，作用最明显。⑥抗肿瘤：羊乳水提取物中相对分子质量在3 500以上的组分，有较高的抗肿瘤活性。⑦抗氧化：羊乳的乙醇提取物，在豆油和猪油中试验有较强的抗氧化作用，不但强于食品抗氧化剂甲氧酚(BHA)，而且栽培种的羊乳的抗氧化作用也较人参强。⑧抗菌：羊乳煎剂在试管内对肺炎链球菌有较强抗菌作用，对甲型链球菌和流感杆菌也有一定的抗菌作用。⑨止咳：小鼠腹腔注射羊乳煎剂，经氨水喷雾引咳法实验证明有止咳作用，但小鼠酚红法和豚鼠组胺喷雾法实验证明无祛痰和平喘作用。⑩毒性：羊乳煎剂灌服1g/kg时，2小时后小鼠全部死亡。

【性味、归经与效用】 性平，味甘、辛。归肺、脾经。有益气养阴，解毒消肿，排脓，通乳的功效。用于神疲乏力，头晕头痛，肺痈，乳痈，肠痈，疮疖肿毒，喉蛾，瘰疬，产后乳少，白带，毒蛇咬伤。

【临床应用】 ①咳嗽：羊乳60g，桔梗、木贼各9g。水煎服，日服一剂。②肺脓疡：羊乳、冬瓜子各90g，薏苡仁30g，芦根69g，桔梗6g。水煎服，日服一剂。③乳汁不下：羊乳60g，通草、木通各9g。水煎服，日服一剂。④乳蛾、肠痈、肺痈：羊乳、蒲公英各15g。水煎服，日服一剂。

荠苨 Radix Adenophorae Trachelioidis

【基源】 为桔梗科植物荠苨*Adenophora trachelioides* Maxim. 的干燥根。

【饮片鉴别】 为圆形或长圆形厚片，直径0.5~1.2cm。切面类白色或浅黄白色，具裂隙，质松泡；周边灰白色或淡黄白色，具横纹。气微，味淡略甜(图98-3)。

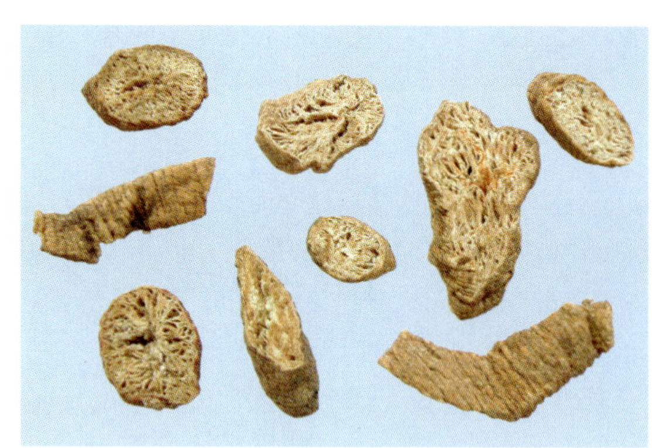

图 98-3 荠苨

【成分】 含β-谷甾醇和胡萝卜甾醇等。

【药理】 有清热解毒、祛痰作用。

【性味、归经及效用】 性寒，味甘。归肺、脾经。有清热解毒，润燥化痰的功效。用于肺燥咳嗽，喉痛，消渴，疔疮肿毒，药物中毒。

【临床应用】 ①急、慢性支气管炎：荠尼鲜根(刮去外表粗皮)50g，枇杷叶(去毛)15g。水煎服，日服一剂。②红茴香(山木蟹)中毒：荠苨15g，六月雪、绿豆各50g，甘草6g。水煎服，日服一剂。

丝石竹 Radix Gypsophilae

为石竹科植物丝石竹*Gypsophila oldhamiana* Miq.的根除去栓皮的切片。呈圆形或类圆形，直径0.6~2cm，厚1.5~5mm。切面黄白色相间，皮部白色，异形维管束（筋脉点）呈圆圈状或不规则状排列；木部浅黄色，形成层环不明显；周边黄白色，具扭曲的纵沟纹及棕黄色栓皮残痕，偶见凸起的圆形支根痕。气微，味极苦、涩而辣，有刺喉感（图98-4）。

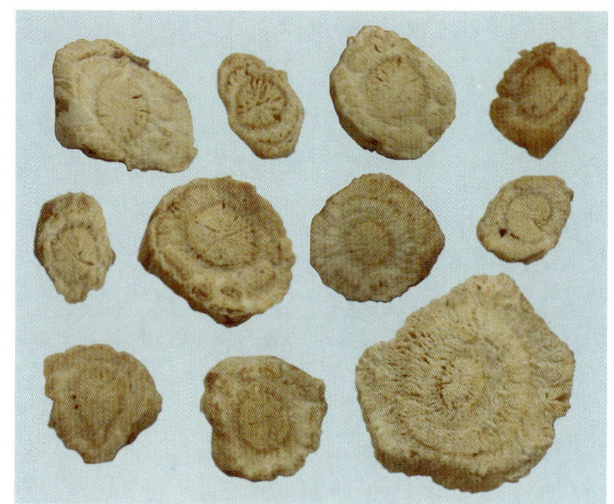

图 98-4 丝石竹

丝石竹含丝石竹皂苷，本身无抗菌性能，经酶解后除去羧基上的苷键，生成次生皂苷，具有显著的抗菌活性。有清热，凉血，活血散瘀，消肿止痛，化腐生肌的功效。用于阴虚潮热，久疟，跌打损伤，骨折，外伤和小儿疳积。

【按语】 桔梗为常用中药，始载于《神农本草经》下品。有宣肺，利咽，祛痰，排脓的功效。现代研究其有显著的止咳，祛痰，镇痛，抗炎，抗溃疡，抗肿瘤及降低血糖等广泛的药理活性，与中医药经典理论和临床实践基本符合。

桔梗一药历史上即存在品种混乱的情况，近年来更甚。《神农本草经》桔梗项下曰："桔梗，一名利如……一名荠苨[7]。"从唐代到后唐，桔梗与荠苨不分，作为同一种药使用。明代，李时珍将桔梗、荠苨分为苦、甜桔梗。陈嘉谟将桔梗和荠苨合理的分为两种，他在《本草蒙荃》桔梗项下曰："荠苨别种，味甘气寒。在处山谷生，苗与桔梗似，根甚甘美……[8]"尽管如此，荠苨混作桔梗药用的情况仍较常见。清代曹炳章曰："近今药肆因苦桔梗价贵，多以甜桔梗伪充……若味甜者即荠苨也。效用不同，不可混用尔[9]。"近年来，在安徽、湖北等地仍有以荠苨（称甜桔梗）混作桔梗药用的情况[10]，应予注意并加以纠正。

20世纪80年代以来，在河北、海南、安徽、四川等省发现桔梗商品中混有大量的伪桔梗——丝石竹（瓦草）[11~13]，其与桔梗基源不同，化学成分、药理作用和功效均与桔梗相差甚远，绝不可以作桔梗药用。

羊乳（山海螺）与桔梗同科不同种，因性状与桔梗相似而见有以桔梗为名药用者，其虽有与桔梗功效相近的排脓作用，但主要功效为益气养阴，解毒消肿，故应注意识别，以其名正确药用，不可与桔梗相混淆。

（赵学红 靳文军 王玲玲 傅彩文）

参考文献

[1]吴玛琍，孔增科.中药饮片鉴别（上册）.天津：天津科学技术出版社，1990.263
[2]王本祥.现代中药药理与临床.天津：天津科学技术出版社，2004.1201
[3]舒变，等.中国野生植物资源.20(2)：4
[4]高文远，等.基层中药杂志，1996，10(2)：48
[5]孔增科，等.常用中药药理与临床应用.赤峰：内蒙古科学技术出版社，2005.293
[6]国家中医药管理局《中华本草》编委会.中华本草.上海：上海科学技术出版社，1999.7·6649
[7]马继兴.神农本草经辑注.北京：人民卫生出版社，1995.251
[8]明·陈嘉谟撰.本草蒙荃.北京：人民卫生出版社，1988.83
[9]郑肖岩辑注，曹炳章增订.增订伪药条辨.上海：上海科学技术出版社，1959.21
[10]黄进.安徽常用中药材易混品种鉴别.合肥：安徽科学技术出版社，1993.32
[11]胡孟奎，等.中草药，1984，15(1)：32
[12]孟家安.中药材，1986，(2)：33
[13]徐国钧，徐珞珊.常用中药材品种整理和质量研究（南方协作组·第二册）.福州：福建科学技术出版社，1997.227

99 夏枯草、白毛夏枯草及夏至草

夏枯草 Spica Prunellae

【基源】 为唇形科植物夏枯草*Prunella vulgaris* L.的干燥果穗[1]。

【饮片鉴别】 果穗呈圆柱形，略扁，长1.5~8cm，直径0.8~1.5cm；淡棕色至棕红色。全穗由数轮至10数轮宿萼与苞片组成，每轮有对生苞片2片，呈扇形，先端尖尾状，脉纹明显，外表面有白毛。每一苞片内有花3朵，花冠多已脱落，宿萼二唇形，内有小坚果4枚，卵圆形，棕色，尖端有白色突起。体轻。气微，味淡（图99–1）。

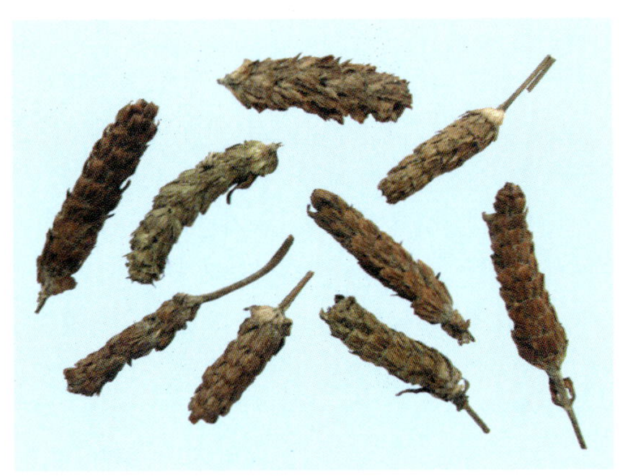

图 99–1 夏枯草

【成分】 含齐墩果酸、熊果酸 β-香树脂醇、夏枯草苷、胡萝卜苷和糖、单糖、双糖、多糖、木糖及糖醛酸等。

【药理】 ①抗菌、抗病毒：体外实验表明，夏枯草水煎剂对痢疾杆菌、伤寒杆菌、霍乱弧菌、大肠杆菌、绿脓杆菌和葡萄球菌、链球菌有一定的抑制作用。其水煎剂（1:4）在试管内对许兰癣菌、奥杜盎小芽孢黄癣菌等致病性皮肤真菌也有不同程度的抑制作用。对小鼠的实验性结核病，夏枯草可使肺部病变有所减轻。国外学者证明夏枯草粗提物可显著抑制HIV，并具有较低的细胞毒性，夏枯草皂苷对HIV有抑制作用。②抗炎：夏枯草口服液及夏枯草膏连续给小鼠灌胃7天，均能显著地抑制巴豆油所致小鼠耳肿胀，对大鼠角叉菜胶性和蛋清性足肿胀模型及大鼠棉球肉芽肿均有明显的抑制作用。③降血糖：夏枯草中的有效成分（暂定为降糖素）50mg/kg能明显抑制四氧嘧啶引起的小鼠血糖升高，且无毒性。④降血压：夏枯草水浸出液、乙醇-水浸出液和30%乙醇浸出液有降低麻醉动物血压的作用。夏枯草的茎、叶、果穗及全草均有降压作用，但果穗的作用较弱。另有报道指出，夏枯草对血压调节呈双相作用，小剂量煎剂有扩张血管作用，大剂量时作用减弱，甚至出现血管收缩反应。⑤降血脂：以夏枯草为主要成分的四安胶囊（夏枯草、水蛭、黄连等）可调节多种动物的血脂比例，使乳幼大白鼠、糖尿病家兔模型的TG、VLDL和血脂指数降低。⑥抗肿瘤：夏枯草中所含的熊果酸及衍生物对细胞P_{388}、L_{1810}和人体肺肿瘤细胞A-549均具有显著的细胞毒作用。用人胃腺痨SGC-7901细胞为材料，研究由单味药夏枯草经水煎醇提法制成的夏枯草注射液（IPV）对SGC—7901细胞增殖凋亡的影响，结果显示5%浓度的IPV可明显抑制SGC—7901细胞的生长并诱导其凋亡。⑦其他：以胸腔内注射的方法将该药用于治疗支气管肺癌伴发的癌性胸水，取得了较好的疗效且毒副反应极小，并能有效地控制胸水的再生。

【性味、归经与效用】 性寒，味辛、苦。归肝、胆经。有清火，明目，散结，消肿的功效。用于目赤肿痛，目珠夜痛，头痛眩晕，瘰疬，瘿瘤，乳痈肿痛；甲状腺肿大，淋巴结结核，乳腺增生，高血压。

【临床应用】 ①关节疼痛：夏枯草9g，鸡矢藤、雪莲各3g。水煎服，日服一剂。②盆腔炎（子宫肌炎、子宫内膜炎、输卵管炎）：败酱草、夏枯草、薏苡仁各30g，丹参20g，赤芍、延胡索各12g，木香10g。水煎服，日服一剂。15天为1个疗程。③高血压：夏枯草、竹茹、龙胆草、天麻、黄芩、石菖蒲、栀子、桑寄生各10g，茯苓、牡蛎各15g，川芎、黄连各6g，龙骨12g。水煎服，日服一剂。④肺结核：夏枯草30g，水煎浓缩成膏，烘干，加青蒿粉3g，鳖甲粉1.5g，分3次口服。⑤淋巴结核：夏枯草50g，玄参、浙贝母、煅牡蛎各10g。水煎服，日服一剂[2]。

白毛夏枯草 Herba Ajugae

【基源】 为唇形科植物金疮小草*Ajuga decumbens* Thunb. 的干燥全草。

【饮片鉴别】 为根、茎、叶、花混合的段片。根圆柱形，直径3~8cm。切面黄白色；周边暗黄色。茎四棱形，灰黄色或暗绿色，质较柔韧。叶多皱缩、破碎，完整叶片展平后呈匙形或倒卵状披针形,绿褐色,两面密被白色柔毛,边缘有波状锯齿;叶柄具狭翅。轮伞花序腋生,小花二唇形,黄褐色。气微,味苦(图99-2)。

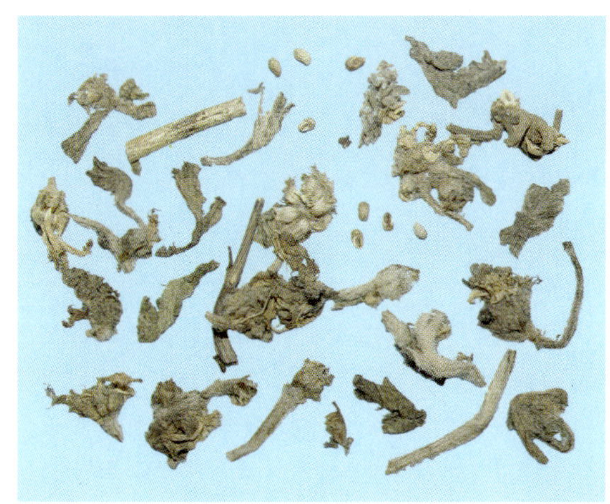

图 99-2 白毛夏枯草

【成分】 含金疮小草素、筋骨草素,及筋骨草素A_2、B_2、G_1、H_1、F_4,白毛夏枯草苷A、B、C、D,杯苋甾酮B、C,筋骨草内酯和木犀草素、铁、锌、铜、镁、锶等元素[3]。

【药理】 ①镇咳:白毛夏枯草酸性乙醇提取物、黄酮苷、生物碱等给小鼠灌胃,有一定的镇咳作用。②祛痰:白毛夏枯草酸性乙醇提取物、黄酮苷、生物碱等给小鼠灌胃,通过直接刺激呼吸道黏膜分泌细胞,使分泌增加,溶解痰内酸性粘多糖纤维,均有一定的祛痰作用。③平喘:碱性乙醚提取物及木犀草素对豚鼠离体气管平滑肌有直接扩张作用,随剂量增加而增强。④抗菌:水煎液、醇醚提取液对金黄色葡球菌、卡他球菌、肺炎链球菌、绿脓杆菌有抑制作用。⑤降低血压:木犀草素对大鼠、猫有明显的持久的急性降压作用,10mg/ml静注对麻醉犬有明显增加冠脉血流量及降低冠脉血管阻力的作用。⑥抗炎:木犀草素肌内注射对二甲苯诱发的小鼠耳部炎症有明显的抑制作用,作用呈线性关系,ED_{50}为106mg/kg,作用快且持久。⑦抗过敏及对免疫功能的影响:木犀草素能抑制致敏豚鼠离体回肠平滑肌过敏性收缩反应。对环磷酰胺造成免疫功能低下的小鼠抗体生成量及免疫应答早期阶段均有促进作用,表明具有一定的免疫恢复作用。⑧其他:对实验动物粥样硬化家兔皮下注射10mg/kg/d可降低血胆固醇50%。杯苋甾酮具有雌激素样活性。未成熟大鼠口服,使子宫重量增加。⑨毒性:酸性乙醇提取物灌胃小鼠的LD_{50}为 (254~288)g/kg, 腹腔注射的LD_{50}为(39.9~42.0)g/kg。

【性味、归经与效用】 性寒,味苦、甘。归肺、肝经。有清热解毒,化痰止咳,凉血散瘀的功效。用于治疗咽喉肿痛,肺热咳嗽,肺痈,目赤肿痛,痢疾,痈肿疔疮,蛇毒咬伤,跌打损伤。

【临床应用】 ①咽喉肿痛:白毛夏枯草、射干、桔梗各10g,甘草6g。水煎服,日服一剂。②肺痈:白毛夏枯草、桔梗、前胡、瓜蒌、鱼腥草各10g、甘草6g。水煎服,日服一剂。③黄疸:白毛夏枯草15~30g,鲜萝卜根120g。水煎服,日服一剂。④慢性骨髓炎:白毛夏枯草、薏苡仁各30g,补骨脂、骨碎补、虎杖、桑皮各15g,当归12g,黄芪20g,甘草5g。水煎服,日服一剂[4]。

夏至草 Herba Lagopsis Supinae

为唇形科植物夏至草*Lagopsis supina* (Steph) IK.-Gal. 的干燥全草。

详见297页夏至草项下。

【按语】 夏枯草为常用中药,始载于《神农本草经》下品,因此草夏至后即枯,故名。现代研究有抗菌、抗炎、抗内毒素、抗肿瘤和降低血糖、降低血脂的药理作用。与中医药经典药理所述有清火、明目、散结、消肿的功效相吻合。

据谢宗万研究员调查[5],全国市场流通的夏枯草药材除正品外,在江苏、浙江、福建等地有以白毛夏枯草(Herba Ajugae),河北、内蒙古、云南部分地区有以夏至草(Herba Lagopsis Supinae)混或充作夏枯草药用的情况,除此以外,还有以白花夏枯草*Prunella vulgaris* L. var. *leucantha* Schur、长冠夏枯草(山菠菜)*P. asiatica* Nakai、硬毛夏枯草*P. hispida* Benth的全草[6]作夏枯草药用,需予纠正。

夏枯草药名称"草"但不是草而是果穗。白毛夏枯草因药名中有"夏枯草"三子,夏至草因夏至后即枯萎和有"夏枯草"之别名等原因而引起品种混乱。三药虽系同科植物,但品种不同,化学成分、药理作用和性味、归经与效用均不一致,需注意鉴别,各以其名正确应用。

(周素娟 熊南燕 王建华 郑素霞)

参考文献

[1]国家药典委员会.中华人民共和国药典(2005年版一部).北京:化学工业出版社,2005.198

[2]孔增科，等.常用中药药理与临床应用.赤峰：内蒙古科学技术出版社，2005.80
[3]房玉玲，等.微量元素与健康研究，2004，21(6)：68
[4]袁立君，等.南京中药学院学报，1994，10(6)：44
[5]谢宗万.中药材品种论述(中册)，上海：上海科学技术出版社，1984.305
[6]肖培根.新编中药志·第二卷.北京：化学工业出版社，2002.767

100 党参、明党参及川明参

党参 Radix Codonopsis

【基源】 为桔梗科植物党参*Codonopsis pilosula* (Franch.) Nannf.、素花党参*Codonopsis pilosula* Nannf. var. modesta (Nannf.) L. T. Shen或川党参*Codonopsis tangshen* Oliv. 的干燥根。

【饮片鉴别】 ①党参：为类圆形厚片，直径0.4~2.5cm，厚2~4mm。切面皮部黄白色，灰白色或淡黄棕色，偶有裂隙，形成层环纹棕色，木部淡黄色，微显放射状纹理；周边黄棕色至灰棕色或黄白色、灰黄色至黄棕色有纵皱纹，有时可见横环纹。质硬或稍软韧。气微香而特异，味微甜(图100-1)。②炒党参：表面焦黄色，微具焦斑(图100-2)。③米党参：形如党参，切面及周边色变深，呈老黄色，可见焦斑。有焦香气(图100-3)。④蜜党参：形如党参，切面及周边黄棕色，有光泽与焦斑，稍有黏性。有蜜香气，味甜(图100-4)。⑤麸炒党参：形如党参，淡棕色至棕黄色，略具焦香气[1](图100-5)。

【成分】 含党参苷、苍术内酯Ⅱ、苍术内酯Ⅲ、蒲公英萜醇、党参酸、丁香苷、香茄兰酸、烟酸及少量生物碱，还含有赖氨酸、苏氨酸、蛋氨酸等氨基酸和铁、锌等无机元素。

【药理】 ①抗衰老：苯异丙基腺苷(PIA)5mg/kg、1mg/kg皮下给药，能引起成年雄性小鼠的学习记忆行为障碍(用跳台法测试)。党参水煎剂50mg/kg、30g/kg灌胃给药，能减弱PIA的作用。②镇静：党参水提物、醇提物可使小鼠自主活动减少，延长巴比妥睡眠时间，拮抗士的宁惊厥及电惊厥，协同氯丙嗪镇静和巴比妥阈下睡眠作用。③加强造血功能：给兔皮下或灌服水浸膏、醇浸膏或党参粉可使红细胞数增加，白细胞数减少。④抗血栓：党参20~100mg/kg对ADP诱导的兔血小板聚集有明显抑制和解聚作用。给兔静脉注射1g/kg党参注射液能明显降低全血及血浆比黏度和血细胞比容，抑制体内外血栓形成。⑤调节血脂：党参4g/只，每日3次，可使高脂血兔的血脂及LDL降低，使高密度

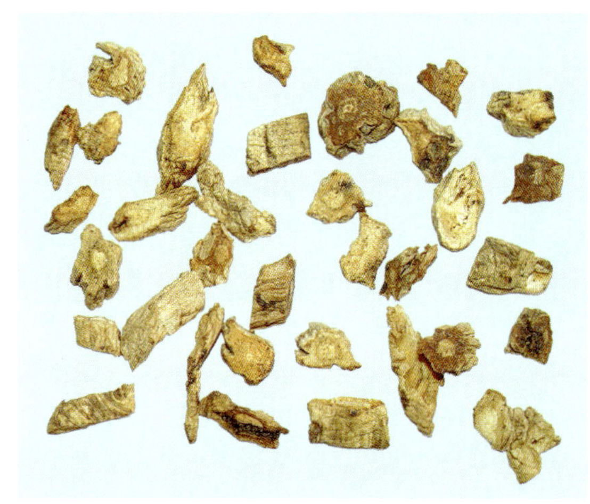
图 100-2 炒党参

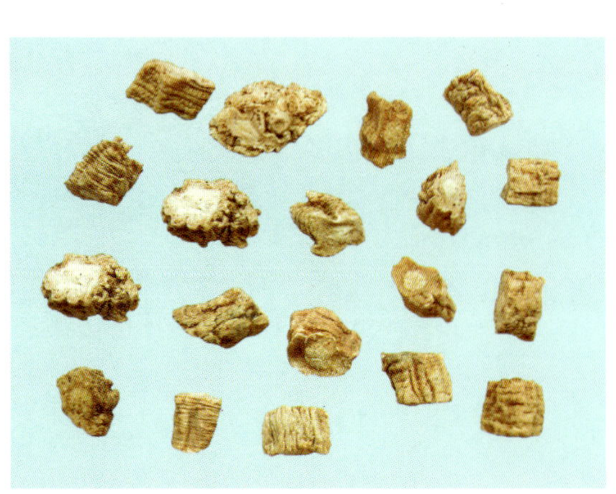
图 100-1 党参

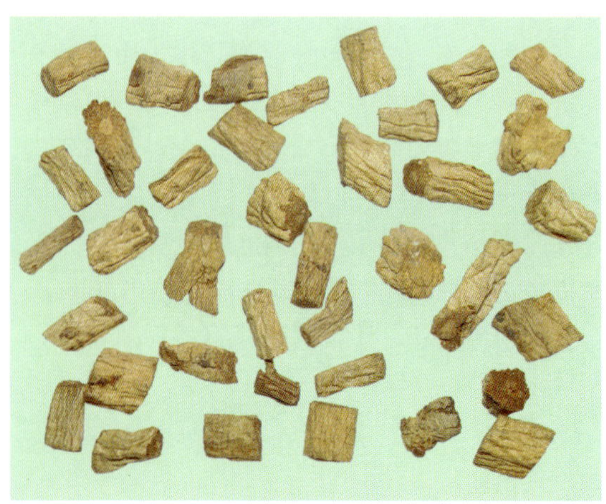
图 100-3 米党参

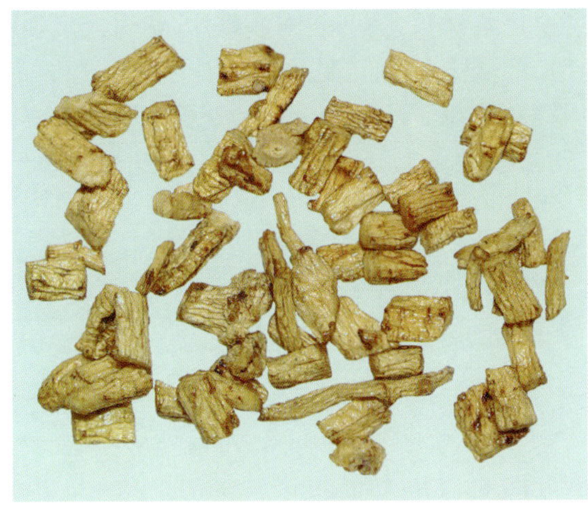

图 100-4 蜜党参

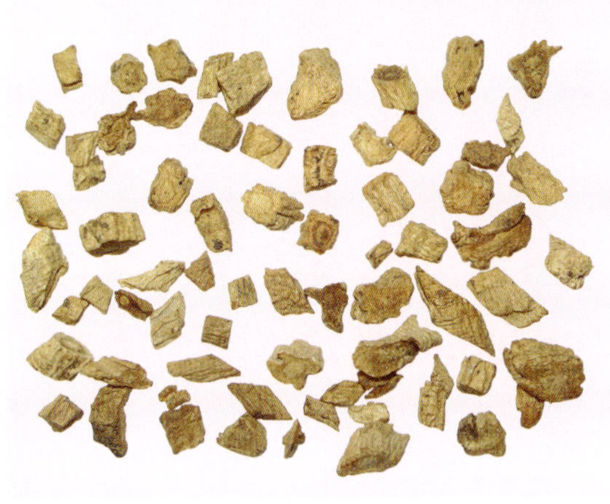

图 100-5 麸炒党参

脂蛋白载体略有升高。⑥抗心肌缺血：党参注射液能预防和治疗兔及大鼠神经垂体素急性心肌缺血，对小鼠异丙肾上腺素心肌缺血也有保护作用。⑦改善微循环：党参提取物可使麻醉猫脑、后肢和内脏血流量增加，并有抗肾上腺素作用。静注党参注射液可使晚期失血性休克兔血压明显回升，延长存活时间。还能改善微循环，使羊水导致的兔球结膜微循环障碍在15~30分钟内全部恢复正常。⑧促进肠胃功能：党参1.5~15mg/kg可使兔、豚鼠离体小肠紧张性升高，抑制5-HT引起的回肠收缩，部分抑制应激引起的胃运动增加和胃排空加快。⑨抗溃疡：党参各种制剂和党参多糖能抑制胃酸分泌，降低胃液分泌量、总酸度和总酸排空量。对应激性、幽门结扎型、醋酸型及消炎痛型胃溃疡均有明显的预防和治疗作用。⑩调节免疫功能：可明显增强小鼠腹腔巨噬细胞的吞噬活力，对环磷酰胺造成免疫抑制的小鼠，能明显增强淋巴细胞转化、抗体形成细胞的功能，提高抗体效价。⑪毒性：党参水煎液给小鼠灌胃的LD_{50}为240.3g/kg，党参注射液小鼠腹腔注射的LD_{50}为(79.21±3.60)g/kg[2]。

【性味、归经与效用】 性平，味甘。归脾、肺经，有补中益气，健脾益肺的功效。用于脾肺虚弱，气短心悸，食少便溏，气虚喘嗽，内热消渴。

【临床应用】 ①不寐：党参20g，黄芪、地黄各15g，当归、玳瑁各10g，琥珀粉2g（冲）。水煎服，日服一剂。②低血压病：党参、枳壳、炙甘草各15g，白术10g，黄芪30g，当归6g，黄精18g。水煎服，日服一剂。③细菌性痢疾：党参、白术、柴胡、法半夏各10g，茯苓12g，炙甘草、木香、砂仁、升麻、葛根、陈皮各6g。水煎服，日服一剂。④冠心病：党参、茯苓、瓜蒌各15g，白术12g，清半夏12g，陈皮9g。水煎服，日服一剂。⑤贫血：党参12g，白芍9g，熟地黄18g。水煎服，日服一剂。⑥银屑病、囊肿性痤疮：党参、蒲公英、紫花地丁、金银花、夏枯草、海浮石各15g，地黄、白花蛇舌草各30g，浙贝母10g，海浮石15g。水煎服，日服一剂。⑦胃、十二指肠溃疡：党参15g，黄连3g，白芍、海螵蛸各12g，炙甘草、白及、延胡索各10g，三七粉2g（冲）。水煎服，日服一剂[3]。⑧白细胞减少症：党参、黄芪各30g，麦冬、枸杞子、丹参各15g，五味子、川芎、红花各10g，白术5g。水煎服，日服一剂。

明党参 Radix Changii

【基源】 为伞形科植物明党参 *Changium smyrnioides* wolff.的根。

【饮片鉴别】 为圆形或长圆形厚片，切面淡黄色，木心较大；周边黄棕色，光滑。质坚脆，角质。气微，味甘（图100-6）。

【成分】 含挥发油，20种氨基酸，钙、铜、钴、铁、锗、钾、镁、钠、磷、锌和锶等29种无机元素，磷脂类，脂肪酸类，β-谷甾醇，豆甾醇，丁二酸，L-天门冬酰胺和明党参多糖类等。

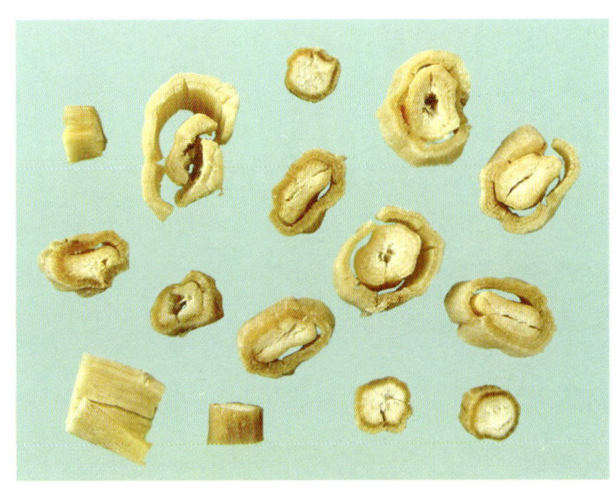

图 100-6 明党参

【药理】 ①止咳：灌服明党参水煎剂25，50，100g/kg（生药）；天门冬酰胺1g/kg，对氨水引起的小鼠咳嗽均有明显的镇咳作用。②祛痰：灌服明党参水煎剂12.5，25g/kg及单体天门冬酰胺2g/kg，能显著增加小鼠呼吸道酚红排出量；在蛙食道黏膜滴加100%的水提物1ml及7%天门冬酰胺1ml，均能明显促进蛙纤毛运动；挥发油中含量较高的6，9-十八碳二炔酸甲酯可能是祛痰的活性成分。③平喘：灌服明党参水煎液100g/kg（生药）及天门冬酰胺1g/kg均能显著延长组胺或乙酰胆碱等过敏介质诱发的豚鼠哮喘发作潜伏期。④调节血脂、抗氧化：明党参醇提取物以125，250，500mg/（kg·d）水提物以2.5，5，10g/（kg·d）分别喂试验性高脂血症大鼠4天，均能显著降低血清胆固醇（TC）的水平。亦能降低血清三酰甘油酯（TG），并不同程度提高高密度脂蛋白（HDL-C）的比率。明党参醇提取物对实验性大鼠高胆固醇脂血症伴脂质过氧化物的增加，具有明显的抑制作用，并与提高血清超氧化物歧化酶和全血谷胱甘肽过氧化物酶的活性密切相关，这表明明党参有抗氧化作用。⑤增强免疫力：小鼠灌服明党参水煎液15g/kg×4次，其中第1次间隔12小时，其后每8小时一次，36小时后收集小鼠腹腔巨噬细胞作巨噬细胞C3b受体检测，结果两者均显著增高巨噬细胞YC-花环形成率。明党参水煎剂和多糖均显著增加正常小鼠脾指数和胸腺指数，增加小鼠外周血白细胞数及淋巴细胞数等的百分率。⑥抗应激：小鼠灌服明党参水提物5，10g/（kg·d），多糖0.05，0.1g/（kg·d），连续10天，均能显著延长常压缺氧小鼠的存活时间，明显减轻小鼠脏器受缺氧环境的损伤，表现出良好的应急能力。⑦促进消化功能：灌服明党参水煎液30g/kg（生药），能明显提高小肠对炭末的推进率，有利肠道内容物的排空，表明明党参对正常小鼠的小肠蠕动有促进作用。

【性味、归经与效用】 性微寒，味甘、微苦。归肺、脾、肝经。有润肺，化痰，和胃，养阴，平肝，解毒的功效。用于肺热燥咳，呕吐反胃，食少口干，目赤眩晕，疔毒疮疡。

【临床应用】 ①感冒：明党参15g。水煎服，日服一剂。②气管炎：明党参、清半夏各12g，白术10g，黄芪15g。水煎服，日服一 剂。③贫血：明党参、当归、仙鹤草各10g，大枣5枚，甘草3g，水煎服，日服一剂[4]。④胃虚呕逆：明党参、党参各10g，砂仁6g，橘红3g，水煎服，日服一剂。

川明参 Radix Chuanmingshinis

【基源】 为伞形科植物川明参 *Chuanmingshen violacecum* Sheh et Shan. 的干燥根。

【饮片鉴别】 呈不规则形薄片，切面淡黄白色，半透明，具蜡样光泽，可见白色断续同心环纹；木部显白色放射状纹理；周边黄白色，质坚脆。气微，味甘淡，嚼之发黏（图100-7）。

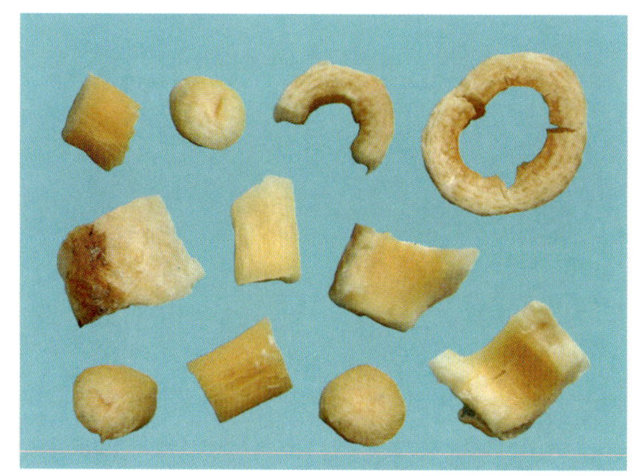

图 100-7 川明参

【成分】 含糖类，苷类和微量生物碱[5]。

【药理】 有止咳、祛痰、平喘，促进消化功能的作用。

【性味、归经与效用】 性凉，味甘、微苦，归肺、肾、肝经。有养阴清肺、健脾助运的功效。用于热病伤阴，肺燥咳嗽，脾虚食少，病后体虚。

【临床应用】 ①肺虚咳嗽：川明参、菊花、瓜蒌皮、苦杏仁、桔梗、前胡各10g，甘草3g。水煎服，日服一剂。②脾虚纳差：川明参、白扁豆、莲子、芡实各15g，陈皮3g。水煎服，日服一剂。③久病体虚：川明参、黄芪、黄精、山药各12g，白术、百合、当归、砂仁、大枣、生姜各10g。水煎服，日服一剂。

【按语】 党参为常用中药，据《图经本草》苏颂曰"人参，生上党山谷及辽东[6]"之说认为系人参之别名；党参一名始见于《本草从新》，吴仪络曰："党参，甘平补中，益气，和脾胃，除烦渴，中气微虚，用以调补，甚为平妥。按古本草云，参须（生于）上党者佳，今真党参久已难得。肆中所卖党参，种类甚多，皆不堪用，唯防风党参，性味和平足贵，根有狮子盘头者真[7]。"这与当今所用党参形态相符。该药有补中益气，健脾益肺，生津的功效。用于脾肺虚弱，气短心悸，气虚喘嗽，内热消渴等病症，疗效可靠。现代研究其有促进造血机能，调节血脂，抗心肌缺血，抗溃疡和调节免疫功能等广泛的药理活性，与中医药经典理论相一致。

党参属（Codonopsis）植物我国有40余种，除《中华人民共和国药典》收载的党参、素花党参、川党参外，其他该属植物不同品种的根在不同地区也有作党参或作为补药应用的情况。《常用中药材品种整理和质量研究》南方协作组调查了北京、山西、河北、辽宁、甘肃、新疆、云南、广西、江苏等18个省区的商品党参药材110件，鉴定结果是除《中华人民共和国药典》收载的党参3个品种为主流商品外，管花党参*Codonopsis tubulosa* Komar、新疆党参*C. clematidea* (Schrenk) C. B. Clarke、脉花党参*C. nervosa* (Chipp.) Nannf.、大花党参*C. nervosa* var. *macrantha* (Namf.) L. T. Shen、球花党参*C. subgloosa* W.W. Smith、灰毛党参*C. canescens* Nannf.、寻甸党参*C. xundianensis* Z. T. Wang. et G. H. Xu. ined、珠鸡斑党参*C. meleagris* Diels 的根在不同省区也作为党参药用[8]，甚至有用大花金钱豹*Campanumoea javanica* Blune、银柴胡*Stellaria dicbotoma*种植品的干燥根[9]伪充党参药用的情况，须予注意。

明党参(Radix Changii)也为常用中药，亦名“明党”、“明参”。以“土人参”之名收载于《本草纲目拾遗》。

川明参(Radix Chuanmingshinis)为少常用中药，习称“明参”或“沙参”，历代本草未见记载，《四川中草药标准》(试行稿)第一批以川明参为名收载。

党参、明党参因均有“党参”之名，明党参、川明参因均有“明参”之别名，偶见混淆应用的情况。但三药基源不同，化学成分、药理作用和功能效用均有区别。党参不燥不腻，既可补中益气，又可补气生血；明党参味甘而无腻滞之性，具有润肺化痰，和胃止呕，兼有一定的益气和清热解毒作用；川明参功主养阴清肺，健脾助运，“诸参皆补”用于三药有其共性，又各有其特长，故不可混淆而用，而应各以其名正确药用。《中华人民共和国药典》收载党参之外的品种，应加强研究，另立名称药用，不可混称党参而用。

至于金钱豹和银柴胡，因性状与党参有相近之处而易于混淆，但作党参药用纯属伪品，应注意鉴别，正确药用，决不可混淆或充作党参药用。

(王玲玲　韩书明　赵学红　郭　明)

参考文献

[1]吴玛琍，孔增科.中药饮片鉴别(上册).天津：天津科学技术出版社，1993.270

[2]肖培根.新编中药志·第一卷.北京：化学工业出版社，2002.813

[3]孔增科，等.常用中药药理与临床应用.赤峰：内蒙古科学技术出版社，2005.371

[4]徐国钧，等.中国药材学(上册).北京：中国医药科技出版社，1996.346

[5]四川省卫生厅.四川省中药材标准.1987.11

[6]宋·苏颂撰.胡乃长，等辑注.图经本草(辑复本).福州：福建科学技术出版社，1988.88

[7]清·吴仪洛.本草从新.上海：上海科学技术出版社，1958.5

[8]徐国钧，徐珞珊.常用中药材品种整理和质量研究(南方协作组·第一册).福州：福建科学技术出版社，1994.37

[9]孔增科，等.时珍国药研究，1994，5(1)：19

101　射干、川射干、白射干及扁竹根

射干 Rhizoma Belamcandae

【基源】 为鸢尾科植物射干 *Belamcanda chinensis* (L.) DC. 的干燥根茎[1]。

【饮片鉴别】 为类圆形、长圆形或不规则分支状薄片，直径1~2cm，长至5cm。切面黄色或浅黄色，颗粒性；周边黄褐色、棕褐色或黑褐色，皱缩，具环纹，偶见突起的圆点状根痕。质硬脆，易折断。气微，味苦、微辛(图101-1)。

【成分】 含异黄酮及其糖苷、二环三萜及其脂肪酸脂、二苯乙烯类化合物、苯丙酮及其糖苷等[2]。

【药理】 ①抗病原体：1:20射干煎剂或浸剂对体外(鸡胚、组织培养)咽喉疾患及外感的一些病毒如腺3病毒、埃可$_{11}$($ECHO_{11}$)病毒、疱疹病毒、流感、副流感、

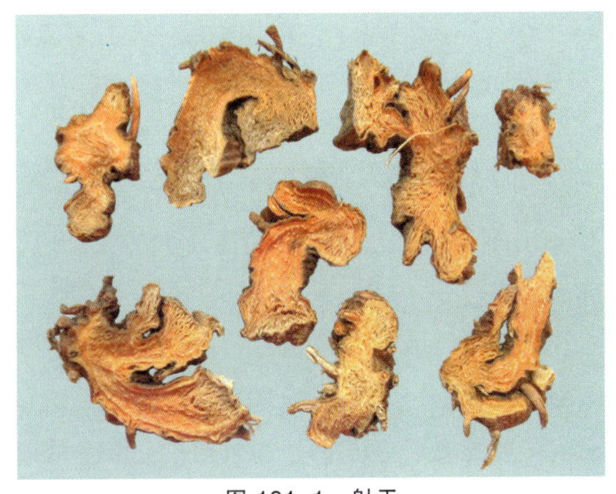

图 101-1　射干

鼻病毒等均有抑制或延缓病变出现的作用。本品煎剂和注射液体外有抗肺炎球菌及甲、乙型链球菌作用，对金黄色葡萄球菌作用弱[3]。②抗炎：对早期或晚期炎症都有明显的抑制作用。异黄酮中的鸢尾苷及苷元有体外抗透明质酸酶作用，能抑制大鼠透明质酸酶性足爪浮肿，抑制氮芥所致大鼠腹水渗出。醇提物给小鼠灌服13~22g/kg能显著抑制组胺所致皮肤及醋酸所致腹腔毛细血管通透性的增高，抑制巴豆油所致耳郭肿胀。给大鼠灌服8~13g/kg能显著抑制甲醛性、透明质酸酶性足爪浮肿、棉球性肉芽组织增生和巴豆油性肉芽肿及渗出。③解热：本品8~13g/kg，给干酵母致热大鼠灌服，有抑制体温升高的显著解热作用。④兴奋咽喉黏膜：乙醇或水提物及鸢尾黄酮苷给兔灌服或注射可促进唾液分泌，射干酚A、射干酚B等能促进胆碱能神经生长及其乙酰化酶的活性。⑤毒性：醇提取物小鼠灌服的LD_{50}为66.78g/kg[4]。

【性味、归经与效用】 性寒，味苦，归脾、肺、肝经。有清热解毒，消痰利咽的功效，用于热毒痰火郁结咽喉肿痛，痰涎壅盛咳喘，咳嗽气喘。

【临床应用】 ①支气管炎：射干20g，麻黄、清半夏、紫苑、蜜款冬花各10g，五味子15g，细辛、生姜各6g，大枣3枚。水煎服，日服一剂。②喉风：射干、山豆根各15g，冰片2g，共研细粉，吹喉。每日3~5次。③慢性鼻窦炎：射干15g，山豆根、柴胡、辛夷、栀子各10g，炒苍耳子6g。水煎服，日服一剂。④乳糜尿：射干15g，水煎加白糖适量，日服一剂，分3次口服，10天为1个疗程。⑤水田皮炎：射干750g，加水13升，水煎1小时，过滤，加食盐120g，搅匀，待温度在30~40度时涂洗患处。⑥咳嗽变异性哮喘：射干、姜半夏各5g，炙麻黄3g，细辛15g，炙款冬花、炙紫菀、紫苏子、苦杏仁各6g，五味子4g。水煎服，日服一剂。⑦洛汀新所致咳嗽：炙麻黄5g，生石膏30g，苦杏仁、射干、麦冬、五味子、款冬花各10g，甘草6g。水煎服，日服一剂。⑧小儿寒饮咳喘：射干5~8g，麻黄3~6g，细辛3g，姜半夏、款冬花、紫苑各5~8g，五味子1.5~5g，生姜1~3片，大枣3~5枚。水煎服，日服一剂。⑨急慢性淋巴结肿：僵蚕6g，全蝎、黄柏各9g，射干8g。水煎服，日服一剂[5]。

川射干 Rhizoma Iridis Tectori

【基源】 为鸢尾科植物鸢尾*Iris tectorum* Maxim.的干燥根茎。

【饮片鉴别】 呈圆形或长圆形片，长2~6cm，宽0.8~1.2cm，厚1.5~2mm。切面白色、微黄色或黄棕色，靠近皮部由筋脉点排成一圈断续环带；周边黄褐色或黄棕黑色，有环纹、纵沟和较密集外缘凸出、中央有凹陷的圆点状须根痕。质硬略韧。气微，味甘、苦(图101-2)。

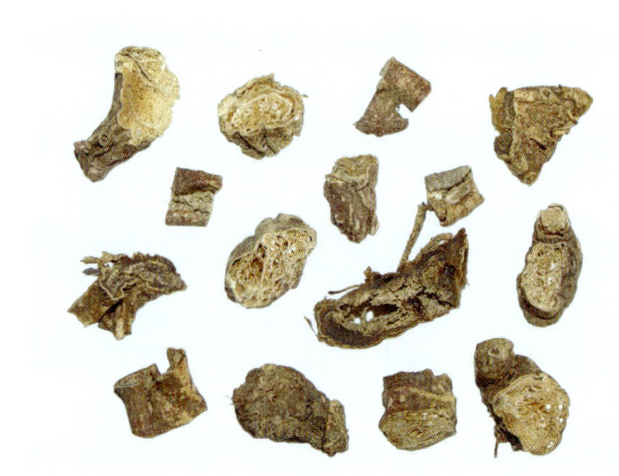

图 101-2 川射干

【成分】 含鸢尾苷、鸢尾苷元、野鸢尾苷元、鼠李秦素、夹竹桃苷、草夹竹桃双糖苷、鸢尾异黄酮[6]。

【药理】 ①解热：川射干乙醇提取物8g/kg给酵母致热大鼠灌服有显著的解热作用，能抑制大鼠体温的增高。②抗炎：川射干乙醇提取物13g/kg给小鼠灌服，能显著抑制组胺所致小鼠皮肤及醋酸所致小鼠耳部水肿。给大鼠灌服25mg/kg还能显著对抗大鼠巴豆油性肉芽囊的炎性渗出和炎性增生。8g/kg给大鼠灌服，有明显抑制透明质酸酶或甲醛性足肿胀及棉球肉芽组织增生的作用。对大鼠因腹腔注射氮芥引起的腹水渗出亦有抑制作用。③抗过敏：鸢尾黄酮对大鼠因卵清蛋白诱导的皮肤被动过敏的抑制率为40%。④祛痰：乙醇提取物25g/kg给小鼠灌胃，能显著增加呼吸道排痰量。⑤抗菌：对金黄色葡萄球菌、炭疽杆菌、白喉杆菌、乙型链球菌有一定的抑制作用。⑥毒性：70%乙醇提取物给小鼠灌服的LD_{50}为39g/kg。

【性味、归经与效用】 性寒，味苦。归脾、胃、大肠经。有清热解毒，消痰利咽的功效。用于咽喉肿痛，痰咳气喘。

【临床应用】 ①咽喉肿痛：川射干、山豆根各9g，僵蚕3g，薄荷12g(后下)。水煎服，日服一剂。②胃热口臭：川射干、栀子各9g，鱼腥草12g。水煎服，日服一剂。③食积、气积、血积：川射干、刘寄奴各9g，薏仁根15g，以酒为引。水煎服，日服一剂。④肝炎黄疸：川射干6g。水煎服，日服一剂。

白射干（野鸢尾） Radix Iridis Dichotomatis

【基源】 为鸢尾科植物野鸢尾 *Iris dichotoma* Pall. 的干燥根及根茎[6]。

【饮片鉴别】 为不规则形及圆形段片。根茎呈不规则形厚片，直径0.7~2cm。切面类白色或黄白色，稍粉性；周边棕褐色或黄褐色，粗糙，有时可见纤细的棕黄色须毛状叶鞘；根片圆形或扁圆形，直径1.5~4mm。切面黄白色或淡黄色，中央有小木心或与皮部分离；周边黄褐色或灰黄色，具纵沟及横环纹。质硬而韧。气微，味淡，微苦（图101-3）。

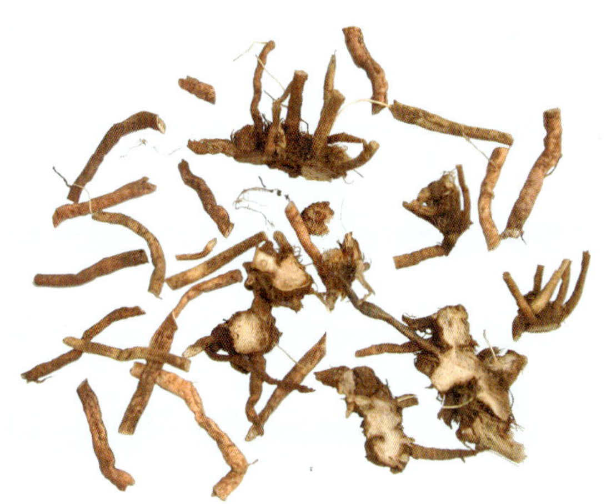

图 101-3 白射干

【成分】 含鸢尾苷、野鸢尾苷、3-甲基鼠李素、白射干素、汉黄芩素等。

【药理】 ①抗病毒：10%的白花射干能抑制8个血凝单位的A/京防86-1（甲1型）流感病毒。②解热：乙醇提取物13g/kg灌胃，对皮下注射15%的啤酒酵母所致的大鼠发热具有一定的解热作用。③抗炎：对炎症早期和炎症晚期均有显著的抑制作用。乙醇提取物13g/kg灌胃，对大鼠的透明质酸酶或甲醛性足肿胀及棉球肉芽组织增生均有明显的抑制作用。乙醇提取物22g/kg灌胃，对组胺、醋酸所致的小鼠皮肤或腹腔毛细血管通透性增高、巴豆油所致耳肿胀均有抑制作用。④毒性：乙醇提取物小鼠灌胃的LD_{50}>66.78g/kg。

【性味、归经与效用】 性寒，味苦；归肺、胃、肝经。有清热解毒，活血消肿，止痛止咳的功效。用于咽喉肿痛，痰热咳喘。

【临床应用】 ①咽喉肿痛：白射干9g。水煎服，日服一剂。②肝炎、胃痛：白射干15~30g。水煎服，日服一剂。③牙龈肿痛：鲜白射干切片，贴牙痛处。

扁竹根 Rhizoma Iris Japonicae

【基源】 为鸢尾科植物蝴蝶花*Iris japonica* Thanb. 的干燥根茎。

【饮片鉴别】 呈不规则条块状，有的具分支。表面黄白色，近根头部有横环纹，其下有纵皱纹及凹下的根痕。质松脆，断面黄白色，角质样。气微，味甘、略苦（图101-4）。

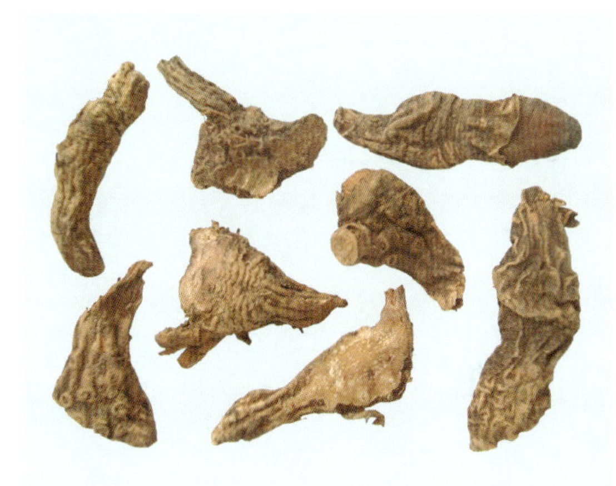

图 101-4 扁竹根

【成分】 含鸢尾醛类、鸢尾醛类的脂肪酸脂和射干醛等。

【性味、归经与效用】 性寒，味苦、辛；有小毒。有消食，杀虫，通便，利水，活血，止痛，解毒的功效。用于食积腹胀，虫积腹痛，热结便秘，水肿，癥瘕，久疟，牙痛，咽喉肿痛，疮肿，瘰疬，跌打损伤，子宫脱垂，蛇犬咬伤。

【临床应用】 ①食积腹胀：扁竹根、臭草根、香附子各9g。水煎服，日服一剂。②肝脾肿大：扁竹根、香附子、槟榔、土沉香、青木香各9g。水煎服，日服一剂。③急性黄疸性肝炎：扁竹根6g，车前草、茵陈各30g。水煎服，日服一剂。④小儿发热：扁竹根6g，佛甲草9g。水煎服，日服一剂。⑤肺痨咯血：扁竹根6g，乌仔花、胡颓子根各9g，石仙桃30g，石斛、大伸筋各15g。水煎服，日服一剂。⑥狂犬咬伤：扁竹根、黑竹根、苦荞头、刮筋板、蓝布裙各9g。水煎服，日服一剂。

【按语】 射干为较常用中药，始载于《神农本草经》下品。有清热解毒，消痰利咽的功效，对于热毒郁肺，结于咽喉而致咽喉肿痛，兼有热痰壅盛者单用即有效；与黄芩、甘草、桔梗等配伍，可治喉痹不通，自古就是治疗喉痹咽痛之要药。现代药理研究证实，射干有抗菌、抗病毒、抗炎、解热和兴奋咽喉黏膜、促进唾腺分泌的作用，与中医药经典理论和临床疗效相吻合。

据文献考证,射干自古以来就存在着异物同名的情况。目前,有源于3科10种不同植物的根茎称"射干"药用,必须予以注意。

川射干的应用有较长历史,其性味、功效与射干有相近之处,但不完全相同,《中华人民共和国药典》2005年版一部将其另药收载,这是十分正确的。

白射干亦名白花射干,始载于《植物名实图考》,有清热解毒,活血消肿,止痛止咳的功效,无抗菌的药理活性,与射干功效区别较大,是射干的混淆品。

扁竹根始载于《草木便方》,性味、功效与射干迥异,是射干的伪品。

上述四药虽源于同科,但品种不同,饮片性状、成分、药理作用和功效各有所长,应注意识别,正确应用。

(赵学红　潘　嫕　王文兰　王光恩)

参考文献

[1]王本祥.现代中药药理与临床.天津:天津科学技术出版社,2004.1266
[2]肖培根.新编中药志·第一卷.北京:化学工业出版社,2002.821
[3]孔增科,等.常用中药药理与临床应用.赤峰:内蒙古科学技术出版社,2005.119
[4]吴泽芳,等.药物分析杂志.1985,5(3):167
[5]江苏医学院.中药大辞典(下册).上海:上海科学技术出版社,1997.1883
[6]国家中医药管理局《中华本草》编委会.中华本草.上海:上海科学技术出版社,1999.8·269

102 凌霄花、紫梢花及泡桐花

凌霄花 Flos Campsis

【基源】 为紫葳科植物凌霄*Campsis grandiflor* (Thunb.) Loisel. ex K. Schum. 或美洲凌霄*Campsis radicans* (L.) Seem. 的干燥花。

【饮片鉴别】 ①凌霄:多皱缩卷曲,黄褐色至棕褐色,完整花朵长4~5cm。萼筒钟状,长2~2.5cm,裂片5,裂至中部,萼筒基部至萼齿尖有5条纵棱。花冠先端5裂,裂片半圆形,下部联合呈漏斗状,表面可见细脉纹,内表面较明显。雄蕊4,着生在花冠上,2长2短,花药个字形,花柱1,柱头扁平。气清香,味微苦、酸(图102-1)。②美洲凌霄:完整花朵长6~7cm。萼筒长1.5~2cm,硬革质,先端5齿裂,裂片短三角状,长约为萼筒的 1/3,萼筒外无明显的纵棱;花冠内表面具明显的深棕色脉纹(图102-2)。

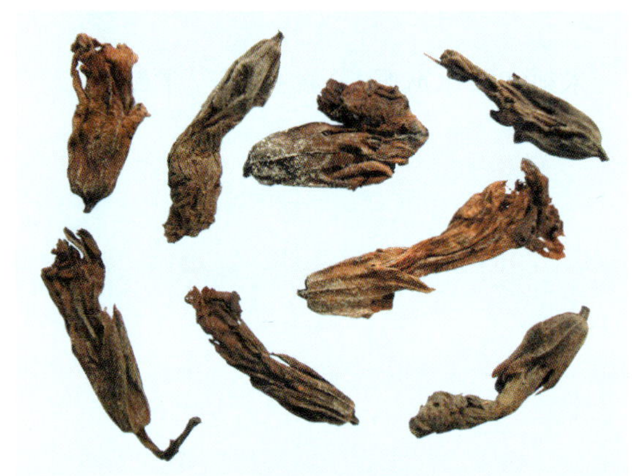

图 102-1　凌霄(花)

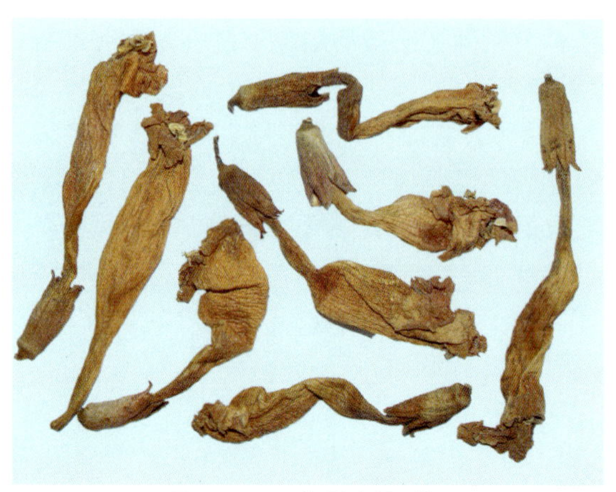

图 102-2　美洲凌霄(花)

【成分】 含芹菜素、花青素-3-芸香糖苷、芹菜素、β-谷甾醇,辣椒黄素[1],挥发油;糠醛、甲基糠醛、2-3酰糖醛和糖醇、肉苁蓉碱等[2]。

【药理】 ① 抗菌:50%的凌霄花煎剂对福氏痢疾杆菌和伤寒杆菌有抑制作用。②抗血栓:凌霄花水煎剂给大鼠灌胃,有明显抑制大鼠血栓形成的作用[3],并能加快红细胞电泳,增加红细胞电泳率,使血液红细胞处于分散状态,说明凌霄花的行血祛瘀功能,并提示其能改善心血管功能。③对子宫的作用:凌霄花能非常显著抑制未孕小鼠子宫收缩，对离体子宫能增强收缩活性；美洲凌霄花对离体子宫呈节律性的兴奋和抑制作用。④最大耐受量：水煎剂小鼠口服的最大耐受量为50g/kg。

【性味、归经与效用】 性寒，味甘、酸。归肝、心包经。有凉血化瘀，祛风的功效。用于月经不调，经闭癥瘕，产后乳肿，风疹发红，皮肤瘙痒，痤疮。

【临床应用】 ① 闭经：凌霄花20g，当归、莪术各10g，共研细末。口服，一次10g，一日2次。②荨麻疹：凌霄花30g，土茯苓20g，生地黄、蒲公英、白鲜皮各15g，地肤子、防风、连翘、栀子、金银花各12g，蝉蜕9g，甘草6g。水煎服，日服一剂。③椎-基底动脉供血不足性眩晕：凌霄花、丹参、党参各15g，黄芪20g，川芎、白芷各10g，甘草6g。水煎服，日服一剂。④急性痛风性关节炎：金银花20g，野菊花、一枝黄花、金莲花、木槿花、凌霄花、山茶花、金雀花、芙蓉花各10g，西红花3g。水煎服，日服一剂。⑤痤疮：凌霄花、桑白皮、黄芩、枇杷叶、金银花、野菊花、赤芍、苦参各10g，白茅根30g，当归6g。水煎服，日服一剂[4]。⑥红斑狼疮：凌霄花、泽泻各20~30g，黄芪15~30g，鱼腥草、白茅根各30g，枸杞子、玫瑰花各15g，秦艽、乌梢蛇各10g，白木耳3g，蛋壳4个，玉米须20g。水煎服，日服一剂。⑦酒糟鼻：凌霄花、牡丹皮各10~15g，茵陈30~50g，野菊花、丹参、乌梅各15~30g，山楂20~30g，黄芩、栀子各10g，大黄5~10g。水煎服，日服一剂，10天为1个疗程。⑧胃肠道息肉：丹参30g，凌霄花、生地榆、半支莲各15g，桃仁、赤芍、炮穿山甲、皂角刺、三棱、牡丹皮、槐米、山慈姑、牛膝各12g。水煎服，日服一剂，30天为1个疗程。⑨原发性肝癌：凌霄花、太子参、预知子、白芍，水红花子各15g，白术、茯苓各10g，白花蛇舌草30g。水煎服，日服一剂。

紫梢花 Spongilla

【基源】 为简骨海绵科动物脆针海绵*Spongilla fragilis* (Leidy)的干燥群体[5]。

【饮片鉴别】 呈不规则的块状或棒状，大小不一，中央常附有水草或树枝，长3~10cm，直径1~2.3cm。表面灰白或灰黄色，呈海绵状，有多数小孔。体轻质脆，断面呈放射网状，网眼内有灰黄色类圆形小颗粒，振摇易脱落。气无，味淡(图102-3)。

【成分】 含海绵硬蛋白，海绵异硬蛋白，磷酸盐，碳酸盐，胆甾醇，3′,5′-环腺苷酸等。

【性味、归经及效用】 性温，味甘。归肾经。有补肾助阳，固精缩尿的功效。用于阳痿、遗精，白浊，虚寒带下，小便失禁，阴囊湿痒。

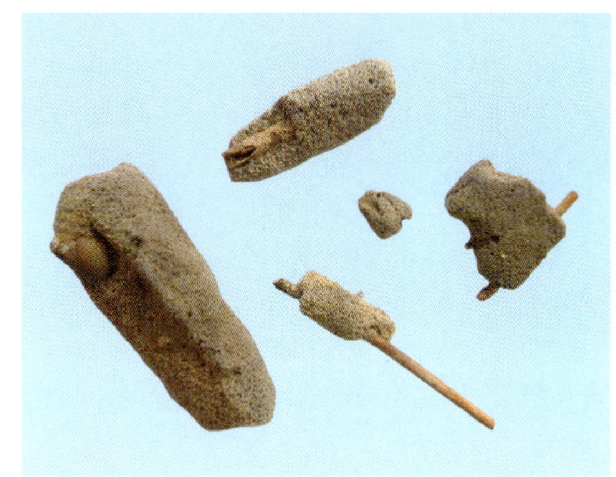

图 102-3 紫梢花

【临床应用】 ①阳痿：紫梢花、龙骨各6g，麝香少许。共研细末，蜜丸梧桐子大。口服，一次3g，一日2次。②阴痒生疮：紫梢花50g，胡椒末25g。水煎取液，浴洗患处，一日2次。

泡桐花 Flos Paulowniae Fortunei Seu Tomentosae

【基源】 为玄参科植物泡桐*Paulownia fortunei* (Seem.) Hemsl. 或毛泡桐*P. tomentosa* (Thunb.) Steud. 的干燥花。

【饮片鉴别】 花萼钟状，革质，长约1.2cm，先端5裂，肥厚，裂片三角形，被毛茸。花冠具毛，呈漏斗状，长4~7.5cm，浅棕色，先端5裂，花冠基部无花盘，花冠内有紫色的斑点。雄蕊4枚，着生花冠上，2强雄蕊，子房上位，子房2室。花柱细长。气微，味淡(图102-4)。

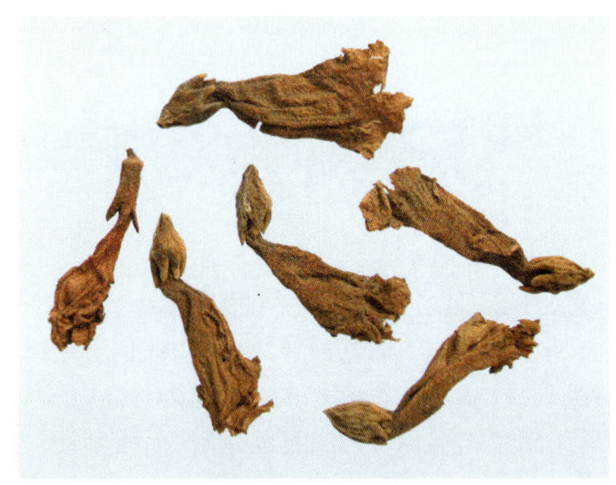

图 102-4 泡桐花

【成分】 含香精油、泡桐素等。

【药理】 ①抗菌：提取物具有较强的抑菌作用。②活血：泡桐花水煎液能增加红细胞电泳率，使红细胞处于分散状态，提示其有活血作用。③最大耐受量：

泡桐花、毛泡桐花水煎液给小鼠灌胃的最大耐受量分别为69g/kg和90g/kg。

【性味、归经与效用】 性寒，味苦。有清肺利咽，解毒消肿的功效。用于肺热咳嗽，急性扁桃体炎，菌痢，急性肠炎，急性结膜炎，腮腺炎，疖肿，疮癣。

【临床应用】 ①腮腺炎：泡桐花24g，水煎服，日服一剂。②玻璃体混浊：泡桐花、酸枣仁、玄明粉、羌活各等量，共研细末，口服，一次6g，一日3次。

【按语】 凌霄花为少常用中药，以"紫葳"之名始载于《神农本草经》中品。凌霄花之名始见于《唐本草》。《本草纲目》曰："俗谓赤艳曰紫葳，此花赤艳，故名。附木而上，高数丈，故曰凌霄。"该药有凉血化瘀，祛风的功效，现代研究有抗血栓，抗菌，增强子宫收缩强度等药理活性，与中医药经典理论和临床实践相符合。

据谢宗万教授等调查[6,7]，凌霄花商品有凌霄花、美洲凌霄花、硬骨凌霄花及泡桐花四种。硬骨凌霄花(Flos Tecomariae Capensis)与凌霄花同科不同种，在广东、福建等地曾误作或混称凌霄花药用，应予纠正；泡桐花性状与凌霄花相近，常见以其充或混称凌霄花药用的情况，这是错误的，因其与凌霄花基源不一，成分、药理和功效与凌霄花迥异，绝不可混称凌霄花药用，而应注意鉴别，各以其名正确应用。

紫梢花为动物类药品，始载于《本草拾遗》，有补肾，益精，助阳的功效。其与凌霄花本不应发生混淆，但在河北省邯郸地区等地却因把紫梢花误称为凌霄花而将其误作或混称凌霄花药用[8]，并有将木槿花(Flos Hibisci)误作凌霄花药用的报道[9]。这些情况的发生，纯属业务素质差，鉴别药品水平低所致，应加强业务知识，鉴别药品技能的学习，提高技术水平予以解决。

(胡双丰　赵学红　陈建钢　牛广斌)

参考文献

[1]吴淑荣，孔增科.实用中药材鉴别手册.天津：天津科学技术出版社，1993.299

[2]沈琴等.天然产物研究与开发，1995，7(4)：71

[3]沈琴等.天然产物研究与开发，1995，7(2)：6

[4]孔增科，等.常用中药药理与临床应用.赤峰：内蒙古科学技术出版社，2005.283

[5]国家中医药管理局《中华本草》编委会.中华本草.上海：上海科学技术出版社，1999.9·7930

[6]谢宗万.中药材品种论述(上册).上海：上海科学技术出版社，1990.473

[7]黄泽菘，等.河北医学院学报，1984，(2)：49

[8]孔增科，等.中国中药杂志，1990，15(7)：12

[9]邯郸地区中医学会中药分会.中药鉴别资料(第一集).1983.274

103　高良姜、大高良姜及山姜

高良姜 Rhizoma Alpiniae Officinarum

【基源】 为姜科植物高良姜*Alpinia officinarim* Hance的干燥根茎。

【饮片鉴别】 呈圆形或不规则形切片，厚约2mm，宽1~1.5cm，长达6cm。切面纤维性，灰棕色至红棕色，中心有环纹，中柱约占直径的1/3；周边棕红色至暗红色，具灰棕色波形环节和细密的纵皱纹。质坚硬。气芳香，味辛辣(图103-1)。

【成分】 含挥发油：1,8-桉叶素、1,7-二苯基-5-醇-3-庚酮(Ⅰ)、1-苯基-7-(3′-甲氧基-4′-羟基)苯基-5醇-3-庚酮(Ⅱ)、去甲基丁香酚-β-O-葡萄糖吡喃糖苷、高良姜酚、桂皮酸甲酯和黄酮类化合物：高良姜素、山柰素、山柰酚、槲皮素、异鼠李素、β-谷甾醇、豆甾醇、菜油甾醇和Ag、Al、B、Ba、Ca等微量元素[1]。

【药理】 ①调节胃肠运动：0.25%~0.75%水煎剂

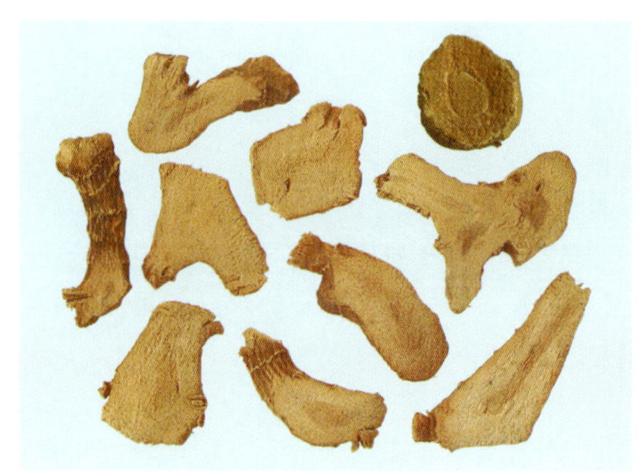

图 103-1 高良姜

对豚鼠离体肠管有兴奋作用，1%~1.25%水煎剂及挥发油的饱和水溶液则呈抑制作用。能显著兴奋兔离体肠管运动，使张力和振幅增加，有组胺样和抗肾上腺素样作用；能显著对抗阿托品抑制墨汁胃肠推进率，对抗番泻叶等大肠性泻药的泻下作用。②抗溃疡：高良姜水提物对小鼠水浸应激型溃疡和大鼠盐酸损伤性溃疡有显著拮抗作用；高良姜丙酮提取物呈剂量依赖性地抑制盐酸加乙醇溃疡、氢氧化钠性溃疡和氨水性溃疡形成[2]。③镇痛：煎剂或醚提取物给小鼠灌肠，均可减少醋酸、酒石酸锑扭体反应次数，延长热刺激反应潜伏期。④抗炎：高良姜水提物10g 20g/kg灌服，能抑制二甲苯引起的小鼠耳壳肿胀和降低乙酸所致小鼠腹腔毛细血管通透性提高，抑制角叉菜胶引起的足跖肿胀。⑤抗菌：煎剂对肺炎链球菌、金黄色葡萄球菌、柠檬色葡萄球菌、白黄色葡萄球菌、炭疽杆菌、溶血性链球菌、白喉杆菌、类白喉杆菌、枯草杆菌、伤寒杆菌、霍乱弧菌等有抗菌作用。对人型结核杆菌也有抑制作用。⑥抗缺氧：高良姜醚提物和水提物灌胃均能延长断头小鼠张口动作持续时间及KCN中毒小鼠的存活时间。⑦抗血栓、抗凝血、抗血小板聚集：给大鼠灌服水提物20g/kg或挥发油0.2~0.4ml/kg均有抗血栓作用。给大鼠灌服10g/kg或挥发油0.2~0.4ml/kg均能使白陶土部分凝血活酶时间(KPTT)明显延长。水提物浓度20mg/ml、25mg/ml、35μg/μl时对ADP或胶原诱导的兔血小板聚集有明显抑制作用。⑧抗氧化：高良姜醇提物在体外脂质过氧化实验中，氧化抑制率超过对照品vitC；对异丙肾上腺素致心肌缺血，高良姜水提物能保护缺氧心肌的SOD活性，降低MDA含量[3]。⑨利胆：高良姜水提物和醚提物均能明显增加麻醉大鼠给药后30分钟胆汁流量，提示其有利胆作用。

【性味、归经与效用】 性热，味辛。归脾、胃经。有温中散寒，行气止痛的功效。用于寒客中焦而致的脘腹冷痛，呕吐，泄泻；伤湿脾虚，冷痰凝聚所致的朝食暮吐，暮食朝吐，牙痛，腮颊肿痛。

【临床应用】 ①胃炎：高良姜、香附各10g，乌药9g，百合、丹参各15g、檀香、砂仁各3g。水煎服，日服一剂[4]。②胃脘痛：高良姜10g，炮姜12g。水煎服，日服一剂。③胁痛：良附丸(高良姜、香附各等份)。口服，1次5g，1日3次。④胸、腹痛：高良姜10g，生姜、厚朴、当归各6g，桂心5g。水煎服，日服一剂。⑤心绞痛：高良姜、荜拨各10g，檀香6g，延胡索12g，水煎服，日服一剂[5]。

大高良姜 Rhizoma Alpinia Galangae

【基源】 为姜科植物大高良姜*Alpinia galanga* willd. 的干燥根茎。

【饮片鉴别】 呈类圆形或不规则形厚片，厚约2mm，宽1~2.5cm，长达8cm。切面淡黄色或淡黄棕色；周边棕红色或棕黄褐色，光滑或少有纵纹，偶见浅土黄色的波状环节与圆形鳞毛状根痕残迹。质坚而疏松。易折断，断面纤维性并粉性。气微香，味微辛辣(图103-2)。

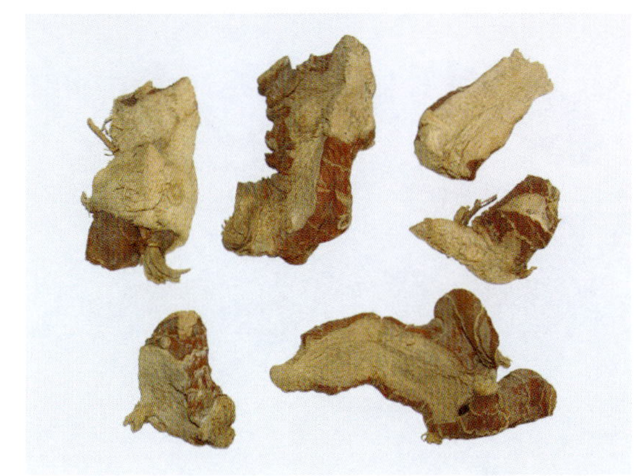

图 103-2 大高良姜

【成分】 含挥发油：1-乙酰氧基丁香油酚乙酸酯、1′-乙酰氧基胡椒酚乙酸酯、十五烷、β-甜没药烯、4-烯醛乙酸苯酯、反式α-佛手柑油烯和黄酮类化合物：高良姜素、山柰甲黄素、山柰酚、槲皮素、异鼠李素[6]，还含有淀粉、蛋白质、脂肪和Al、K、Na、Ca等元素[7]。

【药理】 ①祛痰：大高良姜石油醚提取物对家兔有较好的祛痰作用，使支气管分泌物增加，挥发性部分能直接刺激支气管腺，而非挥发部分则通过胃黏膜的反射产生作用。②抗溃疡：对Shay大鼠胃溃疡有显著抑制作用。③调节胃肠运动：0.25%~0.75%的水煎剂对离体肠管有兴奋作用。④抗菌：挥发油对结核杆菌、痢疾杆菌、副伤寒杆菌、大肠杆菌等有抑制作用。⑤其他：有杀虫和抗癌的作用。

【性味、归经与效用】 性温，味辛。有温胃散寒，行气止痛的功效。用于胃脘冷痛，伤食吐泻等。

【临床应用】 ①皮肤瘙痒，蛇、虫、蝎咬伤：大高良姜鲜根适量，捣烂外敷，每日一次。②胃、十二指肠溃疡：大高良姜12g，白术、海螵蛸、黄连各10g，甘草6g，豆蔻3g。水煎服，日服一剂。③胸胁胀痛：大高良姜、干姜、野姜、姜黄、蔓荆子各10g，胡椒3g，阿魏2g，蜂蜜25g。水煎服，日服一剂[8]。

山姜 Rhizoma Alpiniae Japonicae

【基源】 为姜科植物山姜*Alpinia japonica* (Thunb.) Miq的干燥根茎。

【饮片鉴别】 呈圆形、类圆形或长圆形切片，直径0.5~1.5cm。切面淡棕色或浅棕红色，形成层环明显，韧皮部密布棕色或棕褐色点状维管束；中柱棕褐色或棕红色，占直径的1/2~1/3；周边淡棕色、棕黄色或棕褐色，有细纵纹及波状环纹。质硬，断面粉性并纤维性。气微香，味甘、淡、微辛（图103-3）。

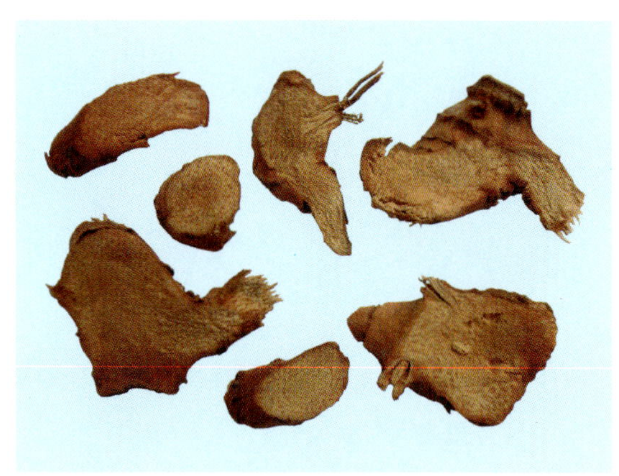

图 103-3 山姜

【成分】 含9(10)-佛手烯-11-醇、山姜烯酮、山姜萜醇、山姜内酯、β-桉叶醇等。

【药理】 ①调节胃肠运动：能拮抗乙酰胆碱、氯化钡引起的豚鼠小肠兴奋和痉挛，调节胃肠功能。②抗溃疡：水煎剂灌胃对幽门结扎型、应激型及利血平型大鼠实验性胃溃疡均有不同程度的抑制作用。

【性味、归经与效用】 性温，味辛。有温中，散寒，祛风，活血的功效。用于脘腹冷痛，肺寒咳喘，风湿痹痛，跌打损伤，月经不调，劳伤吐血。

【临床应用】 ①胃痛：山姜5g，乌药4g，共研细末，口服，一次5g，一日2次。②脘腹胀痛：山姜、隔山消、鸡血藤、萝卜根各15g，鹅儿肠30g，木通、香附各9g。水煎服，日服一剂。③风湿痹痛：山姜15g，椒目30g，五加皮150g。煎水外洗，每日一次。④外感咳嗽：山姜、桑白皮各9g，白茅根、紫苏子各6g。水煎服，日服一剂。

【按语】 高良姜为常用中药，始载于《名医别录》中品。有温中，散寒，祛风，行气和止痛的功效。用于脾胃中寒，脘腹冷痛，呕吐泄泻，噎膈反胃，食滞等病证疗效明显。现代药理研究证明，高良姜有调节肠平滑肌，拮抗副交感神经活动低下对肠平滑肌的抑制作用，利胆，抗溃疡，抗药物性腹泻，镇痛，抗炎，抗缺氧，抗血栓等药理作用，这与中医药经典理论相吻合。

大高良姜亦名大良姜，载于《广西药用名录》、《云南中药志》等书中。性温，味辛。有温胃散寒，行气止痛的功效。用于胃脘冷痛，伤食吐泻和蛇虫咬伤等病证。有祛痰，抗溃疡，抗菌和调节胃肠运动的药理作用。除药用外，多用于调味品中。

山姜名始载于《本草经集注》，性味、归经与高良姜近似，但有活血作用。

高良姜、大高良姜、山姜源自同科、同属，不同种。因外观性状相似，常见混淆使用的情况[9]。其性味、功效同中有异，三药均具有温中，散寒之功，高良姜有温通血脉，大高良姜有祛痰，山姜有活血的功效；成分、药理作用也有明显不同。须注意鉴别，正确处方，各以其名药用。

（王光恩 韩书明 王 昕 张 伟）

参考文献

[1]陈湖海，等.药学实践杂志，2004，22(6)：327
[2]张明发，等.陕西中医，1996，17(7)：324
[3]刘应柯，等.中国中医科技，1997，4(1)：47
[4]王永文，等.新疆中医药，2004，22(3)：44
[5]孔增科，等.常用中药药理与临床应用.赤峰：内蒙古科学技术出版社，2005.207
[6]蔡明招，等.中草药，2003，34(1)：17
[7]林新花，等.食品科技，2003，(5)：102
[8]黎光南.云南中药志(Ⅰ).昆明：云南科学技术出版社，1990.65
[9]王荔青，等到.海峡药学，2004，16(4)：96

104 益母草、夏至草及錾菜

益母草 Herba Leonuri

【基源】 为唇形科植物益母草*Leonurus japonicus* Houtt. 的干燥地上部分。

【饮片鉴别】 为茎、叶、花、果的混合段片。茎方柱形，直径2~6mm。切面中央为白色疏松的髓部；周边淡黄色至淡棕黄色，具细毛茸，四面凹下成纵沟，有的可见对生的分支痕。叶多皱缩、破碎，灰绿色或黄绿色至褐绿色，展平后，可见分裂的叶片。花着生于叶腋间，成轮伞状，小花淡紫色，宿存花萼筒状，长6~8mm，淡黄绿色至淡棕黄色，先端具5尖刺。气微，味微苦(图104-1)。

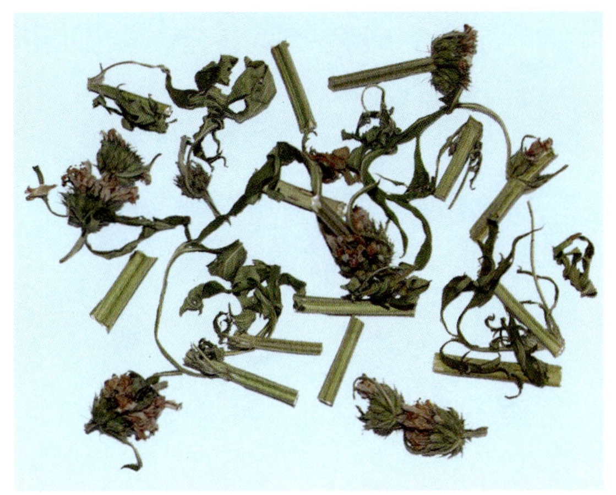

图 104-1 益母草

【成分】 含益母草碱(leonurine)，水苏碱，益母草啶，益母草宁等多种生物碱，槲皮素，山柰素，延胡索酸，胡萝卜苷，益母草酰胺和挥发油：1-辛烯-3-醇，3-辛醇，β-罗勒烯，芳樟醇，葎草烯，γ-榄香烯，棕榈酸等。

【药理】 ①兴奋子宫：益母草煎剂、水浸膏、醇浸膏及益母草碱对不同动物(小鼠、兔、豚鼠)不同状态(已孕或未孕)的子宫模型(离体、在体及瘘管)均有兴奋作用。益母草对子宫的兴奋可被异丙嗪和酚妥拉明对抗。给大鼠腹腔注射益母草水煎剂，对其子宫肌电活动的变化进行观察，结果给药后大鼠子宫肌电的慢波频率加快、平均振幅增大，单波频率加快，最大振幅增加。提示其对子宫的兴奋作用可能与兴奋组胺H_1受体及肾上腺素α受体有关。益母草对子宫的兴奋作用可能是通过改变了一些与电活动有关的离子的浓度，使起步细胞活动加强及动作电位去极化加快所致[1]。②强心：益母草有强心、增加冠脉流量和显著减慢心率的作用，给离体豚鼠心脏循环灌注1g生益母草，冠脉流量平均从4.73ml/min，增至5.69ml/min，心率平均从163.13次/min减慢至129.85次/min。③抗心肌缺血：益母草对实验性心肌缺血、心肌梗死或心律失常等动物模型均有一定的对抗作用，益母草注射液能明显减轻大鼠心肌缺血过程中血液黏度的升高，抑制血小板聚集及血栓形成，具有抗心肌缺血的作用[2]。④降低血液黏度：益母草注射液对红细胞有较强的解聚能力，抑制率为32%；益母草碱、水苏碱也有非常显著的降低血液黏度的作用。⑤抗菌：水浸液在试管内对许兰黄癣菌、羊毛小芽孢癣菌、红色表面癣菌、星形奴卡菌等皮肤真菌有不同程度抑制作用。⑥抗血小板聚集：益母草对血小板聚集、血小板血栓形成、纤维蛋白血栓形成以及红细胞聚集均有抑制作用。体外实验表明益母草提取物能拮抗ADP诱导的大鼠血小板聚集。⑦利尿：麻醉家兔静脉注射益母草碱1mg/kg数分钟后，尿量即增加2~3倍。⑧兴奋呼吸中枢：麻醉猫静注益母草碱后，呼吸频率及振幅均显著增加。⑨镇痛、抗炎：益母草总碱对缩宫素引起的大鼠在体子宫和PGE_2引起的小鼠在体子宫强面收缩有显著的缓解作用，能迅速抑制缩宫素和PGE_2的活性，并呈量效关系，对缩宫素诱发的大鼠痛经性疼痛有抑制作用，对角叉菜胶引起的大鼠渗出性炎症和肉芽肿形成的慢性炎症有明显的抑制作用[2]。⑩毒性：小鼠静脉注射益母草注射液的LD_{50}为30~60g/kg。小鼠静脉注射益母草总碱的LD_{50}为(572.2±37.2)mg/kg。

【性味、归经与效用】 性微寒，味苦、辛。归肝、心包经。有活血调经，利尿消肿的功效。用于月经不调，痛经，闭经，恶露不尽，水肿尿少，急性肾炎水肿。

【临床应用】 ①妇产科疾病：a.盆腔炎：益母草20g，红藤、败酱草各30g，丹参、赤芍、三棱、莪术、甘草各10g加减。水煎服，日服一剂。b.胎位不正：益母草10g，黄芪、党参、续断、桑寄生各15g，升麻、柴胡、甘草各3g，当归9g，白术10g，陈皮6g。水煎服，日服一剂。②冠心病、心绞痛：益母草注射液(含生药32g)加入5%葡萄糖250ml中静滴，一日一次，2周为1个疗程。③慢性肾炎：a.桃仁、当归、赤芍、川芎、红花各9g，益母草、板蓝根、金银花、白茅根、紫花地丁各30 g。水煎服，日服一剂。b.益母草、白茅根各50g，地龙、大黄、猪苓、茯苓各10g。水煎服，日服一剂。④真性红细胞增多症：益母草12g，郁金、川芎、当归、红花各9g。水煎服，日服一剂，一个月为1个疗程。⑤急性血栓性深静脉炎：益母草60g，紫草、赤芍、牡丹皮各15g，紫花地丁、生甘草各30g。水煎服，日服一剂。同时配合用大黄糊剂(生大黄粉500g、紫金锭10g、合面粉)涂敷患肢[4]。⑥血栓性浅静脉炎：益母草、蒲公英各30g，土茯苓24g，紫花地丁、金银花、连翘、赤芍、牛膝各15g，牡丹皮12g，苍术、黄柏各10g。水煎服，日服一剂[5]。⑦痛经：益母草12g，桃仁、红花、当归、川芎、赤芍、香附、醋延胡索各10g。水煎服，日服一剂。

● 夏至草 Herba Lagopsis Supinae

【基源】 为唇形科植物夏至草*Lagopsis Supina* (Steph.) IK. -Gai. [*Marrubium incisum* Benth.]的干燥

地上部分[6]。

【饮片鉴别】 为茎、叶、花、果混合的段片。茎呈方柱形，四面凹成纵沟，直径1~4mm；切面绿白色，中空；周边灰绿色或黄绿色，被倒生的细毛，质脆。叶多破碎，完整者掌状3浅裂或深裂，裂片具钝齿或有小裂片，长1.5~4cm，宽1.5~4cm，基部渐狭或成心形，表面褐绿色或灰绿色，密生细毛，下面叶脉凸起；叶柄长1~3cm，黄绿色，轮伞花序腋生，每轮有花6~20朵，似纺车轮状，花萼钟形，黄绿色，长约5mm，具5脉、5齿，齿端有尖刺，花冠白色或淡棕黄色，钟形，略长于花萼。小坚果类三角形，褐色，长约1.5mm。气微，味淡（图104-2）。

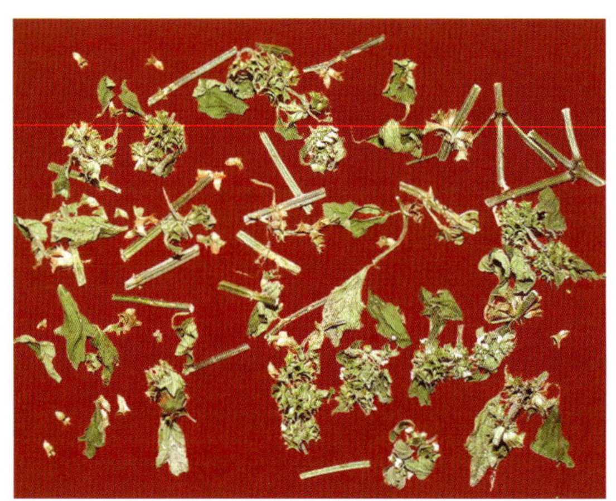

图 104-2 夏至草

【性味、归经与效用】 性寒，味辛、微苦。归肝经。有养血活血，清热利湿的功效。用于月经不调，产后瘀滞腹痛，血虚头昏，半身不遂，跌打损伤，水肿，小便不利，目赤肿痛，疮痈，冻疮，牙痛，皮疹瘙痒。

【临床应用】 ①产后瘀滞腹痛：夏至草、刘寄奴、金丝梅、香通各15g。水煎服，日服一剂。②水肿，小便不利：夏至草、马鞭草各30g。水煎服，日服一剂。

錾菜 Herba Leonuri Pseudomacranthi Seu Macranthi

【基源】 为唇形科植物錾菜*Leonurus pseudomacranthus* Kitag. 或大花錾菜*Leonurus macranthus* Maxim的干燥全草。

【饮片鉴别】 为茎、叶、花、果混合的段片。茎呈方柱形，切面类白色，直径5~8mm；周边具纵槽，密被贴生的柔毛，节处尤密。叶多破碎，近革质或草质，暗绿色，完整者展平后呈卵圆形或长圆形及心状圆形，长6~7cm，宽4~5cm或6~9cm，3裂，边缘有疏粗锯齿，两面有小硬毛，下面散有黄色腺点，叶脉在上面下陷，下面隆起，形成叶面皱纹，叶柄长1~2cm。轮伞花序腋生，花萼筒状，长7~8mm，萼齿长3~5mm，花冠唇形，灰白色或淡红色、淡紫色，长约1.8cm或2.5~2.8cm。小坚果长圆状三棱形，黑色，表面光滑。气微，味淡（图104-3）。

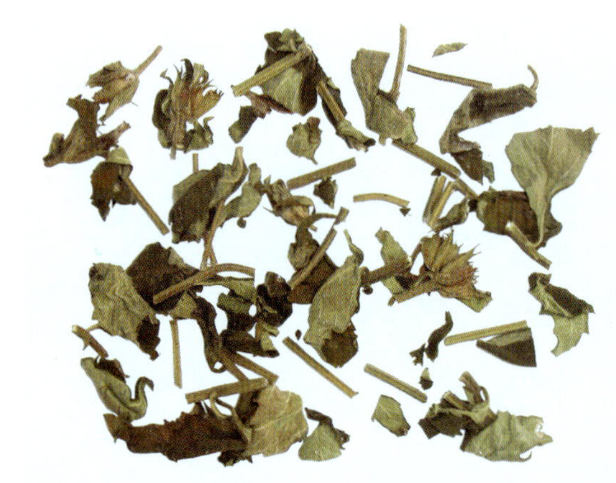

图 104-3 錾菜

【性味、归经与效用】 性平，味辛。有活血调经，解毒消肿的功效。用于月经不调，闭经，痛经，产后瘀血腹痛，崩漏，跌打伤痛，疮痈。

【临床应用】 ①产后瘀血腹痛：錾菜15g，红花6g。水煎服，日服一剂，冲黄酒一盅服。②月经不调：錾菜、茜草各9g，鸡冠花15g。水煎服，日服一剂。

【按语】 益母草为常用中药，以“茺蔚”之名始载于《神农本草经》上品。有活血调经，利尿消肿的功效，是妇科常用的活血调经药。现代研究其有兴奋子宫平滑肌，抗心肌缺血，抗血小板聚集，抗菌，抗炎，降低血液黏稠度和利尿、镇痛、强心等广泛的药理作用。其临床应用也越来越广，成为妇科、内科、外科的常用药品。

益母草一药自古以来即存在同物异名、异物同名的情况。其别名甚多，《滇南本草》名益母夏枯，东北称坤草，河北叫益母蒿，山东称风车儿草，浙江称三角胡麻，广东称益母艾、红花艾，江苏称小胡麻，陕西称野艾，贵州称猪麻，四川称月母草，甘肃称金风赶，青海称千层塔[6]……。一种药物，在不同的省区叫不同的名称，益母草是典型和有代表性的。据调查[7]，益母草商品除正品外，同科植物夏至草（Herba Lagopsis Supinae）在陕西、云南、甘肃，錾菜（Herba Leonuri Pseudlmacranthi Seu Macranthi）在陕西，突厥益母草（Herba Leonuri Turkestanici）在新疆等个别地区混称或代益母草药用，这是不对的，应予以纠正。

錾菜和夏至草饮片性状与益母草相近，因其开白花，古代亦称为白花益母草，但其与现在植物分类学中的白花益母草*Leonurus japonicus* Houtt. var. *albi-*

florus (Migo) S. Y. Hu不同，是与益母草不同的药品，其性味、功能虽有与益母草相近之处，但并不相同，化学成分，药理作用各异，不可混或代益母草药用，而应仔细鉴别，合理施药，各以其名正确应用。

(赵玲玲　潘　嫣　张　玲　孔增科)

参考文献

[1]阮金兰，等.中草药，2003，34(11)：附：15
[2]尹俊，等.血栓与止血学，2001，7(1)：13
[3]李万，等.华中科技大学学报(医学版)，2002，31(2)：168
[4]孔增科，等. 常用中药药理与临床应用. 赤峰：内蒙古科学技术出版社，2005.272
[5]郭辉雄.中医杂志，2003，44(12)：891
[6]谢宗万.中药材品种论述(中册)，上海：上海科学技术出版社，1984.406
[7]张贵君，孔增科，等.现代中药材商品通鉴，北京：中国中医药出版社，2001.2187

105　海风藤及山蒟、广东海风藤、石南藤、松萝

海风藤 Caulis Piperis Kadsurae

【基源】 为胡椒科植物风藤*Piper kadsura* (Choisy) Ohwi的干燥藤茎。

【饮片鉴别】 为扁圆形段或不规则扁圆形的厚片，直径0.3~2cm。切面有灰黄色与灰白色相间排列的放射状纹理，边缘可见小洞成环，髓部灰褐色；周边灰褐色或褐色，有纵向棱状纹理，节部稍膨大，上生不定根。体轻，质硬。气香，味微苦、辛[1]（图105-1）。

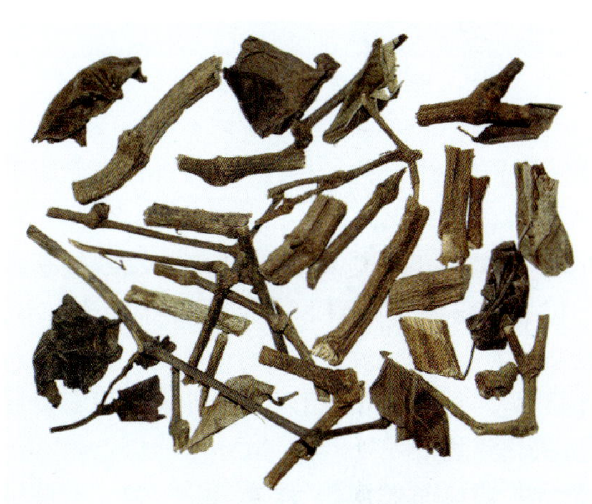

图 105-1　海风藤

【成分】 含风藤素，海风藤酮，风藤酰胺，风藤醌醇，挥发油（主要为α-蒎烯、柠檬烯）；豆甾醇，胡萝卜苷，香草酸和8-羟基-2，2′-二甲基-苯并二氢吡喃-4-酮-6-甲酸，8-羟基-2，2′-二甲基-苯并二氢吡喃-4-酮-6-甲酸甲酯[2]等，还含有黄铜类及挥发油。

【药理】 ①抗炎：海风藤的乙醇提取物1/3LD_{50}剂量给小鼠腹腔注射，能明显抑制巴豆油引起的耳郭肿胀，抑制率为61.32%。②镇痛：海风藤乙醇提取物腹腔注射，可显著抑制（抑制率为86.51%）醋酸所致小鼠扭体次数；提高小鼠热板所致痛阈[3]。③抗血小板聚集：海风藤水煎剂对ADP引起的血小板聚集有明显的抑制作用，抑制率为66.5%。④扩张脑血管：给家兔静脉注射海风藤注射液1mg/kg（相当生药4g/ml），可使正常家兔或静注去甲肾上腺素引起低波幅家兔脑电波波幅增高，持续30分钟，说明海风藤有扩张脑血管，改善脑血流的作用[4]。⑤抗心肌缺血：海风藤水煎剂能增加冠状动脉血流量，提高心脏对缺氧的耐受力，以及增加心肌局部缺血的侧支循环血流量。⑥抗氧化：海风藤酮有清除氧自由基的作用。在浓度为2.8×10^{-5}mol/L时，对人多形核白细胞（PMN）呼吸爆发产生超氧阴离子自由基的抑制率为21%，还能减轻羟自由基对人红细胞膜的损伤。⑦保肝：海风藤酮3mg/kg经肠系膜上静脉缓慢注射，对大鼠肝脏缺血再灌注损伤模型有一定的保护作用，使再灌注期血清谷丙转氨酶、谷草转氨酶及肝组织丙二醛含量显著降低，肝脏病变程度减轻。⑧抗胚卵着床：海风藤酮可使小鼠胚胎滋养细胞的刀豆凝集素（ConA）和麦胚凝集素（WGA）受体糖蛋白减少，从而干扰了细胞之间的识别黏附，破坏了胚胎正常生长发育的内环境而抑制着床过程。⑨毒性：海风藤乙醇提取物给小鼠灌胃的LD_{50}为5.8g/kg，腹腔注射的LD_{50}为2.4g/kg。

【性味、归经与效用】 性微温，味辛、苦。归肝经。有祛风湿，通经络，止痹痛的功效。用于风寒湿痹，肢节疼痛，筋脉拘挛，屈伸不利。

【临床应用】 ①风湿性关节痛：海风藤、独活、秦

艽、桑枝各10g。水煎服，日服一剂。②支气管炎：海风藤、追地风各60g。用白酒500ml浸泡7天，口服，一次10ml，一日2次[5]。③脑血栓：a.海风藤、鸡血藤、络石藤、红藤各10g。水煎服，日服一剂。b.海风藤片，一次4~6片，一日4次，一个月为1个疗程。④肾炎水肿：海风藤、大青根、淡竹叶各15g，红蓼、白鸡盹12g。水煎服，日服一剂。

山蒟 Caulis Piperis Hancei

【基源】 为胡椒科植物山蒟*Piper hancei* Maxim.的干燥藤茎。

【饮片鉴别】 为类圆柱形段片。切面皮部狭窄，黄棕色；木部宽广，灰黄色，导管孔多数，射线灰白色，放射状排列；皮部与木部交界处常有裂隙，髓部灰褐色；周边灰褐色或棕褐色，粗糙，有纵棱及膨大的节。气香，味微苦、辛，有麻舌感(图105-2)。

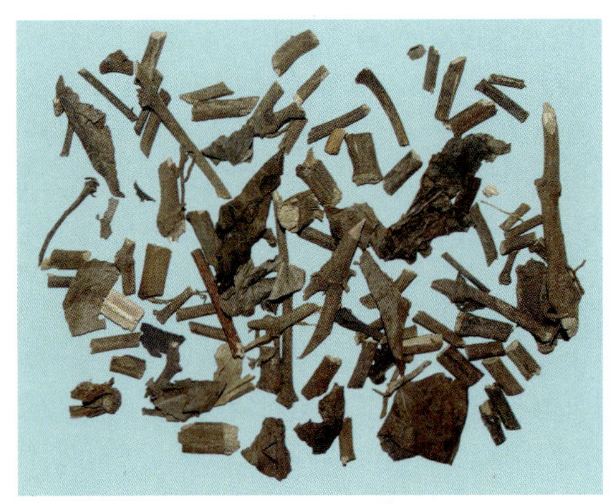

图 105-2 山蒟

【成分】 含海风藤酮，玉兰脂B，山蒟酮，山蒟醇，细叶青蒌藤酰胺，荜拨明宁碱和β-谷甾醇等。

【药理】 ①抗血小板聚集：山蒟的二氯甲烷提取物及乙醇提取物均可明显抑制RAF引起的兔血小板聚集。②抗炎：山蒟醇提取物能明显抑制PAF引起的炎症反应。口服400mg/kg和500mg/kg均能明显抑制PAF引起的小鼠腹腔通透性的改变。分别口服390mg/kg、400mg/kg能明显抑制PAF引起的大鼠和豚鼠皮肤血管通透性增加，抑制PAF引起的大鼠足跖肿胀。③毒性：小鼠一次灌胃的LD_{50}>6 300mg/kg，腹腔注射的LD_{50}为(1197±189)mg/kg。

【性味、归经与效用】 性温，味辛。归脾、肺经。有祛风除湿，活血消肿，行气止痛，化痰止咳的功效。用于风寒湿痹，胃痛，痛经，跌打损伤，风寒咳喘，疝气。

【临床应用】 ①风湿痹痛：山蒟、威灵仙、秦艽、桂枝、川芎各9g。水煎服，日服一剂。②跌打损伤：山蒟、锦鸡儿、枫荷梨各30g，大活血15g。水煎服，日服一剂。③慢性胃炎：山蒟、高良姜各6g，野花椒3g，海螵蛸12g，共研细粉。口服，一次1.5g，一日3次，饭后服。

广东海风藤(地血香) Caulis Kadsurae Heteroclitae

【基源】 为五味子科植物异型南五味子*Kadsura heteroclita* (Roxb.) Craib的干燥藤茎[6]。

【饮片鉴别】 为斜圆形厚片，厚0.5~1cm，直径1.5~8cm。切面皮部窄，红褐色，木部浅棕色，导管孔排列较密，髓部色浅；周边老藤栓皮黄白色，柔软而富弹性，厚达7mm，具纵沟和横裂隙，剥落处呈暗红紫色。具特异香气(图105-3)。

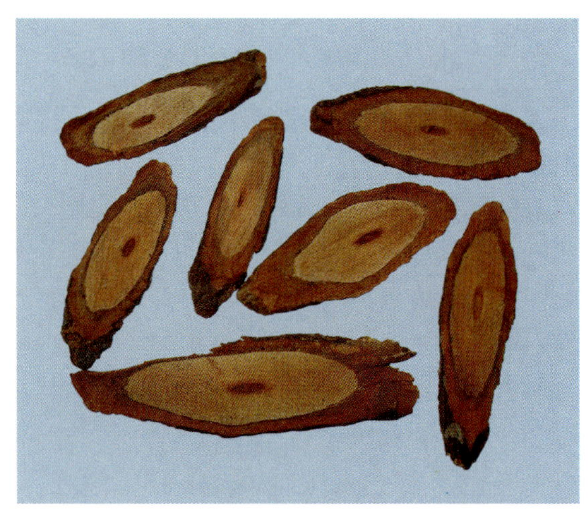

图 105-3 广东海风藤

【成分】 含南五味子内酯A，β-谷甾醇，新南五味子酸A，(24Z)-3-氧-8，24-羊毛甾二烯-26-酸，开环新南五味子酸A，12β-羟基黑老虎酸，12β-乙酰氧基黑老虎酸，12α-羟基黑老虎酸和乙型南五味子素A、B、C、D、E等。

【药理】 抗氧化：木脂素在体外及体内实验中均具有抗氧化活性。

【性味、归经与效用】 性温，味辛、苦。归肝、脾、胃经。有祛风除湿，行气止痛，舒筋活络的功效。用于风湿痹痛，胃痛，腹痛，痛经，产后腹痛，跌打损伤，慢性腰腿痛。

【临床应用】 ①风湿关节痛：广东海风藤15~30g，钻地风、当归各15g，五加皮、川芎各9g。水煎服，日服一剂。②胃痛、胃及十二指肠溃疡：广东海风藤9~15g。水煎服，日服一剂。③跌打损伤：广东海风藤90g，白酒500g。浸渍5天。口服，一次10~15ml，一日3次。

石南藤(南藤) Caulis Seu Herba Piperis Wallichii

【基源】 为胡椒科植物石楠藤(瓦氏胡椒)*Piper wallichii* (Miq.) Hand. -Mazz. 的带叶茎枝。

【饮片鉴别】 为茎、叶混合的不规则段片。茎直径1~5mm。切面中心有灰褐色的髓;周边灰褐色或灰棕色,有纵纹,节部膨大,上生不定根。叶互生,完整叶片椭圆形,灰绿色。质轻脆。气清香,味辛辣(图105-4)。

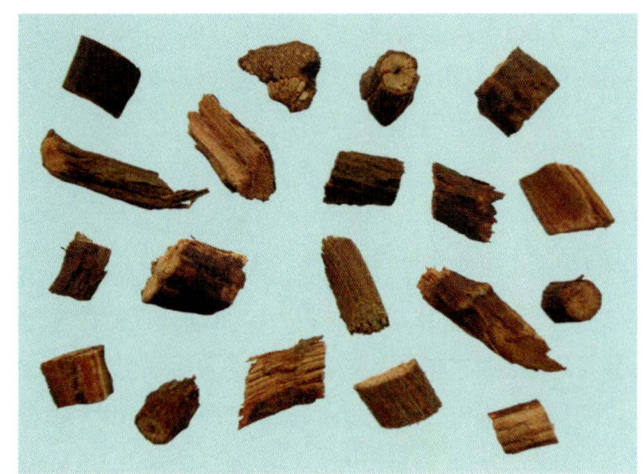

图 105-4 石南藤

【成分】 含海风藤酮,南藤素,山蒟酮C,二氢荜拨明宁碱,巴豆环氧素等。

【药理】 ①镇痛:石楠藤混悬液给小鼠灌胃,能显著抑制醋酸引起的疼痛反应,抑制率达91.5%。②抗炎:石楠藤混悬液给小鼠灌胃,对巴豆油所致小鼠耳郭肿胀有一定程度的抑制作用。③抗血小板聚集:石楠藤乙醇提取液对ADP引起的血小板聚集有明显的抑制作用,抑制率为31.20%[7]。④对冠脉循环的影响:石楠藤黄酮B体外试验表明能降低冠脉阻力,增加冠脉流量,且随剂量增加而增强;能延长停止灌流后兔心跳持续时间。

【性味、归经与效用】 性温。味辛、甘。归肝、肾、小肠经。有祛风湿,通经络,强腰脚,补肾壮阳,补虚止咳,止痛的功效。用于风寒湿痹,腰膝酸痛,阳痿,咳嗽气喘,痛经,跌打肿痛。

【临床应用】 ①风寒湿痹,腰膝冷痛:石楠藤、淫羊藿、五加皮各30g,当归、白芍各12g,川芎9g。水煎服,日服一剂。②产后身痛:炙黄芪、桑寄生各20g,党参、鸡血藤各15g,石楠藤、当归、白芍、杜仲、络石藤各10g,桂枝6g。水煎服,日服一剂。③前列腺炎:绵萆薢、丹参各15g,石楠藤、石菖蒲、乌药、泽兰各10g,冬瓜仁、马鞭草各30g,瞿麦、败酱草、忍冬藤、红藤各20g。水煎服,日服一剂[8]。④热淋:石楠藤、八仙草各6g,木贼、甘草各3g。水煎服,日服一剂。⑤荨麻疹:石楠藤、路路通、忍冬藤各30g,水煎洗浴,一日1次。

松萝 Usnea Diffracta Seu Longissima

【基源】 为松萝科植物松萝*Usnea diffracta* Vain. 及长松萝*Usnea longissima* Ach. 等的丝状体。

【饮片鉴别】 呈丝状,缠绕成团,长15cm~40cm,主枝基部直径0.8mm~1.5mm, 向下呈二叉状分支,至先端渐细,细如头发。表面灰绿色或黄绿色。较粗的枝表面有明显的环状裂纹。用手拉之略能伸长,而开裂露出强韧的中轴。微有苦草气,味酸(图105-5)。

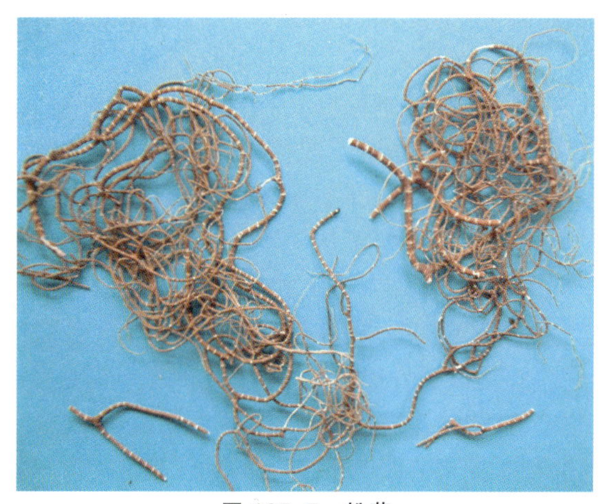

图 105-5 松萝

【成分】 含松萝酸、地弗地衣酸、巴尔巴地衣酸、地钱酸、油酸、亚油酸,甾醇和地衣聚糖等。

【药理】 ①抗菌:松萝酸体外对肺炎球菌、溶血性链球菌、白喉杆菌、结核杆菌、枯草芽孢杆菌、白葡萄球菌、乳酸杆菌、酵母菌有较好的抑制效果。对白喉杆菌及破伤风杆菌毒素有明显的解毒作用。②杀虫:松萝酸对阴道滴虫、兔血吸虫、肝片吸虫有较强的抑制或杀灭作用,0.4mg/ml以上浓度的松萝酸与相同浓度的甲硝唑杀虫效果相似[9]。③解热镇痛:给小鼠口服200mg/kg地弗地衣酸对醋酸所致小鼠扭体的抑制率为47%,并有降低体温的作用。④抗肿瘤:松萝酸粗品按50、80、120mg/kg为患S_{180}肉瘤的小鼠灌胃,抑瘤率均大于65%,具有较强的抑制小鼠S_{180}肉瘤的作用。⑤抗氧化:长松萝多糖对超氧阴离子自由基有清除作用,且呈量效关系。⑥其他:大鼠灌服松萝酸50mg/kg,能明显抑制大鼠棉球肉芽组织增生;给大鼠喂饲0.2%松萝酸可促进其肝组织再生;松萝酸能扩张离体兔耳及蟾蜍下肢血管,对兔、牛的子宫、支气管及肠等均有松弛作用。⑦毒性：小鼠静脉注射松萝酸钠的LD_{50}为(23.2±0.71)mg/kg。

【性味、归经与效用】 性微寒，味甘、苦。归心、肾、肺经。有清热解毒，祛痰止咳，除湿通络，止血调经，驱虫的功效。用于痰热咳嗽，目赤肿痛，痈肿疮毒，瘰疬，风湿痹痛，跌打损伤，骨折，外伤出血，吐血，便血，崩漏，月经不调，蛔虫病，血吸虫病。

【临床应用】 ①痰热咳嗽：松萝10g，乌梅、栀子各6g，恒山5g，甘草3g。水煎服，日服一剂。②结膜炎：松萝15g，鹿衔草12g，海金沙6g。水煎服，日服一剂。③乳腺痈肿：松萝、蒲公英各10g，紫花地丁12g。水煎服，日服一剂。④高血压：松萝、夏枯草各10g，苦丁茶6g。水煎服，日服一剂。

【按语】 海风藤为少常用中药，其名始见于清代叶天士的《本草再新》，曰："海风藤行经络，和血脉，宽中理气，下湿除风，理腰脚气，治疝。"该药有祛风湿，通经络，止痹痛的功效。现代研究其有抗炎，镇痛，抗血小板聚集，抗氧化，抗心肌缺血等药理作用，与中医药经典理论和临床实践相一致。

在有海风藤名字记载之前，即有"南藤主风血，补衰老，起阳，强腰膝，除痹……排风邪"（宋·《证类本草》）及"南藤即丁公藤……今江西，湖南市医皆用以治风"的记载(清·《植物名实图考》)。由此可见，海风藤药用的品种长期以来极为混乱。据谢宗万研究员等的调查，商品海风藤异物同名者甚多，已知者就有9科19种之多[10]。从目前全国各地的使用情况看，主流商品为主产福建、海南等地的海风藤(Caulis Pioeris Kadsurae)，行销全国各地，但资源极度匮乏。全国多数省区应用的是与海风藤同科、同属，性状相似的品种山蒟*Piper hancei* Maxim.的藤茎(福建、山西、河北、北京、内蒙古、辽宁、甘肃、上海等地)及瓦氏胡椒——石楠藤Caulis et Folium Piperis Wallichii(福建、浙江、河南、黑龙江等地)；在广东、广西、海南、福建等省区使用的为广东海风藤(Caulis Kadsurae Heteroclirae)[11,12]；在云南、湖北、四川、贵州、江西等省区使用的为松萝(Usneae Diffracta seu Longissims)[13,14]；个别地区(江苏徐州、连云港一带)还发现有以木通科植物木通*Akebia quinata* (Thunb.) Decne. 白木通*A. trifoliata* (Thunb.) Koidz. var. *australis* (Diels) kehd.（四川、成都)，大血藤科植物大血藤*Sargentodoxa cuneata*(Oliv.) kehd. et Wills.（浙江、湖北、江西个别地区)，防己科植物秤钩风*Diploclisia* affinis (Oliv.) Diels. 的藤茎误作海风藤药用的情况，这种混淆情况十分严重且较为普遍的状况，必须引起充分的注意。

《中华人民共和国药典》2005年版收载风藤*Piper kadsura* (Choisy)Ohwui的干燥藤茎为海风藤正品，以海风藤为名药用的品种只能为此。全国多数省区以山蒟*P. hancei* Maxim.的干燥藤茎作或代海风藤药用的状况是不对的[15]，应予纠正。尽管有实验证明山蒟和瓦氏胡椒的藤茎有与海风藤相近的消炎止痛、活血化淤作用，化学成分也十分相近，但需要进一步加强研究，在未被国家药品标准采用之前，仍应各以其名正确应用。

广东海风藤亦名地血香[16]，其基源、化学成分与海风藤不同，功效上有相似之处而不相同，海风藤祛湿行气，通经活络功能较强；地血香活血止痛之功尤胜[17]，不可混淆而用，而应注意鉴别，各以其名正确药用。松萝始载于《神农本草经》中品。云："松萝，一名女萝。味苦，平。主瞋怒邪气，止虚汗、头风，女子阴寒肿痛。生川谷松树上。[18]"其与海风藤不仅基源、成分、药理作用不同，历史上也不存在品种混淆的情况，性状特征也容易区别。湖北、四川、云南等地当海风藤药用[19]既有历史原因——地方习惯用药，也有现实原因——有典不遵和业务素质的原因，加之鉴别能力不足等多方面因素所致。但不管原因有多少，将松萝作海风藤应用显然是错误的，应予纠正并各以其名正确药用。

（赵学红　姜彩娥　孔增科　王文兰）

参考文献

[1]吴淑荣，孔增科.实用中药材鉴别手册.天津：天津科学技术出版社，1988.290

[2]胡静，等.中国药学杂志，2006，41(9)：658

[3]蔡少青，王璇.常用中药材品种整理和质量研究(北方编·第六册).北京：北京医科大学出版社，2003.508

[4]王本祥.现代中药药理与临床.天津：天津科学技术出版社，2004.1302

[5]孔增科，等.常用中药药理与临床应用.赤峰：内蒙古科学技术出版社，2005.150

[6]国家中医药管理局《中华本草》编委会.中华本草.上海：上海科学技术出版社，1999.2·1558

[7]孙绍美，等.中草药，1998，29(10)：678

[8]贺献瑞，等.河北中医，2005，27(5)：363

[9]吴杰，等.中国寄生虫病学与寄生虫病杂志，1995，13(2)：126

[10]谢宗万.中药材品种论述(中册).上海：上海科学技术出版社，1984.238

[11]罗永明.江西中医学院学报，1994，(1)：32

[12]《广东中药志》编辑委员会.广东中药志·第一卷.广州：广东科学技术出版社，1994.320
[13]北京药品生物制品检定所，等.中药鉴别手册(第一册).北京：科学出版社，1981.389
[14]黎光南.云南中药志(Ⅰ).昆明：云南科学技术出版社，1990.850
[15]于立佑.中药材，1997，20(11)：558
[16]姜店春，等.中药材，1998，21(1)：17
[17]李晓光，等.陕西中医，2003，24(2)：169
[18]马继兴.神农本草经辑注.北京：人民卫生出版社，1995.283
[19]北京药品生物制品检定所，等.中药鉴别手册(第一册).北京：科学出版社，1981.390

106　海龙、粗吻海龙与海蛇

海龙 Soleynognathus Syngnathoides Syngnathus Acus

【基源】 为海龙科动物刁海龙*Solenognathus hardwickii* (Gray)、拟海龙*Syngnathoides biaculeatus*(Bloch)或尖海龙 Syngnathus acus Linnaeus的干燥体。

【饮片鉴别】 ①刁海龙：体狭长侧扁，全长30~50cm。表面黄白色或灰褐色。头部具管状长吻，口小，无牙，两眼圆而深陷，头部与体轴略呈钝角。躯干部宽3cm，五棱形，尾部前方六棱形，后方渐细，四棱形，尾端卷曲。背棱两侧各有1列灰黑色斑点状色带。全体被以具花纹的骨环及细横纹，各骨环内有突起粒状棘。胸鳍短宽，背鳍较长，有的不明显，无尾鳍。骨质，坚硬。气微腥，味微咸(图106-1)。②拟海龙：体长平扁，躯干部略呈四棱形，全长20~22cm。表面灰黄色。头部常与体轴成一直线(图106-2)。③尖海龙：体细长，呈鞭状，全长10~30cm，未去皮膜。表面黄褐色。有的腹面可见育儿囊，有尾鳍。质较脆弱，易撕裂(图106-3)。

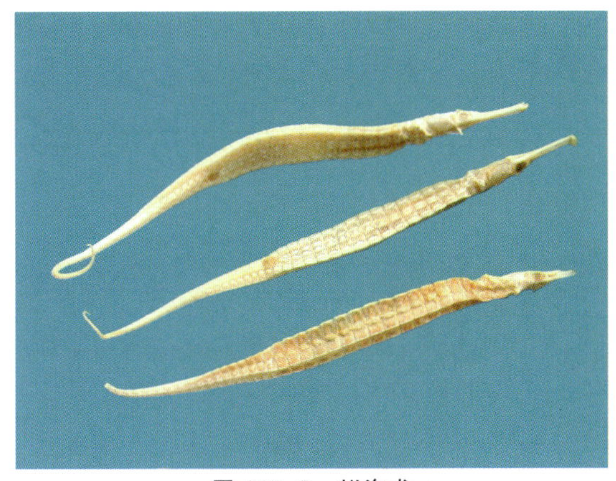
图 106-2　拟海龙

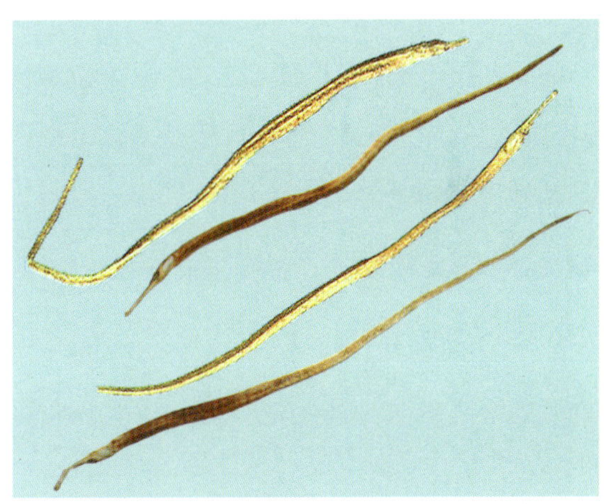
图 106-3　尖海龙

【成分】 含甾体化合物胆甾-4-烯-3-酮、胆甾-5-烯-3-酮、胆甾-4,6-二烯-3-酮、胆钙化甾醇等26种，苏氨酸、缬氨酸、蛋氨酸、异亮氨酸、亮氨酸、苯丙氨酸、

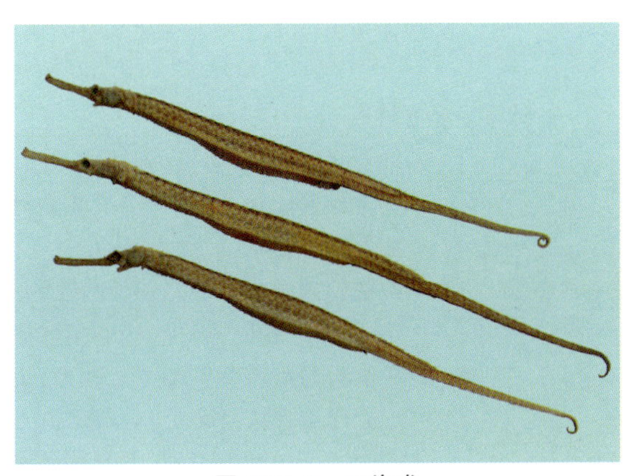
图 106-1　刁海龙

颉氨酸等17种氨基酸，6,9,12-十八碳三烯酸、4,7,10,13,16,19-二十六碳六烯酸(DHA)等14种脂肪酸和锰、锌等24种微量元素[1]。

【药理】 ①抗肿瘤：海龙水提物对正常人外周血淋巴细胞有明显增压作用；不同剂量的水提物对Hela、ECA-109、肺鳞癌、HCT-直肠癌等人癌细胞株有不同程度的抑制作用。②性激素样作用：海龙的乙醇提取物能不同程度的增加正常雄性小鼠的精子数量和精子成活率；明显增加环磷酰胺造模小鼠的精子数量、精子成活率及性腺、性器官的重量。③抗疲劳：海龙能不同程度的延长小鼠负重游泳时间；对人体有氧代谢和无氧代谢有明显的促进作用，可加快强运动后疲劳的恢复。④强心：胆甾-4-烯-3-酮及胆甾-3，6-二酮能显著降低心肌细胞的搏动数，对心幅有加强作用。⑤海龙含有的DHA有健脑作用，可以增强学习、记忆的能力[2]。

【性味、归经与效用】 性温，味甘。归肝、肾经。有温肾壮阳，散结消肿的功效。用于阳痿遗精，癥瘕积聚，瘰疬痰核，跌扑损伤；外治痈肿疔疮。

【临床应用】 ①阳痿遗精：海龙、海马各25g，锁阳60g，淫羊藿、菟丝子各50g，浸入白酒500ml中7天。口服，一次25ml，一日2次。②慢性淋巴结炎：海龙、冬葵、紫菜各10g，大枣5枚。水煎服，日服一剂。

粗吻海龙（海蛇）Trachyrhamphus

【基源】 为海龙科动物粗吻海龙*Trachyrhamphus serratus*（Temminck et Schlege）的干燥体。

【饮片鉴别】 呈长方柱状，稍侧扁，长20~28cm，中部略粗。头较小，吻管状，长6~7mm，头与体轴在同一直线上。表面灰棕色，有数个灰褐色横斑。骨环上有细致的"扇形"图案状花纹。躯干部具7纵棱，有骨环23个，尾部具4纵棱，尾长约为躯干的2倍，有骨环47~49个。背鳍、尾鳍较小。气微腥，味微咸[3]（图106-4）。

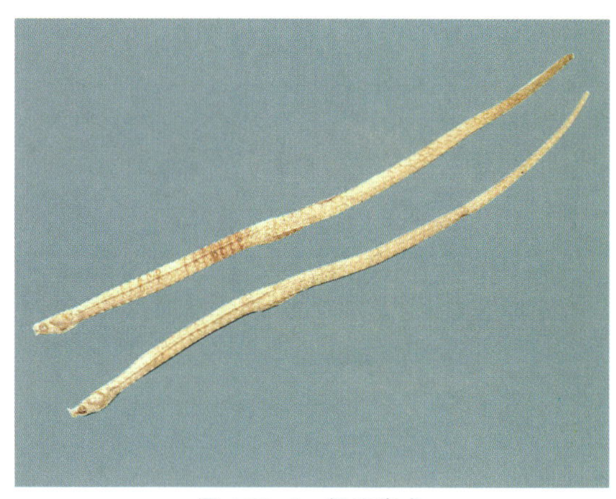

图106-4 粗吻海龙

【成分】 含甾酮类成分：胆甾-4-烯-3-酮、胆甾-3，6-二酮，蛋白质，天冬氨酸、谷氨酸、丝氨酸、甘氨酸、组氨酸等17种氨基酸，脂肪酸及钠、镁、钾、铁、磷、锰、锌等元素[4]，肌酸酐钠，尿嘧啶，胸腺嘧啶，胆甾醇，六氢-吡咯并吡嗪-1，4-二酮[5]等。

【药理】 ①性激素样作用：海蛇乙醇提取物能增加小鼠前列腺素重量、精子数及精子成活率。②抗肿瘤：海蛇40%的乙醇浸膏经大孔树脂水洗脱部分对小鼠移植性肝癌、艾氏腹水癌实体型的抑瘤率为50.75%。

海蛇 Hydrophis

【基源】 为海蛇科动物青环海蛇*Hydrophis Cyanocinctus*（Daudin）去内脏的干燥体。

【饮片鉴别】 呈长条形，体侧扁，长80~130cm。全体带有黑白相间的条纹。体背鳞片菱形，呈镶嵌状排列，腹面肌肉淡黄色，可见排列均匀微隆起的肋骨。质坚韧，不可折断。气腥，味微咸[6]。

【成分】 含蛋白质、蛋氨酸、色氨酸等16种氨基酸，脂肪和海蛇毒，醛甾醇及铁、锌、钙、铜、镁、锶、铝等微量元素。

【药理】 ①神经节阻断作用：蛇毒0.5~5μg/ml作用于大鼠膈神经可引起神经肌肉阻断。②皮质激素样作用：海蛇制剂有促皮质激素样和雄性激素样作用，对改善垂体-肾上腺、性腺轴功能有明显作用。③抗炎：口服海蛇乙醇浸出物能抑制胶原诱导的关节炎患鼠产生抗胶原抗体和发生迟发超敏反应[7]。④增智：海

海龙及其混品性状特征鉴别检索表[10]

1. 体长而扁
  2. 体侧扁，高大于宽，躯干五棱形，表面黄白色，头与体轴成钝角 …………………………………… 刁海龙
  2. 体平扁，宽大于高，躯干四棱形，表面灰白色或灰棕色，头与体轴成一直线 ………………………… 拟海龙
1. 体细长，类圆柱形
  3. 体细长呈鞭状
    4. 躯干七棱形
      5. 表面灰棕色至黄褐色，吻长略大于头长1/2 …………………………………… 尖海龙
      5. 表面棕黄色，吻长为头长1/2，略侧扁 …… …………………………………… 低海龙
    4. 躯干六棱形
      6. 表面灰白色至灰黄色，吻长为头长1/2 ………………………………… 冠海龙
      6. 表面灰黑色，吻长小于头长1/2 …… ………………………………… 海蹓鱼
  3. 体形呈类方柱形
    7. 吻管呈短管状，吻长小于头长1/2，躯干七棱形 ………………… 粗吻海龙
    7. 吻管呈长管状
      8. 吻长大于头长1/2，躯干六棱形 … ……………………… 宝珈海龙
      8. 吻长为头长1/2，躯干七棱形，头腮部密被棘状突起 ………………… ……………… 贡氏柄颌海龙

蛇脂质含有丰富的廿二碳六烯酸(DHA)、廿碳五烯酸(EPA),维生素A、D3、E及矿物质等,可使全身细胞、脑功能、内分泌系统活化;尤其是DHA有健脑作用,可以增强学习、记忆的能力,预防和改善老年性痴呆[8]。⑤毒性:蛇毒给小鼠腹膜内注射的LD_{50}为0.2mg/kg。

【性味、归经与效用】 性温,味甘、咸;有小毒。有滋补强壮,祛风止痛,舒筋活络,除湿止痒的功效。用于小儿营养不良,风湿性关节炎,腰腿酸痛,肌肤麻木,皮肤湿疹,疮疥肿痛。

【临床应用】 风湿性关节炎:海蛇1条浸于白酒500ml中100天,口服,一次20ml,一日2次。

【按语】 海龙为常用名贵中药,始载于《本草纲目拾遗》。有温肾壮阳,散结消肿的功效。现代研究表明其有抗肿瘤,抗疲劳,强心和性激素样作用。《中华人民共和国药典》收载海龙科植物刁海龙、拟海龙、尖海龙的干燥体(Syngnathus)为正品。

据调查报道,海龙商品药材除正品外,尚有大量的粗吻海龙(Trachyrhamphus)、低海龙*Syngnathus djarong* Bleeker、冠海龙*Corythoichtbys fasciatus* (Gray)、海蠋鱼*Halicampus koilomatodon* (Bleeker)、宝珈海龙*Microphis boaja* (Bleeker)和贡氏柄颌海龙*Solenognathus guntheri* (Dunker)混杂或称作海龙销售应用[9],需注意鉴别,区分药用。

海蛇为少常用中药,始载于《本草拾遗》。有祛风燥湿,通经活血,攻毒的功效。现代研究表明其有抗炎、增智和皮质激素样等药理活性,临床用于风湿痹痛和疥癣恶疮等病症。

值得注意的是,粗吻海龙的药材名称文献论述不一,有的称为海蛇[11],也有的称为海龙[12],这种情况增加了海龙、海蛇商品药材品种的复杂性,影响了临床正确应用,应予纠正。笔者认为,为正确区分海龙、海蛇和粗吻海龙的品种,粗吻海龙药材以称为粗吻海龙为妥。

海龙、粗吻海龙和海蛇基源不一,成分、药理和功效有别,应注意鉴别,不可以粗吻海龙代或混作海龙药用,也不可以海蛇代或混称海龙药用,而应各以其名正确药用。

(周海平　孔增科　刘伯宁)

参考文献

[1]肖培根.新编中药志·第四卷.北京:化学工业出版社,2002.162
[2]怡悦.国外医学中医中药分册,1994,16(3):62
[3]陈怀庆,等.时珍国医国药,2000,11(9):813
[4]徐国钧,等.常用中药材品种整理和质量研究(南方协作组·第四册).福州:福建科学技术出版社,2001.738
[5]黄建设,等.中草药,2004,35(5):485
[6]高士贤.中国动物药志.长春:吉林科学技术出版社,1996.642
[7]周少雄,等.中华航海医学杂志,1999,6(2):127
[8]怡悦.国外医学中医中药分册,1994,16(3):62
[9]孔增科,等.基层中药杂志,1990,(8):12
[10]吴淑荣,孔增科.实用中药材鉴别手册.天津:天津科学技术出版社,1990.294
[11]易天洪.时珍国医国药,2000,11(7):627
[12]高士贤.中国动物药志.长春:吉林科学技术出版社,1996.17

107　浮海石及浮石

浮海石 Os Costaziae

【基源】 为胞孔科动物脊突苔虫*Costazia aculeate* Canu et Bassler、瘤苔虫*Costazia costazii* Audouin的干燥骨骼[1]。

【饮片鉴别】 ①呈珊瑚样不规则块状,略呈扁圆形或长圆形,直径2~5cm,灰白色或灰黄色。一面多突起,作分叉状分支,中部交织如网状,叉枝小枝长3.5mm,直径约2mm。先端钝圆形,多折断。质硬而脆,表面与断面均密具细孔。体轻,入水不沉。气微腥,味微咸(图107-1)。②煅浮海石:形如浮海石,多粉状,色灰白。质酥脆(图107-2)。

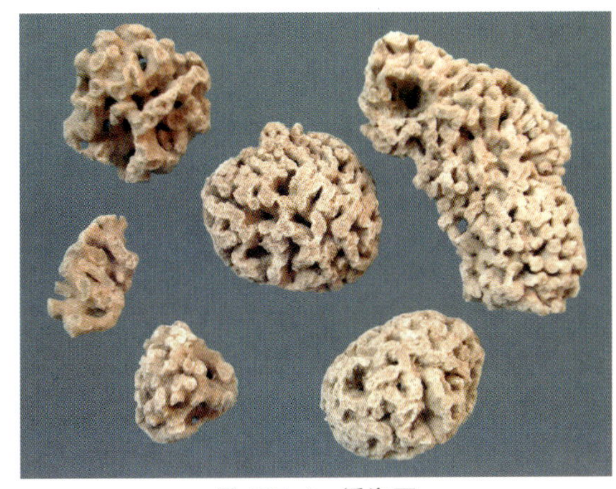
图 107-1　浮海石

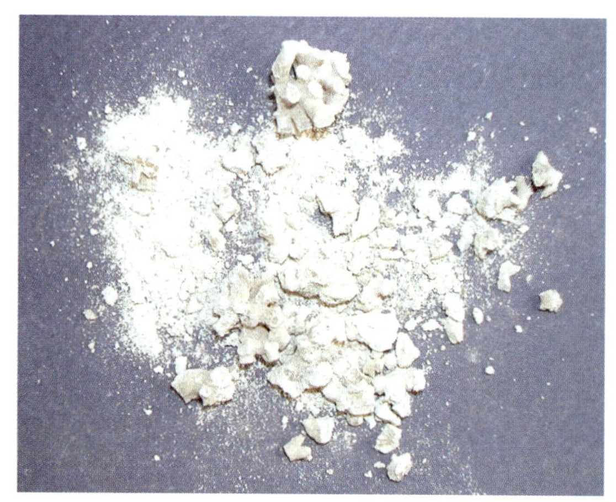

图 107-2 煅浮海石

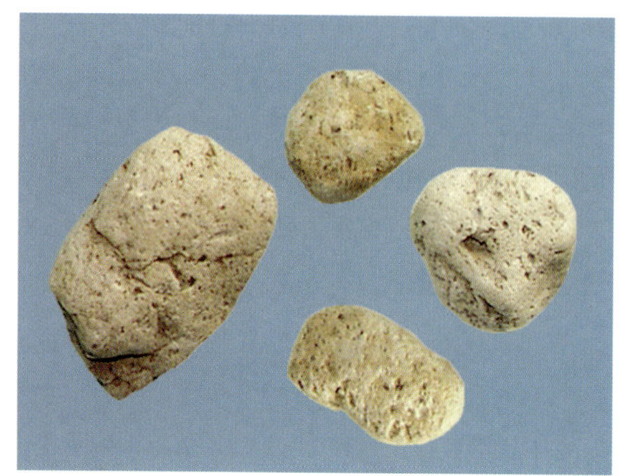

图 107-3 浮石

【成分】 含铝、钾、钠的硅酸盐

【药理】 有促进尿液分泌及祛除支气管分泌物的作用[3]。

【性味、归经与效用】 性寒，味咸。归肺、肾经。有清肺化痰，软坚散结，通淋的功效。用于肺热咳嗽，痰稠，瘰疬。

【临床应用】 ①肺结核咯血：浮海石、三七各60g，白及180g。共研细末，口服，一次3g，一日2~3次。②泌尿系结石：a.浮海石研细末，一次3g，一日3次，甘草10g煎汤送下。b.石苇、穿破石、滑石、浮海石各30g，乌药、路路通各15g，鸡内金、琥珀各10g。水煎服，日服一剂。③甲状腺良性肿物：浮海石、冬瓜皮各30g，海藻、昆布、金银藤、水红花子各15g。水煎服，日服一剂，20天为1个疗程。④乳腺囊性增生病：柴胡、赤芍、枳壳、青皮、王不留行、莪术、海藻、浮海石、夏枯草各15g，甘草5g。水煎服，日服一剂，15天为1个疗程。⑤间质性肺炎：浮海石、苦杏仁各15g，炙百部20g，鱼腥草30g，炙白前、金银花、茯苓、黄芩、浙贝母各10g。水煎服，日服一剂[4]。

浮石 Pumex

【基源】 为火山喷出的岩浆凝固形成的多孔状块[5]。

【饮片鉴别】 为大小不一的卵形或长卵形块状，直径2~7cm，有的可达20cm。表面粗糙，灰白色或灰黄色，有多数大小不等的细孔。体轻，质硬而松脆，易砸碎，断面有小孔，有的具绢丝状光泽。气微，味淡（图107-3）。

【成分】 含二氧化硅，并含有钙、钠、铁、铝、镁、锌、钛、磷等元素。

【性味、归经与效用】 性寒，味咸。归肺、肾经。有清肺，化痰，软坚散结的功效。用于痰热壅肺，咳喘痰稠难咯，小便淋沥涩痛，瘿瘤瘰疬。

【临床应用】 ①肺虚咳嗽：海蛤散（浮石100g，蛤蚧200g，共研细末）口服，一次9g，一日1~2次。②血淋、沙淋、小便涩痛：浮石研末。口服，一次6g，一日2次，生甘草10g煎汤送服。③瘿瘤、瘰疬结核：消瘿顺气散（煅浮石、海藻、海带、昆布、蛤粉各45g，浙贝母、地黄各60g，共研细末）口服，一次6g，一日2次。④消渴：浮海石、青黛各等分，麝香少许，共研细末，口服，一次3g，一日2次[6]。

【按语】 浮海石为较常用中药，产于沿海地带，质轻能浮于水面，故名；药材呈珊瑚样不规则块状，一面多突起，作叉状分支，灰白色或灰黄色，状如石花，故有石花之名。该药以“石花”之名始载于《本草衍义》第四卷。寇宗奭曰：“石花，白色，圆如覆大马勺，上有百十枝，每枝各槎系分岐如鹿角，上有细纹起。以指撩之，铮铮然有声。……多生海中石上[7]。”与现今所用来源一致。

浮石亦为较常用中药，始载于《日华子诸家本草》玉石部中，记述了其功效“平，无毒。止渴，治淋，杀野葛毒[8]”。而无性状记载。

长期以来，各地药用的浮海石品种混淆情况严重。据北京药品生物制品检定所等的调查结果，在辽宁、河南、山西、山东、安徽、江苏、福建、广东、四川、云南、贵州等省区所用的浮海石为矿物浮石；内蒙古、北京、河北、陕西、甘肃、江苏、上海、浙江、福建、湖北、湖南等地药用的浮海石为胞孔科脊突苔虫和瘤苔虫的骨骼，习称石花；黑龙江、辽宁、吉林、天津、上海等地药用的浮海石为海滨石灰华[9]。实际情况是，各地所用的浮海石是动物类药—正品浮海石和矿物类药浮石、海滨石灰华混用，有什么就用什么。究其源因，一是本草书籍记载性状不全；二是历史上即存在品种混乱的情况；三是地方药品质量标准存在各行其是的情况；四是现代有些药物书籍对其名称记载欠一致，把浮海石称为海浮石[10,11]，甚至将脊突苔虫、瘤苔虫的骨骼与浮石均作为浮海石收载[12]；五是药不精药，药学人员缺少药品真伪鉴别的知识和经验，医不通药，临床医师只注重诊病研方，而不注重药品的真伪。

类似浮海石药用品种混乱的情况，在其他药品中也绝非仅有，应引起医药技术人员的充分注意，加强业务技术的学习和合理用药知识的培训，做到药要精药，医要通药，各以其名正确用药，保证临床治疗效果。

（赵学红　王丽芳　孔增科）

参考文献

[1]中华人民共和国药典委员会.中华人民共和国卫生部药品标准(中药材·第一册).1991.75

[2]孔增科，陈静歧.中药调剂手册.天津：天津科学技术出版社，1994.76

[3]张保国.矿物药.北京：中国医药科技出版社，2005.304

[4]孙秀芳.陕西中医，1999，20(3)：110

[5]中华人民共和国药典委员会.中华人民共和国卫生部药品标准(中药材·第一册).1991.74

[6]贾玉海.中国海洋湖沼药物学.北京：学苑出版社，1996.382

[7]宋·寇宗奭.本草衍义.北京：人民卫生出版社，1990.35

[8]常敏毅集辑.日华子诸家本草.宁波：宁波市卫生局，1985.8

[9]北京药品生物制品检定所，等.中药鉴别手册(第一册).北京：科学技术出版社，1981.385

[10]中国医学科学院药用植物研究所，等.中药志(第六册).北京：人民卫生出版社，1998.308

[11]高士贤.中国动物药.长春：吉林科学技术出版社，1996.339

[12]蔡永敏，等.中药药理与临床应用.北京：华夏出版社，1999.360

108　通草、小通草及梗通草

通草 Medulla Tetrapanacis

【基源】 为五加科植物通脱木*Tetrapanax papyriferus* (Hook) K. koch的干燥茎髓。

【饮片鉴别】 呈圆柱形段片或圆形薄片，直径1~2.5cm。切面白色，显银白色光泽，中部有直径0.3~1.5cm的空心或半透明的薄膜；周边白色或淡黄色，有浅纵沟纹。体轻，质松软，稍有弹性。气微，味淡[1]（图108-1）。

【成分】 含灰分、脂肪、蛋白质、粗纤维、戊聚糖、糖醛酸、天门冬氨酸、丝氨酸、甘氨酸、丙氨酸、颉氨酸、蛋氨酸、亮氨酸、异亮氨酸、酪氨酸、组氨酸、色氨酸、谷氨酸及钙、镁、钾、铁、铜、锌、钴、铝、锶、钡、硼、铊等无机元素。

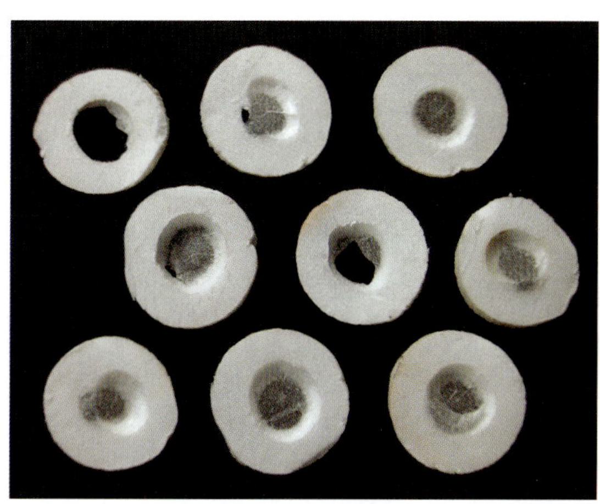

图 108-1　通草

【药理】 ①利尿：大鼠灌胃通草水提醇沉液4g/kg，有明显利尿作用，且通草利尿与钾离子排出有关。②调节免疫：通草总多糖提取物小鼠腹腔注射7天，与对照组比较，血清溶菌酶活力、单核细胞吞噬指数、血清溶血素抗体水平均有显著性提高($P<0.01$)[2]。③抗炎：通草水煎剂给大鼠，对角叉菜所致急性炎症有良好的抗炎作用，且呈量效关系。④解热：通草水煎剂给予发热模型的大鼠，有明显的解热作用，并呈量效关系。⑤抗氧化：将通草的总多糖提取物给小鼠腹腔注射，小鼠肝脏血清过氧化脂质、全血超氧化物歧化酶均较对照组明显降低，对小鼠心肌及脑组织老化代谢产物脂褐素(LF)含量亦有明显降低，提示通草多糖提取物具有良好的抗氧化效应和一定的抗衰老作用[3]。

【性味、归经与效用】 性微寒，味甘淡。归肺、胃经。有清热利尿、通气下乳的功效。用于湿热尿床、淋病涩痛，水肿尿少、乳汁不下。

【临床应用】 ①产后尿潴留：黄芪20g，通草、当归、茯苓、王不留行各12g，车前子15g，炮穿山甲、木通、生甘草各10g。水煎服，日服一剂。②急性肾小球肾炎：通草、茯苓皮各10g，大腹皮15g。水煎服，日服一剂[4]。③血尿：通草、冬葵子、石苇15g，滑石20g。水煎服，日服一剂。④急性泌尿系感染:通草、车前子、水菖蒲15g,灯心草3g,生石膏5g。水煎服,日服一剂。⑤产后缺乳:a.乳汁不通:鲫鱼200g,通草10g,王不留行5g。水煎服,日服一剂。b.乳少:黄芪30g,当归15g,通草9g。水煎服,日服一剂。⑥口疮:滑石15g,通草、厚朴、豆蔻仁各5g,猪苓、茯苓、藿香梗、陈皮各10g。水煎服,日服一剂。⑦发热性疾病:滑石、石菖蒲10g,豆蔻仁8g,茯苓、藿香、茵陈各12g,通草5g。水煎服,日服一剂。⑧胆囊炎:通草15g,海金沙9g。水煎服,日服一剂。

小通草 Medulla Stachyuri Medulla Helwingiae

【基源】 为旌节花科植物喜马山旌节花*Stachyurus himalaicus* Hook. f. et Thoms.、中国旌节花*Stachyurus chinensis* Franch和山茱萸科植物青荚叶*Helwingia japonica* (Thunb.) Dietr. 的干燥茎髓。

【饮片鉴别】 ①旌节花:呈圆柱形段片,直径0.5~1cm。切面白色,显银白色光泽,无空心;周边白色或淡黄色,无纹理。体轻,质松软,捏之能变形。水浸后有黏滑感。气微,无味(图108-2)。②青荚叶:呈圆柱形段片,直径5~8mm。切面白色,无空心;周边黄白色或银白色,有浅纵条纹。体轻,质较硬,手捏不易变形。水浸后无黏滑感。气微,味苦(图108-3)。

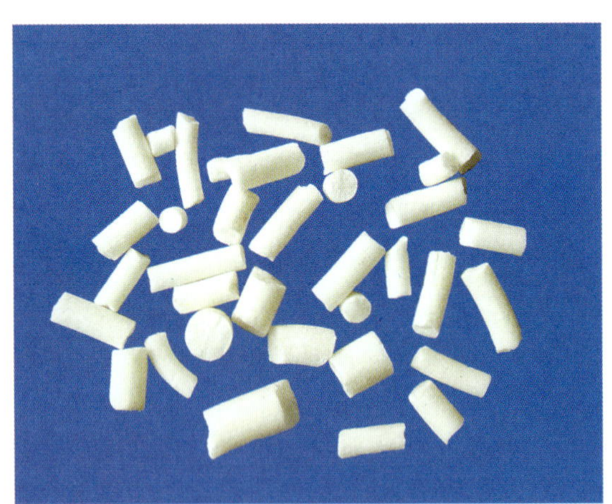

图 108-2 旌节花

【药理】 ①抗菌:对金黄色葡萄球菌、溶血性链球菌、肺炎球菌、绿脓杆菌、弗氏痢疾杆菌、大肠杆菌等多种细菌均有抑制作用。②有解热、抗炎和稍弱的利尿作用。

【性味、归经与效用】 性寒,味甘、淡。归肺、胃经。有清热,利尿,下乳的功效。用于小便不利,乳汁不通,尿路感染等。

【临床应用】 ①热病烦躁,小便不利 小通草6g,

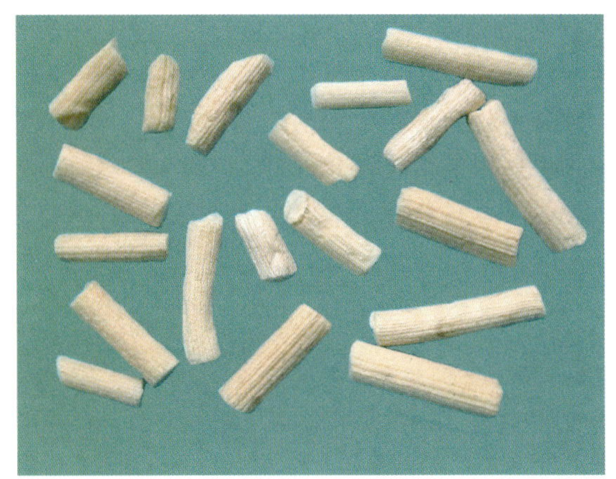

图 108-3 青荚叶

栀子、生地黄、淡竹叶、知母、黄芩各9g。水煎服,日服一剂。②急性尿道炎 小通草6g,地肤子、车前子(包)各15g。水煎服,日服一剂。③闭经 小通草、川牛膝各15g。水煎服,日服一剂。

梗通草 Caulis Aeschynomenes Indcae

【基源】 为豆科植物田皂角*Aeschynomene indica* L.去除外皮的茎。

【饮片鉴别】 为类圆形厚片,直径0.7~3cm。切面平坦,类白色至黄白色,具放射状纹理,中央有小孔,周围有数层同心环纹;周边白色或淡黄色,具细纵纹,可见凹点及凹陷的枝痕。体轻,质脆。气微,味淡(图108-4)。

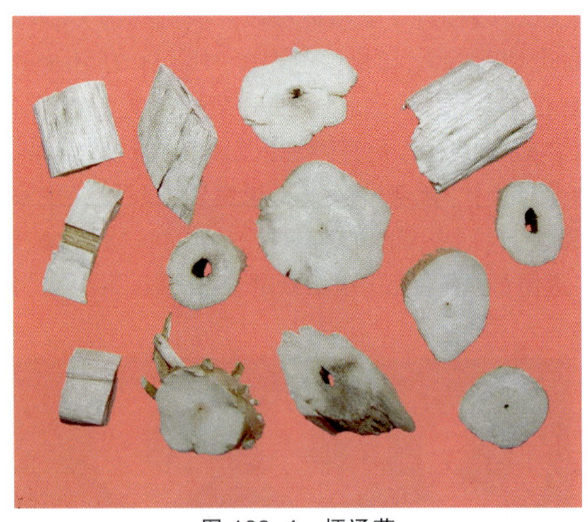

图 108-4 梗通草

【成分】 含脂肪酸,液状石蜡,油醇,甾醇和二氢-β-谷甾醇等。

【药理】 有泻热、通乳、明目的作用。

【性味、归经与效用】 性凉,味淡、微苦。有清热,利尿,通乳,明目的功效。用于热淋,小便不利,水肿,乳汁不通,夜盲。

【临床应用】 ①乳汁不通:梗通草6g,猪蹄2个。煎汤服用,一日1剂。②夜盲:梗通草30g,猪(羊)肝60~90g,水煎,食肉喝汤。

【按语】 通草为常用中药,始载于《神农本草经》中品。有清热利尿,通气下乳的功效。现代研究其有解热,抗炎,利尿,调节免疫功能等药理活性,与经典中医药理论和临床实践基本一致。

《中华人民共和国药典》收载五加科植物通脱木的茎髓为通草正品,但据市场调查[5],40多年来全国市场销售的商品通草品种十分混乱,有6科20多种不同品种植物的茎髓或去除外皮的茎作通草药用。其中,将小通草混称或充作通草药用的占商品的80%左右,必须予以充分的注意。

小通草与通草基源不同,化学成分不一,解热、抗炎作用较强,但利尿作用稍弱,不可混作通草药用,而应以其名正确药用。

梗通草与通草、小通草不仅基源不同,药用部位也不一致,应注意鉴别,正确应用,不可充通草或小通草药用。

除上述外,还有以虎儿草科植物西南绣球*Hydrngra davidli* Franch. 的干燥茎髓误作通草药用的情况[6,7]。西南绣球的茎髓呈圆柱形,长30~50cm,直径3~9mm。饮片切片白色,显银白色光泽;周边白色、淡黄白色或淡棕黄色。体轻,质柔韧,可卷成环状,手捏易变形。水浸后无黏滑感。无臭、无味(图108-5),需注意鉴别。

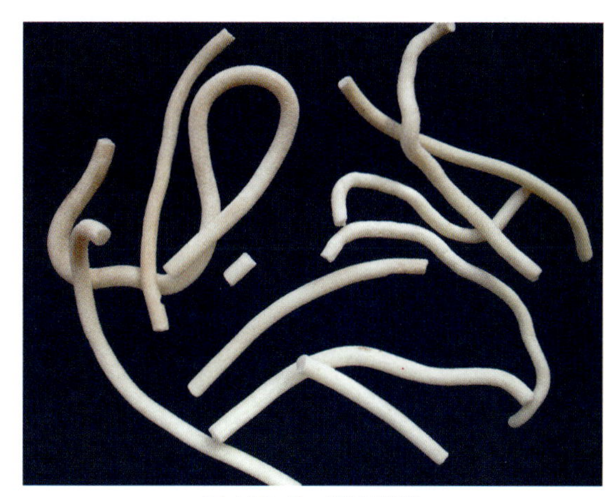

图 108-5 西南绣球

(赵玲玲 牛广斌 潘 嫕)

参考文献

[1]孔增科,陈静歧.中药调剂手册.天津:天津科学技术出版社,1994.147

[2]沈映君,等.中国中医杂志,1998,23(12):741

[3]曾南,等.中国中医杂志,1999,24(1):46

[4]孔增科,等.常用中药药理与临床应用.赤峰:内蒙古科学技术出版社,2005.177

[5]贾敏如,等.中国中药杂志,1997.22(8):454

[6]王玉瑛,等.中草药,2004,35(10):1192

[7]罗晨曲,等.中医药导报,2005,11(2):57

109 透骨草、凤仙透骨草、羊角透骨草、铁线透骨草、东北透骨草及白珠透骨草

●透骨草(珍珠透骨草) Herba Speranskiae Tuberculatae

【基源】 为大戟科植物地构叶*Speranskia trberculata* (Bge) Baill的干燥全草[1]。

【饮片鉴别】 为茎、叶、花、果混合的段片。茎呈圆柱形,直径1~5mm。切面黄绿色或类白色,中空;周边绿色至灰绿色,密被细柔毛。叶片多皱缩、破碎,灰绿色,展平后完整叶片披针形至椭圆状披针形,长1.5~6cm,宽1~2cm,网状脉,边缘钝齿状。总状花序或果序,花形小,白色。蒴果三棱状扁圆形,被柔毛和疣状突起。气微,味淡(图109-1)。

【成分】 含地构苷,三十烷醇,木犀草素-7-0-芸香糖苷,β-谷甾醇,香草酸,阿魏酸,对香豆酸,软脂酸,木犀草素,香叶木素,胸腺嘧啶,尿嘧啶等[3]。

【药理】 ①抗炎:透骨草水煎剂灌服,能对抗醋酸诱发的小鼠腹腔毛细血管通透性增加,并对巴豆油诱发的小鼠耳肿胀有抑制作用。②镇痛:透骨草水煎剂灌服,对醋酸诱发的小鼠腹痛有明显的镇痛作用,并能显著提高热板诱发小鼠足痛的阈值,与对照组(盐酸吗啡)相比差异显著,说明透骨草对热板引起的小鼠足痛有明显的镇痛作用[4]。③最大耐受量:水煎

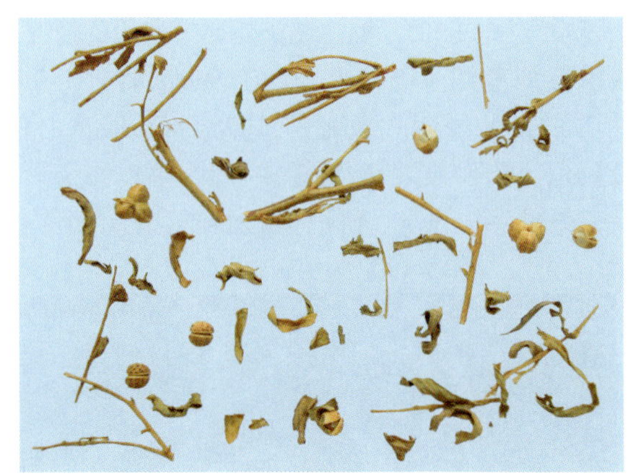
图 109-1 透骨草

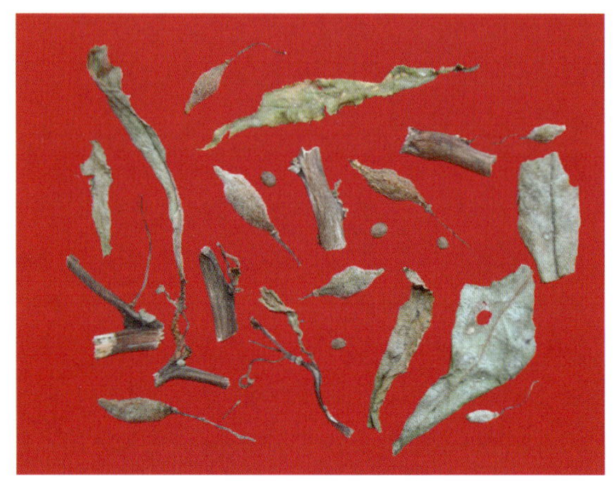
图 109-2 凤仙透骨草

液灌胃小鼠的最大耐受量为269.2g/kg。

【性味、归经与效用】 性温，味辛。归肝、肾经。有祛风除湿，舒筋活血，散瘀消肿，解毒止痛的功效。用于风湿痹痛，筋骨挛缩，寒湿脚气，腰部扭伤，瘫痪，闭经，阴囊湿疹，疮疖肿毒。

【临床应用】 ①风湿痹痛：透骨草12g，伸筋草、红花、独活、虎杖、当归各10g。水煎服，日服一剂。②脑卒中后手足拘挛：透骨草、伸筋草、红花各10g。水煎取液熏洗患肢，日用一剂，洗2次[5]。③乳癖：透骨草、当归、穿山甲、红花、昆布、桃仁各10g。水煎服，日服一剂。④狭窄性腱鞘炎：透骨草30g，水煎取液洗揉患部，用芒硝粉适量包敷患处，日用一剂。⑤婴幼儿腹泻：透骨草10g，艾叶10g，胡椒5g，水煎取液熏洗足部，日用一剂，洗2次[6]。⑥中风后口眼歪斜：透骨草、樟木、小茴香、苍耳子、桑枝各10g。水煎取液，热气熏蒸头部，待水温后，洗脸部两颊，洗后入睡，严禁风寒，日用一剂。

凤仙透骨草 Herba Impatientis Balsaminae

【基源】 为凤仙花科植物凤仙花*Impatiens balsamina* L.的干燥地上部分。

【饮片鉴别】 为茎、叶、花、果混合的段片。茎呈干瘪皱缩的条形或圆形，直径1~2cm，切面中空或有白色的髓；周边黄棕色至红棕色，具纵沟纹，节部稍膨大，可见互生点状的深棕色叶痕。叶片皱缩卷曲，绿色或黄绿色，展平后完整叶片呈披针形，长4~12cm，宽1~3cm，先端长渐尖，基部渐狭，边缘有锐锯齿，侧脉5~9对。花梗长约1cm，花呈粉红色、红色、黄色或杂色，直径1~1.5cm，单瓣或重瓣；萼片2，宽卵圆形。蒴果纺锤形，密生茸毛，多开裂。种子多数，球形，黑色。质脆。气微，味微酸（图109-2）。

【成分】 含山柰酚-3-葡萄糖苷，槲皮素-3-葡萄糖苷，蹄纹天竺素-3-葡萄糖苷，矢车菊素-3-葡萄糖苷及飞燕草素-3-葡萄糖苷，对羟基苯甲酸龙胆酸，阿魏酸，对香豆酸，芥子酸，咖啡酸，2-甲氧基-1，4-萘醌，α-菠甾醇，4-羟基α-菠甾醇，α-菠甾酮，α-菠甾醇-3-0-β-D-葡萄糖苷和邻苯二甲酸二乙酯等。

【药理】 ①抗炎：给小鼠灌服凤仙透骨草水煎液，能降低小鼠腹腔毛细血管通透性。②镇痛：给小鼠灌服凤仙透骨草水煎液，对醋酸诱发小鼠的扭体反应有明显的抑制作用；对热板诱发小鼠的足痛痛阈有显著提高作用。③抗菌：水煎剂有抑制霉菌生长的作用；2-甲氧基-1，4-萘醌对革兰阳性和阴性菌有一定抑制作用。④毒性：小鼠灌服凤仙花水煎液的LD_{50}为(165.5±42.3)g/kg。

【性味、归经与效用】 性温，味苦、辛，有小毒。有祛风除湿，活血止痛，解毒的功效。用于风湿痹痛，跌打损伤，闭经，痛经，痈肿，丹毒，鹅掌风，蛇虫咬伤。

【临床应用】 ①类风湿性关节痛：凤仙透骨草15g，骨碎补、伸筋草、木瓜各10g，金荞麦20g，血竭5g（冲服）。水煎服，日服一剂。②脚湿气：凤仙透骨草60g，白矾20g，水煎熏洗患足，日用一剂[7]。③脂溢性脱发：凤仙透骨草80g，水煎取液熏洗头部，日用一剂[8]。④鹅掌风：凤仙透骨草、一枝黄花各60g，煎汤温浸患处，一次30分钟，日用一剂。⑤蛇虫咬伤：鲜凤仙透骨草适量，捣烂外敷患处。

羊角透骨草 Herba Incarvilleae Sinensis

【基源】 为紫葳科植物角蒿*Incarvillea sinensis* Lam.的干燥全草。

【饮片鉴别】 为茎、叶、花、果的混合段片。茎呈圆柱形，直径0.3~1cm。切面绿色或黄绿色，中央有白色的髓；周边绿色或黄绿色，具纵沟纹及棱角。叶多皱缩、破碎，暗绿色至淡黄绿色，完整叶片展平后为2~3回羽状深裂至全裂，最终裂片狭线形，先端锐尖，全缘。疏总状花序，花萼钟形，深5裂。花冠漏斗形，长0.5~1cm，紫红色或紫色、褐色，先端5裂。蒴果长角形，直径4~6mm，有的开裂，露出种子。种子扁平圆形或矩圆形，具白色膜质的翅。气微，味苦、辛(图109-3)。

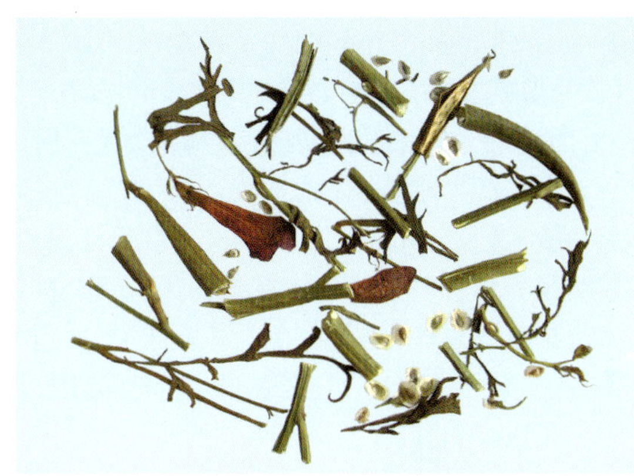

图 109-3 羊角透骨草

【成分】 含角蒿酯碱A、B、C，角蒿原碱，角蒿灵酯碱，3-己烯-1-醇，1-辛烯-3-醇，2-戊基-呋喃，2,4-庚二烯醛，桉叶油素，苄醇，苯乙醛，苯乙基醇，2-坎酮，4-甲基-1-(1-甲基)-3-环己烯-1-醇，3,5-二甲氧基甲苯，2-甲氧基-4-乙烯基苯酚，冰片和丁香酚等70多种成分[9]。

【药理】 ①抗炎：水煎液灌胃能显著降低小鼠腹腔毛细血管的通透性，减少炎性液体渗出。②水煎液灌胃可减少小鼠热板刺激足痛的痛阈，抑制醋酸诱发小鼠的扭体反应次数。③最大耐受量：口服水煎液小鼠最大耐受量为265.4g/kg。

【性味、归经与效用】 性寒，味辛、苦；有小毒。有祛风除湿，舒筋活血，止痛，杀虫的功效。用于风湿痹痛，跌打损伤，口疮，齿龈溃烂，耳疮，湿疹，疥癣，阴道滴虫病。

【临床应用】 ①颞下颌关节紊乱综合征：羊角透骨草20g，防风、川芎、当归各10g。水煎后和铁屑混合湿熨患部，一日2次。②齿龈宣露：羊角透骨草(烧灰存性)、胡桐泪各50g，麝香5g。共研细末。外用，睡前取适量敷于齿龈，晨起盐水漱口。③口疮：羊角透骨草(烧灰存性)。外用，取适量敷于患处(有汁吐出，不得咽下)，一日2~3次。

铁线透骨草 Herba Clematis Intyicatae

【基源】 为毛茛科植物黄花铁线莲*Clematis intricata* Bunge. 的干燥全草。

【饮片鉴别】 为茎、叶、花、果的混合段片。茎圆柱形，直径1~3mm。切面灰黄白色，周边黄棕色至灰绿色，老茎黄棕色至红棕色，有明显的纵棱线，节部稍膨大。叶多皱缩，灰绿色，完整叶片展平后为1~2回单数羽状复叶，小叶3出，小叶片披针形或狭卵形，长1~3cm，宽0.5~1.5cm，不分裂或下部具1~2小裂片，全缘或有疏齿，叶柄长2.5~4cm。偶有花果，花两性，单一或3朵成聚伞花序腋生。花梗长约3cm，花萼淡黄色，萼片4，狭卵形，边缘有短柔毛；无花瓣，雄蕊多数，花丝狭条形，有短柔毛；雌蕊多数。瘦果扁卵形，长约2.5cm。有宿存的白色羽状花柱。气微，味淡(图109-4)。

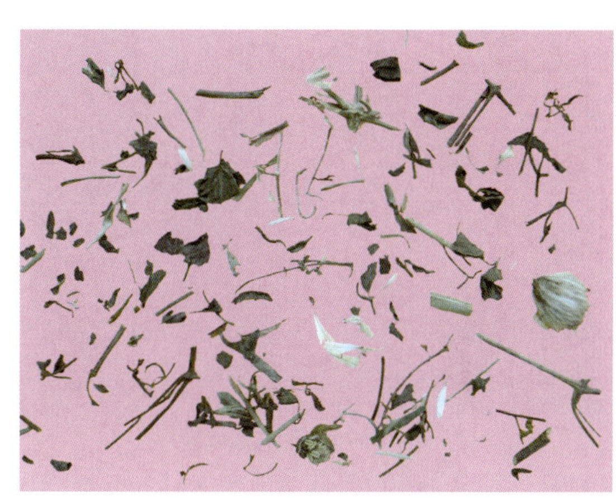

图 109-4 铁线透骨草

【成分】 含三十烷醇，β-谷甾醇，东莨菪素，5-羟基-4-氧代-戊酸，，咖啡酸，肌醇，硬脂酸乙酯，咖啡酸乙酯和二十六烷醇等。

【药理】 ①抗炎：水煎液给小鼠灌服，可明显降低小鼠腹腔毛细血管的通透性，减少炎性液体渗出。②镇痛：水煎液给小鼠灌服，可显著降低醋酸诱发小鼠的扭体反应次数和提高热板诱发小鼠足痛的痛阈，③毒性：水煎液灌服小鼠的LD_{50}为(167.5±18.5)g/kg。

【性味、归经与效用】 性温，味辛、咸；有小毒。有祛风除湿，通络止痛的功效。用于风湿性关节炎，四肢麻木，拘挛疼痛，银屑病，疥癞。

【临床应用】 ①风湿关节痛：鲜铁线透骨草适量，捣烂敷贴患处，用纱布包扎，轻症敷1~2小时，病程长者，敷3~6小时。一日1次。②风气疼痛：铁线透骨草60g，胡桃肉4个，酸葡萄7个，炒斑蝥1个，水煎服，日服一剂。③跌打损伤：铁线透骨草30g，艾叶90g，当归、黄芪各15g，苏木12g，延胡索9g。水煎取液洗患处。一日1次(适用于红肿未破溃者)。

东北透骨草 Herba Viciae Amoenae

【基源】 为豆科植物山野豌豆*Vicia amoena* Fisch. 或广布野豌豆*Vicia cracca* L.、黑龙江野豌豆*Vicia a* *murensis* Oett.的干燥地上部分。

【饮片鉴别】 为茎、叶、花、果混合的段片。灰绿色或黄绿色，被细茸毛或近无毛。茎段具四棱。叶互生，偶数羽状复叶，托叶半箭头形，小叶椭圆形或长圆状椭圆形，全缘，膜质至革质，叶端钝圆或微缺，有细尖，基部圆形。总状花序。花红紫色、蓝色或蓝紫色，花萼筒形至钟形。荚果长圆状棱形，长2~3cm，内含种子，呈圆球形，黑褐色。气微，味淡（图109-5）。

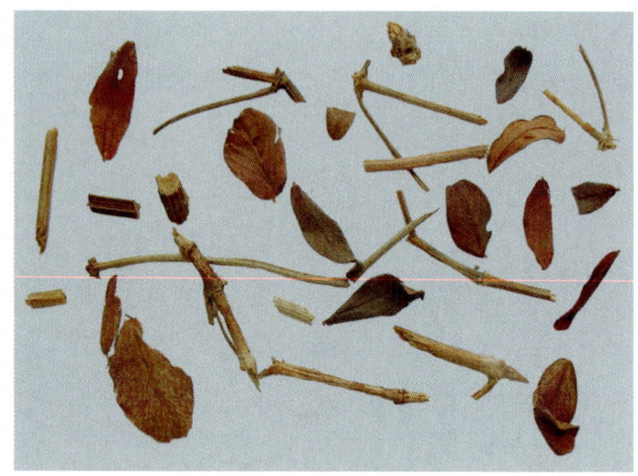

图 109-5 东北透骨草

【成分】 含植物醇，亚油酸乙酯，次亚油酸乙酯，十一酸乙酯，六氢金合欢基丙酮，邻苯二甲酰二丁酯，对羟基香豆酸，山野豌豆苷，槲皮素，槲皮素-3-0-a-L-鼠李糖苷，山柰酚-3，7-0-a-L-二鼠李糖苷等[10]。

【药理】 ①镇痛：水煎液灌服，可抑制醋酸诱发小鼠的扭体反应次数。②利尿和止血：有利尿和止血的作用[11]。③最大耐受量：水煎液灌服小鼠的最大耐受量为175.7g/kg。

【性味、归经与效用】 性温，味辛、苦。有祛风除湿，活血消肿，解毒止痛的功效。用于风湿痹痛，肢体痿废，跌打肿痛，湿疹，疮毒等。

【临床应用】 ①风湿痹症：a.风湿性关节炎：东北透骨草、防风、苍术、黄柏各15g，牛膝20g，鸡血藤25g。水煎服，日服一剂。b.双手麻木：东北透骨草15g，苍耳子9g，艾叶15g，水煎服，日服一剂。②皮肤病：a.阴囊湿疹：东北透骨草、花椒、艾叶各15g，煎水熏洗，一日1次。b.皮肤湿疹：东北透骨草、防风、荆芥、艾叶、花椒各9g。水煎熏洗，一日1次。c.疮癣：东北透骨草、苦参、大黄、雄黄各15g。煎汤，于室中围席，先熏后洗，一日1次。③小儿麻痹后遗症：东北透骨草、麻黄各25g，木瓜、牛膝、当归、蜂房各15g，红花、烫穿山甲各10g。水煎后熏洗患肢，盖被取汗，一日2次。④鼻衄、子宫功能性出血：东北透骨草、茜草各15g。水煎服，日服一剂。⑤跌打肿痛：东北透骨草、茜草、赤芍、当归各9g。水煎服，日服一剂。

白珠透骨草 Herba Gaultheriae Crenulatae

【基源】 为杜鹃花科植物滇白珠树*Gaultheria Leucocarpa* Blume var. *crenulata*(Karz) T. Z. Hsu[*G. yunnanensis* (Franch.) Rehd.]的干燥全株[12]。

【饮片鉴别】 为茎、叶混合的段片。茎段直径1.5~8mm，切面黄绿色，木部淡黄色，髓部黄绿色；周边淡红色、红绿色或黄绿色，有纵皱纹；叶片灰绿色，卵状披针形，完整者长5~9cm，宽2~3.5cm，先端长渐尖，基部圆形或略呈心形，网状脉，边缘有细锯齿，革质，被细柔毛。总状花序或果序，小花白色。蒴果球形，外包有紫黑色萼片，种子淡黄色。具香气，味甘、辛（图109-6）。

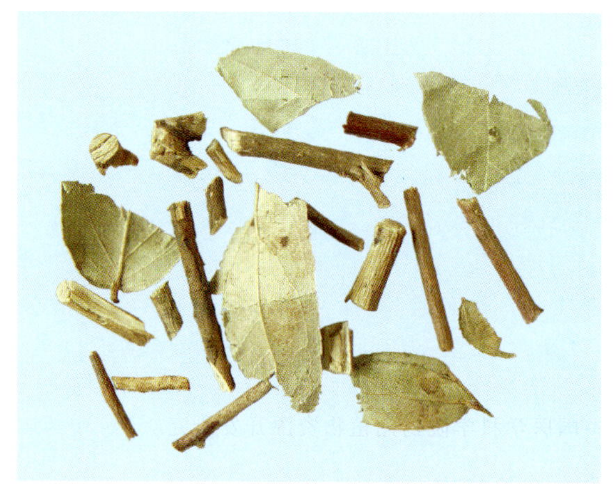

图 109-6 白珠透骨草

【成分】 含水杨酸甲酯，

【药理】 白珠透骨草水提物有很强的镇痛，抗炎作用[13]。

【性味、归经与效用】 性温，味辛、香、辣。有祛风除湿，舒筋活络，活血止痛的功效。用于风湿性关节炎，跌打损伤，胃寒疼痛，风寒感冒，牙痛[14]。

【临床应用】 手足癣（干燥脱壳型）：白珠透骨草50g，茵陈30g，水煎取液熏洗患处，一日1剂。

【按语】 透骨草为少常用中药，始见于《救荒本草》。根据本草考证，原植物为唇形科植物益母草，早已不作透骨草药用。《本草原始》中的透骨草为大戟科植物地构叶*Speranskia trberculata*；《本草纲目拾遗》中的透骨草为凤仙花科植物凤仙花*Impatiens balsamina*；《医学指南》中的透骨草为毛茛科铁线莲属(Clematis)植物；《滇南本草》中的透骨草为杜鹃花科植物滇白珠树*Gaultheria crenulatae*；《东北药用植物志》中的透骨草为豆科野豌豆属(Viciae)的多种植物[15]。由此可见，透骨草自古以来就存在同名异物，基源多种的混乱情况。

据迟玉明等报道[16,17]，有21科44种5变种植物在不同地区以透骨草之名使用；王璇等研究透骨草的商品基源及使用地区的结论是地构叶、凤仙花、黄花铁线莲在6个省区以上使用，山野豌豆和唇形科的活血丹[*Glechoma longituba* (Nakai) Kupr.]在3个省区以上使用，云南省用的为滇白珠*Gaultheria Yunnanensis* Rehd. 和地檀香*G. forrestii* Diels，共计有7科13种植物在不同地区作为透骨草药用，商品品种极为混乱，严重地影响了药品质量和临床疗效，必须予以足够重视，加以纠正。

鉴于透骨草药品品种的复杂性和地方药品标准收载品种的不一致，国家药品标准迄今未做收载。

本文论述的透骨草、凤仙透骨草、羊角透骨草、铁线透骨草、东北透骨草、白珠透骨草基源不同，化学成分、药理作用和性味、归经与效用均不完全一致，有的虽有相同的抗炎、镇痛的药理活性，但强度不同，所以，应各以其名分别使用，不可互相代用或混用。

需要说明的是，透骨草科植物透骨草*Pbryma leptostachya* L. var. *asiatica* Hara的全草，有的地区也作为透骨草（接生透骨草）[18]药用（图109-7），须予注意。因该药品性微寒，味涩。有消痈肿，催产，杀虫的功效，用于疮痈红肿，难产和杀孑孓蛆虫。与透骨草的祛风除湿，活血止痛功效截然不同，决不可混作透骨草药用；且该药品名称也应根据命名规则另行命名为宜。

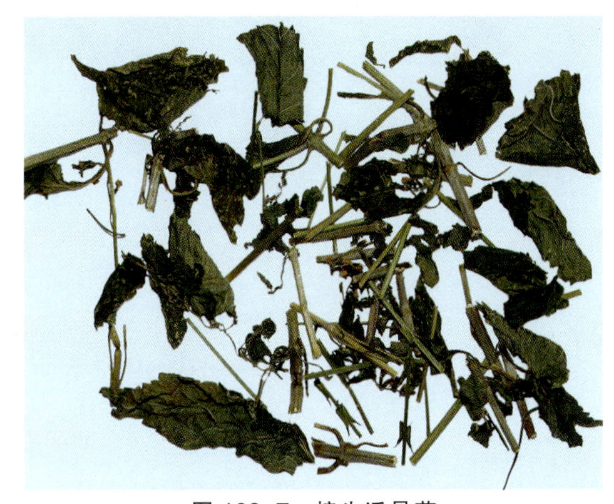

图 109-7 接生透骨草

（赵玲玲 周海平 郭红艳 孔增科）

参考文献

[1]中国医学科学院药用植物资源开发研究所，等.中药志（第四册）.北京：人民卫生出版社，1998.570

[2]张贵君.孔增科，等.现代中药材商品通鉴.北京：中国中医药出版社，2001.2003

[3]蔡少青，王璇.常用中药材品种整理和质量研究（北方编·第六册）.北京：北京医科大学出版社，2003.63

[4]王璇，等.北京医科大学学报，1998，30（2）：146

[5]薛芳，等.中医杂志，1989，30（2）：15

[6]刘宝新，铁道医学，1992，20（2）：83

[7]赵卫新，等.四川中医，1987，5（11）：48

[8]徐亚君.浙江中医杂志，1991，26（8）：374

[9]侯冬岩，等.辽宁师范大学学报，2002，25（3）：291

[10]魏峰，等.药学学报，1997，32（10）：765

[11]朱有昌.东北药用植物志.哈尔滨：黑龙江科学技术出版社，1989.633

[12]谢宗万.汉拉英中药材正名词典.北京：北京科学技术出版社，2004.845

[13]孙学蕙，等.贵阳中医学院学报，1989，（3）：56

[14]江苏省植物研究所，等.新华本草纲要（第二册）.上海：上海科学技术出版社，1991.351

[15]刘洋，等.中医药信息，1999，（1）：10

[16]迟玉明，等.中国中药杂志，1990，15（5）：262

[17]顾宗京，等.中草药.2000，31（3）：234

[18]吴顺俭，等.北京中医，2003，22（6）：41

110 桑寄生、槲寄生及柿寄生

● 桑寄生 Herba Taxilli

【基源】 为桑寄生科植物桑寄生*Taxillus chinensis* (DC.) Danser的干燥带叶茎枝[1]。

【饮片鉴别】 为茎枝、叶混合的段片。茎枝切面皮部红棕色，木部浅红棕色；周边红褐色或灰褐色，具细纵纹，并有多数细小凸起的棕色皮孔。叶多卷曲，具短柄，叶片黄褐色，叶片展平后呈卵形或椭圆形，长3~8cm，宽2~5cm；幼叶被细茸毛，先端钝圆，基部圆形或宽楔形，全缘，革质。气微，味涩（图110-1）。

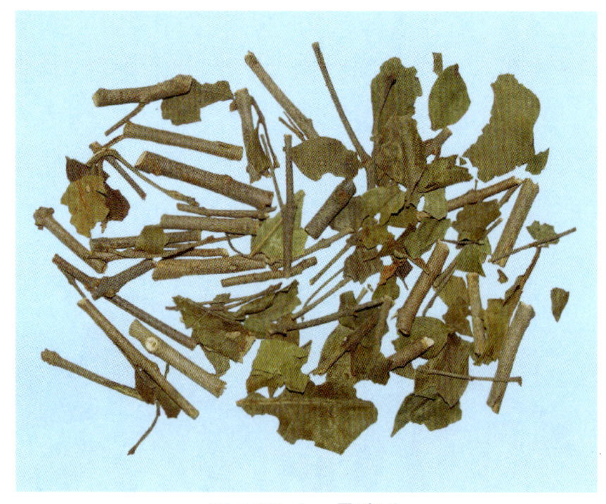

图 110-1 桑寄生

【成分】 含桑寄生苷、齐墩果酸、β-香树脂醇、芸香苷、槲皮素、蛇麻子醇、金丝桃苷、磷脂等[2]。

【药理】 ①抗病原体:煎剂对伤寒杆菌、葡萄球菌有抑制作用,对肠道病毒和脊髓灰质炎病毒有明显抑制作用。水提取物能抑制乙型病毒性肝炎病毒的表面抗原活性。乙醇提取物有较好的抗柯萨奇病毒B_2(CVB_2)的作用。②抗心肌缺血:煎剂有舒张冠状血管的作用,能增加冠脉血流量,并能对抗垂体后叶素所致的冠状动脉痉挛, 对心肌收缩力则为先抑制后增强。③抗动脉粥样硬化:煎剂对因胆固醇所致的硬化血管有直接扩张作用。桑寄生所含芸香苷有维生素P样作用,能维持毛细血管抵抗力,降低其脆性。④镇静:小鼠腹腔注射桑寄生酊剂2g/kg能抑制由咖啡因引起的运动兴奋和延长五甲烯四氮唑引起的小鼠死亡时间,有一定的镇静作用。⑤止血:槲皮苷具有促凝血作用。⑥利尿:麻醉犬静脉注射桑寄生苷0.5~2mg/kg,有不同程度的利尿作用。在大鼠实验中,无论灌胃或注射34mg/kg即能显著利尿,且强度和剂量成正比。⑦降压:桑寄生苷0.05~2mg/kg给麻醉犬静脉注射,有不同程度的降压作用。⑧毒性:桑寄生苷对小鼠腹腔注射LD_{50}为1.173g/kg[3,4]。

【性味、归经与效用】 性平,味苦、甘。归肝、肾经。有补肝肾,强筋骨,祛风湿,安胎元的功效。用于风湿痹痛,腰膝酸软,筋骨无力,崩漏经多,妊娠漏血,胎动不安;高血压。

【临床应用】 ①高血压:桑寄生、决明子各20g,山楂15g,臭梧桐10g。水煎服,日服一剂。②高脂血症:桑葛丹(桑寄生、葛根、丹参等水泛为丸),口服,一次4g,一日3次,30天为1个疗程。③风湿性腰膝痛:桑寄生、独活、杜仲、秦艽、当归各10g。水煎服,日服一剂。④肾虚滑胎:a.桑寄生、续断、阿胶、炒菟丝子、熟地黄、白芍、党参、白术、山药各10g。水煎服,日服一剂。b.桑寄生、炒艾叶各15g,阿胶珠5g。水煎服,日服一剂。⑤增生性膝关节炎:桑寄生、穿山龙、车前子、党参各20g,狗脊、补骨脂、白术各15g,附片12g,甘草6g。水煎服,日服一剂[5]。

槲寄生 Herba Visci

【基源】 为桑寄生科植物槲寄生*Viscum coloratum* (Komar.) Nakai 的干燥带叶茎枝。

【饮片鉴别】 为茎、叶混合的段片。茎切面皮部狭窄,黄绿色、黄棕色或灰棕色,木部黄白色或浅棕色,射线放射状,髓部细小,常偏向一边;周边金黄色至黄棕色,具细皱纹。叶对生,无柄,叶片长椭圆状披针形,长2~7cm,宽0.5~1.5cm,先端钝圆,基部楔形,全缘,表面黄绿色,主脉5出,中间3条明显,革质;体轻质脆。浆果球形,皱缩。气微,味微苦,嚼之有黏性(图110-2)。

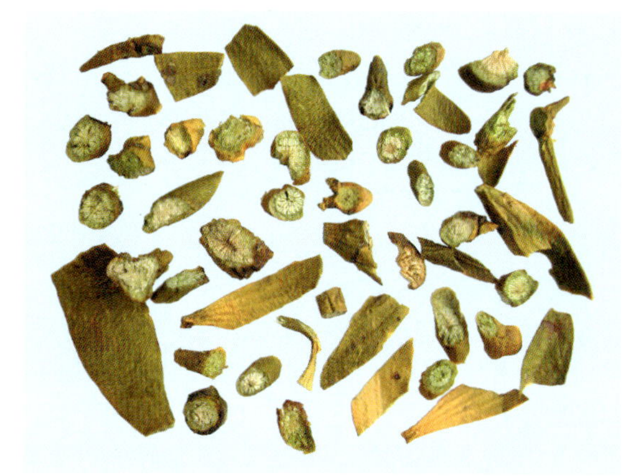

图 110-2 槲寄生

【成分】 含槲寄生碱挥发油:2-乙酰基环乙酮、1.2-丙二烯基环乙烷、3-丁烯-1-醇、1-乙基丙基过氧化氢等;黄酮类:主要为高圣草素-7-O-β-D葡萄糖苷、槲寄生新苷Ⅰ、Ⅱ、Ⅲ、Ⅴ、Ⅵ、Ⅶ,乔送苏-7-二醇苷、紫丁香苷、五加苷等;三萜类:包括齐墩果酸、β-乙酰香树脂醇、β-榄香精、β-榄香精棕榈酸酯、高根二醇、桦木酸、羽扇醇等和槲寄生毒肽、槲寄生凝集素Ⅰ、Ⅱ、Ⅲ,多糖及β-谷甾醇、胡萝卜苷与棕榈酸、琥珀酸、阿魏酸、咖啡酸、原儿茶酸等有机酸[6]。

【药理】 ①抗肿瘤:槲寄生提取物0.4~50μg/ml对鼠肿瘤细胞系中肉瘤欧氏腹水瘤和L_{1210}白细胞、对人肿瘤细胞学Hela细胞、KB细胞、白血病细胞有抑制作用; 槲寄生总生物碱按50,70mg/kg给动物腹腔注射,对Lewis肺癌、艾氏腹水癌(EAC)、肉瘤S_{17}、肉瘤S_{180}、腹水型细胞肉瘤(ARS)及白血病L_{1210}均有显著的抑制作用，且较明显地抑制$C_{57}BL/6$小鼠Leweis肺癌肺转移；对食管癌、胃癌、乳腺癌、肝癌细胞的生长亦有显著的抑制作用，并可延长荷瘤动物的生存期[7]。②抗衰老：槲寄生提取液按10,20g/kg给老年大鼠连续灌胃30天后，明显提高过氧化氢酶(CAT)、还原性谷胱甘肽-Px(GSH-Px)的活性，提高下丘脑SOD酶活性，降低脑组织中丙二醛(MDA)含量，降低脑组织和肝脏脂褐质(Lf)含量，改善自由基代谢而发挥抗衰老作用。③抗病毒：槲寄生水提物有较好的抗乙型肝炎病毒(HBV)作用。④抗心肌缺血：能明显增加冠脉流量，改善冠脉循环，增强心脏收缩力。可使缺血心肌中cAMP含量显著降低，A/C比值亦降低，抑制cAMP增高过多造成的代谢和电生理紊乱，保护心脏。⑤降血压：麻醉犬注射槲寄生注射液3g(生药)/kg呈明显的降压作用。⑥抗血小板聚集：槲寄生苷可抑制血小板聚集，防止其活性物质释放，避免血管收缩和血栓形成。体外实验证明槲寄生对ADP诱导的血小板聚集呈明显抑制作用，对大鼠的实验性血栓形成亦有抑制作用。⑦抗骨质疏松：槲寄生水提取液对成骨样细胞UMR_{106}增殖有促进作用。⑧免疫调节：槲寄生提取物对细胞免疫和体液免疫有促进作用，可增强人体外周NK细胞的功能，有激活外周巨噬细胞活性及造血母细胞活性，诱导β-内啡肽水平的升高和人体内SOD的释放及体内自由基的清除，减低细胞分裂对姐妹染色体间的交换，从而有稳定DNA，促进DNA修复的功能[8]。⑨降血糖：槲寄生具有较好的降血糖活性。⑩保肝：槲寄生中的齐墩果酸有消除肝脏非特异性炎症水肿的作用，黄酮类成分亦可扩张肝脏内血管，增加肝内血流量使受损的肝细胞得以修复。⑪毒性：槲寄生汁小鼠腹腔注射的LD_{50}为32mg/kg。

【性味、归经与效用】 性平，味苦。归肝、肾经。有祛风湿，补肝肾，强筋骨，安胎的功效。用于风湿痹痛，腰膝酸软，胎动不安。

柿寄生 Herba Visci Diospyrosicoli

【基源】 为桑寄生科植物棱枝槲寄生*Viscum diospyrosicolum* Hayata的带叶茎枝。

【饮片鉴别】 为圆形段片，长短不等，直径0.7~1.5cm。切面浅黄色至棕黄色；周边灰褐色或棕褐色，有细纵纹或裂纹。气微，味淡(图110-3)。

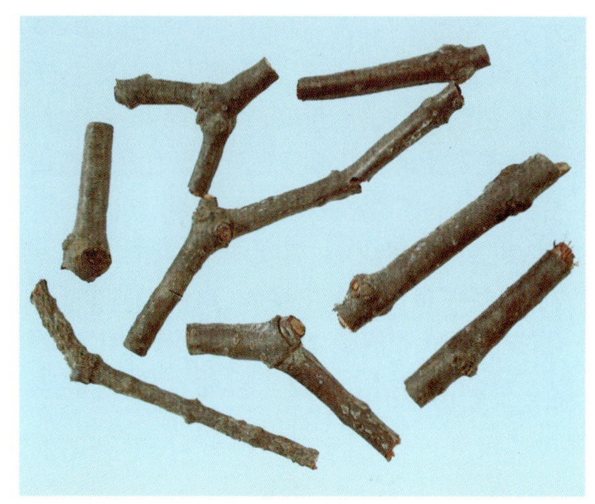

图 110-3 柿寄生

【成分】 含黄酮类成分等。

【毒性】 煎剂小鼠腹腔注射的LD_{50}为11.24g/kg

【性味、归经与效用】 性平，味苦。归肝、肺、胃经。有祛风湿，强筋骨，止咳，消肿，降压的功效。用于风湿痹痛，腰腿酸痛，咳嗽，咯血，胃痛，胎动不安，疮疖；高血压。

【临床应用】 ①风湿性关节炎：柿寄生30g，松节60g，四方藤120g。用米酒450ml浸泡15天，早、晚各饮服1次，每次10ml，15天为1个疗程。②咳嗽：柿寄生30~60g。水煎服，日服一剂。③慢性气管炎：柿寄生、陈皮各6g，桂皮、百部各12g，小檗15g，桂花、甘草各3g。水煎服，日服一剂。④原发性高血压病：柿寄生、钩藤根、夏枯草、罗芙木根各10g。水煎服，日服一剂。⑤瘰疬、疖肿：柿寄生30g，猪瘦肉125g。水煎服，日服一剂。

【按语】 桑寄生为常用中药，以桑上寄生之品始载于《神农本草经》上品。其源植物来源和使用自古至今比较复杂，《本草经集注》云："桑上者名桑寄生，施于松上。医家亦有用杨上、枫上者，则各随其树名之。[9]"《唐本草》云："桑上寄生，寄生槲、柿、柳、水杨、枫等树上。[10]"《中药志》收槲寄生(Ramulis Visci)、桑寄生(Ramulis Taxilli Chinensis)、四川寄生(Ramulis Taxilli Sutchuenensis)和红花寄生(Ramulis Scurrulae Parasitica)统以寄生名之[11]。据楼之岑教授等调查了辽宁、吉林、安徽、河北、广东、云南、福建、四川等14个省区44件寄生商品，证明全国大部分地区使用的寄生为槲寄生。华南和西南地区使用的寄生统称为桑寄生，包括桑寄生、四川寄生和红花寄生。除广东所用商品为桑寄生外，其他省市的商品常为以上三种的混合品[12]。王惠民等经考证认为："桑寄生之名缘于该植物寄生于桑树上，但自古以来入药的'桑寄生'实际上采于桑树上的寄生是稀少的。""自汉代至唐代，桑上寄生来源单一，均为槲寄生。宋代起桑寄生药材中出现了桑寄生属植物，发展为多源性药材，但槲寄生仍是桑寄生药材中的主流商品[13]。"

为了避免寄生类药品混淆使用的情况，《中华人民共和国药典》自1995年版起将桑寄生、槲寄生分别收载。随着现代化学成分、药理研究的深入，愈来愈显示出桑寄生、槲寄生的化学成分和药理活性区别较大。桑寄生主含桑寄生苷、齐墩果酸、槲皮素、蛇麻子醇等成分，槲寄生主含槲寄生碱、挥发油类、黄酮素、三萜类、有机酸类、多糖类和槲寄生毒肽、槲寄生凝聚素等；桑寄生有抗病毒、抗心肌缺血、抗动脉粥样硬化、镇静、利尿、降压的药理活性，槲寄生有降压、降低血糖、改善冠脉循环、抗肿瘤、抗衰老、抗病毒、抗心肌缺血、抗骨质疏松、抗血小板聚集和保肝、免疫调节等广泛的药理性。二药性状容易鉴别，应注意区分，各以其名正确应用，不可混用或代用。柿寄生与桑寄生性状相近，但来源不一，成分、功效各异，应注意区别，正确应用。

（赵学红　周海平　孔增科　徐晶颖）

参考文献

[1]孔增科，等.常用中药药理与临床应用.赤峰：内蒙古科学技术出版社，2005.146
[2]王本祥.现代中药药理与临床.天津：天津科学技术出版社，2004.1341
[3]肖培根.新编中药志.北京：化学工业出版社，2002.281
[4]陈东升，山西中医，2000，21(11)：521
[5]范明，等.辽宁中医杂志，1984，(12)：21
[6]王俊，等.时珍国医国药，2005，16(4)：301
[7]彭海燕，等.中国中药杂志，2005，30(5)：381
[8]龚祝南，等.中国生化药杂志，2001，22(5)：260
[9]梁.陶弘景.本草经集注.北京：人民卫生出版社，1994.254
[10]唐·苏敬.新修本草.合肥：安徽科学技术出版社，1981.331
[11]中国医学科学院药用植物资源开发研究所，等.中药志.北京：人民卫生出版社，1994.771
[12]楼之岑，等.常用中药材品种整理和质量研究(第一册).北京：北京医科大学，中国协和医科大学联合出版社，1995.128
[13]王惠民，等.中药材，2001，23(10)：650

111　桑螵蛸与海螵蛸

桑螵蛸 Ootheca Mantidis

【基源】 为螳螂科昆虫大刀螂*Tenodera sinensis* Saussure、小刀螂*Statilia maculata* (Thunberg)或巨斧螳螂*Hierodula Patellifera* Serville的干燥卵鞘。以上三种分别习称“团螵蛸”、“长螵蛸”及“黑螵蛸”。

【饮片鉴别】 ①团螵蛸：呈圆柱形或半圆形，由多层膜状薄片叠成，长2.5~4cm，宽2~3cm。表面淡黄褐色，上面带状隆起不明显，底面平坦或有凹沟。体轻，质松而韧，横断面可见外层为海绵状，内层为许多放射状排列的小室，室内各有一细小椭圆形卵，深绿色，有光泽。气微腥，味淡或微咸(图111-1)。②长螵蛸：略呈长条形，一端较细，长2.5~5cm，宽1~1.5cm。表面灰黄色，上面带状隆起明显，带的两侧各有一条暗棕色浅沟及斜向纹理。质硬而脆(图111-2)。③黑螵蛸：略呈平行四边形，长2~4cm，宽1.5~2cm。表面灰褐色，上面带状隆起明显，两侧有斜向纹理，近尾端微向上翘。质硬而韧(图111-3)。

【成分】 含蛋白质、脂肪、糖蛋白、脂蛋白、氨基酸、胡萝卜素和柠檬酸钙及钙、铁等元素。

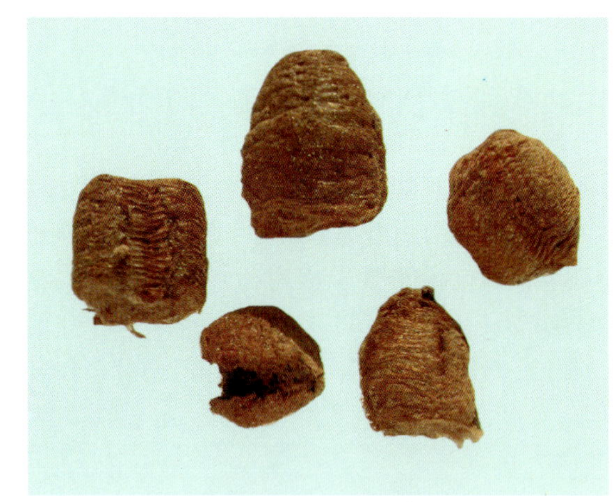

图 111-1　团螵蛸

【药理】 ①抗缺氧：可明显延长小鼠常压缺氧时间和游泳时间，有抗缺氧、耐疲劳的作用。②抗利尿、抗动脉粥样硬化：有抗利尿和降低高脂大鼠肝中过氧化脂质(LPO)的作用。③增强免疫：增加小鼠胸腺及睾丸指数和阳虚小鼠的体温。④毒性：LD_{50}>320g/kg。

【性味、归经与效用】 性平，味甘、咸。归肝、肾经。有益肾固精，缩尿，止浊的功效。用于遗精滑精，遗

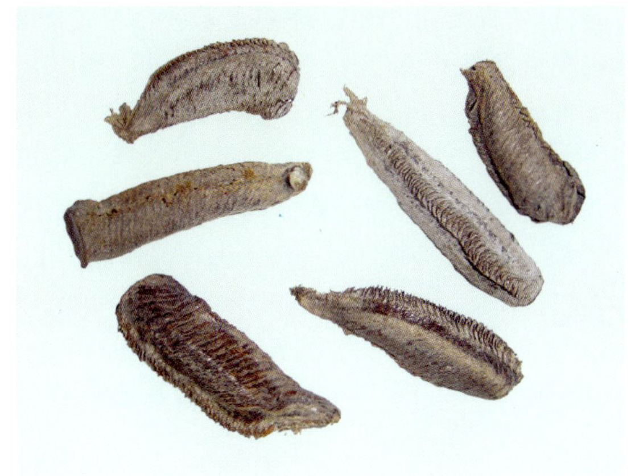

图 111-2 长螵蛸

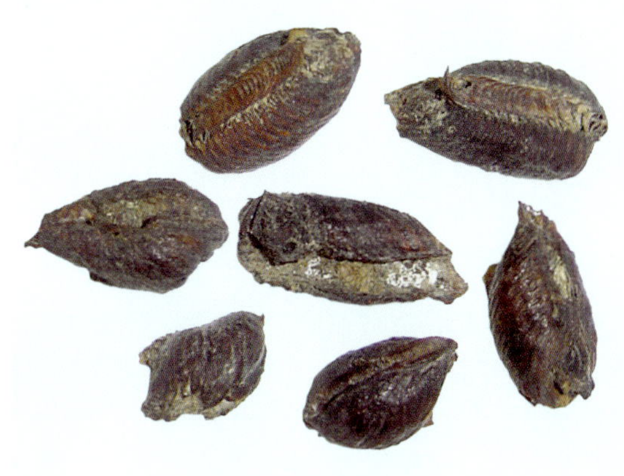

图 111-3 黑螵蛸

尿尿频，小便白浊。

【临床应用】 ①遗精、滑精：桑螵蛸15g，远志、石菖蒲、茯神、当归、炙龟甲各10g，龙骨20g（先煎），人参6g。水煎服，日服一剂。②尿频：桑螵蛸、菟丝子各15g，韭菜子6g。水煎服，日服一剂。③小儿遗尿症：桑螵蛸、益智仁各15~30g。水煎服，日服一剂。④带状疱疹：桑螵蛸用文火焙焦，研为细粉。用香油适量调涂患处，一日3~4次。

海螵蛸 Endoconcha Sepiellae

【基源】 为乌贼科动物无针乌贼*Sepialla maindroni* de Rochebrune或金乌贼*Sepia esculenta* Hoyle的干燥内壳[1]。

【饮片鉴别】 为不规则形或类方形小块，类白色或微黄色。体轻，质松，断面粉质，显疏松层纹。气微腥，味微咸（图111-4）。

【成分】 含壳多糖、碳酸钙、甲壳质、黏液质、氨基酸和氯化钠、磷酸钙、镁盐及锌、铅、铋、铜、钡、锰、锶、铝等微量元素。

【药理】 ①抗胃溃疡：海螵蛸200mg给大鼠灌胃，

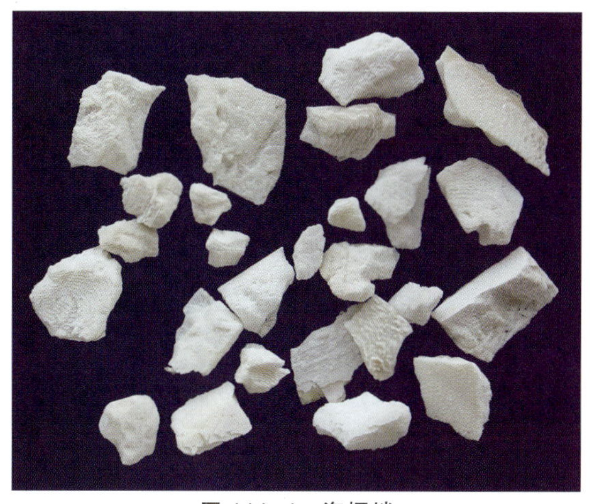

图 111-4 海螵蛸

能降低胃液总酸度，增加胃组织cAMP含量，增强胃黏膜前列腺素E_2(PGE_2)的合成。有保护胃黏膜，防治胃溃疡的作用。②抗肿瘤：海螵蛸对小鼠实体肉瘤S_{180}作瘤内注射，剂量150mg/kg，抑瘤率可达23%；对小鼠腹水型肉瘤S_{180}作腹腔注射可延长存活期2.85倍。③抗辐射：给预先灌服海螵蛸水煎液5g/ml的大鼠，1g/ml的小鼠，以60℃照射30天，可显著提高动物的存活率。④调节和促进免疫：壳多糖对免疫功能具有较好的调节作用，对体液免疫、细胞免疫均有促进作用，能显著抑制癌细胞转移并与常规抗癌疗法有协同辅助治疗作用。⑤收湿、止血、生肌：海螵蛸含碳酸钙、磷酸钙、胶质、有机质及氯化钠等成分，海螵蛸粉外用能收湿、止血、生肌，可用于皮肤创伤出血、阴囊湿疹、皮肤溃疡和浅度溃烂期褥疮等症。

【性味、归经与效用】 性温，味咸，涩。归脾、肾经。有收敛止血，涩精止带，制酸，敛疮的功效。用于胃痛吞酸，吐血衄血，崩漏便血，遗精滑精，赤白带下；溃疡病。外治损伤出血，疮多脓汁。

【临床应用】 ①功能性子宫出血：炒白术30g，黄芪20g，煅龙骨、煅牡蛎各25g（先煎），山茱萸25g，白芍、海螵蛸12g，茜草10g，棕榈炭6g，五倍子1.5g（研末冲）。水煎服，日服一剂。②胃痛吞酸：海螵蛸15g，浙贝母、煅瓦楞子各10g，甘草6g。共研细粉。口服，一次6g，一日3次。③褥疮：海螵蛸研细粉，高压消毒备用。创面常规消毒，将药粉撒在上面，覆盖纱布，用胶布固定，每隔2~3日换药1次[2]。④胃、十二指肠溃疡：快胃片（海螵蛸、枯矾、醋延胡索、白及、甘草）。口服，一次4~6片，一日3次；饭前1~2小时服。

【按语】 桑螵蛸为常用中药，始载于《神农本草经》上品。性平，味甘、咸。归肝、肾经。能收敛下焦肾气，长于涩精缩尿，为能补能收，标本兼治的良药。用于肾气不固的遗精，滑精，尿频、遗尿。配伍鹿茸、肉苁蓉、菟丝子等药，可治疗肾虚阳痿之证。现代药理研究证实有增强机体免疫功能，抗利尿、抗缺氧等药理作用，与中医临床疗效相一致。

海螵蛸为较常用中药，始载于《神农本草经》中品。性温，味咸、涩。归脾、肾经。能收敛止血，涩精止带，制酸，敛疮，专功收涩兼制酸止痛而无补益作用。用于崩漏下血、吐血、衄血、咯血、便血，外伤出血，赤白带下和胃肠溃疡。配伍黄柏、青黛、枯矾等，共研细粉外用，可治疗湿疮、湿疹、溃疡久不收口等证。现代药理研究证实有抗胃溃疡，抗辐射，收涩，止血、生肌，调节和促进免疫功能，抗肿瘤的药理作用，与中医临床疗效相吻合。

桑螵蛸、海螵蛸二药均称“螵蛸”，仅一字之差。皆为收涩药，但基源不同，成分有别，药理作用、功效特点各有所长。临床用药应注意区分，合理应用。

（马金娥　魏勇军　王丽芳）

参考文献

[1]国家药典委员会.中华人民共和国药典(2005年版一部).北京：化学工业出版社，2005.207

[2]孔增科，等.常用中药药理与临床应用.赤峰：内蒙古科学技术出版社，2005.505

112　狼毒、红狼毒及广狼毒

狼毒 Radix Euphorbiae Ebracteolatae Radix Euphorbiae Ficherianae

【基源】 为大戟科植物月腺大戟*Euphorbia ebracteolata* Hayata 或狼毒大戟*Euphorbia ficheriana* Steud.的干燥根[1]。

【饮片鉴别】 ①月腺大戟：为横切片、斜切片或纵切片，呈类圆形、长圆形或块状，直径1.5~6cm，厚0.5~1.0cm。切面黄白色，有黄褐色或黄色大理石样纹理或环纹；周边灰棕色，呈重叠的薄片状，易剥落而显棕黄色。质轻，折断面有粉性。气微，味甘(图112-1)。②狼毒大戟：切面黄白色，可见异型维管束形成较明显的同心环纹；周边灰棕色，栓皮剥落处显棕黄色或棕红色(图112-2)。③醋狼毒：形同狼毒，表面棕黄色，偶有焦斑(图112-3)。

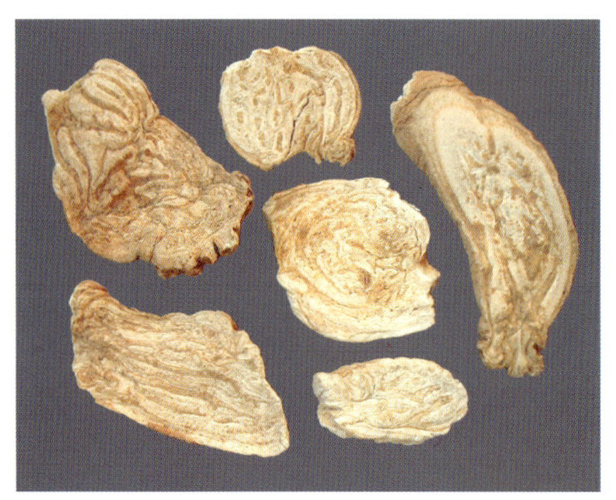

图 112-1　月腺大戟

【成分】 月腺大戟含二十八烷酸，胡萝卜苷，狼毒乙素及其2-β-葡萄糖苷，月腺大戟甲素、乙素，月腺大戟苷A、B、C和大戟醇，β-谷甾醇，3-呋喃甲酸等。狼毒大戟含狼毒大戟甲素、乙素，大戟醇，菜油甾醇和豆甾醇，羽扇豆醇，大黄素甲醚等。

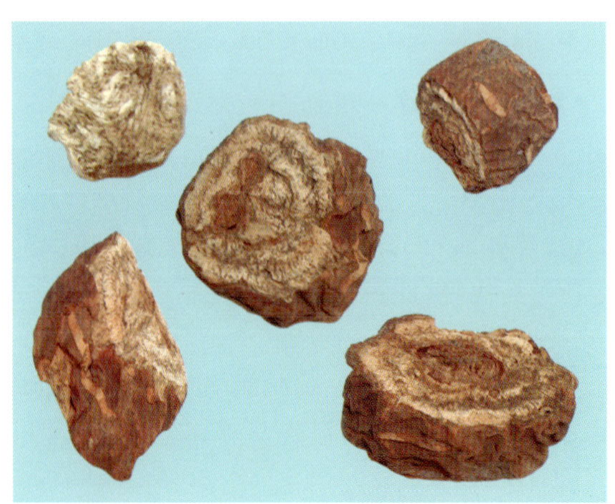

图 112-2　狼毒大戟

【药理】 ①抗肿瘤：狼毒大戟中所含的二萜内酯类化合物狼毒大戟甲素、乙素等对小鼠S_{180}，艾氏腹水癌、肝癌腹水细胞的生长有明显抑制作用；菜油甾醇、豆甾醇和谷甾醇衍生物，也均显示有抗肿瘤活性。②抗菌：狼毒甲素、乙素对结核杆菌的生长有抑制作用。

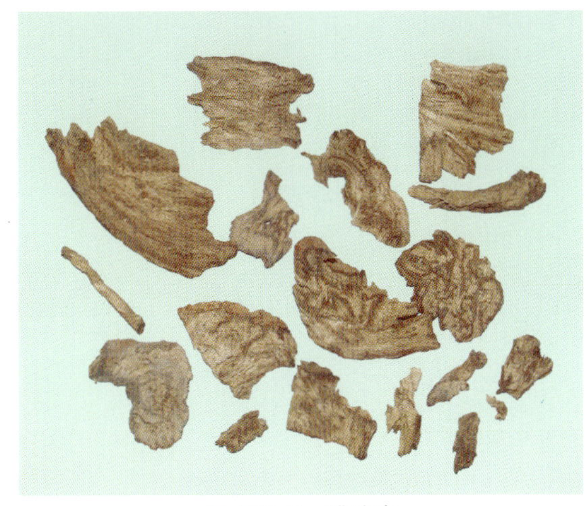

图 112-3 醋狼毒

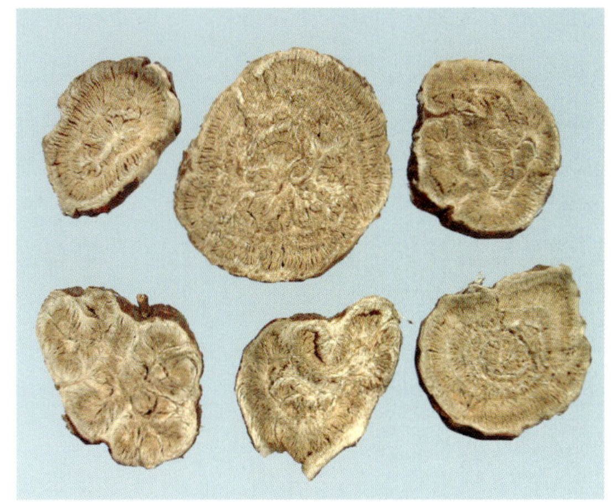

图 112-4 生红狼毒

③镇痛：狼毒煎剂6g/kg给小鼠灌胃，可提高小鼠点击尾法及热板法的痛阈20%~50%。④毒性：狼毒大戟水、醇提取物小鼠腹腔注射的LD_{50}分别为275.9g/kg和171.6g/kg；狼毒注射液（含月腺大戟生药1g/ml）小鼠腹腔注射的LD_{50}为291.68g/kg[2]。

【性味、归经与效用】 性平，味辛；有小毒。归脾、胃、大肠经。有破积，散结，下气行水，杀虫，拔毒，祛腐，除湿，止痒的功效。用于癥瘕，瘰疬痰饮，咳逆，结核，痈疽，疥癣及慢性咳喘，阴囊湿疹[3]。

【临床应用】 ①慢性气管炎：醋狼毒4g，水煎服，日服一剂。②阴道滴虫：荆芥、蛇床子各9g，苦参6g，狼毒、枯矾各1.5g。水煎蒸洗，日用一剂。③肺淋巴结核：取狼毒500g，大枣1000g。狼毒置水中煎煮，上置竹篾或蒸笼，将大枣放笼上蒸6~8小时，口服大枣，第一日食4枚，第二日食5枚，逐日一次增加1枚，直至增加至20枚，以后每日食大枣20枚，一个月为1个疗程，停药7天，再服第2个疗程。④坐骨神经痛：醋狼毒、鸡血藤、青风藤、海风藤、追地风、天麻、制川乌（先煎）各10g，加白酒750ml，浸渍4天。口服，一次5ml，一日2次[4]。

红狼毒 Radix Stellerae Chamaejasmis

【基源】 为瑞香科植物瑞香狼毒*Stellera chamaejasme* L.的干燥根。

【饮片鉴别】 ①生红狼毒：呈圆形或长圆形厚片，直径1~3cm，厚4~5mm。切面皮部类白色，具辐射状裂隙，边缘有绒毛状纤维，形成层环黄褐色；木部黄白色，有黄白相间的异型维管束花纹；周边棕褐色或棕红色，有略突起的黄白色或土黄色横向皮孔及不规则纵沟纹，栓皮脱落处呈类白色絮毛状。质疏松略脆。气微，味甘淡而涩（图112-4）。②醋红狼毒：形如红狼毒，表面色较深，略有醋气（图112-5）。

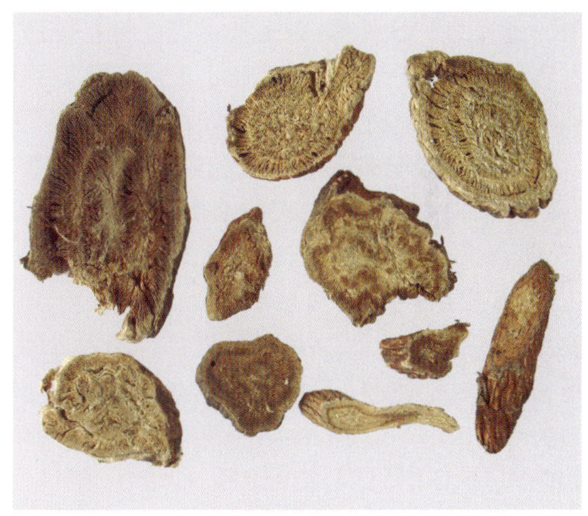

图 112-5 醋红狼毒

【成分】 含狼毒素A、B、C，异狼毒素，7-甲氧基狼毒素，新狼毒素A、B，狼毒色酮，二氢山柰等酚黄酮类；瑞香狼毒素A、B，格尼迪木，12-乙酰氧基赫霉毒素，赫霉毒素等二萜类；鹅掌楸树脂酚B，松脂酚，罗汉松脂酚等木脂素；3，7，17-三甲基十二碳-反-2，顺6-，10-三烯醇，正十三烷，肉桂醇等27种挥发性成分和伞形花内酯，胡萝卜苷，西瑞香素等[5]。

【药理】 ①抗肿瘤：给小鼠口服瑞香狼毒（SC）水提物10g/kg，结果显示50g/L SC小鼠药物血清可明显增强阿霉素和VP-16体外抗肝癌活性，IC_{50}分别由0.81mmol/L和1.26mmol/L减小为0.32mmol/L，VP-16 1mmol/L与50g/L小鼠药物血清联合处理G_2/M期细胞较单独VP-16组细胞形态改变较轻，说明SC可增强细胞毒化疗药物抗肝癌活性，协同诱导肿瘤细胞凋亡[6]。SC醇提物在一定剂量范围内（体内5mg/kg·天，体外0.1~10mg/ml）体内有抗肿瘤活性，体内外均有促进脾细胞生长，协同CDNA转化和提高NK活性作用[7]。SC提取液局部给药能使肿瘤明显缩小，给药3次后肿瘤平均质量减少了一半,增加给药次数后,效果更加明显[8]。SC中提取的尼地吗啉(格尼迪木),经0.02~0.03mg/kg腹腔注射,可使小鼠白血病P_{388}和L_{1210}腹水型的生命延长率达到70%和80%[9]。②抗菌:SC在试管内对大肠杆菌、痢疾杆菌、变形杆菌、伤寒杆菌、副伤寒杆菌、绿脓杆菌、霍乱弧菌等革兰阴性菌有抑制作用;狼毒苷能抑制真菌及金黄色葡萄球菌的生长;用瑞香狼毒制剂治疗多种瘙痒性皮肤病,有明显的止痒作用。③抗惊厥:SC能有效对抗电休克惊厥发作,延长戊四唑诱发的惊厥发作潜伏期,延长惊厥小鼠的存活时间。④免疫调节:SC多糖有免疫调节作用,能明显改善环磷酰胺的免疫抑制作用,对小鼠非特异性细胞和体液免疫功能有不同程度的改善作用,在抗肿瘤的同时可提高机体的免疫力。⑤其他:瑞香狼毒提取物有较强的抗艾滋病病毒活性[10]。⑥毒性:SC水提物和醇提物小鼠腹腔注射的LD_{50}分别为184.3g/kg和132.7g/kg。

【性味、归经与效用】 性平,味苦、辛;有毒。归肺、脾、肝经。有泻火逐饮,破积杀虫的功效。用于水肿腹胀,痰食虫积,心腹疼痛,癥瘕积聚,结核,疥癣[11]。

【临床应用】 ①水肿腹胀:醋红狼毒研粉。口服,一次2.5g,一日3次。②疝痛:醋红狼毒120g,防风20g,制附子90g,共研细粉,和蜜制丸,梧桐子大。口服,一次3丸,一日3次[12]。③疥癣:红狼毒研粉,以猪油调膏,外敷患处,一日1次。④睾丸结核:红狼毒、胡桃仁、白矾各等量,烧存性,共研细粉。口服,一次5g,一日3次,饭后服。⑤癥瘕积聚:醋红狼毒、炮附片各3g,当归6g,防葵3g,水煎服,日服一剂。⑥淋巴结核:a.脓未成已溃者:红狼毒适量,水煎成膏,洗净伤口,外敷,一日1次;b. 已溃者拔脓毒红狼毒50g,蛇蜕1g,花椒3g,松香1.5g,将红狼毒煎制成膏,其他药研细粉,撒入拌匀,外敷,一日1次;c.愈合淋巴结痂:红狼毒、蒲公英各30g,煎膏外敷,一日1次。⑦银屑病:红狼毒、土茯苓各30g,生地黄20g,紫草、荆芥穗、白鲜皮各10g,共研细粉。口服,一次5g,一日3次,饭后服。

广狼毒 Rhizoma Alocasiae Macrorrhizae

【基源】 为天南星科植物海芋*Alocasia macrorrhiza* (L.) Schott的干燥根茎。

【饮片鉴别】 呈近圆形或不规则形片,厚1~2cm。切面白色或黄白色,维管束呈淡黄色点状散在,内皮层环清晰;周边棕黄色,偶见未除尽的栓皮、环状的节和圆形的根痕。质硬脆,粉性。气微,味淡,嚼之发麻(图112-6)。

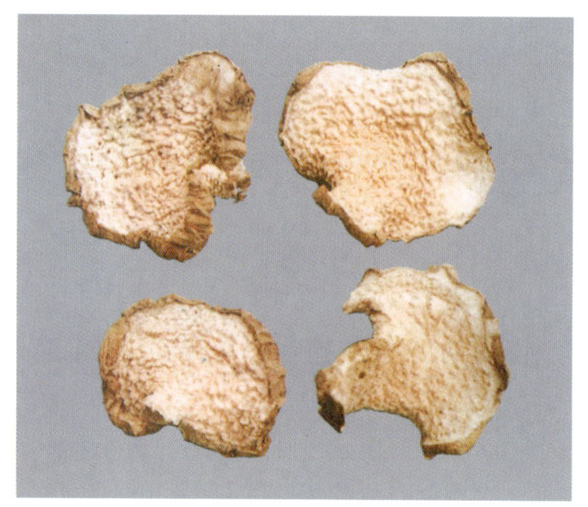

图 112-6 广狼毒

【成分】 含维生素B_1、B_2、C,去氧抗坏血酸;胆甾醇,菜油甾醇,豆甾醇,β-谷甾醇,胡萝卜素,磷脂亚油酸;棕榈酸,亚麻酸,油酸等。

【药理】 海芋有毒,块茎水提取液给小鼠腹腔注射10~20g/kg致惊厥而死亡。

【性味、归经与效用】 性寒,味辛;有毒。有清热解毒,行气止痛,散结消肿的功效。用于感冒,流行性感冒,腹痛,肺结核,风湿骨痛,痈疽疮毒,瘰疬,附骨疽,斑秃,疥癣,虫蛇咬伤。

【临床应用】 ①肺结核:广狼毒15g,大枣5枚,水煎服,日服一剂。②斑秃:广狼毒30g,生姜、白胡椒各15g。共研细粉,加入白酒250g中,浸渍48小时,取药酒擦患处,一日2~3次。

【按语】 狼毒为少常用中药,始载于《神农本草经》下品。有散结,下气行水,拔毒,祛腐,除湿止痒的功效。《中华人民共和国药典》1977年版一部和卫生部药品标准中药材第一册收载月腺大戟及狼毒大戟的根为正品。除此以外,在全国广泛药用和部分省区使用的还有红狼毒(Radix Stellerae Chamaejasmis)、广狼毒(Rhizoma Alocasiae Macrorrhizae)及大狼毒*Euphorbia nematocypha* Hand. -Mazz.、毛大狼毒*E. mematocypha* var. *induta* Hand. -Mazz.、鸡肠狼毒*E. prolifera* Buch. -Ham.和土瓜狼毒*E. rontica* Hamit ex D. Don. Levl.等三科多种植物的干燥根[1],商品药物十分混乱。

据调查,目前狼毒在全国仍为商品药材的主流品种,占商品来源的73%;红狼毒主要在西北地区使用,占商品来源的20%左右,约10%为狼毒其他的混淆品种。值得注意的是,除狼毒商品的品种混乱外,现有文献对狼毒名称的记载也很混乱,《中华本草》将狼毒(Radix Euphorbiae Ebracteolatae)称为白狼毒[8],而将瑞香狼毒称为"狼毒[9]",将广狼毒称为海芋[10];《新编中药志》虽将月腺大戟和狼毒大戟的根称为狼毒,但却称其药材名为白狼毒[10];《中国民族药志》收载的狼毒原植物为瑞香狼毒[11]。这种有典不遵,用名不规范的状况无疑增加了狼毒药材品种的复杂性,对狼毒药品的正确应用十分不利。

笔者认为,尽管药学专家经考证认为古代本草记载的狼毒应为瑞香科植物瑞香狼毒的根(Radix Stellerae Chamaejasmis)[12~14],但从明代开始作为狼毒使用,一直到现在仍为狼毒主流商品的月腺大戟和狼毒大戟的根仍应为狼毒正品为妥;瑞香狼毒饮片周边呈棕黄色或棕红色鉴别特征,称为红狼毒为宜;海芋的根在广东、广西应用有较长历史,《广西省中药材标准》1990年版以广狼毒为名收载[15],称为广狼毒名正言顺。

由基源、成分、功效和临床应用方面综合分析,尽管狼毒、红狼毒有破积、利水的功效和抗肿瘤、抗菌药理作用的共性,但成分不一,功效有别;广狼毒功能清热解毒,行气止痛,散结消肿,与狼毒迥异。因此,红狼毒、广狼毒均不可混或称作狼毒应用,而应正确书写药品名称,对症用药,各以其名正确应用。

(周海平　刘伯宁　孔增科　徐晶颖)

参考文献

[1]肖培根.新编中药志·第一卷.北京:化学工业出版社,2002.856

[2]夏丽英.现代中药毒理学.天津:天津科技翻译出版公司,2005.747

[3]国家中医药管理局《中华本草》编委会.中华本草.上海:上海科学技术出版社,1999.4·3568

[4]周书名,等.安徽中医学院学报,1997,16(4):60

[5]何郁芳,等.河南科技大学学报,2004,22(1):79

[6]简丽,等.西北药学杂志,2003,18(4):185

[7]赵奎君,等.中国中药杂志,1995,20(1):5

[8]国家中医药管理局《中华本草》编委会.中华本草.上海:上海科学技术出版社,1999.4·3569

[9]国家中医药管理局《中华本草》编委会.中华本草.上海:上海科学技术出版社,1999.5·4436

[10]国家中医药管理局《中华本草》编委会.中华本草.上海:上海科学技术出版社,1999.8·7620

[11]《四川中药志》编写组.四川中药志·第一卷.成都:四川人民出版社,1979.114

[12]徐国均,徐珞珊.常用中药材品种整理和质量研究(南方协作组·第一册).福州:福建科学技术出版社,1997.214

[13]王水潮,等.青海医药杂志,1995,25(8):56

[14]卫生部药品生物制品检定所,等.中国民族药志·第一卷.北京.人民卫生出版社,1984.424

[15]广西壮族自治区卫生厅.广西中药材标准(1990年版).南宁:广西科学技术出版社,1992.23

113　黄芪、红芪及蜀葵根

黄芪 Radix Astragali

【基源】 为豆科植物蒙古黄芪*Astragalus membranaceus* (Fisch.) Bge. var. *mongholicus* (Bge.) Hsiao或膜荚黄芪*A. membranaceus* (Fisch.) Bge. 的干燥根。

【饮片鉴别】 ①黄芪:为横切或斜切片。横切片为圆形,斜切片为椭圆形,厚1~4mm,直径0.8~3cm,斜切片长达5cm。切面黄白色或淡黄色,皮部乳白色或淡黄白色,有多数放射状弯曲的裂隙,约为半径的1/3;木部淡黄色至黄色,中心淡黄白色,具细密的放射状纹理,形成层环黄色至黄棕色,偶有橙黄色者,整个切面呈菊花心状;周边土黄色、灰黄色或淡棕褐色,具纵沟纹及皱纹,有的有圆点状须根痕与横向皮孔,栓皮脱落处为乳白色,强纤维状。质硬而韧,易掰断,断面纤维性,并显粉性。气微,味微甜,嚼之略有豆腥气(图113-1)[1]。②炙黄芪:为圆形或椭圆形的片,直径0.8~3.5cm,厚1~4mm。切面皮部浅黄色,木质部黄色,有放射状纹理及裂隙,有的中心偶有枯朽状,黑褐色或呈空洞;周边浅棕黄色或棕褐色,略有光泽,可见纵皱纹或纵沟。具蜜香气,微甜,略带黏性,嚼之微有豆腥味(图113-2)。

【成分】 含三萜皂苷:黄芪苷Ⅰ、Ⅱ、Ⅲ、Ⅳ、Ⅴ、Ⅵ、Ⅶ、Ⅷ,乙酰黄芪苷Ⅰ和Ⅱ,大豆皂苷Ⅰ及膜荚黄芪苷Ⅰ、Ⅱ。黄酮类化合物:山萘酚、槲皮素、异鼠李素、鼠李柠檬素、熊竹素、芒柄花素和毛蕊异黄酮及其葡萄糖苷。黄芪多糖:a(1-4)(1-6)葡萄糖,黄芪多糖Ⅰ、Ⅱ、Ⅲ和叶酸、亚油酸、亚麻酸、阿魏酸、氯原酸、胡萝卜苷及羽扇豆醇[2]、r-氨基丁酸、天门冬氨酸、苏氨

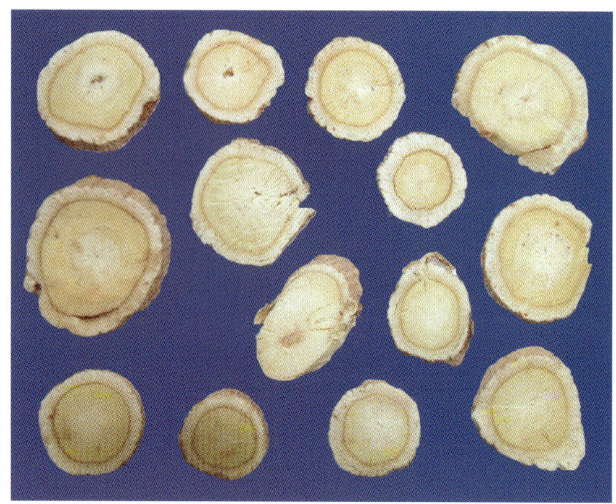

图 113-1 黄芪

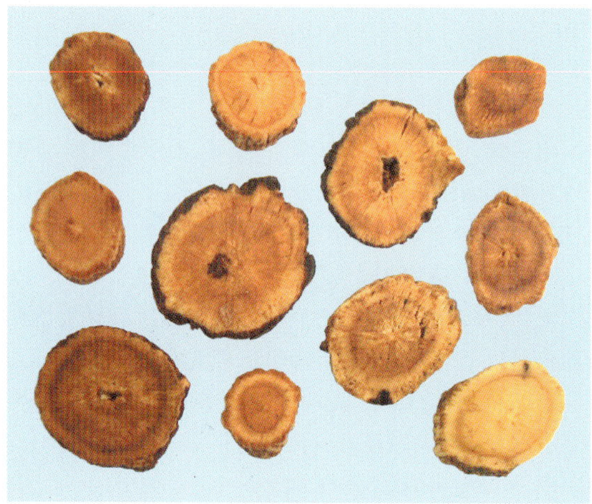

图 113-2 炙黄芪

酸、丝氨酸、谷氨酸、脯氨酸等19种氨基酸，Fe、Mn、Zn、Rb等微量元素[3]。

【药理】 ①强心：黄芪皂苷(50、100、200μg/ml)使Wistar大鼠离体工作心脏的心肌收缩性能立即呈剂量依赖性增强，作用与毒毛旋花子苷K(0.72μg/ml)相似，表明黄芪皂苷对心肌有正性肌力作用，与强心苷类药物相似。②抗心肌缺血：黄芪注射液使豚鼠冠状动脉流量增加，呈量效依赖关系，并使心肌收缩力增强。黄芪冻干粉可明显增加冠脉血流量，显著减慢心率。③抗血小板凝集：黄芪皂苷(AS)能抑制血小板凝集而发挥抗血栓形成、延长动脉血栓形成时间的作用。④抗病毒：动物实验表明，黄芪对心肌细胞感染柯萨奇B_2病毒后的大鼠，有明显的抗病毒、保护心肌及改善心肌细胞异常电活动等作用。可阻止病毒在心肌细胞内的进一步繁殖，减轻病毒对心肌细胞结构的损伤，加快受损心肌的康复过程。黄芪有较显著的抗HSV-I作用，和抗艾滋病病毒感染的作用，且对细胞毒性低。⑤抗氧化：黄芪能改善衰老小鼠记忆力，提高脑、肝组织SOD活性并降低肝脏MDA含量，能降低缺血再灌注大鼠肾MDA含量及血肌酐浓度。复方黄芪颗粒冲剂能延长小鼠在常压及低压情况下缺氧环境的存活时间，并可明显提高大鼠SOD活力，减低LPO含量。⑥抗衰老：黄芪对自然衰老大鼠大脑皮质、海马、纹状体部位降低的M胆碱受体数目有显著的上调作用，对改善记忆思维能力有一定效果，提示黄芪延缓脑衰老的作用可能与它能提高这三个部位的M胆碱受体密度有关，说明中医补气原则在抗衰老机制中有重要意义。⑦抗缺氧：黄芪多糖(APS)既可延长常压、减压小鼠的存活时间；又可延长氰化钾中毒小鼠(细胞内缺氧)及亚硝酸钠中毒小鼠(细胞外液缺氧)的存活时间，还可延长断头小鼠张口动作的持续时间及双侧颈总动脉结扎小鼠的存活时间。⑧抗疲劳：参芪合剂具有明显的抗疲劳作用，并有加速疲劳恢复，增强心肌收缩力，改善心脏功能的作用。⑨抗肿瘤：APS对小鼠S_{180}，H_{22}，裸小鼠的$Anip_{973}$，人HC腹水型细胞瘤株均有明显的抑制作用，抑瘤率分别为51.0%，41.7%，40.0%，36.0%，33.0%和20.0%。对小鼠实体瘤B_{16}、Lewis肺癌有效抑癌率分别为47.0%，32.0%，20.0%。⑩降低血糖：黄芪多糖冲剂能够降低血糖，改善临床症状，疗效与消渴丸相当。黄芪甲苷溶液具有促进Wistar糖尿病大鼠血浆胰岛素和C肽分泌的作用，并随作用时间延长，分泌作用增强。复方灵芝降糖胶囊(灵芝、黄芪、三七等组成)能降低正常大鼠血糖，改善糖耐量，促进血清胰岛素的释放；对正常小鼠血糖无降低作用；对链脲霉素所致的实验性糖尿病大鼠有明显降低血糖作用，能改善糖耐量和提高血清胰岛素含量，同时能降低血浆胰高血糖素的含量，并能调节实验性糖尿病大鼠某些血糖代谢环节；促进肝糖原、肌糖原的合成，并能明显降低肾上腺素引起的小鼠血糖升高[4]。⑪利尿：小鼠灌胃2.5g/kg，有明显的利尿作用。⑫调节免疫功能：黄芪多糖(APS)可显著提高小鼠抗体形成细胞的数量，抑制T细胞反应和促进B细胞功能；增强小鼠脾细胞总数和抗体形成细胞数，纠正环磷酰胺(CY，50mg/kg)对抗体形成细胞的抑制作用，增强NK细胞活性，促进IgC的产生。⑬解毒、保肝：黄芪煎剂和黄芪多糖皂苷等对小鼠急性中毒性肝炎(CCL_4)，内毒素中毒肝损伤，半乳糖、醋氨酚肝损伤，均能减轻肝毒引起的病变和减少死亡。⑭抗骨质疏松：黄芪水提液可防治类固醇(氢化可的松)骨质疏松；有效阻止去卵巢大鼠的骨丢失。⑮镇静、镇痛：黄芪皂苷甲和水煎剂灌胃及腹腔给药，可使小鼠自主活动减少，延长巴比妥的睡眠时间，提高醋酸物体法及热板法的痛阈。⑯

毒性：黄芪煎剂小鼠腹腔注射的LD_{50}为(40±5)g/kg。

【性味、归经与效用】 性温，味甘。归肺、脾经。黄芪有补气固表，利尿托毒，排脓，敛疮生肌的功效。用于气虚乏力，食少便溏，中气下陷，久泻脱肛，便血崩漏，表虚自汗，气虚水肿，痈疽难溃，久溃不敛，血虚萎黄，内热消渴，慢性肾炎蛋白尿，糖尿病。炙黄芪有益气补中的功效，用于气虚乏力，食少便溏。

【临床应用】 ①肺结核：a.黄芪10g，浮小麦、生蛤壳各30g，黄芩、生地黄各12g，黄柏、黄连、知母各6g。随症加减：肝郁气机不畅者，加茵陈12g，薄荷6g；阴虚之体兼湿滞者加北沙参、佩兰各10g。水煎服，日服一剂。b.黄芪、生牡蛎、浮小麦各30g，生地黄、熟地黄各15g，当归、炒黄芩、炒黄柏、麻黄根各9g，水煎服，日服一剂。②糖尿病：a.黄芪60g，山药、黄精各30g，当归、赤芍、川芎、地龙、知母各15g，水煎服，日服一剂。b.黄芪、瓜蒌各12g，茯神、炙甘草、麦冬各9g，生地黄15g，水煎服，日服一剂[5]。

红芪 Radix Hedysari

【基源】 为豆科植物多序岩黄芪*Hedysarum polybotrys* Hand. Mazz. 的干燥根。

【饮片鉴别】 红芪：为圆形或椭圆形厚片，直径0.4~1.5cm，厚2~3mm。切面皮部黄白色，木部浅黄棕色，射线放射状，形成层环浅棕色；周边灰棕色，可见纵皱纹及残留支根痕。气微，味微甜，嚼之有豆腥味(图113-3)。炙红芪：形如红芪片，表面深黄色。质硬脆。气微特异，具蜜香气，味微甜，略带黏性(图113-4)。

【成分】 含黄酮类：刺黄柄花素、甘草素、异甘草素、芒柄花苷、7,3,-二羟基-4,-甲氧基异黄酮、L-3-羟基-9-甲氧基紫檀素[6]。苯并呋喃类：5-羟基-2-(2,-羟基-4,-甲氧基苯基)、6-甲氧基苯并呋喃和6-羟基-2-(2,-羟基-4,-甲氧基苯基)-苯并呋喃。有机酸及其酯类：2-氨基丁酸，乌苏酸、硬脂酸、琥珀酸、亚麻酸、阿魏酸木蜡醇酯和挥发油，多糖及多种氨基酸[7]等。

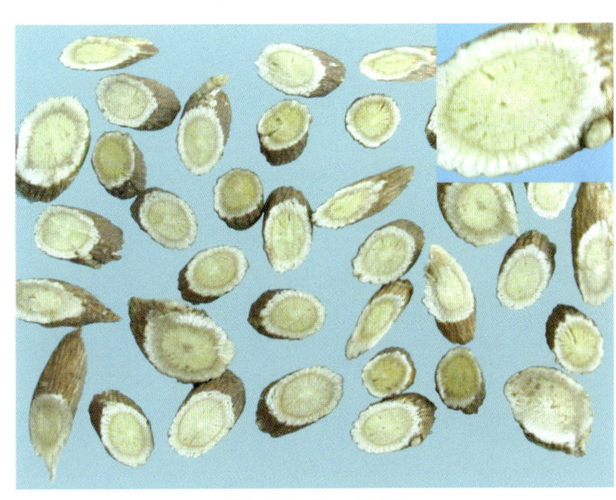

图 113-3 红芪

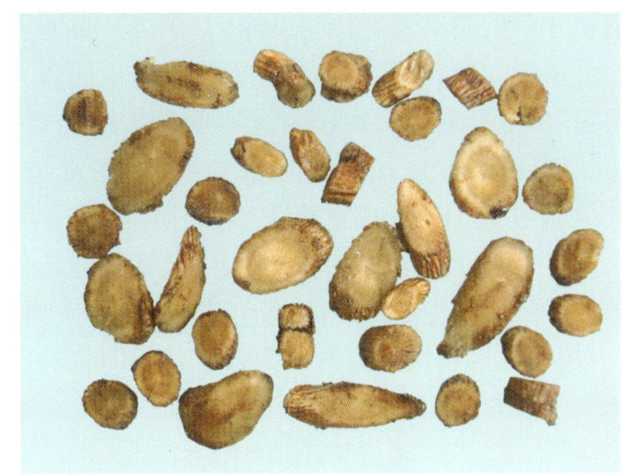

图 113-4 炙红芪

【药理】 ①提高免疫功能：腹腔注射红芪水煎液100%的浓缩液10g/kg，可明显提高小鼠腹腔巨噬细胞指数($P<0.01$)，对脾脏重量有促进作用，显著提高小鼠网状内皮系统的炭粒廓清除率($P<0.01$)；从红芪水提物分离出的四种单体中(A_2F_2-P-01-04)，A_2F_2-P-03及红芪生药浸膏(A_2F_2-P-S)对小鼠腹腔活化巨噬细胞的吞噬功能均有增强作用。腹腔注射红芪多糖粉剂1，2g/kg或0.5g/kg，均能明显增强小鼠的腹腔巨噬细胞指数，且与剂量呈正相关。腹腔注射红芪多糖0.5g/kg，对小鼠体内淋巴细胞转化率有明显的促进作用($P<0.001$)，对环磷酰胺所致的免疫功能低下也有完全纠正作用($P<0.001$)。可明显增加小鼠的脾重，对强的松龙所致的脾、胸腺重量的减轻也有明显的对抗作用，说明HPS可对抗强的松龙的免疫抑制作用。与黄芪多糖的比较研究表明，HPS的免疫保护作用更强。红芪多糖(HPS)粉剂1，2g/kg，可显著提高E-花环形成率($P<0.01$)，且随剂量增加而加强；HPS可明显促进淋巴细胞ANAE阳性率($P<0.001$)，并可使强的松龙所致细胞免疫功能低下得到恢复。HPS 50~150mg/(kg·d)，可明显提高中性粒细胞活性的功效，增强机体抗感染免疫力。②抗衰老：腹腔注射 HPS 50，150mg/kg，可显著增加肝、肾、脾的RNA含量($P<0.05$)，腹腔注射HPS 150mg/kg，可明显提高老年大鼠的血清皮质醇和睾酮含量，明显降低大白鼠血清总胆固醇及高密度脂蛋白胆固醇的含量，有增强小鼠缺氧、疲劳、低温、高温等有害刺激非特异性抵抗力作用。HPS可明显延长果蝇的寿命，腹腔注射 HPS 50mg/kg、150mg/kg，对老年小鼠的游泳时间均有明显延长作用；腹腔注射HPS 50mg/kg、150mg/kg，观察老龄小鼠脾脏组织脂褐素的聚集和分布情况，结果表明随HPS剂量的增加，脾脏

组织切片中的脂褐素颗粒明显减少。HPS可显著提高老年大鼠的SOD活性，明显提高大鼠血清皮质醇和睾酮含量，HPS大剂量对RND含量有明显增加的作用。静脉注射HPS 0.75g/kg，1.25g/kg，显著降低左心室压；红芪水提物（HQ）50g/dl浓度0.75g/kg，具有明显降低家兔窦性心率的作用；HQ 1.5ml/kg，可显著降低动脉血压，降压率为34.6%；HPS 0.125、0.25、0.5、0.75、1.25g/kg均有显著减慢窦性心率的作用；HQ有一定的抗O_2自由基的作用，对心肌缺血再灌注损伤有一定的保护作用。③抗缺氧：腹腔注射HQ 4.8g/kg，可明显提高小鼠常压耐缺氧的能力，降低小鼠耗氧量的作用，大剂量HQ 可显著增加小鼠减压缺氧作用，延长存活率达188.81%。④抗病毒：红芪水煎醇沉后，在6.25~25mg/ml范围内，观察其对柯萨奇B组病毒的作用，结果表明，红芪有直接灭活病毒的作用，而且对感染后细胞有抑制病毒繁殖的作用，对病毒感染后的细胞有明显的保护作用。⑤抗炎：红芪水提物对5-HT所致大鼠足肿胀、二甲苯所致小鼠耳壳炎症、大鼠棉球肉芽肿及组胺所致大鼠毛细血管通透性增加均有明显抑制作用。⑥减慢心率：红芪多糖给兔静脉注射0.75g/kg可降低左心室压，并有抑制离体蟾蜍心脏作用；水提物能对抗神经垂体素所致的大鼠心肌缺血及心率失常。⑦补益脾胃：HQ 可明显提高大白鼠的颌下腺、腮腺和胰腺的RNA含量，并明显提高颌下腺DNA含量。红芪补益脾胃的作用通过提高消化腺某些酶的活力而实现。⑧保肝：HPS和红芪水煎剂0.2ml，均能明显提高肝细胞3H-TdR掺入量。说明红芪对小鼠肝细胞再生具有促进作用[8]。⑨降低血脂：红芪多糖复合物（HPS）可使血清总胆固醇及高密度脂蛋白明显降低[9]。⑩抗血栓：红芪醇提物可明显降低正常大鼠高切（80_S^{-1}）和低切（$20S^{-1}$）下全血比黏度；红芪水提物可明显减轻正常大鼠体外血栓的干重，对血栓长度，全血比黏度及血沉等指标有一定抑制趋势[10]。⑪降低血糖：红芪多糖复合物每天150mg/kg、50mg/kg，连续8周给药，可显著降低糖尿病大鼠血糖，且随治疗时间的延长其降糖作用逐步明显；能有效抑制血清NO、NOS活性早期升高和晚期下降趋势；有效增强糖尿病大鼠血清SOD活性并能抑制血清MDA的持续升高，且呈明显的量效关系[11]。⑫中枢抑制：红芪水提物腹腔给药，对小鼠有镇静、催眠、镇痛等作用。⑬利尿：小鼠灌胃2.5g/kg，有明显利尿作用。⑭降血压：小鼠灌胃2g/kg，有明显的降血压作用[12]。⑮毒性：红芪水提物小鼠灌服的LD_{50}为（63.87±3.38）g/kg。

【性味、归经与效用】 性温，味甘。归肺、脾经。红芪有补气固表，利尿托毒，排脓，敛疮生肌的功效。用于气虚乏力，食少便溏，中气下陷，久泻脱肛，便血崩漏，表虚自汗，气虚水肿，痈疽难溃，血虚萎黄，内热消渴；慢性肾炎蛋白尿，糖尿病。炙红芪有补中益气的功效。用于气虚乏力，食少便溏。

【临床应用】 ①肾病综合征：红芪30g，山药15g，茯苓10g，肉桂、甘草各6g。水煎服，日服一剂。②周围神经损伤：红芪30g，赤芍12g，当归、地龙、川芎、桃仁、红花、淫羊藿各10g，甘草6g。水煎服，日服一剂。③病毒性心肌炎：红芪25g，大青叶20g，红花、山楂、丹参、五味子、麦冬各10g，甘草3g。水煎服，日服一剂。④病毒性肝炎：红芪25g，生地黄15g，茵陈、忍冬藤、五味子、红花各10g，炙甘草3g。水煎服，日服一剂。⑤贫血：红芪30g，当归、山药、炒白术、熟地黄各10g，阿胶珠（研末吞服）6g，炙甘草3g。水煎服，日服一剂。

蜀葵根 Radix Althaea Roseae

【基源】 为锦葵科植物蜀葵*Althaeae roseae* (L.) Cavan. 的干燥根。

【饮片鉴别】 为圆形或长圆形片，直径0.5~1cm，厚2~3mm。切面淡黄色或黄白色，多不平坦，筋脉点略突起呈数圈同心形；周边土黄色，具纵皱纹及棕色细长皮孔。质硬略脆。气浓郁，味甘；口嚼富有黏液性（图113-5）。

【成分】 含黏液质：戊糖、戊聚糖、甲基戊聚糖及糖醛酸等。

【性味、归经与效用】 性微寒，味甘、咸。有清热利湿，凉血止血，解毒排脓的功效。用于淋证，带下，痢疾，吐血，血崩，外伤出血，疮疡肿毒和烫伤烧伤[13]。

【临床应用】 ①赤白带下：蜀葵根15g，椿皮12g，鸡冠花根30g。水煎服，日服一剂。②痢疾：蜀葵根15g，

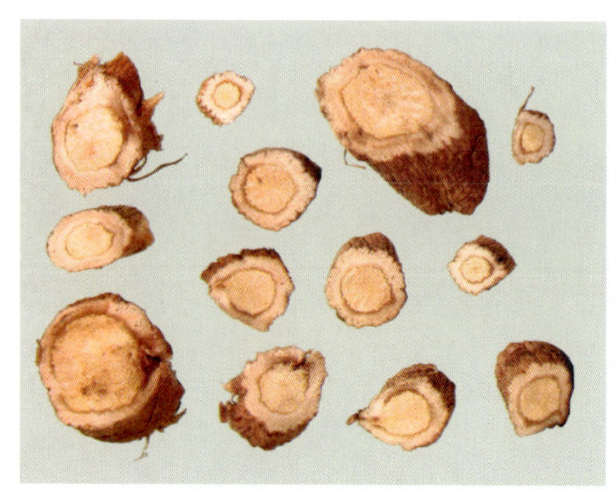

图 113-5 蜀葵根

地锦草30g。水煎服，日服一剂。③肠痈：蜀葵根15g，大黄12g。水煎服，日服一剂。④血淋：蜀葵根10g，车前子6g(包)。水煎服，日服一剂。

【按语】 黄芪为常用中药，始载于《神农本草经》上品。有补气固表，利尿托毒，排脓，敛疮生肌等功效，是扶正固本的首选药品。药用历史悠久，临床应用广泛，治疗效果良好。现代研究证实有强心，抗病毒、抗心肌缺血、抗衰老、抗疲劳、抗肿瘤、调节免疫功能和解毒、保肝、利尿等药理活性，与中医药经典理论和医疗实践相符合。

红芪始载于《神农本草经集注》黄芪项下，陶弘景曰："……又有赤色者，可作膏贴，俗方多用，道家不须。"此处所说的"赤色者"即为红芪，当时及以后相当长的时间把红芪作为黄芪的一种。《中华人民共和国药典》1977年版一部将红芪列入黄芪的基源之一，《中华人民共和国药典》1985年版一部及以后历版《中华人民共和国药典》一部将其单独收载[14]。现代研究证实红芪除含有黄酮类、苯并呋喃类、有机酸及其脂类，红芪多糖及微量元素等众多的活性物质，且含有黄芪中不存在的抗菌成分L-3-羟基-9-甲氧基紫檀素；具有提高免疫功能，抗炎、抗缺氧、抗病毒、抗血栓、降血脂、补益脾胃，保肝、利尿、降低血糖、减慢心率和中枢抑制等药理活性，临床用于脾胃虚弱，肝、肾亏虚和贫血、周围神经损伤和病毒性心肌炎等病证效果理想。

黄芪、红芪为扶正固本的常用药品，红芪含有具多种生理活性的红芪多糖和抗菌成分L-3-羟基-9-甲氧基紫檀素，用于气虚乏力，痈疽难溃，贫血和病毒性心肌炎等病症疗效显著。《中华人民共和国药典》一部将二药分别收载，符合实际。

蜀葵根(Radix Althaeae Roseae)以"吴葵花"之名始载于《名医别录》中品，《本草拾遗》始以其根药用。有清热利湿，凉血止血，解毒排脓的功效。临床用于淋证，赤白带下，痢疾等病症效果理想。因文献记载该药有"土黄芪"之别名，20世纪70年代河南、河北、山东等地大面积种植并误用其根为黄芪，直至近期仍有以其混称黄芪药用者[15]，这是错误的。蜀葵根基源、成分和功效均与黄芪迥异，绝不可充或代黄芪药用，而应以其名正确应用。黄芪与蜀葵根性状明显不同，黄芪质柔润，嚼之味甘，具豆腥气；蜀葵根质糯糙，嚼之味甘而甜，无豆腥气，可资区别。

(孔增科　胡双丰　周海平　刘伯宁)

参考文献

[1]吴玛琍，孔增科.中药饮片鉴别(上册).天津：天津科学技术出版社，1993.286

[2]肖培根.新编中药志·第一卷.北京：化学工业出版社，2002.877

[3]刘星，等.上海医药，1995，(2)：23

[4]马宏秀，等.陕西中医学院学报，2004，27(5)：73

[5]孔增科，等.常用中药药理与临床应用.赤峰：内蒙古科学技术出版社，2005.375

[6]郝丽晓，等.山西医科大学学报，1999，30(增刊)：27

[7]肖培根.新编中药志·第一卷.北京：化学工业出版社，2002.477

[8]权菊香.时珍国药研究，1997，8(2)：178

[9]金智生，等.甘肃中医学院学报，2003，20(4)：54

[10]寇俊萍，等.中药药理与临床，2003，19(4)：22

[11]金智生，等.上海中医药杂志，2003，38(6)：44

[12]徐国钧，徐珞珊.常用中药材品种整理和质量研究.(南方协作组·第二册).福州：福建科学技术出版社，1997.177

[13]孔增科.河北药学，1984，(2)：90

[14]国家中医药管理局《中华本草》编委会.中华本草.上海：上海科学技术出版社，1999，5·4345

[15]杨勤福.河南中医药学刊，1999，14(5)：17

114　黄药子与朱砂七、索骨丹

黄药子 Rhizoma Dioscoreae Bulbiferae

【基源】 为薯蓣科植物黄独*Dioscorea bulbifera* L. 的干燥块茎[1]。

【饮片鉴别】 为圆形、不规则形切片或长形丝条，厚3~5mm，直径1.5~8cm；丝条长2~5cm。切面淡棕黄色至淡棕色，散在众多橙黄色或深棕色小点；周边棕褐色至黑褐色，具不规则皱纹，并有多数圆点状须根痕或残留的须根。质坚脆。气微，味苦(图114–1，图114–2)。

【成分】 含黄药子萜A、B、C，薯蓣皂苷，鞣质，淀粉，蔗糖和还原糖等。

【药理】 ①对甲状腺的影响：将含有2%~10%的

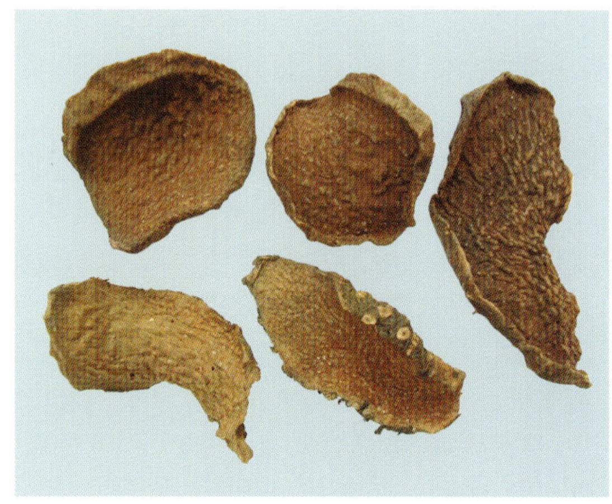

图 114-1 黄药子

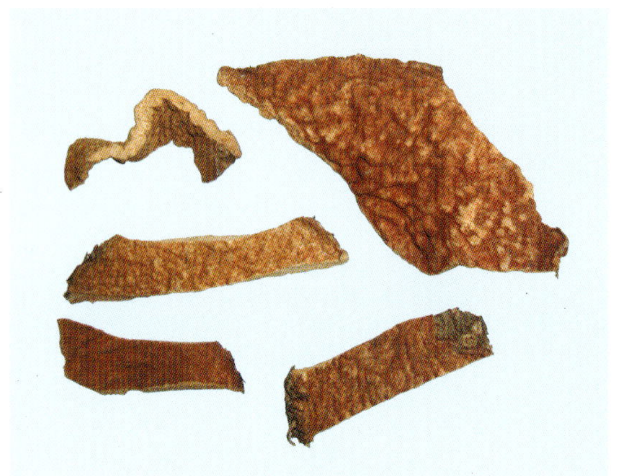

图 114-2 黄药子(丝)

黄药子饲料喂养正常大鼠,对硫氧嘧啶与磺胺吡啶等抗甲状腺药物所造成的甲状腺肿无影响。而对0.1%硫氰酸钾造成的轻度甲状腺肿有治疗作用,对大白鼠自发性甲状腺肿也能改善。对缺碘食物所致的甲状腺肿有一定的治疗作用,能使甲状腺重量减轻。②抗肿瘤:黄药子醇提物对小鼠S_{180}肉瘤有一定的抑制作用,对子宫颈癌U_{14}、小鼠白血病$_{615}$也有抑制作用。③抗银屑病:黄药子能抑制银屑病表皮增生,促进角质层角化,纠正角化不全,达到治疗银屑病的目的。④抗菌、抗病毒:黄药子50%的煎剂体外对金黄色葡萄球菌,对常见致病性皮肤真菌有一定的抑制作用;对实验性单纯疱疹病毒性角膜病变,有较好的治疗作用[2]。⑤其他:黄药子酊剂与煎剂对离体蛙心和在位蛙心均有抑制作用,对离体兔肠也表现抑制,对未孕家兔与豚鼠的子宫有兴奋作用,表现为强直性收缩与节律性收缩。⑥毒性:黄药子醇提液小鼠口服的LD_{50}为354.42g/kg。

【性味、归经与效用】 性平,味苦,有小毒。归肝、心经。有凉血降火,消瘿解毒的功效。用于疮毒,喉痹,瘿气,蛇犬咬伤。

【临床应用】 ①甲状腺肿,甲状腺瘤:夏枯草15g,清半夏12g,黄药子、海藻、昆布、青陈皮、桃仁、红花各10g,牡蛎、丹参各30g。水煎服,日服一剂。②甲亢:牡蛎30g,夏枯草、生地黄、玄参、麦冬、赤芍、白芍各15g,黄药子、桃仁、红花各10g。水煎服,日服一剂。③乳腺增生:柴胡、白芍、延胡索、黄药子、威灵仙、麦芽、青皮、芥子、香附、浙贝母各10g,甘草6g。水煎服,日服一剂。④吐血、咯血、便血:黄药子、土大黄、仙鹤草各15g。水煎服,日服一剂。

朱砂七 Radix Polygoni Cillinervis

为蓼科植物毛脉蓼*Polygonum cillinerve* (Nakai) Ohwi的干燥块根[3]。

详见207页红药子项下。

索骨丹 Rhizoma Rodgersiae Aesculifoliae

【基源】 为虎儿草科植物七叶鬼灯檠*Rodgersia aesculifolia* Batal. 的干燥根茎。

【饮片鉴别】 为圆形或长圆形薄片,多皱缩不平,直径1.5~3cm。切面红棕色或暗黄色,有多数白色亮晶小点及棕色或黑色维管束小点;周边红棕色或灰棕色,有横沟、纵皱纹及根痕。质坚硬。气微,清香,味微苦、涩(图114-3)。

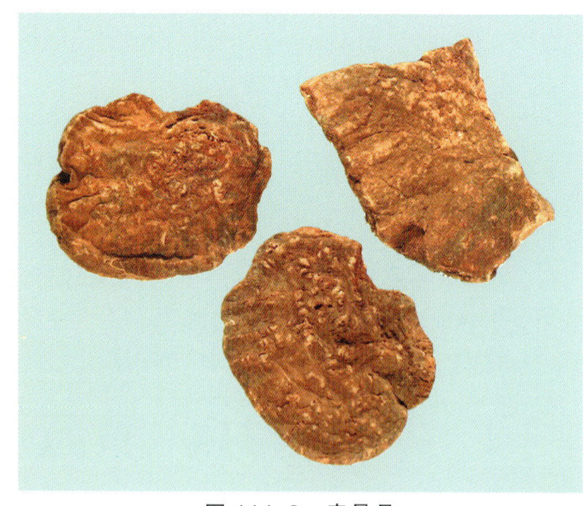

图 114-3 索骨丹

【成分】 含岩白菜素,7-甲氧基岩白菜素,鬼灯檠酯,丁香酸,熊果苷,没食子酸和挥发油:苯酚、左旋芳樟醇、α及β-蒎烯、香茅醛、棕榈酸等。

【药理】 ①抗病毒:索骨丹乙醇浸膏在0.017~0.034mg/ml时,在直接抑制病毒中和试验和间接抑制病毒试验中(与A549细胞共同孵育30分钟)不仅能抑灭DNA病毒，而且抑制RNA病毒。②抗菌：索骨丹酸水解提取物对金黄色葡萄球菌、绿脓杆菌、大肠杆菌、福氏痢疾杆菌均有抑制作用[5]。③毒性：索骨丹水煎液小鼠口服的LD_{50}为102.40g/kg。

【性味、归经与效用】 性凉，味苦、涩。有清热解毒，凉血止血，收敛的功效。用于泻痢，白浊，带下，衄血，吐血，咯血，崩漏，便血，外伤出血，咽喉肿痛，疮毒，烫火伤，脱肛，子宫脱垂。

【临床应用】 痢疾：索骨丹10g。水煎服，日服一剂。

【按语】 黄药子为少常用中药，始载于宋《开宝本草》。历代本草所述植物种类较为复杂，据《图经本草》记载的特征系指蓼科植物毛脉蓼的根，《本草原始》谓其"皮紫黑色多须，每须处有白眼，肉色黄"。与当今所用黄药子一致。

由于本草著作对黄药子性状记载不一、地方习惯用药和异物同名等原因，全国以黄药子为名药用的有9科12种植物[6]，品种混乱十分严重。据丁志遵等调查，全国多数省区所用商品为正品黄药子，而在甘肃、山东、安徽等部分地区商品黄药子为索骨丹(Rhizoma Rodgersiae Aesculifoliae)，在陕西、甘肃的部分地区将朱砂七(Radix Polygoni Cillinervis)作黄药子[7]；同时，在陕西西安、陇县和宁夏等地把索骨丹也称作"红药子"药用，而在西北地区称作"黄药子"的朱砂七，在北京、河北等地却称作"红药子"药用[8]。对红药子、黄药子混淆应用，朱砂七、索骨丹作"黄药子"、"红药子"应用的混乱情况必须予以注意。

朱砂七、索骨丹与黄药子基源不同，化学成分、药理作用和功能主治均不一致，三药不可混淆应用，而应认真鉴别，辨证施药，各以其名、其效正确应用。

（魏勇军　靳文军　傅正良）

参考文献

[1]中华人民共和国卫生部药典委员会.中华人民共和国卫生部药品标准·中药材(第一册).1992.79

[2]杜贵友，方文贤.有毒中药现代研究与合理应用.北京：人民卫生出版社，2003.925

[3]四川省卫生厅.四川省中药材标准，1987.94

[4]卫生部药典委员会.中华人民共和国药典(1977年版一部).北京：人民卫生出版社，1977.347

[5]国家中医药管理局《中华本草》编委会，中华本草.上海：上海科学技术出版社，1999.4·2505

[6]马志刚，等.中草药，2000，31(2)：135

[7]徐国钧，等.常用中药材品种整理和质量研究(南方协作组·第三册).福州：福建科学技术出版社，1999.247

[8]谢宗万.中药材品种论述(上册)·第二版.上海：上海科学技术出版社，1990.358

115　菟丝子、大菟丝子、南菟丝子、欧菟丝子及芸苔子

菟丝子 Semen Cuscutae

【基源】 为旋花科植物菟丝子*Cuscuta chinensis* Lam.的干燥成熟种子。

【饮片鉴别】 ①菟丝子：为类圆形或卵圆形，腹棱线明显，两侧常凹陷，长径1.4~1.6mm，短径0.9~1.1mm。表面灰棕色或黄棕色，微粗糙，具细密突起的小点，一端有微凹的线形。种皮质坚实，不易以指甲压碎。气微，味淡(图115-1)。②盐菟丝子：形如菟丝子，表面棕黄色，裂开，略有香气，味微咸(图115-2)。③酒菟丝子饼：呈小长方块状，表面灰褐色或棕黄色，略具酒气(图115-3)。

【成分】 含槲皮素，紫云英苷，槲皮素-3-O-β-D-半乳糖-7-O-β-葡萄糖苷，金丝桃苷；胆甾醇、菜油甾醇、β-谷甾醇、豆甾醇、β-香树脂醇；菟丝子脂苷，芝麻素，棕榈酸，山柰酚，咖啡酸，菟丝子黄酮，生物碱，蒽

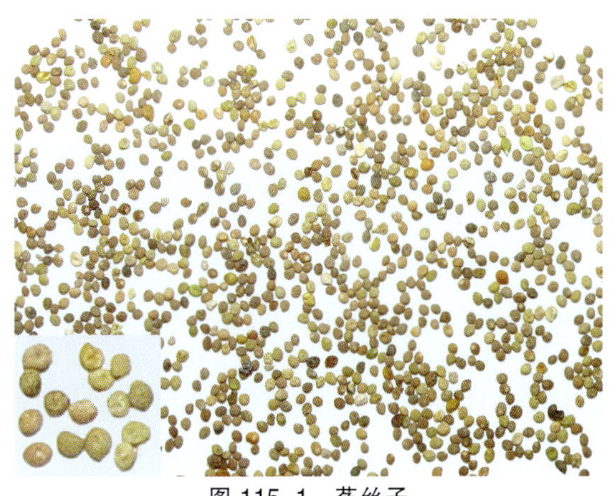

图115-1　菟丝子

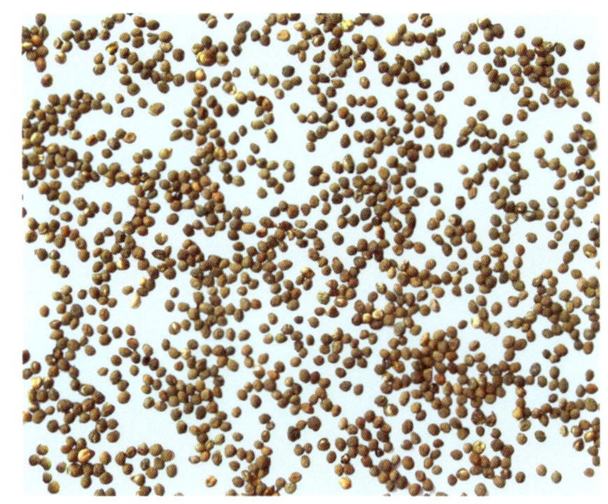

图 115-2 盐菟丝子

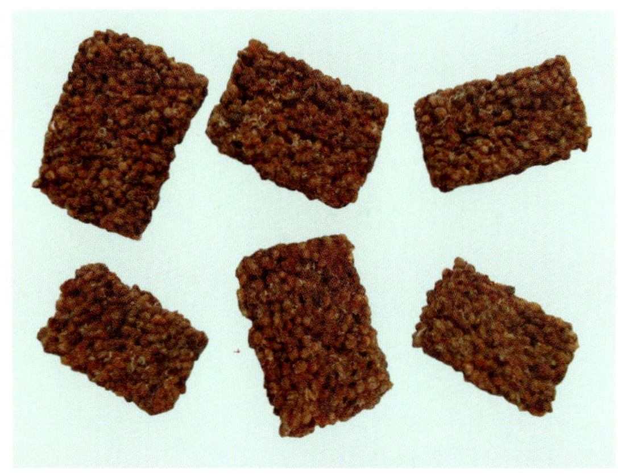

图 115-3 酒菟丝子饼

醌，鞣质，卵磷脂，脑磷脂，酸性纯多糖和钙、镁、铁、锰、锌和铜等微量元素[1]。

【药理】 ①调节免疫：酸性纯多糖（CHC-1）0.1g/L体外能明显升高T、B细胞的增殖率，25mg/kg、50mg/kg灌服可显著增加小鼠的脾重、淋巴细胞的增殖率以及促进抗体生成。有诱生干扰素的作用和显著免疫增强活性。菟丝子水提液5g/kg灌胃，连用7天，能使氢化可的松所致的阳虚小鼠ConA诱导的T细胞和LPS诱导的B细胞增殖明显上升[2]。菟丝子黄酮能提高小鼠腹腔巨噬细胞吞噬功能、活性E-玫瑰花结形成率和促进抗体的生成[3]。②调节内分泌：水提物通过肾上腺素能β受体、异搏定敏感的L型Ca^{2+}内流介导，可促进离体脂肪组织释放游离脂肪酸（FFA），促进脂肪组织的分解，存在明显量效关系。③调控性腺轴、强壮生殖系统：水提物25g/kg给小鼠灌服10天，可促进阴道上皮细胞角化，使子宫重量增加。增强卵巢人绒毛膜促性腺激素（HCG）/黄体生成素（LH）受体功能及垂体对促性腺激素释放激素（LRH）的反应性；促进离体培养人早孕绒毛组织HCG分泌，明显改善卵巢内分泌功能。增加未成年雄性小鼠睾丸、附睾重量；促进离体培养大鼠睾丸间质细胞睾酮的分泌，对下丘脑-垂体-性腺轴有显著的调控作用。水煎剂喂养黑腹果蝇10天，可使果蝇交配率明显增加。水煎剂5g/kg给氢化可的松阳虚模型雄性小鼠灌服7天，能显著增加小鼠体重、肾重、胸腺重、白细胞数、红细胞数、血红蛋白和SOD的活力。④防止白内障：水提液4g/kg，给服半乳糖大鼠灌胃30天，明显降低大鼠醛糖还原酶活性，增强两种相关脱氢酶活性，明显纠正或抑制白内障鼠的晶状体中酶的异常改变，可延缓大鼠白内障的形成。⑤抗菌：100%煎剂体外对金黄色葡萄球菌、福氏痢疾杆菌、伤寒杆菌均有明显的抑制作用。⑥强心、抗心肌缺血：菟丝子总黄酮对实验性大鼠心肌缺血有明显的预防和治疗作用，可减轻心肌缺血的程度和范围，有增加冠脉流量、扩冠、降压及强心作用；浸剂、酊剂能增强离体蟾蜍心脏的收缩力，降低麻醉狗的血压[4]。⑦抗肿瘤：菟丝子能够干扰3H-TdR掺入艾氏腹水癌细胞DNA的合成，菟丝子醇提水溶液3000mg/ml和300mg/ml对氚胸腺嘧啶核苷（3H-TdR）掺入艾氏腹水癌细胞DNA合成的抑制率分别为99.5%和96.3%。⑧保肝：菟丝子水提物可阻止CCL_4所致肝损伤，菟丝子可以抑制儿茶酚胺的释放和拮抗其作用[5]。⑨毒性：醇提物小鼠皮下注射的LD_{50}为2.46g/kg。

【性味、归经与效用】 性温，味甘。归肝、肾、脾经。有滋补肝肾，固精缩尿，安胎，明目，止泻的功效。用于阳痿遗精，尿有余沥，腰膝酸软，遗尿尿频，目昏耳鸣，肾虚胎漏，胎动不安，脾肾虚泻；外治白癜风。

【临床应用】 ①腰膝酸痛：菟丝子100g，黑附子40g，共研细粉，炼蜜为丸，丸重6g。口服，一次1丸，一日2次。②痿症：菟丝子、熟地黄各30g，紫河车15g，龟甲12g，黄柏、当归、知母、牛膝、白芍、锁阳、白术、茯苓各10g，陈皮、炙甘草、五味子各6g。水煎服，日服一剂。③阳痿：菟丝子、肉苁蓉、茯苓、杜仲各15g，山药、韭菜籽各30g，鹿角胶、山茱萸、远志、牛膝、益智仁、巴戟天各10g，全蝎、沉香、五味子各6g。水煎服，日服一剂[6]。④遗精：菟丝子、覆盆子、五味子各10g，金樱子12g。水煎服，日服一剂。⑤遗尿：菟丝子、肉苁蓉各10g，淡附片6g（先煎），桑螵蛸12g，牡蛎15g。水煎服，日服一剂。⑥滑胎：炒菟丝子12g，桑寄生、续断各10g，阿胶9g（烊化），黄芪15g，炒白术6g。水煎服，日服一剂。⑦结肠炎：菟丝子、石莲子各9g，茯苓12g，山药15g。水煎服，日服一剂。⑧慢性前列腺炎：菟丝子、山茱萸各10g，山药、益智仁各15g，泽泻12g，败酱草20g。水煎服，日服一剂。⑨慢性支气管炎：菟丝子、补骨脂、熟地黄、炒地龙各10g，胡桃肉、肉苁蓉、紫苏子、白芥子各12g，炙黄芪、炒山药各20g。水煎服，日服一剂。⑩黄褐斑：菟丝子、地黄、熟地黄各15g，女贞子、何首乌各12g，墨旱莲、白芍、当归各10g，阿胶、枸杞子各9g。水煎服，日服一剂。⑪精子畸形：菟丝子、熟地黄各10g，肉苁蓉、枸杞子、何首乌、五味子各15g。水煎服，日服一剂。

大菟丝子 Semen Cuscutae Japonicae

【基源】 为旋花科植物金灯藤*Cuscuta japonica* Choisy的干燥成熟种子。

【饮片鉴别】 呈类圆球形或三棱形，直径2~3mm。表面淡黄色或黄棕色，微凹陷，种脐圆形，色稍淡。质坚硬。气微，味微涩，嚼之微有黏滑感(图115-4)。

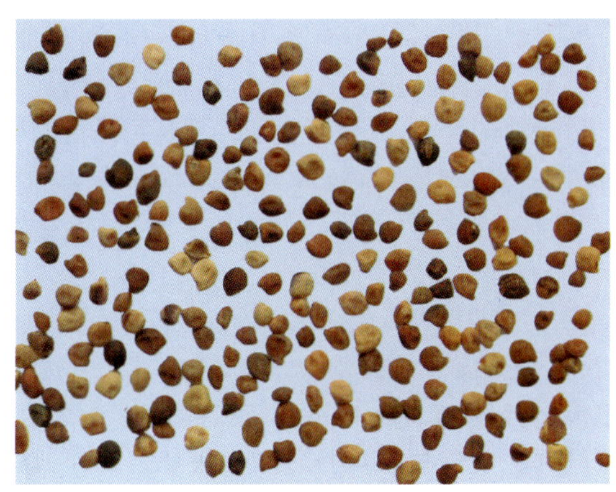

图 115-4 大菟丝子

【成分】 含糖苷，β-谷甾醇，硬脂酸，花生酸，棕榈酸，胡萝卜苷，羟基马桑毒素，对羟基桂皮酸，马桑亭[7]和维生素A类物质；多糖及16种氨基酸。

【药理】 有增加非特异抵抗力，改善用糖皮质激素造成的"阳虚"小鼠虚证症状和增强果蝇性活力的作用[8]。

【性味、归经与效用】 性平，味甘、辛。归肝、肾、脾经。有补肝肾，益精髓，明目，安胎的功效。用于腰膝酸软，遗精，目昏，尿频，胎动不安[9]。

南菟丝子 Semen Cuscutae Australis

【基源】 为旋花科植物南方菟丝子*Cuscuta australis* R. Br. 的干燥成熟种子。

【饮片鉴别】 呈卵圆形，直径1~1.5mm。表面淡褐色至棕色，具细密突起小点，腹部棱线两侧不对称。一端有喙状突出并偏向一侧。质坚实。气微，味淡(图115-5)。

【成分】 含生物碱，南方菟丝子苷A，咖啡酸-β-D-葡萄糖酯苷，胸腺嘧啶脱氧核苷，山柰酚，槲皮素，金丝桃苷，紫云英苷等。

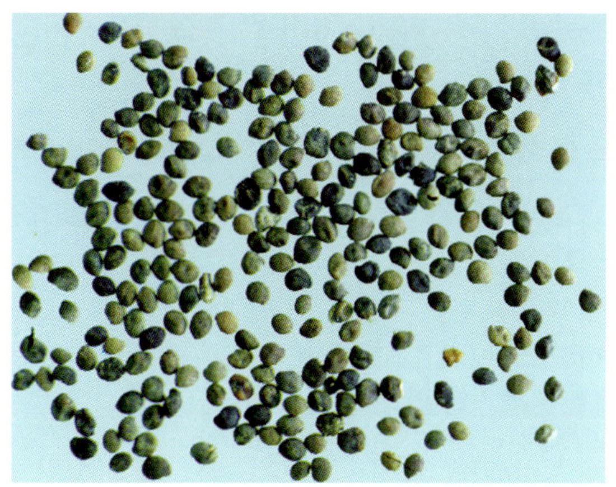

图 115-5 南菟丝子

【药理】 ①增强免疫：南菟丝子85%乙醇提取物给皮肤烧伤小鼠灌胃16g/kg，一日一次，连用6天，可显著提高烧伤小鼠血清溶血素水平，使之达到正常小鼠水平；能提高烧伤小鼠腹腔巨噬细胞的吞噬功能。对烧伤小鼠脾淋巴细胞因ConA所致的增殖反应有一定的增强作用[10]。②抗缺氧：可提高小鼠常压下耐缺氧能力，延长小鼠负重游泳和存活时间。③壮阳：南方菟丝子煎剂0.5ml(相当于生药0.5g)给小鼠灌胃，对阳虚症状有一定的恢复作用。

欧菟丝子 Semen Cuscutae Europaeae

【基源】 为旋花科植物欧菟丝子*Cuscuta europaea* Linn. 的干燥成熟种子[11]。

【饮片鉴别】 种子常二粒黏结在一起，呈半球形，单粒呈三角状卵圆形，长径1~1.2mm，短径0.5~0.8mm。种皮表面褐绿色，种脐圆形，位于种子顶端，种皮硬脆。气微，味微苦(图115-6)。

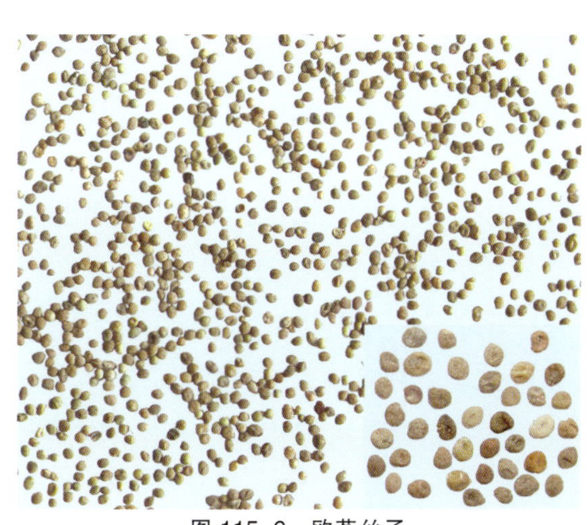

图 115-6 欧菟丝子

【成分】 含山柰酚,槲皮素,菟丝子总黄酮,总多糖等。

◉ 芸苔子 Semen Brassicae Campestris

【基源】 为十字花植物油菜*Brassica campestris* L.的干燥成熟种子。

【饮片鉴别】 种子呈近球形,直径1.5~2mm。表面红褐色或棕黑色,放大镜下观察具有网状纹理,一端具黑色圆点种脐。气微,味淡(图115-7)。

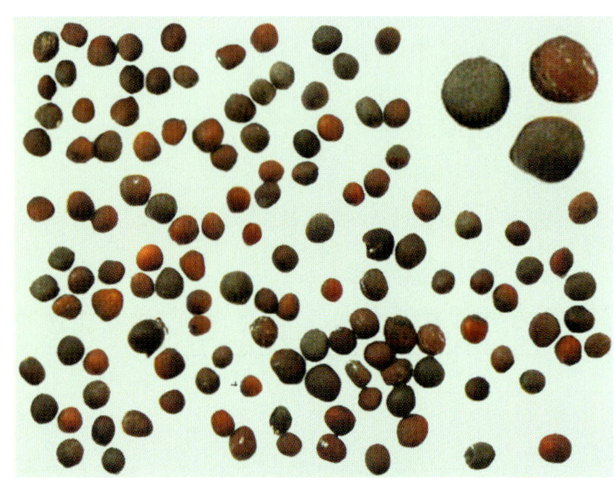

图 115-7 芸苔子

【成分】 含葡萄糖异硫氰酸酯类:葡萄糖芫菁芥素,葡萄糖异硫氰酸戊-4-烯-酯,前告伊春;脂肪油,蛋白质,芸香苷;22-去氢菜油甾醇,菜子甾醇及较多量的丙氨酸,缬氨酸,天冬氨酸,赖氨酸,蛋氨酸等;还含有磷脂酰肌醇,磷脂酰胆碱,磷脂酰乙醇胺,芥酸,阿糖配半乳聚糖等。

【性味、归经与效用】 性温,味辛。归肝、大肠经。有活血化瘀,消肿散结,润肠通便的功效。用于产后恶露不尽,瘀血腹痛,痛经,肠风下血,血痢,风湿关节肿痛,痈肿丹毒,乳痈,便秘,粘连性肠梗阻。

【临床应用】 ①血晕:芸苔子、当归各30g,白芍、肉桂各10g,共研细末。口服,1次9g,以酒、童便各5ml调服。②骨折:芸苔子30g,小黄米(炒)60g,龙骨10g。共研为末,醋调成膏,摊纸上贴患处。③便秘:芸苔子12g,厚朴9g,当归、枳壳各6g。水煎服,日服一剂。④粘连性肠梗阻:芸苔子15g,小茴香6g。水煎服,日服一剂。⑤避孕:芸苔子12g,生地黄、白芍、当归各9g,川芎3g。于月经干净后水煎服,日服一剂,连服3天,可避孕1个月。

【按语】 菟丝子为常用中药,始载于《神农本草经》上品。现代研究其有强壮生殖系统,调控性腺轴,调节免疫,调节内分泌,抗菌,抗肿瘤等药理活性,与中医用其为补肾壮阳固精的要药相符合。

据文献记载,商品菟丝子有小粒菟丝子和大粒菟丝子之分[12],小粒菟丝子的主要来源为菟丝子、欧菟丝子和南方菟丝子,大粒菟丝子的主要来源为金灯藤的种子——大菟丝子。据调查,南菟丝子在全国20多个省市为主流商品,大菟丝子在陕西、湖北,欧菟丝子在福建、云南等地混作菟丝子药用[13],应予注意。

由化学成分和药理作用上看,南方菟丝子与菟丝子较为接近,应对其进行进一步研究,阐明其突出的药理作用,并以其名药用,而不应以菟丝子为名应用;欧菟丝子、大菟丝子也应遵循“一药一名”的原则,各以其名药用。

至于芸苔子,基源、成分、性味、归经与效用与菟丝子迥异,因性状易与菟丝子相混淆而有误用的情况,应加强鉴别,正确药用,绝不可混作菟丝子药用。

(韩书明 靳文军 刘伯宁 冯艳红)

参考文献

[1]赵春桂,等.中国中药杂志,1990,15(5):43
[2]郭澄,等.时珍国药研究,1997,8(6):515
[3]彭登慧,等.中西医结合杂志,1983,3(2):292
[4]刘利萍,等.中药材,2001,24(11):839
[5]郭澄,等.时珍国药研究,1992,23(2):36
[6]孔增科,等.常用中药药理与临床应用.赤峰:内蒙古科学技术出版社2005.420
[7]郭洪祝,等.北京中医药大学学报,2000,23(2):36
[8]徐国钧,徐珞珊.常用中药材品种整理和质量研究(南方协作组·第二册).福州:福建科学技术出版社,1997.780
[9]四川省药品监督管理局.四川省中药饮片炮制规范,2002.83
[10]肖锦松,等.中国中药杂志,1990,15(9):45
[11]肖培根.新编中药志·第二卷.北京:化学工业出版社,2002.567
[12]谢宗万.中药材品种论述(中册).上海:上海科学技术出版社,1984.343
[13]徐国钧,徐珞珊.常用中药材品种整理和质量研究(南方协作组·第二册).福州:福建科学技术出版社,1997.762

116 菊花及野菊花

菊花 Flos Dendranthematis Flos Chrysanthemi

【基源】 为菊科植物菊*Dendranthema morifolium* (Ramat.) Tzvel. 的头状花序。

【饮片鉴别】 ①亳菊：呈倒圆锥形或圆筒形，少数压扁呈扇形，直径2~4cm。总苞碟状，总苞片3~4层，外层苞片呈三角形，边缘膜质，中部黄绿色；中层卵圆形，内层矩圆形。花托半球形，无托片或托毛。舌状花数层，雌性，外围花类白色，花基部具1枚苞片，匙形。管状花的花冠微带黄色，程度不同地连合成管状，顶端具3~5裂或裂片不明显。瘦果不发育，无冠毛。体轻，质柔润，干时质松脆。气清香，味甘，微苦(图116-1)。②滁菊：呈不规则球形或扁球形，直径1~2.5cm。舌状花类白色，不规则扭曲，内卷，边缘皱缩，有时可见淡褐色腺点；管状花大多隐藏。香气浓(图116-2)。③贡菊：头状花序呈扁圆形或不规则球形，直径0.8~2.4cm。总苞片4~5层，外层苞片革质，绿色，三角状卵形，中层卵形，内层长卵形。舌状花白色或黄白色，管状花两性。雌蕊短于雄蕊或等长(图116-3)。④杭菊：头状花序呈碟形或扁球形，直径2.5~5.5cm，常数个相粘连成片状。总苞片外层三角形，中层卵圆形；内层为基部窄的卵圆形，舌状花白色或淡黄白色，平展或微折叠，基部无苞片。中央密集黄色管状花，雄蕊与雌蕊略等长(图116-4)。

【成分】 含挥发油：龙脑、醋酸龙脑酯、菊酮和樟脑。黄酮类：木犀草素、芹菜素、刺槐素、橙皮素、木犀草素-7-O-P-O-葡萄糖苷、芹菜素-7-O-P-O-葡萄糖苷、刺槐素-7-葡萄糖苷、香叶木素-7-葡萄糖苷、橙皮苷、

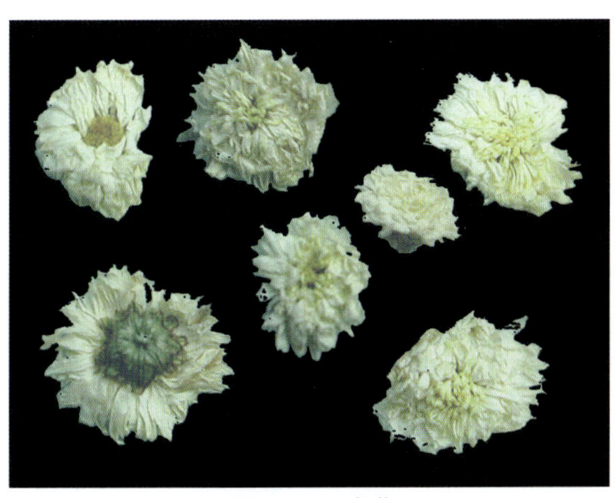
图116-1 亳菊

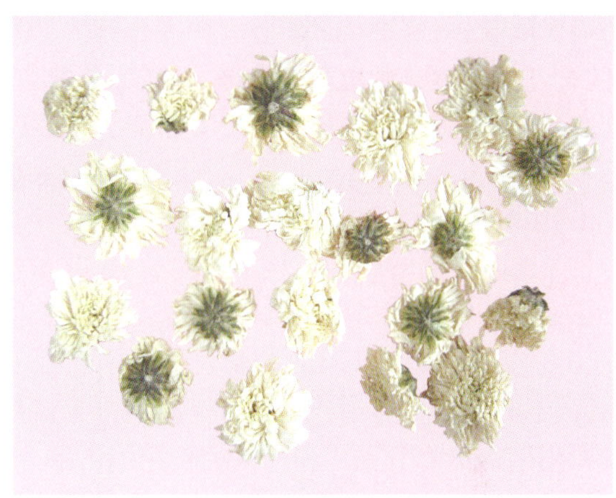
图 116-2 滁菊

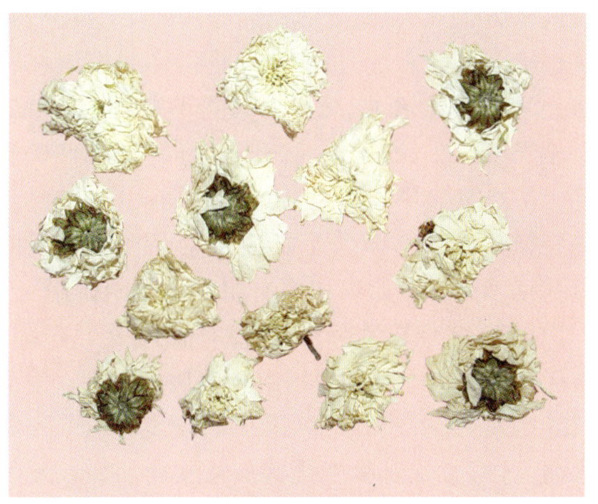
图 116-3 贡菊

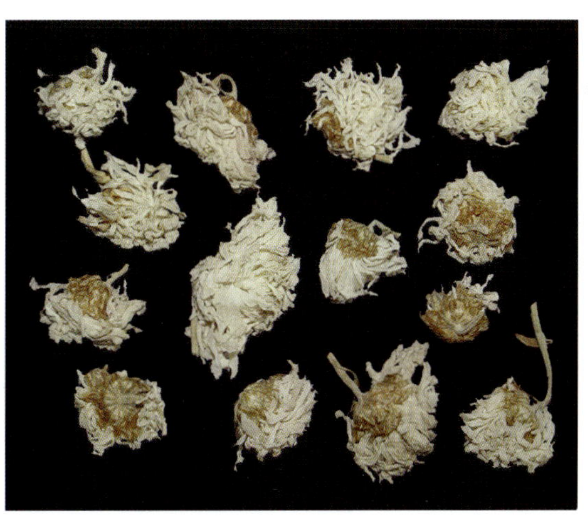
图 116-4 杭菊

刺槐苷、棉花皮素五甲醚、5-羟-3,4,6,7-四甲氧黄酮。半萜类银菊苦素A和B、氯化菊任和菊二醇、维生素E、A和B_1、氨基酸及铜、铁、锌、钴、锰、钛、镍、钙、镁等无机元素。

【药理】 ①对心血管的作用:水提醇沉制剂能显著扩张离体兔冠状血管,增加冠脉流量,作用强度随剂量增加而增强,并使心率平均减少20%。菊花总黄酮57静脉注射,对麻醉大鼠有显著降压作用。②抗病原体:菊花制剂对金黄色葡萄球菌、白色葡萄球菌、乙型溶血性链球菌、肺炎双球菌、大肠杆菌、痢疾杆菌、变形杆菌、伤寒杆菌、副伤寒杆菌、绿脓杆菌、霍乱弧菌及人型结核杆菌等有不同程度的抑制作用,并有明显的抗流感病毒作用。③抗疲劳和耐缺氧:菊花提取物0.6g(生药)/kg灌胃,连续10天,能提高小鼠的抗疲劳能力和常压耐缺氧能力。④降血脂:菊花提取物0.4g/kg(生药)灌胃,连续1个月,对高脂饲料大鼠具有抑制血清胆固醇和甘油三酯升高的作用。⑤解热:菊花挥发油0.8L/kg灌胃,对2,4-二硝基苯酚致热大鼠有显著解热作用。⑥镇痛:菊花挥发油对刺激性(注射醋酸或热刺激)小鼠有明显的镇痛作用[1]。⑦抗炎:菊花提取物给小鼠腹腔注射,能对抗皮内注射组织胺所致毛细血管通透性增强,减少台盼蓝的扩散,其10mg的效力相当于芦丁2.5mg。⑧抗衰老:煎剂每只0.06g灌胃45天,使小鼠血中谷胱甘肽过氧化物酶活性增加,过氧化脂质降低。⑨抗诱变:菊花对环磷酰胺诱发的小鼠骨髓嗜多染红细胞微核率有明显的抑制作用。

【性味、归经与效用】 性凉,味甘、苦。归肺、肝经。有疏风清热,平肝明目,解毒消肿的功效。用于风温初期之发热、头痛、咳嗽,风火上攻或肝阳上亢之偏正头痛,肝阳上亢肝风上扰的头目胀痛、眩晕、视物不清,肝肾阴虚、肝阳上亢之眩晕目花、目睛枯涩疼痛,血虚不能养肝之头眩目花,时行热毒之目赤肿痛,热毒疔疮痈肿,中风及冠心病等。

【临床应用】 ①高血压、动脉硬化症:菊花30g,金银花、山楂、炒决明子各20g。每日一剂,用开水冲泡15分钟后当茶饮[2]。②冠心病:菊花30g,山楂15g,决明子、泽泻各10g。水煎服,日服一剂。③目赤肿痛:菊花、蒺藜、木贼、蝉蜕各15g。水煎服,日服一剂。④三叉神经痛:菊花20g,丹参、白芍、川芎、荜拨各15g,柴胡、白芷各10g,全蝎、僵蚕、细辛(后下)各6g。水煎服,日服一剂[2]。

野菊花 Flos Dendranthema Indici

【基源】 为菊科植物野菊*Dendranthema indicum* (L.) Des Moul. 的头状花序。

【饮片鉴别】 呈类球形,直径0.3~1cm,棕黄色,总苞有4~5层苞片组成,外层苞片卵形或条形,外表面中部灰绿色或浅棕色,通常被白毛,边缘膜质;内层苞片长椭圆形,膜质,外表面无毛。总苞基部有的残留总花梗。舌状花1轮,黄色至棕黄色,皱缩卷曲;管状花多数,深黄色。体轻。气芳香,味苦(图116-5)。

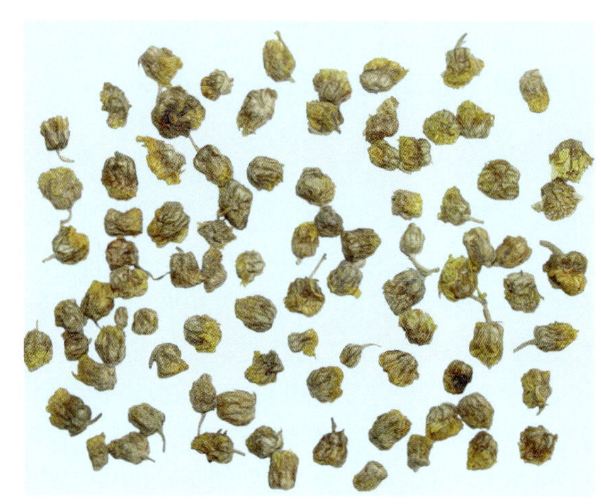

图 116-5 野菊花

【成分】 含挥发油:樟脑、葛缕酮、紫苏醇、α-蒎烯、柠檬烯、桉油精、当归酸酯、龙脑、樟烯、侧柏醇、α-侧柏酮等。黄酮:木犀草素、刺槐素。倍半萜:野菊花内酯、野菊花醇、野菊花酮、胡萝卜苷、醇苷、山俞酸甘油酯、棕榈酸及正二十八烷醇和天门冬氨酸、苏氨酸、丝氨酸、谷氨酸、脯氨酸等15种氨基酸。

【药理】 ①降压:野菊花乙醇提取物胃肠道给药或注射对清醒大鼠、麻醉猫和犬均有明显的降压作用。②抗病原体:能抑制白色葡萄球菌、肺炎双球菌、变形杆菌、溶血性乙型链球菌、痢疾杆菌、伤寒杆菌、大肠杆菌、绿脓杆菌、金黄色葡萄球菌的生长。可抑制$ECHO_{11}$病毒、疱疹病毒、甲型流感病毒的生长。对某些真菌和钩端螺旋体也有抑制作用。③抗炎、解热:有显著的抗炎和明显的解热作用。④镇痛:野菊花提取液给小鼠灌服,对化学刺激疼痛作用明显,可提高痛阈,降低小鼠扭体次数。⑤抑制血小板聚集:体外试验中,野菊花水煎剂能显著抑制金黄色葡萄球菌、ADP和胶原所致大鼠血小板聚集,作用随药物浓度增大而增强。⑥抗心肌缺血:野菊花注射液能明显增加麻醉开胸猫冠脉流量及离体兔冠脉流量,使心率减慢,轻度降低心收缩力,明显降低心肌耗氧量。

【性味、归经与效用】 性凉,味苦、辛。归肺、肝经。有清热解毒,平肝泻火的功效。用于疔疮、痈疽、肿疡等热毒阳证,浸淫疮、疥疮、癞癣、血风疮、脓窝疮、臁疮溃疡，风热犯肺之发热、咳嗽、咽喉肿痛；肝火上炎之头晕头痛、高血压病、目赤肿痛[3]。

【临床应用】 ①高血压：野菊花20g，夏枯草、玄参各15g，决明子、桑叶各10g，钩藤10g（后下）。水煎服，日服一剂。②高脂血症：野菊花、山楂各20g，何首乌、丹参各15g，决明子、女贞子、赤芍各10g。水煎服，日服一剂。③急性皮肤化脓性感染：金银花20g，野菊花、蒲公英、紫花地丁、紫背天葵子各15g。水煎服，日服一剂，治疗疮疖、脓肿、乳腺炎、麦粒肿、外科感染等。④急性呼吸道感染：金银花20g，野菊花、板蓝根各30g，大青叶、连翘各15g，桔梗、牛蒡子、桑叶、玄参各10g。水煎服，日服一剂，用于预防和治疗感冒、流感、脑膜炎、急性扁桃腺炎、口腔炎、腮腺炎等。⑤臁疮：野菊花、土茯苓各20g，连翘、地肤子、牛膝各15g，绵草薢、防己、黄柏各10g。水煎服，日服一剂。

【按语】 菊花为常用中药，始载于《神农本草经》上品。有散风清热，平肝明目的功能。用于风热感冒，头痛眩晕，目赤肿痛，眼目昏花等病证效果理想。历代本草著作和历版《中华人民共和国药典》均收载，药用花白者为佳，故有白菊花之名。因产地、加工方法和商品规格的不同，有杭菊、亳菊、滁菊、贡菊及祁菊、怀菊、济菊、川菊之分，基源均为菊花*Dendranthema morifolium* (Ramat.) Tzvel. 的花。

野菊花亦为常用中药，始载于《本草拾遗》。有清热解毒，平肝泻火的功能。用于疮疡肿毒、咽喉肿痛、眼目热痛效果明显。

菊花、野菊花仅一字之别而为两种药物，自古以来即有混淆的情况，陶弘景在其《本草经集注》和《名医别录》中均言："菊有两种，一种……叶可做美食者为贡菊，一种茎青而大，味苦不堪食者，名苦薏，非贡菊也……"此处所说的苦薏即为野菊花。由此可见，野菊花最早是作为菊花伪品或混淆品记述的，随着时间的推移，根据历代医药学家的实践研究，逐步发展成为与菊花性味、功效不同的另一种药物，到唐代《本草拾遗》以野菊之名单列。

菊花、野菊花均为苦辛微寒之品，归肺、肝经。皆可清肝明目，解毒，治疗肝经风热或肝火上炎所致目赤肿痛；也能治疗高血压等病证。但菊花兼有甘味，既能疏散风热又可清泄肝热，益肝平肝，治疗外感风热、肝虚目昏为其特长；野菊花疏散风热及清肝明目的功效不及菊花，但清热解毒力强，用于痈疽疔疮、瘰疬等病证的效果长于菊花。从现代化学和药理研究的结果来看，二药也是同中有异，各有特点，所以临床用药须仔细辩证，认真鉴别，区分药用，不可代用或混用。

（韩书明　王建华　王玲玲）

参考文献

[1]徐国钧，等.常用中药材品种整理和质量研究.（南方协作组·第四册）.福州：福建科学技术出版社，2001.995

[2]孔增科，等. 常用中药药理与临床应用.赤峰：内蒙古科学技术出版社，2005.55

[3]王锦鸿.新编常用中药手册.北京：金盾出版社，1994.26

117　蛇床子、土蛇床子及莳萝子、毒芹子

● 蛇床子 Fructus Cnidii

【基源】 为伞形科植物蛇床*Cnidium monnieri* (L.) Cuss. 的干燥成熟果实。

【饮片鉴别】 双悬果呈椭圆形，长2~4mm，直径约2mm。表面灰黄色或灰褐色，顶端有2枚向外弯曲的柱基，基部偶有细梗。分果的背面有薄而突起的纵棱5条，接合面平坦，有2条棕色略突起的纵棱线。果皮松脆，搓揉易脱落。种子细小，灰棕色，显油性。气香，味辛凉，有麻舌感（图117-1）。

【成分】 含蛇床子素，欧芹属素乙、爱得尔庭、9-异丁酰氧基-0-乙酰基哥伦比亚苷元，挥发油：左旋烯、左旋莰烯、乙酸龙脑酯，佛手柑内酯，β-叶醇，二芹酸山芹素，圆当归素，食用白芷素，异虎耳苹素，5-甲基尿嘧啶，6-氧嘌呤、尿嘌呤、L-(+)缬氨酸、苯丙氨酸等。

【药理】 ①祛痰、扩张血管：给小鼠灌服蛇床子总香豆素15mg/只，能明显增加酚红排出量，提示该药具有较强的祛痰作用；给蛇床子素15mg/只，5分钟后即能增加豚鼠肺灌流量，其作用强于氨茶碱，提示该药有较强的支气管扩张作用。②增强免疫力：蛇床子素（OST）、蛇床子总香豆素（TCR）给肾阳虚小鼠，与对照组比较，腹腔巨噬细胞吞噬百分率和吞噬指数、血

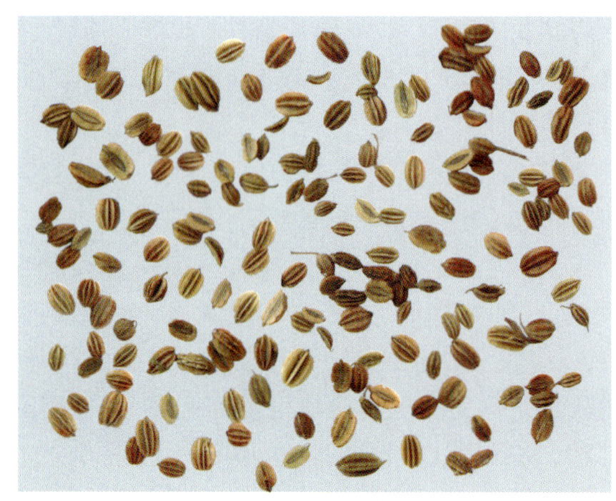

图 117-1 蛇床子

清溶血素50%溶血值、脾淋巴细胞3H-TdR掺入数指标均有显著提高。这说明OST和TCR可能是一种免疫增强剂，提示增强免疫功能为蛇床子补肾壮阳的作用之一。③抗心律失常：TCR对氯仿诱发的室颤、氯化钙诱发的大鼠室颤均有明显的预防作用，对乌头碱诱发的大鼠心律失常有明显的治疗效果。④抗菌：蛇床子浸膏（1:2）在37℃培养液中，经17.5分钟可将阴道滴虫全部杀死。浓度为1g/ml的蛇床子浸出液，在培养基中稀释倍数为1:10时对絮状表皮癣菌和石膏样小芽孢菌有抑制作用，在1:20时对羊毛球小芽孢菌有抑制作用。⑤抗骨质疏松：TCR可预防糖皮质激素所致的钙丢失，有抗骨质疏松症的作用。⑥镇静、镇痛：给小鼠灌服TCR12mg/只，能明显延长戊巴比妥所致睡眠时间；小鼠OST腹腔注射50mg/kg和100mg/kg有显著的阈下剂量戊巴比妥钠催眠作用。小鼠OST腹腔注射100mg/kg，200mg/kg，明显抑制醋酸所致的小鼠扭体反应[2]。⑦抗炎：腹腔注射TCR200mg/kg，对二甲苯所致小鼠耳壳肿胀有明显的抑制作用，抑制率50.0%；大鼠腹腔注射TCR140mg/kg，可明显减轻角叉莱胶和蛋清所致足跖肿胀。⑧毒性：小鼠口服TCR的LD_{50}为（2.44±0.05）g/kg；小鼠静脉注射OST的LD_{50}为62.5mg/kg。

【性味、归经与效用】 性温，味辛、苦；有小毒。归肾经。有温肾壮阳，燥湿，祛风，杀虫的功效。用于阳痿，宫冷，寒湿带下，湿痹腰痛；外治外阴湿疹，妇人阴痒，滴虫性阴道炎。

【临床应用】 ①滴虫性、老年性阴道炎：蛇床子、苦参、生百部各30g。水煎取液，熏洗坐浴，一天1次。②男性不育症：蛇床子、山茱萸、淫羊藿各15g，枸杞子、制何首乌、盐覆盆子各12g，肉苁蓉、巴戟天各10g，甘草6g。水煎服，日服一剂。③女性不孕症：蛇床子、益母草、山茱萸、补骨脂、桑寄生、泽泻、肉苁蓉、覆盆子各15g，当归20g，菟丝子25g，赤芍、泽兰各12g，红花、丹参各10g。水煎服，日服一剂。④外阴白斑：蛇床子30g，鹤虱、补骨脂各20g，苦参、地肤子、百部、野菊花、淫羊藿各15g，枯矾10g。水煎取液，外洗局部，2日1剂。⑤疥疮：蛇床子、百部各100g，研为粗粉，用75%乙醇1000ml浸泡一周，取上清液涂擦患部。⑥末梢神经炎：蛇床子、地肤子、黄柏、没药、苦参各10g。水煎取液，温热浸泡患处，二日1次[3]。

土蛇床子 Fructus Heraclei Scabridi

【基源】 为伞形科植物糙叶独活*Heracleum scabridum* Franch. 的干燥成熟颗实。

【饮片鉴别】 双悬果呈扁倒卵形或卵形，长7~8mm，宽5~6mm。表面淡棕色。分果两侧呈薄翅状，背面稍突起近平滑，脊棱5条，呈线性，其间具花柱基一侧略呈放射状的4条黑线纹，接合面略呈浅蝶状，具心皮柄，顶端具三角形花柱基。气香特异，味辛，略涩[4]（图117-2）。

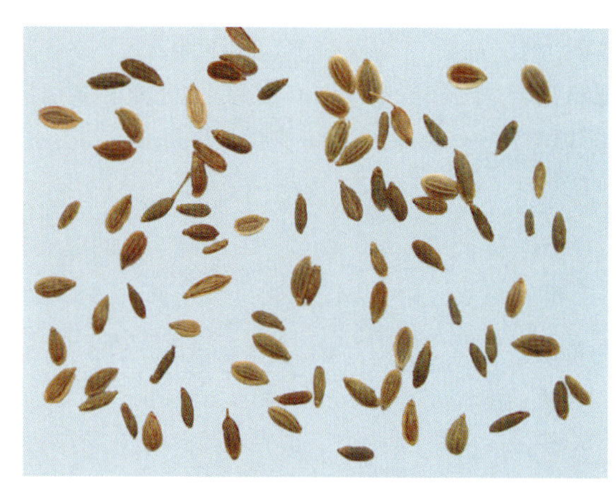

图 117-2 土蛇床子

【成分】 含异佛手内酯，佛手柑内酯，异茴芹素等。

【性味、归经与效用】 性温，味辛、苦。有祛风燥湿，止痒的功效。用于风疹，湿疹，阴痒带下。

【临床应用】 妇女阴肿瘙痒：土蛇床子适量，煎汤熏洗患处。

莳萝子 Fructus Anethi

【基源】 为伞形科植物莳萝*Anethum graveolens* L. 的干燥成熟果实。

【饮片鉴别】 双悬果多分离为分果，呈扁平广卵形，长3~4mm，宽2~2.5mm表面棕色，侧棱延展呈翅状，合生面中央有1条棱线。气微香，味辛、麻舌（图117-3）。

【成分】 含α-葛缕酮，柠檬烯，莳萝油脑，香柑内

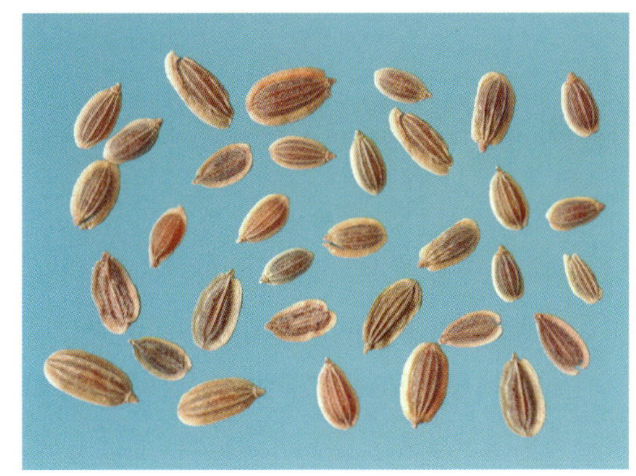
图 117-3 莳萝子

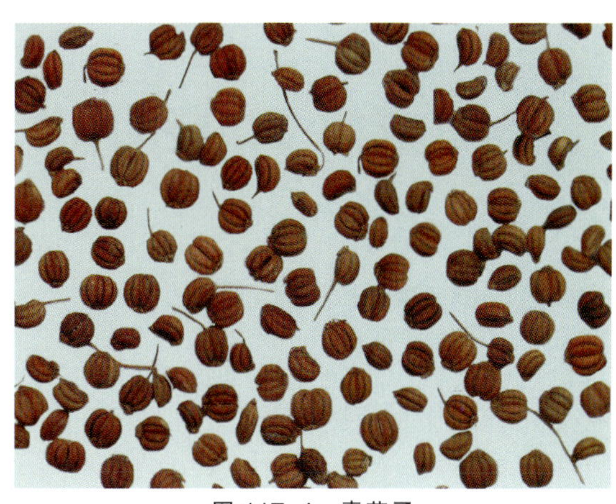
图 117-4 毒芹子

酯和7-羟基香豆精，β-O-吡喃葡萄苷[5]等。

【药理】 种子中所含的非萜类油有抗真菌作用。

【性味、归经与效用】 性温，味辛。归脾、胃、肝、肾经。有温脾开胃，散寒暖肝，理气止痛的功效。用于腹中冷痛，胁肋胀满，呕逆食少，寒疝。

【临床应用】 疝气：炒莳萝子研末。口服，一次5g，一日2次。

毒芹子 Fructus Cicutae Virosae

【基源】 为伞形科植物毒芹*Cicuta virosa* L.的干燥成熟果实。

【饮片鉴别】 多为完整的双悬果，呈略扁的卵圆形，基部有长3~6mm的细果柄，顶端具椭圆形柱头残基。直径2~3mm，厚1.5~2mm。表面黄绿色至棕黄色，具明显凸起的纵肋线5条，两分果结合面平坦，中央具褐色深纵纹。分果呈广卵形，长2~2.5mm，宽1~1.2mm。果皮硬而韧，破开后有黑色种子1枚。气香，味微凉而辣[5]（图117-4）。

【成分】 含挥发油：对-聚伞花素，γ-松油烯，β-蒎烯，月桂烯，α-蒎烯，枯醛，柠檬烯，水芹烯和毒芹素等。

【药理】 动物实验证明小量毒芹素能抑制中枢神经系统，有镇静作用，使血压略降低，尿量略增加；量大则导致痉挛，血压升高，呼吸加快，最后死于呼吸衰竭。猫静脉注射致死量为5.36mg/kg；小鼠腹腔注射致死量为48.3mg/kg[7]。

【按语】 蛇床子为较常用中药，始载于《神农本草经》上品。有温经壮阳，燥湿，祛风，杀虫的功效。现代研究其有增强机体免疫力，祛痰，抗菌，抗骨质疏松，抗心律失常和镇静、镇痛等广泛的药理活性。临床治疗阳痿、宫冷、湿痹腰痛和外阴湿疹等病症效果可靠。

长期以来，蛇床子商品品种混乱较严重，江苏、河北、山东、甘肃等省区的部分地方曾发现以土蛇床子、莳萝子、毒芹子、甚至藏茴香误作或混作蛇床子药用的情况[8-10]，直到现在仍时有发现充伪者，必须引起注意。

土蛇床子、莳萝子、毒芹子与蛇床子品种不同，成分、药理和功效均不一致，药品性状也有较明显的区别。应注意鉴别，各以其名正确药用，绝不可混充或代蛇床子药用。

（周海平 刘伯宁 胡双丰 孔增科）

参考文献

[1]张庆林，等.中草药，2003，34(2)：104

[2]王本祥.现代中药药理与临床.天津：天津科技翻译出版公司，2004.1413

[3]孔增科，等.常用中药药理与临床应用.赤峰：内蒙古科学技术出版社，2005.524

[4]张继，陈德昌.中国中药材真伪鉴别图典(3).广州：广东科学技术出版社，1997.159

[5]龚苏晓摘译.国外医学中医中药分册，2003，25(4)：241

[6]吴玛琍 孔增科.中药饮片鉴别(上册).天津：天津科学技术出版社，1993.424

[7]吉林省中医中药研究所，等.长白山植物药志.长春：吉林人民出版社，1982.830

[8]丁少纯，等.中药材，1996，18(2)：615

[9]浙江药用植物志编写组.浙江药用植物志(下册).杭州：浙江科学技术出版社，1980.909

[10] 李魁，等.中国民族医药杂志，1997，(3卷增刊)：121

118 银柴胡、山银柴胡及蝇子草、丝石竹

银柴胡 Rasix Stellariae

【基源】 为石竹科植物银柴胡*Stellaria dichotoma* L. var. *lanceolata* Bge的干燥根。

【饮片鉴别】 呈类圆形片，直径1~2.5cm，厚2~4mm。切面皮部甚薄，木部宽广，有黄白色相间的放射状纹理，可见裂隙；周边淡黄色或黄白色，有扭曲的纵皱纹及支根痕，有的可见“沙眼”或“珍珠盘”。体轻，质硬。气微，味甘(图118-1)。

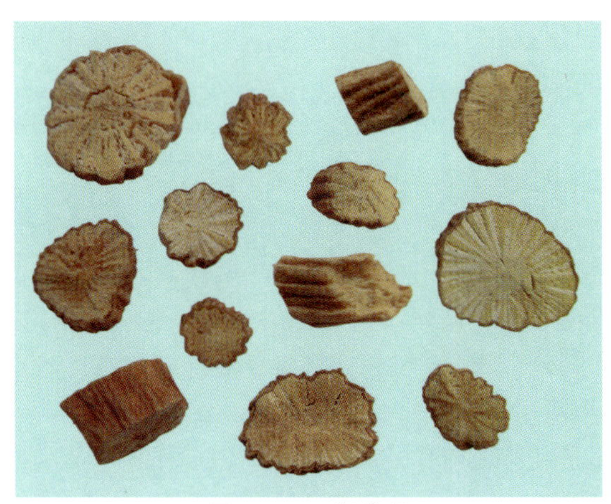

图 118-1 银柴胡

【成分】 含α-菠菜甾醇，豆甾-7-烯醇，α-菠菜甾醇葡萄糖苷，银柴胡碱A、B，β-谷甾醇，棕榈酸，棕榈酸-α-菠菜甾醇酯和麦角-7-烯醇葡萄糖苷，门冬氨酸，苏氨酸等14种游离氨基酸和牛磺酸，γ-氨基丁酸等。

【药理】 ①解热：银柴胡水煎醇沉剂5.4g/kg腹腔注射，对三联疫苗(伤寒、副伤寒甲乙)致热的兔具有解热作用。②抗炎：银柴胡的乙醚粗提物(含有α-菠菜甾醇)，有明显的抗炎和解热作用。

【性味，归经与效用】 性微寒，味甘。归肝、胃经。有清虚热，除疳热的功效。用于阴虚发热，骨蒸劳热，小儿疳热。

【临床应用】 ①小儿疳热：青蒿、生地黄、知母、地骨皮、黄芪、北沙参、麦冬各10g，甘草、鳖甲、胡黄连各6g。水煎服，日服一剂。②骨蒸潮热：银柴胡10g，胡黄连、秦艽、炙鳖甲、地骨皮、青蒿、知母各6g，甘草3g。水煎服，日服一剂。③肠结核：银柴胡、栀子、黄芩、知母各10g，连翘6g，甘草3g。水煎服，日服一剂。

山银柴胡 Rasix Arenariae Junceae Rasix Silene Jenisseensis

【基源】 为石竹科植物灯心蚤缀*Arenaria Juncea* Bieb. 和旱麦瓶草*Silene jenisseensis* Willd. 的干燥根[4]。

【饮片鉴别】 ①灯心蚤缀：呈圆形片状，直径0.5~1.5cm，厚2~3mm。切面黄白色，皮部白色，木质部束黄色，射线白色，呈放射状。形成层浅棕色；周边灰棕色或淡灰褐色，有纵皱纹，有时可见横环纹。体轻，质脆。气微，味略苦、辛(图118-2)。②旱麦瓶草：呈圆形或长圆形片状，直径0.5~2cm，厚2~3mm。切面黄白色，皮部类白色，木质部有明显的裂隙，导管呈放射状；周边黄色或黄棕色，有纵皱纹。体轻，质脆。气微，味微辛(图118-3)。

【成分】 ①灯心蚤缀：含牡荆素，异牡荆素，荭草

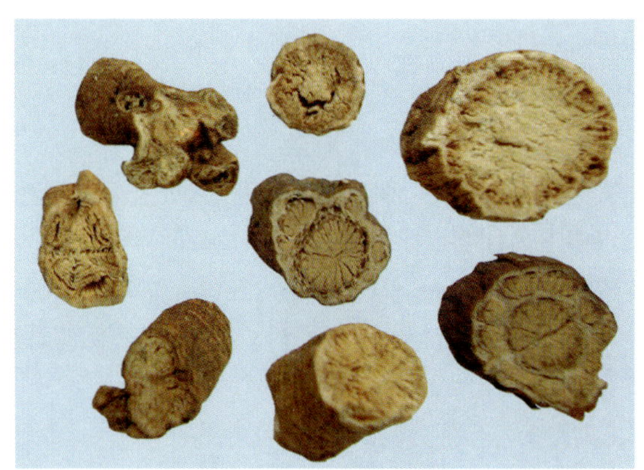

图 118-2 灯心蚤缀

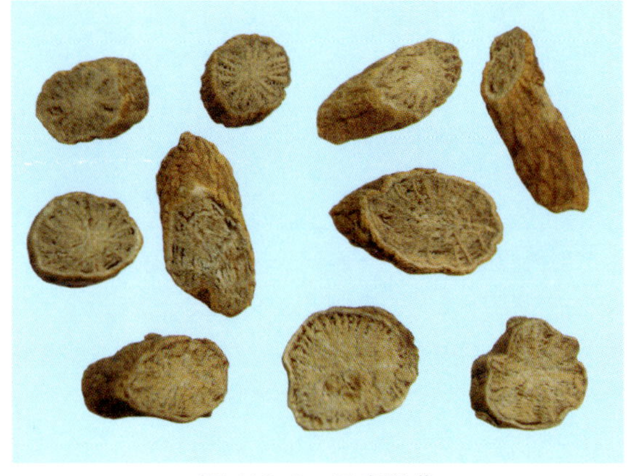

图 118-3 旱麦瓶草

素和α-菠菜甾醇、豆甾-7-烯(混合物1μg%)[5],豆甾-7-烯醇葡萄糖苷和豆甾-7-烯醇等。②旱麦瓶草:含α-菠菜甾醇葡萄糖苷,蜕皮甾醇和多糖,皂皮酸等。

【药理】 旱麦瓶草水提物对吞噬细胞的吞噬功能有促进作用。

【性味、归经与效用】 性微寒,味甘。归肺、胃经。有凉血,清虚热的功效。用于阴虚肺痨,骨蒸潮热,盗汗,小儿疳热,久虐不止[6]。

【临床应用】 ①肺结核:a.山银柴胡、地骨皮各10g,鳖甲15g(先煎),青蒿12g。水煎服,日服一剂;b.山银柴胡6g,胡黄连、秦艽、地骨皮、青蒿、知母、鳖甲(先煎)各10g,甘草各3g。水煎服,日服一剂。②小儿疳积:山银柴胡、党参各6g,白扁豆、白术各10g。水煎服,日服一剂。

蝇子草 Radix Silenes Fortunei

【基源】 为石竹科植物蝇子草*Silene fortunei* Vis.的干燥根。

【饮片鉴别】 为圆形或长圆形厚片,直径0.5~1.5cm。切面类白色至黄白色,木部宽广,具辐射状射线;周边浅黄色,具纵皱纹。质硬脆。气微,味甘微、辛(见图36-3)。

【成分】 含蝇子草碱A、B,α-菠菜甾醇葡萄糖苷,β-谷甾醇葡萄糖苷和葡萄糖氨基酸等。

【性味、归经与效用】 性凉,味辛、涩。归大肠、膀胱经。有清热利湿,活血解毒的功效。用于痢疾,肠炎,热淋,带下,咽喉肿痛,劳伤发热,跌打损伤,毒蛇咬伤[7]。

【临床应用】 ①阴虚潮热:蝇子草、秦艽、地骨皮、青蒿、知母各15g,生地黄25g。水煎服,日服一剂。②小儿疳热:蝇子草、连翘、鸡内金各7.5g,黄芩10g,胡黄连5g。水煎服,日服一剂[8]。③白带:蝇子草、金灯藤、金樱子、白毛藤各30g,白槿花12g。水煎服,日服一剂。

丝石竹 Radix Gypsophilae

【基源】 为石竹科植物丝石竹*Gypsophila oldhamiana* Miq. 或窄叶丝石竹*Gypsophila Licentiana* Hand. -Mazz. 的干燥根。

【饮片鉴别】 呈圆形或类圆形片,直径0.5~2cm,厚2~3mm。切面黄白色相间,皮部白色,木质部黄色,占根的大部分,形成层棕色,有1~3环异形维管束,排列成断续环状;周边棕色、灰棕色或黄褐色,具纵沟及纵皱。体轻,质硬。气微,味苦涩而辣[9](图118-4)。

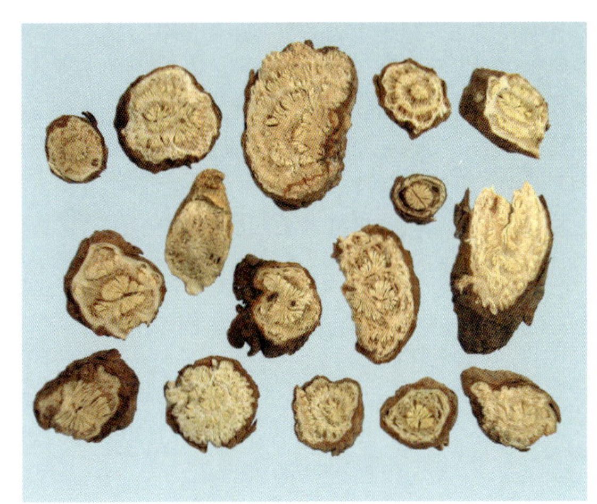

图 118-4 丝石竹

【成分】 含丝石竹皂苷等。

【按语】 银柴胡为较常用中药,《本草纲目拾遗》将其单列一药,曰其功:"治虚老肌热,骨蒸劳虐,热从髓出,小二五疳羸热[10]。"此前诸家本草均是将其作为柴胡的伪品或混品出现,如《本草经疏》曰:"俗用柴胡有二种,一种色白黄而大者,名银柴胡,专治劳热骨蒸,色微黑而细者用以解表发散。"

除《中华人民共和国药典》收载的银柴胡外,全国以"山银柴胡"为名混作银柴胡药用的有3科10多种不同植物的根,异物同名情况复杂[11,12]。据李军等调查,目前市场上除正品银柴胡外,石竹科植物灯心蚤缀、旱麦瓶草、蝇子草、丝石竹和石头花的根在华北、华东及西北等地都(均)习称银柴胡药用[13]或统称山银柴胡充银柴胡入药[14],品种混乱情况严重,须予注意。

山银柴胡、灯心蚤缀、旱麦瓶草的化学成分与银柴胡有相同之处,但并不一致,药理作用和功效也有区别,是银柴胡的混淆品;蝇子草、丝石竹和石头花的化学成分、药理作用和功效均与银柴胡迥异,是银柴胡的伪品,应仔细鉴别,区分药用,不可充或代银柴胡药用。

(王晓丽 胡双丰 孔增科)

参考文献

[1]国家药典委员会.中华人民共和国药典(2005年版一部).北京:化学工业出版社。2005.221

[2]孔增科,陈静歧.中药调剂手册,天津:天津科学技术出版社,1994.63

[3]孔增科，等.常用中药药理与临床应用.赤峰：内蒙古科学技术出版社.2005.132

[4]黎跃成.药材标准品种大全.成都：四川科学技术出版社，2001.92

[5]尹世清，等.西北药学杂志.2000.15(3)：1050

[6]国家中医药管理局《中华本草》编委会.中华本草.上海：上海科学技术出版社.1999，2·1420

[7]国家中医药管理局《中华本草》编委会.中华本草.上海：上海科学技术出版社.1999，2·1440

[8]吉林省中医中药研究所等.长白山植物药志.长春：吉林人民出版社，1982.344

[9]吴玛琍，孔增科.中药饮片鉴别(上册).天津：天津科学技术出版社，1993.264

[10]清·赵学敏辑.本草纲目拾遗·北京：人民卫生出版社，1983.77

[11]谢宗万.中药材品种论述(中册).上海：上海科学技术出版社，1984.93

[12]北京药品生物制品检定所，等.中药鉴别手册(第一册).北京：科学出版社，1981.479

[13]蔡少青，李军.常用中药材品种整理和质量研究(北方编·第五册).北京：北京医科大学出版社，2001.122

[14]中华人民共和国卫生部药政管理局，等.中药材手册.北京：人民卫生出版社，1990.218

119　猫眼草与泽漆

● 猫眼草 Herba Euphorbiae Ensulae

【基源】 为大戟科植物乳浆草*Euphorbia ensula* L. 的干燥全草。

【饮片鉴别】 为茎、叶、花、果混合的段片。茎片呈圆柱形，切面类白色；周边黄绿色或紫红色，有纵纹。叶片皱缩、破碎，完整者展平后呈狭条形，长2.5~5cm，宽2~3mm。多歧聚伞花序顶生及生于上部叶腋，基部的叶状苞片呈扇状半月形至三角状肾形。蒴果三棱状卵圆形，光滑。种子卵圆形，淡褐色或褐色，光滑。气特异，味淡(图119-1)。

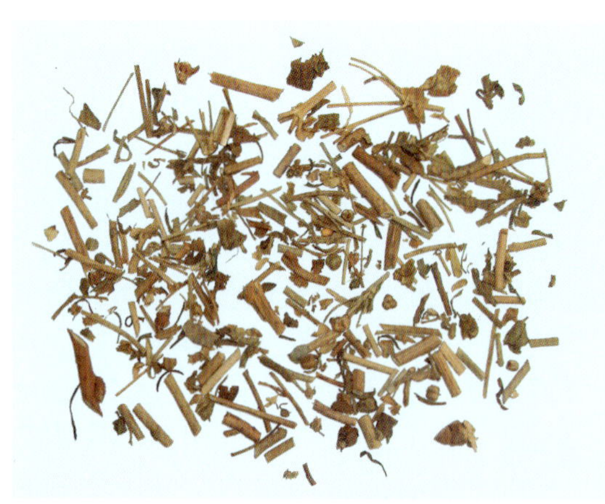

图 119-1　猫眼草

【成分】 含山柰酚、槲皮素，槲皮苷，山柰酚-3-L-鼠李糖酐，6，7-二羟基香豆素，亚乙二氧基香豆素等。

【药理】 ①抗菌：猫眼草水煎剂、乙醇煎剂对肺炎链球菌、甲型链球菌、卡他球菌、流感杆菌有抑制其生长的作用。②止咳：猫眼草酒浸膏250mg/kg腹腔注射，半数小鼠咳嗽所需喷氨雾时间比对照组延长50%，提示有止咳作用。③祛痰：小鼠口服总黄酮260mg/kg，可使小鼠气管抽洗酚红浓度为空白对照的290%，提示有祛痰作用。④平喘：猫眼草浸膏250 mg/kg，总黄酮150 mg/kg腹腔注射对组胺喷雾引起的豚鼠抽搐反应抑制率达57.1%和14.3%，提示有一定的平喘作用。⑤毒性：小鼠口服猫眼草总黄酮的LD_{50}为(1.25±0.05)g/kg[2]。

【性味、归经与效用】 性微寒，味苦；有小毒。归肺、膀胱、肝经。有镇咳，祛痰，散结，逐水，拔毒，杀虫的功效。用于痰饮喘咳，水肿，瘰疬，疥癣，无名肿毒。

【临床应用】 ①喘咳：猫眼草9g，苦杏仁、法半夏各6g，茯苓12g，桂枝3g。水煎服，日服一剂。用于气虚喘咳兼浮肿者。②慢性气管炎：猫眼草、葶苈子、北沙参各50g，炙甘草15g，共研细粉。口服，一次20 g，一日3次。③无名肿毒：猫眼草适量，水煎熬膏。外用，取膏适量摊布上贴患处，一日1次。

● 泽漆 Herba Euphorbiae Helioscopiae

【基源】 为大戟科植物泽漆*Euphorbia helioscopia* L. 的干燥全草。

【饮片鉴别】 为茎、叶、花、果混合的不规则段片。茎圆柱形，切面中空。周边黄绿色至黄褐色，有明显的互生褐色条形叶痕，茎顶端具多数小花及蒴果。叶多皱缩破碎，暗绿色，完整叶片呈倒卵形或匙形，长1~3cm，宽1.5~1.8cm，先端钝圆或微凹，基部广楔形或突然狭窄，边缘在中部以上有锯齿；基顶部具5片轮生叶状苞。草质。气酸而特异，味淡(图119-2)。

【成分】 含槲皮素-5，3-二-D半乳糖苷，槲皮素-

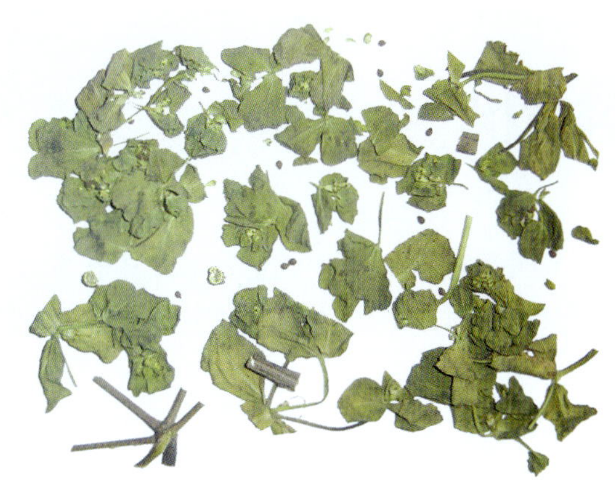

图 119-2 泽漆

3-双半乳糖苷,菜豆凝血素,泽漆醇,丁酸,β-二氢岩藻甾醇,金丝桃苷,没食子酸,琥珀酸,泽漆萜A、B、C、D、E、F、G、H、I、J、K、L,泽漆内酯,泽漆鞣质和脂肪油,蛋白质,葡萄糖,果糖等[3]。

【药理】 ①镇咳、祛痰:泽漆所含的槲皮素-3-半乳糖苷和金丝桃苷均有镇咳作用。实验证明,口服泽漆浸膏,痰中黏多糖纤维减少。提示有祛痰的作用。②抗肿瘤:泽漆水提液对小鼠肉瘤S_{180}、S_{37}、小鼠白血病L_{160}、人肝癌77211细胞株、人宫颈癌Hela细胞株、人胃癌MKN-45细胞株等瘤株均有抑制作用;能降低荷瘤小鼠脾指数,升高胸腺指数,使之趋向正常值。提示泽漆不仅能抑制体内肿瘤生长,还能提高机体的免疫能力[4,5]。③毒性:泽漆的乳状汁对皮肤、黏膜有很强的刺激性,可致皮肤发红,甚至发炎溃烂。

【性味、归经与效用】 性微寒,味辛、苦;有毒。归肺、大肠、小肠经。有行水消肿,化痰止咳,解毒杀虫的功效。用于水气肿满,痰饮喘咳,疟疾,痢疾,瘰疬;结核性瘘管,骨髓炎。

【临床应用】 ①水肿喘嗽:泽漆20g,蜜桑白皮、郁李仁各10g,白术、人参、陈皮、炒苦杏仁各6g,生姜3片。水煎服,日服一剂。②淋巴肉瘤:泽漆15g,蛇六谷(先煎)、土茯苓各30g,炙穿山甲10g。水煎服,日服一剂。③急性肾小球肾炎:泽漆、泽泻、茯苓皮、石决明各30g,清半夏、紫菀、白前各12g,黄芩、茯苓、白术、大腹皮、钩藤各15g,桂枝、甘草各6g,生姜5片。水煎服,日服一剂[6]。④复发性口疮:泽漆30g。水煎服,日服一剂。⑤咳痰病:泽漆、徐长卿各30g,射干、百合各10g,炙麻黄6g,海螵蛸15g,黄连3g,吴茱萸1g。水煎服,日服一剂[7]。

【按语】 猫眼草为少常用中药。20世纪70年代,河北省保定地区在发掘民间用药中用其治疗慢性气管炎,取得了较好的治疗效果。现代研究有抗菌、止咳、祛痰、平喘的药理活性,用于治疗痰饮咳喘,水肿,瘰疬等病症,疗效理想。

泽漆亦为少常用中药,始载于《神农本草经》下品。李时珍谓其"利水,功类大戟","主治皮肤热,大腹水气,四肢面目浮肿,丈夫阴气不足[8]"。

因泽漆别名为猫眼草,而猫眼草的使用只是近代中药书籍中才有记载,在名称和药品使用上存在混乱[9],常见有把泽漆误作猫眼草应用的情况,须予注意。

猫眼草、泽漆虽源于同科,但品种不同,化学成分各异,功效上二药的利水、祛痰作用相近而不相同。猫眼草有抗菌、止咳、平喘等药理活性;泽漆有抗肿瘤、镇咳,祛痰等药理作用。因此,需注意鉴别,正确处方药品名称,区分应用二药,不可混用或代用。

(熊南燕 杨 阳 孔增科)

参考文献

[1]河北省食品药品监督管理局.河北省中药饮片炮制规范(2003年版).北京:学苑出版社,2004.145

[2]国家中医药管理局《中华本草》编委会.中华本草.上海:上海科学技术出版社,1999.4·3586

[3]国家中医药管理局《中华本草》编委会.中华本草.上海:上海科学技术出版社,1999.4·3572

[4]蔡鹰等.中药材,1999,22(11):579

[5]蔡鹰等.中药材,1999,22(2):85

[6]吕丽清.陕西中医,2001,20(10):623

[7]吴昆仑,等.中药材,1998,21(10):539

[8]陈贵廷.本草纲目通释.北京:学苑出版社,1992.944

[9]李允尧,等.中国中药杂志,1995,20(3):141

120 麻黄与麻黄根

麻黄 Herba Ephedrae

【基源】 为麻黄科植物草麻黄*Ephedra sinica* Stapf.、中麻黄*Ephedra intermedia* Schrenk et C. A. Mey.或木贼麻黄*Ephedra equisetina* Bge. 的干燥草质茎[1]。

【饮片鉴别】 ①麻黄：呈细圆柱形小段，长1~2cm，直径0.1~0.2cm。表面黄绿色，多粗糙，有细纵棱线；节明显，节上有细小膜质鳞叶。切面外层绿黄色，髓部红棕色，粉性。质脆，易折断。气微香，味涩、微苦(图120-1)。②蜜麻黄：形如麻黄段，表面黄绿色，微显光泽。有蜜香气，味甜、微涩、苦(图120-2)。

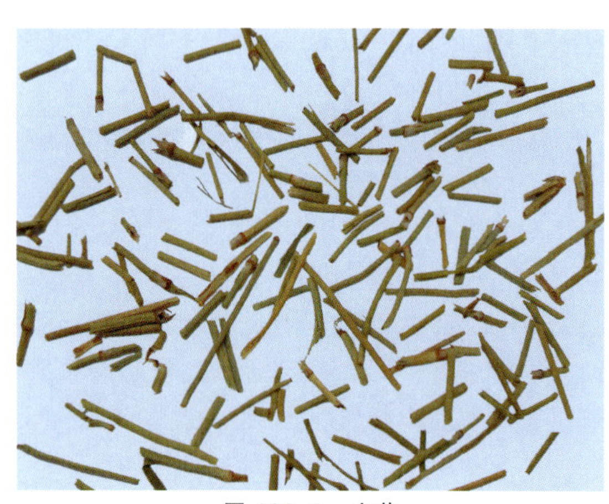

图 120-1 麻黄

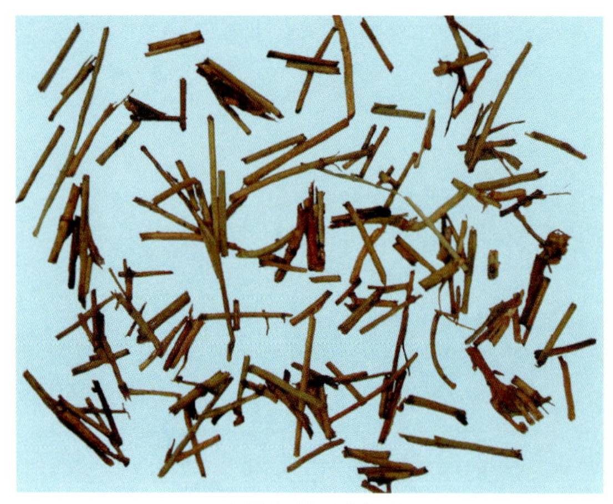

图 120-2 蜜麻黄

【成分】 含生物碱10种以上，主要为左旋麻黄碱、伪麻黄碱以及微量的L-N甲基麻黄碱、D-N甲基伪麻黄碱、麻黄次碱和D-去甲伪麻黄碱，还有少量苄甲胺、儿茶精、L-表儿茶精、麻黄噁唑烷酮与挥发油等。

【药理】 ①解热发汗：20%蜜麻黄水煎剂2.8ml/kg及挥发油对蛋白胨发热鼠及牛奶发热兔灌服均有解热作用。麻黄水提物70~300mg/kg及麻黄碱2mg/kg给大鼠灌服，使大鼠足底部发汗。麻黄煎剂10g/kg灌胃使大鼠汗腺细胞浆内空泡增加，配桂枝后空泡发生率显著增加。人在高体温下，给予麻黄碱可见出汗量增加。②平喘、镇咳：10%蜜麻黄注射剂11.6ml/kg腹腔注射或麻黄水提物20mg/kg十二指肠给药，对豚鼠组胺哮喘或麻醉犬组胺气管收缩均有拮抗作用，相当此量(20mg/kg水提物)的总碱及麻黄碱亦有同样的支气管扩张及抗组胺哮喘作用。麻黄碱还有中枢性镇咳作用，强度为可待因的20%。③抗炎：麻黄的水提物、总碱、麻黄碱100mg/kg灌服，对醋酸小鼠腹腔炎症、大鼠右旋糖酐及角叉菜胶足肿胀有显著抑制作用。④升高血压、收缩血管：麻黄和麻黄碱兴奋β-肾上腺素受体使心收缩力加强，兴奋α-受体使皮肤、内脏血管收缩，血压增高，使肝肾血流量能保持较好水平。麻黄碱可使黏膜血管收缩，静注或局部用药可消除鼻腔黏膜血管充血，作用比肾上腺素及可卡因强且持久。⑤利尿：伪麻黄碱有显著利尿作用，0.5~1mg/kg使麻醉犬尿量提高2~5倍，对轻型肾小球肾炎犬也有利尿作用。⑥兴奋中枢：麻黄水提物4~6g/kg灌胃，使小鼠自主活动增加，180mg/kg使大鼠出现低幅快波脑电图。麻黄碱中枢兴奋作用强于肾上腺素，较大治疗量能兴奋皮层和皮层下中枢，引起失眠、不安等症，对呼吸及血管运动中枢也有兴奋作用。腹腔或皮下注射50~100mg/kg麻黄碱可使小鼠自主活动增加，缩短巴比妥睡眠时间。挥发油及麻黄噁碱(Ephedroxane)有中枢镇静作用，麻黄碱及其衍生物能提高中枢性痛觉阈值，抑制小鼠醋酸扭体反应及热板法痛觉反应。⑦抗菌、抗病毒：麻黄煎剂体外实验对金黄色葡萄球菌、甲型和乙型链球菌、炭疽杆菌、白喉杆菌、绿脓杆菌、痢疾杆菌、伤寒杆菌有不同程度的抗菌作用。麻黄挥发油对流感嗜血杆菌、甲型链球菌、肺炎链球菌、白色念珠菌等亦有不同程度的抑制作用，且随浓度增高而作用增强；对甲型流感病毒亦有明显的抑制作用。⑧抗疲劳：对骨骼肌有抗疲劳作用，可增强重症肌无力患者离体肋间肌的肌张力，以及促进被箭毒所抑制的神经肌肉间的传导。能引起并增强离体小鼠输精管的自发性收缩。⑨其他：水提物静注对家兔有利胆作用，腹腔注射可降低大鼠血尿素氮和升高血清胆固醇。麻黄碱作用于虹膜辐状肌，可使瞳孔扩大；使胃肠平滑肌松弛，延缓胃肠道内容物的推进及排空。⑩毒性：小鼠腹腔注射的LD_{50}为：麻黄碱(345.6±9.2)mg/kg，草麻黄总碱(472.3±17.1)mg/kg，中麻黄总碱(757.8±34.9)mg/kg[2]。

【性味、归经与效用】 性温，味辛、微苦。归肺、膀胱经。有发汗散寒，宣肺平喘，利水消肿的功效。用于风寒感冒，胸闷喘咳，风水浮肿；支气管哮喘，支气管炎和水肿。蜜麻黄润肺止咳。多用于表证已解，气喘咳嗽。

【临床应用】 ①风寒感冒：麻黄、苦杏仁各10g，桂枝6g，炙甘草3g。水煎服，日服一剂。②荨麻疹：麻黄、苦杏仁各10g，桂枝、蝉蜕各6g，白术12g，炙甘草3g。水煎服，日服一剂。③肺炎：麻黄、白芍、桂枝、清半夏、黄芩、苦杏仁各10g，炙甘草、细辛、干姜、五味各子6g，鱼腥草15g。随症加减：寒痰黏稠者加芥子、紫苏子，去黄芩、白芍；痰热壅肺者加石膏、川贝母，去干姜、桂枝、细辛；体虚者加人参、白术、当归，熟地黄，去黄芩、麻黄。水煎服，日服一剂。④肾小球肾炎：麻黄、生姜、大腹皮、小蓟、白术各10g，桑白皮、生石膏(先煎)各15g，炙甘草6g，白茅根50g，土茯苓30g，夏枯草20g，大枣4枚。随症加减：发热恶寒、咳嗽者加苦杏仁、连翘、紫苏叶；恶心欲吐者加竹茹、藿香；腹胀、嗳气、食欲不振者加陈皮、枳壳；口苦、浮肿不减者加柴胡、泽泻；血尿时间较长，反复不愈者加丹参、琥珀；水肿消退后有蛋白尿者加黄芪、白术、锁阳。水煎服，日服一剂。⑤小儿痉挛性喉炎：麻黄3g，苦杏仁、甘草各3.5g，射干、荆芥各4g，天冬5g。水煎服，日服一剂。⑥急性支气管炎：止嗽定喘丸(麻黄、苦杏仁、石膏、甘草)，口服，一次6g，一日2次。

麻黄根 Radix et Rhizoma Ephedrae

【基源】 为麻黄科植物草麻黄*Ephedra sinica* Stapf或中麻黄*Ephedra intermedia* Schrenk et C. A. Mey. 的干燥根及根茎。

【饮片鉴别】 为圆形或长圆形片，直径0.5~1.5cm。切面皮部黄白色，木部淡黄色或黄色，射线放射状，中心有髓；周边粗糙，红棕色或灰棕色，有纵纹、支根痕和横长突起的皮孔。质硬而脆。气微，味微苦(图120-3)。

【成分】 含麻黄根素，麻黄根碱A、B、C、D和阿魏酰组胺，酪氨酸甜菜碱等。

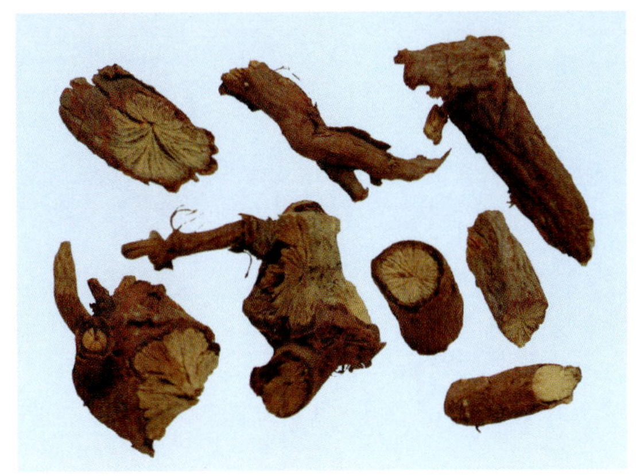

图 120-3 麻黄根

【药理】 ①调节血压：麻黄根甲醇提取物2g/kg(生药)静脉注射，有明显的降压作用。酪氨酸甜菜碱对乌拉坦麻醉大鼠有升压作用。②止汗：能抑制低热和烟碱所致的发汗。

【性味、归经与效用】 性平，味甘、微涩。归心、肺经。有止汗的功效。用于治疗自汗、盗汗。

【临床应用】 ①自汗、盗汗：麻黄根6g，煅牡蛎10g(先煎)，黄芪10g，葱白20g。水煎服，日服一剂。②产后虚汗：炒当归、黄芪各50g，麻黄根60g。共为粗散，沸水泡服，一次10g，一日2次。

【按语】 麻黄为常用中药，始载于《神农本草经》中品。性温，味辛、微苦。归肺、膀胱经。既是发汗散寒之主药，又是宣肺平喘之常用药，并有利水消肿的功效。现代研究其主要成分为麻黄碱、伪麻黄碱、挥发油等。有解热发汗，平喘，镇咳，升高血压，收缩血管，利尿、抗菌、抗疲劳和比肾上腺素强的中枢兴奋作用，与经典中医药理论和临床疗效相一致。

麻黄根为常用中药，始载于《本草经集注》。性平，味甘、微涩。归心、肺经。功专敛肺止汗。用于自汗、盗汗之证，内服、外用均可。现代研究其主要成分为麻黄根素、麻黄根碱和酪氨酸甜菜素碱等，可调节血压(升高或降低)，兴奋平滑肌，抑制低热和烟碱所致的发汗。与补气药黄芪、白术等伍用，治疗气虚自汗；与补阴药地黄、五味子等伍用治疗阴虚盗汗疗效显著。

麻黄、麻黄根二药为同一植物，但药用部分不同，前者用其茎，后者用其根，成分有异，功效相反，散收各异，需认真辨识，对症下药，不可混用。

(姜彩娥 马金娥 李芹格)

参考文献

[1]国家药典委员会.中华人民共和国药典(2005 年版一部).北京:化学工业出版社,2005.223

[2]孔增科,等.常用中药药理与临床应用.赤峰:内蒙古科学技术出版社,2005.32

121 商陆及樟柳头

商陆 Radix Phytolaccae

【基源】 为商陆科植物商陆*Phytolacca acinosa* Roxb. 或垂序商陆*P. americana* L. 的干燥根。

【饮片鉴别】 ①生商陆:为横切或纵切的块片,大小厚薄不一。横切片弯曲不平,边缘皱缩,直径3~9cm,厚0.2~1cm,切面浅黄棕色或黄白色,木部隆起形成多数同心性环状。纵切片弯曲或卷曲,长10~14cm,直径1~5cm,表面凹凸不平,木部呈多数隆起的纵条纹。质坚硬,不易折断。气微,味稍甜后稍苦,久嚼麻舌(图121–1)。②醋商陆:形如生商陆,切面黄棕色,略有醋气[1](图121–2)。

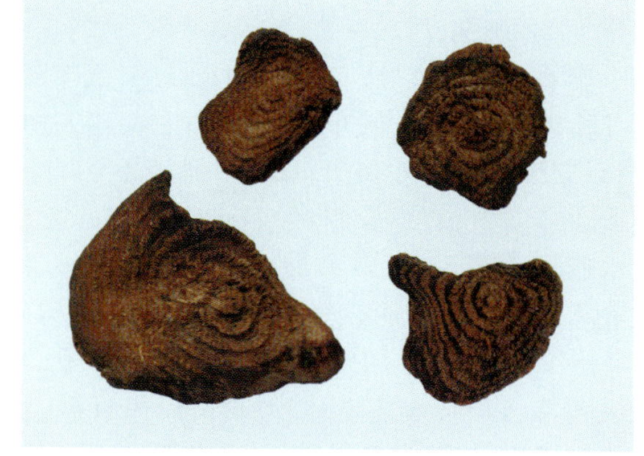
图 121–2 醋商陆

【成分】 含商陆皂苷A、B、C、D、D_2、E、F、H、I、J、K、L、M、N、O、P、Q,商陆酚,2-羟基-30-氢化商陆酸,商陆多糖等和α-菠菜甾醇,美商陆苷A、B、D、E、G,利果酸,齐墩果酸,美商陆抗真菌蛋白R_1、R_2和有丝分裂原,美商陆抗病毒蛋白(PAP-R),脯氨酸,精氨酸,γ-氨基丁酸等。

【药理】 ①祛痰:小鼠酚红法及兔纤毛运动表明商陆各种炮制品的祛痰作用均强于原药。小鼠氨雾法表明商陆的生物碱灌胃2g/kg有明显镇咳作用。②抗炎:商陆醇浸膏3g/kg灌胃能对抗大鼠甲醛性关节炎。商陆皂苷甲腹腔注射或商陆皂苷戊能明显抑制大鼠角叉菜胶足肿胀及大鼠棉球肉芽肿。商陆中的2-羟基商陆酸对大鼠足跖肿胀的消炎作用与氢化考的松相似。③抗病原体:煎剂、酊剂体外对流感杆菌、肺炎杆菌和奈瑟杆菌有抑制作用;水煎液对许兰黄癣菌、奥杜盎小芽孢癣菌等皮肤真菌有杀灭作用;商陆蛋白具有明显抗单纯疱疹病毒(Ⅱ型)的作用。美商陆抗病毒蛋白(PAP)能抑制哺乳动物脊髓灰质炎病毒的复制。④利尿:煎剂4g/kg给小鼠灌胃有显著的利尿作用。⑤抗肾炎:商陆皂苷A腹腔注射10mg/kg,20mg/kg,14天,显著减少肾炎大鼠尿蛋白的产生,血清和IL-6均显著受到抑制。美商陆抗病毒蛋白成分(PAP)能降低小鼠实验性肾炎尿蛋白。⑥促进免疫:商陆多糖能促进小鼠腹腔巨噬细胞的吞噬功能,刺激小鼠腹腔脾淋巴细胞增殖及脾细胞产生IL-2。还能诱导小鼠巨噬细胞产生IL-1。对荷S_{180}小鼠的抑瘤,有增强免疫和造血保护作用。⑦抗溃疡、保肝:小鼠灌服商陆皂苷100mg/kg对应激性溃疡有明显抑制作用,对小鼠肝损伤有一定的保护作用。⑧抗肿瘤:小鼠腹腔注射商陆多糖-Ⅰ(PAP-Ⅰ)10~20mg/kg可抑制S_{180}的生长,促进脾脏增生,提高T淋巴细胞和IL-2的产生能力[1]。商陆皂苷辛(ESH)能诱导小鼠处于坏死因子(TNF)急动状态,在

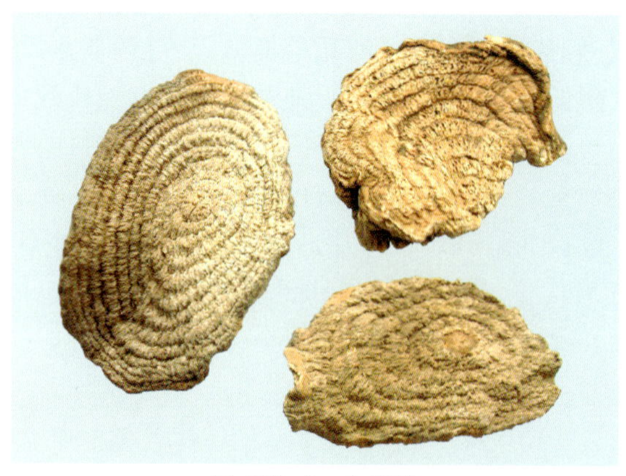
图 121–1 生商陆

诱导剂作用下，释放TNF，发挥抗肿瘤作用。商陆抗病毒蛋白（PAP）与特定的瘤细胞衍生的单克隆抗体连接而制备的单向药物（免疫毒素）能有效杀伤瘤细胞，也能预防白血病在体内生长[2]。⑨其他：商陆总皂苷4g/L和2.6g/L的浓度可分别终止兔精液中全部精子的活性，并呈明显的量效关系[3]；商陆煎剂有一定的抗辐射作用；商陆皂苷对杀灭钉螺有良好的作用；对急慢性肝炎ALT有很好的降酶作用[4]。⑩毒性：给小鼠灌服商陆水浸剂、煎剂及酊剂LD_{50}分别为26、28、46.5g/kg；腹腔注射的LD_{50}分别为1.05g/kg、1.3g/kg、503g/kg。

【性味、归经与效用】 性寒，味苦；有毒。归肺、肾、大肠经。有泻下利水，消肿散结的功效。用于水肿尿少，遍身水肿、二便不利、喘满口渴、水湿壅阻，腹水胀满、大便秘结、小便不利；痈肿疮毒，跌打瘀肿疼痛，腹胁痞块硬痛；慢性气管炎，白癜风。

【临床应用】 ①肝硬化腹水：醋商陆、泽泻、炒赤小豆、羌活、茯苓皮、槟榔各10g，大腹皮、椒目、木通、秦艽各6g，生姜5片。随症加减：气臌型加香附、莱菔子各10g；血臌型加益母草、郁金、赤芍各10g，三七粉6g；水臌型加猪苓、葶苈子、黄芪各10g。水煎服，日服一剂[5]。②肾结石：醋商陆、浮海石各10g，石见穿15g，黄芩、海金沙、琥珀（冲）各20g，金钱草、鸡内金（冲）各50g。水煎服，日服一剂。③乳腺增生症：商陆片（每片含生药0.5g）。口服，一次6片，一日3次。④肾性水肿 商陆、泽泻各25g，生杜仲50g。水煎服，日服一剂。⑤血小板减少性紫癜症：鲜商陆根粉，拌红糖。一次9g，开水冲服，一日3次。⑥白带症：以商陆60g（鲜品120g）与母鸡肉（或猪肉）适量，文火炖熟，弃药，吃肉饮汤。

樟柳头 Rhizoma Costi Speciosi

【基源】 为姜科植物闭鞘姜*Costus speciosus* (Koen.) Smith的干燥根茎。

【饮片鉴别】 为长条形或不规则形，长4~7cm，直径2~5cm，厚2~3mm。切面淡灰黄色，粗糙，有深棕黄色环及点状突起的维管束；周边棕褐色，具纵皱，有须根及圆点状的根痕和环节。质较脆。气微，味淡、微苦（图121-3）。

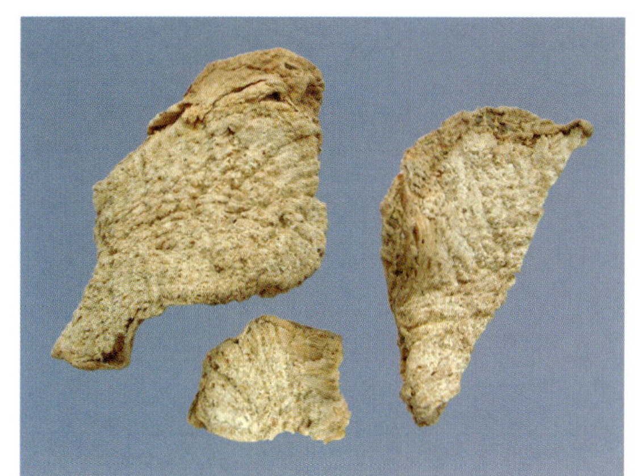

图 121-3 樟柳头

【成分】 含薯蓣皂苷元、多种皂苷、β-谷甾醇葡萄糖苷、姜黄素、谷甾醇、胆甾醇、葡萄糖、鼠李糖及多种生物碱等。

【药理】 ①对生殖系统的作用：其汁液对兔、豚鼠及妇女的离体子宫有引起痉挛的作用，低浓度时升高或增大子宫收缩的基线、振幅及频率。②抑菌：挥发油1%浓度，能抑制金黄色葡萄球菌、白色葡萄球菌、溶血性链球菌、霍乱弧菌、伤寒杆菌、产气杆菌、变形杆菌、绿脓杆菌、弗氏杆菌、志贺杆菌等的生长。③抗病毒：醇水提取物组抑制Ranikhet及Vaccinia病毒，有效剂量为500μg/kg。④抗寄生虫：乙醇粗提取物可使离体蛔虫瘫痪，有抗蛔虫的作用。

【性味、归经与效用】 性寒，味辛；有毒。有利水消肿，清热解毒的功效。用于水肿膨胀，淋症，白浊，痈肿恶疮。

【临床应用】 ①急性肾炎：樟柳头、白茅根、玉米须各15g，仙鹤草、车前草各9g。水煎服，日服一剂。②中耳炎：鲜樟柳头适量，捣烂取汁，拭净耳内污物，每日滴2~3次，③骨折：樟柳头加食盐少许，共捣烂敷患处。④阳痿：樟柳头30~60g，狗肾1个，炖熟，喝汤吃肉。

【按语】 商陆为少常用中药，始载于《神农本草经》。其性下行，专于治水，是临床逐水消肿，通利二便的要药。现代药理研究有促进免疫、祛痰、利尿、抗菌、抗炎、抗病毒、抗生育、抗辐射、抗寄生虫和抗肿瘤等广泛的药理作用，用于治疗肝硬化腹水、肾性水肿、血小板减少性紫癜、乳腺增生症和急慢性气管炎效果理想。

樟柳头始载于《生草药性备要》，《岭南草药志》以广东商陆之名收载，在广东误作商陆使用。有利水、消肿、拔毒、止痒的功效，用于水肿、尿道感染、百日咳等病证。其与商陆科属不同，化学成分、功能效用各异，应以其名应用，不可作或代商陆药用。

除樟柳头外，据谢宗万研究员的调查[6]，在全国各地误或错作商陆药用的品种还有旋花科的七爪龙*Ipomoea digitata* L.、野牡丹科的野牡丹*Melastoma candidum* D. Don、石竹科霞草*Gypsophila oldhamiana* Miq.、茄科山莨菪*Anisodus tangutieus* (Maxim.) Pasch、三分三*Anisodus acutangulus* C. Y. Wu et C. Chen等植

物根的切片，均应注意鉴别。

（韩书明　熊南燕　章新建）

参考文献

[1]王洪斌，等.中国药理学与毒理学杂志，1993，7(1)：52
[2]国家中医药管理局.中华本草·精选本(上册).上海：上海科学技术出版社，1998.375
[3]王一飞.河南科技大学学报，1996，36(1)：91
[4]李桂玲，等.中国中药杂志，1998，23(5)：298
[5]孔增科，等.常用中药药理与临床应用.赤峰：内蒙古科学技术出版社，2005.472
[6]谢宗万.中药材品种论述(上册).第二版.上海：上海科学技术出版社，1990.342

122　淡竹叶与苦竹叶

淡竹叶 Herba Lophatheri

【基源】 为禾本科植物淡竹叶*Lophatherum gracile* Brongn. 的干燥茎叶。

【饮片鉴别】 为不规则的段状。茎圆柱形，表面淡黄绿色，断面中空，有的可见茎节或开裂的叶鞘。叶片皱缩卷曲，表面浅绿色或黄绿色，叶脉平行，具横行小脉，形成长方形的网格状，下表面尤为明显。体轻，柔韧。气微，味淡(图122-1)。

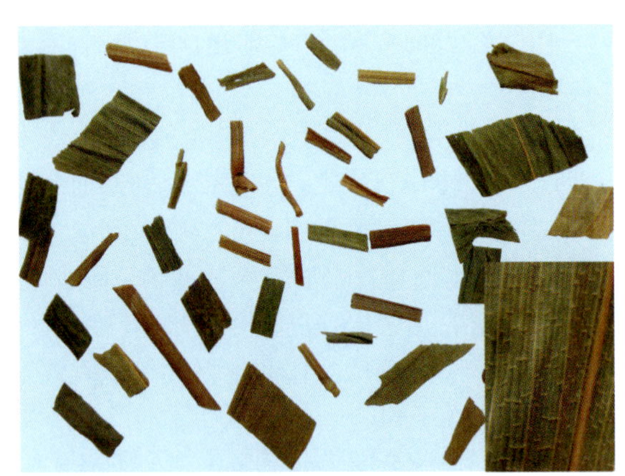

图 122-1　淡竹叶

【成分】 含三萜类化合物芦竹素、白茅素、蒲公英赛醇及β-谷甾醇等[1]。

【药理】 ①增加冠脉流量、抗心肌缺血：竹叶黄酮有抗脂质过氧化，扩张冠脉血管和对抗心肌梗死。②解热：水浸膏1g/kg或2g/kg给注射酵母混悬液引起发热的大鼠灌胃，有解热作用。对大肠杆菌所致发热的猫和兔，2g/kg的解热效价约为33mg/kg非那西丁的0.83倍。③利尿：正常人试以10g煎服，利尿作用弱，但能增加尿中氯化物的排泄量。④抗菌：水煎剂对金黄色葡萄球菌、溶血性链球菌有抑制作用，最小抑制浓度(MIC)为1:10。⑤抗肿瘤：粗提取物每日100g/kg(生药)，连用14~20天，对小鼠肉瘤S_{180}的抑制率为43.1%~45.6%。⑥毒性：对小鼠的LD_{50}为64.5g/kg。

【性味、归经与效用】 性寒，味甘、淡。归心、胃、小肠经。有清热除烦，清心利尿的功效。用于温热病发热、烦渴、尿短赤，上焦风热，风热表证；心火上炎之口舌糜烂、咽干舌燥、尿赤涩痛等。

【临床应用】 ①带状疱疹：淡竹叶、荆芥、栀子、薄荷各10g，千里光、白花蛇舌草、连翘各15g，淡豆豉、牛蒡子各12g，金银花、菊花各18g。水煎服，日服一剂。②小儿夏季热：太子参、鲜荷叶各10g，西瓜翠衣15g，麦冬、石斛、、淡竹叶、清半夏、龙胆各10g，麦冬12g，生石膏20g，粳米6g。水煎服，日服一剂[2]。③过敏性紫癜肾炎：金银花，连翘、烫穿山甲、芦根各15g，淡竹叶、薄荷、甘草、桔梗、白茅根、赤芍、路路通、丝瓜络、王不留行各10g，三七粉(冲服)、水牛角粉(冲服)各6g，生地黄12g。水煎服，日服一剂。④耳鸣：生地黄、淡竹叶、木通、灯心草、甘草各10g，白茅根、丹参、当归各15g，柏子仁20g。水煎服，日服一剂。⑤肠伤寒：黄连、黄芩、清半夏、砂仁、淡竹叶、神曲各10g，厚朴、柴胡各15g，虎杖20g。水煎服，日服一剂。⑥尿路结石：车前子、淡竹叶、赤茯苓、荆芥各10g，灯心草15g，粳米150g。水煎服，日服一剂。⑦小儿夜啼：灯心草、淡竹叶各5g。煎汤取汁，代茶喂饮。⑧扁桃腺炎：金银花、青蒿、大青叶、山豆根、鱼腥草各9g，连翘、淡竹叶、淡豆豉、大黄炭各6g，牛蒡子、薄荷、桔梗各3g。水煎服，日服一剂。

苦竹叶 Folium Pleioblasti Amari

【基源】 为禾本科植物苦竹*Pleioblastus amarus* (Keng) Keng f. 的嫩叶。

【饮片鉴别】 呈不规则的段。完整叶片展开后为披针形，长6~12cm，宽1~1.5cm。先端尖锐，基部圆形，叶柄长6~10mm，上面灰绿色，光滑；下面粗糙有毛，主脉较粗，两侧脉8~16条。边缘的一侧有细锯齿。质脆而有弹性。气弱，味微苦(图122-2)。

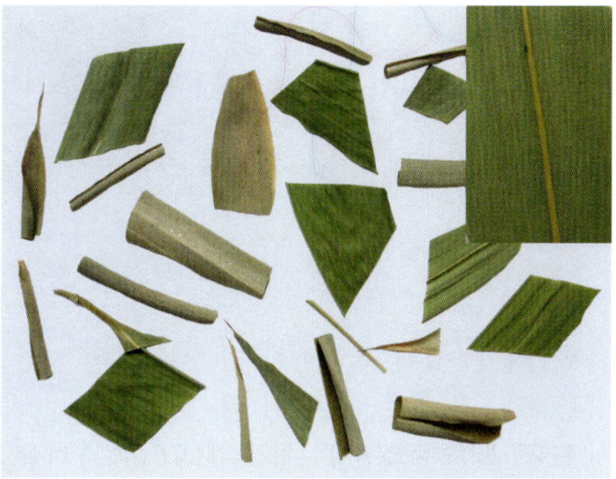

图 122-2 苦竹叶

【成分】 含甘草查耳酮A，伞形花内酯，松柏醇，木栓酮，胡萝卜苷，邻羟基苯甲醛，*β*-谷甾醇和香豆酸[3]等。

【性味、归经与效用】 性寒，味苦。归心、肺、胃经。有清心，除烦，解毒的功效。用于热病烦渴、不眠、小便短赤，口疮、目痛、失音、水火烫伤等。

【临床应用】 ①高血压：菊花、桑叶各5g，苦竹叶20g，开水浸泡10分钟，当茶饮。②口舌生疮：苦竹叶12g，木通、生地黄、甘草各6g。水煎服，日服一剂。③目赤肿痛：苦竹叶、野菊花各10g，夏枯草15g。水煎服，日服一剂。④失音：苦竹叶12g。水煎服，日服一剂。⑤水火烫伤：苦竹叶适量，烧灰存性，研粉外敷患处。

【按语】 淡竹叶为较常用中药，原植物以“竹”之名始载于《神农本草经》中品。苏颂曰：“其类甚多，而入药惟用樌竹、淡竹、苦竹三种。”李时珍《本草纲目》将淡竹叶单列为独立的药物。该药性寒，味甘、淡。归心、胃、小肠经。既可清心经和小肠经热而利尿通淋，又可清心泄热，除烦止渴，用于热病心烦口渴(与麦冬、天花粉、芦根等配伍)和心火上炎之口舌生疮(与木通、白茅根、灯心草等配伍)效果卓著。

苦竹叶始载于《本草经集注》。性寒，味苦。归心、肺、胃经。上能清心除烦，下能利尿通淋，中可清胃止呕。临床应用治疗热病烦热口渴者有竹叶汤(与石膏、知母、麦冬等配伍)，用于心火上炎，口渴生疮有导赤散(与木通、生地黄、甘草等配伍)。

二药源于同科，品种不同，性味有所区别，功效同中有异，均具清心火、除烦闷、利小便之功。但淡竹叶清热利尿效佳，以渗湿泄热见长；苦竹叶清心除烦效优，又可散上焦风热，清中焦胃热。临证用药须精斟细酌，辨证施药，不可因同具“竹叶”二字而混用。

(韩书明 魏勇军 傅正良)

参考文献

[1]王锦鸿. 新编常用中药手册.北京：金盾出版社，1994.16
[2]周海平，等.常用方剂药理与临床应用.赤峰：内蒙古科学技术出版社，2005.60
[3]王红兵，等.中草药，2004，35(7)：739

123 密蒙花、醉鱼草花及梦花

密蒙花 Flos Buddlejae

【基源】 为马钱科植物密蒙花*Buddleja officinalis* Maxim.的花蕾及其花序。

【饮片鉴别】 为多数花蕾密聚而成的花序小分支，呈不规则团块状，长1.5~3cm，直径可达2cm，表面灰黄色或棕黄色，密被茸毛，单个花蕾呈短棒状，上端略大，长0.3~1cm，直径1~2mm，花萼钟状，先端4齿裂，内面深暗绿色；花冠筒状，与萼等长或稍长，花冠的露出部分往往长于萼筒。花冠内表面紫棕色，先端4裂，裂片卵形，毛茸极稀疏；雄蕊4，着生在花冠管中部，质柔软。气微香，味微辛苦(图123-1)。

【成分】 含密蒙花苷、刺槐素、鼠李糖、洋丁香苷、芹菜素-7-O-芸香糖苷、蒙花萜苷、芹菜素、木犀草素、梓果苷、桃叶珊瑚苷和对-甲氧基桂皮酰桃叶珊瑚苷等。

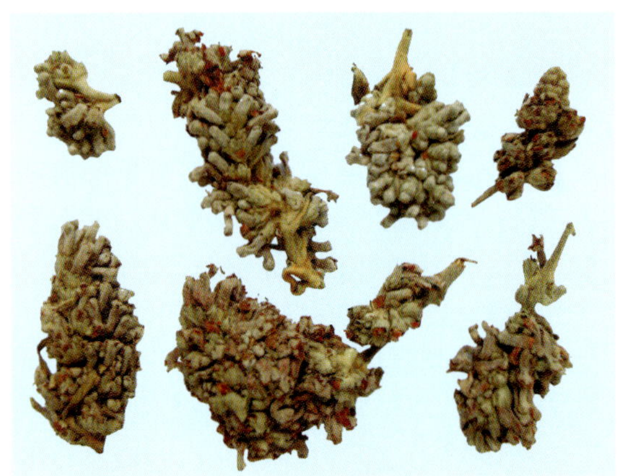

图 123-1 密蒙花

【药理】 ①抗炎：给小鼠灌服刺槐素25~100mg/kg,能减轻甲醛性足肿胀,50~100mg/kg还能降低皮肤、腹腔毛细血管的通透性及脆性。②解痉：刺槐素对乙酰胆碱引起的大鼠离体小肠张力增加有解痉作用,其效力为罂粟碱的75%。③利胆：给大鼠十二指肠注入刺槐素40mg/kg或给兔静注10~25mg/kg均可使胆汁分泌有短暂、轻度的增加,并可松弛胆管平滑肌。④利尿：兔静脉注射刺槐素25mg/kg,25~30min内,使尿量略有增加。⑤抗菌：木犀草素1:350 000有抗菌及保护实验性感染作用。密蒙花总黄酮和总苯乙醇苷对金黄色葡萄球菌和溶血性链球菌有明显的抑制作用,在与环丙沙星相同质量浓度下(1mg/ml),产生类似的抑制效果。⑥抑制醛糖还原酶：密蒙花70%的甲醇提取物对醛糖还原酶有抑制作用,可有效改善糖尿病患者聚糖代谢通路异常,达到预防和缓解糖尿病并发症的目的[1]。⑦毒性：刺槐素对小鼠的LD_{50}为933mg/kg[2]。

【性味、归经与效用】 性微寒,味甘。归肝经。有清热,养肝,明目退翳的功效。用于风热上攻之目赤肿痛、多泪羞明,肝虚目暗,眼生翳膜,视物昏花；急、慢性结膜炎。

【临床应用】 ①结膜炎：密蒙花、菊花各10g,蒺藜、石决明各15g,木贼9g。水煎服,日服一剂。②角膜炎：菊花、荆芥、木贼、密蒙花、谷精草各10g,龙胆、夏枯草各15g,赤芍15g。水煎服,日服一剂。③白内障：密蒙花、枸杞子、菟丝子、沙苑子各10g,蝉蜕、绿豆衣各6g,防风、蒺藜各12g。水煎服,日服一剂。

醉鱼草花 Flos Buddlejae Lindleyanae

【基源】 为醉鱼草科植物醉鱼草*Buddleja lindleyana* Fort.的干燥花。

【饮片鉴别】 穗状花序长18~40cm,花倾向一侧；花萼管状,4或5浅裂,有鳞状密生；花冠细长管状,微弯曲,紫色,长约15mm,外面具有白色光亮细鳞片,内面具有白色细柔毛,先端4裂 ,裂片卵圆形；雄蕊4,花丝短,贴生；雌蕊1,花柱线形,柱头2裂,子房上位。气微,味辛涩(图123-2)。

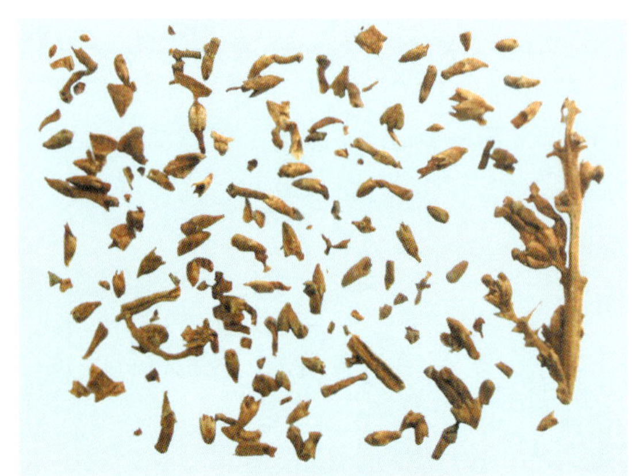

图 123-2 醉鱼草花

【成分】 含醉鱼草苷。

【药理】 有杀虫、抗菌的作用。

【性味、归经与效用】 性温,味辛、苦；有小毒。有祛痰,截疟,解毒的功效。用于痰饮喘促,疟疾,疳积,烫伤。

【临床应用】 ①疟疾：鲜醉鱼草花、鲜桃叶、鲜算盘子叶各等量同捣烂,在发作前1~2小时贴于手脉上,保持4小时,连续贴2~3天。②疳积：醉鱼草花9~15g。水煎服,日服一剂。③烫伤：醉鱼草花研末,麻油调搽患处。④痈疽疔毒：醉鱼草花、蛇葡萄根、马鞭草各等分,碾成细末,用蜂蜜调敷患处。

梦花 Flos Edgeuoworthiae Chrysanthae

【基源】 为瑞香科植物结香*Edgeworthia chrysantha* Lindl. 的干燥花蕾。

【饮片鉴别】 花蕾多单个散生或由多数小花结成半球形头状花序。直径1.5~2cm,下具苞片6~8枚,轮状排列,苞片披针形,长1cm,直径5mm,总花梗多弯曲呈钩状,花序全部被黄色或浅黄色毛茸。单花呈短棒状,稍弯曲,长0.6~1cm,为单被花,萼筒直径约4mm,黄色,先端4裂,雄蕊8个,子房1室,胚珠1枚。气微,味淡(图123-3)。

【成分】 含西瑞香素、伞形花内酯、6-甲氧基-7-羟基-双香豆素-3,山柰酚-3-0-B-D-葡萄糖苷和对羟基苯甲酸、原儿茶醛、咖啡酸、尿嘧啶苷、胸腺嘧啶、卫矛醇等[3]。

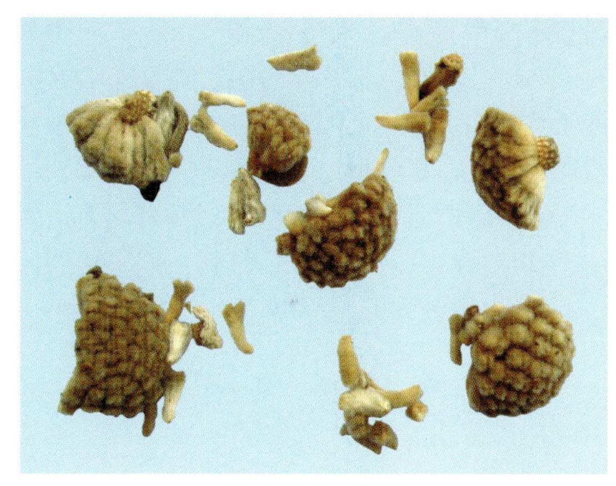

图 123-3 梦花

【药理】 抗菌：梦花浸膏对金黄色葡萄球菌、乙型溶血性链球菌有抑制作用，但较密蒙花弱1倍以上[4]。

【性味、归经与效用】 性平，味甘。有滋养肝肾，明目退翳的功效。用于夜盲，目赤肿痛，多泪，目翳，梦遗，白带，头痛，失音等。

【临床应用】 ①夜盲症：梦花10g，夜明砂10g，谷精草25g，猪肝1具。将猪肝切几个裂口，再将前三味研末撒入肝内，用线扎好，放入砂锅内煮熟，分服。②胸痛、头痛：梦花15g，橘饼1块。水煎服，日服一剂。③肺虚久咳：梦花9~15g。水煎服，日服一剂。

【按语】 密蒙花为常用中药，以密蒙花之名始载于《开宝本草》。李时珍《本草纲目》曰："其花繁密，蒙茸如簇锦，故名。"

密蒙花自古以来存在异物同名品的问题，商品中最常见的是密蒙花和梦花的混淆[5]。《本草衍义》曰："密蒙花……叶冬也不凋，然不似冬青，盖柔而不光洁，不深绿，花细碎，数十房成一朵，冬生春开。"这里所述的密蒙花，显然不是马钱科的密蒙花，而是瑞香科结香的花——梦花。《中药志》谓："商品有'老蒙花'与'新蒙花'之别[6]……"新蒙花即指梦花。也有错用醉鱼草花作密蒙花药用的情况。据调查，除将密蒙花和梦花混称密蒙花药用外，黑龙江、吉林、安徽、江苏、湖北、江西、湖南、广西等地还曾以梦花误或混作密蒙花药用[7]，这显然是错误的，必须纠正。

密蒙花性微寒，味甘。归肝经。有清热养肝，明目退翳的功效，为中医眼科要药。现代研究有抗炎、抗菌、解痉、利尿等药理作用，与中医药理论和实践相吻合。

梦花亦名结香花、新蒙花。性平，味甘。有滋养肝肾，明目退翳的功效。历史上有的地方常用其作为密蒙花的代用品，也有用其治疗泌尿系疾病和胃肠炎、风湿痛等病证[8]。

醉鱼草花性温，味辛、苦；有小毒。有祛痰，截疟，解毒的功效。与密蒙花的功效迥异，作为密蒙花使用纯属误用。

密蒙花、梦花、醉鱼草花基源不同，化学成分、性味、功效不一，性状特征明显不同，应注意鉴别，对症下药，各以其名药用。

(韩书明　周海平　孔增科)

参考文献

[1]韩澎，等.中草药.2004，35(10)：1086
[2]王宏.时珍国医国药.2000，11(1)：94
[3]张海军，等.天然产物研究与开发，1997，9(1)：24
[4]蔡少青，李军.常用中药材品种整理和质量研究(北方编·第五册).北京：北京医科大学出版社，2001.316
[5]谢宗万.中药材品种论述(第二册).上海：上海科学技术出版社，1990.471
[6]中国医学科学院药用植物开发研究所，等.中药志(第五册).北京：人民卫生出版社，1994.307
[7]北京药品生物制品检定所，等.中药鉴别手册(第一册).北京：科学出版社，1981.450
[8]冯卫生，等.河南中医药学刊，1994，9(5)：10

124　绵萆薢、粉萆薢及红萆薢

● 绵萆薢 Rhizoma Dioscoreae Septemlobae

【基源】 为薯蓣科植物绵萆薢*Dioscorea septemloba* Thunb. 或福州薯蓣*Dioscorea futschauensis* Uline ex R. kunth的干燥根茎。

【饮片鉴别】 ①绵萆薢：为长圆形或不规则形切片，大小不等，多卷曲。厚2~5mm。切面浅黄白色，粗糙，有黄棕色点状维管束散在，周边黄棕色。质疏松，略呈海绵状，易折断。气微，味微苦(图124-1)。②福州薯蓣：多为类圆形或不规则形薄片，厚2~3mm。切面灰白色或黄白色，粉性，散有点状维管束。气微，味微苦辛（图124-2）。

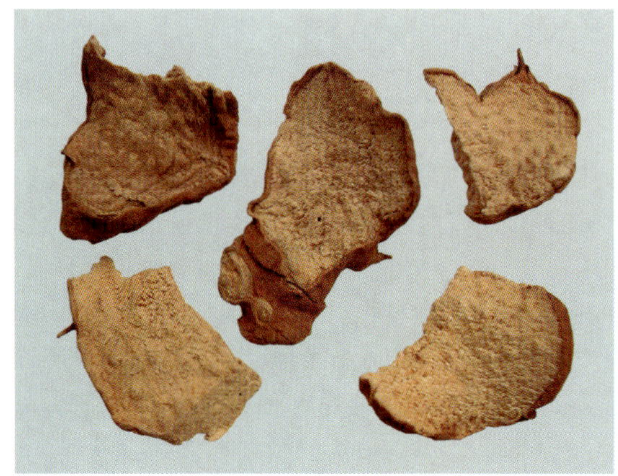

图 124-1 绵萆薢

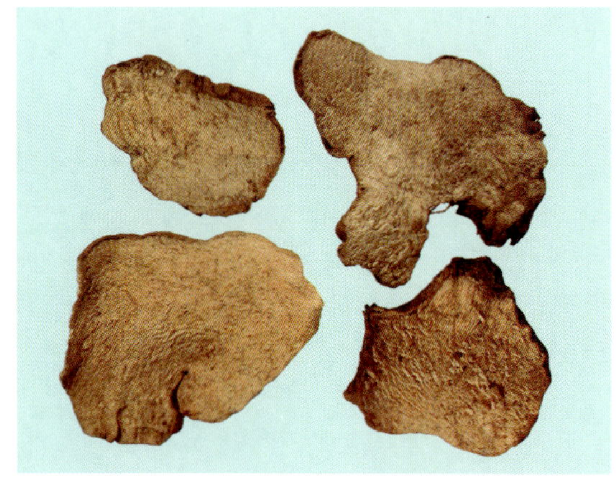

图 124-2 福州薯蓣

【成分】 含薯蓣皂苷元、β-谷甾醇、棕榈酸、薯蓣皂苷元棕榈酸酯、δ-脱氧替告皂苷元和尿囊素等。

【药理】 ①镇痛：采用扭体法和热板法试验，绵萆薢醇浸液10g/kg给小鼠灌胃，可明显抑制小鼠扭体次数，提高痛阈。②抗炎：对二甲苯、巴豆油所致小鼠耳郭肿胀和角叉菜胶引起的大鼠足肿胀有一定的抑制作用。③抗动脉粥样硬化：绵萆薢总皂苷在不影响血清胆固醇浓度的情况下，有显著降低动脉粥样硬化斑块发生率的作用。④清除自由基：绵萆薢提取物能廓清活性氧和自由基。⑤抑制免疫：绵萆薢皮下注射，可使DNCB所致小鼠皮肤迟发型超敏反应受抑。⑥毒性：小鼠皮下给药，绵萆薢的LD_{50}为（26.66±0.64）g/kg，福州薯蓣的LD_{50}为（14.80±0.799）g/kg。

【性味、归经与效用】 性平，味苦、辛。归肝、胃、膀胱经。有利尿祛浊，祛风除湿，清热解毒的功效。用于淋病白浊、白带过多、湿热疮毒、腰膝痹痛。

【临床应用】 ①天疱疮：金银花、蒲公英、绵萆薢各15g，紫花地丁20g，土茯苓、苦参、地肤子各10g，甘草6g。水煎服，日服一剂。②糖尿病：抗糖尿病胶囊（含绵萆薢20%~30%等8种中药），口服，一次5粒，一日3次。③风湿痹痛：绵萆薢、川牛膝、骨碎补各15g，木瓜9g，续断、生地黄各12g。水煎服，日服一剂。④白浊：绵萆薢、石菖蒲、瞿麦各9g，甘草6g。水煎服，日服一剂。

粉萆薢 Rhizoma Dioscoreae Hypoglaucae

【基源】 为薯蓣科植物粉背萆薢*Dioscorea hypoglauca* Palibin 的干燥根茎。

【饮片鉴别】 多为不规则的薄片，大小不一，厚约至0.5mm，边缘不整齐，有的有棕色或灰棕色的外皮。切面黄白色或淡灰棕色，平坦，细腻，有粉性及不规则的黄色筋脉花纹维管束，对光照视，极为显著。质松，易折断。气微，味苦、微辛（图124-3）。

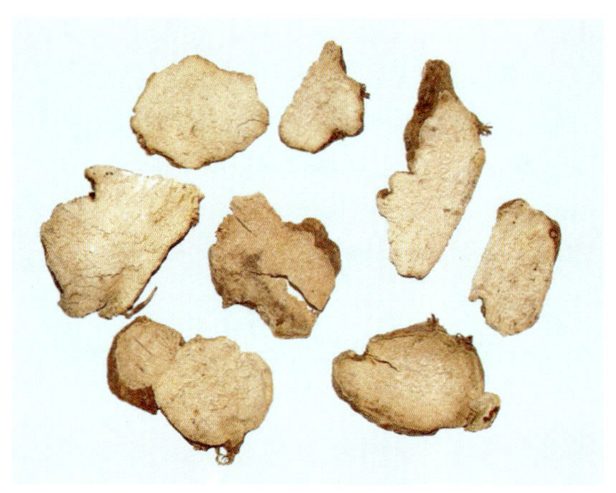

图 142-3 粉萆薢

【成分】 含薯蓣皂苷元、粉背皂苷A、原粉背皂苷A、纤细薯蓣皂苷、原纤细薯蓣皂苷、雅姆皂苷元。

【药理】 ①抗炎：粉萆薢20%的醇浸剂给小鼠灌胃，对二甲苯、巴豆油所致的耳郭肿胀和角叉菜胶引起的足肿胀有抑制作用。②镇痛：粉萆薢20%的醇浸剂给小鼠灌胃或皮下给药，可明显抑制小鼠扭体次数，提高痛阈，有显著的镇痛作用。③抑制免疫：粉萆薢5g/kg皮下注射，可使小鼠胸腺萎缩；并可使外周淋巴细胞ANAE染色阳性率明显降低；使DNCB所致小鼠皮肤迟发型超敏反应受抑。提示对免疫功能有不同程度的抑制作用，故可用于治疗类风湿性关节炎。④毒性：醇浸剂给小鼠腹腔注射的LD_{50}为（10.27±0.96）g/kg[1]。

【性味、归经与效用】 性平，味苦、甘。有祛风利湿的功效。用于风寒湿痹，腰膝疼痛，淋浊，阴茎作痛，小便不利，湿热疮毒。

【临床应用】①痛风性关节炎：粉萆薢15g，夜交藤30g，忍冬藤20g，天仙藤、木瓜各10g。水煎服，日服一剂。②腰痛：粉萆薢、续断各10g，杜仲、牛膝各15g。水煎服，日服一剂。③臁疮：土茯苓20g，黄柏10g，粉萆薢、连翘、白鲜皮各15g。水煎服，日服一剂。

红萆薢 Rhizoma Smilacis Chinae

【基源】为百合科植物菝葜*Smilax china* L. 和无刺菝葜*Smilax mairei* Levl. 的干燥根茎。

【饮片鉴别】为不规则形片。切面红棕色，粉性，中间多有木心；周边粗糙，棕色或紫棕色，有突起的茎痕及细根断痕或留有坚硬折断的细根。质坚韧，不易折断，断面粗纤维性。气微，味微苦(图124-4)。

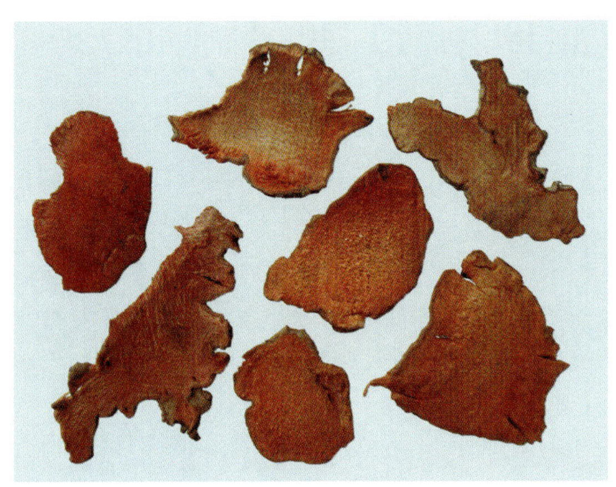

图 124-4 红萆薢

【成分】含菝葜素、异黄提苷、齐墩果酸、山柰素、β-谷甾醇、β-谷甾醇葡萄糖苷、薯蓣皂苷元、薯蓣皂苷、纤细薯蓣皂苷等。

【药理】①抗菌：菝葜煎剂对金黄色葡萄球菌、绿脓杆菌和大肠杆菌的生长有抑制作用。②抗炎：菝葜醇提取物90g(生药)/kg给大鼠灌胃，对蛋清性足肿胀有抑制作用。③抗肿瘤：菝葜醇提取物90g(生药)/kg /天给小鼠灌胃，连续7天，对小鼠肉瘤S_{180}、宫颈癌(U_{24})的增殖有抑制作用。

【性味、归经与效用】性平，味甘、酸。归肝、肾经。有祛风利湿，解毒消痈的功效。用于风湿痹痛，淋浊带下，痈肿疮毒，泄泻，痢疾，顽癣，水火烫伤等。

【临床应用】①风湿痹痛：红萆薢20g，木瓜、老鹳草各15g，五加皮8g，血竭3g(冲)。水煎服，日服一剂。②淋症：红萆薢、金银花、三白草各15g，萹蓄6g。水煎服，日服一剂。③肺脓疡：红萆薢60g，鱼腥草、羊乳各30g。水煎服，日服一剂。④糖尿病：红萆薢、土瓜根各15g，黄芪、地骨皮、五味子、太子参各10g，牡蛎、石膏各25g(先煎)。水煎服，日服一剂。⑤银屑病：红萆薢60g，乌梅20g，甘草15g。浸渍24小时后煎服，日服一剂，连服40~60天。

【按语】绵萆薢为较常用中药，以“萆薢”之名载于《神农本草经》中品。根据历代本草学著作的记载和附图，药用萆薢主要为薯蓣科植物绵萆薢和福州薯蓣的根茎，亦有百合科菝葜属(Smilax)植物菝葜(药品称红萆薢)、肖菝葜*Heterosmilax japonica* Kunth、马钱叶菝葜 *Smilax lunglingensis* Wang et Tang的根（药品称白萆薢）、土茯苓 *Smilax glabra* Roxb. 和短柱肖菝葜 *Heterosmilax yunnanensis* Gagnep. 的根（药品称土萆薢）。近代才出现了绵萆薢和粉萆薢的名 称，并被《中华人民共和国药典》2005年版分别收载。

绵萆薢分清去浊，祛风除湿并有清热解毒的功效。多用于风湿痹痛，小便淋浊，湿热疮毒等病证，疗效可靠。

粉萆薢是针对绵萆薢而言，为“萆薢”之一类(种)，在唐代即有记载并出现了绵萆薢、粉萆薢两类“萆薢”并用的情况。《新修本草》曰：“此药有两种：茎有刺者，根白实；无刺者，根虚软，内软者为胜，叶似薯蓣，蔓生。”茎有刺者即为菝葜属植物的特征，与现代所用粉萆薢药材性状相符合。

红萆薢之名源于《植物名实图考》，“红”是指饮片切面赤色而言，其基源为百合科植物菝葜，不仅与“萆薢”无亲缘关系，且其所含化学成分、药理作用、性味、功效、饮片性状均与绵萆薢迥异，《中华人民共和国药典》2005年版一部以菝葜之名收载，应以菝葜之名应用。

绵萆薢、粉萆薢源于同种、同属不同品种，化学成分、药理作用、性味、功效同中有异，但各有特点。二药均可祛风利湿，但强度有别，绵萆薢还具利尿祛浊、清热解毒的功效，故应注意鉴别，区分应用，不可混用或代用。

除上述以外，药品冠以“萆薢”之名或与其混淆应用在有些地域(如在四川、云南、陕西省以及湖南、湖北、贵州局部地区将菝葜属Smilax及肖菝葜属Heterosmilax的多种植物块茎作为“萆薢”使用，且与“土茯苓”相混，已有百年之久)还有以下多种植物的根茎：

1.称为粉萆薢的有：纤细薯蓣*Dioscorea gracillima* Miq.；山萆薢*Dioscorea tokoro* Makino；细柄薯蓣*D. tenuipes* Franch. et Sav.；穿龙薯蓣*D. nipponica* Makino ssp. *rosthornii* C. T. Ting[2]。

2.称为红萆薢的有：无刺菝葜*Smilax mairei* Levl.；长托菝葜*S. ferox* wall. ex Kunth；托柄菝葜*S. discotis*

Warb.；小果菝葜*S. davidiana* A. DC.；红果菝葜*S. polycolea* Warb.；黑果菝葜*S. glauco-china* Warb.；西南菝葜*S. bockii* Warb.；土茯苓*S. glabra* Roxb.[3]。

3.称为白萆薢的有：马钱叶菝葜 *Smilax lunglingensis* Wang et Tang、疣拔菝葜*S. aspericaulis* Wall. ex A. DC. 和肖菝葜*Heterosmilax japonica* Kunth。

4. 称为土萆薢的有：合丝肖菝葜*Heterosmilax japonica* Kunth var. *gaudichaudiana*(Kunth) Wall et Tang、短柱肖菝葜 *Heterosmilax yunnanensis* Gagnep。

由上述可见，有"萆薢"之称药品商品的复杂和混淆的严重程度。必须注意仔细鉴别，各以其正确的药品名称和功能主治应用，不宜混称萆薢，更不能与绵萆薢混用。

（韩书明　郝　睿　杨　阳　孔增科）

参考文献

[1]徐国钧，等.常用中药材品种整理和质量研究(南方协作组·第二册).福建：福建科学技术出版社，1997.447

[2]肖培根. 新编中药志·第二卷.北京：化学工业出版社，2002.843

[3]谢宗万.中药材品种论述(上册)·第二版.上海：上海科学技术出版社，1999.416

125　紫花地丁、苦地丁、甜地丁及广地丁

紫花地丁 Herba Violae

【基源】 为堇菜科植物紫花地丁*Viola yedoensis* Makino的干燥全草。

【饮片鉴别】 为根、茎、叶、花混合的不规则段片。根直径1~3mm，淡黄棕色。叶灰绿色，展平后叶片呈披针形或卵状披针形，长1.5~6cm，宽1~2cm；先端钝，基部截形或稍心形，边缘具钝锯齿，两面有毛。叶柄细，长2~6cm，上部明显狭翅。花茎纤细，花瓣5，紫堇色或淡棕色；花距细管状。蒴果椭圆形或3裂，种子多数淡棕色。气微，味微苦而稍黏(图125-1)。

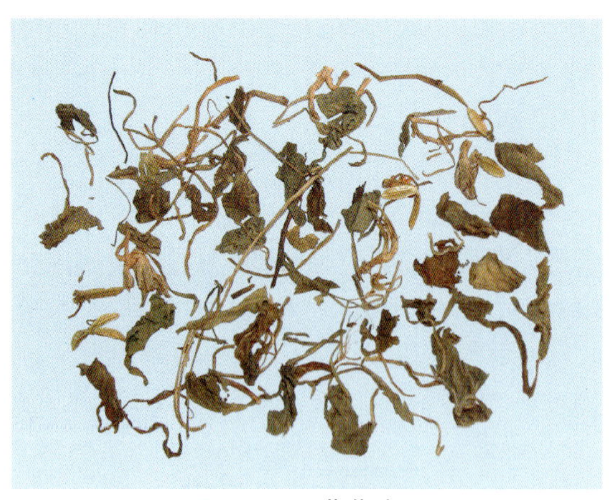

图 125-1　紫花地丁

【成分】 含苷类，黄酮类，黏液质，棕榈酸，丁二酸，山柰酚-3-O-鼠李吡喃糖苷和对羟基苯甲酸等。

【药理】 ①抗菌：100%紫花地丁煎剂对绿脓杆菌、痢疾杆菌、伤寒杆菌、金黄色葡萄球菌、白喉杆菌、流感杆菌、甲型及乙型链球菌、肺炎球菌、白葡球菌、白色念珠菌等均有抑制作用。②抗病毒：体外实验表明紫花地丁提取液对细菌内毒素有拮抗作用。③抗寄生虫：紫花地丁醇提物31mg/ml和水提物62mg/ml对钩端螺旋体有抑制作用。④调节免疫功能：紫花地丁煎剂(0.5g/ml)给小鼠灌胃，每只每天0.5ml，连用30天，结果表明具有下调小鼠腹腔巨噬细胞的吞噬功能及分泌TNF-α的作用[1]。

【性味、归经与效用】 性寒，味苦、辛。归心、肝经。有清热解毒，凉血消肿的功效。用于疔疮肿毒，痈疽发背，丹毒，毒蛇咬伤。

【临床应用】 ①外感发热：紫花地丁20g，连翘、荆芥、板蓝根各10g，石膏25g(先煎)。水煎服，日服一剂[2]。②肺炎：紫花地丁30g，黄芩15g，百合、紫苏子各10g，炙甘草6g。水煎服，日服一剂[3]。③霉菌性阴道炎：紫花地丁30g，马鞭草30g。水煎液灌洗外阴及阴道，每日一剂。④扁桃体炎：紫花地丁40g，水煎频服，日服一剂。⑤流行性腮腺炎：鲜紫花地丁100~250g，雄黄0.5g，捣烂外敷患处，一次敷1~2小时，一日2次。⑥脓疱疮：紫花地丁30g，紫贝天葵15g，蒲公英25g，菊花10g，金银花20g。水煎服，日服一剂；药渣加水煎煮后，用药汁熏洗皮疹，一日1次。

苦地丁 Herba Corydalis Bungeanae

【基源】 为罂粟科植物紫堇 *Corydalis bungeana* Turcz 的干燥全草。

【饮片鉴别】 为根、茎、叶、花混合的不规则段片。根圆形、棕黄色。茎细，多分枝，表面灰绿色或黄绿色，具5纵棱，质软，断面中空。叶多皱缩破碎，暗绿色或灰绿色，完整叶片二至三回羽状全裂。花少见，花冠唇形，有距，淡紫色。蒴果扁长椭圆形，呈荚果状。种子扁心形，黑色，有光泽。气微，味苦(图125-2)。

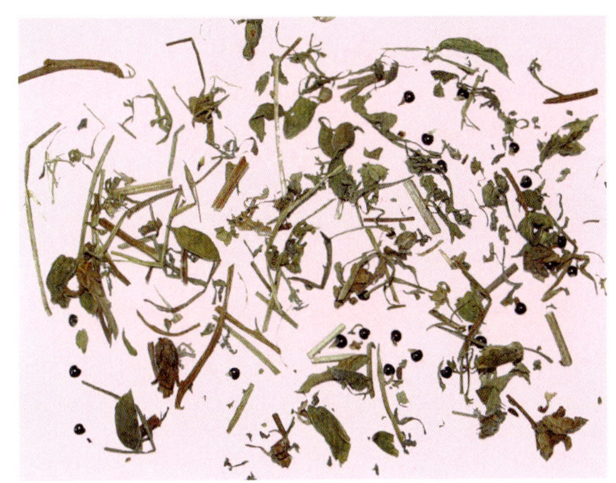

图 125-2 苦地丁

【成分】 含多种生物碱。主要为苦地丁素。总碱含量约0.6%，包括乙酰紫堇灵、紫堇灵、右旋紫堇灵、普罗托品和四氢黄连碱等。还含有香豆精类，内酯，甾体皂苷，挥发油及酚性成分等[4]。

【药理】 ①抗菌：体外抑菌试验表明苦地丁对甲型链球菌、肺炎球菌、痢疾杆菌、大肠杆菌、葡萄球菌有抑制作用[5]。②抗病毒：苦地丁水提物对单纯疱疹病毒有抑制作用。③抑制免疫功能：苦地丁水煎剂灌胃后可使小鼠的脾和胸腺萎缩，巨噬细胞吞噬功能降低，淋巴细胞增殖反应受到抑制，IL-2活性减弱。④降血压：可暂时降血压，有抑制心脏作用。⑤镇静：苦地丁生物碱有镇静催眠和抗惊厥作用。

【性味、归经与效用】 性寒，味苦。归心、肝、大肠经。有清热毒，消痈肿的功效。用于咽喉肿痛，痈疽发背，痄腮丹毒。

【临床应用】 ①痤疮：a.肝经血热型：连翘、金银花、苦地丁、牡丹皮、木贼各12g，鱼腥草、白花蛇舌草各30g，黄连、火麻仁各10g，香附、穿山甲各9g，生大黄15g，生甘草3g。水煎服，日服一剂；b. 心火亢盛型：连翘、苦地丁、牡丹皮、木贼各12g，黄连、栀子、淡竹叶各10g，香附、穿山甲各9g，生大黄15g，白花蛇舌草30g，甘草3g，水煎服，日服一剂[6]。②漆疮 苦地丁100~200g。水煎外洗，擦患处，每日数次[7]。③急性传染性肝炎：苦地丁30g。水煎服，日服一剂[8]。④湿热疮疡：苦地丁、金银花、蒲公英各30g，大青叶9g。水煎服，日服一剂。

甜地丁 Herba Gueldenstaedtiae

【基源】 为豆科植物米口袋 *Gueldenstaedtia verna* (Georgi) A. Bor. 的干燥全草。

【饮片鉴别】 为根、茎、叶、花混合的不规则段片。根切面黄白色，有放射状花纹，边缘绵毛状；周边棕红色或灰黄色，有纵皱纹、横向皮孔及侧根痕。质坚而稍韧，叶为单数羽状复叶，多皱缩、破碎，灰绿色，完整小叶片展开后呈椭圆形，长约0.5~2.0cm，宽0.2~1cm，灰绿色，被白色茸毛。蝶形花冠紫色。荚果圆筒形，棕色，表面被茸毛；种子黑色，细小。气微，味淡、微甜，嚼之有豆腥味(图125-3)。

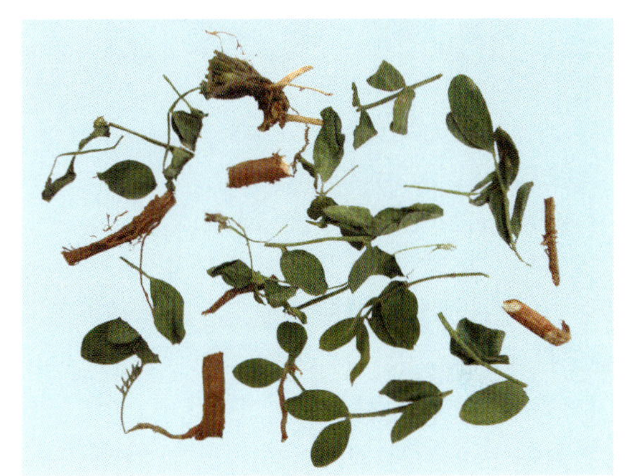

图 125-3 甜地丁

【成分】 含生物碱，β-谷甾醇，叶虱硬脂醇，大豆皂醇B、E和芹菜素，4,7-二羟基黄酮，芹菜素-7-β-D-葡萄糖苷及槲皮素-3-β-D-葡萄糖苷。

【药理】 ①兴奋子宫：乙醇提取物对离体子宫有一定的兴奋作用。②抗菌：乙醇提取液对伤寒杆菌、副伤寒杆菌、痢疾杆菌、金黄色葡萄球菌及肺炎双球菌有抑制作用[9]。

【性味、归经与效用】 性寒，味甘、苦。有清热解毒，凉血消肿的功效。用于痈肿疔疮，瘰疬，外耳道疖肿，阑尾炎。

【临床应用】 感冒：甜地丁40g，陈皮20g。水煎服，日服一剂。年老体弱者及小儿用量酌减[10]。

广地丁 Herba Gentianae Loureirii

【基源】 为龙胆科植物华南龙胆*Gentiana loureiri* (D. Don) Griseb. 的干燥全草。

【饮片鉴别】 全草多皱缩成不规则团块，根部土黄色。茎自基部丛生，紫红色，枝端有淡紫色或淡土黄绿色的钟状花。叶对生，完整者圆形或长椭圆形，叶柄短或无；近基部的叶密集，较大，上部的叶稀疏，较小。质较脆，易碎。有青草气，味稍苦(图125-4)。

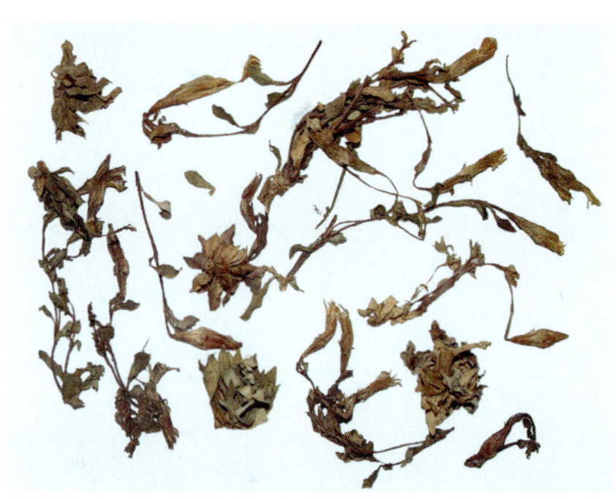

图 125-4 广地丁

【成分】 含黄酮类，苷类和多糖类。

【药理】 抗菌：对金黄色葡萄球菌、结核杆菌、绿脓杆菌、伤寒杆菌、痢疾杆菌、变形杆菌和皮肤真菌有抑制作用[11]。

【性味、归经与效用】 性寒，味苦、辛。归心、肝经。有清热利湿，解毒消痈的功效。用于肝炎，痢疾，痄腮，咽喉肿痛，白带，血尿，阑尾炎，疮疡肿毒，淋巴结结核。

【临床应用】 ①痈疮：广地丁15g，金银花10g。水煎服，日服一剂。②痢疾：广地丁10~15g，黄柏10g，陈皮6g，甘草3g。水煎服，日服一剂。

【按语】 紫花地丁、苦地丁、甜地丁为少常用中药，中医处方用名多以“地丁”称之。因此所用品种十分混乱。据文献[12]统计，全国以“地丁”为名药用的植物源自5科12种植物，这种情况主要是由于一药数名所致。

《中华人民共和国药典》2005年版一部将紫花地丁、苦地丁分别收载，《新编中药志》将紫花地丁、苦地丁和甜地丁分别列药，《广东中药志》将广地丁单列的一药一名的做法是十分正确的，避免了名称混淆所致品种混乱，从文献上保证了临床用药的正确。

紫花地丁一名最早见于《千金方》，李时珍在《本草纲目》中首次单列紫花地丁一条。该药抗菌作用范围较广，并有抗寄生虫、抗病毒的药理作用，清热解毒，凉血消肿疗效确实；苦地丁在唐代即作地丁应用，有清热毒，消痈肿的功效，有抗菌、抗病毒、镇静的药理作用；甜地丁原名紫花地丁，见于《千金方》中，药用历史较长，有清热解毒、凉血消肿的功效和抗菌、兴奋子宫的药理作用；广地丁为广东、广西地区习惯用“地丁”，抗菌范围较广，有清热利湿，解毒消痈的功效。以上四药来源不同，成分、性状有别，药理作用和功效虽有相似之处，但不尽相同，临床用药须注意区别，正确应用。

(郭红艳 王昕 郭明 张伟)

参考文献

[1]李海涛，等.华北煤炭医学院学报，2004，6(5)：553
[2]陶晶，等.中国中药杂志，1999，24(5)：292
[3]徐秀芝.中国中药杂志，1996，21(11)：676
[4]吕惠子，等.中国野生植物资源，2002，21(4)：54
[5]陈芬，等.第四军医大学吉林军医学院学报，2002，24(4)：192
[6]戴秀兰，等.医学理论与实践，2002，15(9)：1048
[7]宋根福，等.中医药学报，1998，5：34
[8]江苏新医学院.中药大辞典.上海：上海科学技术出版社，1997.1290
[9]陈立，等.陕西中医，2001，22(3)：184
[10]何德昭，等.成都中医药大学学报，2004，27(3)：184
[11]《广东中药志》编委会.广东中药志.第二卷.广州：广东科学技术出版社，1996.25
[12]北京药品生物制品检定所，等.中药鉴别手册(第一册).北京：科学出版社，1981.196

126 紫草、滇紫草及紫草皮

紫草 Radix Arnebiae

【基源】 为紫草科植物新疆紫草*Arnebia euchroma* (Royle) Johnst. 或内蒙紫草*Arnedia guttata* Bunge的干燥根[1]。

【饮片鉴别】 ①新疆紫草(软紫草):为不规则圆柱形或条形段片,多扭曲,直径1~2.5cm。切面木部小,黄白色或黄色,皮部深紫色;周边深紫色,疏松,呈片状。体轻,质松软。气特异,味微苦、涩(图126-1)。②内蒙紫草(硬紫草):为类圆形或长条形片,直径0.5~4cm。切面皮部深紫红色或紫褐色,木部黄白色或黄色,导管末黄白色幅射状;周边紫红色或紫黑色,粗糙,有纵纹。质硬而脆。气特异,味涩[2](图126-2)。

【成分】 含紫草素,异丁酰紫草素,β,β'-二甲基丙烯酰紫草素,β-羟基异戊酰紫草素,去氧紫草素,异戊酰紫草素,α-甲基正丁酰紫草素,紫草咪啶A、B、C,吡咯里西啶类生物碱,紫草呋喃萜酮A、B、C、D、E,紫草多糖A、B、C和去-O-甲基毛色二孢素,新疆紫草酮等[3]。

【药理】 ①抗菌:紫草煎剂及紫草素对金黄色葡萄球菌、大肠杆菌和絮状表皮癣菌、小芽苞癣菌有抑制作用;2.5%、5%、10%紫草油醇溶液对变形杆菌,溶血性链球菌,金黄色葡萄球菌,绿脓杆菌,大肠杆菌,痢疾杆菌,肺炎链球菌及卡他球菌等有抑制作用[4]。②抗病毒:紫草煎剂及紫草多糖对单纯疱疹病毒(HSV-Ⅰ型)有抑制作用,可抑制病毒在宿主内的复制而非直接灭活。③抗炎:给大鼠腹腔注射乙酰紫草素5mg/kg,对腹部皮内注射组胺引起的血管通透性增加有抑制作用,抑制率为34.5%[5]。紫草的水提液及醇提液10g/kg灌胃,连续5日,对腹腔注射冰醋酸引起的小鼠腹腔毛细血管通透性增加、大鼠甲醛性足肿胀及棉球肉芽肿有明显抑制作用。④抗肿瘤:紫草素5、10mg/kg,连续给药5日,对小鼠腹水型肉瘤180(S_{180}),宫颈癌(U_{14})和大鼠W_{256}有抑制作用,略似秋水仙碱;紫草素对小鼠肝癌H_{22}和Lewis肺癌有一定的放射增敏作用。⑤解热:紫草素及乙酰紫草素10mg/kg腹腔注射,可降低正常小鼠体温,对T.T.G引起的发热有退热作用[6]。⑥抗生育:紫草能降低血清FSH和LH的浓度,阻断垂体-卵巢轴的联系,有抗生育效果。不论着床前或早期妊娠,均可终止妊娠。紫草的抗生育作用可能与其兴奋子宫,阻断垂体促性腺激素及抗绒毛膜促性腺激素的作用有关。⑦止血:给小鼠灌服或腹腔注射紫草水提液、醇提液或紫草素,对大、小鼠均有止血作用。⑧降血糖:紫草多糖A、B、C,给小鼠腹腔注射100mg/kg,7小时后使血浆葡萄糖浓度分别降低64%,83%及55%,提示有降血糖的作用。⑨保肝:紫草可有效地防止四氯化碳引起的小鼠血清SALT升高,提高醋氨酚中毒小鼠的生存率,能降低四氯化碳引起的大鼠血清丙氨酸氨基转移酶活力的血清胆红素含量。提示紫草具有抗四氯化碳所致动物肝细胞损伤,达到保护肝脏,恢复肝功能的目的。⑩毒性:给小鼠灌胃50%紫草水煎液的LD_{50}为(110.2±0.2)g/kg;乙酰紫草素腹腔注射的LD_{50}为(22.7±1.02)mg/kg。

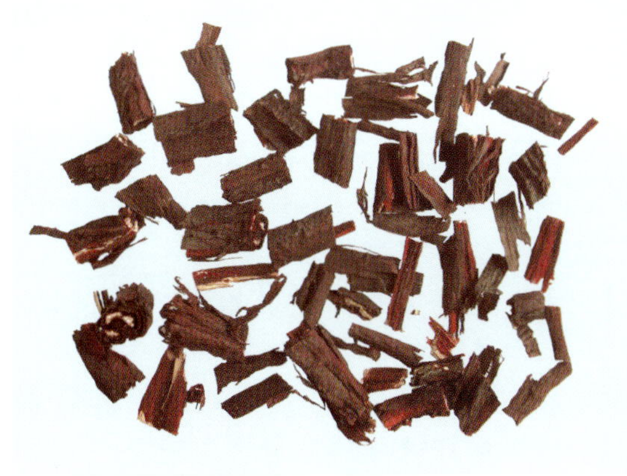
图 126-1 新疆紫草

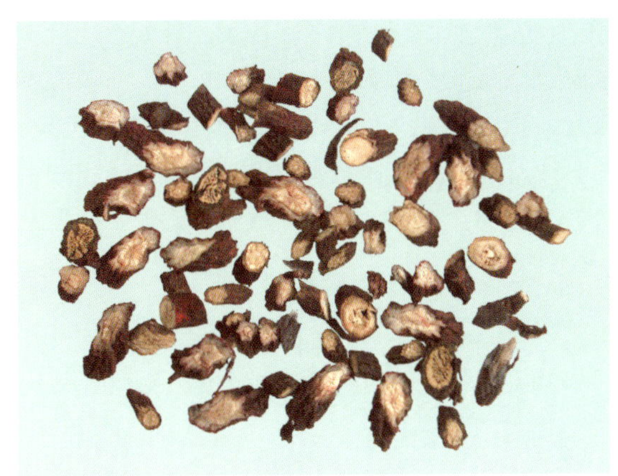
图 126-2 内蒙紫草

【性味、归经与效用】 性寒,味甘、咸。归心、肝经。有凉血，活血，解毒透疹的功效。用于血热毒盛，斑疹紫黑，麻疹不透，疮疡，湿疹，水火烫伤。

【临床应用】 ①麻疹：紫草10g，陈皮6g，葱白2根。水煎服，日服一剂。用于麻疹初起，疮毒内盛不透，发热咳嗽。②过敏性紫癜：紫草15g，黄柏、当归、知母、牛蒡子、苦参、淡竹叶、西河柳各10g，蝉蜕6g。水煎服，日服一剂[7]。③宫颈糜烂：a.紫草20g加入75g麻油中炸枯，过滤，取油擦患处，每日一次；b.紫草30g，大黄10g，冰片1.5g，麻油150g，制成紫草油，取油涂于患处，2日一次，10天为1个疗程。④玫瑰糠疹：紫草30g。当归、麦冬、玄参、荆芥、防风、白鲜皮各10g，地黄15g，蝉蜕、甘草各5g。水煎服，日服一剂[8]。

滇紫草 Radix Onosmae Paniculati

【基源】 为紫草科植物滇紫草*Onosma paniculatum* Bur.et Franch.的干燥根。

【饮片鉴别】 呈圆形或类圆形片，直径0.5~2.5cm，厚1~2mm。切面皮部紫褐色或紫红色，木质部淡黄色或棕黄色，占切面的2/3，导管束灰黄色，呈扭曲放射状，射线紫褐色，中央无髓；周边紫褐色，有不规则纵沟和须根痕，有时可见不规则层片状脱落的外皮。体坚实，质硬。气微香，味淡（图126-3）。

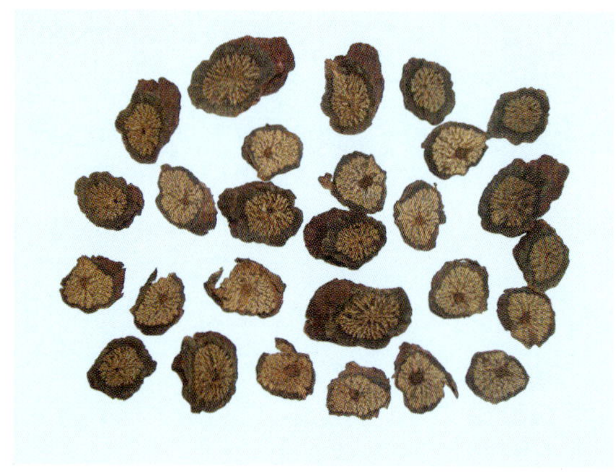

图 126-3 滇紫草

【成分】 含β,β'-二甲基丙烯酰紫草素，紫草素和乙酰紫草素等。

【药理】 ①抗炎：滇紫草水、醇提取液10g（生药）/kg灌服，对小鼠腹腔毛细血管通透性有抑制作用。②抗菌：滇紫草水、醇提取液10g（生药）/kg，对金黄色葡萄球菌有抑制作用。

【性味、归经与效用】 性寒，味甘、微涩。有清热，解毒，凉血，活血的功效。用于麻疹肺炎，热病发斑，疮疡溃烂，湿疹，烫伤。

紫草皮 Suber Onosma Radicis et Exserti

【基源】 为紫草科植物滇紫草*Onosma paniculatum* Bur. et Franch. 露蕊滇紫草*Onosma exsertum* Hemsl. 的干燥根部栓皮[9]。

【饮片鉴别】 呈暗紫色薄片或块片状，大小不一，常数层重叠；外表面较粗糙，有时附有棕黄色须状物，内表面较平滑。体轻，质软。气微，味微酸（图126-4）。

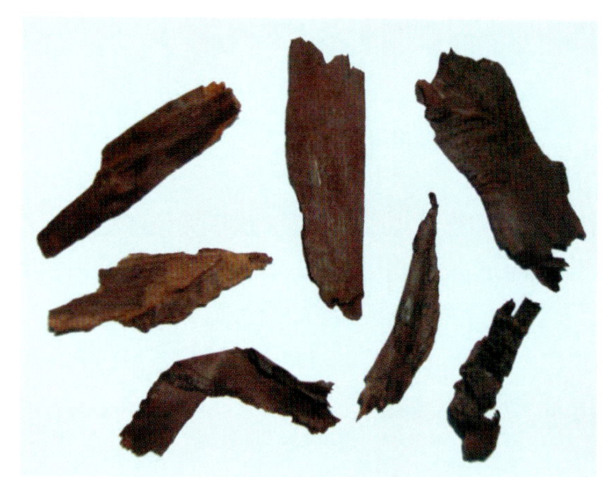

图 126-4 紫草皮

【成分】 含去氧紫草素，β,β'-二甲基丙烯酰紫草素和紫草素等。

【药理】 ①止血：紫草皮水提液10g（生药）/kg灌服给药，对小鼠剪尾法出血有一定程度的止血作用。②抗炎：紫草皮醇、水提液10g（生药）/kg给小鼠灌服，有抑制腹腔毛细血管通透性的作用。③抗菌：紫草皮醇、水提液体外对金黄色葡萄球菌有抑制作用。

【性味、归经与效用】 性凉，味苦。有凉血，活血，解毒，滑肠的功效。用于麻疹，疮毒痈肿，大便秘结；外治湿疹，溃疡。

【临床应用】 ①扁平疣：紫草皮、桑叶、金银花、败酱草、白芍各15g，板蓝根、大青叶、珍珠母（先煎），牡蛎（先煎），磁石（先煎）各30g，炙甘草12g。随证加减，水煎服，日服一剂；同时用该药液适量浓缩为1/2量，用棉签涂于疣体，一日3次[10]。②小儿急性湿疹（尿布疹、红疹、丘疹）：紫草皮30g，加入麻油100g中浸渍七天，涂擦患处，一日2次[11]。

【按语】 紫草为常用中药，始载于《神农本草经》中品。因其根呈紫色，故名。现代研究其含有紫草萘醌类、紫草素、生物碱和紫草多糖等成分，有抗菌、抗炎、抗肿瘤、抗生育、解热、止血、降低血糖等广泛的药理活性。临床用于防治麻疹，烧烫伤，静脉炎，中耳炎，过敏性紫癜等病症疗效较好。

据简洋辉等市场调查结果[12]，全国所用紫草商品情况是软紫草、紫草为主流商品，除此之外，滇紫草、紫草皮在云南、四川、河北等地混称紫草销售使用[13]，是紫草的混淆品；在广东、广西等地区还有以蔷薇科植物委陵菜*Potentilla chinensis*的全草（详见133页委陵菜项下）误作紫草药用，须予注意。

滇紫草、紫草皮与紫草基源不同，在止血、抗菌、抗炎的药理作用方面与紫草有相同之处但并不一致，饮片性状、功能主治也与紫草有别，应各以其名正确药用，不可混称紫草使用；委陵菜纯属紫草伪品，应予杜绝。

（郑素霞　张丽君　孔增科）

参考文献

[1]国家药典委员会.中华人民共和国药典(2005年版一部).北京：化学工业出版社，2005.238
[2]吴玛琍，孔增科.中药饮片鉴别(上册).天津：天津科学技术出版社，1993.30
[3]肖培根.新编中药志·第一卷.北京：化学工业出版社，2002.978
[4]杨荣等.中国医药学报，1992.7(3)：34
[5]马保华，等.山东医药，1992.32(6)：5
[6]邵鸿娥，等.中医药研究，1995.(3)：61
[7]孔增科，等.常用中药药理及临床应用.赤峰：内蒙古科学技术出版社，2005.104
[8]罗勒.四川中医.1995.(8)：15
[9]云南省卫生局.云南省药品标准，1974.324
[10]郑典仁.现代中西医结合杂志，2005.14(5)：596
[11]王风国，等.中国民族民间医药杂志，2001.(总48期)：55
[12]徐国钧，徐珞珊.常用中药材品种整理和质量研究(南方协作组·第一册). 福州：福建科学技术出版社，1994.182
[13]河北中医学会.中药鉴别资料(第一集)，1983.133

127　紫菀及山紫菀

紫菀 Radix Asteris

【基源】 为菊科植物紫菀*Aster tataricus* L. f. 的干燥根及根茎。

【饮片鉴别】 ①紫菀：为不规则的片、段状。切面皮部紫红色，木部灰白色，中心部有黄白色的筋脉点；周边紫红色或灰红色，有纵皱纹。质软而柔韧。气微香，味甜、微苦(图127-1)。②蜜紫菀：形如紫菀，表面棕褐色或紫棕色，味甜[1](图127-2)。

【成分】 含紫菀皂苷A、B、C、D、E、F及G，紫菀苷A、B及C，紫菀五肽A、B，紫菀氯环五肽A、B、C、D、E，紫菀酮，紫菀醇，槲皮素，表无羁萜醇，无羁萜，丁基-D-核酮糖苷，植物甾醇葡萄糖苷及挥发油：毛叶醇，乙酸毛叶酯，茴香脑，芳香族酸、脂肪酸、烃等。另外含抗肿瘤活性成分环肽[2]。

【药理】 ①镇咳：紫菀醇提取物中的紫甲素有止咳作用。醇提物15g/kg给小鼠灌服有一定的镇咳作用，镇咳率为53%[3]。给小鼠腹腔注射紫菀提取物分离得到的紫菀酮5mg/只，对氨雾法致咳有显著镇咳作用[4]。②祛痰：小鼠酚红法实验，紫菀浓缩水煎剂10g/kg灌胃，有显著的祛痰作用。紫菀煎剂给麻醉兔1g/kg 灌胃可使气管分泌量增加，祛痰作用显著，可持续4小时以上[5]。③利尿：其所含的槲皮素有利尿作用。④抗菌：对大肠杆菌、痢疾杆菌、变形杆菌、伤寒杆菌、副伤寒杆菌、绿脓杆菌及霍乱弧菌有一定的抑制作用；对皮肤真菌、流感病毒也有一定的抑制作用[6]。⑤抗肿瘤：从紫菀分离出的表无羁萜醇对小鼠艾氏腹水癌(EAC)有抑制作用，紫菀环肽对小鼠肉瘤S_{180}也呈一定的抗癌作用。⑥解痉：紫菀对组胺和乙酰胆碱引起的气管收缩均有显著的抑制作用，对组胺引起的气管收

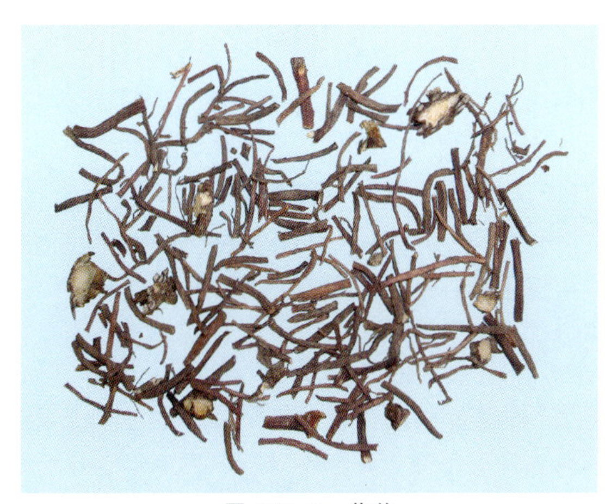
图 127-1　紫菀

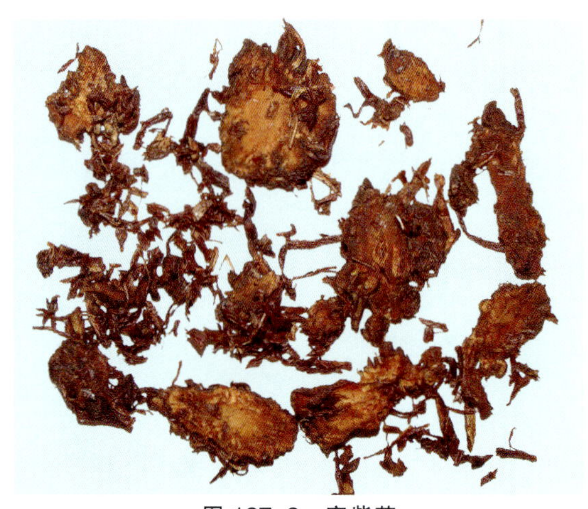
图 127-2 蜜紫菀

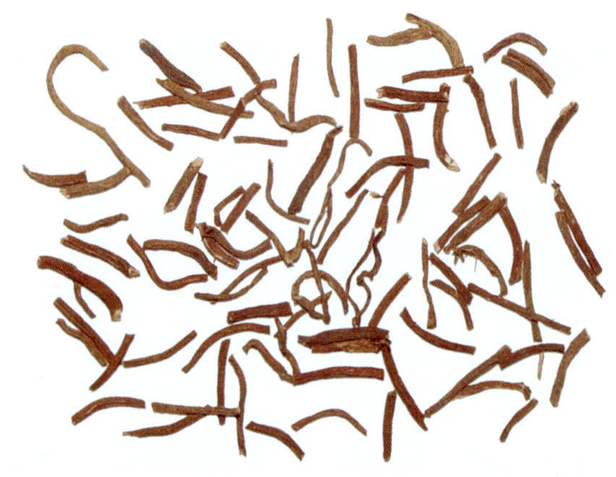
图 127-3 山紫菀

缩作用最佳，浓度为8.23mg/ml[7]。

【性味、归经与效用】 性温，味苦、辛。归肺经。有温肺下气，化痰止咳的功效。用于风寒咳嗽；寒饮喘咳，喉中痰鸣如水鸡声；上气喘急，不得平卧，心腹胀满，身面浮肿；肺热久嗽，身热如灼，二便不利，形体消瘦；肺虚咳嗽，咯吐脓血；小便不利。

【临床应用】 ①支气管扩张：紫菀、阿胶（烊化）、桔梗、知母各6g，党参、茯苓、川贝母各9g，五味子、甘草各3g。水煎服，日服一剂。②支气管炎：紫菀、芒硝、木通、桔梗各9g，白茅根18g，甘草、大黄各4.5g。水煎服，日服一剂。③支气管哮喘：紫菀、延胡索、紫苏子、桃仁、枳实各10g，炙麻黄7g，地龙18g。水煎服，日服一剂。④百日咳：紫菀、百部各9g，白附子、僵蚕、川芎、乳香各5g，胆南星3g，赭石10g。水煎服，日服一剂。⑤小便不利：紫菀、车前子（布包）各12g，水煎服，日服一剂。⑥习惯性便秘：紫菀、苦杏仁、当归、肉苁蓉各9g。水煎服，日服一剂。

山紫菀 Radix et Rhizoma Ligulariae

【基源】 为菊科植物橐吾属（Ligularia）蹄叶橐吾 *Ligularia fischeri* (Leded.) Turcz.、离舌橐吾L. *veitchiana* (Hemsl.) Greenm.、狭苞橐吾L. *intermedia* Nakai等的干燥根及根茎。

【饮片鉴别】 蹄叶橐吾为不规则厚片或段片，切面类白色，中央有细小浅黄色木心；周边黄棕色、棕褐色或灰棕色，有纵皱纹。体轻，质硬脆。有特殊香气，味淡而辛辣（图127-3）。

【成分】 含单萜、倍半萜、二萜、三萜，苯并呋喃类，香豆素，吡咯里西啶生物碱，山岗橐吾碱（clivorine），有机酸和挥发油等。

【药理】 ①祛痰：蹄叶橐吾浓缩水煎剂10g（生药）/kg灌胃，有明显的祛痰作用，与相同剂量紫菀水煎剂的祛痰作用比较，无显著性差异。②镇咳：鹿蹄橐吾乙醇提取物15g/kg给小鼠灌胃，镇咳率为53%。③肝脏毒性：给雄性大鼠腹腔注射鹿蹄橐吾乙醇提取物（主含山岗橐吾碱）60mg/kg，肝组织中GSH含量明显上升，GSSG/GSH明显下降，血清ALT、AST活性明显上升，肝细胞质中出现空泡，灶性脂肪变性；超过110mg/kg可见血管及中央静脉周围点状及带状灶性坏死；腹腔注射150mg/kg即可引起明显肝脏毒性。

【性味、归经与效用】 性微温，味辛、苦。归肺、肝经。有祛痰止咳，理气活血，止痛的功效。用于咳嗽，痰多气喘，百日咳，腰腿痛，劳伤，跌打损伤。

【临床应用】 ①感冒咳嗽：山紫菀15g，紫苏叶、苦杏仁各10g。水煎服，日服一剂。②风寒咳嗽：山紫菀25g，百部10g，共研细粉。口服，1次5g，1日2次。③肺结核咳嗽：山紫菀、浙贝母、知母、五味子各15g，阿胶（烊化）、甘草、桔梗各10g。水煎服，日服一剂。

【按语】 紫菀为常用中药，始载于《神农本草经》中品。有润肺下气，化痰止咳的功效。现代研究其有镇咳、祛痰、抗菌、解痉和抗肿瘤等广泛的药理活性，与中医药经典理论和临床实践相符合。

据谢宗万研究员调查，各地药用紫菀主要有软紫菀和硬紫菀两类。软紫菀根质软而甜，为紫菀正品，应用范围最广；硬紫菀也称山紫菀等名称，来源甚为复杂，但均为橐吾属植物的地下部分，其共性是质硬而味辣[8]，该属植物的根在民间作紫菀药用达30多种，全国许多地区代紫菀药用[9]。

赵显国等教授做了从河北、辽宁、吉林、陕西、甘肃、青海、四川、云南、广东、江苏、福建、安徽、浙江、北京、天津、新疆等省、市、自治区收集到的紫菀商品药材58件的鉴定，结果是除紫菀（*Aster tataricus*）作为该药主流商品外，橐吾属（Ligularia）植物蹄叶橐吾*Ligu-*

laria fischeri (Ledeb.) Turcz.、离舌橐吾*L. veitchiana*、鹿蹄橐吾*L. hodgsonii* Hook.、川鄂橐吾*L. wilsoniana* (Hemsl.) Greenm.、狭苞橐吾L. *intermedia*、黄亮橐吾*L. caloxantha* (Diels) Hand. -Mazz. 等28种植物的根及根茎在四川、贵州、甘肃、云南、辽宁等地以"紫菀"、"山紫菀"、"光紫菀"或"滇紫菀"之名药用[10],应予以充分的重视。

紫菀商品品种混乱有较长的历史,郑肖岩《增订伪药条辨》紫菀项下曰:"伪名次紫菀,又名硬芦紫菀,服之往往愈见咳逆气结,其害无穷。按紫菀近道处处虽有出产,然色紫味苦,质极柔宛。若此种硬芦,形质既殊,性味自劣[11]。"郑氏此处所言的次紫菀是否为橐吾属植物,有待考证,但他所述的"此种硬芦紫菀,形质既殊,性味自劣"的情况值得引起注意。

值得注意的是,紫菀品种的混乱还与地方中药材标准有典不遵的情况有关:四川省中药材标准将川鄂橐吾*L. wilsoniana*(Hemsl.) Greenm、宽戟橐吾*L. lati-hastata*(W.W.Sn.) Hand-Mazz.、鹿蹄橐吾*L.* hodgsonii Hook. 或狭苞橐吾*L.* intermedia Nakai的根及根茎以"川紫菀"之名收载[12];云南省药品标准将鹿蹄橐吾的根及根茎以"滇紫菀"之名收载[13];吉林省药品标准将蹄叶橐吾*Ligularia fischeri*(Leded.) Turcz. 的根及根茎以"山紫菀"之名收载。同种植物名称不同的情况,加重了紫菀品种的混乱。

山紫菀与紫菀虽同为菊科植物,但属、种不同,虽均有镇咳、祛痰的药理活性,但其他药理活性并非一致,且其与紫菀化学成分不同,并含有对肺及肾具明显毒性的吡咯里西啶生物碱 (Pyrrolizidine alkaloids PAs)[14],绝不可混称或代紫菀药用,而应各以其名正确应用,并应加强对橐吾属山紫菀类药材的化学成分、药理活性的研究,正确命名,进行合理开发利用。

(韩书明 王玲玲 赵学红)

参考文献

[1]吴玛琍,孔增科.中药饮片鉴别(上册).天津:天津科学技术出版社,1993.304

[2]王本祥.现代中药药理与临床.天津:天津科技翻译出版公司,2004.1541

[3]徐国辉.中草药,1981,12(3):140,44

[4]李苗,等.沈阳药学院学报,1987,4(2):136

[5]高应斗,等.中华医学杂志,1956,42(10):959

[6]孔增科,等.常用中药药理与临床应用.赤峰:内蒙古科学技术出版社, 2005.308

[7]李岩,等.中医药信息,1999,16:47

[8]谢宗万.中药材品种论述(上册)·第二版.上海:上海科学技术出版社,1990.142

[9]赵显国,等.中草药,1998,29(2):115

[10]徐国钧,等.常用中药材品种整理和质量研究(南方协作组·第三册).福州:福建科学技术出版社,1999.156

[11]郑肖严辑,曹炳章增订.增订伪药条辨.上海:上海科学技术出版社,1959.39

[12]四川省卫生厅.四川省中药材标准,1987.72

[13]云南省卫生厅.云南省药品标准,1974.345

[14]肖培根.新编中药志·第一卷.北京:化学工业出版社,2002.996

128 番泻叶、耳叶番泻叶及罗布麻叶

番泻叶 Folium Sennae

【基源】 为豆科植物狭叶番泻*Cassia angustifolia* Vahl或尖叶番泻*Cassia. acutifolia* Delile的干燥叶。

【饮片鉴别】 ①狭叶番泻:呈长卵形或卵状披针形,长1.5~5cm,宽0.4~2cm,全缘,叶端急尖,叶基稍不对称。上表面黄绿色,下表面浅黄绿色,无毛或近无毛,叶脉稍隆起。革质。气微弱而特异,味微苦,稍有黏性(图128-1)。②尖叶番泻:呈披针形或长卵形,略卷曲,叶端短尖或微突,叶基不对称,两面均有细短毛茸(图128-2)。

【成分】 含番泻苷A、B、C、D和G、芦荟大黄素双蒽醌苷、芦荟大黄素、芦荟大黄素葡萄糖苷、异鼠李素葡萄糖苷、大黄酸葡萄糖苷、丁香树脂醇-4-O-葡萄糖苷、异鼠李素-3-O-龙胆二糖苷、山柰酚-3-O-龙胆二糖苷、槲皮素-3-O-龙胆二糖苷、大黄素-8-O-槐糖苷、大黄酸、水杨酸、棕榈酸、硬脂酸、蜂花醇、右旋肌醇甲醚、山柰酚以及果糖、蔗糖、半乳糖、阿拉伯糖、鼠李糖等[1]。

【药理】 ①泻下:番泻苷A20mg/kg可致泻,灌胃后

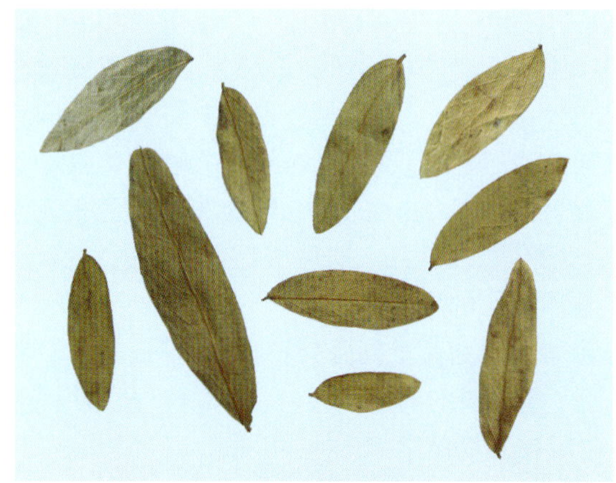
图 128-1 狭叶番泻

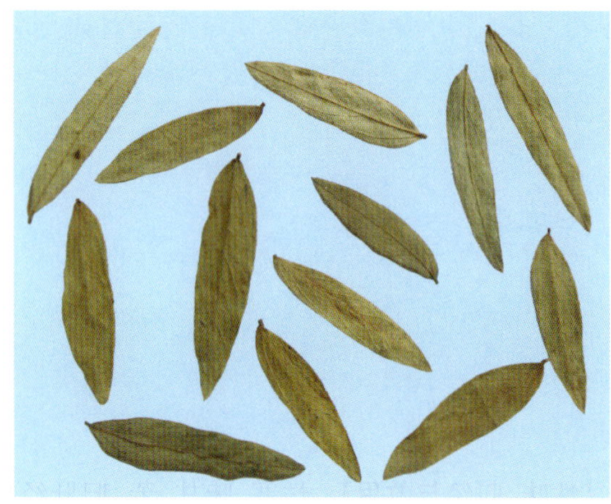
图 128-2 尖叶番泻

在大肠内通过肠内细菌作用，生成芦荟大黄素双蒽酮而起泻下作用。②抗菌：对大肠杆菌、痢疾杆菌、变形杆菌、甲型链球菌及白色念珠菌均有明显抑制作用。③对肠管运动的影响：10%番泻叶浸膏用麦氏浴槽实验，使离体大鼠回肠运动振幅增加67.1%，能拮抗乙酰胆碱引起的回肠痉挛性收缩，提高小鼠肠道推进率并减少肠道对液体的吸收，使小鼠全消化道重量加重，有利于体内毒素排出。④松弛肌肉、解痉：有箭毒样作用，能在运动神经末梢和骨骼肌接头处阻断乙酰胆碱与M受体结合，使肌肉松弛，并具有一定的解痉作用。⑤止血：能使血小板和纤维蛋白原增加，从而起到凝血作用[2]。⑥毒性：番泻苷对小鼠的LD_{50}为1.414g/kg。

【性味、归经与效用】 性寒，味甘、苦。归大肠经。有泻下导滞的功效。用于习惯性便秘，热结便秘、腹满胀痛，脾胃运化不健之食少脘痞、腹胀便难，腹水臌胀，可用于X线腹部造影或腹部外科手术前清洁肠道。

【临床应用】 ①消化性溃疡出血：口服番泻叶粉胶囊4粒（生药0.25g/粒），一日3次。②急腹症：a.急性胰腺炎：口服番泻叶粉胶囊4粒（生药0.25g生药/粒），一日3~4次[3]。b.急性粘连性肠梗阻：番泻叶15~30g，北细辛6~10g，加水300ml煎汁温服。c.急性机械性、动力性肠梗阻：番泻叶20g加水250ml泡15分钟后饮用。d.急性肠梗阻恢复期或慢性肠粘连：番泻叶、焦香附、桔梗、地榆、葶苈子各8~12g，北细辛、当归、甘草各3~8g，白芍15~20g。水煎服，日服一剂。e.胆囊炎：口服番泻叶粉胶囊4粒（0.25g生药/粒），一日3次，24小时内无大便者再加服4粒。f.胆道蛔虫病：番泻叶50g，开水泡服，连服6日[4]。③消化不良：番泻叶、生大黄各6g，陈皮、黄连、丁香各3g，沸水温浸30分钟，去渣，分3次口服。④便秘：a.习惯性便秘：番泻叶10g，泡茶饮。b.老年人便秘：番泻叶10g加沸水150ml浸泡30分钟后服用。c.小儿慢性便秘：番泻叶每日0.01g/kg体重，用水泡5分钟后服用；乳酸菌素片，口服一次0.4g，日3次[6]。d.开颅术后便秘：番泻叶10g沸水冲泡饮服。e.海洛因成瘾者便秘：番泻叶15~30g，沸水150~300ml浸泡约10分钟后服用[7]。f.氯氮平致便秘：番泻叶20g，沸水浸渍5分钟后去渣顿服[8]。⑤结石症：a.泌尿系结石：番泻叶50g，文火水煎20~30分钟，日服一剂。b.胆石症：番泻叶粉胶囊口服，一次4粒（0.25g生药/粒），一日3次，24小时内无大便者再加服4粒。⑥回乳：番泻叶4g泡沸水200ml，分2~3次服，3~7日断乳汁。

● 耳叶番泻叶 Folium Cassiae Auriculatae

【基源】 为豆科植物耳叶番泻*Cassia auriculata* L.的干燥叶。

【饮片鉴别】 小叶呈卵圆形或倒卵圆形，长1.3~2.4cm，宽0.7~1.1 cm。先端圆，有急尖，基部大都不对称，全缘。灰绿色或红棕色，被灰白色长茸毛，叶的下表面毛茸比上表面密。气微，味淡（图128-3）。

【成分】 含微量蒽醌衍生物。

● 罗布麻叶 Folium Apocyni Veneti

【基源】 为夹竹桃科植物罗布麻*Apocynum lancifolium* Russan（Apocynum *venetum* L.）的干燥叶。

【饮片鉴别】 多皱缩卷曲，有的破碎，完整叶片展平后呈椭圆形或卵圆状披针形，长1~5cm，宽0.5~2cm。先端钝，顶部有芒尖，基部钝圆或楔形，边缘具细齿。上表面绿色或灰绿色，下表面灰绿色或棕色。质脆。气微，味淡[9]（图128-4）。

【成分】 含槲皮素，异槲皮苷，金丝桃苷，芸香苷，右旋儿茶精，蒽醌和谷氨酸、丙氨酸、缬氨酸等多种氨基酸，二十九烷，三十烷醇，三十一烷，羽扇豆醇

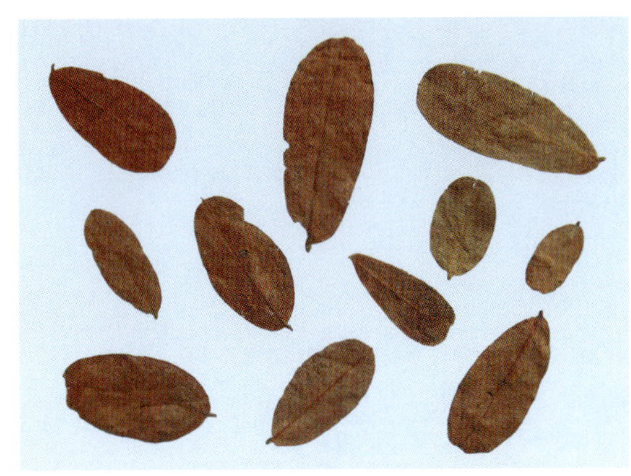
图 128-3 耳叶番泻叶

棕榈酸酯，棕榈酸蜂花醇酯，棕榈酸十六醇酯，内消旋肌醇，β-谷甾醇，氯化钾，鞣质，多糖，羽扇豆醇，异秦皮定和东莨菪素等。

【药理】 ①扩张血管：从罗布麻叶中提取的黄酮苷对离体兔耳血管有明显扩张作用，可使兔耳灌流液流出量明显增加。②降压：麻醉狗静脉注射罗布麻叶煎剂0.25g/kg，血压下降率为69.4%，且无快速耐受性。该药口服给药的降压特点是作用弱而缓慢。肾性高血压狗灌胃罗布麻叶制剂1~2g/kg，分别给药4天或10天，血压均轻度下降。自发性高血压大鼠每天每只给予70mg罗布麻叶水提物可降低收缩压，但作用弱于卡托普利。③降血脂：罗布麻叶水浸膏灌胃，对禁食大鼠由Triton（造高脂血症模型剂）所诱发的高脂血症，有显著降胆固醇和降甘油三酯作用[10]。④利尿：经大鼠、兔、狗三种动物通过静脉和口服两种不同的给药途径，均证明罗布麻叶具有利尿作用。且较速尿缓慢、温和、持久。⑤解聚：罗布麻叶所含的槲皮素对血小板活化因子、凝血酶及ADP诱导的大鼠血小板聚集均有明显的抑制作用，并能抑制凝血酶诱导的兔血小板释放5-HT。⑥镇静：罗布麻叶水浸膏的醚溶物及罗布麻叶的醚提取物均有轻度镇静作用。其镇静的有效成分是异秦皮定和金丝桃苷。⑦抗脂质过氧化：罗布麻叶提取物对大鼠血清和肝脏中的过氧化脂质有降低作用，并能增强超氧化物歧化酶、过氧化氢酶和谷胱甘肽过氧化物酶的活性。⑧抗抑郁：罗布麻叶提取物30~125mg/kg，能缩短强迫游泳的不动时间，此作用与三环类抗抑郁药丙咪嗪20 mg/kg所产生的作用相当。⑨保肝：罗布麻叶水提物给小鼠口服500mg/(kg.d)，连续7天，可保护CCl_4（每只鼠30μL）或D-半乳糖胺（700mg/kg）、脂多糖（20μg/kg）引起的肝损伤。此提取物在100μg/ml时可抑制肿瘤坏死因子引起的D-半乳糖胺致敏小鼠肝细胞的死亡。⑩抗辐射：罗布麻叶水浸膏可保护辐射所致小鼠造血功能损害，口服或腹腔注射均可改善^{60}Coγ射线所致白细胞数下降，并延长小鼠存活天数；若口服并用腹腔注射则存活天数更长。⑪抗化疗药：罗布麻叶所含肌醇能对抗环磷酰胺引起的幼鼠脾脏萎缩及生长起阻滞作用，并可减轻环磷酰胺对染色体的损伤，降低环磷酰胺诱发的微核。罗布麻叶中的三十烷醇肌注也可明显降低环磷酰胺引起的小鼠微核率升高，对抗环磷酰胺所致小鼠脾脏、胸腺的萎缩[11]。⑫毒性：罗布麻叶煎剂小鼠静脉注射的LD_{50}为10.68/kg。

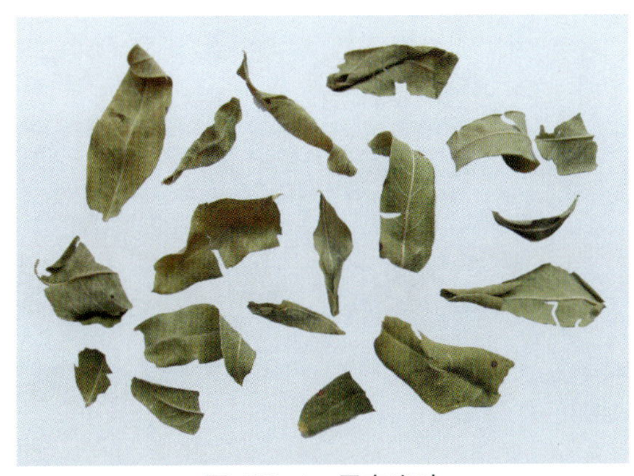
图 128-4 罗布麻叶

【性味、归经与效用】 性寒，味甘、苦。归肝经。有平肝安神，止咳平喘，利水消肿的功效。用于肝热或肝阳上亢之头痛、眩晕、烦躁失眠、心悸不安及高血压病；风热感冒咳嗽，痰热气喘；湿热水肿，小便不利。

【临床应用】 ①高血压、头痛失眠：罗布麻叶9g，钩藤、夏枯草、野菊花各6g，红枣4个。水煎服，日服一剂。②肝炎腹胀：罗布麻叶、延胡索各6g，苦丁香4.5g，公丁香3g，木香9g，共研细粉。口服，一次1.5g，一日2次，开水送服。③慢性气管炎、感冒：罗布麻叶9g泡水喝。④降血脂：罗布麻茶（每袋含罗布麻叶干浸膏0.25g、绿茶1.75g），一天2~3袋，泡水含服[12]。

【按语】 番泻叶为较常用中药，古代本草未见记载，其名始见于《饮片新参》，王一仁曰："番泻叶，色青黄，形如小竹叶，性味苦香凉。功能泄热利肠府，通大便……[13]"陈仁山《药物出产辨》曰："番泻叶产自架喇吉打（即印度语加尔各答的译音），八九月新，苦，微寒，去积聚热结，通大便秘塞。"该药主产印度等国，系进口药材，从有关资料综合分析，在我国的药用历史有一百多年。

现代研究其主要成分为番泻苷，芦荟大黄素等蒽醌类和糖类，有泻下、抗菌等药理作用，临床用于各型便秘、急腹症和消化不良等病症。

商品中尚见有耳叶番泻叶混称番泻叶或掺入其中的情况[14]，需注意鉴别，因其无泻下作用，不可作番泻叶药用。

至于以罗布麻叶充番泻叶，纯属误用。罗布麻叶与番泻叶毫无亲缘关系，化学成分、药理作用与功能效用均迥异，应以其名、其效正确应用。

（韩书明　章新建　王光恩）

参考文献

[1]刘圣，等.清热中药现代药理与临床.合肥：安徽科学技术出版社，1999.309

[2]王本祥.现代中药药理学.第二版.天津：天津科学技术出版社，1997.374

[3]傅志泉，等.中国中医药科技，1998，5(6)：337

[4]易桂生.中西医结合实用临床急救，1995，2(3)：102

[5]孔增科，等.常用中药药理与临床应用.赤峰：内蒙古科学技术出版社，2005.466

[6]高翔，等.中国中西医结合杂志，2001，21(4)：314

[7]陈勇鹏.实用中医药杂志，2000，16(3)：37

[8]张振杰，等.中草药通讯，1974，(1)：21

[9]孔增科.中药材，1985，(1)：23

[10]杨守业，等.中药通报，1986，(6)：50

[11]杭秉茜，等.中国药科大学学报，1987，18(2)：144

[12]马永兴，等.中西医结合杂志，1989，(6)：335

[13]王一仁.饮片新参(上册).上海：千顷堂书局，1936.176

[14]中国医学科学院药用植物资源开发研究所，等.中药志(第五册).北京：人民卫生出版社，1994.142

129　蒺藜与软蒺藜

蒺藜 Fructus Tribuli

【基源】 为蒺藜科植物蒺藜*Tribulus terrestris* L.的干燥成熟果实。

【饮片鉴别】 ①蒺藜：果实由5个分果瓣组成，呈放射状排列，直径0.7~1.2cm。常裂为单一的分果瓣，分果瓣斧状，长3~6mm，背部黄绿色，隆起，有纵棱及多数小刺，并有对称的长刺和短刺各1对，两侧面粗糙，有网纹，灰白色。质坚硬。气微，味苦、辛[1]（图129-1）。②炒蒺藜：形同蒺藜，表面微黄色至焦黄色。质硬脆。气微香，味苦、辛（图129-2）。

【成分】 含黄酮类：山柰醇，山柰醇-3-葡萄糖苷，刺蒺藜苷，薯蓣皂苷元，蒺藜酰胺，蒺藜多糖，生物碱，挥发油，硝酸盐和异鼠李素等[2,3]。

【药理】 ①抗心肌缺血：蒺藜皂苷能扩张冠脉，减慢心率，改善冠脉循环，有抗心肌缺血及缩小心肌梗死范围的作用。②抗血栓：2.56g(生药)/kg水煎剂给小鼠灌胃，对大鼠动静脉旁路血栓形成有显著抑制作用，对血浆凝血酶原时间有显著延长作用，且强于尿激酶。③抗炎：水煎剂对小鼠琼脂性肉芽组织增生有显著抑制作用。④抗衰老：蒺藜皂苷有耐高温、耐低温、耐缺氧、增强游泳时间，抗疲劳等适应原样作用。灌服蒺藜总皂苷100mg/kg、240mg/kg，可明显使小鼠脾、胸腺及体重增加，并能促进果蝇生长、发育，延长寿命[4]。⑤镇痛：水煎剂能显著提高小鼠热刺激的痛阈，对乙酸引起的小鼠扭体反应有显著缓解作用，效果与对照药炎痛喜康作用相当。⑥增强性功能：水煎剂可使大鼠睾丸sertoli细胞活性升高，有促性腺激素样作用。⑦抗菌：蒺藜提取物可抑制金黄色葡萄球菌、大肠杆菌及白色丝酵母菌的生长。⑧保肝：蒺藜皂苷喂饲家兔90天，可抑制肝中蛋白质、碳水化合物及脂类营养不良的扩展，呈现出保肝作用。⑨降压：蒺藜水提物对麻醉犬有降低血压的作用。⑩毒性：小鼠灌服蒺藜皂苷的LD_{50}为(4.49±0.027)g/kg。

【性味、归经与效用】 性微温，味辛、苦；有小毒。归肝经。有平肝解郁，活血祛风，明目，止痒的功效。用

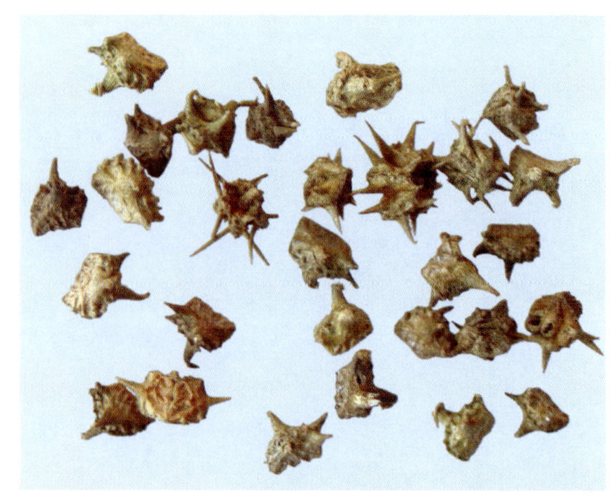

图 129-1　蒺藜

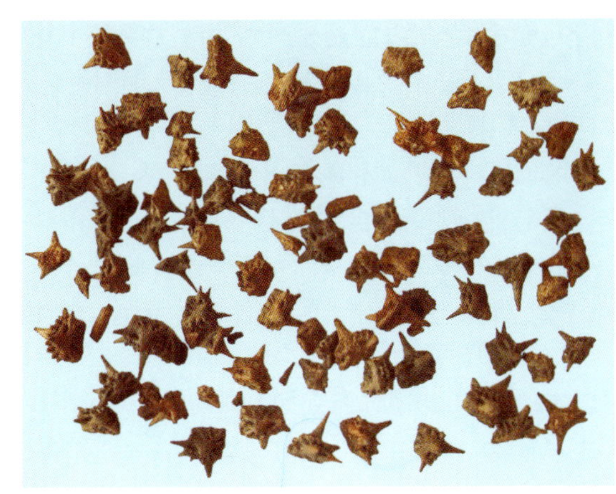
图 129-2 炒蒺藜

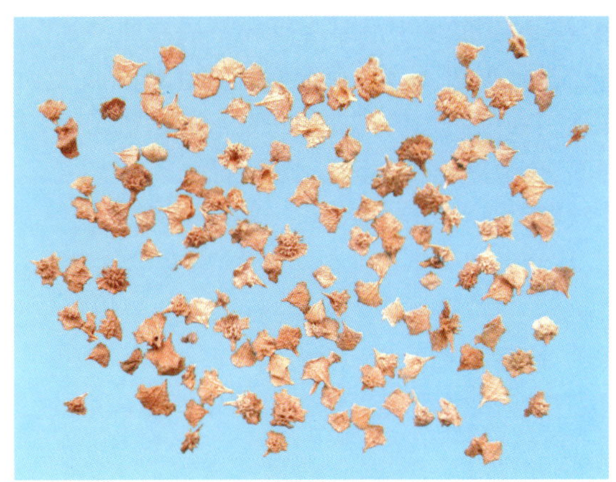
图 129-3 软蒺藜

于头痛眩晕，胸胁胀痛，乳闭乳痈，目赤翳障，风疹瘙痒。

【临床应用】 ①高血压：蒺藜15g，菊花12g，决明子20g，甘草6g。水煎服，日服一剂。②风疹瘙痒：蒺藜、防风、蝉蜕各10g，白鲜皮、地肤子各12g。水煎服，日服一剂[5]。③急性结膜炎：蒺藜12g，青葙子、木贼、决明子各10g，菊花6g。水煎服，日服一剂。④角膜云翳：蒺藜6g，菊花9g，木贼15g。水煎服，日服一剂。⑤生殖器疱疹：苦参、土茯苓各30g，蒺藜、大黄、白花蛇舌草、蒲公英、半枝莲各20g，白矾15g，白鲜皮、知母、花椒、黄柏各10g，加水3000ml，煎煮30分钟，蹲于盆上熏蒸，待水温合适时坐浴20分钟，日用一剂，熏蒸、坐浴2次，10天为1个疗程[6]。

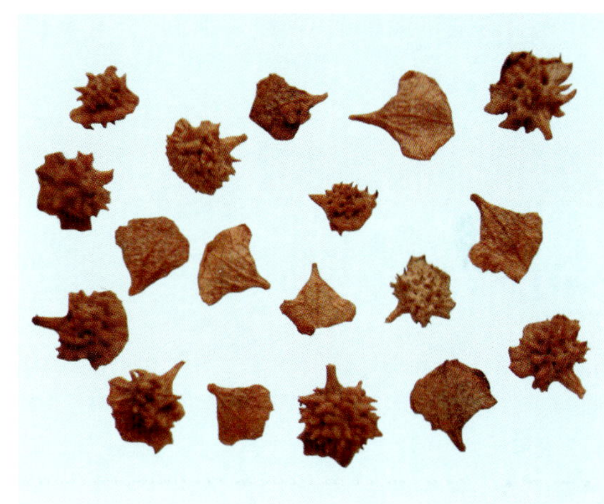
图 129-4 盐软蒺藜

软蒺藜 Fructus Atriplicis

【基源】 为藜科植物中亚滨藜 *Atriplex centralasiatica* Iljin 的干燥成熟果实。

【饮片鉴别】 ①软蒺藜：果实呈扁平的扇形，或呈卵圆形、近圆形。表面黄棕色、浅棕色或浅绿棕色。苞片表面有3条明显隆起的放射状主脉及网状细脉纹或具珊瑚刺状突起，但不棘手，边缘齿状。胞果扁平，近圆形或肾形，直径2~3mm，果皮膜质，白色，与种子贴伏，上有花柱残基。种子红褐色或黄褐色。气微，味微苦(图129-3)。②盐软蒺藜：形同软蒺藜，表面颜色加深，味咸而苦(图129-4)。

【成分】 含异鼠李素，山柰酚，槲皮素，苜蓿素，槲皮素-7-O-a-L-吡喃鼠李糖苷，异荭草苷，β-谷甾醇和β-胡萝卜苷、芸薹二糖苷等[7]。

【药理】 ①抗炎：软蒺藜水煎剂2.56及1.28g(生药)/kg给小鼠灌服，能显著抑制琼脂性肉芽组织增生，较明显地降低小鼠毛细血管通透性，且具剂量依赖性，显示出一定的抗急性炎症作用。②抗血栓：水煎剂对大鼠动静脉旁路血栓形成有显著抑制作用，对血浆凝血酶素原时间有显著延长作用。③降血脂：软蒺藜提取液给大鼠灌服30g(生药)/(kg·d)，连续4周，坐骨神经组织山梨醇(SNS)的含量，血甘油三酯和血小板聚集均显著下降[8]，说明软蒺藜可改善脂质代谢和降低血小板聚集功能。提示软蒺藜具有醛糖还原酶抑制作用，有助于防治糖尿病周围神经病变。④镇痛：水煎剂可显著提高小鼠热刺激和醋酸所致扭体反应的痛阈，提示有镇痛作用。⑤保肝：水提物对小鼠迟发性变态反应（PC-DTH）性肝损伤呈现出良好的保护作用，效果与对照药联苯双酯相似[9]。

【性味、归经与效用】 性平，味苦。有祛风，活血，清肝，明目的功效。用于目痛，头痛，肿毒，皮肤瘙痒，乳汁不通[10]。

【临床应用】 ①无名肿毒：软蒺藜、赤芍、瓜蒌各9g，蒲公英15g。水煎服，日服一剂。②头风：软蒺藜、菊花、防风各9g，蝉蜕5g。水煎服，日服一剂。

【按语】 蒺藜为较常用中药，以“蒺藜子”之名始载于《神农本草经》上品，该药物五角十刺，触之伤人，疾而且利，故名，亦称“刺蒺藜”。有平肝解郁，活血祛风，明目止痒的功效。现代研究有抗心肌缺血、抗血栓、抗衰老、抗菌、抗炎、保肝、降压和镇痛等广泛的药理活性。临床用于治疗高血压证、头痛、眩晕，风疹瘙痒和心、脑血管障碍等病证效果理想。

软蒺藜主产于山东沾化、利津、寿光等县，亦名东蒺藜，是20世纪50年代发现的药物，其果实性状与蒺藜迥然不同，为扁平的扇形或卵圆形，上具网状脉纹和瘤状软刺，握之不扎手，故名[11]；据文献记载和调查[12]，山东、陕西和河北个别地区曾将其误作蒺藜药用，这是不对的，应予纠正。

师勤等做了蒺藜、软蒺藜化学成分和药效学比较，发现二药所含的某些化学成分(槲皮素、山柰酚、异鼠李素为母核的黄酮类)和抗心肌缺血，抗血栓，保肝，抗炎，镇痛诸方面的药理活性相似，但并不相同。在化学成分方面，蒺藜以槲皮素为母核的黄酮类成分含量高，软蒺藜则以异鼠李素为母核的黄酮类成分含量高；除此以外，蒺藜还含有甾体皂苷类、酰胺类、硝酸盐等成分，软蒺藜还含有芸薹二糖苷、异荭草苷、苜蓿素等成分，在药理作用方面，蒺藜还有降低血压、抗菌、增强性功能、降血脂、降低毛细血管通透性等活性。因此，决不可把软蒺藜混称或代蒺藜药用，而应各以其名正确应用，并应加强对软蒺藜药物的研究，根据其某方面较强的药理活性，开发其自身的药用价值。

(王　昕　杨　阳　宋俊骊)

参考文献

[1]吴玛琍，孔增科.中药饮片鉴别(上册).天津：天津科学技术出版社，1993.440

[2]师勤，等.药物分析杂志，1999，19(2)：75

[3]师勤，等.上海第二医科大学学报，2000，20(1)：42

[4]肖培根.新编中药志·第二卷.北京：化学工业出版社，2002.617

[5]《全国中草药汇编》编写组.全国中草药汇编(下册).北京：人民卫生出版社，1978.373

[6]徐福合，等.中医外治杂志，1997，(2)：13

[7]张杨，等.中国中药杂志，2005，30(9)：679

[8]刘福平，等.中药材，1996，19(3)：142

[9]徐国钧，等.常用中药材品种整理和质量研究(南方协作组·第三册).福州：福建科学技术出版社，1999.525

[10]河北省食品药品监督管理局.河北省中药饮片炮制规范(2003年版).北京：学苑出版社，2004.81

[11]山东卫生干部进修学院.山东中药.济南：山东人民出版社，1959.254

[12]北京药品生物制品检定所，等.中药鉴别手册(第一册).北京：科学出版社，1981.515

130　椿皮与香椿皮

● 椿皮 Cortex Ailanthi

【基源】 为苦木科植物臭椿*Ailanthus altissima* (Mill.) Swingle的干燥根皮或干皮[1]。

【饮片鉴别】 ①椿皮：呈不规则丝状或片状。根皮切面棕黄色，厚0.3~1cm，内层纤维性，外层显颗粒性。外表面灰黄色或黄褐色，粗糙，有多数突起的纵向皮孔及不规则的纵横裂纹，根皮厚0.3~1cm，除去粗皮显黄白色；干皮厚0.5~2cm，外表面灰黑色，粗糙，有深裂纹，内表面淡黄色，密布梭形小孔或小点。质硬而脆。气微，味苦(图130–1)。②麸炒椿皮：形如椿皮，表面棕黄色或焦黄色，具麸皮香气，味苦而涩(图130–2)。

【成分】 含苦楝素，植物甾醇，转化糖，鞣质，皂苷及一种羟基香豆素苷类和臭椿苦酮，臭椿苦内酯，11-乙酰臭椿苦内酯，苦木素，新苦木素，臭椿双内酯，丁香酸、香草酸、壬二酸及β-谷甾醇，D-甘露醇等。

【药理】 ①抗肿瘤：苦木素和臭椿酮均有抗肿瘤作用，4mg/kg苦木素对白血病P_{338}小鼠的生命延长率为

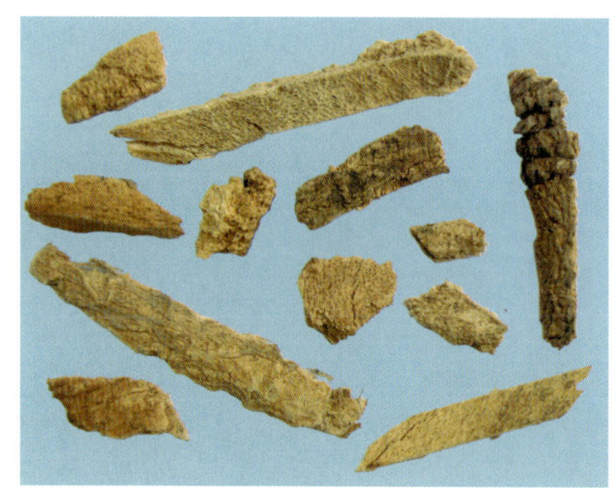

图 130–1　椿皮

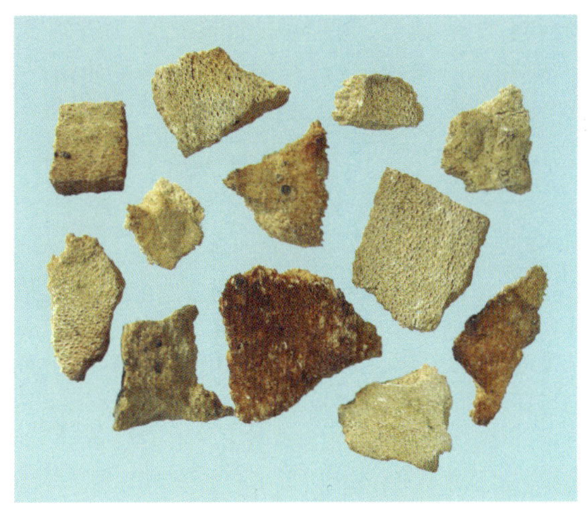
图 130-2 麸炒椿皮

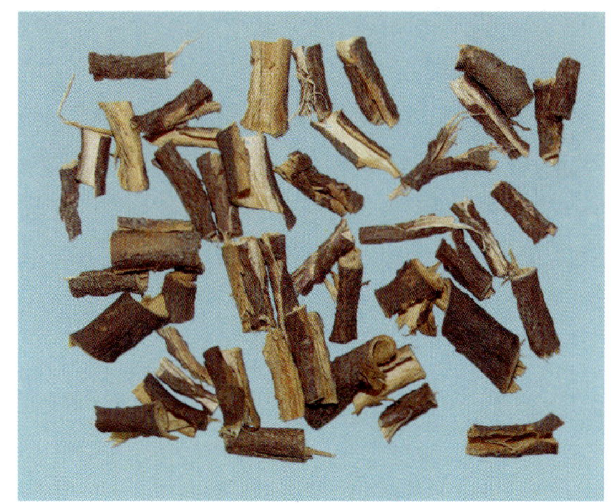
图 130-3 香椿(根)皮

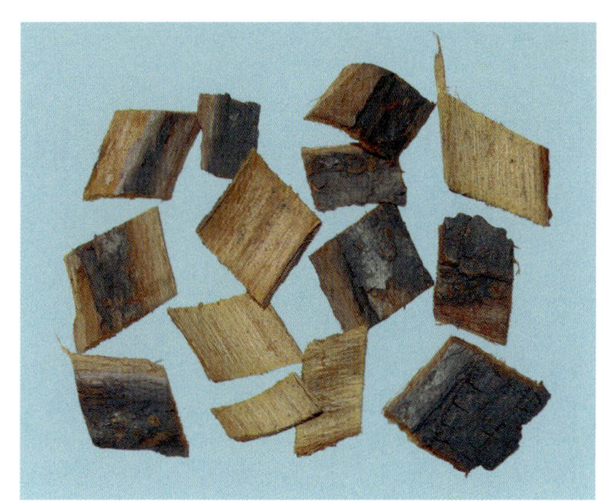
图 130-4 香椿(茎)皮

65%。臭椿酮对人鼻咽癌KB细胞有细胞毒活性，其ED_{50}为10^{-2}~$10^{-3}\mu g/ml$。0.125~4.00mg/kg剂量时，对淋巴细胞白血病P_{388}显示一定的活性。②抗菌：椿皮水提物对金黄色葡萄球菌有微弱的抑杀作用；醇提取物对金黄色葡萄球菌有较强的抑杀作用，对绿脓杆菌、大肠杆菌亦有不同程度的抑杀作用[2]。③调节免疫：秦艽椿皮汤(秦艽、椿皮、苍术、黄柏等)对溃疡性结肠炎模型大鼠的免疫功能具有双向调节作用[3]。

【性味、归经与效用】 性寒，味苦、涩。归大肠、胃、肝经。有清热燥湿，收涩止带，止泻，止血的功效。用于赤白带下，湿热泻痢，久泻久痢，便血，崩漏。

【临床应用】 ①肛裂：椿皮、刺苋菜各30g，灯心花20g，刺猬皮5g。水煎，加入蜂蜜50ml，日服一剂；药渣加水煎煮取液，趁热熏患处，5天为1个疗程。②结肠炎：椿皮、地榆、白及各50g，儿茶、白芍、延胡索、五灵脂、白术、鸡内金各20g，焦三仙60g，甘草10g。随证加减。水煎服，日服一剂。

香椿皮(椿白皮) Cortex Toonae

【基源】 为楝科植物香椿*Toona sinensis* (A. Juss) Roem. 的树皮或根皮[4]。

【饮片鉴别】 呈片块或卷筒状，厚2~6mm。外表面红棕色，老皮呈裂片状，内表面黄棕色，有细纵纹。质硬，纤维性。稍有香气，味淡(图130-3，图130-4)。

【成分】 含二十碳酸乙酯，2-二十六烷醇、槲皮素，川楝素，槲皮素-3-0-β-D-葡萄糖苷，5，7-二羟基-8-甲氧基黄酮，杨梅菌素，β-谷甾醇，鞣质等。

【药理】 香椿皮水煎液对金黄色葡萄球菌、肺炎球菌、伤寒杆菌、甲型副伤寒杆菌、福氏痢疾杆菌、绿脓杆菌和大肠杆菌均有抑制作用[5]。

【性味、归经与效用】 性温，味苦、涩。归大肠、胃经。有祛风利湿，止血止痛的功效。用于痢疾，肠炎，泌尿系感染，便血，血崩，白带，风湿腰腿痛。

【临床应用】 ①休息痢：香椿皮、诃子各50g，母丁香30g，共研细粉。口服，一次6g，一日2次。②胃溃疡：香椿皮15g，忍冬藤10g，炙甘草3g。水煎服，日服一剂。③中耳炎：香椿皮适量焙干研极细粉，用香油适量，搅拌均匀，用滴管吸出，滴入耳内2~3滴，停留约20分钟倾出，一日滴5~6次[6]。

【按语】 椿皮为常用中药，以“椿樗”之名始载于《唐本草》。古代药用椿皮椿、樗不分。李时珍释其名曰：“香者名椿，臭者名樗”。并明确指出二者在形态、气味与功效上有不同之处。曰：“椿皮色赤而香，樗皮色白而臭，多服微利人。盖椿皮入血分而性涩，樗皮入气分而性利，不可不辨。其主治功虽同，而涩利之效而异，正如茯苓、芍药赤白颇殊也。凡血分受病不足者，宜用椿皮，气分受病而郁者，宜用樗皮，此心得之微也[7]。”《中华人民共和国药典》收载臭椿的根皮及干皮为椿皮正品。

由于二药功效相近，加之历代本草合并论述及地方习惯用药的原因，商品流通中多将椿皮、樗皮统称“椿白皮”或“椿根皮”销售、应用。据文献记载[8,9]和调查，在湖南、湖北、贵州、云南、四川、陕西、福建等省区以香椿的树皮或根皮作或混称椿皮使用，因二药基源、性状不同，化学成分、药理作用和功能效用有别[10]，应注意鉴别，区分药用，不可混淆或统称椿皮使用。

（王晓丽　郭　明　孔增科）

参考文献

[1]国家药典委员会.中华人民共和国药典(2005年版一部).北京：化学工业出版社，2005.246

[2]王本祥.现代中药药理与临床.天津：天津科技翻译出版公司，2004.1580

[3]朱育风等.中国现代应用药学杂志，1999.16(6)：19

[4]黎跃成.药材标准品种大全.成都：四川科学技术出版社，2001.24

[5]黎光南.云南中药志(Ⅰ).昆明：云南科学技术出版社，1990.526

[6]刘忠良.基层中药杂志，2001.16(4)：57

[7]陈贵廷.本草纲目通释.北京：学苑出版社，1992.1033

[8]北京药品生物制品检定所，等.中药鉴别手册·第一卷.北京：科学出版社，1981.519

[9]童欢，等.时珍国药研究，1998.9(3)：235

[10]曹继华，等.河南中医学院学报，2004.19(3)：24

131　槟榔、枣槟榔与马槟榔

槟榔 Semen Arecae

【基源】 为棕榈科植物槟榔*Areca catechu* L.的干燥成熟种子。

【饮片鉴别】 ①槟榔：为圆形或类圆形薄片，直径1.5~3cm。切面呈棕白色相间的大理石样花纹；周边淡黄棕色或淡红棕色，偶见有圆形新高凹陷的珠孔果实底部切片。质坚脆，易碎。气微，味涩、微苦[1]（图131-1）。②炒槟榔：形如槟榔，表面微黄色，具焦斑（图131-2）。③焦槟榔：形同槟榔，表面焦黑色，可见大理石样花纹。质脆，易碎。气微，味涩、微苦（图131-3）。

【成分】 含槟榔碱，槟榔次碱，去甲基槟榔碱，去甲基槟榔次碱，高槟榔碱，脂肪酸，脯氨酸，酪氨酸，苯丙氨酸，精氨酸及少量甲氨酸和甘露糖、半乳糖、蔗糖，α-儿茶素、无色花青素及槟榔红色素等[2]。

【药理】 ①驱虫：槟榔对多种寄生虫有抑制或杀灭作用。研究发现，槟榔对体外培养的猪囊尾蚴有良好的驱虫效果[3]。槟榔的直链脂肪酸有较强的杀犬蛔虫蚴体的活性作用。槟榔对肝吸虫也有明显的抑虫作用。槟榔煎剂对鼠蛲虫具有麻痹作用。槟榔碱是槟榔的有效驱虫成分，对猪肉、牛肉绦虫有较强的致瘫痪作用，对棘球蚴虫有杀伤作用，氢溴酸槟榔碱有排蛲虫效果。槟榔碱对钉螺也有杀灭作用，不同浓度的槟榔碱对门静脉收缩力和心室肌钙通道电流作用都呈双向性，通过阻滞钙通道电流使钉螺足平滑肌松弛，降低了钉螺上爬附壁率，使钉螺与灭螺药物接触的时

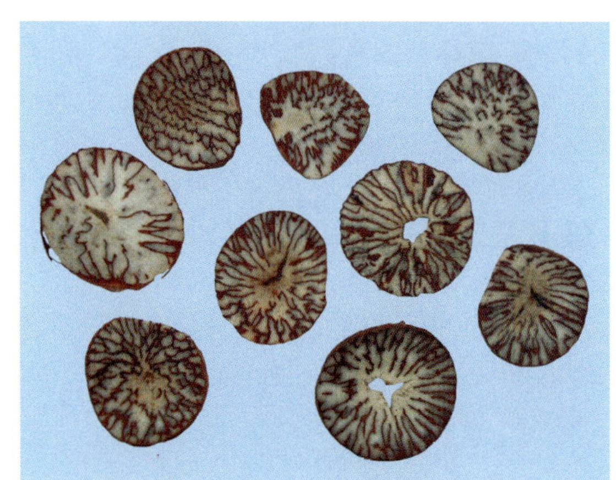

图131-1　槟榔

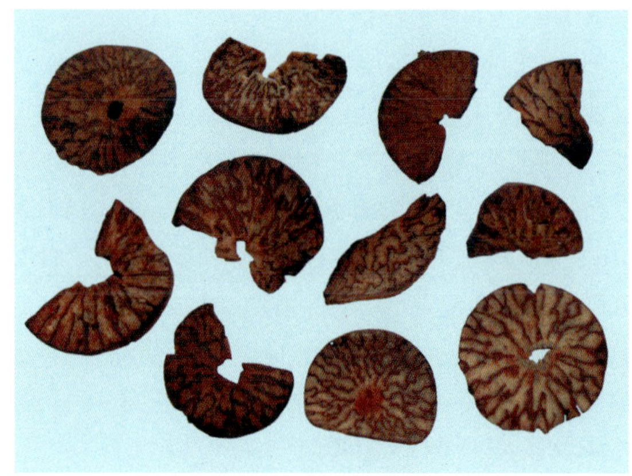

图131-2　炒槟榔

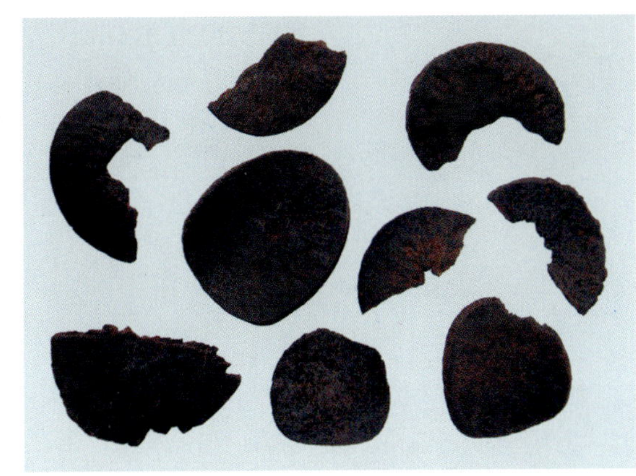

图 131-3 焦槟榔

间延长，从而发挥灭螺增效作用。较低浓度的槟榔碱可增加钉螺足跖平滑肌的收缩活动，这可能与槟榔碱直接开放钙通道，促使钙离子内流有关。②抗菌、抗真菌、抗病毒：槟榔对幽门螺旋杆菌有一定的抑制作用，其清除率和根除率均比雷尼替丁好，对十二指肠球部溃疡的总有效率也以槟榔为优。槟榔水浸剂对许兰黄癣菌、堇色毛癣菌、奥杜盎氏小芽苞癣菌等皮肤真菌均有不同程度的抑制作用。槟榔对流感病毒PR3株有抑制作用。对内氏放线菌的产酸具有一定的抑制能力，对血链球菌的生长和产酸都有一定的抑制作用，对牙龈卟啉菌和福赛类杆菌也有明显的抑菌作用。槟榔提取液浓度低于或等于8.0mg/ml时，对黏性放线菌的生长有抑制作用。③对神经系统的作用：槟榔碱具有兴奋M胆碱受体的作用，嚼食槟榔可使胃肠平滑肌张力升高，增加肠蠕动，使消化液分泌旺盛，食欲增加，腺体分泌增加，瞳孔缩小，支气管收缩，心率减慢，并可引起血管扩张，血压下降；槟榔碱也能兴奋N受体，表现为兴奋骨骼肌、神经节。槟榔碱水溶液有明显缩瞳作用，经滴眼给药平均在20分钟内使瞳孔直径由7mm缩至3mm，持续90分钟。槟榔碱尚有中枢抑制作用，腹腔注射槟榔碱可对抗樟柳碱及东莨菪碱引起的动物行为兴奋并对脑电脱节现象有拮抗作用。④对消化系统的作用：槟榔水提醇沉液对犬或猫的离体或在体胆囊均能兴奋胆囊肌，与大黄注射液合用，能增强胆总管收缩力，加速胆汁排出。槟榔对功能性消化不良模型大鼠胃平滑肌有显著的促收缩作用，主要增强收缩振幅。灌服25%和100%槟榔煎剂5~30分钟后可增加Wistar大鼠胃运动频率，同时可显著增强胃平滑肌收缩振幅指数。槟榔煎剂能促进小鼠胃肠推进运动，其兴奋家兔十二指肠可能由胆碱能M受体介导，并且涉及肠平滑肌细胞膜对异搏定敏感的Ca^{2+}通道。槟榔碱也有明显促进豚鼠离体回肠自发性收缩的作用，且呈剂量依赖性关系。⑤对泌尿生殖系统的作用：槟榔水煎剂可增加大鼠膀胱逼尿肌肌条的收缩活动，表现为增加张力和收缩波平均振幅，并呈剂量依赖性，槟榔在较低剂量时，可致昆明种雄性小鼠精子数量减少，精子畸形率增高，在较高剂量时可致精子活动率大大降低。⑥其他：槟榔的热水提液和醇提取液可明显抑制小鼠分离血浆中的淀粉酶活性，并呈剂量依赖性。槟榔醇提取液对小鼠餐后血糖值显示有降低作用。⑦毒性：槟榔煎剂小鼠灌胃的LD_{50}为(120±24)g/kg；槟榔碱可对S.typhimurium菌株TA_{100}、TA_{98}、TA_{1535}和TA_{1538}及中国仓鼠V_{79}细胞引起突变。槟榔能通过睾丸屏障影响小鼠的精子发育过程，对小鼠的生殖细胞有一定的遗传毒性。咀嚼槟榔会导致口腔黏膜下纤维化，并随时可能会转化为癌症。

【性味、归经与效用】 性温，味苦、辛。归胃、大肠经。有杀虫消积，降气，行水，截疟的功效。用于蛔虫、绦虫、姜片虫病，虫积腹痛，积滞泻痢，里急后重，水肿脚气，疟疾。焦槟榔有消食导滞的功效。用于食积不消，泻痢后重。

【临床应用】 ①脑囊虫病：槟榔60g，京大戟3g，木瓜18g，红藤12g，蛇蜕5g(冲)。水煎服，日服一剂。②蛔虫病：槟榔、苦楝子各15g。水煎服，日服一剂。③钩虫病：槟榔30g，南瓜子15g，红糖30g(冲)。水煎服，日服一剂。④姜片虫病：槟榔、甘草各45g，乌梅15g。水煎服，日服一剂[4]。⑤慢性结肠炎：槟榔、煨诃子各9g，黄连、干姜、藿香、甘松各3g，赤芍、白芍，桃仁、薏苡仁、焦白术、牛膝、陈皮各6g。水煎服，日服一剂，5天为1个疗程[5]。

枣槟榔 Fructus Arecae Immaturus

【基源】 为棕榈科植物槟榔*Areca catechu* L.的干燥成熟果实或种子。春季采者称“榔硬干”，冬季采者称“榔软干”。果实习称“槟榔干”，种子习称“枣儿槟[6]”。

【饮片鉴别】 ①槟榔干：呈长椭圆形，榔软干长5~6cm，宽2cm；榔硬干宽3~4cm。表面深棕色至近黑色，有细密纵皱纹，具光泽，微光滑。果实之一端残存果柄及宿萼。剖开后内有不成熟种子一枚，呈红褐色，瘦长，有纵皱纹，嗅之有香气。味涩，嚼之唾液染成红色(图131-4)。②枣儿槟：种子扁长形，长1~1.5cm，宽0.8~1.2cm。表面红褐色或浅棕色。有纵皱纹(图131-5)。

【性味、归经与效用】 性平，味甘、微涩。归肺、脾、胃经。有止咳化痰，降逆止呕的功效。用于脾胃不和，消化不良，呕吐，腹部胀满，胸腹闷滞，咳嗽吐痰。

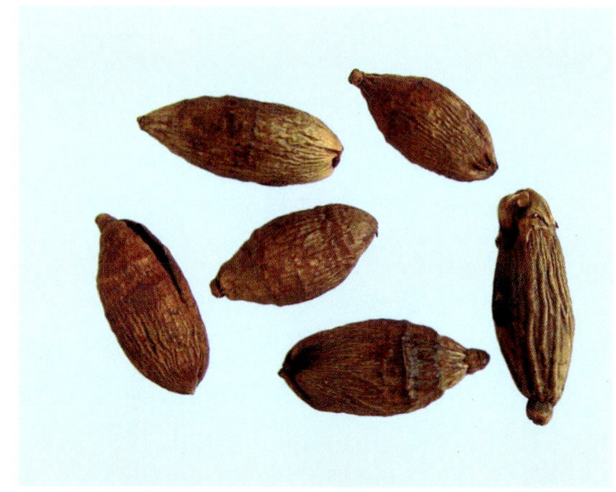

图131-4 枣槟榔(槟榔干)

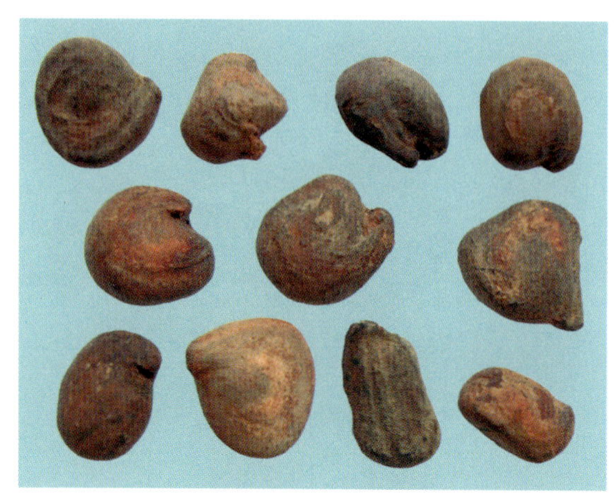

图 131-6 马槟榔

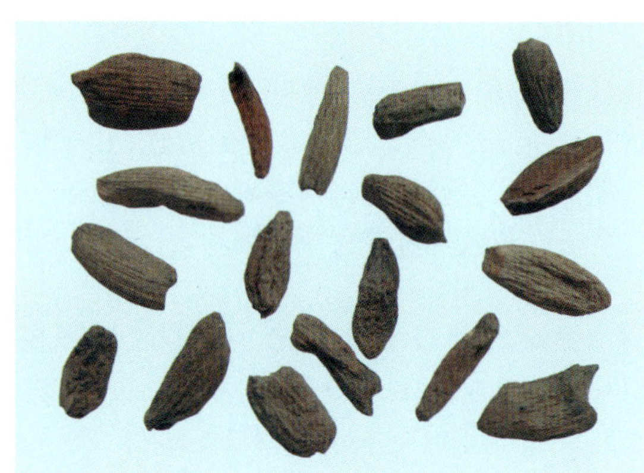

图 131-5 枣槟榔(枣儿槟)

马槟榔 Semen Capparis

【基源】 为白花菜科植物马槟榔*Capparis masaikai* Levl. 的干燥或成熟种子[7]。

【饮片鉴别】 呈不规则扁圆形,直径1~2cm。表面棕褐色,常有黑褐色果肉残留,边缘与有凸出的种脐。外种皮质硬而脆,种仁黄白色,子叶交叉折叠,盘旋卷曲,如蜗牛状。气微,味微涩而甜(图131-6)。

【成分】 含马槟榔甜蛋白Ⅰ、Ⅱ和噁唑烷硫酮等。

【性味、归经与效用】 性寒,味苦、甘。归肺、脾经。有清热解毒,生津止渴,催产断产的功效。用于热病咽喉肿痛,疮疡肿毒。暑热口渴,食滞胀满。

【临床应用】 难产:马槟榔6g,当归15g, 川芎9g,车前子2g,水煎服,日服一剂[8]。

【按语】 槟榔为常用中药,始载于《名医别录》中品。含槟榔碱、脂肪酸和多种氨基酸等成分;有杀虫消积,降气,行水,截疟的功效,是驱虫的良药,在辨证的基础上伍用它药用于胃溃疡和慢性结肠炎也有较好的疗效。

枣槟榔与槟榔为同一植物, 药用不同的部位,有止咳化痰,降逆止呕的功效,主要用于腹部胀满,消化不良,胸腹闷滞,咳嗽吐痰等病症的治疗。

马槟榔是白花菜科马槟榔的种子,始载于《本草纲目》。有清热解毒,生津润肺和利咽,助消化,醒酒的功效。该药口尝味涩而后甜,即时饮水有如甘泉。明代诗人吴宽《马槟榔》诗云:“有树我不识,人云马槟榔。槟榔产南海,结实因瘴乡。生平冒其名,岂亦如丁香?白花细而密,实甘翻可尝……”

槟榔、枣槟榔、马槟榔三药因均有“槟榔”二字,易致混淆,实为三种不同的药物,应注意鉴别,区分药用。

(郑素霞 李利军 马金娥)

参考文献

[1]吴玛琍,孔增科.中药饮片鉴别(上册).天津:天津科学技术出版社,1993.442

[2]肖培根.新编中药志·第二卷.北京:化学工业出版社,2002.643

[3]倪依东,等.中药新药与临床药理,2004.15(3):225

[4]孔增科,等.常用中药药理及临床应用.赤峰:内蒙古科学技术出版社,2005.479

[5]贾美华.辽宁中医药杂志.1994,21(2):86

[6]四川省药品监督管理局.四川省中药饮片炮制规范,2002.396

[7]中华人民共和国卫生部药典委员会.中华人民共和国卫生部药品标准.中药材(第一册).1992.9

[8]国家中医药管理局《中华本草》编委会.中华本草.上海:上海科学技术出版社,1999,3·2295

132 酸枣仁与滇枣仁

酸枣仁 Semen Ziziphi Spinosae

【基源】 为鼠李科植物酸枣 *Ziziphus jujuba* Mill. var. *spinosa*(Bunge) Hu ex H. F. Chou的干燥成熟种子[1]。

【饮片鉴别】 ①酸枣仁：呈扁圆形或扁椭圆形，长5~9mm，宽5~7mm，厚约3mm。表面紫红色或紫褐色，平滑，有光泽。一面较平坦，中间有1条隆起的纵线纹；另一面稍突起。一端凹陷，可见线形种脐；另端有细小突起的合点。种皮较脆，胚乳白色，子叶2，浅黄色，富油性。气微，味淡(图132-1)。②炒酸枣仁：形同酸枣仁，表面棕褐色，微鼓起，有裂纹。气香，味淡(图132-2)。

【成分】 含酸枣仁皂苷A、B，酸枣仁碱，白桦脂酸，白桦脂醇，胡萝卜苷，α''-O-β-D-吡喃葡萄糖基当药素，酸枣黄素，苏氨酸、缬氨酸、蛋氨酸、亮氨酸、异亮氨酸、赖氨酸等17种氨基酸，维生素C，植物甾醇，环磷酸腺苷和钾、钠、钙、锌、铁、铜、锰等元素。

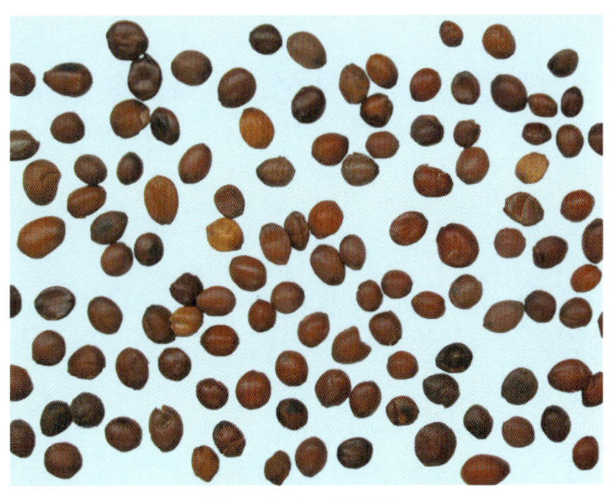

图 132-1 酸枣仁

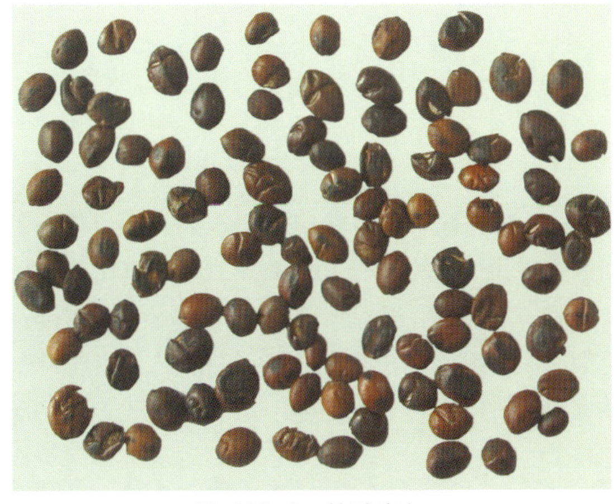

图 132-2 炒酸枣仁

【药理】 ①镇静催眠：酸枣仁对小鼠、大鼠、猫、兔及犬均有镇静催眠作用；对多种镇静催眠药有协同作用；腹腔注射酸枣仁煎剂3g/kg，能对抗吗啡所致猫的狂躁症状。②镇痛、抗惊厥与降体温：酸枣仁煎剂5g/kg腹腔注射对小鼠有镇痛作用；酸枣仁水溶性提取物可明显降低半数致惊厥量的戊四唑的惊厥率和死亡率；酸枣仁煎剂2.5g/kg或5g/kg给大鼠腹腔注射，或40g/kg给猫灌服，均有降体温作用。③抗心率失常和抗心肌缺血：酸枣仁醇提物的水溶液2g/kg静脉注射能明显对抗氯化钡和改善乌头碱诱发的大鼠心率失常。4g/kg腹腔注射或1.5g/kg静脉注射也能明显改善脑垂体后叶素引起的大鼠心肌缺血。④降血压：酸枣仁醇提取的水溶液给麻醉大鼠、犬和猫静脉注射，均有明显的降压作用。⑤降血脂：酸枣仁总皂苷能显著降低高脂饲养大鼠的血清三酰甘油(TG)，显著升高HDL-2-C，说明其能通过降低血脂和调理血脂蛋白对动脉粥样硬化的形成和发展有抑制作用。⑥增强免疫力：酸枣仁提取物5g/kg口服20天，能明显提高小鼠淋巴细胞转化值，小鼠抗体溶血素形成也明显高于对照组，能明显增强小鼠的单核巨噬细胞的吞噬功能，增强小鼠的迟发型超敏反应，并能拮抗环磷酰胺引起的小鼠迟发型超敏反应的抑制。⑦其他：酸枣仁对子宫有兴奋作用。⑧毒性：酸枣仁煎剂对小鼠腹腔注射的LD_{50}为(14.3±2.0)g/kg。

【性味、归经与效用】 性平，味甘、酸。归肝、胆、心经。有补肝，宁心，敛汗，生津的功效。用于虚烦不眠，惊悸多梦，体虚多汗，津伤口渴。

【临床应用】 ①失眠：酸枣仁50g，川芎、茯苓、知母各10g，栀子9g，龙骨、牡蛎各18g，夜交藤15g，甘草5g。水煎服，日服一剂。②室性早搏：酸枣仁30g，川芎、茯苓、知母、甘草、醋延胡索、朱麦冬、法半夏各10g。随症加减：热盛者加黄连10g；喘咳者加川贝母10g；头晕者加天麻、菊花各10g；心阴虚、脉结迟无力者加淡附片、肉桂各3g。水煎服，日服一剂。③梦游症：炒酸枣仁30g，柏子仁15g，合欢皮、夜交藤、知母、茯神、生龙骨各12g，川芎10g，朱砂1.5g(冲)。水煎服，日服一剂。④冠心病：人参6g，麦冬、五味子、石菖蒲、川芎各9g，丹参、酸枣仁各15g，茯苓、炙甘草各12g。水煎服，日服一剂。⑤梦遗：酸枣仁、知母、生龙骨各15g，川芎、五味子、桂枝各9g，茯苓、炙甘草各10g，煅牡蛎18g。水煎服，日服一剂。

滇枣仁 Semen Ziziphi Mauriotianae

【基源】 为鼠李科植物滇刺枣*Ziziphus mauriotiana* Lam. 的干燥成熟种子。

【饮片鉴别】 呈扁圆形或类扁圆形，长4~8mm，宽4.5~7.5mm，厚约2.5mm。表面淡黄色或棕黄色，有光泽，可见色较淡的麻点。有的中间略显钝纵棱；腹面略平坦，边缘隆起，中间具宽约1mm的纵棱。顶端具鸟嘴状色较深的合点。种皮硬脆，胚乳淡粉色或类白色。子叶2，富油性。气无，味淡[4]（图132-3）。

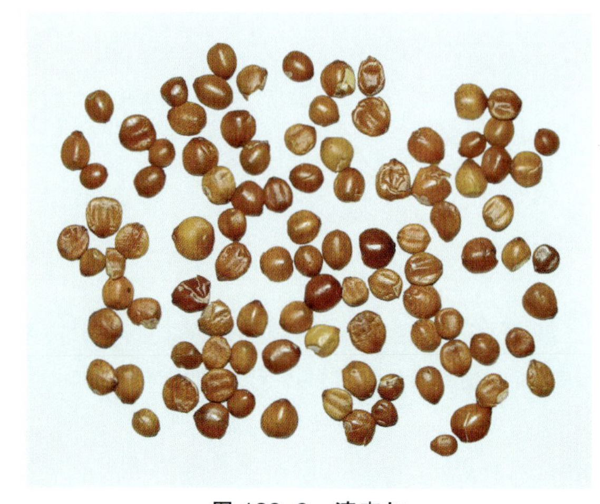

图 132-3 滇枣仁

【成分】 含酸枣仁皂苷A、B[5]。

【按语】 酸枣仁为常用中药，始载于《神农本草经》上品。有补肝，宁心，敛汗，定惊的功效。历代视其为养心阴，益肝血，安神敛汗之良药，临床用于失眠心悸，自汗，盗汗，津伤口渴等病症疗效可靠。前人有"熟用治失眠，生用治好眠"之说，临床证明，无论生用或炒用，均有良好的镇静催眠作用。

近20年来，由于野生资源减少，药用数量增加等原因，酸枣仁的商品药材中多见以滇枣仁（亦名理枣仁、进口枣仁）充斥的情况[6,7]，且应用较广，数量较大，已成为"酸枣仁"的主流商品。

滇枣仁在云南作为"酸枣仁"的代用品有较长的历史[8]。其虽含有与酸枣仁相同的成分——酸枣仁皂苷A和B，但较酸枣仁低2倍以上，且其他成分不与酸枣仁一致[9]，决不可代或混称酸枣仁药用，而应加强研究，明确其特有的药理作用、功能主治，以其名正确应用。

（王建华　沈保安　孔增科）

参考文献

[1]国家药典委员会.中华人民共和国药典（2005年版一部）.北京：化学工业出版社，2005.254

[2]王本祥.现代中药药理与临床.天津：天津科技翻译出版公司，2004.1645

[3]周海平，孔增科等.常用方剂药理与临床应用.赤峰：内蒙古科学技术出版社，2005.253

[4]吴玛琍，孔增科.中药饮片鉴别（上册）.天津：天津科学技术出版社，1993.445

[5]张照荣，等.中成药，1999，21（11）：598

[6]孔增科，等.基层中药杂志，1990，（5）：8

[7]刘志芳，等.海峡药学，2003，15（2）：51

[8]江苏省植物研究所，等.新华本草纲要（第三册）.上海：上海科学技术出版社，1990.164

[9]帅智翠，等.时珍国医国药，1999，10（8）：595

133 墨旱莲与红旱莲

墨旱莲 Herba Ecliptae

【基源】 为菊科植物鳢肠*Eclipta prostrata* L. 的干燥地上部分。

【饮片鉴别】 为茎、叶混合的不规则小段，全体被白色粗毛。茎为圆形小段，直径2~7mm，切面黄白鬼，中央为白色疏松的髓部，有时中空；周边绿褐色或带紫红色；有纵棱。叶多卷曲、破碎，墨绿色或绿褐色。完整叶片展平后呈披针形，长3~10cm，宽0.5~2.5cm，全缘或稍有细锯齿，近无柄。头状花序直径4~7mm，总花梗细长，总苞片5~6，黄绿色或棕褐色，花冠多脱落。瘦果扁椭圆形，棕色，表面有小瘤状突起。气微，味微咸（图133-1）。

【成分】 含烟碱，芹菜素，木犀草素，木犀草素-7-

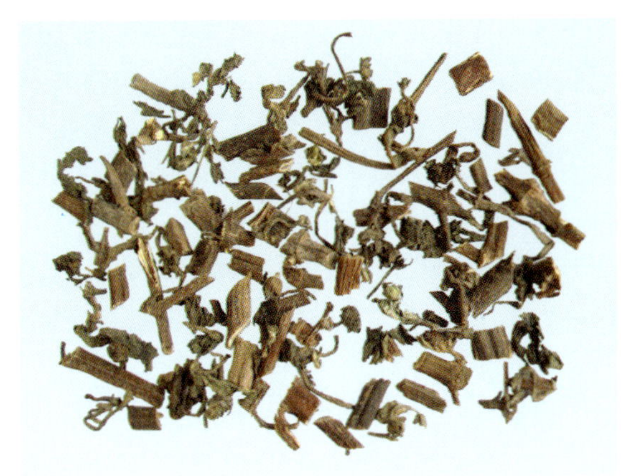

图 133–1 墨旱莲

O-葡萄糖苷，蟛菊内酯，去甲基蟛蜞菊内酯，去甲基蟛蜞菊内酯-7-葡萄糖苷，旱莲苷A、B，胡萝卜苷，豆甾醇-3-氧葡萄糖苷等[1]。

【药理】 ①止血：墨旱莲水提物有显著的止血作用。将犬的股动脉半切断，用墨旱莲叶粉敷于出血处，并稍加压迫，有良好的止血效果。②抗菌：墨旱莲对金黄色葡萄球菌、宋氏痢疾杆菌、伤寒杆菌、绿脓杆菌有抑制作用[2]。③保肝：墨旱莲的苯、石油醚、丙酮和50%乙醇提取物对四氯化碳(CCl_4)造成的肝损伤均有保护作用，其中以50%乙醇提取物作用最强。④增强免疫：墨旱莲煎剂10g/kg和20g/kg给小鼠灌胃，能明显增加幼年小鼠胸腺重量，提高小鼠碳粒廓清速率及外周血中的白细胞数；明显增加2,4-二硝基氯苯(DNCB)所致的小鼠耳郭肿胀程度以及绵羊红细胞(SRBC)所致的小鼠迟发型足垫肿胀度，还能明显提高外周血中T淋巴细胞百分率，说明墨旱莲能明显增强非特异性免疫和细胞免疫功能，对体液免疫似无影响。⑤抗诱变：墨旱莲水溶性提取物7.5g/kg、15g/kg、30g/kg给小鼠灌胃或腹腔注射，对环磷酰胺诱发的小鼠多染红细胞微核均有明显的抑制效应，说明该药对染色体损伤有一定保护作用[3]。⑥增加冠脉流量：墨旱莲可使豚鼠离体心脏冠脉流量增加，并使心电图T波改善。⑦抗缺氧：小鼠无论在常压或减压耐缺氧情况下，墨旱莲均能显著延长其生命或提高存活率。⑧镇静、镇痛：墨旱莲对小鼠有明显镇静、镇痛作用。⑨升高白细胞：墨旱莲醇提取物60g/kg(生药)给小鼠灌胃，能提高实验性环磷酰胺所致的白细胞减少症。⑩毒性：小鼠灌胃给药的LD_{50}为(163.4±21.4)g/kg。

【性味、归经与效用】 性寒，味甘、酸。归肾、肝经。有滋补肝肾，凉血止血的功效。用于牙齿松动，须发早白，眩晕耳鸣，腰膝酸软；阴虚血热，尿血，吐血，衄血，血痢，崩漏下血，外伤出血。

【临床应用】 ①出血性疾病：a. 消化性溃疡出血：墨旱莲、灯心草各30g。水煎服，日服一剂。b.咯血、便血：墨旱莲、白及各等分，研末。口服，一次9g，一日2次。c.肠风脏毒，下血不止：墨旱莲、槐角、地榆各10g，白茅根30g，升麻、柴胡各6g。水煎服，日服一剂。d.功能性子宫出血：鲜墨旱莲、鲜仙鹤草各30g，血余炭、槟榔炭各9g(研粉冲服)。水煎待冷服，日服一剂。②白浊：墨旱莲、金银花、土茯苓各15g，车前子9g。水煎服，日服一剂。③须发早白：墨旱莲、女贞子各15g，制何首乌、桑椹各30g。水煎服，日服一剂。④小儿发热：鲜墨旱莲10g，淡竹叶5g，灯心草3g，桑白皮、地骨皮各6g。水煎服，日服一剂[4]。⑤蛋白尿：墨旱莲、白茅根、益母草、女贞子、赤芍各15g，当归、川芎、生地黄各12g，金樱子、芡实、苍术、黄柏、牛膝各10g。水煎服，日服一剂。

红旱莲 Herba Hyperici Ascyri

【基源】 为藤黄科植物黄海棠*Hypericum ascyron* L. 的干燥地上部分。

【饮片鉴别】 为不规则短段。茎圆形或略呈四棱形，表面棕褐色，切面类白色，中空。叶无柄，红棕色，两面均有黑色小斑点，蒴果圆锥形，棕褐色。种子多数，椭圆形，褐色，略弯曲。气微，味微苦、涩(图133–2)。

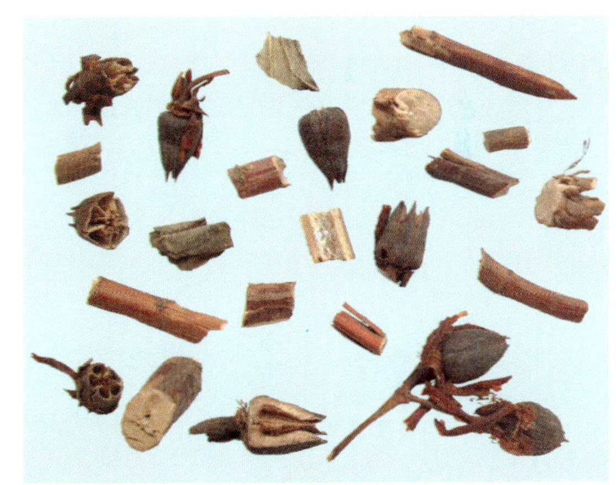

图 133–2 红旱莲

【成分】 含槲皮素，山柰酚，金丝桃苷，芸香苷，异槲皮素和挥发油(主要成分为正壬烷)。

【药理】 ①平喘：煎剂4g/kg灌胃，对组胺和乙酰胆碱复合致喘液所致豚鼠哮喘有明显平喘作用，腹腔注射尚能对抗乙酰胆碱所致猫或豚鼠的支气管收缩[5]。槲皮素20mg/kg腹腔注射，肺溢流法实验表明对猫或豚鼠的支气管也有扩张作用[6]。②止咳，祛痰：槲皮素15mg/kg或金丝桃苷100mg/kg腹腔注射，均有止咳作用。水煎剂2.5g/kg或5g/kg灌胃，家兔酚红法证明有祛痰作用。③镇痛：金丝桃苷2.5mg/kg皮下注射对酒石酸锑钾所致小鼠扭体反应；兔耳动脉注射对K^+皮下渗透诱发的痛反应均有显著抑制作用。对缓激肽、组胺等致痛因子所致疼痛也有局部镇痛作用[7]。④抗菌：水煎剂在试管内对金黄色葡萄球菌和白色葡萄球菌有较强抑制作用，对肺炎杆菌、肺炎链球菌、卡他球菌、甲型和乙型链球菌也有不同程度的抑制作用。⑤毒性：水煎剂小鼠灌胃的LD_{50}为70.71g/kg。

【性味、归经与效用】 性寒，味苦。归肝、胃经。有凉血止血，活血调经，清热解毒的功效。用于血热所致吐血、衄血、咯血、尿血、便血、崩漏，跌打损伤，外伤出血，月经不调，痛经，乳汁不下，风热感冒，疟疾，肝炎，痢疾，腹泻，毒蛇咬伤，烫伤，湿疹，黄水疮。

【临床应用】 ①出血性疾病：A.吐血、咯血、崩漏：红旱莲15g，小蓟炭9g。水煎服，日服一剂。B.衄血：红旱莲9g，白茅根5g。水煎服，日服一剂。C.尿血：红旱莲、车前草各9g。水煎服，日服一剂。D.便血：红旱莲15g，艾叶3g，煎汤送服五倍子粉3g。日服一次。②月经不调：红旱莲9g，益母草15g。水煎服，日服一剂。③黄疸性肝炎：红旱莲、车前草各15g，栀子12g，决明子6g，香附9g。水煎服，日服一剂。④湿疹、黄水疮：红旱莲适量，研成细粉，加菜油调成糊状，微火烤热，用棉签蘸药涂患处。

【按语】 墨旱莲为较常用中药，以“鳢肠”之名始载于唐《新修本草》。《图经本草》苏颂曰：“鳢肠，即莲子草也……此有二种，一种叶似柳而光泽，茎似马齿苋，高一、二尺许，花细而白，其实若小莲房……一种苗梗枯瘦，颇似莲花而黄色，实亦做房而圆，南人谓之连翘者。二种折其苗均有汗出，须臾而黑，故多作乌髭发药之用，俗谓之旱莲子……亦谓之金陵草……[8]”李时珍曰：“旱莲有两种，一种苗似旋覆而花白细者，是鳢肠；一种花黄紫而结房如莲房者，乃是小连翘也……[9]”由上可见，墨旱莲在历史上即存在同名异物的品种混淆情况。据调查，全国大部分省区所用墨旱莲商品为鳢肠(墨旱莲)，而在黑龙江、吉林、江苏、上海、浙江和安徽部分地区用的商品为黄海棠(红旱莲)[10]，应予注意。

墨旱莲、红旱莲二药基源不同，化学成分、药理作用和功效迥异，不可混淆应用，而应各以其名正确药用；为避免品种的混淆，处方用名应用正名——墨旱莲、红旱莲，而不应用其别名——旱莲草，处方应付应仔细鉴别，正确付药，保证临床治疗效果。

(韩书明　王玲玲　赵学红　熊南燕)

参考文献

[1]张梅，等.中国中药杂志，1996，21(8)：480
[2]陈可冀，等.抗衰老中药学(第一版).北京：中医古籍出版社，1989.289
[3]翁玉芬，等.中医药研究，1993，(1)：51
[4]陆书诚.广西中医药，1978，(4)：37
[5]王兆全，等.药学学报，1980，15(6)：365
[6]陈志武，等.中国药理学通报，1990，6(6)：394
[7]向泽茂.安徽医科大学学报，1991，26(3)：228
[8]宋·苏颂撰.胡乃长，等辑注.图经本草(辑复本).福州：福建科学技术出版社，1988.200
[9]陈贵廷.本草纲目通释.北京：学苑出版社，1992.888
[10]徐国钧，徐珞珊.常用中药材品种整理和质量研究(南方协作组·第二册).福州：福建科学技术出版社，1997.906

134 鹤虱、南鹤虱及华南鹤虱、东北鹤虱

鹤虱 Fructus Carpesii

【基源】 为菊科植物天名精 *Carpesim abrotanoides* L. 的干燥成熟果实。

【饮片鉴别】 呈圆柱状，细小，长3~4mm，直径不及1mm。表面黄褐色或暗褐色，具多数纵棱。顶端收缩呈细喙状，先端扩展成灰白色圆环；基部稍尖，有着生痕迹。果皮薄，纤维性，种皮菲薄透明，子叶2，类白色，稍有油性。气特异，味微苦(图134-1)。

【成分】 含挥发油，鹤虱内酯，天名精内酯酮，δ-杜松烯，菖蒲烯，β-芹子烯，三十烷，正己酸，棕榈酸，硬脂酸，亚油酸等50多种和豆甾醇等。

【药理】 ①驱虫：1%天名精酊剂5滴，加入生理盐水25ml中，体外可杀死犬绦虫。浸膏(1:1、1:4浓度)体外24小时内全部蛔虫麻痹或死亡，并有驱除猪及豚鼠体内蛔虫的作用。煎剂可驱除蛔虫及绦虫。对杀水蛭有特效。②抗菌：50%煎剂或1:2水提物对金黄色葡萄球菌、伤寒杆菌、副伤寒杆菌、绿脓杆菌、大肠杆菌

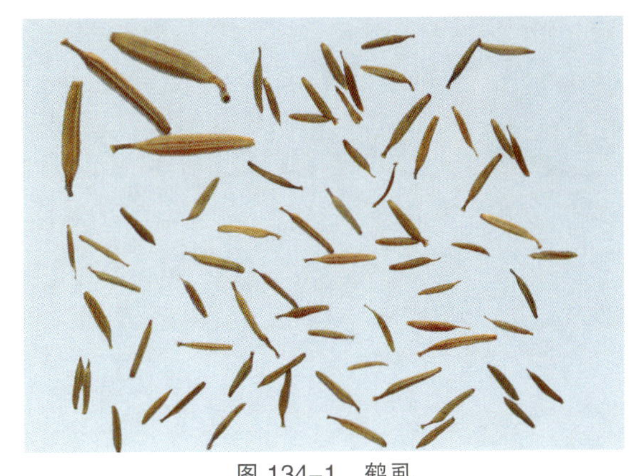

图 134-1 鹤虱

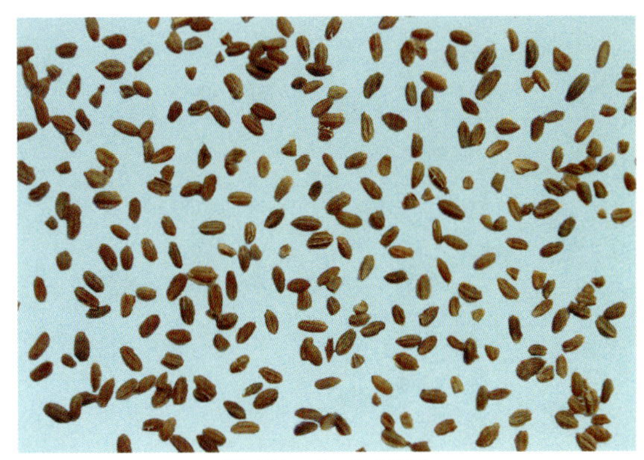

图 134-2 南鹤虱

及福氏痢疾杆菌有抑制作用。作为皮肤消毒剂，有杀菌和抑菌作用。③松弛平滑肌：水提醇沉液对平滑肌的收缩有抑制作用。④中枢抑制：有抗惊，协同巴比妥睡眠，抑制脑组织呼吸，降温、降压等作用。⑤毒性：天名精内酯对小鼠腹腔注射的LD_{50}为100mg/kg。灌服水浸膏LD_{50}为(13±1.65)g/kg。天名精内酯有中枢麻醉作用，大剂量时能引起阵发性痉挛而致死亡。

【性味、归经与效用】 性平，味苦、辛；有小毒。归脾、胃经。有杀虫消积的功效。用于蛔虫、蛲虫、绦虫病，虫积腹痛，小儿疳积。

【临床应用】 ①蛔虫、蛲虫、钩虫、绦虫病：化虫汤：鹤虱10g，使君子肉、雷丸、槟榔、苦楝皮各9g。水煎服，日服一剂。②肠道滴虫病：鹤虱、槟榔、乌梅、贯众各10g。水煎服，日服一剂。③老年性阴道炎：鹤虱、苦参、雄黄各12g，蛇床子30g，百部15g。水煎外洗，一日1剂。

南鹤虱 Fructus Dauci Carotae

【基源】 为伞形科植物野胡萝卜*Daucus carotal* L.的干燥成熟果实。

【饮片鉴别】 为广椭圆形的双悬果，多裂为分果。分果长3~4mm，宽1.5~2.5mm。表面淡绿色或棕黄色，顶端有花柱残茎，基部钝圆，具面隆起，具4条窄翅状次棱，翅上密生1列白色或黄白色的钩刺，刺长1~1.5mm，次棱间的凹下处有不明显的主棱，其上散生白色短柔毛，接合面平坦，有3条弧形脉纹，上具柔毛。果皮薄。种子扁圆纺锤形，长1.5~2mm，宽1.2~1.5mm。表面黄棕色或淡黄色，背面微凸，腹面较平坦，中央具纵沟，种仁类白色，富油性。体轻，气香特异，味微辣而苦(图134-2)。

【成分】 含细辛醚，细辛醛，芳樟醇，牻牛儿醇，α-甜没药烯，β-甜没药烯，α-菰烯，β-菰烯，柠檬烯，胡萝卜烯，姜黄烯，甲基丁香酚和氨基酸、胡萝卜苦苷等。

【药理】 ①驱虫：南鹤虱水浸膏1:1，1:4和南鹤虱油体外均有杀蛔虫作用；南鹤虱有麻痹钩虫虫体，杀死钩虫的作用。②抗菌：南鹤虱水提物对金黄色葡萄球菌、伤寒杆菌、副伤寒甲乙杆菌、绿脓杆菌和大肠杆菌均有抑制作用。③抗生育、抗着床：南鹤虱水及醇提物对雌性大鼠有抗生育作用；挥发油对小鼠有抗着床、抗早孕及中期、晚期引产作用。④扩张冠脉：南鹤虱醇提物、总黄酮有扩张离体猫冠状动脉的作用。⑤毒性：南鹤虱水浸膏小鼠灌服的LD_{50}为(7.115±1.018)g/kg[3]。

【性味、归经与效用】 性平，味苦、辛；有小毒。归脾、胃经。有杀虫、消积、止痒的功效。用于蛔虫、蛲虫、绦虫、钩虫病，虫积腹痛，小儿疳积，阴痒。

【临床应用】 ①虫积腹痛：南鹤虱10g，南瓜子、槟榔各15g。水煎服，日服一剂。②蛲虫病：南鹤虱、花椒、白鲜皮各15g，苦楝皮10g。水煎取液，趁热熏洗或坐浴，一日1次。

华南鹤虱(窃衣) Fructus Torilis Japonicae

【基源】 为伞形科植物窃衣*Torilis japonica* (Houtt.) DC. 的干燥成熟果实。

【饮片鉴别】 为长圆形的双悬果，多裂为分果，分果呈长卵形，一侧微鼓，长3~4mm，宽1.5~2mm。表面棕绿色或棕黄色，顶端有微突的残留花柱，基部圆形，常残留由小果柄。背面隆起，密生钩刺，刺长短和排列均不整齐，状似刺猬。接合面凹陷成槽状，中央有一条脉纹。体轻。搓碎时有特异香气。味微辛、苦(图134-3)。

【成分】 含β-芹子烯、花侧柏烯，δ-杜松烯，β-蛇床烯，β-榄香烯，荜澄茄烯，窃衣烯，窃衣醇，窃衣素，窃衣醇酮，窃衣内酯和氧化窃衣内酯等。

【性味、归经与效用】 性平，味苦、辛。归脾、大肠经。有杀虫止泻，收湿止痒的功效。用于虫积腹痛，泻痢，疮疡溃烂，阴痒带下，风湿疹[4]。

【临床应用】 ①慢性腹泻：华南鹤虱10g。水煎

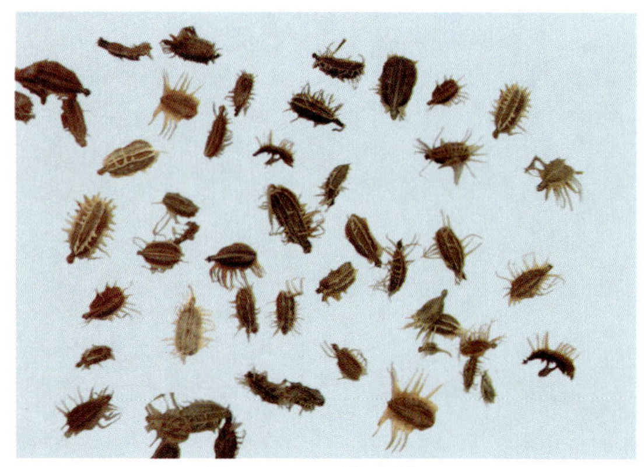
图 134-3 华南鹤虱

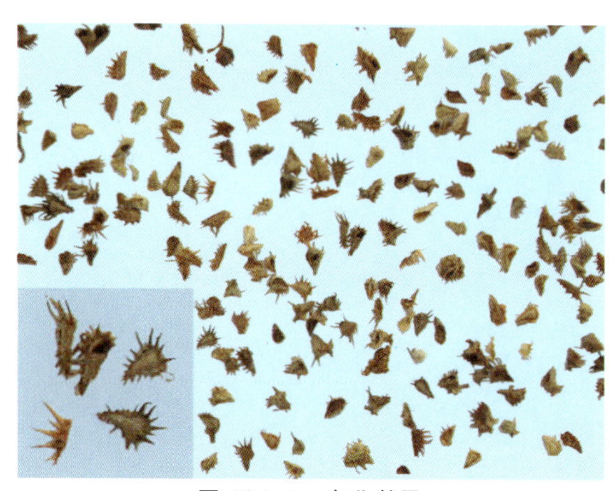
图 134-4 东北鹤虱

服，日服一剂。②痈疮溃烂久不收口：华南鹤虱适量，水煎冲洗患处，一日2次。

东北鹤虱 Fructus Lappulae Echinatae

【基源】 为紫草科植物鹤虱*Lappula echinata* Gilib的干燥成熟果实。

【饮片鉴别】 多为分离的小坚果，呈卵状三棱形，长2~3mm，宽1.5~2mm。先端尖，基部钝圆。表面棕褐色或灰褐色，密布小瘤状突起，腹面有线形突起的着生痕迹，背面棱缘有二列锚状钩刺。果皮较坚硬，破开后种仁类白色，显油性。气微，味淡（图134-4）。

【成分】 含棕榈酸，尿囊素，琥珀酸，腺嘌呤，腺苷，L-亮氨酸，L-缬氨酸、L-酪氨酸，绿花酸对-香豆酰-d-L-鼠李吡喃糖苷等。

【药理】 赖毛子50%乙醇提取物及精油，体外试验对猪蛔虫、蚯蚓及水蛭有显著的杀灭作用。

【性味、归经与效用】 性平，味苦、辛；有小毒。有驱虫的功效。用于蛔虫病，绦虫病，蛲虫病[5]。

【临床应用】 蛔虫、绦虫病：槟榔25g，东北鹤虱、苦楝皮各15g。水煎服，日服一剂[6]。

【按语】 鹤虱为少常用中药。以“天名精”之名始载于《神农本草经》上品；鹤虱一名始见于《新修本草》。该药自古作为杀虫药应用，有杀虫消积的功效，临床用于蛔虫、蛲虫、绦虫病效果理想。

历史上，鹤虱药用的品种即存在混乱，有4科10多种植物的果实在全国不同地区以鹤虱为名药用，据调查，市场上目前流通的鹤虱商品主要为鹤虱（Fructus Carpesii）、南鹤虱（Fructus Dauci Carotae）、华南鹤虱（Fructus Torilis Japonicae）、东北鹤虱（Fructus Lappulae Echinatae）四种[7]，并存在品种相互混淆，名称均为鹤虱的普遍情况[8]，应予充分的注意。

南鹤虱的药用始于清代，其驱虫作用较大，《中华人民共和国药典》1985年版始收载，全国应用范围较广；华南鹤虱在云南、甘肃部分地区，东北鹤虱在东北，西北及江苏淮阴地区混作鹤虱药用[9]是不对的，其虽均有驱虫作用，但基源、成分、药理和效用与鹤虱有别，是鹤虱的混淆品，不可统称鹤虱，而应各以其名药用。

（熊南燕　孔增科　李彩霞　李永平）

参考文献

[1]国家药典委员会.中华人民共和国药典（2005年版一部）.北京：化学工业出版社，2005.260

[2]孔增科，等.常用中药药理与临床应用.赤峰：内蒙古科学技术出版社，2005.482

[3]肖培根.新编中药志·第二卷.北京：化学工业出版社，2002.441

[4]国家中医药管理局《中华本草》编委会.中华本草.上海：上海科学技术出版社，1999.5·5229

[5]国家中医药管理局《中华本草》编委会.中华本草.上海：上海科学技术出版社，1999.6·5910

[6]吉林省中医中药研究所等.长白山植物药志.长春：吉林人民出版社，1982.944

[7]王俊丽，等.河南中医药学刊，1998，13（1）：26

[8]楼之岑，秦波.常用中药材品种整理和质量研究（北方编·第三册）.北京：北京医科大学、中国协和医科大学联合出版社，1996.814

[9]中华人民共和国卫生部药政管理局，等.中药材手册.北京：人民卫生出版社，1990.392

135 薤白及绵枣儿

◎ 薤白 Bulbus Allii Macrostemonis

【基源】 为百合科植物小根蒜*Allium macrostemon* Bge. 或薤 *Allium chinensis* G. Don的干燥鳞茎。

【饮片鉴别】 ①小根蒜：呈不规则卵圆形，高0.5~1.5cm，直径0.5~1.8cm。表面黄白色或淡黄棕色，皱缩，半透明，有类白色膜质鳞片，底部有突起的鳞茎盘。质硬，角质样，有蒜臭，味微辣[1]（图135-1）。②薤：呈略扁的长卵形，高1~3cm，直径0.3~1.2cm，表面淡黄棕色或棕褐色，具浅纵皱纹。质较软，断面可见鳞叶2~3层，嚼之粘牙（图135-2）。

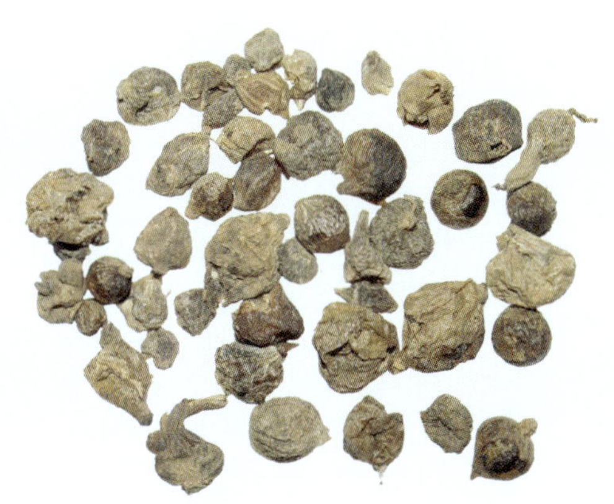

图 135-1 小根蒜

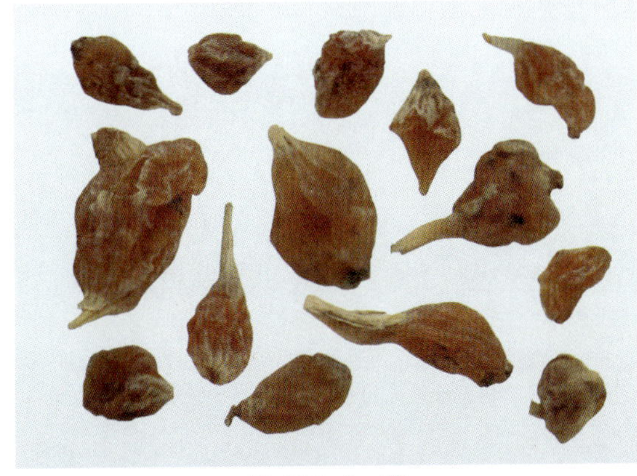

图 135-2 薤

【成分】 含甾体皂苷，挥发油，含氮化合物，前列腺素，酰胺类及其他成分。

【药理】 ①抗炎：薤白提取物（ANBE）对SO_2实验性慢性支气管炎大鼠模型较地塞米松有更明显的抗炎作用。能缓解肺部炎症引起的刺激症状。②抗菌：水煎剂对金黄色葡萄球菌、肺炎链球菌、痢疾杆菌有明显抑制作用。300%煎剂用试管稀释法，1:4对金黄色葡萄球菌、肺炎球菌有抑制作用，1:16对八叠球菌有抑制作用。③抗动脉粥样硬化：薤白提取物可抑制兔主动脉斑块形成，缩小面积，减少厚度。挥发油能降低动脉脂质斑块、血脂、血清过氧化脂质，抑制动脉平滑肌细胞增生，有抗动脉粥样硬化作用。④抗氧化：提取物能清除血清过氧化脂质，保护细胞膜而有抗氧化作用。⑤抗缺氧：薤白提取物能增强机体细胞耐缺氧能力，改善心脏能量和氧的供需平衡。⑥调节免疫：薤白挥发油腹腔注射，连续10天，能够明显抑制S_{180}荷瘤小鼠肿瘤的生长，抑瘤率为60.86%。可使荷瘤小鼠的脾脏指数明显增加，巨噬细胞吞噬率明显增强，脾细胞增殖指数明显升高。⑦调节血脂：薤白提取物能显著降低高脂血症家兔血清总胆固醇（TC）、甘油三酯（TG）和低密度脂蛋白（LDL-C）含量，显著升高高密度脂蛋白（HDL-C）含量和HDL-C/TC比值，显著降低高脂血症家兔的过氧化脂质（LPO）。

【性味、归经与效用】 性温，味辛、苦。归肺、胃、大肠经。有通阳散结，行气导滞的功效。用于胸痹疼痛，痰饮咳喘，泻痢后重。

【临床应用】 ①胸痹：瓜蒌20g，薤白、枳实各10g，清半夏15g，白酒30ml，随症加减；有瘀血者加丹参20g，川芎6g。水煎服，日服一剂。②咳嗽：薤白15g，炙鳖甲、炒阿胶（烊化）各30g，鹿角胶12g。水煎服，日服一剂。③痢疾：a.薤白30g，淡豆豉、栀子各10g，水煎服，日服一剂。b.薤白10g，黄柏6g，水煎服，日服一剂。④急慢性胃炎：薤白、枳实各10g，瓜蒌20g，桂枝9g，厚朴6g，水煎服，日服一剂。

◎ 绵枣儿 Bulbus Scillae

【基源】 为百合科植物绵枣儿*Scilla scillaides* (Lindl.) Drace 的干燥鳞茎。

【饮片鉴别】 鳞茎呈压扁的长卵形，长2~3cm，直径5~1.5cm。顶端渐尖，残留叶基，基部鳞茎盘明显，有的鳞茎外被数层白色膜质鳞片，内部为棕黄色半透明的鳞片。气微，味微苦，微辣（图135-3）。

【成分】 含绵枣儿糖苷，绵枣儿苷E-1、E-2、E-3、

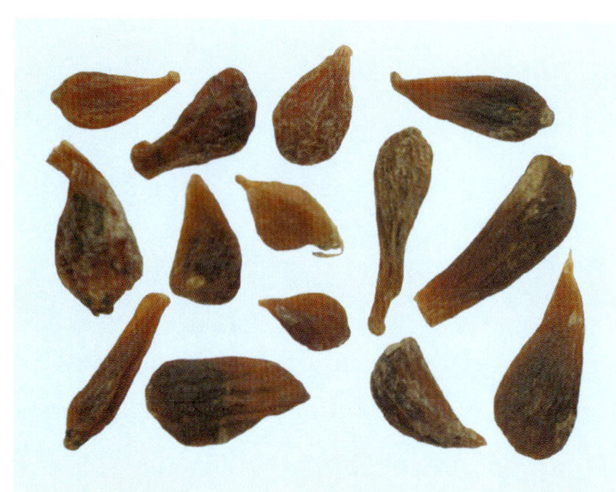

图 135-3 绵枣儿

G-1,15-去氧龙可甾醇,15-去氧-22-羟基龙可甾醇,15-去氧尤可甾酮及2-羟基-7-0-甲基绵枣儿素、绵枣儿素和海葱原苷A等。

【药理】 ①强心:绵枣儿乙醇提取液对离体和在体蟾蜍心脏都有类似洋地黄的强心作用。②利尿:绵枣儿乙醇提取液对犬有明显的利尿作用,并能对抗垂体后叶素的抗利尿作用。③兴奋子宫[3]。④抗肿瘤:绵枣儿苷E-2可延长肉瘤$_{180}$负荷小鼠的寿命,3mg/kg剂量时T/C值为239%[4]。

【性味、归经与效用】 性寒,味苦,甘;有毒。有活血止痛,解毒消肿,强心利尿的功效。用于跌打损伤,筋骨疼痛,疮痈肿痛,乳痈和心脏病水肿。

【临床应用】 ①跌打损伤:桃仁、红花各12g,绵枣儿6g,乳香、没药、延胡索各10g。水煎服,日服一剂。②乳腺炎:绵枣儿12g,捣烂外敷,一日更换1次。③冠心病:红花9g,郁金、丹参各12g,瓜蒌15g,绵枣儿、陈皮、甘草各6g。水煎服,日服一剂。

【按语】 薤白为较常用中药,以"薤"之名始载于《神农本草经》中品。有通阳散结,行气导滞的功效。现代研究有抑制血小板聚集,调节血脂,抗菌和升高前列腺素E_1等药理作用。临床用于治疗原发性高脂血症、冠心病、心律失常、心肌炎和支气管哮喘等病症效果明显。

据调查[5],20世纪80年代前后,在江苏等地曾将绵枣儿(ulbus Scillae)误作薤白药用,这是错误的。薤白与绵枣儿基源、成分、功效均不相同,应注意鉴别,各以其名正确应用,绝不可以绵枣儿作薤白药用。

(牛广斌 张利军 孔增科)

参考文献

[1]孔增科,等.中药调剂手册.天津:天津科学技术出版社,1994.92
[2]孔增科,等.常用中药药理与临床应用.赤峰:内蒙古科学技术出版社,2005.228
[3]国家中医药管理局《中华本草》编委会.中华本草.上海:上海科学技术出版社,1999.8·7208
[4]赵宇新.国外医学中医中药分册,2004,26(1):43
[5]潘纲.易混淆中药材鉴别.南京:江苏科学技术出版社,1987.133

136 橘红与化橘红

● 橘红 Exocarpium Citri Rubrum

【基源】 为芸香科植物橘 *Citrus reticulata* Blanco 及其培变种的干燥外层果皮。

【饮片鉴别】 ①橘红:为不规则薄片状,厚约0.2mm,边缘皱缩向内卷曲。外表面黄棕色、橙红色或棕褐色,密布黄白色突起或凹下的油室;内表面黄白色,密布凹下透光小圆点。质脆易碎。气芳香,味微苦、麻[1](图136-1)。②炒橘红:形如橘红,色泽加深,具有焦斑(图136-2)。

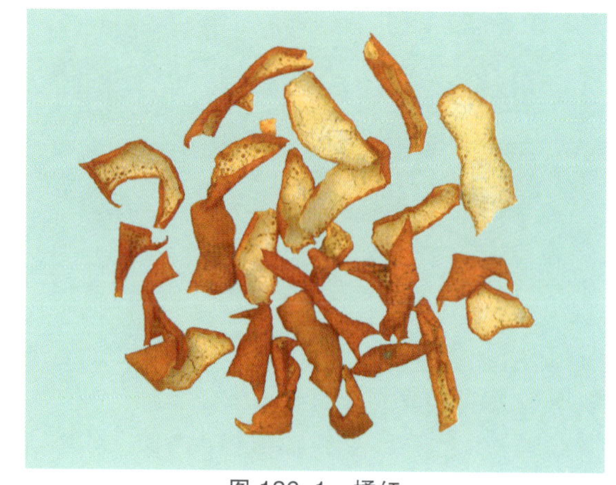

图 136-1 橘红

【成分】 含橙皮苷,新橙皮苷,柚皮苷,红橘素;挥发油:α-侧柏烯、α-蒎烯、β-月桂烯、芳樟醇,棕榈酸等;对羟福林,维生素C,β-谷甾醇,肌醇等。

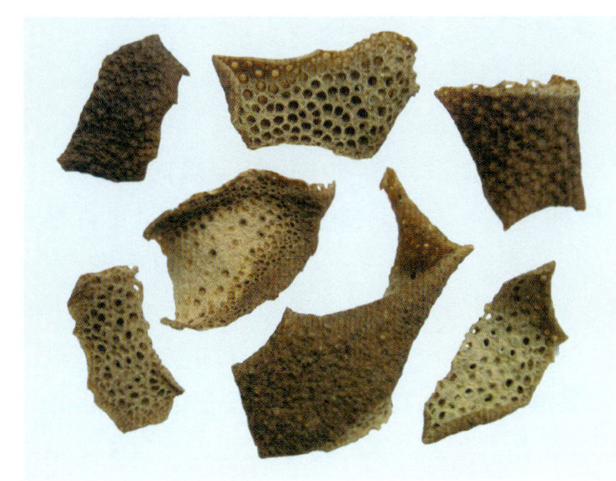

图 136-2 炒橘红

【药理】 ①解痉：橙皮苷对豚鼠、小鼠、兔、犬在体胃肠平滑肌运动均有直接抑制作用。②保肝利胆：橘红醇提物对实验性大鼠肝损伤有保护作用，并可溶解胆固醇结石。③抗胃溃疡：甲基橙皮苷100~500g/kg皮下注射，可明显抑制大鼠实验性胃溃疡的发生，对麻醉大鼠可增加其胆汁和固体物排出。④止咳、祛痰：橘红水煎液8g/kg大鼠灌胃给药，有明显的祛痰作用；醇提物0.02g/kg可完全对抗电刺激及组胺所致豚鼠支气管痉挛，提示有止咳作用。⑤抗炎：橘红水提液给小鼠腹腔注射0.2g/10g，对二甲苯所致耳郭肿胀有明显的抗炎作用。⑥抗病毒：橙皮苷能预防流感病毒、水疱性口腔炎病毒等[2]。

【性味、归经与效用】 性温，味辛、苦。归肺、脾经。有散寒、燥湿、利气。消痰的功效。用于风寒咳嗽，咽痒痰多，食积伤酒，呕恶痞闷。

【临床应用】 ①慢性支气管炎：橘红15g，茯苓、清半夏各10g，生姜6g，乌梅、炙甘草各3g。水煎服，日服一剂。②慢性胃炎：清半夏、茯苓、枳实、黄芩各12g，橘红、橘络、白及各6g，蒲公英、竹茹各10g，豆蔻衣(后下)、黄连各4g，吴茱萸2g。水煎服，日服一剂。③烟毒：橘红、清半夏、茯苓、生地黄、玄参、麦冬、桔梗、石菖蒲、鱼腥草各10g，炙甘草6g。水煎服，日服一剂[3]。④室性早搏：橘红、清半夏、茯苓、枳实各12g，竹茹、党参、熟地黄、远志、灵芝各10g，酸枣仁25g，苦参15g，甘草6g。随症加减：气虚甚者党参易为西洋参6g(另煎兑服)；心悸较甚者加龙眼肉25g；大便秘结者加大黄8g；伴有胸痛者加甘松、薤白各12g，瓜蒌18g。水煎服，日服一剂。⑤咳嗽痰多：橘红片(橘红、苦杏仁霜、地黄、浙贝母、桔梗、紫苑、茯苓、清半夏、麦冬、紫苏子、石膏、甘草、陈皮、瓜蒌皮、款冬花)，口服，一次5片，一日2次。

化橘红 Exocarpium Citri Grandis

【基源】 为芸香科植物化州柚 *Citrus grandis* 'Tomentosa'或柚 *Citras grandis* (L.)Osbeck的未成熟或近成熟的干燥外层果皮。

【饮片鉴别】 ①化橘红：呈不规则丝条状，切面黄白色，外缘有一列不平整的凹下油点，内侧稍柔而有弹性；外表面黄绿色或黄棕色。有皱纹及小油点；内表面黄白色或淡黄棕色，有脉络纹。质脆，易折断。气芳香，味苦、微辛(图136-3)。②炒化橘红：形如化橘红，表面焦黄色至棕黄色。质脆。气香(图136-4)。

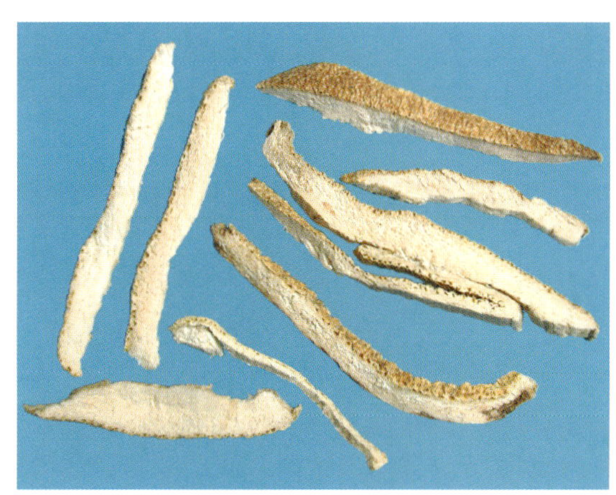

图 136-3 化橘红

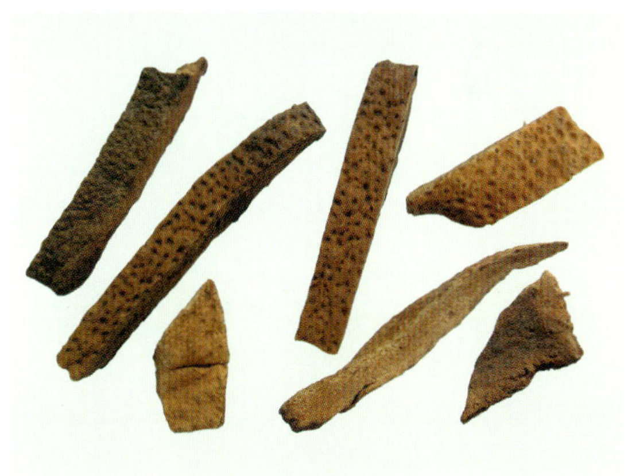

图 136-4 炒化橘红

【成分】 含柚皮苷，枸橘苷，新橙皮苷，柚皮素-4'-葡萄糖苷，野漆树苷，挥发油：α-柠檬烯，β-月桂烯，α-蒎烯，芳樟醇，乙酸香叶醇酯等；葡萄内酯，异前胡素，花椒毒酚，伞形花内酯，木栓酮，5-羟甲基糠醛，柠檬苦素，胡萝卜苷和橘红多糖等[4]。

【药理】 ①止咳祛痰：化橘红所含挥发油及多糖可刺激呼吸道黏膜，促使分泌物增加，有明显的止咳祛痰作用。②抗炎：柚皮苷静脉注射50~250mg/kg，可抑制大鼠因静脉注射微血管增渗素(Kallidine)50mg/kg引起的毛细血管通透性增强；抑制甲醛性足踝浮肿，对棉球肉芽肿也有抑制作用。③助消化：挥发油对胃肠道有温和刺激作用，能促进胃液分泌及胃肠积气排出。④镇静：小鼠口服芳樟醇可使自发活动明显减少[5]。

【性味、归经与效用】 性温，味辛、苦。归肺、脾经。有散寒、燥湿，利气、消痰的功效。用于风寒咳嗽，咽痒痰多，食积伤酒，呕恶痞闷。

【临床作用】 ①肺气肿：熟地黄、瓜蒌皮、化橘红各20g，五味子、法半夏、葶苈子、苦杏仁、当归各10g，薏苡仁25g，谷芽30g，豆蔻仁、炙甘草各6g。水煎服，日服一剂[6]。②支气管炎：化橘红15g，法半夏6g，苦杏仁、川贝母各10g。水煎服，日服一剂。③风寒咳嗽：止咳橘红丸(化橘红、陈皮、法半夏、茯苓、甘草、紫苏子、苦杏仁、紫苑、款冬花、麦冬、瓜蒌皮、知母、桔梗、地黄、石膏)，口服，一次2丸，一日2次。④食积：化橘红15g，山楂10g，枳实10g，鸡内金、砂仁各6g。水煎服，日服一剂。

【按语】 橘红为较常用中药。出自元代。王好古《汤液本草》，载："橘皮以色久日红者为佳，故曰红皮、陈皮。去白者曰橘红也。"宋代韩彦直《橘录》曰："橘皮最有益于药，去尽脉则为橘红。"道出了橘皮与橘红的区别；苏轼诗曰："橘红安稳近谁传，鬓雪萧骚久已然。"形象地道出了橘红理气宽中，燥湿化痰，用于咳嗽痰多，食积不化等症的功效。

化橘红基源柚以"橘柚"之名始载于《神农本草经》上品，曰："橘柚，一名橘皮[7]。"宋代寇宗奭《本草衍义》载："橘、柚自是两种……柚似橙而大于橘，此即是识橘柚者也。今若不如此言之，恐后世也以柚皮为橘皮，是始无穷之患矣[8]。"直至清代赵学敏《本草纲目拾遗》始有化州橘红[9]之名。以柚皮加工成七爪形或五爪形，故有"七爪橘红"、"五爪橘红"的药材商品规格。其实，化州柚并非橘类，称为橘红只是借用了橘红药用历史悠久的声誉，因该药主产"广东化州者最胜"，故名化橘红。

橘红、化橘红基源不同，成分相似但不完全相同，药理作用同中有异。《中华人民共和国药典》2000年版一部收载的橘红和化橘红性味、归经和功能主治完全相同，有待进一步研究的必要。传统用药的经验认为橘红性温力缓而走上，长于理气健脾，燥湿化痰，既可用于脾胃气滞的胸腹胀满，食积伤酒，又可治疗痰湿壅肺的胸膈满闷，喘满痰多；化橘红功似橘红，但性温燥，燥湿化痰之力强于橘红，而行脾胃气滞之力不及橘红。临床多用以痰浊咳嗽，痰多色白和黏稠难咳等症。且二药性状迥异，易于鉴别，应各以其名合理应用，不可混淆或互为代用。

(李芹格　孔增科　李彩霞)

参考文献

[1]吴玛琍，孔增科.中药饮片鉴别.天津：天津科学技术出版社，1994.451

[2]肖培根.新编中药志·第二卷.北京：化学工业出版社，2002.342

[3]周海平，孔增科，等.常用方剂药理与临床应用.赤峰：内蒙古科学技术出版社，2005.397

[4]林海丹，等.中药材，2001，24(8)：608

[5]国家中医药管理局《中华本草》编委会.中华本草.上海：上海科学技术出版社，1998.4·3718

[6]周海平，孔增科，等.常用方剂药理与临床应用.赤峰：内蒙古科学技术出版社，2005.417

[7]马继兴.神农本草经辑注.北京：人民卫生出版社，1995.134

[8]宋·寇宗奭撰.本草衍义.北京：人民卫生出版社，1990.132

[9]清·赵学敏.本草纲目拾遗.北京：人民卫生出版社，1963.273

137　瞿麦与滇瞿麦

瞿麦 Herba Dianthi

【基源】 为石竹科植物瞿麦*Dianthus superbus* L.或石竹 *Dianthus chinensis* L.的干燥地上部分。

【饮片鉴别】 为茎、叶、花、果混合的不规则段片。茎圆柱形，切面中空。周边浅绿色或黄绿色，节膨大。叶狭长，基部合生成短鞘状抱节。先端渐尖，花下苞片4~6个，倒卵形，先端具短尖头，花萼圆筒形，顶端5裂，先端深裂成线状或狭条状(瞿麦)或呈不规则齿状浅裂(石竹)。蒴果长筒形，等长或稍长于花萼。气微，味淡(图137-1，图137-2)。

【成分】 含丁香酚，苯乙醇，苯甲酸苄酯，水杨酸

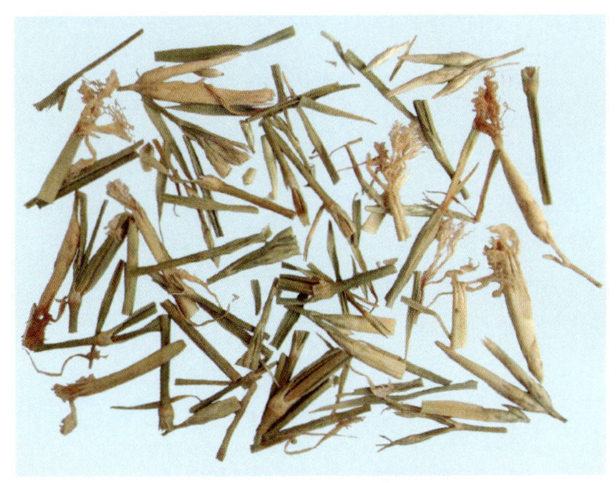

图 137-1 瞿麦

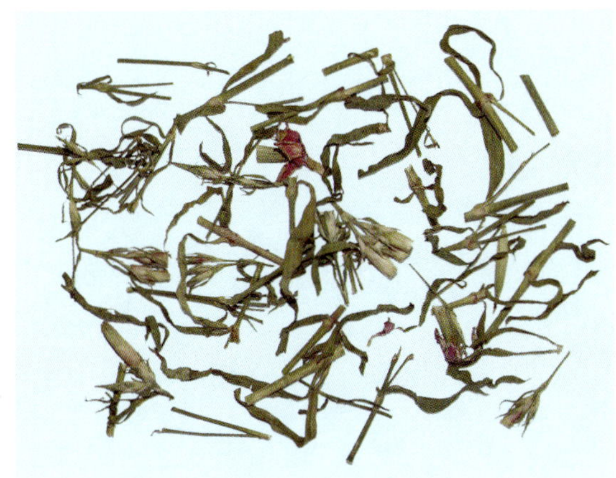

图 137-2 石竹

甲酯,石竹皂苷A、B,石竹酰胺A、B,瞿麦吡喃酮苷,异红草素,大黄素,大黄素甲醚,大黄素-8-0-葡萄糖苷,3,4-二羟基苯甲酸甲酯,石竹烯和β-谷甾醇苷等[1]。

【药理】 ①利尿:瞿麦煎剂对犬、兔、大鼠均有利尿作用,给兔灌服2g/kg,6小时内尿量增加156.6%,氯化物的排出量亦增加。②抗菌:丁香酚对致病性真菌、金黄色葡萄球菌及肺炎杆菌、大肠杆菌、变形杆菌等有抑制作用。③兴奋平滑肌:瞿麦煎剂对离体兔肠、麻醉犬在位肠管、犬慢性肠瘘均有显著兴奋作用;瞿麦乙醇提取物对兔、大鼠子宫肌条有明显兴奋作用;瞿麦与前列腺素E_2有协同作用,能使麻醉兔子宫明显收缩,振幅加大,频率增加,张力增强。④抑制心脏:瞿麦煎剂对离体蛙心、兔心有很强抑制作用,可使停跳或出现房室阻滞达1小时。⑤毒性:瞿麦煎剂小鼠灌服的LD_{50}为(63.29±6.47)g/kg。

【性味、归经与效用】 性寒,味苦。归心、小肠经。有利尿通淋,破血通经的功效。用于热淋、血淋、石淋、小便不通、淋沥涩痛,月经闭止。

【临床应用】 ①尿路感染:车前子、滑石各15g,瞿麦、萹蓄、炒栀子、酒大黄、炙甘草各10g,木通6g。水煎服,日服一剂。②血淋:瞿麦、仙鹤草各15g,炒栀子9g,甘草梢6g。水煎服,日服一剂。③血瘀经闭:瞿麦、丹参、益母草各15g,赤芍、香附各10g,红花6g。水煎服,日服一剂。④前列腺炎:瞿麦、萹蓄、炒栀子、酒大黄、炙甘草、牛膝、桃仁各10g,滑石、土茯苓、白花蛇舌草、败酱草、泽兰、车前子各15g。水煎服,日服一剂[2]。⑤目赤肿痛:瞿麦、菊花、龙胆、夏枯草各10g,石决明15g(先煎)。水煎服,日服一剂。

滇瞿麦 Herba Silenis Tenues

【基源】 为石竹科植物纤细蝇子草*Silene tenuis* Willd.的干燥带花地上部分[3]。

【饮片鉴别】 为茎、叶、花混合的段片。茎圆形,直径2~3mm,切面类白色,中空;周边淡绿色、黄绿色或紫红色,节膨大;叶片皱缩、破碎,完整者呈线形,长3~5cm,宽3mm,黄绿色,全缘,两面均被短毛。花单生于叶腋,花梗长1~2cm,下部有1对苞片,展开后可见花瓣5枚,线形,先端二裂,淡粉红色。气微,味微苦(图137-3)。

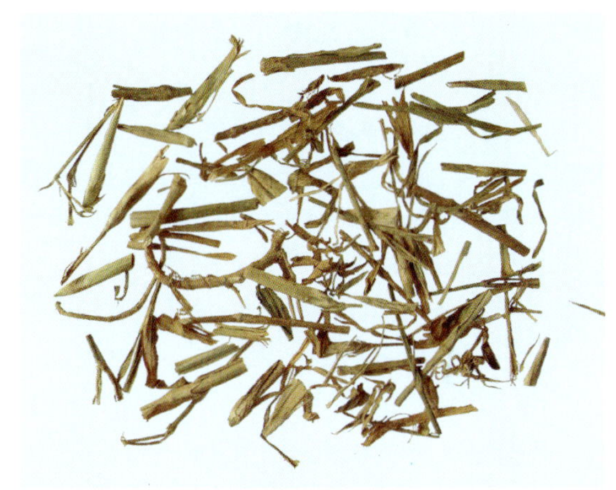

图 137-3 滇瞿麦

【成分】 含皂苷,花青苷和鞣质。

【性味、归经与效用】 性寒,味苦。有清热,利水,破瘀通经的功效。用于热淋,血淋,小便不利,经闭,白带。

【按语】 瞿麦为少常用中药,始载于《神农本草经》中品。有利尿通淋,破血通经的功效。是泌尿系统和妇科疾病的常用药品。

滇瞿麦(Herba Sienis Tenues)系云南省地方习用药品[3]。与瞿麦有相近的功效,《中华本草》药用其根或地上部分,名为九头草(Radix Seu Herba Silenis Tunuis)[4],有清热利湿,活血调经,止血的功效。因其与瞿麦品种不一,功效有别,不可混称瞿麦药用。

据文献记载,兴安石竹*Dianthus versicolor* Fisch. ex Link.、长萼瞿麦*D. lougicalyx* Miq.、辽东石竹*D. chinensis* L. var. *liaotungensis* Y. C. Chu和山东石竹*D. shan-*

dongensis 的干燥地上部分在东北、山东部分地区与瞿麦混收,误作瞿麦药用[5],需注意鉴别,区分药用。

(沈保安　孔增科　王晓丽)

参考文献

[1]肖培根.新编中药志·第三卷.北京:化学工业出版社,2002.408

[2]周海平,孔增科,等.常用方剂药理与临床应用.赤峰:内蒙古科学技术出版社,2005.355

[3]云南省卫生厅.云南省药品标准,1974.345

[4]国家中医药管理局《中华本草》编委会.中华本草.上海:上海科学技术出版社,1999.2·1442

[5]周凤琴,等.中药材,1997,20(6):280

138　葶苈子及菥蓂子、葶菜子、芝麻菜子、荠菜子

○ 葶苈子 Semen Lepidii Semen Descurainiae

【基源】 为十字花科植物独行菜*Lepidium apetalum* Willd. 或播娘蒿*Descurainia Sophia* (L.) Webb ex Prantl的干燥成熟种子。前者习称"北葶苈子",后者习称"南葶苈子"。

【饮片鉴别】 ①北葶苈子:呈扁卵形,长1~1.5mm,宽0.5~1mm。表面棕色或红棕色,微有光泽,具纵沟2条,其中1条较明显。一端钝圆,另端尖或微凹,类白色,新脐位于凹入端。气微,味微辛辣,黏性较强(图138-1)。②南葶苈子:呈长圆略扁,长约1mm,宽约0.5mm。一端钝圆,另端尖微凹或较平截。味微辛、苦,略带黏性(图138-2)。③炒葶苈子:形如葶苈子,微鼓起,表面色泽加深,有油香气,不带黏性(图138-3)。

【成分】 含芥子苷、脂肪油、蛋白质、糖类、黄酮苷、生物碱、挥发油、脂肪油、异硫氰苷及强心苷。

【药理】 ①强心:葶苈子的醇提物含有强心苷类物质,在兔、猫心衰模型上证明有增加心搏出量作用。

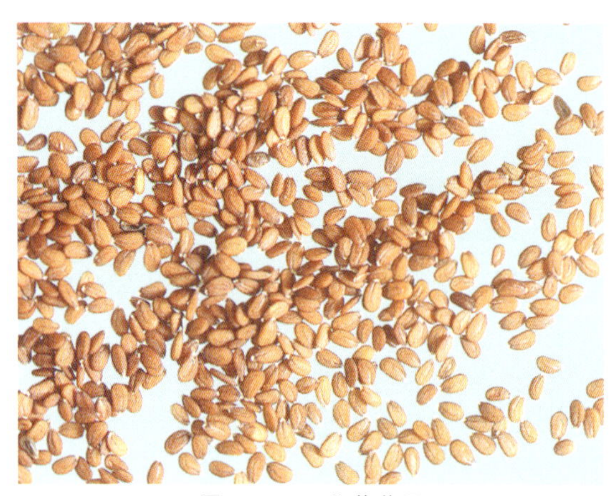

图 138-1　北葶苈子

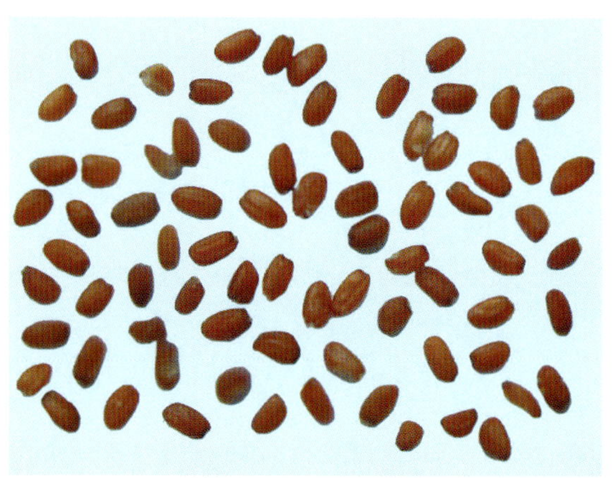

图 138-2　南葶苈子

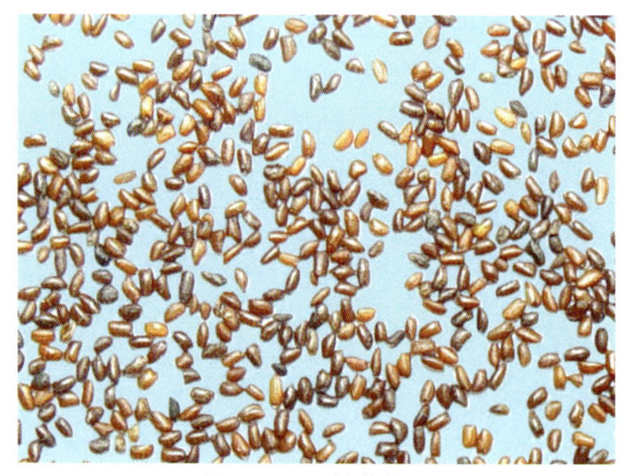

图 138-3　炒葶苈子

②抗菌:对多种细菌、酵母菌等20种真菌、数十种其他菌株均有抗菌作用。③祛痰、利尿:有祛痰和利尿作用。④抗癌:小鼠体内实验表明,葶苈子对腹水癌有抑制作用,对子宫颈癌细胞株试验,本品小剂量即有显著的抗癌作用。⑤毒性:雄性小鼠静脉给药的LD_{50}北葶苈子为33.8g/kg,南葶苈子为29.8g/kg;雌性小鼠的LD_{50}北葶苈子为32.3g/kg,南葶苈子为29.97g/kg。

【性味、归经与效用】 性大寒，味辛、苦。归肺、膀胱经。有泻肺平喘，行水消肿的功效。用于痰涎壅肺，喘咳痰多，胸胁胀满，不得平卧，胸腹水肿，小便不利；肺源性心脏病水肿。

【临床应用】 ①结核性胸膜炎：葶苈子、桂枝、白术、泽泻各10g，桑白皮、茯苓、薏苡仁、苦杏仁各12g，瓜蒌20g，甘草5g，大枣5枚。随症加减：气虚者加黄芪、党参各15g；潮热者加鳖甲12g（先煎），十大功劳10g；盗汗者加牡蛎30g，浮小麦10g；咳嗽者加百部20g，川贝母12g。水煎服，日服一剂。30天为1个疗程。②胸腔积液：炒葶苈子9g，大枣12枚。水煎服，日服一剂。③梅尼埃病：葶苈子10g，茯苓、桂枝各8g，炒白术6g，炙甘草5g。水煎服，日服一剂。④支气管哮喘：葶苈子、紫苏子各20g，炙麻黄15g，陈皮10g，生地黄6g。水煎服，日服一剂。⑤肺心病心衰合并肺感染：葶苈子、百合、川贝母、法半夏、陈皮各10g，枳壳、紫苏子各6g，茯苓8g。水煎服，日服一剂[1]。

菥蓂子 Semen Thlaspi Arvensis

【基源】 为十字花科植物菥蓂*Thlaspi arvense* L.的干燥成熟种子[2]。

【饮片鉴别】 种子呈扁圆形，长约1.8mm，宽约1.2mm。表面棕黑色，两面各有5~7条突起的偏心形环纹，基部尖，并有小凹。种皮薄，无胚乳，子叶直叠。气微，味淡（图138-4）。

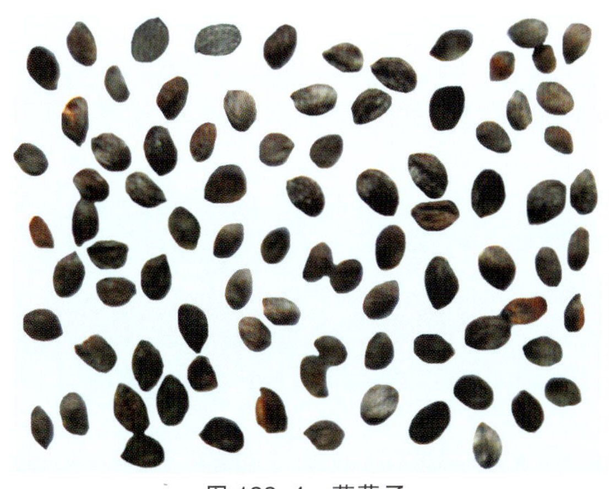

图 138-4　菥蓂子

【成分】 含黑芥子苷，芥子酶，挥发油，脂肪油等。

【药理】 黑芥子苷经酶水解为黑芥子油后有杀菌作用。黑芥子苷有抗痛风的作用，可用于痛风的治疗以增加尿酸的排除[3]。

【性味、归经与效用】 性微温，味辛。归脾经。有明目，祛风湿的功效。用于目赤肿痛，障翳胬肉，迎风流泪，风湿痹痛。

【临床应用】 ①风湿性关节炎、腰痛：菥蓂子24g，研粉，一次12g，水煎服，日服一剂[4]。②泪囊炎：菥蓂子研为极细粉，点眼，一日6~10次。

蔊菜子 Semen Rorippae Islandicae et Dubiae

【基源】 为十字花科植物蔊菜*Rorippa isladica*（Oed.）Borb、无瓣蔊菜*Rorippa dubia*（pers.）Hara的干燥成熟种子。

【饮片鉴别】 种子呈球形、宽椭圆形、长方形、方形或不规则形，长约1mm，宽约0.5~0.7mm。表面浅黄色至黄褐色，有小疣点及细网纹。气微，味淡（图138-5）。

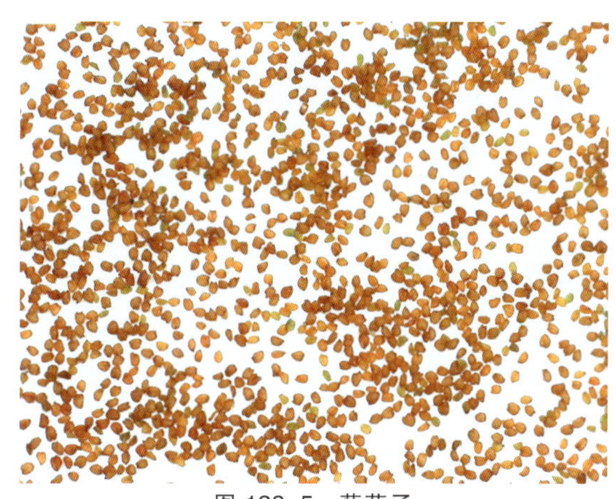

图 138-5　蔊菜子

【成分】 含蔊菜素，黄酮类和脂肪油等。

【药理】 蔊菜素有祛痰和抑制肺炎球菌、流感杆菌的作用。

【性味、归经与效用】 ①全草：性微温，味辛、苦。归肺、肝经。有祛痰止咳，解表散寒，活血解毒，利湿退黄的功效。②种子：有解烦渴，解毒的功效。

芝麻菜子 Semen Erucae Sativae

【基源】 为十字花科植物芝麻菜*Eruca sativa* Mill.的干燥成熟种子[5]。

【饮片鉴别】 种子呈近球形或卵圆形，直径1.5~2mm。表面黄棕色，微有光泽，具细密的纹理和2条纵列的浅槽。子叶2片，具油性。气微，味微辛、苦（图138-6）。

【成分】 含脂肪油，油中含棕榈酸、棕榈油酸、硬脂酸、油酸、亚油酸、亚麻酸、芥酸、花生四烯酸和芥子碱、芥子油苷等。

【性味、归经与效用】 性寒，味辛、苦。归肺、膀胱经。有下气行水、祛痰定喘的功效。用于痰壅喘咳，水

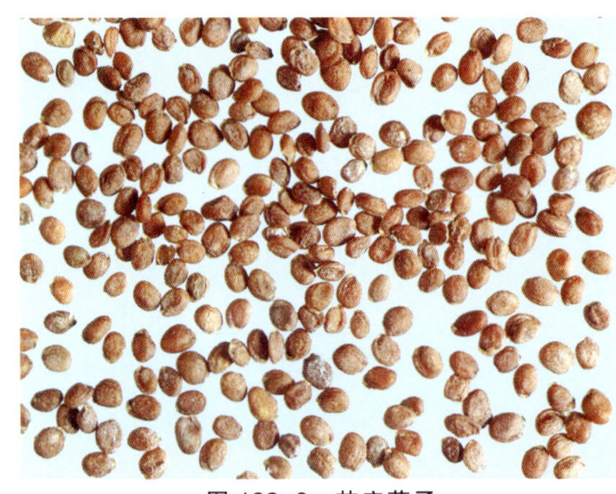
图 138-6 芝麻菜子

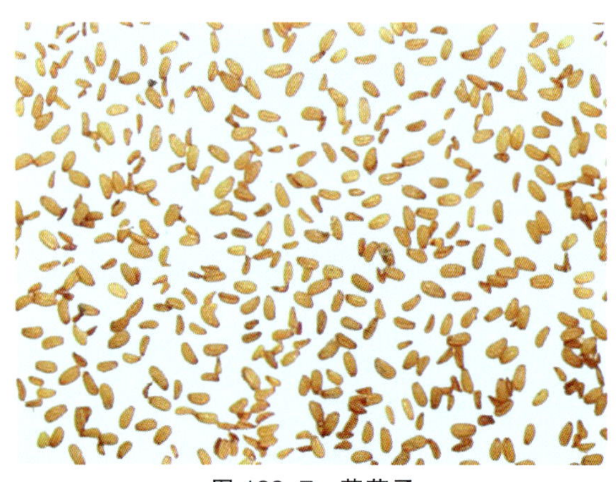
图 138-7 荠菜子

肿，腹水。

荠菜子 Semen Capsellae

【基源】 为十字花科植物荠菜*Capsella bursa-pastoris* (L.) Medic. 的干燥成熟种子。

【饮片鉴别】 种子呈圆球形或卵圆形，直径1.5~2mm。表面黄棕色或棕褐色，一端可见类白色小脐点。种皮薄，易压碎。气微香，味淡(图138-7)。

【成分】 含脂肪油及香叶木苷等。

【药理】 香叶木苷有维生素P样作用，其降低毛细血管渗透性的作用比芦丁强。

【性味、归经与效用】 性平，味甘。归肝经。有祛风明目的作用。用于目痛，青盲翳障。

【临床应用】 ①黄疸：荠菜子、大青叶各30g。水煎服，日服一剂。②高血压：荠菜子15g，墨旱莲12g。水煎服，日服一剂。

【按语】 葶苈子为常用中药，始载于《神农本草经》下品，其泻肺平喘，行水消肿功效可靠，是治疗喘满肿胀、胸胁胀满、痰饮咳喘不得卧和肺源性心脏病并发心力衰竭的要药，自古以来为历代医家所称道。

由于本草著作记述不一、地方用药习惯和同名异物、种子形态相似而不易辨识等原因，葶苈子自古至今存在品种混乱的情况，除《中华人民共和国药典》2005年版收载的独行菜、播娘蒿种子为全国主流商品外，还有菥蓂子、焯菜子、荠菜子等10多种植物的种子混称或掺入葶苈子使用[6,7]，须注意鉴别，合理应用。

菥蓂子、焯菜子、芝麻菜子、荠菜子与葶苈子基源不同，化学成分、药理作用和功效均相差甚远，绝不可混称或代葶苈子药用，而应仔细辨析，对症用药，各以其名、其效药用。

(冯艳红 孔增科 周海平 潘 嫱)

参考文献

[1]孔增科，等.常用中药药理与临床应用.赤峰：内蒙古科学技术出版社，2005.312

[2]国家中医药管理局《中华本草》编委会.中华本草.上海：上海科学技术出版社，1999.3·2369

[3]中国药品生物制品检定所，等.中国民族药志.第二卷.北京：北京人民出版社，1990.468

[4]《浙江药用植物志》编写组. 浙江药用植物志(上册).杭州：浙江科学技术出版社，1980.433

[5]国家中医药管理局《中华本草》编委会.中华本草.上海：上海科学技术出版社，1999.3·2342

[6]楼之岑，秦波.常用中药材品种整理与质量研究(北方编·第三册).北京：北京医科大学，中国协和医科大学联合出版社，1996.151

[7]卫生部药品生物制品检定所，等.中药鉴别手册(第二册).北京：科学出版社，1979.349

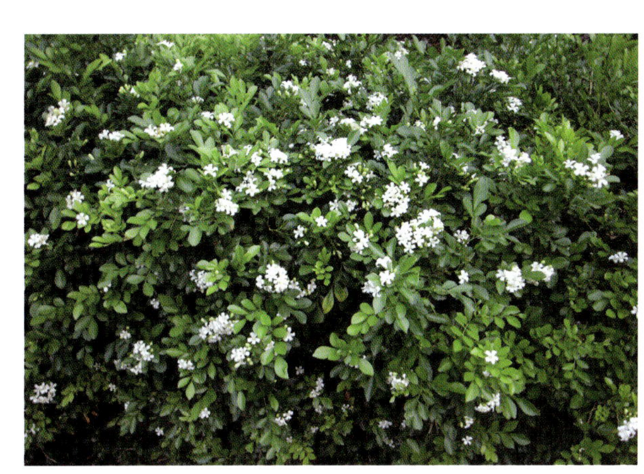

附　录

一、中文名称索引

A

B

C

D

E

F

G

H

J

K

L

M

N

T

W

X

Y

二、拉丁药名索引

B

C

E

F

G

H

M

O

P

R

S

T

三、拉丁学名索引

A

B

C

D

E

F

G

H

I

J

K

L

M

N

O

P

R

S

T

U

V

W

Z

四、病(症)名索引

H

J

K

L

M

W

X

Y

Z

五、符号、略语对照

^{3}H-TdR 氚胸腺嘧啶核苷
5-HT 5-羟色胺
^{60}Coγ射线 ^{60}钴γ射线
A-549 人体肺肿瘤细胞株
AA 花生四烯酸
Ach 乙酰胆碱
ADP 二磷酸腺苷
AFB_1 黄曲霉素B_1
AFP 甲胎蛋白
AI 红细胞聚集性
AL 动脉硬化指数
ALP 碱性磷酸酶
alpha-interferon,α-IFN α-干扰素
ALT 丙氨酸氨基转移酶
ANAE 醋酸萘酯酶
APTT 活化部分凝血活酶时间
ARS 肉瘤细胞株
AST 天冬氨酸转氨酶
B_{16} 黑色素瘤
bFGF 成纤维细胞生长因子
BHA 甲氧酚
$C_{57}BL$ 荷瘤小鼠
cAMP 环磷酸腺苷
CAT 过氧化氢酶
$CCMR_{106}$ 成骨释放细胞
cGMP 环磷酸鸟苷
CHC-1 酸性纯多糖
cinnamicacid,CINN 肉桂酸
CK 肌酸激酶
CLA 实验性小鼠胶原诱导性关节炎
CML 慢性髓性白血病细胞
Collagen 胶原
ConA 刀豆凝集素
CPK 肌酸磷酸激酶
CsA 环孢素A
CT 凝血时间
CVB_2 柯萨奇病毒B_2
CVB_3 柯萨奇病毒B_3
CVP 中心静脉压
CY 环磷酰胺
D-GL D-半乳糖胺
DHA 廿二碳六烯酸
DLA 道氏淋巴腹水型
DNA 脱氧核糖核酸
DNCB 二硝基氯苯
DNR 柔红霉素
Drol 屈洛昔芬
DTI 碘化二甲基木防己碱
EA 早期抗原
EAC 小鼠艾氏腹水癌
EBV E-B 病毒
ECA-109 肺腺癌细胞株
$ECHO_{11}$ 埃可病毒$_{11}$
ED_{50} 半数有效量
EGF-R 上皮生长因子受体
EPA 廿碳五烯酸
Ephedroxane 麻黄噁碱
E-RFC 玫瑰花环
FBG 空腹血糖
FC_{615} 小鼠前胃癌细胞株
Fc 补体受体
FCM 流式细胞术
FFA 游离脂肪酸
FINS 空腹血浆胰岛素
FN 纤维连接蛋白
G1/G0 细胞DNA分裂前期/细胞分裂静止期
GABA γ-氨基丁酸
GPT 谷丙转氨酶
GRBC 鸡红细胞
GSH 还原型谷胱甘肽
GSH-PX 谷胱甘肽过氧化物酶
H_{22} 腹水瘤细胞株22
$H_{37}RV$ 结核杆菌
HAC 肝癌
HAV 甲型肝炎病毒
HBsAg 乙型肝炎病毒表面抗原
HBV 乙型肝炎病毒
HCG 绒毛膜促性腺激素
HCMV 人巨细胞病毒
HCT 直肠癌
HCT-8 回盲肠癌细胞株
HDC-C 血清高密度脂蛋白
HDL-C 高密度脂蛋白-C
Hela 宫颈癌细胞株
Hep-3B 肝癌细胞株3B
HFRSV 肾病出血热病毒
HIV 人类免疫缺陷病毒
HL-60 白血病细胞株60
HMG-CoA 羟甲基戊二酰辅酶A
HSV-1 Ⅰ型单纯疱疹病毒
HSV-2 Ⅱ型单纯疱疹病毒
IC_{50} 半数抑制浓度
ICR-SLC 艾氏腹水癌细胞株
IFN-γ 干扰素-γ
IgG 免疫球蛋白G
IgM 免疫球蛋白M
IL-1β 白细胞介素-1β
IL-2 白细胞介素-2
IL-6 白细胞介素-6
IV-B 三萜类化合物
JTC-26 子宫颈癌细胞株26
k_{562} 人白血病细胞株562
KA 海人藻酸
Kato-Ⅲ 人胃癌细胞株
KB 鼻咽癌细胞株
L_{160} 小鼠白血病细胞株160
L_{7212} 小鼠白血病细胞株7212
LD_{50} 半数致死量
LDH 乳酸脱氢酶
LDL-C 血清低密度脂蛋白
LDL 低密度脂蛋白
Lewis 肺癌细胞株
LF 脂褐质
LFU 肝细胞膜流动性
LH 黄体生成素
LPE 脂褐素
LPO 过氧化脂质
Lps 细菌脂多糖
LRH 黄体释放激素
LTS 白三烯
MAO-A 单胺氧化酶-A
MAO-β 单胺氧化酶-β
MAP 平均动脉压
MCA 大脑中动脉
MCF-7 乳腺癌细胞株7
MDA 丙二醛
MES 小鼠最大电休克
MGC_{803} 胃癌细胞
MIC 最小抑菌浓度
MKN-45 人胃癌细胞株

MqAE 酸性萘酯酶
MTL 胃动素
Na^+-K^+-ATP酶 钠$^+$-钾$^+$-三磷酸酶腺苷
NK细胞 自然杀伤细胞
NO 一氧化氮
NP-10 壬基苯氧聚乙氧乙醇
OA 齐墩果酸
P-388 白血病细胞株
P_{450} 细胞色素P_{450}
PAF 血小板活化因子
PAP 美商陆抗病毒蛋白
PAP-Ⅰ 商陆多糖-Ⅰ
PBG 餐后2小时血糖
PC-DTH 迟发性变态反应
PFC 脾溶血空斑形成细胞
PGE_2 前列腺素E_2
PGI_2 前列腺素I_2
PHA 植物凝集素
PIA 苯异丙基腺苷
PMN 人多形核白细胞
PT 凝血酶原时间
PV 血浆黏度
PWM [美洲]商陆丝裂原
RBC 红细胞
RDS 呼吸窘迫综合征
RNA 核糖核酸
S.typhimurium 菌株
S_{180} 肉瘤瘤株180
SALT 皮肤相关淋巴样组织
SAP 急性重症胰腺炎模型
SB 血清胆红素
SCBF 冠状血窦流量
SGC-7901 人胃腺癌细胞株7901
SGOT 血清谷草转氨酶
SGPT 血清谷丙转氨酶
SHN 荷自发性乳腺肿瘤小鼠
SHR 自发性高血压大鼠
SK-OV_3 人癌细胞株
SLE 系统性红斑狼疮
SMC 动脉中膜平滑肌细胞
SNS 山梨醇
SOD 超氧化物歧化酶
SRBC 绵羊红细胞
SRS-A 过敏的慢反应物质
T_4 甲状腺素
TAA 血清总抗氧化能力
TBA-Rs 硫代巴比土酚反应物质
TC 血清总胆固醇
TE-1 细胞裙带菜
TG 甘油三酯
THP 左旋四氨巴马汀
TJC-26 人子宫颈癌细胞株
TNF 肿瘤坏死因子
TNF-a 肿瘤坏死因子-a
Triton 高脂血症模型剂大鼠
TS-88 萜烯基苯氧聚乙氧乙醇
TT 凝血酶时间
TXA_2/PGI_2 血栓素A_2/前列腺素I_2
TXA_2 血栓素A_2
TXB_2 血栓烷B_2
U_{14} 宫颈癌细胞株14
U_{24} 宫颈癌细胞株24
VCA 病毒壳抗原
VLDL 极低密度脂蛋白
VP-16 足叶乙苷
VSMC 血管平滑肌细胞
W256 大鼠瓦克癌肉瘤细胞株
WGA 麦胚凝集素
YAS 大鼠吉田肉瘤腹水型细胞株
ηb 低切全血黏度